# 渝州正骨

主 编 漆 伟 郭剑华

编 委（按姓氏笔画排序）

马秋野　马善治　白新文　师　雄　朱　珠

朱忠庆　刘春兰　刘渝松　杨　利　罗大万

孟和平　洪　波　郭　亮　郭小慧　郭明钧

郭剑华　黄文凭　蒋仁伟　漆　伟

人民卫生出版社

·北 京·

**图书在版编目（CIP）数据**

渝州正骨 / 漆伟，郭剑华主编. —北京：人民卫
生出版社，2022.7
ISBN 978-7-117-33346-7

Ⅰ．①渝…　Ⅱ．①漆…②郭…　Ⅲ．①正骨疗法
Ⅳ．①R274.2

中国版本图书馆 CIP 数据核字（2022）第 129568 号

| | | |
|---|---|---|
| 人卫智网 | www.ipmph.com | 医学教育、学术、考试、健康，<br>购书智慧智能综合服务平台 |
| 人卫官网 | www.pmph.com | 人卫官方资讯发布平台 |

### 渝 州 正 骨
Yuzhou Zhenggu

主　　编：漆　伟　郭剑华
出版发行：人民卫生出版社（中继线 010-59780011）
地　　址：北京市朝阳区潘家园南里 19 号
邮　　编：100021
E‑mail：pmph @ pmph.com
购书热线：010-59787592　010-59787584　010-65264830
印　　刷：保定市中画美凯印刷有限公司
经　　销：新华书店
开　　本：889×1194　1/16　　印张：41　　插页：2
字　　数：1328 千字
版　　次：2022 年 7 月第 1 版
印　　次：2022 年 8 月第 1 次印刷
标准书号：ISBN 978-7-117-33346-7
定　　价：120.00 元

打击盗版举报电话：010-59787491　E-mail：WQ @ pmph.com
质量问题联系电话：010-59787234　E-mail：zhiliang @ pmph.com
数字融合服务电话：4001118166　E-mail：zengzhi @ pmph.com

# 主编简介

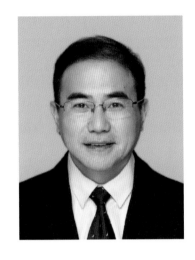

漆　伟　男,主任医师。重庆市中医骨科医院业务副院长。
中华中医药学会骨伤科分会常务委员。
中国医师协会骨科医师分会足踝专业委员会委员。
中国中西结合学会骨伤科专业委员会(创伤/脊柱)委员。
《中国中医骨伤科杂志》副主编。
《中医正骨》特邀审稿人。
《生物骨科材料与临床研究》特邀编委。
重庆市中西医结合学会常务理事。
重庆市中西医结合学会骨科专业委员会副主任委员。
重庆市医师协会骨科医师分会微创骨科学组副组长。
重庆市医学会骨科专业委员会足踝外科学组副组长。
重庆市非物质文化遗产代表性传承人。

作为国家中医药管理局专家,参与国家临床重点专科(中医专业)评审,参与国家二级骨伤科专科医院评审标准的制定和国家三级骨伤科专科医院评审标准修订工作,参加全国综合医院中医药示范单位的评审。作为重庆市卫生健康委员会专家,多次参加重庆市各级中医院等级评审和重庆市中医重点专科评审。临床工作30余年,中医正骨手法独到,特别是对陈旧性骨折手法折骨复位有深入的研究。形成了"理伤寻踪,思量寻法,巧灵准稳,功位相宜"的骨伤手法特色,"以气为主,以血为先;内调脏腑,外通筋骨;调治兼邪,独重痰瘀;勘审虚实,施以补泻"的理法方药特色。在脊柱、矫形、小儿骨科、肿瘤疾病方面有深入的研究。主持开展高位颈椎(寰椎、枢椎)高、精、尖手术,是目前全市少数开展上颈椎手术的医师之一。开展脊柱疾病微创手术,全髋、全膝关节置换和翻修,骨盆、髋臼骨折手术,四肢骨折的微创治疗和经皮微创接骨板(MIPO)技术,小儿先天性畸形的矫形术,骨肿瘤新辅助化疗和保肢技术。2013年,"不稳定型踝部骨折手法复位经皮微创内固定临床研究"项目获重庆市科学技术委员会科技成果奖。参与的"渝州正骨学术思想的研究"科研项目获得2006—2007年度重庆市卫生局中医药科技成果奖一等奖。主持完成科研项目6项(其中重点项目1项),在研2项。20篇论文在全国骨科专业期刊上发表。

著作:《脊柱骨伤科学》编委,人民卫生出版社出版(2015年)。

# 主 编 简 介

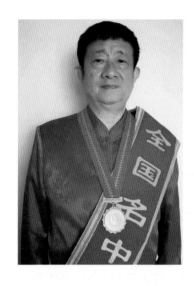

　　**郭剑华** 重庆市中医骨科医院筋伤中心主任,主任中医师(技术二级),享受国务院政府特殊津贴专家,全国名中医,第三、第四、第五、第六批全国老中医药专家学术经验继承工作指导老师,全国名老中医传承工作室专家,重庆市名中医,成都中医药大学博士研究生导师。先后担任中国针灸学会常务理事、中华中医药学会养生康复分会常务委员、中国针灸学会科普工作委员会副主任委员、重庆市针灸学会常务副会长、重庆市中医药行业协会名中医分会常务副会长、重庆市中医筋伤专科联盟理事长、重庆市中医筋伤专业委员会主任委员、重庆市科学技术协会委员、《实用中医药杂志》副主编。先后荣获"全国卫生系统先进工作者""全国百名优秀中医药科普专家""全国五一劳动奖章""全国卫生系统职业道德建设标兵""郭春园式的好医生""中国老科学技术工作者协会奖""全国首席科学传播专家"等荣誉称号。

　　郭剑华扎根中医临床60余年,继承发扬祖辈"药内药外结合"的思想,创新性提出"中医综合疗法治疗筋伤疾病"的学术观点,形成"筋伤顽疾、病证结合、广开治路、防治并重、提高疗效"的学术思想体系,在针刺、灸法、推拿、方药等方面均独具匠心和技法,临床对诊疗筋伤疾患力专效宏。发表学术论文80余篇,出版中医专著5部,完成科研项目32项,获国家专利4项。擅长治疗颈椎病、腰椎间盘突出症、膝骨关节炎、强直性脊柱炎、股骨头缺血性坏死、痛风性关节炎、急慢性软组织损伤、偏瘫、截瘫等病症。

# 序

数千年来，中医流派传承对中医学的发展起到了重要作用，有力地推动了中医理论和临床诊疗的创新。著名中医学家任应秋教授指出："凡一学之成立……内在联系，不外两端：一者，师门授受，或亲炙，或私淑，各承其说而光大之；一者，学术见解各有发挥，各立一帜而张其说，以影响于人。"

渝州正骨术起源于清末民初，至今已有100多年历史。重庆市中医骨科医院成立于1958年，是西南地区成立最早的一所骨科专科医院。通过百余年几代骨伤人的传承和发展，在中医骨科医疗技术、药物、器具及学术理论方面不断创新，逐渐孕育出具有鲜明地域特色的"渝州正骨"学术思想及其诊疗体系，形成"灵巧手法、动静固定、内外用药、导引练功"渝州正骨四法。本书将他们宝贵的研究成果和临床经验给予总结，对于承载交流学术、总结经验、培养人才将发挥积极的作用，从而更好地解除骨伤疾病患者的病痛，促进重庆地域中医骨伤科学的发展。

中医流派的传承发展，既有利于弘扬中医特色，推动学术争鸣，促进中医学术发展，又有利于培养人才，造就名医，满足百姓的中医药健康服务需求。习近平总书记指出："要遵循中医药发展规律，传承精华，守正创新，加快推进中医药现代化、产业化，坚持中西医并重，推动中医药和西医药相互补充、协调发展，推动中医药事业和产业高质量发展，推动中医药走向世界，充分发挥中医药防病治病的独特优势和作用，为建设健康中国、实现中华民族伟大复兴的中国梦贡献力量。"在当前国家着力推进中医药继承创新、切实提高中医医疗服务能力、大力发展中医养生保健服务的形势下，本书的出版对促进中医骨伤流派的传承发展具有进一步的积极意义。

中华中医药学会骨伤科分会主任委员 朱立国
2022年5月

# 前　言

　　渝州正骨术起源于清末民初，至今已有100多年历史。清末民初，河南少林寺刘鹰子、靳飞鹏、四川名医吴棹仙、钟鹏、江津的吴国宾，泸县终南山陈元庆，沧州李霖春等先后入渝，他们医技精湛、济困扶危、广交武林朋友，声望日隆。在他们感召下，赵锦才、蓝伯熙、刘宏君、傅荣章、郑世安、宋鸿飞等先后拜入师门，继承衣钵，抗战时期，先后在重庆主城区开办了"世安堂""永庆堂""熙卢"等中医骨伤医馆及药酒店。这些全国知名的骨伤名家云集重庆，使重庆中医骨伤得到了迅猛发展。

　　1956年在渝中区保安路268号世安堂诊所、和平路37号、两路口18号等4处成立了"骨科联合诊所"，1958年诸所合并为"市中区中医骨科联合医院"，后迁入较场口新华路（现址），成为西南地区成立最早的一所骨科专科医院，跻身全国最早成立的五所中医骨科医院之一，与洛阳正骨、海城正骨、佛山骨科等齐名中华，悬壶匡济惠及西南大地，湘鄂两湖，胜誉之时，延及中原、藏区。随着临床经验的不断积累，逐步形成渝州正骨四法，即"灵巧手法、动静固定、内外用药、导引练功"。

　　通过百余年几代骨伤人的传承和发展，在中医骨科医疗技术、药物、器具及学术理论方面不断创新，逐渐孕育出具有鲜明地域特色的"渝州正骨"学术思想及其诊疗体系；形成了整体观念以治骨，调理气血以养骨，补益肝肾以生骨，灵巧手法以接骨，动静固定以续骨，导引练功以治骨，广收博采以治学，融贯中西以创新的"渝州正骨"学术思想。本书的编写，我院及全市多家医院骨伤科专家，按照各自的临床经验和专业特长，分别承担了相应章节的编写工作。可以说，本书是他们宝贵的研究成果和临床经验的荟萃。希望本书能够起到承载交流学术、总结经验、培养人才的作用，从而更好地解除骨伤疾病患者的病痛，促进渝州地域骨伤科学的发展。不妥之处，祈望同行不吝指正。

　　除本书编委会成员之外，以下人员参加了本书部分章节的编写：围手术期部分由胡征、魏碧友负责编写；放射检查部分由李波、王荣芬、李春雷负责编写；检验部分由胡锐、唐彦负责编写；手术室部分参与编写人员为刘静、张惟；脊柱部分参与编写人员为唐勇、吴春宝、刘颖、赵军、毛凯、陈举、曹林虎；关节部分参与编写人员为邓煜、杨浩勇、梁海松、舒从科等；上肢部分参与编写人员为白明生、刘庆国、孙海波、余征阳、王尧；下肢部分参与编写人员为苏松川、彭正刚、刘强、熊小天等；儿童部分参与编写人员为李涛、王文博；筋伤部分参与编写人员为叶承莉、杨晓全、涂燕兵、王为、吴春宝、胡晓、文巧、徐慧华、赵霞、罗春梅、谭建萍、袁海洲等；运动医学部分由九龙坡区中医院组稿完成；胸部损伤部分（包括髋关节脱位）由涪陵郭昌毕中医骨伤科医院组稿完成；感染部分参与编写人员为刘洪露、申开琴、刘洪刚、唐勇；大坪中医院提供周治如先生的生平，涪陵李志沧中医骨伤医院提供李志沧先生的生平。名医荟萃由医院非物质文化遗产申报组提供，叶承莉、刘洪刚、雷英参与该项工作；绘图、图片加工和录入主要由胡红、高科等完成。后期校对工作由付渝、盛东、李君完成。

　　本书的编写历经数载，编写和绘图人员付出了大量的劳动，医院领导高度重视，潘传波院长、李兰书记多次指导和鼓励编写工作。经过多次讨论和反复修改，终成此作，在此向所有参与本书编写、审稿、校对、绘图和录入等工作的人员一并致以真诚的感谢！

漆　伟　郭剑华

2022年2月于重庆市中医骨科医院

# 目 录

## 上篇 总 论

# 下篇 筋伤部分

上篇　总论

# 第一章 "渝州正骨"学术思想的形成与兴起

中医学是中国璀璨传统文化的重要组成部分,数千年来为中华民族的繁衍昌盛作出了巨大贡献。中医骨伤科是祖国医药学宝库中的一颗明珠,千百年来以其独特的理论和丰富的实践为历代医家和患者所倚重。中医学中的各个学术流派和各个医家的各种学说,是中国医药学宝库的重要组成部分,也是中医药理论不断发展和不断丰富的不竭源泉和重要反映。中医骨伤科学的形成和发展也是这样,至今仍然是在不同流派与不同医家的不同学术争鸣与交流中不断进步的。这种在学术上进行的百家争鸣,在促进本学科领域不断进步的同时,也造就了一批又一批著名的医家和各具特色与专长的学说。在其形成与发展过程中,具有显著地域特征的渝州正骨学说也正是其中之一。

诞生于中国西部重镇——重庆的"渝州正骨",通过师传心授得以传承,通过长期的医疗实践活动得以不断发展,历经百年,近五代人的辛勤耕耘,渐趋成熟,并以其卓越的疗效服务于广大骨伤科患者。

渝州正骨以中医传统理论为基础,创建时就具有多元性的特色,善于吸收各家之长,特别是近年来积极"嫁接"大量国内新成果,理论上有所创新,疗法有所突破,疗效更加提高,在渝州大地深受百姓喜爱。

## 第一节 "渝州"之名的由来

重庆古称"巴""渝"。先秦时期,巴国先后在枳(今重庆涪陵区)、江州(今重庆渝中区)、垫江(今重庆合川区)建都。周慎靓王五年,秦惠文王更元九年(前316),张仪带兵灭巴之后,屯兵江州,筑巴郡城(江州城),是为史载重庆建城之始。秦代分天下为三十六郡,巴郡为其一。汉代时,巴郡称江州。隋文帝开皇元年(581),废郡,以渝水(嘉陵江古称)绕城,改楚州为渝州,治巴县。这是重庆简称渝的来历。唐高祖武德元年(618)为渝州,唐玄宗天宝初改南平郡,唐肃宗乾元初复为渝州。唐代延续渝州之称,为剑南道辖地。唐代李白《峨眉山月歌》云:"峨眉山月半轮秋,影入平羌江水流;夜发清溪向三峡,思君不见下渝州。"

北宋徽宗崇宁元年(1102),下诏改渝州为恭州。南宋孝宗淳熙十六年(1189)正月,孝宗皇帝淳熙的皇子赵惇封为恭王,二月,即以藩王受禅登上帝位(即宋光宗),自是"双重喜庆",因此升恭州为重庆府。重庆从此得名,迄今已有800多年了。

重庆地势由南北向长江河谷逐级降低,西北部和中部以丘陵、低山为主,东南部靠大巴山和武陵山两座大山脉,坡地较多,有"山城"之称。

清初发生的"湖广填四川"运动使重庆具有了悠久的移民历史和丰富的移民文化,奠定了近现代重庆社会的根基。

清代晚期,较场坝已经从原来的空地变成了街道密集的商业区域。而街道的名字也是以当时交易的杂货来命名,如木货街、磁器街、草药街、衣服街、鱼市街、小米市、石灰市、棉絮街……从这些众多的名目中可以看出商品交易的种类来。由此可以看出,当时较场口一带民间商业的繁盛状况。

储奇门,望文生义,寓有富足昌盛之意。古时,便有储备奇财宝货之意。昔日,城门外来自四川、云南、贵州的中药材商和山货商,往来于此,交易、囤积、贸易频繁。城门内集中了药材和山货的商号和客栈。这里也成了人们口中"包治百病"的一条街。

抗战爆发后,国民政府将重庆定为"陪都",曾为全国政治中心。重庆是中国西部重镇,古老、神奇、美丽、富饶,不仅以其历史悠久、文化灿烂、景秀物丰、人杰地灵著称于世,而且是我国著名的山城雾都。城市依山傍水,楼宇错落层叠,以其所独具魅力的"城在山中,山在水中"的山中城市风貌闻名遐迩。

1997 年 3 月 14 日,八届全国人大第五次会议通过决议,重庆市正式成为我国第四个直辖市。从重庆市被春秋巴国定为国都起,悠悠 3000 多年来,它一直是历代州、郡、府、县的治所,现在更是长江上游区域性的政治、经济、文化、卫生中心。

## 第二节　渝州正骨的形成

"渝州正骨诊疗术"起源于清末民初,至今已有 100 多年历史。中医学博大精深,源远流长。中医骨伤疗法是中医学的重要组成部分,为广大群众所信赖,而世代相传。

渝中向为重庆母城、首善之区,中医人才济济;储奇门地区历来为中药材集散地,中医、中药从业者众。清末民初,城区名医颇不乏人。特别是抗日战争期间,钟鹏、陈元庆、李霖春、冉雪峰、丁世荣、吴棹仙等著名中医大师和骨伤名家相继汇集于此,纷纷在渝开堂执业,时为全省全国瞩目。重庆地区中医药技术大为发展,是时,有"官办"重庆国医馆、国医院、陪都中医院,以及民间的济世堂等私立医社、医馆,悬壶济世,为民众解除病痛。其中,不乏承前启后,总结经验,著书立说,培育后继人才的仁人志士。

在他们感召下,蓝伯熙、傅荣章、郑世安、赵锦才、刘宏君、艾礼平、宋鸿飞等先后拜入师门,继承衣钵,并于抗战时期,在重庆主城区开办了"世安堂""永庆堂""熙卢"等中医骨伤医馆及药酒店。他们自幼习武、或承祖训、或拜师庭,在武、医、药等领域颇多造诣。代表性人物蓝伯熙师从陈元庆,深谙"峨眉内功",获"武魁状元"称号,人称"南方大侠",其拳械套路、骨伤科医术流传于川黔鄂等地。有徒孙方宗骅(中国气功科学研究会名誉理事)、周治如等百余人。开设"宣熙"制药厂,主炼"万宝还骨丹",专治跌打损伤。先贤傅荣章,师从钟鹏、吴棹仙,其形意拳八卦拳得钟鹏真传,与"长江大侠"吕紫剑同门,在和平路设"永庆堂",每逢初一、十五周济巴渝民众疾厄,鼎盛时共有 4 处联盟药店。郑世安老先生的"世安堂"也以伤科药剂出名,名贯江湖的跌打锭、损伤膏、化坚膏以及壮阳药酒,销量独冠渝州,在较场口掷银 2 000 大洋置四楼一底青砖洋房,开设中医药堂馆,传为佳话。赵锦才人称"北方大侠",师从李霖春,不仅练就了一身好武艺,更是接骨疗伤高手,擅长燕青拳、螳螂拳,以三节棍、擒拿技巧为最,曾任重庆大学、重庆行辕三连、警察局保安大队国术教练,尤为世人津津乐道的是,当年其豢养华南虎,不仅显示了赵锦才的医馆用药真材实料,更为袍哥人家挣了门面。1949 年"9.2 火灾"将"国医伤科赵锦才"医馆化为灰烬,因畏放虎伤人,赵锦才含泪看着自己亲自豢养的华南虎在大火中活活丧命。这一批人擅长手法与练功,熔武功点穴与正骨手法于一炉,是渝州正骨流派的创建者。这一代人经历清末民初,感苍生之苦疾,主研习岐黄之志,怀仁人恻隐之心,欲为良医救万民,广投名师,求精学艺,足迹遍布天地南北,博采众家之长,注重医德,悬壶济世。他们在长期临床验证中,总结出一套独特的治疗方法,即"灵巧手法、动静固定、内外用药、导引练功"的渝州正骨四法。他们与家人开设的骨伤诊所和药酒店,门庭若市,应接不暇。

## 第三节　渝州正骨的成熟

20 世纪 50 年代,赵锦才亲为西南局高级首长们疗伤,名声更是如日中天。中华人民共和国成立后,老一辈专家积极投入建设,当时西南卫生部在渝中区内开办中医进修学校,培训中医人才。1954 年,重庆市召开中医代表会议,学习贯彻中医政策。在党和政府的中医政策感召下,刘宏君、蓝伯熙等于 1956 年在渝中区保安路 268 号世安堂诊所、和平路 37 号、两路口 18 号等 4 处成立了"骨科联合诊所";1958 年,诸所合并为"市中区中医骨科联合医院"(重庆市中医骨科医院前身),迁入新华路 489 号(现址),开设病床 20 张,有医护人员 30 余人,分设门诊、病区、药剂等部门,是西南地区成立最早的一所骨科专科医院。在联合诊所创建之初,建院先贤们主动出钱、集物、增添医疗设备,将秘传所获和自身实践总结,一并献之于医院集体,为骨科医院的发展和壮大作出了不朽的贡献。

这一时期,经济物资、专业人才紧缺。建院先贤将所学所得悉数奉献于人民的健康事业,在日门诊人次达 2000 人以上的同时,还著书立说、传道授业,活跃在诊室和讲台。1959 年,在 X 线透视下用中医手法整复骨折,提高了复位准确率。同年,外科医生杨亚华将其临床心得撰写成《解骨丹治愈疤骨流痰》,被收入《重庆市中医药临床研究资料展品汇编》(四川省重庆市卫生局编)。1961 年,杨亚华、赵锦才合著《中医骨外科方剂》,在市中区卫生学校开班授课。1962 年,赵锦才将正骨术、推复术、武术融为一体,治疗椎间盘突出,获得较好的疗效,在市中区卫生局作经验交流。同年,杨亚华在重庆市中医学会主办的"升炼丹技术传授会"上演示烧炼丹技术。1964 年,医院采用皮牵引和夹板固定联合治疗骨折,拓展了诊治病种。1966 年,医院成立科研小组开展学术总结,编写《中医骨科临床验方集》,整理经验方 95 个,提出三期辨证施治法则和用药方法,形成渝州正骨四法(灵巧手法、动静固定、内外用药、导引练功)。1985 年,艾礼平、郑世安、周霖华等与陈源生、段亚亭等医师,一道被重庆市人民政府授予"名老中医药证书"。集武医一身的赵锦才医师,带领医院的同仁习武强身,以武促医、以武会友,如与朱国福、海灯法师等武术大家会晤切磋。周霖华、熊延宗医师以形意拳、三节棍在全国武术锦标赛中分获二、三等奖。

20 世纪六七十年代,朱忠庆、郭剑华、朱正刚、赵时碧、王远明、雷慧琴等一批医学院校毕业生陆续进入中医骨伤领域,在老一辈名师口传心授下,继承和发展了中医正骨术,提出大量吸收现代医学治疗骨折的新成果、新经验。以朱忠庆为首的中医骨科技术人员刻苦钻研,在 X 线下学习复杂的复位手法,提高了复杂骨折治愈率,而随着引进床旁照光机,开展骨牵引术、清创术,结束了医院"见血不治"的历史。1973 年,病房增设床旁 X 光机,同时采用骨牵引配合小夹板治疗骨折,对股骨骨折的治愈优良率显著提高。1977 年,在硬膜外麻醉下,施行髋骨复位内固定术。正骨手法不断创新,如采用 4 种不同旋颈手法治疗失枕和颈椎病,整复下颌关节脱位,在传统手法上加入"拖法",复位一次成功;儿童髁上骨折,采用屈肘牵引后,先外旋伸直关节,然后再旋前屈肘,采用撬式架外固定,保证了髁上骨折一次治疗成功,有效降低了肘内翻畸形,配合医院岐黄散、黄连膏,对关节内多发骨折的复位术后严重红肿起到了良好的退肿止痛功效。对前臂尺桡骨双骨折交叉移位,总结出了以桡骨为主,化二为一,兼顾尺骨的治疗原则,使功能康复达到 98% 以上,形成了以"轻巧手法、有效固定、内外用药、导引锻炼"为特征的渝州正骨诊疗特色。

骨病的诊治在 20 世纪 70 年代达到鼎盛时期。当时的抗生素疗效低,对结核、复合感染等疾病疗效不佳。杨亚华医师擅长炼丹技术,将中医外科的内治消、托、补和外治丹药灵活运用,用单方、验方治疗疤骨流痰、附骨疽、瘰疬、痄腮、疮、疡、疔等外科疾病,疗效高,日门诊逾百人,多次应邀去重庆市第一中医院传授治病技术和表演升丹技术。

1978 年 7 月 20 日,《重庆日报》以"残腿新生"为题报道一例被省级医院宣告截肢的患者,在我院以独参汤扶正,内服清热败毒药方,应用手法整复骨折脱位,并用祛腐生肌丹保皮,成功保全伤肢的案例,彰显我院优异的治疗成果。

这一时期,渝州传统正骨术大量吸收现代医学治疗骨折的新成果、新经验,与现代医学相互融合,传统医学从现代科学中获取营养,两者充分发挥互补作用,形成了骨伤、筋伤、骨病、制剂等具有显著中医药特色的四大体系。这标志着渝州正骨学术体系的形成。

## 第四节 渝州正骨的发展

20 世纪 70 年代,孟和平、程家伟、赵汉华、彭天云、罗大万进入医院,为医院建设补充了新鲜血液。他们不懈努力,忘我工作,在前辈老中医的带领下,逐步掌握骨伤科技术,开展了手法复位、克氏针治疗肱骨骨折和股骨颈骨折,兼施内外固定,提升了难治性骨折的治愈率。这些正骨手法的发展,和小夹板、撬式架、克氏针的广泛应用,极大提升了中医骨科的治愈率,具有不开刀、费用低、痛苦小、愈合快的优点,解决了中医骨伤科的许多疑难课题,受到同道赞许。1980 年,大坪医院骨科医生来院访问,参观复位过程。1985 年,广泛开展各种骨折内固定术、肌腱断裂修复术、骨移植术等。这一时期，"渝州正骨诊疗术"实现了从闭合性骨折进展到开放性骨折，从单纯性骨折进展到多发性骨折，从四肢骨折进展到关节内骨折，从新鲜骨折进展到陈旧性骨折，从手法整复小夹板固定进展到中西医结合治疗各类创伤的五大进展，而且在高能创伤的治疗中又实现了颅脑、胸外、腹外、泌尿、脊柱外科等五大领域方面的突破。医院24小时应诊，在骨折患者的抢救和治疗中做到了"保生命，保肢体，保功能"，赢得了渝州大地广大患者的信任和赞誉。这一时期是渝州正骨学术体系的迅速发展阶段。

# 第五节 渝州正骨的创新

20世纪80年代以来，漆伟、郭明钧、黄文凭、马健、蒋仁伟、白新文等本科和专科生逐步进入医院。他们接受过中医药高等院校的系统学习，中医药理论基础扎实，注重对老中医学术思想及临床经验的发掘和整理，能够把握渝州正骨学术思想发展的脉络。对学术思想的内涵及诊疗技术的特色，应进行有机结合的研究分析。20世纪90年代初，开展了中医正骨手法在陈旧性骨折治疗方面的研究，提出定向折骨法将陈旧性骨折重新折断变为新鲜骨折再次复位，拓展了中医正骨术新的治疗范围。开展陈旧性肩关节脱位、儿童肱骨髁上骨折、股骨干骨折、胫腓骨骨折的中医手法折骨再复位。20世纪90年代中后期，开展了"金针拨骨术"的研究，解决关节内骨折手法复位困难的难题，形成关节内骨折新的正骨复位方法。2000年后，开创中医传统正骨手法与现代医学结合研究，开创性地运用踝关节不稳定骨折手法正骨微创固定，钢针撬拨技术治疗肱骨外髁骨折、跟骨骨折、腕骨脱位，并开展四肢骨折和关节周围骨折手法复位闭合穿针技术。这一批技术骨干运用现代科学的方法开展研究，总结提高传统的诊疗方法，在中医药学术、技术、药械方面有了新的创新与突破，逐步成为高级中医骨伤科专业技术人才。他们大胆引进现代骨伤治疗技术，融贯中西以创新，运用现代诊疗设备平台，开展各种骨伤疾病的内外固定手术、骨与关节矫形手术、髋关节置换手术、微创外科手术和骨肿瘤手术等。传统的中医正骨方法通过现代科技的发展而拓广、延伸和创新。中西医结合诊疗手段充实了中医骨伤内容，使中医骨伤科发展更具生命力，形成"理伤寻踪，思量寻法，巧灵准稳，功位相宜"的渝州正骨"新四法"，使医院在高位颈椎手术、骨盆髋臼手术、髋关节翻修手术、膝关节置换手术方面保持全市的技术领先水平。这一批技术骨干开创了"渝州正骨诊疗术"开拓创新的新阶段。

20世纪90年代，朱珠、邓毅、唐勇、郭亮、马善治、刘渝松、叶承莉等医学院校本科毕业生进入医院，努力继承和发展中医骨伤的理论和实践。郭亮、马善治、刘渝松分别为第三、第四、第五批全国老中医药专家学术经验继承工作继承人。刘渝松获得全国"五一劳动奖章"，郭亮获得重庆市有突出贡献人才称号。1998年，医院引进关节镜、椎间盘镜，使中西医结合微创治疗骨伤疾病得到显著发展。同年，二级分科奠定雏形，儿童骨科、创伤、老年骨科、关节科、脊柱科、筋伤等多学科齐头并进。如今，这一批传承人已经成为医院的中流砥柱，在传统科室和新近建成的康复科、正骨科、足踝外科、风湿病科、重症医学科、治未病科等部门中担任负责人和业务中坚。全院拥有二级临床科室16个，辅助科室5个，建成集科研、教学、临床为一体，以大专科小综合为框架的二级中医专科医院，为创建三级甲等中医专科医院奠定了坚实基础。

2000年以来，吴春宝、彭正刚、苏松川、白明生等具有研究生学历以上的新生骨科力量，通过到中国人民解放军总医院、北京积水潭医院、第三军医大学（现陆军军医大学）、天津中医药大学等机构培训，到德国进修，进一步开拓专业视野。同时，医院大力开展高级中医药人才遴选培养，实施师承传授，鼓励和培养具备系统知识和前沿技术的高级专业中医骨伤科人才，在继承和发扬老中医药专家的学术理论、实践经验中发挥更为卓越的作用。

重庆市中医骨科医院坚持走中医专科发展的道路，历代传承人不忘初心，砥砺前行。经过百余年的发展，渝州正骨的医疗技术、药物、器具及学术理论方面均获得传承、突破和创新，中医手法正骨、夹板固定、三期内外用药，以及综合疗法分步治疗软组织损伤等独特的骨伤医疗技术、治疗方法，组成了具有鲜明地域特色的"渝州正骨"学术思想及其诊疗体系，成为我国中医骨伤科队伍中的又一支生力军。

21 世纪以来,重庆市中医骨科医院成为国家中医药管理局重点专科建设医院,拥有病床 500 张,在职职工 450 人,收治各类骨伤创伤骨病、慢性软组织损伤等,患者来自云、贵、川、陕、鄂、冀、鲁、新疆、内蒙古等地。医院注重继承和发扬祖国医学遗产,突出和保持中医专科特色,并与现代医学技术相融合,使古老医术焕发出新的活力。渝州正骨正是在这一过程中不断丰富和完善自己的理论和疗法,形成一个具有传统医学特色和现代医学诊疗手段的学派,自立于我国医学之林。

(漆 伟 叶承莉 刘洪刚 雷 英)

# 第六节 渝州正骨的主要学术思想

渝州正骨术是由建院初期老一辈伤科名家创建。他们来自祖国各地,通过祖传心悟、师徒相授和多年临床实践,历经百年,近五代人辛勤耕耘,孕育出了以中医传统理论为基础,具有地域特色的渝州正骨学术思想。

## 一、整体观念以治骨

中医学认为,人体是一个有机的整体,脏腑、经络、气血、四肢百骸、肌肉、筋骨都是相互联系的。肢体某部受损或骨折,除局部症状外,必然引起脏腑气血的功能失调。因此,渝州正骨重视全面检查,辨证施治,在治疗局部的同时,重视调理全身,以达到尽快消除骨折后所引起的全身症状,促进骨折愈合的目的。严重的创伤,渝州正骨提出了"先内后外""筋骨同治"的诊治原则。这是以中医整体观念、辨证施治为基础,贯彻"内外兼治""筋骨并重"的学术思想。

## 二、调理气血以养骨

气血是人体的营养物质,无论生理、病理都是与气血十分密切的。气能生血,血能生气,气为血帅,血为气母,气血环流全身不息,外充皮肉筋骨,内养五脏六腑,是人体一切组织器官的物质基础和功能动力。机体损伤时,首先的病变是伤气血,所以治气血是伤科的核心。因气血与津液、精、脏腑、经络关系密切。气血功能调理正常,这些组织器官结构与功能也相应得到较好的恢复。所以渝州正骨认为"跌打损伤,专从血论",骨折必须外治筋骨,内理气血,才能瘀去则骨连。调理气血治骨是渝州正骨学术思想的重要内容。

## 三、补益肝肾以生骨

人的物质来源有先天和后天,先天之精来源于肾,后天之精来源于脾。脾胃运化水谷,生化精微。骨乃奇恒之腑,内充骨髓。而骨髓由肾精所生化,所以中医有肾主骨之说,这是指肾藏先天之精、而肾精能化生骨髓、进而充养一身之骨而言的。先天之精靠后天之精来充养,肾精的充盈与否,直接影响筋骨的生长、发育、修复、再生。由于损伤而形成伤血耗精的病理,使筋骨失养,势必影响骨的修复、再生。损伤后,由于活动量减少,脾胃运化受纳功能下降,势必影响精血的生化及肾精的充养。因此,渝州正骨认为,在骨折的中后期补肾益脾,以充养精血,有利于促进骨折愈合。在此种学术思想指导下创造了很多久试不爽的院内经验方,如补骨丸、肝肾胶囊、益脾膏等。

## 四、灵巧手法以接骨

渝州正骨术认为,绝大多数的骨折,正确运用手法整复,是可以达到解剖或接近解剖对位的。只有将移位的筋骨接续端正,才能使气血复通,恢复肢体和肌肉、经脉的气血运行。在这种思想指导下,要求整复者手法灵巧,快捷与无痛,尽可能一次成功。老一代前辈,在当时医疗条件无药物麻醉下,提出了"有伤不摸伤,摸其两头最相当"的论点。接骨前首先点穴,按压骨折远近的两端穴位,采用分神正骨,点穴镇静,疏通经络,调整患者的心理状态,消除紧张,以利伤肢肌肉放松,然后运用轻巧、快捷的正骨手法,勿伤气血,瞬间完成复位。

## 五、动静固定以续骨

中医学从肢体功能出发,只在骨折部外部以夹板外固定,它能起到骨折愈合所需要的固定作用(静)又不妨碍肢体功能活动(动),符合外固定生物力学要求。渝州正骨常用渝州地区盛产的竹子作为小夹板材料,也用木板、硬纸板等,可因地而宜,采用灵活有效的原则。渝州正骨术的小夹板,固定不包括上、下关节,塑型要贴合肢体,可随时调整松紧,不稳定的骨折必须采用骨皮牵引结合小夹板固定。上肢骨折从夹板固定后就要患者进行主动握拳,收缩上肢肌肉的活动。下肢骨折在小夹板配合骨牵引下进行股四头肌的收缩,主动做踝部的伸屈活动。渝州正骨的小夹板外固定法体现了骨折愈合所要求的"动静"结合的原则,利用有弹性的小夹板和纸垫,把骨折局部固定起来,既可以保持整复后的骨折位置,限制骨折断端的活动,尤其是对骨折愈合不利的活动能有效控制,又能让肢体和肌肉进行必要的生理活动。当肢体活动时,外固定随着肢体一块儿动,由于纸垫的压力和固定夹板的弹性作用,使肌肉收缩活动所产生的内在动力传达到骨折断端,在骨折端之间产生一种对向挤压的作用。这种作用能保持和促进骨折复位,是一种生理性刺激,对骨折愈合是有利的。

## 六、导引练功以治骨

在整复和固定已完成后,能否使骨折迅速愈合,其中关键之一在于及时恰当的导引练功。导引是由呼吸运动和躯体运动相结合的一种治病和保健的外治法。导引练功具有悠久的历史,其全身或局部的动作,有刚有柔,刚柔相济,姿势齐全,内容丰富,既可防病,又可治病,是祖国医学宝库中的一份极为珍贵的遗产。我院老一辈伤科名家,多是一些经过内功训练的气功家、武术家,他们在治伤时,十分重视导引练功疗法,不仅针对一般的关节活动的锻炼,对一些具体的部位,还提出了具体的锻炼方法,在继承古代的少林内功、五禽戏、太极拳、易筋经、八段锦等基础上编选一些颈肩腰腿、肘膝腕踝手的练功动作。渝州正骨认为,伤肢关节活动与全身锻炼对治疗骨伤能起到推动气血的流通和加速祛瘀生新作用,从而改善血运,促进血肿、肢体水肿的吸收消散,进而促进骨折的愈合,使关节筋络都得到濡养,防止筋肉萎缩,关节僵硬,骨质疏松,有利于功能恢复。导引练功疗法是治疗骨折的大法。

## 七、广收博采以治学

我院从创建初期,就由多个家庭骨伤诊所组成,代表着各地域的正骨手法和学术思想,不搞门户之见,具有多元性和相融性。渝州正骨术的形成、发展过程,就是不断吸收先进的理论和技术,补充自己的不足。在学习和吸收的同时,继承自己的优点,使之在实践中加以融合,形成渝州正骨的一部分。渝州正骨根植于中医药学的沃土中,善于学习他人的长处,不闭关自守,但也不简单、盲目模仿,在学习过程中始终保持中医特色,坚持中医整体观念、辨证施治的原则,突出渝州正骨术的优点,形成一个具有中医传统医学特色和现代医学诊疗手段的学派,在渝州大地深受百姓喜爱。

## 八、融贯中西以创新

渝州正骨积极引进现代医疗技术,使渝州正骨术有了飞速发展。医院紧跟现代医学发展,积极开展骨伤常见病、多发病的研究。特别是在脊柱、矫形、小儿骨科、足踝、肿瘤疾病方面有深入的研究。开展高位颈椎骨折包括 Jeffson 骨折(寰椎骨折)、齿突状骨折、Hangman 骨折(枢椎骨折)、寰枢不稳的前后路手术;下位颈椎椎体次、全切除前后路联合手术;颈椎间盘脱出症、椎管狭窄前路后减压植骨内固定等高、精、尖手术;胸腰段脊椎疾病前后路减压、植骨、内固定;全髋、膝、踝、肩、肘关节的初次置换和翻修;骨盆骨折、髋臼骨折前后联合入路切开复位内固定;四肢骨折的微创治疗和 MIPO 技术的运用;小儿先天性畸形的矫形术;骨肿瘤新辅助化疗和保肢技术;关节镜下韧带的修复和重建技术。保持在重庆市乃至西南地区的先进水平。

(朱忠庆 漆 伟 朱 珠)

# 第七节 渝州正骨的专科发展道路

## 一、突出专科特色、在竞争中发展

我院是 1958 年建立的一所集体所有制中医专科医院。1981 年经四川省卫生厅正式批准为县级中医院,病床 60 张。医院初建时只有 20 多个医务人员和 200 多元活动资金。经过全院职工的共同努力,在上级有关部门的支持下,截至去年底,职工人数已发展到 245 人(其中全民所有制 19 人,离休职工 85 人)。除完成中医骨科的门诊、住院治疗任务外,医院还担负两个街道共 27 个地段 5 万多居民的预防保健任务。

专科特色与"市场"竞争:

我院建立时由于集中了市区内外有名的中医骨科能手和武林精英,当时在川东一带及西南广大地区,还是"仅此一家,别无分店"。由于老医生们精湛的传统医术、丰富的临床经验和良好的服务态度,很快为医院赢得了声誉,受到广大群众的欢迎,尽管设备简陋,条件很差,病人还是愿意半夜出门排队挂号,30 张住院病床常年客满,附近旅馆经常住着几十个等待住院的病人。建院第 2 年,门诊即达 21 万人次,盈余 6.3 万元。20 世纪 60 年代初,年门诊量已达 30 多万人次。"文革"前活动资金积累已达 22 万多元。"文革"期间,医院连续 7 年亏损,除了库存药品材料,几乎没有现金可以周转。十一届三中全会以后,情况逐步好转,但始终未能恢复到"文革"前的水平,而且 1980 年后还有逐渐下降的趋势。原因何在? 1981 年前后,我们带着这个问题作了些调查研究,发现进入 20 世纪 80 年代后,随着国家改革、开放、搞活方针的贯彻,医院外部、内部情况都发生了重大变化。

1. 近几年各地纷纷组建县中医院。仅重庆市辖的九区十二县,几乎每一个县(区)都办起了中医院,院院都开设了中医骨伤科。两所省市中医院也加强了专科力量,市外科医院骨科也开展了中医药疗法。市中区的个体开业医生发展到 200 多户,出现了医疗市场的竞争局面,早已不是"只此一家,别无分店"的状况了。

2. 由于"大锅饭"的弊端,公费和劳保医疗费用普遍大量超支,各单位陆续采取措施,加强了医疗经费的管理和控制,有些单位规定集体医院看病不报销,甚至把医药费包干到人头。我院原有 20 多个特约记账单位,1980 年前后全部撤销了特约记账关系。

3. 因为社会安定,生活劳动条件改善,使疾病谱和年龄构成比发生变化。我院久负盛名的"疤骨流痰"和推拿按摩专科,患者大幅度下降,而老年、儿童的骨、关节疾患和软组织损伤、交通事故造成的复杂伤害增加。

4. 近几年药品材料不断提价,医疗费用增高,小伤小病找医院的少了。

5. 自然减员和老、病退休,建院初期的名老医师 1981 年前后已全部退完,与此同时,大量未经培训的待业青年通过顶替、招工等渠道涌进医院,使医院各类人员构成比例严重失调,业务技术和思想道德素质下降。

6. 由于医院长期处于封闭状态,缺乏竞争意识,滋长了因循守旧、故步自封的思想,医疗质量长期处于现有水平的重复状态,没有新的突破,部分中青年医师怕苦怕累,丢掉了中医骨科的传统治疗手法,满足于问病处方。

7. 业务用房全系抗战时期的简易建筑,狭窄破烂不堪,技术设备陈旧,病人看病难、住院难的状况长期得不到改善。

通过对主客观情况的了解分析,我们果断采取了以下几条对策,并逐步形成了医院发展的远期构想:

1. 坚持继承和发扬中医骨科的专科特色,要求每个骨科医师都要熟悉我院传统的整复手法、治疗功法和理法方药,掌握推拿按摩、针灸、火罐、内服外敷中药的综合治疗手段,克服动口不动手,单纯问病开药问题。我们在定额管理中坚持必须同时完成门诊(住院)人次和治疗费收入两项指标,住院部坚持以中医中药治疗为主,按中医格式书写专科病历和进行中医护理。坚持自制专科用药的生产。我院常用经验方自制的膏、丹、丸、散、合剂等有 36 个品种,年产 500 多千克。这样不但突出了中医专科特色,提高了疗效,深受广大患者欢迎,也明显提高了医院的效益。

2. 闻名求医是患者普遍存在的一种不可忽视的心理效应。名老医师的作风、学术经验和社会声望是不可多得的宝贵财富,他们多数具有爱院、爱患者的深厚感情。我们先后把 14 名能够工作的退休老医师全部请回了医院,愿意带子女、带徒弟的签订合同,给予奖励,同时注重感情投资,在生活待遇上给予适当照顾,只上半天班,既传授了技术经验,又保持了医院的老传统,提高了两个效益。

3. 充分发挥中年技术骨干在医院管理和学术上承上启下的关键作用。现在的院科两级领导班子,均由中年技术骨干担任,同时加强青年职工的文化业务技术培训和四职(职业道德、职业责任、职业纪律、职业技能)教育,尽量减少吃闲饭的人。在突出中医专科特色的前提下,引进必要的西医手术和中西医结合疗法,以弥补某些方面单纯中医治疗的不足,培养尽可能多的新的名医。

4. 千方百计开发新的服务项目,扩大服务面,缓解病人看病难、住院难。1983 年以来,陆续开展了家庭病床、出诊、方便门诊,先后与 4 个医疗单位开展单科合作,合办住院病床,高峰时曾达 70 多张。

5. 艰苦奋斗,勤俭创业,多种渠道筹集资金,修建中医骨科大楼,为今后引进技术,更新设备,进一步开展医疗、教学、科研,发展中医骨科学术打下良好的基础。

## 二、中医小科专科应如何发展

中医是国宝,是我国对人类的重大贡献之一。振兴中医是振兴中华的一个重要组成部分。如何振兴中医,各地议论颇多,其中不乏远见卓识。我曾著文提出,振兴中医要从发展专科着手。追根溯源,中医是在专科基础上发展起来的。随着社会生产力的发展和人们认识的提高,分科齐全、系统完整的中国医药学逐步形成了。内科的常见病多,服务面广,普及提高较他科为快,成了中医的主科。中医各科是一个整体,有大小广狭之分,无高低贵贱之别。但在一些人的心目中,中医似乎只有内科(包括儿科、妇科),顶多再加上针灸推拿,除此之外只是游医、草医、旁门左道,不能登医学的大雅之堂。这是一种误解,或称之为偏见。中医发展缓慢,原因比较复杂。我认为,还可提出两点,一是与现代科学技术脱节,二是主科与小科专科分离。这里只想谈谈中医小科专科如何发展。

我认为,首先要认真发掘,搞好继承。什么家传绝技、祖传验方、秘制膏丹,等等,如不首先挖掘出来,就无法比较鉴别,也就无法继承发展。目前理论上尚无法解释、实践上确有效用的东西,切不可轻易否定。对那些确已过时即将淘汰的东西,也不可置之不顾,因为作为科技发展史上的一种客观事物,也有其保存和研究的价值。因此,在发掘和继承问题上,我们应坚持客观和全面的观点,采取"宁滥勿缺"的方针,尽可能避免漏失。其次是整理发展。通过整理,拾遗补阙,剔除其封建糟粕,发展其科学精华。第三是与现代科学技术和中西医其他学科相结合,互相促进,共同提高。尽快把中医事业放开搞活,造成一个百花齐放、欣欣向荣的振兴局面。我认为当务之急是:

1. 放宽政策,国家、集体、个体一起上 发展中医小科专科,应首先着眼于民间。鼓励民间有中医药专长者献计献方,支持他们办医办药,成为中医(药)的专业户、集体户,准许他们在城镇吃粮入户,传子带徒;也允许技术保密,因为保密总比失传好。当然,治病是人命关天的事,政府主管部门对从医从药的人要严格审批手续和业务考核,不能让巫医、骗子钻空子。考核应从实际出发,以临床经验为主,不能照搬考西医、考学生那一套办法。

2. 因人因地制宜办专科医院 这样可以集中人才,发挥优势,快出效益,多出成果。综合性的中医院都应有自己的专科特色。对确有专长和真才实学的能人,可以聘请到医院任职,有的还可以转为全民所有制,以解除其后顾之忧。我认为大锅饭不可吃,铁饭碗该给的还要给。如果每个地、市都能办一两个有特色的专科,那么,在一个省的范围内中医小科就大体齐备了。办这类专科机构可以以集体为主,以国家和个体为辅,只要办得有特色就会收到良好的社会效益和经济效益。国家花点钱给予扶持也是划算的,对振兴中医、造福群众更是善莫大焉。

3. 改革中医教育结构,有计划地培训中医专科人才 我国的中医高、中等教育几乎都是清一色大内科,专科医生只能靠跟师带徒的方式培养。由于教育结构不合理,近几年一些地方出现了中专毕业的内科医生分不出去,学校喊"人才过剩",医院喊青黄不接的现象。我认为,中专应以培训中医护理、针灸、推拿、五官、骨伤、痔漏、外科、气功等专科人才为主,大专也应有计划地培训一些重点专科的高级人才,对某些有特殊要求的专科如武术、体疗、骨伤、气功等,可办附中或专科班从小培养。对跟师学徒和自学成才的,要建立定期考核定职晋升的办法,在待遇和使用上应与学校毕业的一视同仁。国家还可以在各省市选择一批办得好的中医专科医院,给予重点扶持,使其成为专科人才培训中心和医教研基地。

### 三、振兴中医要从发展中医专科着手

重庆市中医骨科医院是1958年10月在集体诊所、个体开业医师联合的基础上创建的一所集体所有制的中医专科医院,建院时只有20多个医务人员,200多元资金。由于这所医院以中医骨科传统治疗方法为特点,患者不仅有四川省内各地的,还有云、贵、陕、鄂、冀、鲁、新疆、内蒙古等地的,日门诊最高时达1 200多人次。"文革"期间,医院一度衰落。"文革"结束后,医院业务兴旺。到1983年底,全院职工已发展到245人(其中全民所有制的18人、退休职工72人),病床数、业务用房、固定资产和流动资金大大增加。

重庆市大小医院林立,这所医院所在的市中区周围,市、县级大医院不下二三十所,这些医院大多没有设骨科。而这所小小的集体所有制的中医专科医院,没吃国家一口"大锅饭",不但能够生存,而且能够发展,原因何在?就在于突出了中医特色,发挥了中医专科优势。

中医的专科优势是由劣势转化而来的。与西医相比,中医是短线,中医的小科、专科是短线中的短线。短是劣势,但是群众需要,供不应求,"物以稀为贵",这就促使它的发展、提高,于是劣势就转化成了优势。群众为什么需要中医专科?因为它有特色,疗效好。就拿重庆市中医骨科医院来说,有一批中华人民共和国成立前有名气的老医师作为骨干,又有一批20世纪50年代末出师的学徒和60年代初毕业的中专生作后继,保持和发扬了中医正骨传统治疗方法的特点,还引进中西医结合的新疗法,采用手法整复,小夹板固定,内服外敷中药,早期功能锻炼,动静结合,辨证施治,分期用药(骨伤分初、中、后三期),并辅以推拿、按摩、针灸、火罐。这种治疗方法,较之西医的手术治疗、石膏固定,患者痛苦小,愈合快,功能恢复好。传统的中医骨伤科还有一个特点就是,一些有名望的骨伤科医师又是武林高手,手法整复的功力和气功疗法的效果,是其他疗法所不及的。

历史上,中医的继承和发展长期以来是以家庭为单位,采取父传子、师授徒的方式进行的,小科、专科尤其如此,往往是几代人甚至十几代人都从事同一专科,日积月累,触类旁通,确有其独到之处。中医专科医师治疗某些局部疾病也是从患者整体状况出发,辨证论治,往往收到西医意想不到的效果,这也算是中医专科的一个优势。从中医发展史来看,从某种意义上讲,中医就是在小科、专科的基础上发展起来的。我们说振兴中医要从发展专科着手,理由就在于此。中医带徒的办法有其局限性(就是所谓的"近亲繁殖"),但有个最大的优点,就是不脱离实践,不脱离患者,学以致用,投资省、效益高。

发挥中医专科优势还有一个有利条件,就是钻大医院西医的"空子",拾遗补阙,满足群众多方面的需要,采取你无我有、你弱我强的策略,增强竞争能力,这就是重庆市市中区卫生系统改革走"小而专"的路子的由来。我们这个集体所有制的中医专科医院,既无"大锅饭",也无"铁饭碗",人力、物力、财力都无法同市、县医院相比,但在骨科,特别是中医骨科方面,却可以与所有的市、县医院相比。这就是优势。

(刘贻远)

### 四、重点专科建设助推医院发展

重点专科建设是医院一项长期的根本性任务,是医院创名院、建名科、育名医("三名")战略工程的重要组成部分。重点专科越多,医院特色越明显,知名度就越高。因此,强化重点专科建设是提升医院竞争力、提高技术水平的必然选择,也是医院发展的必然趋势。

**(一)医院的基本情况**

重庆市中医骨科医院成立于1958年,目前为一所专科优势突出、具有一定规模和知名度的中医骨

伤专科医院,在不断发展壮大中,孕育出具有浓厚地域特色的"渝州正骨"学术思想及其独特的诊治体系。2006 年,国家中医药管理局确定重庆市中医骨科医院为全国"十五"重点中医骨伤科,后又入选国家"十一五""十二五"重点中医骨伤科建设单位和颈痹病建设单位。2008 年,重庆市中医骨科医院中医骨伤科获评"中华中医药学会中医骨伤名科"。2019 年,"重庆市中医骨科医院正骨诊疗术"入选重庆市非物质文化遗产。医院有"全国名中医传承工作室"2 个,"全国名老中医药专家传承工作室"2 个,"重庆市级名老中医药传承工作室"2 个,"市级郭剑华劳模创新示范工作室"1 个,"区级名中医工作室"2 个;国家级重点专科 1 个(骨伤科)、国家重点专病 1 个(颈椎病),市级重点专科 4 个(正骨科、脊柱科、儿童骨科、足踝外科)、市级重点专科建设项目 2 个(筋伤科、针灸科)、市级重点专病 1 个(桡骨远端骨折)、市级特色专科 2 个(风湿病科、筋伤科),是国家重点专病(膝骨关节炎、腰椎间盘突出症、桡骨远端骨折、踝关节扭伤)协作组单位之一。医院核定床位数 500 张,实际开放床位数 550 张。设置了临床科室 19 个,其中独立设置了正骨科、脊柱科、小儿骨科、关节外科、筋伤中心等,以及急诊科、康复科、麻醉科、"治未病"科、内科、外科等;医技科室 7 个,包括检验科、制剂室、放射科、药剂科、供应室、手术室、输血科。

医院有全国名中医 1 人,享受国务院政府特殊津贴专家 3 人,全国五一劳动奖章获得者 2 人,国家级名老中医师承导师 2 人,重庆市名中医 2 人,重庆市中医药高级人才 4 人,重庆市渝中区名中医 18 人。医院为国家"十二五"中医优势病种颈椎病协作组副组长单位、踝关节扭伤协作组副组长单位,国家科技支撑项目腰椎滑脱症治疗的全国四个协作中心之一。参与桡骨远端骨折、髌骨骨折、腰椎压缩性骨折、膝痹病、腰椎间盘突出症诊疗方案的验证,国家中医药管理局国家临床重点专科(中医专业)评审,国家二级骨伤科专科医院评审标准的制定。从 2006 年开始,承担国家级继续教育项目"渝州正骨"学习班,被国家中医药管理局评选为 2006 年度"全国中医药继续教育先进集体"。医院是重庆医科大学中医药学院、重庆医药高等专科学校的教学医院。

医院中医正骨手法技术独到,形成了整体观念以治骨、调理气血以养骨、补益肝肾以生骨、灵巧手法以接骨、动静固定以续骨、导引练功以治骨、广收博采以治学、融贯中西以创新的"渝州正骨"学术思想。特别是对陈旧性骨折手法折骨复位有深入的研究。

**(二) 医院重点专科的建设情况**

1. 明确目标,科学规划到位  按重庆市卫生和计划生育委员会(现重庆市卫生健康委员会)重点专科建设标准,结合医院实际,确立了"院有重点、科有特色、人有专长"的重点专科建设指导思想,按照有条件、有能力、有市场的原则,抓住两个要素,即把学科带头人的培养使用作为重点专科建设的关键,把特色技术作为重点专科建设的基石。本着整体规划、分步实施、择优汰劣、公平竞争的办法推进重点专科建设。医院制定了重点专科发展规划、重点专科发展管理制度。重点专科建设稳步发展。2010 年桡骨远端骨折成为重庆市卫生局中医重点专病建设单位。2013 年 7 月以桡骨远端骨折专病为基础,通过正骨科重点专科的验收。2015 年颈椎病通过重庆市卫生和计划生育委员会验收成为重庆市重点专病。2016 年医院儿童骨科通过重庆市卫生和计划生育委员会验收成为重庆市中医重点专科。2017 年脊柱科通过重庆市卫生和计划生育委员会验收成为重庆市中医重点专科。2017 年足踝外科成为重庆市卫生和计划生育委员会中医临床重点专科建设单位。

2. 加大投入,保障措施到位  实行四优先——重点专科优惠政策经费优先投入、科研优先立项、设备优先购置、人员优先进修。医院每年均组织重点专科建设的专项检查,并给予相应的奖励和处罚,这些政策和措施充分调动了临床科室争创重点专科的积极性。

3. 扩大影响,宣传工作到位  利用电视、报纸、专栏、标语等向社会广泛宣传医院重点专科,让更多的领导和群众了解,使社会对医院的工作给予关心和支持。同时,利用医院的会议、文件、简报等向全院职工广泛宣传创建重点专科的目的、意义、任务和方法,使全院员工,特别是重点专科员工积极自觉投身到创建工作中去。

4. 坚持以人为本,构筑人才建设平台  通过事业留人、待遇留人、感情留人。医院出台了分配制度向临床一线、业务骨干、重点专科建设科室倾斜等政策,为学科带头人和业务骨干提供了比较优越的生活条件和工作环境。同时,对学科带头人加大绩效工资分配系数,重点专科的医务人员在同等条件下职称晋升优先;对科室建设名列全院前列的科室负责人或成绩突出的人员,给予学习、参观、考察的机会,主动及时地解决业务骨干的各种困难,极大地调动了其工作积极性。

5. 通过建章立制,培养人才 医院制订了"外出进修学习管理办法""参加学术活动管理办法"等,人才质量明显提高,人才结构更趋合理。学科带头人均在本地区学术团体中担任重要职位,与此同时,医院还积极开展继续教育,承办继续医学教育项目,推广新技术。

由于医院领导高度重视,在搭建重点专科建设平台、促进专科建设和人才建设等方面狠下功夫,近年来,通过全院职工的共同努力,学科建设上了一个前所未有的新台阶,学科建设成绩斐然,医院的稳步发展呈现可喜局面,以临床重点专科建设为抓手推动医院稳步发展的管理模式已卓见成效。通过重点专科建设,医院形成"理伤寻踪,思量寻法,巧灵准稳,功位相宜"的渝州正骨"新四法"。医院在高位颈椎手术、骨盆髋臼手术、髋关节翻修手术、膝关节置换手术方面保持全市的技术领先水平。

**(三) 对重点专科建设的几点思考**

1. 学术带头人选择和能力提升的问题 对科室整体情况及学科带头人影响力进行科学评价。一支结构合理、相互配合的人才队伍,对科室的建设具有重要影响,是学科能否持续、稳定发展的关键,牵动着学科建设的全局。学科带头人作为这支队伍的"领头羊",在很大程度上对科室建设起着决定作用,其技术水平在一定程度上代表着一个学科的水平。对科室整体情况评价方面应重点把握以下内容:科室的人才梯队结构(年龄结构、职称结构)是否合理;个人职能分工是否明确、主攻方向是否明确可行;科室学术氛围是否浓厚;团队协作氛围是否形成。对学科带头人,应重点评价其在该学科领域的学术地位、认知程度(在院内外的影响力);是否有扎实的专业基础知识;是否有较强的创新意识和科研能力;是否能够把握学科建设方向;是否具有良好的人际关系和较强的组织协调能力,是否有甘为人梯的伯乐精神。

2. 重点专科和一般学科协调发展的问题 重点专科是在一般学科基础上发展起来的优势学科,一般学科则是重点专科产生、发展的重要基础和必要保证。正确处理好重点专科和一般学科的关系,关系到医院和学科的建设与发展。一般来说,在重点专科的创建中应把握两个主要环节:一是以重点学科为"龙头",充分发挥其学科带头和辐射作用,带动相关学科的发展,形成"龙头动龙尾摆"的趋势;二是当今学科的发展日益交叉,学科界限也越来越模糊,所以组织好重点学科和一般学科的协作攻关尤为重要。

3. 重点专科建设促进医院医疗工作全面发展 在重点专科的建设和发展中必须选择合适的主攻项目,以此提高整个学科的技术实力和水平。但作为重点专科,仅靠一个或两个重点专病研究作为主要项目是不可能形成应有优势的,必须是在主要项目牵引下的各重点专科全面发展。主要研究项目和一般医疗工作的关系,是一种相互促进、相互影响、相互依存的关系。作为主要研究项目,必须是科室的优势和特色优势项目,也是本专科中需要集中优势力量加以解决、对人类健康危害较大、在国际国内具有一定先进水平的项目。如果主要研究项目没有科室的基础工作做铺垫,仅是一枝独秀,则很难保证全科工作协调持续发展。在保证做好一般医疗工作的前提下开展主要研究项目研究,是重点专科建设和发展的前提。

4. 重点专科建设中医疗、教学和科研的问题 医疗、教学、科研是医院特别是专科医院发展的三大支柱,三者相辅相成,不可偏废。教学是培养医学人才的基础;医疗是医学教育、科研的最终目的,医疗水平是医院教学、科研水平的体现;科研是教学、医疗的先导。科研创新,有助于解决临床医疗实践的关键问题,使医疗工作更具特色、更有优势;适当加大科研投入,对重点专科建设和发展具有重要意义。

5. 重点专科建设的资源保障的问题 重点专科建设是一个系统工程,需要较高的医疗、科研、人才、设备及规模等支撑条件。一个技术实力雄厚的重点专科,不但需要配置一流的专科设备,而且还要有一支高素质人才队伍。但是,高素质人才队伍的形成不是一蹴而就的,需要引进、培养,还要善待和保留;优势项目的产生,更要经过一个从立项、临床实验到临床验证的过程,是一个需要扶植、完善、提高直到患者认知接受的漫长过程,如果不能充分地考虑重点专科创建中所遇到的各种问题,不能对重点专科的创建工作提出科学、合理的建设规划,则很难保证重点学科建设的顺利进行。因此,对创建重点专科的资源保障进行科学预测,不仅是重点专科发展的需要,也是医院发展的客观要求。不仅要对硬件设施的投入资金(房屋、床位、专科及实验室设备、信息处理系统)进行预测,更要对软件(人才队伍建设、项目的扶持和推广)的投入资金进行预测。只有资源保障能够实现,才有可能保证重点专科建设按计划正常进行。

(漆 伟)

# 第二章  渝州正骨的正骨特色优势

## 第一节  渝州正骨的正骨治疗原则

在原始社会中,人类为了生存,在与创伤疾病做斗争的过程中,获得初步的医学知识。此后,在长期的实践中,在各个不同的文明时期,随着人们对骨关节损伤的认识不断地深入,各种治疗方法不断地产生和发展起来。早在殷商时期的甲骨文中就有关于骨折的描述;以后《黄帝内经》中更详细记载了人体解剖、生理、病理、诊断及治疗等基本理论,其中阐发的肾主骨、肝主筋、脾主肌肉,以及气伤痛、形伤肿等学说和论述,奠定了中医正骨学的理论基础。隋唐时期,骨伤科学术已初步形成,专著《仙授理伤续断秘方》问世,总结了手法整复、外固定、功能活动三大原则,强调内外并治。宋元时期,骨伤科学术不断成长,明清以后逐步形成以经络穴位辨证施治、手法外治的少林派和以薛己为首的主张八纲辨证、药物内服为主的另一派。渝州正骨继承了两大学派的学术观点,形成了独特的正骨学术思想精髓,即整体辨证、筋骨并重、内外兼治、动静互补。

**(一)整体辨证**

渝州正骨强调人身是一个整体,为一个小天地,牵一发而动全身。外伤侵及人体,虽然是某一部分受损,但医者必须从患者的整体出发,看待这一损伤。另外,外伤侵及人体,有些是直接受伤,医者必须分清主次、轻重,然后辨证论治,如骨折的早期,影响其修复的有瘀血(瘀不去则新不生)、骨折端出现的有害活动及受伤肢体和全身因长期制动而致的失用性改变等,医者都应全面分析,在不同时期有所重点地给予处理,才能修复损伤,早日康复。另外,因骨折愈合在不同时期时,机体有不同变化,渝州正骨十分强调早期用祛瘀接骨方药,中期用活血接骨方药,后期用补肝肾接骨方药,并结合患者情况,进行辨证施治。

**(二)筋骨并重**

人体筋与骨是相互依赖、相互为用的。《灵枢》云:"骨为干,脉为营,筋为刚,肉为墙,皮肤坚而毛发长。"骨骼是人体的支架,为筋提供附着点和支干,筋有了骨支撑才能收缩,才能产生力,才有运动;而骨正是有了筋的附着和收缩,才能显示其骨架作用,否则只是几根散乱无功能的骨骼。人体骨居其里,筋附其外,外力侵及人体,轻则伤筋,亦名软伤,重则过筋中骨,又名硬伤。不论单一受伤,或者两者皆伤,都会出现两者的功能协同障碍。渝州正骨十分强调治伤要筋骨并重,即使单纯的筋伤,从治疗开始也应注意不断维持和发挥骨的支撑,发挥筋的运动作用。只有这样才能加速创伤痊愈,收到事半功倍之效。

**(三)内外兼治**

筋骨损伤,势必连及气血。轻则局部肿痛,重则筋断骨折,甚至波及内脏,或致脏腑失调,或致阴阳离决而丧失生命。医者必须全面观察和掌握病情,进行内外兼治,双管齐下,既治外形之伤,又治内伤之损;既用内服药物,又用外敷药物;既用药物辨证施治,又注意以手法接骨续筋。渝州正骨十分强调骨折、脱位手法复位,推拿按摩,理筋治伤,以内服药物调理气血,以外敷药物消肿止痛。我院骨伤科工作者结合现代人体研究资料,针对损伤初期为急性充血炎症期,临床表现为瘀血积聚,损伤局部以肿痛为主,同时多数患者表现为瘀而化热的趋势,中医辨证属热证范畴,故主张损伤初期以清热凉血祛瘀类的药物制剂来贴敷损伤局部,可以取得迅速散瘀消肿止痛的功效。

**(四)动静互补**

《吕氏春秋·季春纪·尽数》说:"流水不腐,户枢不蠹,动也;形气亦然,形不动则精不流,精不流则气郁。"此种用进废退现象,是生物的一般特性。渝州正骨十分强调这一规律在临床中的应用,根据每个患者的情况，一定要尽可能地进行和坚持有利于气血通顺的各种活动；把必要的暂时制动，限制在最小范围和最短时间内，这就要根据不同时期的病情，实行不同的活动和制动。例如：骨折后患肢失去支撑作用，功能受到影响，在骨折未愈合之前，需要一个静止的环境，以防止骨折再错位；而骨折断端之间，却需要生理性嵌插刺激活动，缩小两折端之间距，加速骨折愈合，但要防止影响骨折愈合的剪力活动和旋转力活动。总之，根据病情，以固定制动，限制和防止不利活动，反过来亦可鼓励适当的、适时的、有利的活动，以促进气血循环，做到形动精流，以加速骨折愈合。40多年来，我院骨伤科工作者应用现代医学技术，整理发掘中医正骨学遗产，运用"整体辨证、筋骨兼重、内外兼治、动静互补"的治疗原则，使许多新鲜骨折采用不加重局部损伤的闭合手法正骨复位，不超关节的夹板局部外固定及患者配合主动进行必要的功能锻炼方法来治疗。对踝、肘、腕关节内的骨折治疗也有了较大的发展和创新。对四肢长骨干陈旧性骨折畸形生长者，施行闭合性折骨后按新鲜骨折正骨复位也取得可喜的治疗结果；骨折的整复方法和固定器械也有进一步的发展。

## 第二节　渝州正骨手法概论

在骨伤科治疗中，手法具有极其重要的位置，在临床上应用范围很广。首先是检查手法，唐代蔺道人所著《仙授理伤续断秘方》中载："凡认损处，只须揣摸骨头平正不平正便可见。""凡左右损处，只相度骨缝，仔细捻捺，忖度便见大概。"及至清代，《医宗金鉴·正骨心法要旨·外治法·手法总论》载："……则骨之截断、碎断、斜断，筋之弛、纵、卷、挛、翻、转、离、合，虽在肉里，以手扪之，自悉其情。"《医宗金鉴·正骨心法要旨·外治法·手法释义》中"摸法"居于首位："摸者，用手细细摸其所伤之处，或骨断、骨碎、骨歪、骨整、骨软、骨硬、筋强、筋柔、筋歪、筋正、筋断、筋走、筋粗、筋翻、筋寒、筋热，以及表里虚实，并所患之新旧也。先摸其或为跌扑，或为错闪，或为打撞，然后依法治之。"以上都是说，凡损伤先用手法检查，确定病情以便施治。其二是复位手法。骨折多有不同程度的移位和畸形，没有手法复位，虽有灵丹妙药亦无法纠正其错位或畸形。脱位和关节错缝，也必须用手法复位，使其合槽。《仙授理伤续断秘方·医治整理补接次第口诀》中即指出"三拔伸，四或用力收入骨，五撩正"。《世医得效方·正骨兼金镞科·秘论》也指出："骨节损折，肘臂腰膝出臼蹉跌，须用法整顿归元。"直至清代，《伤科补要·手法论》依然强调"夫接骨入骱者，所赖其手法也"。其三是治筋手法，根据"按其经络，以通郁闭之气，摩其壅聚，以散瘀结之肿"的原理，以手法按摩推拿可行气活血，舒筋通络，既可通利关节，又可强筋壮骨。正如《圣济总录·伤折门·伤折统论》所说："坠堕倒扑，折伤蹉跌……究图疗治，小则消肿而住挛，大则接筋而续骨。"清代《医宗金鉴·正骨心法要旨·外治法·手法总论》载："可以一己之卷舒，高下疾徐，轻重开合，能达病者之血气凝滞，皮肉肿痛，筋骨挛折，与情志之苦欲也。"《医宗金鉴·正骨心法要旨·外治法·手法释义》载："按者，谓以手往下抑之也。摩者，谓徐徐揉摩之也。此法盖为皮肤筋肉受伤，但肿硬麻木，而骨未断折者设也。""若肿痛已除，伤痕已愈，其中或有筋急而转摇不甚便利，或有筋纵而运动不甚自如……惟宜推拿，以通经络气血也。"有些损伤，虽可单纯用药物治疗，但如果配合运用手法则可缩短疗程，提高疗效。理筋手法，广泛运用于临床，是中医骨伤科的显著特点之一；它具有方法简便、痛苦小、疗效又好的特点，深受广大患者的欢迎。

渝州正骨经历代传人的长期实践提高，形成了一套完整的检查、复位和治筋手法，其中有些手法既可用作检查，也可用作治疗，但其运用目的则不同，兹分别论述于后。

### 一、检查手法

检查手法也叫诊断手法，是医者用手在患者躯体上的一定部位，进行触摸、按压等，借以了解疾病的性质、发生发展的根由及其变化和预后的一种检查方法。在骨伤科的检查中，除一般的中医望、闻、问、切四诊外，更重要的是受伤局部手法检查，用以察其受伤情况及轻重，以便作出正确诊断，从而为进一步的正确治疗打下基础。

检查手法应取得患者的配合，根据望、闻、问、切四诊所得情况，医者用相应的手法，有目的地进行全身或局部的检查。渝州正骨常用的检查手法有触、按、挤、推、叩、旋、动、摇等8种，兹分别介绍于后。

1. 触法　即触摸法，是医者用手仔细触摸伤处的一种检查方法。即用拇指或拇、食二指轻柔地由远而近,由轻而重,由周围到伤处,以触摸皮肤、筋肉及骨骼。渝州正骨传承祖训"有伤不摸伤、先两头、后中央",通过触法确定病变部位。一般触摸多在软组织较薄的骨表浅部位进行,若伤部肌肉丰厚,须由肌间隙探触,若肿胀严重者,可先揉按驱散瘀血后,再行触摸才能检查清楚。触和摸虽有相似之处,也有不同之点,除可结合应用外,摸乃用手或指稍加压力摸抚患处,以判断有无凹凸不平畸形。而触有接触之意,即用手指轻轻触及皮肤,除可用手触,如以指腹或指背触及患肢末梢或体表某部,察其凉、热、感觉、异样情况外,也可借助某种器具,如棉絮、钝针、竹签轻轻触划肢体某部,以察其感觉、运动反应等。

2. 按法 即按压法,是用手指在伤处上、下、左、右、前、后进行按压的一种检查手法。用力较触法为重。检查的重点在病变部位。借以了解有无疼痛,并根据疼痛的情况以辨别是骨折或软组织损伤。或用两个手指相辅按压患处,以测定有无波动或漂浮感,用以判断有无积血、积液或积脓。

3. 挤法 即对挤法,是用两手掌部或两手指相对方向挤压,借以测定有无疼痛及疼痛的程度来确定损伤性质的一种检查手法。常用于检查胸肋部损伤和骨盆损伤,以确定有无肋骨骨折和骨盆骨折;两指对挤法常用于检查儿童肱骨髁上裂纹骨折、桡尺骨青枝骨折。

4. 推法 分为纵推和横推。纵推是医者一手持患处,一手持患肢远端沿肢体纵轴向近端推顶,来测定有无传导痛,借以判定有无骨折和骨折愈合情况的一种检查手法。纵推常用于长管状骨的裂纹、无移位和临床症状较轻,甚至尚能走路,甚或X线片亦无明显阳性显示的一类骨折,也可用作对长管状骨愈合情况的测定。纵推也可和叩法结合起来应用。横推是医者一手持患肢近端,一手持患肢远端,垂直于肢体纵轴横向推挤,借以判定有无骨折和骨折对位情况。

5. 叩法 是医者一手持患处,一手握拳由患肢远端沿肢体纵轴向近端叩击,测定有无传导痛,以确定是否骨折以及骨折愈合情况;或借助听诊器,将其置于近端,用手指叩击或拍击肢体远端,来测定骨传导音,以确定骨骼是否断裂以及骨折对位情况;或借助器具叩打肢体某部,以察其反应,借以判定骨折的有无和损伤情况及性质的一种检查手法。常用于检查长管状骨骨折愈合情况和脊柱的病变或损伤,以及胸腹部的损伤和神经系统的疾患等。

6. 旋法 是医者一手持患部固定,一手持肢体远端,沿肢体长轴扭旋,以测定有无传导痛和骨擦音,以及旋转受限或异常,借以判定有无骨折、脱位或筋肉损伤的一种检查手法。常用于长管状骨的裂纹、无移位、临床症状不典型的一类骨折和关节脱位及筋肉韧带损伤的检查。

7. 动法 是检查关节活动功能的方法。医者一手扶持损伤的相应关节部,一手持肢体远端,做相应关节的伸屈活动,以测定关节功能情况,用以辨别肢体的损伤性质、范围、轻重程度,借以确定是脱位或韧带损伤或关节周围骨折的一种检查手法。常用于关节脱位、关节周围韧带损伤和关节周围或近关节部骨折的检查。用本法检查前,应先令患者做相应关节的主动伸屈活动,然后根据主动活动情况,再进行手法检查。常用于关节脱位、关节周围韧带损伤和关节周围或近关节部骨折的检查。

8. 摇法 即摇摆法,是医者用两手相互帮助的一种检查方法。检查时,医者一手持伤处近端,一手持伤处远端,做前后或左右的轻柔摇动,以测定有无骨软和关节的异常活动,借以判定有无骨折和筋肉韧带损伤。或检查骨折愈合程度时,用两手分持近骨折处的上下部位,做轻柔摆动,以测定断端有无微动,借以判定骨折的愈合情况。

## 二、正骨复位手法

复位手法是用来整复骨折和脱位的方法。清代《医宗金鉴·正骨心法要旨·外治法·手法释义》中概括为八法——"摸、接、端、提、推、拿、按、摩"。近代天津医院创立了新八法——"手摸心会、拔伸牵引、旋转屈伸、提按端提、摇摆触碰、按摩推拿、夹挤分骨、折顶回旋"。虽然临床上所见骨折形态千变万化,但基本上不外横断、斜断、螺旋及粉碎;骨折变位虽有多种多样,归纳起来不外侧方移位、前后移位、成角移位、重叠移位、旋转移位、背向移位及分离移位。而关节脱位只有全脱半脱之分和脱出在近端肢体的上下、前后、左右之别。这些骨折变位、关节脱位或骨折合并脱位,根据不同类型和复位的难易程度,或选用一法一则,或合用数法数则,通常均能获得满意的复位。

1. 顺势牵引法 牵引是整复骨折脱位的基本手法,也可用于创伤后期遗留的关节不利,筋肉挛缩。顺势是沿骨折脱位时的具体畸形情况因势牵拉,回复肢体的正常轴线。根据复位的需要应用拔伸和牵引两法。拔伸和牵引虽有共同之处,而又有不同之点,临床应用也各有所侧重。

(1)拔伸:一般情况下不需助手,多是医者拔、患者伸,由轻到重,使肢体伸向远侧,常用于创伤引起的关节挛缩、手足部位骨折、指(趾)间关节脱位等。与牵拉比较,用力相对较小,所需时间也较短。

(2)牵引:即将肢体牵拉到治疗所需要的方位,可分为短时牵引和持续牵引。

短时牵引一般需要助手配合,或用布带加以辅助,常用于较为严重的骨折、脱位或骨折合并脱位。如肱骨外科颈外展型骨折的整复,常需用两个助手,一助手用布带经患侧腋窝于肩部顶上或者向健侧反牵拉,另一助手持伤肢前臂顺畸形姿势向下牵拉并相持3~5分钟,以纠正两折端的重叠移位。

持续性牵引系指借助器具进行长时间的牵引,如骨牵引、皮牵引、布兜牵引等,常用于一次性复位困难或不宜一次性手法复位的患者,如股骨干骨折、颈椎骨折、陈旧性髋关节脱位等。

2. 推挤提按法 推、挤、提、按为一法四则。推,为单向用力;挤,包括单向推挤和双向对挤,故推和挤可单独应用,亦可联合应用;提,使下陷复起;按,使高突平复。这四则手法常需在牵引的基础上进行,临床根据骨折脱位的不同部位、不同类型和伤后时间的长短,或单一应用,或联合应用。如股骨或胫腓骨骨折,经牵引骨折端重叠已经拉开,若出现侧方移位可用推法或挤法矫正,前后移位可用按法或提法矫正。陈旧性肘关节后外侧脱位,用常规的牵引按压屈肘法很难复位,甚至会引起鹰嘴骨折,若在屈肘位顺畸形姿势牵引下术者用推挤手法(即用两拇指从外后侧推脱出的桡骨头向前内侧),使脱出在外后侧的桡骨头先复位而尺骨脱位即可随之复位。髌骨体横断骨折,可用上下对挤法使之复位。髋关节后上脱位表现出肢体短缩,用提牵法可使之复位。胸腰段屈曲型骨折脱位,表现出局部后突,用按法可以使高突平复。此外,推、挤、提、按还可用于近关节骨折和关节内骨折。总之,该四则手法是临床应用最为广泛的手法。

3. 成角折顶法 本法根据力学原理,借用巧力使骨折对位,适用于近关节部位和某些长管状骨干的横断骨折。骨折后由于筋肉收缩,两折端多重叠移位,加之局部血肿,内部张力增加,牵拉复位比较困难,应用成角折顶法复位较易成功。该法要领是,在筋肉松弛时,确定重叠突出端并以突出端为着力点,通过加大骨折远近两断端成角克服断端的重叠移位,使断端的背侧贴合,台阶感消失后再反折使之复位。如儿童尺桡骨下段同一水平骨折,骨折呈横断槎形而向背侧重叠移位,若采用其他手法不容易复位,而使用本法则较易复位。术者面对患者,两手紧握腕部,两拇指于背侧扣住尺桡骨远折端,在肌肉松弛的情况下,两拇指用力按压远折端向掌侧,其余四指提腕掌向背侧,使尺桡骨两折端于掌侧成角相抵,然后反折使之复位。又如肱骨外科颈骨折,因成角移位畸形太大,经常用的端提挤按手法无法使之复位者,可采用以下手法:术者立于患者前外侧,两拇指置于骨折远段后侧,其余四指环抱肩部前侧相当于骨折成角部,在牵引下,持握前臂的助手将前臂前屈上举过顶。此时,术者两拇指压住骨折远段向前推挤,其他四指由前侧扣挤按压成角部,使骨折正确对位。

4. 反搓解脱法 当软组织阻挡影响骨折脱位复位时,用推挤反搓手法使嵌插的皮、肉、筋、骨(骨块)、脉由断端解脱,回复原有的正常位置,有利于骨折的整复。临床常用于以下3种情况:一是皮肉嵌在两骨折端之间,如髌骨骨折、儿童肱骨髁上骨折、锁骨骨折、胫腓骨骨折等。有时可见锐利骨锋将皮肤顶起,稍有不慎即可造成开放性骨折。二是移位骨块嵌夹在关节缝内,如肱骨内髁三度骨折、内踝骨折等,会严重影响关节功能。三是脱位的关节头被肌腱、筋膜或关节囊缠绕绞锁,常见于拇、食二指掌指关节脱位,脱位后的指呈弹性摆动状态。以上骨折、脱位,用其他手法均难奏效,必须应用本法使嵌入的骨折块或软组织得以解脱而恢复原位。该法需在筋肉松弛下缓缓扩大畸形,使脱位的关节或骨折两端松解张口,然后根据不同情况施以不同方法。如儿童肱骨髁上伸展型骨折,有时可见肘前侧皮肉嵌夹,术者在筋肉松弛下,先顺势推肘后,使两骨折端向前突起成角,而前侧两骨折端就会张口松解,术者乘机用拇指推肘窝前外侧,利用皮下组织的牵拉,被嵌夹的软组织即可缓解。又如肱骨内髁三度骨折,骨折片嵌夹在肘关节间隙的内侧,术者一手持腕一手持肘,两手向相反方向用力,使肘关节过伸、前臂外展、外旋,扩大肘关节内侧间隙,利用屈肌总腱的紧缩牵拉,将骨折片拉出来。再如第1掌指关节背侧脱位,掌骨头从掌侧穿出,筋肉(屈指肌腱)可嵌夹在脱位后的关节之间,用牵拉屈曲法难以使其复位;术者可先将掌骨头向掌侧推以扩大畸形,同时屈曲掌指关节,如此可使筋肉松弛,然后捏持脱出的近节指骨围绕掌骨头侧屈旋转,即可缓解嵌夹的软组织而顺利复位。

5. 回旋返扣法　本法是纠正骨折背向移位手法。骨折背向移位的原因可能与暴力的方向、肌肉的牵拉和肢体的扭转有关，或为伤后骨折未做临时固定，而搬运移动所致，临床常见于儿童肱骨外髁骨折、四肢长管状骨骨折。长骨的斜行槎背向移位容易确定，近似横断背向槎，有时 X 线片也难以判断，只有在治疗中，用其他手法(包括持续牵引)难以复位时，才会想到是背向槎形，旋即采用回旋拨槎法，往往能顺利使背向槎合拢。其方法为，在筋肉松弛的情况下，以近折端为轴心，持远端围绕近折端回旋，若向一侧回旋不成功，再向另一侧回旋；两侧都不成功，可配合牵拉法，在筋肉紧张情况下，再施行回旋法，背向槎多可拨正吻合。

6. 摇摆触碰法　适用于骨折复位后尚有残留移位，或横断骨折有部分移位者。其方法为，在维持牵拉情况下，医者双手于前后或两侧捏持骨折端，在约 30° 的范围内，根据变位情况做前后、左右的摇摆活动，使残留移位复位，从而使两折端更加紧密地对合与稳定。或为四肢长骨横断骨折，复位后保持对位、术者持远侧段沿纵轴推顶，使骨折端复位更加紧密，从而有利于骨折的稳定和愈合。

7. 倒程逆施法　又称原路返回法，多用于关节脱位的治疗。所谓倒程逆施，就是根据脱位发生的过程，采用相应的手法，再使其一步一步地回归原位。现以肘关节后脱位为例来说明。肘关节后脱位发生的过程(即脱位机制)，多是患者前倾跌倒，手掌撑地，地面的反作用力沿前臂向上传导，交叉剪力先迫使肘关节伸直、过伸，继而传导力使尺骨喙突超越肱骨滑车顶点，形成肘关节后上方脱位，当外力停止后，由于筋肉挛缩，脱位后的肘关节形成半屈曲状的弹性固定位。用本法复位步骤：医者先将肘关节伸直，再过伸，继而牵拉使尺骨喙突向远侧滑降，当其越过肱骨滑车顶点后，维持牵拉，按压肱骨远端向后，同时屈肘即可复位。

8. 顶抬复位法　用来整复关节脱位的手法。本法利用脱位关节的解剖特点及其损伤机制，借用杠杆力量，即可巧妙地使关节复位。如手牵足蹬法治疗肩关节前脱位，在拔伸牵引的同时在腋下垫绷带卷用足跟顶抬，再内收上臂即可复位。再如髋关节后上方脱位，通常髂股韧带完好，股骨头脱出后停留在髋臼后上方的髂骨外侧面；用本法复位时，患者仰卧，助手按压两髂前上棘固定骨盆，术者两手分别握持患肢膝、踝关节，顺畸形姿势屈膝屈髋，当大腿贴近腹壁时，脱出的股骨头即绕髋臼后外缘而逐渐滑动到髋臼后下方，此时术者将大腿由内收内旋逐步变为外展外旋，在保持外展外旋位的同时，缓缓伸展下肢，借助髂股韧带的紧缩力，股骨头便可顺利滑入髋臼而复位。

9. 夹挤分骨法　凡是两骨并列部位发生骨折(如桡、尺骨骨折，胫、腓骨骨折，掌骨及跖骨骨折)，骨折段因间膜或骨间肌收缩而互相靠拢。复位时，应以两手拇指和食、中、环三指，由骨折的背掌侧夹挤骨间隙，使靠拢的骨折段分开，远近骨折段即相应稳定，并列双骨折就能像单骨折一样，再施以其他手法配合，使之一起复位。

10. 续贯复位法　本法是运用于有肌肉、肌腱、韧带附着点的骨折分离的方法。如髌骨、尺骨鹰嘴、第 5 掌骨基底部、踝部等部位的骨折，由于肌肉、肌腱、韧带牵拉的特点其复位后多有再移位的情况发生。由于其解剖特点，目前亦无可靠的外固定方法。但其再移位程度比较轻，需再次复位，在更换外敷药时每次给予推顶复位，这种连续多次的复位(亦称续贯复位)多在 3~4 周骨折软粘连后，骨折断端对位趋于稳定。如尺骨鹰嘴骨折早期，为了减少肱三头肌的牵拉，复位后肘关节多固定在 135° 伸直位；用梯垫挤压维持复位，在 1 周后复查时多出现断端间隙增宽，需在每次换药时不断改变梯垫挤压的位置；3~4 周断端稳定后，逐渐屈曲到肘关节 90° 位。再如腰椎压缩性骨折早期后伸复位后，以后悬吊牵引维持后伸复位，通过悬吊高度的调整，持续运用韧带复位的方法恢复椎体的高度，待悬吊 4 周，椎体高度稳定后减少悬吊高度，通过腰背肌锻炼和支具外固定维持复位效果。

11. 定向折骨法　适用于陈旧性骨折的再次复位。如陈旧性肱骨髁上骨折多以伸直型为主，大多数肘关节处于内倾位，折骨前过量的牵引是徒劳的，既不能纠正断端的重叠，又会加重神经血管的损伤、肌腱的卡压，从而增加复位的困难。折骨前保持软组织的松弛很有必要。对于陈旧性肱骨髁上骨折，骨的着力点应放在肱骨髁的外侧、骨折的远端；在折骨的起始方向，一助手固定肱骨近端，另一助手保持肘部原有的屈曲度，前臂由内向外展；术者两拇指置于肱骨髁远端外侧，其余四指放在肱骨近侧断端内侧，拇指向内侧挤压定向折骨(拇指切忌不能放在近折端以免折骨时加重桡神经损伤)；在折骨时应注意助手外展的弧度，一般不超过 45°；术者感觉骨端移动即可，勿令折响。陈旧性骨折折断后，广泛地松解粘连非常重要，它是成功复位的前提。松解粘连时，应保持在肘关节微屈松弛位，避免过量外展和内收，以防伤及尺神经和桡神经。

应多次,幅度要小。特别要注意内后侧骨痂的松解。再次折骨复位固定后,肘部肿胀增加和夹板的约束造成远端缺血的可能性增大。复位初期应注意密切观察前臂的缺血和血管危象。肘内翻畸形是肱骨髁上骨折常见的并发症。我们用夹板加压垫固定法,通过对肱骨内髁的撬抬,前臂放置于旋前位使骨折外侧部闭合,骨折远端的外翻减少冠状位内倾应力,以减少肘内翻的发生。

12. 钢针撬抬法 本法是关节内骨折常用的方法。关节内骨折由于关节囊的破裂及韧带的牵拉多翻转移位,普通手法无准确判断着力部位,多难以复位。在局部消毒下,将无菌钢针插入关节内,通过对翻转骨块进行撬拨,以此为着力点配合推挤手法将翻转的骨块回纳入关节腔内。对于塌陷性骨折,亦可在局部消毒下将无菌钢针插入骨折断端,使塌陷性关节面抬起。对于断端间有软组织和肌腱嵌插,有时用反搓解脱法无效时,可以将无菌钢针插入骨折断端间,清出嵌入组织。同时,对于断端重叠移位过大的病例,特别是一侧骨干完整而另一侧严重重叠的病例,无法运用折顶复位的方法,此时可以在纠正左右移位后将无菌钢针插入骨折两断端间,撬抬复位,纠正重叠;亦可将钢针插入骨折两断端间,在钢针引导下运用折顶手法复位。

(朱忠庆 漆 伟)

# 第三节 渝州正骨的导引疗法

"导引"一作"道引",是"道气令和,引体令柔"的意思,是由呼吸运动和躯体运动相结合的或者是各自运动的一种保健和治病的外治法。导引疗法具有悠久的历史,其全身或局部的动作,有刚有柔、刚柔相济、姿势齐全、内容丰富,既可防病、又可治病,确是祖国医学宝库中一份极为珍贵的遗产。

## 一、导引疗法的历史源流

导引疗法起源很早,早在4000多年以前,我们的祖先就已懂得"导引吐纳"了。春秋战国时期,导引疗法就已经广泛应用。如《素问·异法方宜论》说:"其病多痿厥寒热,其治宜导引按跷。"王冰注:"导引,谓摇筋骨,动支节。"清代张志聪注释:"导引者,擎手而引欠也。"指出了"导引"通过躯体的运动而达到却病延年的目的。1974年初,在长沙马王堆三号西汉墓出土的"导引图",绘有40余种导引姿势的图像,可见当时导引疗法已很盛行。汉代医家华佗,创立了名曰"五禽戏"的锻炼方法。西晋以后,导引的形式更多。如葛洪在《抱朴子·内篇·微旨》中说:"明吐纳之道者,则曰唯行气可以延年矣;知屈伸之法者,则曰唯导引可以难老矣。"隋代《诸病源候论》中编撰了"养生方导引法"260余条,其中许多动作在伤科临床上有实用价值。唐代《备急千金要方》和宋代《圣济总录》都详细地描述了导引疗法的方法与作用。元代危亦林《世医得效方》记载了导引疗法治疗关节筋缩的良效。明代《普济方·折伤门》"接骨手法"一节中,谈到治疗各种骨折除整复固定外,还反复强调要进行导引才有利于功能恢复,多次提到骨折后要伸舒演习引步,方得完全如旧。这反映了明代伤科已广泛应用导引疗法。清代,导引疗法更有发展。《寿世青编》吸各家所长,把导引归纳为"叩齿、咽津、浴面、鸣天鼓、运膏肓、托天、左右开弓、摩丹田、擦内肾穴、擦涌泉穴、摩夹脊穴、洒腿"十二段动功。清代沈金鳌在《杂病源流犀烛》中,于每病方药治法后往往附有导引运动之法。张映汉的《尊生导养编》中更是专门讲述了导引疗法的方法和作用。中华人民共和国成立后,随着中医学的发展,在古代导引疗法的基础上,又陆续发展和创造了"易筋经""八段锦""练功十八法"等,尤其在骨伤科领域,导引疗法的应用,大大提高了疗效,缩短了疗程,保证了功能恢复。

## 二、导引疗法在骨折治疗中的作用

导引在骨折治疗中的作用,主要有以下几方面。

1. 舒筋通络,消除肿胀 骨折后,可产生不同程度的血瘀凝滞,络道阻塞。导引锻炼依靠肌肉收缩活动时对血液流动的"水泵"作用,增加了静脉回流的势能,通过对血液循环的促进作用,使伤肢局部血运得到改善,肿胀能较快消散。

2. 正骨复位 导引的正确应用,不但能保持住骨折断端在整复后的位置,同时依靠导引锻炼时肌肉收缩活动所产生的内在动力,使骨折整复后断端间残留的移位、分离、成角能得到逐渐慢性复位。我院在运用悬吊牵引治疗胸腰椎压缩性骨折过程中,采用针对性较强的腰背导引,利用背伸肌的强大肌力及导引姿势,使脊柱竭力过伸,则椎体前纵韧带的张力必然增大,借助于前纵韧带及纤维环的张力,便可使压缩的椎体自行复位。

3. 减少并发症 骨折后夹板压垫的固定常使局部皮肤产生压迫性溃疡,加之部分患者长期卧床,又面临着肺部感染、心血管疾病、泌尿系疾病及褥疮等多种并发症的发生和威胁,而导引可改善血液循环,调节机体脏腑气血,故能大大减少和预防并发症的发生。

4. 促进功能恢复 骨折治疗的目的在于功能的恢复。导引能使各肌肉及关节得到全面锻炼,有利于防止肌肉的挛缩和萎缩,避免关节的粘连僵硬,从而加快了功能的恢复。

5. 调整机体、促进康复 局部骨折能影响全身气血,使脏腑不和、气血衰退。导引能调节整个机体脏腑气血,使气运神和,增强体质,有利于患者的康复。

### 三、导引疗法在骨折治疗三期中的运用

导引以不影响骨折部位的固定为限度。在整个骨折治疗过程中,可根据骨折部位、类型、整复后稳定程度,与患者密切配合,把导引术式教给患者,让患者自始至终自觉地进行锻炼。导引活动时,患者要用力以保持肌肉紧张,利用肌肉的拮抗作用,使骨折断端稳定,以健肢带动患肢,动作要协调、对称、平衡、多面、循序渐进,逐步加大。其动作和活动量的大小,按骨折愈合进度可分为以下几个阶段。

1. 损伤初期 骨折后1~2周,局部疼痛、肢体肿胀、骨折端不稳定,并发的软组织损伤需要修复,此时导引的主要目的是消肿止痛,防止肌肉萎缩和关节粘连。导引的主要动作是肌肉收缩锻炼,其方式按上、下肢而不同,上肢做握拳、吊臂、提肩等导引,若为干骺端骨折,做一定范围的关节伸屈活动导引;下肢踝关节做背伸提髌导引,使股四头肌和整个下肢肌肉收缩、用力,而后放松。

2. 骨痂形成期 骨折后3~4周,疼痛消失、肿胀消退、一般性的软组织损伤已经修复,骨折断端亦初步稳定,内外骨痂已开始形成,此时上肢主要做关节伸屈性活动的导引,先从单一关节开始,而后几个关节协同锻炼;下肢患者在患肢抬高、足不发颤的情况下,先做单关节的伸屈活动,而后再慢慢地过渡到几个关节协同锻炼的导引,并可通过全身的活动带动患肢的关节活动。

3. 骨痂成熟期 骨折后5~6周,局部软组织已恢复正常,肌肉坚强有力,骨折部已有大量骨痂生长,骨折断端已相当稳定,在夹板保护下一般不致变位,除不利于骨折愈合等方向的关节活动仍须限制外,其他方向的关节导引动作需在患者所能及的范围内,次数及范围都可加大,直到临床愈合。

4. 临床愈合期 骨折后7~10周,骨折已达临床愈合标准,局部无压痛、无肿胀,骨折部无纵向叩击痛,局部无异常活动,X线片显示骨折线模糊、有连续性骨痂通过骨折线时,外固定已可解除,即可进行活动量较大的导引动作,同时补做在固定期间所控制的不利于骨折愈合的某一方向的关节活动的导引动作。

### 四、导引疗法注意事项

导引过程中,必须由医师耐心辅导,患者深刻领会其方法要点,并认真发挥自己的主观能动性,这是取得疗效的根本保证。

1. 导引在骨折治疗中的应用是以恢复肢体的生理功能为中心,其中上肢的各种导引是以增加手的握力和关节活动为中心,下肢导引是以增强其负重步行能力和关节活动为中心。

2. 区别情况,循序渐进。导引的次数和强度,应根据患者体质的不同,随着骨折部稳定程度的增长,活动范围由小到大,次数由少到多,灵活掌握。

3. 在开始做导引动作以前,一定要心平气和,呼吸自然。在导引过程中,注意不能憋气,不能散气,要全神贯注,气随意行。要注意"气"的运用,逐步做到气贯四肢,通达损伤部位。

4. 导引是在不影响骨折部固定的条件下,为了骨折的迅速愈合而进行的。因此,要注意根据骨折的具体情况而进行。凡不利于骨折愈合的活动,应严加防止。如桡骨远端骨折早期(3周内),根据不同情况开展手掌屈曲、背伸(以自主活动为主)和腕尺偏活动,配合耸肩、肘轻度屈伸活动,禁止腕关节的活动;中期(3~

5周)开始肘、肩的小云手、大云手锻炼,手掌屈伸活动加强、用握力圈帮助,腕部开始尺、桡偏活动,腕手开始小幅度旋腕锻炼(先内旋、后外旋);后期(5周及解除夹板以后)开展肩上举、肘屈伸、腕背伸掌屈及旋转活动,重点在腕的活动,并逐步开始腕拉伸负重训练,最后开始端抬训练。肱骨外科颈骨折早期导引以垂肩、屈肘、腕关节活动为主;2周后开始耸肩、肘轻度屈伸活动;5周后在医师指导下开始外展型骨折的外展活动,内收型骨折的内收活动。肱骨髁上骨折根据不同的分型,儿童在3周、成人在5周后,在医师指导下开展伸直型骨折的伸直活动、屈曲型骨折的屈曲活动以及肩的外展活动锻炼。

### 五、导引练功前肢体功能的评定

1. 肢体长度及周径测量　骨干骨折后,肢体的长度和周径可能发生变化,测量肢体长度和周径是必要的。

(1)肢体长度的测量:下肢长度有真性长度和假性长度之分。假性长度指从脐到内踝间的距离。假性长度的测量方法在临床上并不常用,而常常使用的方法是下肢真性长度的测量。下肢真性长度的测量方法是,用皮尺测量髂前上棘通过髌骨中点至内踝(最高点)的距离。测量时,可以测量整个下肢长度,也可分段测量大腿长度和小腿长度。大腿长度是指测量从髂前上棘至膝关节内侧间隙的距离。小腿长度是指测量从膝关节内侧间隙至内踝(最高点)的距离。

(2)肢体周径的测量:进行肢体周径测量时,必须选择两侧肢体相对应的部位进行测量。为了了解肌肉萎缩情况,以测量肌腹部位为佳。测量时,用皮尺环绕肢体已确定的部位一周,记取肢体周径的长度。患肢与健肢同时测量进行对比,并记录测量的日期,以作康复治疗前后疗效的对照。下肢测量常用的部位是:测量大腿周径时取髌骨上方10cm处,测量小腿周径时取髌骨下方10cm处。

2. 肌力评定　骨折后,由于肢体运动减少,常发生肌肉萎缩,肌力下降。肌力检查是判定肌肉功能状态的重要指标,常用徒手肌力评定(MMT),主要检查髋周肌群、股四头肌、腘绳肌、胫前肌、小腿三头肌肌力。也可采用等速肌力测试。

3. 关节活动度评定　检查患者关节活动范围是康复评定的主要内容之一。检查方法常用量角器法,测量髋、膝、踝关节各方向的主、被动关节活动度。

4. 步态分析　股骨干骨折后,极易影响下肢步行功能,应对患者施行步态分析检查。步态分析的方法有临床分析和实验室分析。临床分析多用观察法、测量法等;实验室分析包括运动学分析和动力学分析。

5. 下肢功能评定　重点是评估步行、负重等功能。可用Hoffer步行能力分级、Holden步行功能分类。

6. 神经功能评定　常检查的项目有感觉功能检查、反射检查、肌张力评定。

7. 疼痛评定　通常用视觉模拟评分法(VAS)评定疼痛的程度。

8. 平衡功能评定　常用的量表主要有伯格(Berg)平衡量表、Tin量表,以及"站起-走"计时测试。

9. 日常生活活动能力评定　常用改良巴塞尔(Barthel)指数和功能独立性评定。

10. 骨折愈合情况　包括骨折对位对线、骨痂生长情况,有无愈合延迟或不愈合或畸形愈合。主要通过X线检查完成,必要时做CT检查。

### 六、常见疾病导引练功介绍

#### (一)髌骨骨折后的导引锻炼

髌骨骨折系临床常见骨折之一。髌骨系人体中最大的籽骨,其骨折多由直接暴力或间接暴力所造成,尤以后者常见,多发于30~50岁成年人。尽管中、西医治疗方法很多,近年因诸多因素导致手术率不断增加,传统医学受到冲击和挑战。我院坚持中医药局部与整体并重的理论基础,以渝州正骨的学术思想为指导,发挥中医药特色疗法,在后期康复治疗中采用导引练功,取得了独特疗效,值得进一步研究推广。

术后早期进行主动及被动的关节活动度训练。髌骨骨折为关节内骨折,由于部分患者术后早期的制动导致股四头肌粘连,加之关节内积血机化后的关节内粘连等,对关节的预后功能影响较大,故初始就应注意膝关节的功能锻炼,即筋骨并重原则。

术后早期锻炼应加强足踝部的屈伸活动及股四头肌的收缩,并及早实施被动活动髌股关节,预防髌股关节粘连,强调通过髌骨在股骨滑车关节面上滑动以模造残余或潜在的移位;整复固定2周后,开始做膝关节被动活动,活动范围不要超过15°。

术后3周即可在卧床保护下练习膝关节伸展运动,可嘱患者不负重扶双拐下地步行,既可减轻膝关节粘连,又能预防股四头肌萎缩;6~8周后,根据骨折类型及对位稳定程度,结合X线片显示的骨折愈合情况,达到临床愈合后,可解除固定,逐步加大膝关节伸屈活动度,以患者自己不感觉疼痛为度。待骨折愈合牢固后,即进行床缘屈膝法练习,继而下肢在保护下训练起蹲运动等。

按骨折三期辨证施治,由专业康复师指导协助完成。

**(二)股骨干骨折的导引锻炼**

1. 外伤炎症期康复治疗　此期约在外伤后3周之内。此期导引治疗的主要作用是:改善患肢血液循环,促进患肢血肿、炎性渗出物的吸收,以防止粘连;维持一定的肌肉收缩运动,防止失用性肌萎缩;通过肌肉收缩增加骨折断端的轴向生理压力,促进骨折愈合;利用关节运动牵伸关节囊及韧带等软组织,防止发生关节挛缩;改善患者身心状态,积极训练,防止合并症的发生。

导引疗法:

(1)麻醉清醒后,立即指导患者进行患肢的足趾及踝关节主动屈伸活动,以及髌骨的被动活动(尤其是髌骨的上下活动非常重要),以促进肢体的肿胀消退、骨折断端紧密接触,并可预防关节挛缩畸形。该活动训练至少每日3次,每次时间从5~10分钟开始,逐渐增加活动量。同时,还可以在骨折部位近心侧进行按摩,使用向心性手法,以促进血液回流,使水肿消退,并可防止肌肉失用性萎缩和关节挛缩,每日1~2次,每次15分钟左右。

(2)术后次日开始行患肢肌肉的等长收缩练习,主要是股四头肌。进行患肢肌肉"绷紧-放松"的练习,训练量亦从每日3次、每次5~10分钟开始,根据患者的恢复情况逐渐增加运动量,每次训练量以不引起肌肉过劳为度,即练习完后稍感肌肉酸痛,但休息后次日疼痛消失,不觉劳累。

(3)膝关节活动度的练习:施行手术治疗的患者,股四头肌等长收缩练习3~5天后可以逐渐过渡到小范围的主动伸屈膝练习,1~2次/d。内固定后无外固定者,可在膝下垫枕,逐渐加高,以增加膝关节的活动范围。逐渐增大活动范围,争取术后早期使膝关节活动范围超过90°或屈伸范围接近正常。有学者认为,术后即可开始进行每天1次(且仅需1次)的膝关节全范围的活动。非手术治疗的患者去除外固定后,开始膝关节活动度的练习。

(4)持续被动运动(CPM)治疗:手术治疗的患者,在术后麻醉未清醒的状态下即可开始使用CPM机训练,最迟于术后48小时开始。将患肢固定在CPM机上被动屈伸,首次膝关节活动度在患者无痛的范围内进行,以后可根据患者耐受程度每日增加5°~10°;1周内增加至90°,4周后≥120°。每天的训练时间不少于2小时,根据患者的耐受情况,甚至可以全天24小时不间断地进行。

(5)对健肢和躯干应尽可能维持其正常活动,尤其是年老体弱者,应每日做床上保健操,以改善全身状况,防止制动综合征。在患肢炎症水肿基本消除后,如无其他限制情况,患者可扶双拐下地,进行患肢不负重行走练习。

2. 骨痂形成期的导引治疗　一般骨折的骨痂形成期约在伤后3~10周,但由于股骨干的密质很密,骨折后愈合时间相对较长,故此期的时间要相对较晚,其间的病理变化主要是骨痂形成,化骨过程活跃。临床上疼痛和肿胀多已消失,但易发生肌肉萎缩、组织粘连以及膝关节僵硬。此期康复治疗的主要作用是促进骨痂形成、恢复关节活动范围、增加肌肉收缩力量、提高肢体活动能力。

(1)导引疗法:基本同外伤炎症期。但此期骨折端已形成纤维骨痂,骨折已相对稳定,不易发生错位,故可以适当加大运动量,增加运动时间。因骨折固定肢体时间较长,易发生关节挛缩,此期重点应为恢复关节活动度(ROM)训练。运动疗法训练每日上下午各1次,每次时间20~30分钟。另外,此期应开始增加患肢肌力的训练,可以在医务人员的保护下开始直腿抬高练习,也可以在膝下放一个橡皮球,伸膝的同时将膝关节用力向下压以锻炼股四头肌的肌力。注意此期进行肌力训练时不可在股骨远端施加压力,以免骨折处应力过高,发生再次断裂。

(2)作业疗法:此期可进行适当的日常生活活动(ADL)训练,提高患者的生活能力和肢体运动功能,以训练站立和肢体负重为主。开始时进行患肢不着地的双拐单足站立和平行杆中健肢站立练习;X线片上显示有明显骨痂形成时可扶双拐下地行走,患肢从负重1/4开始,逐渐过渡到1/2负重、3/4负重、全负重,即从足尖着地开始,逐渐过渡到前足着地,再渐过渡到大部分足着地至全足着地,扶双腋拐步行。

3. 骨痂成熟期康复治疗　此期约延续2年的导引治疗。其病理变化是骨痂经改造已逐渐成熟为板状骨。临床上骨折端已较稳定,一般已去除外固定物。此期康复治疗重点在于骨折后并发症的处理,如防治瘢痕、组织粘连等,并最大限度恢复关节活动范围和肌肉收缩力量,提高患者日常生活活动能力和工作能力。

导引疗法:重点是增加关节活动度训练,同时注意进行肌力训练和患侧膝关节本体感觉的训练。以主动运动为主,并根据需要辅以被动运动和抗阻运动。

(1)主动运动:患侧的髋、膝、踝关节进行各方向的主动活动,尽量牵伸挛缩、粘连的组织,注意髋关节的外展内收和踝关节的背伸跖屈活动。此时可以开始进行下蹲练习,利用自身的体重作为向下的压力,既可帮助增加膝关节的ROM,又练习了肌力。运动幅度应逐渐增大,以不引起明显疼痛为度,每一动作可重复多遍,每日练习数次。

(2)关节牵引:若膝关节比较僵硬,关节松动手法不能收到满意的效果时可进行关节功能牵引治疗。操作时固定膝关节近端,通过牵引装置施加适当力量的牵引,一般采用俯卧位,在患侧踝关节处加牵引力。牵引重量以引起患者可耐受的酸痛感觉,又不产生肌肉痉挛为宜,通常5~15kg,每次5~15分钟,每日1~2次。在热疗后进行,或牵引的同时给予热疗,效果更好。

(3)恢复肌力训练:此期因骨折端已比较稳定,可以加大肌力训练的强度。恢复肌力的有效方法就是逐步增强肌肉的工作量,引起肌肉的适度疲劳。以主动运动为主。肌力达4级时进行抗阻运动,如利用股四头肌训练椅进行肌力练习、下蹲练习等,以促进肌力最大限度的恢复。

**(三) 髋关节置换术后导引训练**

1. 正确的休息体位

(1)手术后1天内,应平卧。髋、膝关节可置于微屈位(膝下放一薄枕),足尖向上,双下肢外展位两肢体之间放置海绵三角垫(图2-3-1)。

(2)手术1天以后,可取半卧位,但床头抬高不宜超过30°,以避免髋关节向后脱位(图2-3-2)。

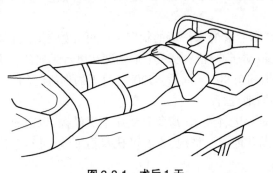
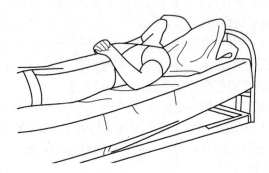

图2-3-1　术后1天　　　　　　　　图2-3-2　1天以后

(3)手术后1周,可取床头抬高45°~60°的卧位,但不宜超过90°(图2-3-3)。

(4)手术后2周内,以平卧为主,禁止侧卧位(图2-3-4)。

(5)术后2周后,允许向健侧侧卧,但双下肢之间应放置枕头,保持患肢外展位(患肢内收易发生脱位,图2-3-5)。

(6)手术2~3个月后,允许向患侧卧位。

2. 正确的卧位姿势

(1)平卧位时,患肢置中立(足趾向上)、外展位,双下肢之间放置三角形海绵垫,以防内收后髋关节向外脱位。平卧位时,腘窝处放置一海绵垫,保持膝关节屈曲10°~15°(图2-3-6)。

(2)患者使用便器时,允许上身稍抬高,于轻微屈髋位请护理人员将整个臀部托起。切忌平卧位时髋关节过伸,应在下肢中和位插入便器同时臀部抬高,以防止髋关节向前脱位(图2-3-7)。

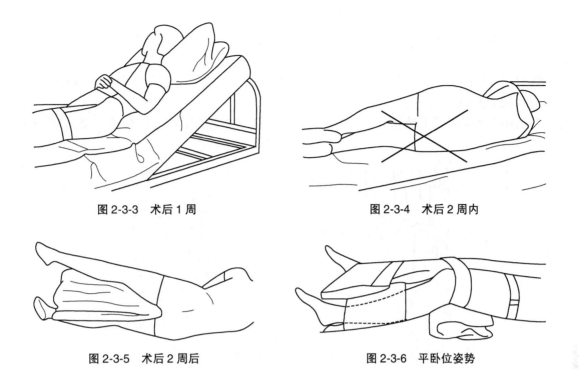

图 2-3-3　术后 1 周

图 2-3-4　术后 2 周内

图 2-3-5　术后 2 周后

图 2-3-6　平卧位姿势

3. 下床站立位操练

(1)术后 3～4 天,患者可下床活动,学会和掌握正确使用助步器和腋杖的方法。

(2)使用二点式、三点式、四点式行走法辅助行走,其中三点式尤其适合髋关节置换术后的患者使用。

(3)开步行走前,首先学会正确的站立姿势,在助步器和腋杖的保护下,挺胸、挺腰、两眼直视前方。两下肢分开,两足间距为 20～30cm,足尖对准前方,允许患肢部分负重。

(4)术后 2 周内可允许逐渐屈髋达 90°,允许患者下床后坐高靠背、有双扶手的硬质座椅(座椅应有一定的高度,通常在 40～45cm,以便保持髋关节屈曲不超过 90°)。坐位起立时,双手必须支撑扶手,协助起立。

(5)通常在术后 4～6 周用双拐;第 2 个 4～6 周用单拐;以后可根据不同情况独立或扶手杖行走。步行距离宜逐步递增,但即使完全康复也切忌单次长距离(1～2km)不间断行走,切忌登高爬山。如要上楼爬梯,建议上楼的同时使用扶手栏杆协助爬楼,连续上楼 2～3 层后,休息片刻,再上楼。

4. 助步器及腋杖使用指导

(1)助步器的使用方法:助步器适用于初期的行走训练,尤其适合老年人,也为使用拐杖或手杖做准备。双手扶助步器向前移动后,迈出健肢,再移动患肢跟进(图 2-3-8)。

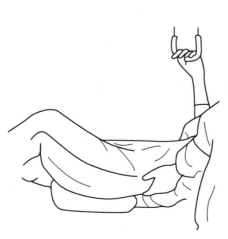

图 2-3-7　使用便器时姿势

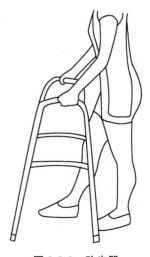

图 2-3-8　助步器

（2）腋杖行走方法

两点式：适用于单侧患肢需用拐杖者，以减轻负重或减少疼痛。右拐与左脚同时迈出，左拐与右脚同时迈出（图2-3-9）。

三点式：适用于单侧下肢功能正常，但另一侧下肢无法负重者。拐与患肢同步前行，移动健肢跟进，并向前跨一小步（图2-3-10）。

四点式：适用于老年人或下肢软弱者（图2-3-11）。具体移步为：先伸右拐，移动左脚，后伸左拐，再移右脚。

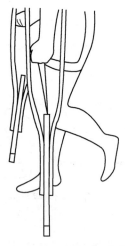 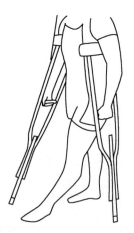

图2-3-9　两点式腋杖行走　　　　图2-3-10　三点式腋杖行走

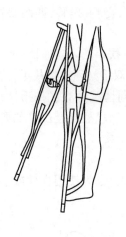 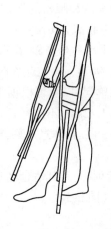 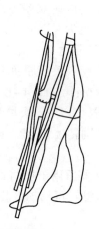 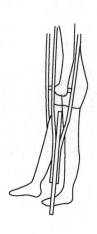

图2-3-11　四点式腋杖行走

（3）上下楼梯腋杖移步法：上楼梯时，健肢先上，拐杖与患肢留在原阶，"健先患后"（图2-3-12）。下楼梯时，患肢和拐杖先下，然后是健肢，"患先健后"（图2-3-13）。

（4）手杖行走步态：适用于术后2~3个月的患者，以减轻关节负重，手杖握于健侧，手杖和患肢同步摆动（图2-3-14）。

5. 髋关节的关节操练　关节操练包括主动操练和被动操练。无论哪种操练，有些动作是禁止或不鼓励的，如屈髋内收内旋位、髋关节伸直位时下肢极度外旋或内旋位、髋关节后伸时下肢极度外旋或内旋位、髋关节屈曲外展外旋位；有些动作是鼓励的，如正常活动幅度范围内的伸屈髋关节和外展操练。单一内旋或外旋位动作允许操练，但是活动幅度应控制。此外，操练的时机也应注意，机体组织创伤修复，通常需要3周，所以术后早期主动、积极、有强度的操练有一定难度。早期应以被动锻炼为主，待髋关节肌肉修复后，再逐步过渡到主动操练为主，同时操练的频率和强度也逐步增加，循序渐进。但应掌握：任何操练均以不引起疼痛为度。

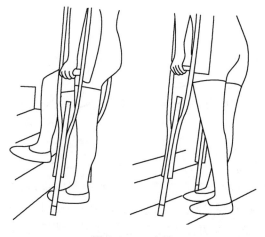

图 2-3-12　上楼

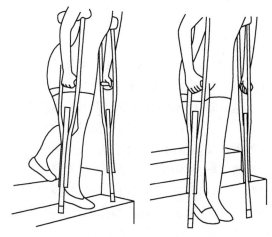

图 2-3-13　下楼

髋关节各方向活动操练方法和注意事项如下。

髋外旋:保持足趾向上,下肢伸直,向外展开肢体(图 2-3-15)。

髋外展:保持下肢伸直,向外轻度旋转展开肢体(图 2-3-16)。

髋屈曲:屈膝,足跟不离开床面,小腿向臀部回缩(图 2-3-17)。注意屈髋活动幅度宜从小到大,通常不能大于 70°。

屈髋:抬膝,屈髋位。术后 2~3 个月,屈髋可近 90°,个别患者的屈髋幅度可超过 90°。

伸髋:膝伸直,向后伸展下肢。

(1)下肢肌肉操练:手术(创伤)后卧床休息时,全身尤其是患肢肌肉力量明显减弱等,对关节功能的恢复带来不利。因此,手术后除一般关节操练之外,更应注意下肢肌肉强度的操练(如臀部肌肉、大腿前后肌肉和小腿前后肌肉等)。合理而全面的肌肉操练,有助于患肢关节功能的早期恢复。

大腿前部肌肉(主要功能:伸直膝关节):取平卧位绷紧大腿肌肉,尽量让膝关节后部接近床面。

大腿后部肌肉(主要功能:屈曲膝关节):站立位,主动屈膝操练。

小腿前后部肌肉(主要功能:屈曲和伸直踝关节):屈伸踝关节。

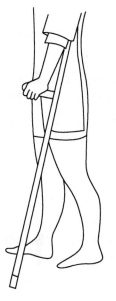

图 2-3-14　手杖

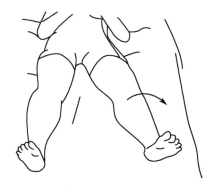

图 2-3-15　髋外旋

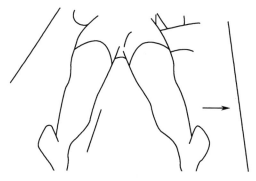

图 2-3-16　髋外展

(2)行为新规范:全髋关节置换术后,建议患者对日常生活、起居行为重新规范。绝大多数患者可屈髋达 90°,能基本满足日常生活要求,个别患者可超过 90°,但切忌勉强。避免伸髋外旋位或屈髋内旋位,以防髋关节脱位;避免架起二郎腿或两下肢交叉,勿弯腰屈髋捡拾物品。如要捡物,建议患髋保持伸直位,患侧膝关节和对侧髋、膝同时屈曲位捡物。

功能锻炼的最佳时机是手术后 6 个月以内;步态改善可延续至术后 1~2 年。尽量减少每天上下楼梯的频率和上下楼的层高;建议每上楼 2~3 层,即稍站片刻休息,而且上下楼梯宜用扶手控制单次行走距离(1km 左右);长距离行走必须使用手杖按时到医院复诊(具体时间为术后 1 个月、3 个月、6 个月、9 个月和 1 年,其后每 1 年复诊 1 次)。宜选用带扶手、高度适宜的高靠背硬椅,不坐低软沙发,不做二郎腿动作。对于连续坐位时间,并不强求时限,但以不引起髋部不适或疼痛为宜。术后初始 2 个月之内,单次坐位时间控制在 30 分钟之内,以后可以逐渐延长坐位时间。起立时,先将身体向前移到座椅边,即增加屈膝度数,利用座椅扶手双手用力将身体托起,继而站立。

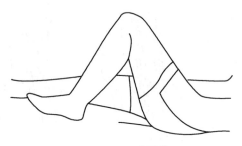

图 2-3-17　髋屈曲

术后早期,身体向前移动的同时,可以将患肢向前伸出少许,有助于起立。减轻体重或控制体重增加,在医师指导下,有规律地进行锻炼,以保持膝关节周围的肌肉力量和灵活性。尽量减少每天上下楼梯的频率及单次长距离行走,应学会使用手杖。注意避免摔跤和外伤。遵照医嘱,按时到医院复诊,进行临床和 X 线检查随访。出院后,若手术部位出现异常胀痛,局部切口出现红、肿、热、痛,或经手术已消除的肢体畸形再现,或膝关节活动时有异常响声,或感到膝部不稳等情况,应及时就诊。

　　导引疗法具有悠久的历史,在祖国医学文献中,有许多这一疗法的记载,除了阐述其作用外,还从实践中创造了许多有效的导引动作,有刚、有柔、有局部、有全身,真可谓"姿势齐全、包罗万象"。导引疗法是祖国医学非药物疗法宝库中一份极为珍贵的遗产。经过多年实践,我们深切体会到,导引疗法与现代康复技术结合是治疗各种损伤,促使肢体功能恢复不可缺少的一环。让我们遵循古训,在继承前人的基础上,使导引疗法能够得到进一步发扬。

(朱正刚　漆　伟)

## 参 考 文 献

1. 国家中医药管理局. 中医病证诊断疗效标准[S]. 南京:南京大学出版社,1994:198-199.

2. 张安桢,武春发. 中医骨伤科学[M]. 北京:人民卫生出版社,1988:61.

3. 董明非,郑林. 运用相对固定、适当活动观点治疗踝关节扭伤[J]. 中国骨伤,2008,21(5):389-390.

4. 陈兆军,唐凡启,林顺福,等. 踝关节韧带损伤的早期诊治[J]. 中国骨伤,2007,20(5):330-331.

# 第三章 渝州正骨的筋伤特色优势

## 第一节 渝州正骨筋伤学术思想渊源

渝州正骨筋伤学术思想源自《黄帝内经》的"和为圣度"之说,主要体现"和"的学术思想和精髓,提倡治病当"以和为圣度"。《素问·生气通天论》云:"凡阴阳之要,阳密乃固,两者不和,若春无秋,若冬无夏,因而和之,是谓圣度。"历来注者注"圣度"为圣人调养之法度,王冰注"和,谓和合,则交会也"。"和"是指阴阳的协调配合,相互为用,使之达到阴阳平衡之意。《黄帝内经》把"和"作为辨证论治的最高原则。"和"是中国传统哲学的重要范畴,它揭示了宇宙的运动规律,是自然的最佳境界和终极状态。中医理论在阐述人体生理功能、病理变化,以及对疾病的诊断、治疗过程中,自始至终都贯穿一个"和"字。"和"充分体现了中医学的思想精髓,既是治疗疾病的原则与方法,又是中医治疗疾病的终极目的。《黄帝内经》中的"阴平阳秘""天人合一"就是"和"的体现,就是"和"的境界,而治病的最终目的就是恢复"和"的状态。辨证论治应建立在"和"的基础上,强调治病过程中必须认清人体生理与病理这对矛盾的根结所在,抓住主要矛盾,采用"和"的方法去解决矛盾,以达到人体自身的平衡。历代名医如华佗、张仲景、孙思邈等均是强调中医综合治疗的大家,治病时单纯采用一种治疗方法往往有其不足,而多种方法协调使用、相互配合则能达到取长补短、事半功倍的效果。

抗日战争时期,重庆作为陪都,汇聚了全国各地中医骨伤名家,如时任中央国术学校校长赵锦才、"南方大侠"蓝伯熙,以及刘宏君、杨亚华、郑世安、艾礼平等。他们既是中医伤科名家,又是武林高手,移居重庆开办医馆,熔武功与正骨、推拿手法于一炉,是渝州正骨、推拿的创建者。在长期临证中总结出了"灵巧手法、动静结合、内外用药、导引练功"的渝州正骨特色。

特别是到了 20 世纪 80 年代中后期,以郭剑华为代表的渝州正骨人,勤求古训,师古不泥,博采众家,在学习新知识、新技术、新方法的基础上,认真消化、吸收,并与祖传及自己的特长相结合,取长补短,融会贯通,传承创新,优化组合,创新性提出了"筋伤顽疾、病证结合、法当综合、防治并重"的中医综合治疗筋伤疾病学术思想,形成了一套特色突出、操作规范、注重技巧、安全效佳的筋伤疾病中医综合诊疗方案。所谓中医综合治疗,是指在中医辨证论治思想的指导下,将针灸、推拿、火罐、中药内服外敷、中药熏洗、功能锻炼、心理疗法等治疗方法优化组合而成的一种方法,它使各种疗法有机协同配合,疗效互补。筋伤疾病的单一疗法已不能满足临床需要,而采用内外结合、药物与非药物治疗相结合的中医综合治疗方法,中医特色突出,疗效显著。郭剑华带领团队通过对筋伤疾病的病因、病机及病理变化的深入研究,以及临床经验的不断总结积累、筛选优化,自主创新地制订出了系统化、具体化、步骤化、操作规范、容易交流、疗效更佳、疗程更短的专病专治的中医综合治疗优化方案及临床路径,其中颈椎病、腰椎间盘突出症、膝骨关节炎的中医综合治疗方案成为国家中医药管理局"十一五"重点专科(专病)建设项目;还先后创立"五步法综合治疗腰椎间盘突出症""六步法治疗颈椎病""四步联法治疗膝骨关节炎""四步联法治疗肩周炎""五步法治疗骨折后遗功能障碍""七步联法治疗强直性脊柱炎""五步联法治疗股骨头缺血性坏死""单纯性肥胖病的减肥六联法""中药二联法治疗急性痛风性关节炎"等中医综合治疗方案,应用于临床,取得了显著疗效。

# 第二节　筋伤疾病中医综合治疗特色

## 一、辨治特色

### （一）辨筋伤病，重整体观

所谓整体观，是指从全局考虑问题的观念。整体观，首先是指自然界本身是一个整体，人和其他的生命、生物都是其中的一部分。如果这个整体或某一部分受到损害，那么其他方面也将受到影响，整体则因之破坏。我们从以下三方面认识整体观，第一，天人感应；第二，内外统一；第三，整体施治。

1. 天人感应　"天人感应"早在《易经》年代即有所记载。《易经·第三十一卦》"泽山咸"解释："象曰：咸，感也。柔上而刚下，二气感应以相与……天地感而万物化生……观其所感，而天地万物之情可见矣！"汉代大儒董仲舒吸收先秦之阴阳五行学说，并利用当时天文、历数、物候等自然科学的新成果构造出了"天人感应"学说。天人感应既包括了人与自然之间的关系，也包含人与社会之间的关系。中医在长期实践中，已经认识到自然界是人类生命的源泉。《素问·六节藏象论》说："天食人以五气，地食人以五味。……气和而生，津液相成，神乃自生。"从这一认识出发，就能理解人与自然界存在非常密切的关系。也就是说，自然界的运动变化，直接或间接地影响人体，而人体对于这些影响，也必然相应地反映出不同的生理活动和病理变化。所以《灵枢·岁露论》说："人与天地相参也，与日月相应也。"正基于此，我们重视自然环境、气候对人体的影响，并指导临床辨证施治。以渝州患慢性筋伤、风湿类关节炎、骨关节炎的患者为例，初春少雨却难见阳光，气温偏于阴冷，容易外感风寒而旧患复燃，我们在用药时往往加入防风、羌活、桂枝之类以祛风温经散寒；仲夏季节闷热潮湿，多易表现为困重、乏力、酸痛之症，此时用药则根据病位病势，在上加入杏仁、香薷以开宣肺气，在中加入藿香、佩兰以芳香醒脾，在下加入黄柏、泽泻以泻其肾浊；盛夏炎热，常贪凉好冷躲在空调房中或对着风扇度日，容易伤风感寒，对此用拔罐、刮痧、艾灸等法驱除寒邪、温通经脉；秋季多雨之时，易感受寒湿之邪，在方中加入二术、茯苓之列以燥湿；秋燥时节，往往自觉肢体烦热，咽干鼻燥，在方中加入石膏、栀子、沙参、麦冬等清热润燥；冬令阴霾寒冷，易表现为肢体冷痛、乏力，在方中多加入附子、干姜、细辛之属以温阳通脉。

除人与自然相感外，人与社会同样有所感应。社会因素对人体健康和疾病有着深刻的影响，其中人自身的心理状态、社会行为、生活习性、道德修养等对人的影响尤为显著。如《素问·上古天真论》载："恬惔虚无，真气从之，精神内守，病安从来。是以志闲而少欲，心安而不惧，形劳而不倦，气从以顺，各从其欲，皆得所愿。故美其食，任其服，乐其俗，高下不相慕，其民故曰朴。"很多社会因素在疾病的发生发展中都有着重要的影响，如生活习惯方面，饮食不节、大饥大饱、过寒过热、偏嗜五味等，均可导致疾病的发生。当今生活节奏日趋加快、社会压力日益增大，许多慢性筋伤或骨关节炎患者不仅在身体上无法适应，同时心理上也容易出现相应症状。如椎动脉型颈椎病，部分患者除了表现为反复性体位性眩晕外，经常会有心悸、心烦、头痛、失眠等症，虽经中医治疗有效，但在情绪受影响时症状又再度出现。我们强调对于该类型患者除了针对其躯体疾病进行治疗外，应加强心理调节，同时让该类患者家属也积极参加到患者心理辅导中，使之身心同治，获得最佳疗效。

2. 内外统一　人体内外是一个有机结合的整体。《灵枢·外揣》说："远者司外揣内，近者司内揣外，是谓阴阳之极，天地之盖。"此言即揭示了人体内在外象之间的联系。金元医家朱丹溪据此发明"有诸内者形诸外"一说。（《丹溪心法·能合色脉可以万全》云："欲知其内者，当以观乎外；诊于外者，斯以知其内。盖有诸内者形诸外。"）此说类似现代黑箱控制论的观点，即把人体看成一个密闭的黑箱，对于人体内的各种状况，无须打开黑箱去观察，而是凭借体外的表现来探求内部的变化。

我们要学会透过外在临床表现而知晓内在病变部位、性质。在没有借助任何现代仪器检查条件下，仅通过四诊收集便准确判断出病因、病位，这便是司外揣内的功夫。现代检查手段并非是西医的专利，同时也应为我中医所用。这些检查手段可以看作是我们的眼睛、耳朵功能的延伸，并为"司内揣外"打下基础。如椎间盘突出症患者通过 CT 或 MRI 检查得知存在椎管狭窄的情况，便应考虑其是否存在间歇性跛行或鞍区麻木等症状，同时在治疗时做出相应处置，或告知患者如何进行自我功能锻炼，以防椎管狭窄症状的出现。

此外，我们不要只重视局部症状，更要从整体去看待一个疾病。例如腰源性膝痛，这类患者通常表现为以膝关节疼痛为主，而腰部症状轻微或鲜见，但在查体时通常可在腰部找到一个阳性反应点，刺激该点时可引出膝关节疼痛症状。如果只重视局部病变而忽略了整体，势必容易出现漏诊。又如个别较肥胖的患者，当其膝关节或踝关节发生损伤时，如未能及时处治，数日后往往会出现该侧髋关节或腰部疼痛现象，究其原因多因生物力线发生改变使得相邻关节过度代偿用力，而出现症状。

其次，我们要学会判断内外的不一致性。再如腰腿疼痛的患者，现今 CT、MRI 检查十分便利、快捷，其在中老年患者检查时多数存在腰椎间盘突出的影像，但并非每个患者均是由于椎间盘病变导致腰腿疼痛，其中有因慢性腰背肌筋膜炎、第三腰椎横突综合征引起腰及大腿前外侧胀痛者，也有因梨状肌综合征引起臀部及下肢症状合并腰椎退行性骨关节炎者。如果一味只考虑影像诊断，那么势必在治疗上发生偏差而出现罔效之果。

3. **整体施治**　在筋伤疾病治疗中应考虑整体施治原则，切勿头痛医头、脚痛医脚。俗话说"一脉不和，周身不遂"，人体各脏腑、经络、肢节、肌肤均相互联系，一旦某部位发生疾病，会出现相应脏器、经络等发生病理变化，单单从局部施治可能疗效并不十分理想，而需要从整体出发，面面俱到，方能更迅速改善病情。

**（二）病证结合，法重问触**

1. **首重问诊**　问诊是收集患者病因、病史、病程、现在症状、治疗经过等最直接的手段。通过问诊还可详细了解患者生活环境、作息方式、情绪变化等与疾病相关的内容。临床中，多数患者通过问诊即可诊断十之八九。特别是某些疾病，或是在疾病早期，机体只是处于功能或病理生理改变的阶段，还缺乏器质性或组织、器官形态学方面的改变，而患者却可以更早地陈述某些特殊的感受，如头晕、乏力、食欲改变、疼痛、失眠、焦虑等症状。在此阶段，体格检查、实验室检查，甚至特殊检查均无阳性发现，问诊所得的资料却能更早地作为诊断的依据。故而《素问·三部九候论》指出："必审问其所始病，与今之所方病，而后各切循其脉。"张景岳也提出问诊"乃延医之要领，临证之首务也"。

2. **次重触诊**　触诊是筋伤科最具特色而又非常重要的诊断方法，强调通过"手摸心会"，来了解筋、骨、关节的正常形态及筋伤的部位、性质、大小、程度，并判断其与临床症状的相应关系。将手摸心会与组织解剖、影像学检查结合，纳入中医筋伤的辨证论治体系，增强了诊断的准确性，避免了治疗的盲目性，使其目的性更加明确，为保证治疗的疗效提供了依据。

人体气血循行全身，内外上下、皮肉筋骨、五脏六腑、四肢百骸，无所不至，故人体无论何处损伤，首当其冲伤及气血。临床所见的内、外伤，其基本的病机是伤后气血运行失常，而发生一系列病变。因此在中医辨证体系中，筋伤疾病首重气血辨证，临床辨证明确，方能医治有效。在筋伤的临床诊治过程中，不仅要辨证施治，还应辨病施治。有病就有证，辨证才能识病，两者密不可分，只有病、证合参，才能选用正确的手法、适当的方药。另外，现代科学技术发展迅速，临床上应合理利用现代科学的检测手段，并将之纳入中医诊疗体系，以拓宽自己的视野，在中医理论指导下，去分析观察疾病内在的病因、病机、演变规律。对于筋伤科而言，尤其应借助现代科学技术的检查手段。

**（三）慢性筋伤，调肝脾肾**

慢性筋伤是指急性筋伤后失治或治疗不当而转成慢性者，或慢性劳损所致筋伤，其特点在于病程较长，病情顽固，容易反复。对于慢性筋伤疾病的治疗，应注重从肝、脾、肾三脏功能进行调治。

1. **肝脾肾三脏功能与慢性筋伤的关系**　肝脾肾三脏功能失调在慢性筋伤疾病中各自影响。五脏之中，肾与骨的联系最为密切。《素问·宣明五气》云："五脏所主……肾主骨。"《灵枢·本神》说："肾藏精。"《素问·阴阳应象大论》云："肾生骨髓。"上述表明，骨的生长发育有赖于骨髓的充盈及其所供营养，只有肾精充足，骨髓生化有源，骨骼得到骨髓的滋养，才能坚固有力。《素问·痿论》又说："肾主身之骨髓……肾气热，则腰脊不举，骨枯而髓减，发为骨痿。"若肾精虚少，骨髓化源不足，不能濡养骨骼，便会导致骨系疾病的发生。例如，临床常见的老年性骨质疏松症，便是由于肾精不足，骨、髓失养，从而出现全身骨密度下降、全身性骨痛表现，甚者表现痿软无力。再如，增生性脊柱炎亦是肾虚为本，骨膜之固摄作用失施，以致大量骨质增生，刺激周围组织出现气滞血瘀、筋肉拘紧的临床表现。

肝通过调节人体血量发挥着"肝主筋"的作用。《素问·五脏生成》言:"故人卧血归于肝,肝受血而能视,足受血而能步,掌受血而能握,指受血而能摄。"王冰注:"肝藏血,心行之,人动则血运于诸经,人静则血归于肝脏。何也?肝主血海故也。"其中"视、步、握、摄"等功能的正常发挥皆与肝调节血量有关。其次,肝血对筋发挥柔养作用,保证着骨节的屈伸活动。《素问·经脉别论》说:"食气入胃,散精于肝,淫气于筋。"《素问·痿论》说:"宗筋主束骨而利机关也。"《素问·痿论》说:"肝气热,则胆泄口苦筋膜干,筋膜干则筋急而挛,发为筋痿。"也提示肝血不足则出现慢性筋病(《说文解字》云:"痿,痹也。"《素问·痿论》还说"大经空虚,发为肌痹,传为脉痿",从其痹在前、痿在后也提示痿当为慢性发病者,程度较"痹"更重)。其次,肝血不足,则肝无力正常发挥疏泄作用,可致人情绪不畅,故而慢性筋伤患者常可见因久治不愈而导致情绪悲观、烦躁等,从而影响正常的疗效。

脾主肌肉、四肢,主运化。《黄帝内经素问集注·五脏生成》说:"脾……主运化水谷之精,以生养肌肉,故合肉。"《素问·太阴阳明论》载:"四支皆禀气于胃,而不得至经,必因于脾,乃得禀也。今脾病不能为胃行其津液,四支不得禀水谷气,气日以衰,脉道不利,筋骨肌肉,皆无气以生,故不用焉。"因此,人体肌肉的壮实与否,与脾胃的运化功能相关。脾气旺盛,气血充足,则肌腠壮实,反之则四肢无力消瘦或虚肥,甚或大肉尽脱。

2. 从肝脾肾三脏调治慢性筋伤 《正体类要》言:"肢体损于外,则气血伤于内,荣卫有所不贯,脏腑由之不和,岂可纯任手法,而不求之脉理,审其虚实,以施补泻哉?"结合以上所述,可以看出,慢性筋伤的发病多与肝脾肾三脏功能失调有关。经云"治病必求于本",调理三脏功能方能做到由内及外、整体施治,达到"安内攘外"的目的。例如,将腰椎间盘突出症缓解期分为气血不足型和肝肾亏虚型两类。气血不足型症见腰背酸痛,有下坠感,不能久坐久站,肢体麻木,肌肉拘急,形体消瘦,神疲乏力,少气懒言,自汗或面色萎黄,心悸失眠,头晕,耳鸣,舌淡,脉弦细弱。脾胃乃后天之本,脾胃健则气血生化有源,故多以四君子汤、四物汤、八珍汤、人参养荣汤、归脾汤等健脾、益气、养血之方作为主方加减化裁;在补益脾胃气血的同时,往往少佐疏肝之品,如薄荷、郁金、佛手等,以求"木达土疏"之义;若伴见肢体畏寒、筋骨冷痛者,则在此基础上加以补肾益火之品,如附子、肉苁蓉、狗脊、仙茅、淫羊藿等,以使"火旺则土自生";脾虚之人因无力运化水谷、水湿而见痰湿内生,先以开胃健脾、利湿化痰之法使脾胃得以健运,随后再以健脾益气、养血和血之法巩固施治。肝肾亏虚型症见腰腿酸痛缠绵日久,肢体乏力,头摇身颤,视物模糊,耳鸣耳聋,自汗,神疲,舌白滑或舌红少津,脉沉细或弦细数。我们常用六味地黄汤、左归丸、右归丸、腰舒汤等补益肝肾之方为基础方进行加减治疗。精血一旦亏虚,仅以草木之力尚显轻薄,当用血肉有情之品,力量才够雄厚,故常选用龟甲胶、鹿角胶、阿胶之类填精补髓;同时补肾之品多性黏滋腻,易碍脾生湿,常加白术、薏苡仁、砂仁以健脾利湿。同时,肝脾肾虚之人,通常气血运行不畅而见瘀血,故常少量配伍活血、行气、化瘀、通络之品,以利于气血经络通畅,药效方可达于周身。

**(四)急性筋伤,先治远端**

急性筋伤的发生,往往因扭挫外力,损伤筋脉,导致局部气血不通,从而发生肿、痛、功能受限。《黄帝内经》说:"诸筋者,皆属于节。"中医"筋"的含义较广,包括骨关节周围的皮下组织、肌肉、肌腱、筋膜、关节囊、滑液囊、韧带、腱鞘、血管、周围神经、椎间盘纤维环、关节软骨等。

所有急性筋伤皆有一个特征,即局部保护性肌紧张。此时若在筋伤部位进行施术,往往使得紧张的肌肉更加紧张,局部气滞血瘀现象更为明显,肿、痛、功能障碍非但不能解除,反而更甚。在治疗急性筋伤时,有伤不治伤,治伤治远端。治伤治远端包含两层含义:①针对损伤部位的远端着手治疗。临床上急性腰扭伤刺腰痛穴、水沟穴、委中穴,落枕刺列缺穴、后溪穴、中渚穴,急性踝关节扭伤刺阳陵泉、阳辅等穴,皆属于从远端治疗之法。再如肱二头肌长头肌肌腱滑脱、腓骨长肌肌腱滑脱等"筋出槽"类疾病,必当先以轻柔手法放松远端肌肉,再施以局部复位手法;而针对急性颈、胸、腰椎小关节错缝,胸廓岔气等"骨错缝"类疾病,亦当先以舒筋手法放松周围相关肌肉,再施以整复手法,使之筋骨回复,气血和调,同时也能体现《医宗金鉴·正骨心法要旨》中所谓"使患者不知其苦"的效果。②针对患者整体情况着手治疗。临床上,患者体质差异非常大,体健与体弱之辈所采用治疗方法必然大相径庭,即便是同一个体在不同岁数、体质状态下其治疗也存在明显差异。例如,我们曾治一搬运工之急性腰扭伤,首次发作在年轻气盛之时,即采用快速针刺腰痛穴配合委中穴放血,一次治愈。而二次发作时,其年龄稍长,正值大病初愈、体弱不堪,再加之扭挫损伤,实为气虚血瘀之体,故以益气活血汤剂内服使其正气来复,继以手法整脊而获效。由此可见,急性损伤亦当结合患者整体情况进行治疗。

## 二、针灸特色

### (一) 取穴独到,力求精练

针灸临证选穴,力求精练,穴少而精。针灸配方应根据准确的诊断,结合患者的体质来制订,取穴应做到优化组合,力求精练,少针既可减少患者痛苦,又能达到扶正祛邪的目的;若取穴过多过杂、盲目乱刺,不仅对治疗无益,反会加重病情。凡病邪侵犯仅限于某一经脉或某一部位,我们常取2~4穴,有时仅取1穴即见速效;但对某些复杂病症,如混合型颈椎病、腰椎间盘突出症伴椎管狭窄、中风偏瘫等,由于病情较重或病程较长,病邪常累及数经,治疗时不但要抓住主要矛盾,同时还要兼顾次要矛盾,可适当多取几穴,以加强疗效。总之,只要配穴恰当,立方严谨,即可收到良好的效果。

1. 夹脊取穴　夹脊穴最早见于《素问·刺疟》云:"十二疟者……又刺项已下侠脊者,必已。"最早提出明确位置概念的是晋代葛洪的《肘后备急方》:"夹背脊大骨穴中,去脊各一寸。"近代承淡安在《中国针灸学》中首先提出了"华佗夹脊穴"的名称,归入经外奇穴。从经络方面认为,夹脊穴内夹脊里督脉,外邻膀胱经。《灵枢·经脉》云:"督脉之别,名曰长强,挟膂上项……别走太阳,入贯膂。"《素问·骨空论》云:"督脉者,起于少腹以下骨中央……侠脊抵腰中,入循膂络肾。"由此可见,对于督脉,其经脉有与足太阳经同行者及相通者,其络脉深入脊柱两旁,与足太阳膀胱经的循行相互贯通。夹脊穴所在恰是督脉与足太阳膀胱经气外延重叠覆盖之处,于此联络沟通二脉,具有调控二脉的枢纽作用,因此针灸夹脊穴时能起到夹督脉之阳,助膀胱之气,调理脏腑,疏通经脉,调节两经的整合作用。

我们在临床治疗中善于对夹脊穴进行研究和应用,通过经验的积累和相关资料的查阅,形成了自己独到的见解和认识。我们认为夹脊穴起于第1颈椎,止于第5腰椎,颈部夹脊穴位置在第1颈椎至第7颈椎棘突下旁开0.3寸,腰背部夹脊穴位于第1胸椎至第5腰椎棘突下旁开0.5寸。夹脊穴处于督脉与足太阳膀胱经一线之间,督脉与足太阳膀胱经皆为阳气隆盛之所,夹脊穴亦秉承二经特点,具有主阳、主动之性。脊柱筋伤疾患多因风寒、劳(虚)损、瘀血、气滞、湿阻所致,表现为脊柱或/及相关部位疼痛、麻木、功能受限等一派阴、寒、虚、瘀等症状。通过针刺夹脊穴,可达通阳宣痹、调畅气血、温经通络之功。取穴规律则根据脊患所在部位取相应夹脊穴1~2组(左右各一),颈胸段选用1~1.5寸针、腰段选用2寸针,单手进针法进针后,调整针尖向棘突方向斜刺1~2寸。急性脊患(如落枕、胸廓岔气、急性腰扭伤、胸腰椎压缩性骨折急性期)以捻转泻法为主,得气不留针,以达泻实、祛瘀、通络之效;慢性脊患若处于急性发作期(如颈椎病、腰椎间盘突出症、慢性腰肌劳损急性发作等),则以捻转法先泻后补,即先以大幅度捻转手法获取针感以减轻局部疼痛,继而以小幅度捻转手法逐渐减轻针刺刺激量并"深而久留",留针期间用电针疏密波维持轻微的针感,以达到补泻兼施的目的;慢性脊患处于恢复期时,针刺则以捻转补法为主,留针期间多采用温针灸,或直接采用灸盒灸,温灸病变部位或邻近夹脊穴,以达到温通、补益之功。

2. 痛点取穴　所谓痛点取穴,就是根据《灵枢·经筋》"以痛为输"的说法,选取病痛局部或与病痛有关的压痛点、敏感点或阳性反应点作为腧穴的一种取穴方法,即取阿是穴。我们非常认同"以痛为输"这一观点,并将其广泛运用于临床筋伤疾病的诊断与治疗中。我们认为,阿是穴即是治病的最佳刺激点,同时也是疾病的反映点,其在筋伤疾病的诊断与治疗中有着非常重要的作用。阿是穴是由于病理反射及病变部位的经脉气血不通而致,无论位置在经、在络、在穴,还是在筋、在骨、在肉,都会影响经络功能,阻塞经气运行。它不但反映疼痛,而且在疼痛的部位会出现条形、圆形、椭圆形、扁平形、条索状等反应物,如颈椎病在病变椎体的棘突间隙两侧,肩周炎在肩关节周围,腰椎间盘突出症在椎间盘突出节段的椎体棘突间隙两侧等部位,均可寻找出相应的阳性反应点,这些反应点就是病灶所在,就是阿是穴所在之处。临证选取阿是穴时,医师与患者要密切配合,才能准确取穴。

针对筋伤疾病以疼痛为主的特点,不论病证虚实,通过针刺、艾灸或推拿手法刺激,可发挥阿是穴的近治作用,达到调理气血、通络止痛的作用,使其"通则不痛"。尤其是针刺阿是穴主张采用具有泻法作用的快针法和滞针法,因为阿是穴为疾病的反应点,邪气汇聚于此,针刺可直达病所,施之以泻可引邪外出,从而达到疏经通络止痛的目的。

3. 循经取穴 循经取穴是以阴阳、脏腑、经络和气血等学说为依据,根据"病在经,取之经"以及"经脉所过,主治所及"的原理来取穴。全身治疗时可以在与患病局部相同的经脉上选取穴位,既可近部取穴,也可远部取穴,或二者相结合。《灵枢·经脉》说:"凡刺之理,经脉为始,营其所行,制其度量……"凡是躯干肢节、五体五官诸病,均可遵"经脉所过,主治所及"来循经取穴。以《黄帝内经》治腰痛为例:"足太阳脉令人腰痛,引项脊尻背如重状,刺其郄中。太阳正经出血……"足太阳脉的腰背项尻痛取太阳正经郄中即委中穴,此即四总穴"腰背委中求"的由来。其主要根据症状表现与何经相关而取穴。

我们遵循"宁失其穴,毋失其经"的原则,特别强调循经取穴治疗筋伤疾病。如根据腰椎间盘突出症疼痛表现沿经脉分布的特点,选取该条经脉的穴位为主进行针刺治疗,即"病在经,取之经"。病在足太阳膀胱经者,以针刺肾俞、大肠俞、秩边、殷门、承扶、委中、承山、昆仑为主;病在督脉者,以针刺命门、腰阳关、长强为主;病在足少阳胆经者,以针刺环跳、阳陵泉、风市、丘墟、悬钟为主。又如,根据颈椎病的疼痛表现沿经脉分布的特点,病在手阳明大肠经者,以针刺三间、曲池、合谷、肩髃为主;病在手太阴肺经者,以针刺列缺、尺泽为主;病在手太阳小肠经者,以针刺养老、小海、后溪为主;病在手少阴心经者,以针刺神门、少海为主;病在手少阳三焦经者,以针刺中渚、外关、天井为主;病在手厥阴心包经者,以针刺大陵、内关、曲泽为主;病在督脉者,以针刺大椎、至阳、后溪为主。

4. 辨证取穴 辨证取穴是根据中医基础理论和腧穴的主治功能,针对全身性某些病证提出的取穴方法。在治疗筋伤疾病时,根据辨证施治的原则,分析病证与脏腑、经络之间的关系,准确选取腧穴,做到因证立法,辨证用穴,施以针灸,或补或泻,方能治病疗疾。如根据腰椎间盘突出症"伤、痹、虚、瘀"的病机特点,将其分为风寒湿痹、湿热痹阻、气滞血瘀、气血虚弱、肝肾不足 5 型进行辨证治疗,并根据以上辨证结果选取腧穴。其中,风寒湿痹型,取肾俞、命门、关元俞、腰阳关、殷门、足三里、阳陵泉等穴;湿热痹阻型,取膀胱俞、大肠俞、秩边、承扶、委中、条口、悬钟、昆仑等穴;气滞血瘀型,取腰俞、大肠俞、环跳、委中、阳陵泉、悬钟、昆仑等穴;气血虚弱型,取关元俞、气海俞、肾俞、脾俞、足三里、血海等穴;肝肾不足型,取命门、志室、肾俞、委中,太溪等穴。又如根据颈椎病"以虚为本,以寒、痰为标,瘀却贯穿病之始终"的病机特点,在取颈部阿是穴(即颈椎棘突旁的压痛点及圆形或条索状阳性反应点)和风池为主穴的基础上,根据临床辨证进行取穴施针,寒湿痹阻型取风府、风池、大椎、合谷、曲池,痰瘀阻络型取丰隆、血海、膈俞,气血不足型取肺俞、手三里、足三里、脾俞,脾肾不足型取脾俞、肾俞。以上穴位均可配合温针灸。

5. 阴经取穴 筋伤临床中时常遇到疼痛或麻木症状无法有效控制的情况,如腰椎间盘突出症术后部分腰神经受损,从而引起长期局部感觉障碍或麻木不仁,往往采用循经取穴法或局部取穴法疗效甚微。再如某些神经根型颈椎病,通过针灸、推拿等中医综合治疗方法治疗后,其疼痛、麻木症状绝大多数得以控制,但部分残余症状却难以消退,从而形成持续性顽固性疼痛麻木症状。此属"不荣则痛",选用相应阴经穴位治疗。

筋伤中顽固性疼痛麻木症状多出现于病程较长、病势缠绵、或素体欠佳者,此类患者病缠日久,脏腑经络之气血多有消耗,无以濡养肌肤筋肉,则见"不荣则痛"或麻木不仁;或久病多瘀多痰,瘀痰阻络,"不通则痛",但瘀痰为阴邪,影响了气血输布才导致疼痛,故也应纳入"不荣则痛"的范畴。临床中采用针灸治疗这种疼痛时,往往先取阳经经腧穴,通过振奋阳经经气达到通络止痛、从阳治阴的目的,然而却忽略了阴血衰少、"不荣则痛",不从补益阴血角度治疗,难以充养血脉,以濡养经脉,更不能解决"不荣"的问题。阴经的穴位多有补益气血之功,既能解决阴血衰少的现状,又能通过"血载气"的作用促使经气的流行,达到"从阴引阳""以阴缓急"的目的。其次,针刺止痛的作用在于提高局部痛阈,阴经所过之处神经血管分布较阳经相对丰富,皮肤对于疼痛的敏感程度更加明显,故刺阴经穴位能提高疼痛阈值,有利于缓解疼痛、麻木的持续性存在。通过对古代文献的学习,也得知阴经穴位对于补益气血和肝肾之精有着较阳经更甚之效。如《医学纲目》载:"肾热生骨痿,足不任身,腰脊不举,骨枯髓减,色黑而齿槁者,补其荥然谷,通其俞太溪,至冬病已。"即说肾阴虚所致腰痛膝软取足少阴经治疗。如《琼瑶神书》卷三载:"列缺二穴、尺泽二穴:治筋紧急,腰脊胁肋间痛。"即说通过针刺手太阴列缺、尺泽二穴,依据五行相生原理"补水抑木",治疗肝血不足的腰脊胁肋筋急挛痛。上述文献甚多，由此可以看出，通过针刺阴经穴位可以治疗气血虚弱所致的疼痛、麻木症状。

治疗"不荣则痛"的取穴规则，如上肢多取手少阴经通里、少海，手太阴经列缺、尺泽，以缓解颈椎病治疗后期残留的颈项和上肢麻木、疼痛。下肢取足厥阴经曲泉，足太阴经血海、阴陵泉，足少阴经阴谷，以缓解膝骨关节炎在治疗后残余的膝部疼痛症状；取足三阴经交会穴三阴交，足少阴经复溜、太溪，足太阴经阴陵泉，以改善腰椎疾病所引起的下肢残余疼痛、麻木症状。

6. 腰腹配穴　腰痛有"虚实"之分，因感受外邪、外伤、劳损致局部气滞血瘀，经络不通而成"实证"；或因脏腑、气血不足，经络空虚而成"虚证"。腰背为阳，胸腹为阴，属阴阳关系。而腰腹作为人体枢纽，维持人之正常直立功能，一旦患病，势必打破正常腰腹部阴阳平衡，出现腰痛不能直立、不能转侧、不耐劳力等症状，甚至影响腹部气机运行而出现腹胀、便秘、腰腹酸胀等现象。腹部是人体的一个重要部位，内有许多重要器官，人体的生命活动均在这些重要器官的正常生理活动下得以实现。同时，腹部还分布着许多经脉，为气血向全身输布的通道；还有一个形成于胚胎时期的气血高级调控系统，这个系统是腹针的物质基础。范氏等用腹针治疗颈椎病也是很好的佐证。

通过针刺腹部的经穴，能调节脏腑输布精、气、血的功能，对治疗腰痛提供充足的物质基础。腹部取穴多以天枢、京门、带脉、腹结、气海、关元为主，腰部取穴则以三焦俞、肾俞、大肠俞、命门、腰阳关为主。天枢、大肠俞为大肠募、俞穴，刺之能活血通腑、沟通前后；京门、肾俞为肾之募、俞穴，刺之能补肾强腰；关元、气海为任脉穴位，命门、腰阳关为督脉穴位，针灸能沟通任督、壮元固肾、强健腰脊；带脉束腰一周，有维系前后经络的作用，刺带脉能沟通前后经气，使之达到阴阳平衡。如急性腰痛加水沟、印堂以通调督脉，腰重痛加四满、气穴以培补肾气，伴腿痛以外陵、下风湿点、下风湿下点来疏通经气，标本兼顾。故通过针刺腰腹部的腧穴，既可调理脏腑功能，又能疏理腰腹部气机，健腰壮督，还能直接解除腹肌、脊柱前侧方肌群的紧张与痉挛，调整脊柱的外在平衡，从而恢复腰腹前后动态平衡。

**（二）针法娴熟，补泻得当**

正确运用针刺手法是取效的关键。临床治病时，运用补泻手法，疗效确比不用手法更佳。我们根据进针穴位深浅不一常采用两类进针手法。

其一是快速捻转进针法，具有简便、快速、省时、无痛等优点。具体操作：刺手用拇、食、中指指腹持针柄，押手拇、食指将消毒穴位旁皮肤向两侧牵压，在固定针刺部位的同时固定针体下段并辅助进针。进针时，刺手的食、中指指腹向后捻，同时拇指相应外展，随着三指的快速捻转搓动，毫针旋转加速，在将近抵达皮肤之时，利用刺手向前移动的惯性，用腕力、指力将旋转的毫针快速刺入穴位内。该法简化了双手进针法的操作过程。

其二，针对肌肉深厚，需用长针方可取效的部位，一般采用管针进针，一来能快速破皮进针，二则可减少手对针身的污染。无论针刺后进针方向如何，必当垂直进针。正如《灵枢·九针十二原》所说"持针之道，坚者为宝，正指直刺，无针左右"的基本精神。待破皮后当缓慢进针，细心体会针下感觉，如一旦出现针感，达到预期结果时，即停止进针，不可再深，以避免徒伤良肉或伤经气。此外，皮下缓慢进针可由于血管或神经的韧性、光滑而避开针锋，不致发生损伤。操作时，要求医者腕力和指力必须配合协调默契，推进与刺入时机必须适当，水平旋转与垂直刺入两个向量的力必须平衡，才能收到穿刺力强、落点准确的效果。由于毫针是快速捻转旋转刺入，穿透力强，加之刺入迅速，所以患者痛感极微。

临床中特别强调针法和指力的练习，要求针刺手法要娴熟，指力要强劲，针刺时以意领气，发气于指，以加速进针并快速得气。其次，还强调在针刺操作中，要掌握正确的针刺角度、方向和深度，这是获得针感、施行补泻、发挥针刺效应、提高疗效、防止意外的关键。

行针的目的在于调气与合理施以补泻之法。针刺补泻以刺激强弱、留针久暂即可体现，不必太过烦琐。筋伤疾病多以实证与虚实夹杂之证居多，少数体质虚弱之年老体衰之人可见纯虚无实，但纯虚之辈脏腑气血已亏、经脉不充，再难以单纯针刺获效，只适宜艾灸或药物调理。实证与虚实夹杂之证，手法也有别。实证多为初伤或形体健硕之人，行针多施以泻法，以拇、食、中三指紧持针柄，环指靠于中指末节，以快速捻转法获取较强烈"气感"；亦可拇、食二指紧持针柄，中、环指靠于针身，以快速震颤法获取"气感"，得气后稳持片刻并询问患者病痛何如，若快然而释则不予留针，正合《灵枢·终始》所言"凡刺之道，气调而止"之道；若痛处犹存,则配合电针疏密波刺激 10 余分钟,以期痛减。上古之时尚以九针治病,以适宜各自适应证,但现在却限于临床针具种类的缺乏,部分病证疗效不尽如人意,尤其是慢性筋伤。故对于瘀结日久,局部压痛明确之症,还可以借助"针刀"宽平锋利之刃,破结散瘀、松解粘连。

虚实夹杂之辈当分"实重于虚"和"虚重于实"。实重于虚者,虽是久病,但形体不衰,气血瘀滞较重,患部多有粘连,宜采用"先泻后补"手法,即进针后以快速提捻法得气,并保持较强烈针感片刻,此为"泻",可令经气得聚,冲破瘀阻(即强刺激后肌肉会主动收缩,使得粘连松解);随后紧提慢按,由深渐浅,徐徐至浅层,留针 15 分钟,此为"补",每隔 5 分钟行针 1 次,出针时揉按针孔。《针灸大成·南丰李氏补泻》指出:"补则从卫取气,宜轻浅而针,从其卫气随之于后,而济益其虚也。泻则从荣,弃置其气,宜重深而刺,取其荣气迎之于前,而泻夺其实也。"先泻后补法正是体现了由重深到轻浅,从营到卫的补泻兼施的道理。先泻其邪实,再补其体虚,从而达到邪去正盛的目的。

虚重于实者,多为久病且形骸消瘦、针感往往不明显之人,宜多用"久留补法",即进针后,在浅层候气,出现针下沉紧,便可运用"推而内之"的手法,先浅后深,用隐力将针徐徐推进,约纳入 3~5 分,患者有酸麻胀感,再慢慢纳至一定深度,出现热胀感。留针数十分钟后缓慢出针,按揉针孔。补当"深纳而久留之,以治顽疾",使经脉充盈,经气顺畅;泻则令气血得行,郁结得散。这也应《灵枢·终始》所云:"久病者,邪气入深。刺此病者,深内而久留。"此外,郭剑华医师在国外针刺时获验,"外国人针刺往往惧怕所谓针感(酸麻胀重),只需久留时分加以电针颤动针身,其筋伤疼痛亦可随针而解",这也提示针刺时不必过分强调"酸麻胀重"感觉,而这也正是《灵枢·刺针真邪》提出"用针之类,在于调气"的道理所在。

出针手法也非常重要,虽然看似简单,但一样讲究补泻之法。如急性筋伤患者,多为实证,应摇大针孔,快速出针,以助邪气外出;慢性筋伤患者,因久病多为虚证,出针时应闭按针孔,防止出血。若针刺时不慎刺破血管而造成皮下出血、血肿,应久按针孔或及时对症处理。因此,医师一定要亲自完成出针,这样既可完成补泻,又可提高临床疗效,还可避免意外的发生。

**(三) 运动针法,以恢筋急**

一般针刺治疗时都要求患者静止不动,而运动针刺法却恰好相反,须令患者在针刺的同时运动患部。这种刺法最早载于《灵枢·官针》:"恢刺者,直刺傍之,举之前后,恢筋急,以治筋痹也。"即直刺筋肉挛急痹痛处之旁,同时令患者做各种关节活动,并向前向后反复提插,以舒筋缓急。这种恢刺法就属于运动针刺法之一。运动针刺法适用于治疗运动系统的各种疾病,如肩周炎、颈椎病、腰扭伤、风湿性肌炎,以及四肢关节、肌肉、韧带挫伤等。运动针刺法分为针痛处和针远端两种方法。

1. 针痛处　令患者活动患处,哪种动作能导致疼痛发作就坚持做那种动作,然后令患者维持使患处最痛的姿势和体位,再找出最痛处。这种最痛处与阿是穴是有区别的,因为这种痛点的出现与体位和肢体活动有关,改变体位和姿势以后,痛点就会立即消失,而且这个痛点不一定有压痛,但患者处于疼痛体位时能较准确地指出痛处,这个痛点就是运动针刺法的有效刺激点。针治时,必须在患者处于最疼痛姿势的体位进针,一边针刺一边令患者缓缓活动患部。如针治腰痛,就要求患者在针刺时做俯仰、侧弯等动作以活动腰部;针治肩痛,亦令患者活动患肩。注意这种针法针刺较浅,仅 5 分至 1 寸深,若深刺易造成软组织损伤或血肿、弯针、滞针、折针、晕针等意外。患者活动肢体时要注意动作轻柔徐缓。

2. 针远端　即在与患处相对应的上、下、左、右取穴施治,如左病右取、右病左取、上病下取、下病上取;亦可在患部所属经络的远端循经取穴施治,亦可针刺远端有效的经验穴、奇穴或对症取穴施治。其他如耳针、手针、头针疗法亦具有较好的疗效,但针治的关键仍然是要求必须活动患部。针刺得气后,令患者做主动运动或帮助患者做被动运动,但用力不要过猛,患部活动的幅度应当随着病痛的减轻而逐渐加大,直至疼痛完全消失,肢体活动恢复正常或明显减轻为止。如疼痛无明显变化,应嘱其暂时停止活动,休息片刻后又调整针刺穴位,重新如法施治,多能当即获效。如肩周炎,可针刺健侧中渚穴或患侧条口穴,一边捻转提插,一边令患者做肩部上举、外展、外旋、内旋等动作。如腰痛,可针刺后溪穴或手背部腰痛点,得气后一边运针一边令患者做腰部前俯、后仰、侧弯等动作。如颈项强痛,可针刺健侧落枕穴或患侧悬钟穴,同时嘱患者活动颈部。

**（四）重视灸疗,创新灸具**

作为《黄帝内经》中5种主要治疗方法的一种,灸焫之法从古至今备受推崇,当针药疗疾无能为力之时,其功效往往大放异彩,常获殊功。故《灵枢·官能》指出:"针所不为,灸之所宜。"《外台秘要》说:"至于火艾,特有奇能,虽曰针、汤、散,皆所不及,灸为其最要。"明代《医学入门》也说:"药之不及,针之不到,必须灸之。"上述引文,一方面表明灸法有特殊疗效,针刺、灸法各有所长,灸法有自己的适用范围;另一方面,灸法还可补针药之不足,凡针药无效时,改用灸法往往能收到较为满意的效果。古人对灸法治病进行了长期大量的临床观察和总结,表明灸法不仅能治疗体表的病证,也可治疗脏腑病证;既可治疗多种慢性病证,又能救治一些急重危症;主要用于各种虚寒证的治疗,也可治疗某些实热证。其应用范围,涉及临床各科,对此,历代医著多有记述。但何为针所不为、药之不及呢?我们理解为:针刺之所以能治病,其所依靠协调阴阳、调和气血的作用而致经络通畅、脏腑安康,其作用对象(类似于靶器官)是经络;药物通过内服外敷,由脏腑吸收、运化,随气血流通敷布周身,其作用对象是脏腑;但当经络脏腑同时出现阳虚或二者同时为寒(邪气)闭塞不通时,则不能发挥其应有功能,此时便应该使用灸法进行治疗。以"象思维模式"解释:如冬日河源与河道同时因寒而凝、无流水时,仅依靠所谓疏通河道之法,河亦不能流动,因其为无源之水;徒增源头,但河道不通时只会造成洪水泛滥。只有当阳光普照大地,万物回春之时,源头水增、河道畅通,这条河流才能正常寻道顺流。所谓"阳光"便如"灸焫",其针对经络、脏腑同时发挥持续、温和的作用,才能弥补"针所不为、药之不及"的缺陷。

对于身体虚弱、感受寒湿、功能表现低下者,应当采用艾灸之法治疗。如强直性脊柱炎,多属于肾阳不振、阴寒内凝督脉,致督脉痰瘀内阻,表现为脊柱疼痛、变形、功能障碍。其多选用艾盒灸法:患者俯卧位,术者用75%乙醇溶液沿脊柱从大椎至骶尾椎常规消毒。先把生姜汁涂抹在大椎到长强的督脉上,选用4个4孔单排温灸盒,在孔中插满燃烧的灸条,再将灸盒均匀地排在督脉线上,随时调整灸温,施温和灸20~30分钟。又如腰椎椎管狭窄症所引起的间歇性跛行,通常仅依靠针刺无法完全消除,而令患者自行悬灸或灸盒灸肾俞、足三里各20~30分钟,长期施灸后其间隙性跛行症状往往有春到雪消之效,同时也验证了谚语所说"旅行灸三里,健步行如飞"的道理。再如,长期患腰椎间盘突出症者,往往下肢会出现酸冷乏力现象,这与下肢静脉回流受阻有一定联系,此属于络脉瘀阻、气血温养肢体功能明显下降所致,故以灸盒隔姜灸肾俞、足三里、涌泉等穴位,通常能起到针刺无法达到的疗效。

郭剑华对灸法进行了大胆革新。他认为,传统灸疗种类繁多,但在治病过程中需人扶持施灸,操作极不方便,费时费力,稍不留意便会灼伤皮肤、烧坏衣物,极不安全。针灸医师在临床中不便使用,患者也畏惧灸疗,导致当前在针灸治疗中"重针轻灸"的局面,影响了灸疗的研究与发展。由他发明的"中国霸王灸"和"神农塔灸"两项灸具,克服了艾灸易灼伤皮肤且费时费力的缺点,对人体无创伤、无痛苦、无毒副作用,安全、舒适、卫生、操作简便,疗效高、易于推广普及;使艾灸治疗得以广泛开展,充分发挥其优越的治疗效益。

"中国霸王灸"(又名多用灸具)将艾火灸、温和灸、隔物灸、太乙神针及点、按、揉、压、叩击等技法和刮痧有机地融合于一枚灸具中,具有一具多用、方法独特、外形美观的特点。由于灸罩有接灰作用,灸帽有闭火功能,不会灼伤人体和烧坏衣物,使用安全,加之灸条与灸罩的距离由弹簧自动控制,温度可调节,从而实现灸疗的补与泻。手持筒体又可用按摩头或灸帽在人体体表进行点穴、叩击、按摩以及刮痧治疗。该灸具充分体现了中医非药物综合治疗特色,多法协同作用,数管齐下;可以多角度、多部位直接施以灸疗和按摩,也可根据病证配合分部分区进行刮痧治疗。该发明曾荣获首届世界传统医学优秀成果奖。

"神农塔灸"由固定物、底座、药饼、艾塔、接灰盘、调温帽、进针孔等组成。将传统的艾火灸、温针灸、温和灸、隔药灸、太乙针灸有机融为一体。具体操作:将塔灸固定在皮肤上或插入针柄上(即可温针灸),点燃艾绒即可灸治,当灸温过高或过低时,可戴上或摘下调温帽以调节灸温,不需要人扶持,可以多角度、多部位施灸,既安全高效,又解放了医者劳动力,可同时为多位患者治疗。

**（五）善温针灸,温经通络**

"温针"一词早见于东汉张仲景《伤寒论》,如"太阳病三日,已发汗,若吐、若下、若温针,仍不解者,此为坏病……""太阳中暍者,发热恶寒,身重而疼痛,其脉弦细芤迟……加温针,则发热甚……"但原著中所言"温针"据考为"燔针"。现在临床中所使用的温针灸应源自《针灸大成》中一段节录王节斋的话:"近有为温针者,乃楚人之法。其法针穴上,以香白芷作圆饼,套针上,以艾灸之,多以取效……此法行于山野贫贱之人,经络受风寒致病者,或有效。"随时间推移,近代已不用药饼承艾,多为针刺后在留针过程中,将艾绒搓团捻裹于针柄上或将艾炷(1~2cm)直接插于针柄上点燃,通过针体将热力传入穴位进行治疗。

筋伤疾病中凡属于劳损、虚损、痰瘀者均可采用温针灸进行治疗,包括急性筋伤而以痰瘀辨证为主者,不必拘泥是否存在发热症状(如膝关节急性滑膜炎亦有发热症状),但阴虚者当忌用,以免温针灸温热之性伤阴耗液。温针灸的作用一是温通经络、补充人体阳气,以达到协调人体阴阳平衡的目的;二是活血化瘀、温化痰湿,以消除筋伤中的病因和病理产物(瘀、痰)。温针灸时艾炷不宜过大过多,一般只需灸1壮即可。艾炷过大,其燃烧外层艾绒时针下并无明显温热效应,且针柄不宜贴至皮肤,容易造成皮肤烫伤,轻则针处红赤,重则溃烂,非但达不到治病目的,反而徒增患者痛苦,此有违温针灸温通经脉之意而得不偿失。温针灸要达到明显疗效,必然在针刺得气后方可获效,毕竟针刺得气与否才是针灸疗效的关键所在。

在临床中应灵活运用灸法,充分发挥针与灸的协同治疗作用,做到疗效互补。对于筋伤疾病喜用温针灸治疗,对治疗颈椎病、腰椎间盘突出症、膝骨关节炎、肩周炎、肱骨外上髁炎、腰肌劳损等所表现的冷痛、剧痛确有良效。临床中往往还将电针、温针并用,以进一步提高疗效。

### (六) 刺络放血,小才大用

刺络疗法,俗称刺血疗法、放血疗法,是中医学针灸学的一个重要组成部分,流传至今已有数千年历史。《黄帝内经》就对刺络疗法的理论、操作和临床治疗作了较全面记载。如《素问·汤液醪醴论》曰:"平治于权衡,去宛陈莝,微动四极,温衣,缪刺其处,以复其形。"《灵枢·小针解》载:"宛陈则除之者,去血脉也。"《灵枢·血络论》云:"血脉者,盛坚横以赤,上下无常处,小者如针,大者如箸,则而泻之万全也,故无失数矣,失数而反,各如其度。"《素问·刺腰痛》道:"解脉令人腰痛如引带,常如折腰状,善恐。刺解脉,在郄中结络如黍米,刺之血射以黑,见赤血而已。"以上均为刺络放血法提供了理论依据,并为刺络疗法奠定了基础。

在筋伤临床中常可用该法挽难救疑,巧起沉疴。刺络法作用有四:①直接去宛陈莝,具有疏经通络之效。如急、慢性腰痛患者常在腘窝处可见一怒张静脉,肥胖者也可见皮下有一静脉隐隐而现,以三棱针点刺出血5~10ml后即可明显缓解腰痛。如腰椎间盘突出症下肢症状明显且久治不愈者,可在下肢穴位(如承山、丰隆、委阳、三阴交)周围仔细寻找皮下瘀滞的小静脉,点刺出血2~3ml后即可使下肢胀痛现象缓解一时,可使患者对于治疗的期望值有所提升。再如,神经根型颈椎病所致指端麻木且经针灸、推拿治疗后疗效不显者,可根据麻木位置选择相对应的指端采用点刺法点刺出血5~7滴,常可收到血去麻止之功效。②开散皮部瘀结,达到祛瘀生新之功。如腰椎间盘突出症或颈椎病导致局部皮肤麻木不仁,可采用梅花针轻叩麻木区域所属皮部,刺激度以局部潮红或少许见血为主,隔日或3日1次,往往2~3次后麻木现象可以明显减轻。再如急性踝关节扭伤,伤部明显青瘀肿胀,可采用梅花针重叩出血,结合拔罐法使局部瘀血外泄,则踝部肿痛可立即减轻。③祛瘀泻热。如急性痛风性关节炎见第1跖趾关节、踝、膝等处红肿热痛时,可在局部寻找压痛最为明显一点,点刺出血1~2ml左右,刺后其热痛之象可随血出而明显缓解。④醒神开窍。如桡神经挫伤、尺神经挫伤等神经损伤造成手指功能受限者,对伤侧手指井穴逐一点刺出血3~5滴,隔日1次,经3~5次治疗后可见手指轻微主动屈伸。再如椎动脉型颈椎病所致眩晕,刺太冲、行间、足临泣、印堂、大椎出血,可立即缓解眩晕一症。

对于刺络手法,当随其证而灵活运用之。《黄帝内经》中的豹纹刺、散刺、扬刺及各部位泻血之法,均为刺络手法。对于局部脉络瘀滞可见者,常用三棱针点刺出血法,左手拇、食指绷紧被针穴位左右皮肤,右手采用执笔式握针持针迅速刺入半分深左右,即将针迅速退出,然后捏挤局部使之出血。因该种刺法多针对皮下小静脉,故刺后少用拔罐之法,以免造成皮下血肿之虞。而对外伤大面积青瘀者,多用梅花针叩刺出血法,右手拇食中指夹持针柄,运用腕力做垂直状快速叩击,讲究针头应直上直下,切勿拖泥带水、徒增疼痛,通常叩刺后加拔罐以助散瘀。而局部麻木不仁者,常采用梅花针轻叩通络法为主,叩刺速度、力量均匀不变,刺后以局部皮肤潮红不见出血为度。刺络出血量应当视患者体质、病证虚实而定,形体壮实、病证属实者,出血量以3~5ml乃至10ml为宜;而形瘦体弱、病证属虚者,出血量以数滴或1~2ml为宜。

用刺络放血疗法应严格进行针具和局部消毒,以防感染,若发现局部皮肤已感染者禁用,针刺时宜浅,不可出血过多。对饥饿、紧张者应多加注意。虚证患者及孕妇亦慎用。此外,凡有出血性疾病和凝血功能障碍者禁用。

### 三、推拿特色

《医宗金鉴·正骨心法要旨》曰:"法之所施,使患者不知其苦,方称为手法也。"推拿手法的优劣和熟练程度及如何适当地运用,对治疗效果有直接的影响,因此,推拿医师必须熟练地掌握推拿手法及其临床应用。历代推拿医家经过长期的临床实践,积累了丰富的经验,对推拿手法提出了持久、有力、均匀、柔和而达到深透的基本要求。这四方面是密切相关、相辅相成、互相渗透的,持久才能使手法逐渐深透有力,均匀协调而熟练的动作才能使手法更趋柔和,而力量和技巧的恰当结合则使手法既有力又柔和,从而达到"刚柔相兼"的程度。要使手法达到持久、有力、均匀、柔和,刚柔相济的程度,必须经过较长时期的刻苦练习和临床实践,才能由生到熟,熟能生巧,乃至得心应手,运用自如。推拿手法在我国历代中医文献中都有详细记载,内容非常丰富,见之于文字的推拿手法,至今有100多种。由于历史的原因,推拿手法的动作和名称各家说法不一,有的手法动作相似而名称不同,有的手法名称相同而动作不一样,这种状况给学习和交流造成了一定的困难。为了便于学术交流和对手法的学习研究,使手法动作和名称逐步得到"统一",在保持原有手法动作的基础上,根据各种手法动作的形态,归纳为摆动类、摩擦类、振动类、挤压类、叩击类、运动类等6类手法。每类各由数种手法组成。

**(一)常用手法**

在临床中运用各类推拿手法要始终贯彻辨证施推的原则,只有在辨证的基础上,因人、因时、因地选择合理的手法,才会更好发挥推拿的治疗作用。渝州推拿依据辨病、辨证制订各种手法,如:

推法:直推法(指腹直推、掌根直推、拳直推、前臂直推等)、分推法(指分推、掌分推、拳分推等)、挤推法(指挤推、掌挤推等)。

拿法:固定拿、拿提、拿捏、拿拨、拿扯等。

按法:指按、叠指按、全掌按、叠掌按、掌根按、肘按、合按、按揉等。

摩法:直摩(指直摩、掌直摩)、团摩、横摩、梳摩、摩按、束带摩、斜摩、合摩、抚摩等。

揉法:指揉、全掌揉、掌根揉、滚揉、合揉、肘揉等。

捏法:指捏、屈指钳捏、单手捏、双手捏、捏脊等。

掐法:单指切掐、双指切掐、掐按、掐揉等。

搓法:指搓、手掌搓、拳搓、鱼际搓等。

摇法:摇头、摇肩、摇肘、摇腕、摇腰、摇髋、摇膝、摇踝、摇指(趾)等。

引法:颈引、肩引、肘引、腕引、腰引、髋引、膝引、踝引、指(趾)引等。

**(二)分部施推**

渝州推拿不仅手法独具特色,还要求手法精细,并非常重视分部位施推,而且对每一部位所施用的手法亦十分讲究。将人体分为头面部、颈部、背部、腰部、骶骶部、胸部、腹部、上肢部、手部、下肢部、足部等。而每一个具体的部位又有各种针对性精细的手法和手法的配方。

头颈部:按揉太阳、牵拉太阳、按揉印堂、掐睛明、按球后、按揉四白、直推前额、分推前额、按揉阳白、按揉颊车、掐地仓、掐人中、按揉下关、合按头部(掌合按、指合按)、按揉翳风、按揉风池、按揉风府、按角孙、按揉头维、掐百会、按揉四神聪、梳摩头部、拿捏颈肌、枕后分推、按缺盆、按天突、摩耳后、牵扯耳廓等。

胸腹部:拿捏腋下、分推肋间隙、按揉胸骨、束胸摩、按揉中府、按揉云门、按揉膻中、拿捏肩井、按揉肩井、直推胸骨、分推季肋、按上腹、按揉上中下脘、团摩上腹、直推上腹、横摩上腹、直推腹两侧、按揉期门、按剑突、拿提腹肌、团摩脐周、按揉天枢、按揉关元、横摩下腹、腹部推挤、按腹中、耻骨下横摩、按揉曲骨等。

背腰、骶部:揉按大椎、推膈俞、按揉天宗、分推背部、按揉肩胛内缘、掌推肩胛、掌揉肩胛、点按背肋、按胸椎、点按背俞穴、点按华佗夹脊穴、点按背部督脉(或三点点按夹脊穴、督脉)、背部直推、推挤背部、拳揉背部、横摩腰部、脊背拿提、舒摩背肋、斜抹背部、抚摸背部、叠掌按腰、指分腰、掌分腰、揉命门、拿捏腰肌、叠指弹拨夹脊、束带摩、腰部直推、揉腰骶、按揉双髋、骶部横摩、揉长强、肘按秩边、肘按环跳、叠指揉八髎等。

上肢部:按揉肩周、拿提肩周、引肩部、摇肩、按揉极泉、拿捏腋前、拿捏腋后、按揉肩髃、推上臂三阳三阴、拿捏上臂、推前臂三阳三阴、掐曲池、按揉手三里、合按内外关、按揉神门、分掌、梳手背、揉按劳宫、掐合谷、引腕屈伸、搓指、揉指、引指、揉按后溪、揉劳宫、掐十宣等。

下肢部:肘按环跳、揉捏股内侧、抚摸股内侧、擦摸股内侧、推股外侧、抱推下肢、叠指按揉居髎(殷门、承扶、风市)、屈膝按委中、引下肢、揉膝上、揉血海、按揉膝周、引膝、屈膝旋髋、揉捏小腿、按揉阳陵泉阴陵泉、合按三阴交悬钟、揉按足三里、推膝下三阳经(三阴经)、按揉承山、揉捏跟腱、合按昆仑太溪、踝背屈、推足外侧、内外旋踝、掐解溪(太冲、足临泣)、梳足背、揉涌泉、揉趾、引趾等。

**(三) 手法特色**

推拿在长时间的演变过程中,派别众多、手法林立。临证中我们深刻地体会到"任何手法皆从心而出,即心为手之主,手为心之使"。推拿治疗筋伤疾病要因人施法、因证施法、因部位施法,其手法应从"心"而出,要将各种手法有机融合,手法要柔中带刚、刚中有柔,做到"轻而不浮,重而不滞,松而不懈,紧而不僵"。注重手法技巧与力量完美结合,在手法过程中充分体现"柔、准、巧、美、松"的特色,让患者在舒适中接受治疗。

1. "准"字当先 临证推拿要求在准确诊断、准确辨证的基础上,做到准确施术。准确诊断是治病的第一要务,临证时应将经络诊断与经筋诊断有机结合,将现代检查手段如 X 线片、CT、MRI 等作为中医四诊手段的延伸,运用四诊合参,分析归纳,准确辨证,做到辨证施推。对于一般年老体弱者,宜多用轻柔手法;一般年轻体壮者,宜多用相对较重的手法,但也应与轻柔手法交替运用。对体胖者则需分清是实胖还是虚胖,实胖即体质强壮者,宜多用较重的手法,使手法的力度深透到体内,达到调节脏腑、经络、气血的作用;虚胖即皮下脂肪较多,肌肉并不结实,宜多用轻柔手法,适当配合较重的手法。

准确诊断、准确辨证是治病的前提,准确施术才是目的。临证时要根据病情选用准确而适宜的推拿手法,准确抓住疾病反映于体表的重点,达到"手上长眼睛"的境界,要善于用双手在患者身上准确捕捉细小的阳性反应点,以及感觉肌肉组织的软硬度变化,从中找出疼痛点和病变所在。对于筋伤疾病急性期患者,或阳性点反应明确的患者,不要立即在病变部位或阳性反应点上施手法,而应先放松其周围的软组织,然后找准阳性反应点施以点、按、弹、拨等舒筋解痉类手法,力量由轻渐重,尽量避免重伤软组织。正所谓"有伤不治伤,治伤先治两端"。

2. 以"柔"为本 推拿手法要柔和而有力,不要使用蛮力、暴力,推拿用力做到"蓄劲缓发"。《易传·系辞》说:"刚柔相推而生变化。"在手法的具体操作中,要以柔为本,刚柔相济,做到轻柔而有节奏性,保持手法节律、速率和压力均匀一致,控制力量的稳定性,不可轻重不一、忽轻忽重,应当把能使用的力量均匀不断地分配到每次手法动作中,始终保持动作和力量的连贯性,运用最小、最少的力量,更加合理地产生出最佳的推拿治疗效应。手法柔和并非软弱无力,即使最轻柔的手法,也要求"轻而不浮"。柔也不等同于"轻",柔和的手法有轻也有重,轻者如抚法、摩法,徐缓而不带动皮下软组织;重者如弹拨法、点按法,着力准确深沉而缓和,带动皮下软组织将力量渗透到深部组织。在推拿治疗中应注重将手法技巧与力量完美结合,不管对体质相对瘦弱的南方人还是壮实的北方人,无论是中青年还是老年人,均力至病所、恰到好处,达到治疗疾病的目的。

3. "巧"为关键 推拿治病靠的是手法,手法的优劣与好坏直接关系到治病的效果。要提高推拿临床疗效,手法的技巧尤为关键,一定要做到手法巧而有力,又能深透,能够巧妙地运用各种手法,做到有的放矢、得心应手。推拿手法要做到巧而有力,与用力的方向、用力的作用点密切相关。如在治疗腰背部劳损性疾病时,善于运用食、中、无名三指点按法点按华佗夹脊穴和督脉穴位,要求三指用力均匀,垂直作用于皮肤,从上而下,逐穴施术,以振奋阳气、通达全身经脉,手法虽不重但气感明显,为后面在病变部位施用手法打下基础。其次,手法之"巧"还体现在推拿手法的交换更替、身体姿势和体位的变化,要求在给不同部位施术时身体的姿势要随着施术部位的改变而改变,但姿势的变化既要有利于医师发力,又要注重形体美。同一疾病施以不同手法,有各自不同的感觉和效应。患者各部位的肌肉有厚薄之别、关节连接有起伏之异、耐受力有强弱之差、不同的部位所用的手法择重又有一定差别,如推拿治疗腰、臀、大腿后侧等肌肉丰厚的部位,采用拇指点按法、肘尖点按法,从力学角度分析,此类手法着力面积小、力量集中、压强大,巧用指力即可深透到病所,达到缓解疼痛的目的;对于背部、四肢末端、关节等肌肉薄弱的部位,采用鱼际揉法、掌揉法、拿捏法等,此类手法着力面积大、力量分散、压强小,用力轻巧即可达到放松肌肉、缓解痉挛的目的。

4.“松”为要旨 在推拿临证中,“松”字尤为重要,既是前提,又是目的。“松”既包括医师与患者的“神松”即精神的放松,又包括医师与患者的“体松”即肌肉的放松。推拿治疗过程中,要做到医患之间互相配合、相互信任、关系和谐,才能达到“神松”与“体松”的完美结合,起到疏通经络、缓解疼痛、治愈疾病的作用。临床中,筋伤疾病无论是急性损伤还是慢性劳损,其基本病理过程均为疼痛—神经反射—肌肉收缩痉挛—有害冲动—形成继发性疼痛病灶,导致疼痛恶性循环,造成所谓的“不通则痛”。推拿手法能针对疼痛和肌肉紧张、痉挛、粘连这几个主要环节,打破恶性循环,既可治标,也可治本。从治标来看,推拿能将紧张、痉挛或粘连的肌肉充分松弛,从而消除疼痛;从治本来看,要善于抓住原发病灶及阳性反应点这个关键,早在《灵枢·经筋》中就有“以痛为输”的记载,因此,医师应通过各种推拿手法,在放松原发病灶及阳性反应点周围软组织基础之上,着眼于阳性反应点重点施术,将其彻底消除,使气血得以通畅,达到舒筋通络的效果,即松则畅通、通则不痛。

5.“美”为纽带 郭剑华医师创新性提出推拿治疗中的“美学观”。他认为“美”学在推拿治疗中非常重要,通过美的姿势、美的语言、美的手法,将“美”作为纽带在医患之间架起关系和谐、相互信任的桥梁,让“美”的信息在医患之间传递,让患者及其陪护的家属在治疗的同时,感觉到“美”的存在,得到“美”的享受,得到心理和身体上的治疗。郭剑华常用《医宗金鉴·正骨心法要旨》中所说的“一旦临证,机触于外,巧生于内,手随心转,法从手出”这句至理名言教导我们。他说:“这句名言寓意深刻、内涵丰富,只要细心体会,手法就在其中。”要求医师要用有力而柔和的双手,以优美的姿态,用变幻无穷、从心而出的手法,精心为患者施术。每一个医师在治疗过程中要以美的姿态、美的手法、美的心灵去面对患者,让接受治疗的患者、候诊的患者、患者家属以及观察治疗的健康人能从医师治疗中的优美姿态得到康复、得到启迪、得到放松、得到美的享受;也让旁观者心情松弛,不再惧怕推拿治疗,而把这种治疗当作一种享受,这有利于患者及家属树立战胜疾病的信心。每一个推拿医师既要熟悉各种单一的推拿手法,又要掌握各种复合型手法,并认为每种手法将其分解开可以说是由各种舞蹈动作组成。舞蹈工作者用其肢体语言来向观众表达情感,而作为推拿医师也可用美的姿势和动作,用手法语言传递给患者信息,让患者能通过医师双手所给的信息读懂医师的手法语言,在医患之间产生一种“共振”,从而达到治疗疾病的最佳效果。在临床治疗中,还配合各种美妙的音乐,随着乐曲运动,从中表现出美观、轻柔、准确、持久、有力、均匀、深透的手法。

## 四、用药特色

### (一) 病证结合,专病专方

我们通过临床研究、观察,总结出常见筋伤疾病的病因、病机,提出辨证与辨病相结合论治筋伤疾病的观点,创制了筋伤疾病内治法专病专方专药。这些专病专方专药,谨守病机,组方严谨,用药精炼,证之临床疗效显著。其中,颈舒汤、腰舒汤、膝舒汤、肩舒汤已通过临床科研,并将汤剂改革为便于携带和服用的胶囊剂型,经重庆市食品药品监督管理局审批而成为医院制剂。

1. 颈舒汤 颈椎病存在共同的病因病机,即寒、痰、瘀、虚四者杂合致病,归纳为寒湿痹阻、痰瘀阻络、气血不足、肝肾亏虚4型,拟定了以补益气血,滋补肝肾,祛风散寒,化痰通络为治疗原则的颈舒汤。药用:葛根、当归、桂枝、白术、黄芪、狗脊、茯苓、白芍、全蝎粉(装胶囊吞服)、炙甘草。寒湿痹阻者,加羌活、独活、汉防己;痰瘀阻络者,加法半夏、陈皮、红花、桃仁、丹参;气血不足者,加党参、熟地黄;肝肾亏虚者加山药、山茱萸,偏于阴虚者加龟甲、菟丝子、女贞子,偏于阳虚者加鹿角胶、肉桂、肉苁蓉。

2. 肩舒汤 肩关节周围炎的病因病机为气血亏虚,外受风寒湿,筋脉失养。治疗原则为祛风散寒,养血通络。拟定了肩舒汤,药用:桂枝、羌活、防风、当归、白芍、川芎、桑枝、葛根、甘草。风寒湿阻型,加细辛、苍术、独活;瘀血阻滞型,加桃仁、红花;气血亏虚型,加黄芪、党参、熟地黄;疼痛较甚者,加乳香、没药。

3. 腰舒汤 腰椎间盘突出症的病因病机主要为“伤、痹、瘀、虚”,其中以虚为本,伤、痹为标,瘀血贯穿病程的始终。分为风寒湿痹、湿热痹阻、气滞血瘀、气血两虚、肝肾不足5型,拟定以补肝肾、益气血、祛寒湿、通经络为治则的腰舒汤。药用:桑寄生、狗脊、党参、当归、熟地黄、丹参、川牛膝、全蝎粉(装胶囊吞服)、制川乌

（先煎 1 小时以上）。风寒湿痹型，加独活、防风、细辛、秦艽；湿热痹阻型，去川乌，加苍术、黄柏、栀子、泽泻、木通、薏苡仁；气滞血瘀型，加桃仁、红花、甲珠、川芎；气血两虚型，加黄芪、枸杞、怀山药、鹿衔草；肝肾不足型加杜仲、怀山药，偏肾阳虚者加肉苁蓉、淫羊藿、仙茅，偏肾阴虚者去川乌加山茱萸、女贞子、墨旱莲、龟甲。

4. 脊舒丸　强直性脊柱炎的发生主要是因肾与督脉阳气衰弱不能温煦腰脊，肝肾精血亏虚不能濡养筋骨，筋骨失养，气血不足，风寒湿诸邪乘虚侵袭而发病。治疗原则为补肾强督、祛寒化湿、活血祛瘀、通经止痛，故拟定脊舒丸，药用：熟地黄、鹿角胶、淫羊藿、当归、白芍、羌活、独活、桂枝、甲珠、狗脊、甘草、山茱萸、桑寄生、丹参、川断、红参、赤芍、枸杞，研细末，蜜炼为丸，每粒 9g，早晚各服 2 粒。风寒湿阻型，加秦艽、汉防己；气滞血瘀型，加川芎、延胡索、红花；肝肾亏虚型，偏阴虚者加龟甲、女贞子，偏阳虚者加肉桂、肉苁蓉。

5. 股舒丸　股骨头缺血性坏死属于中医学"骨蚀"范畴。其病因病机主要为肝肾不足，精髓亏乏，髓减骨枯，骨失滋养；或外力所伤，骨断筋损，气滞血瘀，脉络瘀阻，骨失所养；或外邪入侵，痰湿互结，脉络痹阻，筋骨失养。形成本虚标实，虚实夹杂，痰瘀湿浊互结，骨败肉痿的复杂病机，造成股骨头缺血失养而发生坏死。我们认为"虚"是本病发生的根本，"瘀""痰""伤"是致病因素，治疗原则为补肾壮骨、益气养血、活血祛瘀、散结通络。拟定股舒丸，药用：熟地黄、红参、山茱萸、狗脊、川牛膝、当归、甲珠、土鳖虫、生水蛭、红花、桃仁、全蝎、鳖甲、白芥子、麝香、甘草。上药研细末，蜜炼成丸，每粒 9g，早、中、晚各服 1 粒。肝肾不足者，加杜仲、骨碎补；气滞血瘀者，加川芎、丹参；痰湿互结者，加薏苡仁、茯苓。

6. 膝舒汤　膝骨关节炎的病因病机为"肝肾气血亏虚为本，痰瘀寒湿阻络为标"，并分为风寒湿阻、痰瘀内停、气血失调、湿热阻络、肝肾亏虚 5 型。拟定了以补益肝肾、调理气血、强壮筋骨为治则的膝舒汤，药用：狗脊、熟地黄、当归、党参、土鳖虫、鳖甲、独活、威灵仙、川牛膝。风寒湿阻者，加防风、秦艽；痰瘀内停者，加薏苡仁、赤芍、桃仁、红花；气血失调者，加丹参、香附；湿热阻络者，加苍术、黄柏、土茯苓、木通、地龙；肝肾亏虚偏阴虚者加枸杞、菟丝子，偏阳虚者加杜仲、淫羊藿；疼痛甚者，加乳香、没药。

7. 膝痹消洗方　膝骨关节炎属中医"骨痹"范畴。人到中年，肝肾不足，气血失调，加之外伤、劳损或感受风寒湿邪，痰瘀内停，脉络不通，筋骨失养而发生膝关节疼痛、僵硬、活动受限等症。治疗原则为活血化瘀、通调气血、祛风除湿、消肿止痛，拟定膝痹消洗方，药用：川牛膝、独活、三棱、莪术、海桐皮、乳香、没药、土鳖虫、制川乌、威灵仙、红花、舒筋草。诸药加水 3 000ml 先浸泡 20 分钟，然后煎 20 分钟，趁热熏洗热敷患膝关节 20 分钟，早晚各熏洗热敷 1 次，日 1 剂，10 剂为 1 个疗程，每个疗程间隔 2 天。风寒偏重，加防风、细辛；偏气血虚，加黄芪、当归；肝肾不足偏阳虚加杜仲、淫羊藿、肉苁蓉，偏阴虚加女贞子、菟丝子；偏血瘀，加桃仁，并加重红花剂量；痰湿偏重者，加法半夏、地龙；湿热偏重者，加土茯苓、薏苡仁、露蜂房。

8. 跟痛熏洗方　跟痛属于中医"痹病"范畴。其病机以肝肾不足为本，外邪侵袭为标，属本虚标实之证。治疗以舒筋通络、活血止痛为法。拟定跟痛熏洗方，药用：白术、寻骨风、透骨草、当归尾、鸡血藤、皂角刺、莪术、红花、香附、威灵仙、乳香、没药。诸药加水 3 000ml 先浸泡 20 分钟，然后煎 20 分钟，趁热熏洗热敷患处 20 分钟，早晚各熏洗热敷 1 次，日 1 剂，10 剂为 1 个疗程，每个疗程间隔 2 天。血瘀气滞型，加丹参，重用红花、当归尾；风寒痹阻型，加独活、艾叶；湿热阻络型，加土茯苓、海风藤；肝肾亏虚型，加淫羊藿、续断。

9. 痛风舒汤　急性痛风性关节炎属中医学"痹病"范畴。其病机为湿毒瘀阻经络，并贯穿病程始终。湿毒蕴结，痹阻脉络，瘀血内停，是本病发展变化的枢纽。湿邪内生，聚湿生痰，痰凝经脉，瘀血内停，湿（痰）瘀互结，蕴久不解，酿成浊毒，"湿（痰）、瘀、毒"三者互为因果，流窜骨节而发病，而且湿性黏滞趋下，是造成本病缠绵难愈和反复发作的主要因素。治疗原则为清利湿热、活血止痛。拟定痛风舒汤。药用：黄柏、苍术、威灵仙、独活、土茯苓、络石藤、山慈菇、丹参、薏苡仁、车前仁、川牛膝。

10. 四黄定痛膏　主要用于治疗急性痛风性关节炎。药用：黄连、黄柏、芙蓉花叶、黄芩、栀子、乳香、没药、独活、细辛、生天南星、山慈菇、蒲公英。制法：将诸药研为细粉，过 60 目筛后待用。将凡士林加热至 80℃，并将药粉与凡士林以 3：7 比例搅拌均匀，待温度冷却后装瓶备用。用法：将药膏适量均匀涂在纱布或棉垫上，敷贴患处，并用绷带固定，24~36 小时更换敷药 1 次。

11. 筋舒汤　慢性软组织损伤是由于人体筋、骨、分肉、脉络受损，气血瘀阻所致。损伤失治，迁延日久会形成"血虚"与"血瘀"并存，从而导致"筋脉瘀滞而失于精血之濡养"，出现肿胀、疼痛、功能受限等症状，加之肝肾、气血虚弱，感受风寒湿邪，致络脉痹阻，作肿作痛，甚则关节屈伸不利。以舒筋活血、养血通络、补肝益肾为治则,拟定筋舒汤,药用:当归、熟地黄、骨碎补、杜仲、鸡血藤、川牛膝、乳香、续断、丹参。寒湿痹阻型,加羌活、独活、汉防己;痰瘀阻络型,加法半夏、陈皮、红花;气血不足型,加黄芪、党参;肝肾不足偏阴虚者加龟甲(打碎先煎)、菟丝子、女贞子,偏阳虚者加鹿角胶(烊化)、肉桂、肉苁蓉。

12. 舒筋酒　急性软组织扭挫伤是由于外力撞击、跌仆闪挫、扭转牵拉、金创挤压、强力负重、过度活动等原因造成局部软组织的扭伤或挫伤,临床主要以伤处疼痛、肿胀、功能受限等为主要表现,其病因病机为气滞血瘀。治疗原则为活血化瘀、消肿止痛,拟定舒筋酒,药用:三七、生明乳香、生明没药、生大黄、降香、红花、冰片。用法:上述诸药共研细末,用60°白酒500ml浸泡半月后滤渣取酒备用,取药酒2~3ml均匀涂抹患处,日3~4次。

### (二)用药独到,善用虫药

筋伤疾病属中医"痹病"范畴,常因人体正虚而感受风、寒、湿、热等外邪所致,病情反复,缠绵难去,病机多为"久病入络",针对此病机特点运用虫类药物治疗,意在疏经通络,临床取得满意疗效。虽然叶天士认为"久病入络"者,应在久病邪深后才采用虫类药物治疗,但我们根据患者的病情主张尽早使用虫类药物,并非病邪留伏较深时才使用,同时还应与草本药物共同使用以增强疗效。在"颈舒汤"中用全蝎一药,就是发挥全蝎搜剔经络、通络止痛的功效。并将全蝎研末装胶囊吞服,这样既便于服用,又能更好地发挥全蝎通络止痛的作用。现代药理研究发现,全蝎可扩张血管,降低血压,抑制实验大鼠下腔静脉血栓形成,可调节机体的抗凝和纤溶功能;它含有的蝎毒素是一种镇痛活性肽,对各种疼痛模型有强烈的镇痛作用,对治疗筋伤疾病的疼痛作用颇佳。

筋伤疾病发病的根本病机是肝肾亏虚,故提出治疗筋伤疾病应肝肾并调,筋骨同治,选用补益肝肾、强筋壮骨药物,以治其本,使肝血充盈,肢体筋脉得以濡养,肾精充足,四肢骨骼强壮有力。如"狗脊"一药,《本草正义》说:"狗脊……今谓之为金毛狗脊……能温养肝肾,通调百脉,强腰膝,坚脊骨,利关节而驱痹著,起痿废……功效甚宏……且温而不燥,走而不泄,尤为有利无弊,颇有温和中正气象……"我们每每重用狗脊就是为了达到补肝肾、除风湿、健腰膝、利关节的作用。

我们在临床用药中针对筋伤疾病急性期疼痛较重这一特点,采用制川乌、制草乌治疗痛症,收到显著效果。制川乌和制草乌虽然具有毒性,但只要掌握好剂量和煎服方法,即可发挥其止痛作用强的功效,但必须注意因人因时因地制宜,灵活运用。

### (三)活血化瘀,因人施治

徐灵胎在《医学源流论·病同人异论》中说:"天下有同此一病,而治此则效,治彼则不效,且不惟无效而反有大害者,何也?则以病同而人异也。夫七情六淫不感不殊,而受感之人各殊,或气体有强弱,质性有阴阳,生长有南北,性格有刚柔,筋骨有坚脆,肢体有劳逸,年力有老少,奉养有膏粱藜藿之殊,心境有忧劳和乐之别,更加天时有寒暖之不同,受病有深浅之各异。一概施治,则病情虽中,而于人之气体,迥乎相反,则利害亦相反矣。"按徐灵胎这段论述,活血化瘀药物进入人体是否也会出现这样的现象呢?结论应该是肯定的。在临床运用活血祛瘀药物治疗瘀血证时,倘若不注意"人异",则有可能走向愿望的反面。目前,临床和实验研究告诉我们,要谈论药物的作用,就不能离开患者自稳失调和抗病能力的具体情况,也就是说,不能离开正邪强弱、气血盛衰、阴阳消长等变化,否则就只能是纸上谈兵、按图索骥。比如跌打损伤,《灵枢·邪气脏腑病形》说:"有所堕坠,恶血留内。"在论治上,《素问·至真要大论》说:"坚者削之……结者散之,留者攻之。"《伤科补要》说:"先逐其瘀,而后和营止痛,自无不效。"后世宗此甚多,临床中活血祛瘀法确为治疗跌仆损伤所致瘀血的常法,但当患者脾胃之清气不升,或血虚,或气亏,或肾气不足时,则每每不能取效,反而加重病情。此时就应当根据病情治以升阳益气、调理气血,或补益肝肾为主,辅以活血化瘀之法。又如肺心病感染期,气喘气急,舌质紫暗,口唇发绀,且病程较长,确有久病入络之势,如血象偏高用清热解毒、泻肺平喘利尿之剂,感染往往能迅速控制,瘀血症状也能消失。如以祛瘀为主,则有可能造成血去气脱的恶果。再如,治疗冠心病时不应单用活血祛瘀法,而须攻补兼施,扶正祛邪,缓缓图治,以防欲速不达。

近年来,一见瘀血便以活血为主的治法日渐盛行,但这往往与辨证施治的精神相悖。产生和影响瘀血的因素是多方面的,因此不能一见瘀血都治以活血祛瘀。我们曾经学习整理过郭贞卿老中医的经验,体会到对瘀血证应当广开治路,并得出结论——见瘀休贸然祛瘀。

我们十分推崇王清任的"瘀证有瘀血说"及其活血化瘀的经验,并对其中的活血化瘀方药心领神会,证之临床,多获良效。我们特别强调活血化瘀应因人施治。从筋伤疾病的病因病机分析,活血化瘀法在筋伤疾病的治疗中具有不可替代的重要作用。"瘀血"既是筋伤疾病的致病因素,又是病理产物,贯穿于筋伤疾病的整个过程。临床根据发病的内外因素以及患者个体差异,常按患者体质状况,结合辨证方法,归纳出治疗筋伤疾病的 8 种治瘀之法,即:行气活血法、益气活血法、温经活血法、温阳活血法、补血活血法、利水活血法、祛痰活血法、攻下活血法。

1. 行气活血法 "血随气行""气为血帅",气机郁结,脉络瘀滞,如胸廓屏气伤、肋骨骨折后呼吸胸痛等,此时常用活络效灵丹治之,方中"乳香、没药"功不可没,二药一入气分、一入血分,可行气活血且不伤气耗血。其次,筋伤日久者,多情绪低落、心胸郁闷、肝气郁结,此时常配以郁金、延胡索、柴胡、枳壳之属,或配合针刺行间、太冲以宽胸理气、疏肝解郁。但在用行气活血法时,行气之品往往仅 2~3 味,以免行气之药过于辛燥反伤阴耗气,影响疗效。

2. 益气活血法 《血证论》有"气盛则血充,气衰则血竭"一说,王清任在《医林改错》一书中也说"元气既虚,必不能达于血管,血管无气,必停留而瘀",可见气虚必然导致瘀血发生;其又说"有专用补气者,气愈补而血愈瘀",说明益气之法必须同活血法同用,方"能使周身之气通而不滞,血活而不瘀,气通血活,何患疾病不除"。常在瘀血证伴有头晕、气短、倦怠乏力等气虚表现时,运用该法。如老年人或中年妇女或形体羸弱者患椎动脉型颈椎病、交感神经型颈椎病时,多见该证,常在当归、红花、丹参等活血之品基础上加党参、黄芪、山茱萸等益气、固脱之药,以达气旺则血行之效。针对是证尤喜在针刺时配以百会、肺俞穴。认为:"百会能益气固脱,善行头项之瘀血;而肺俞则可补气活血、宣通气机,长于散胸背上肢之瘀阻;二者补气而不滞血,通血而不伤气。"

3. 温经活血法 《灵枢·痈疽》云:"寒邪客于经络之中,则血泣,血泣则不通。"《素问·调经论》说:"寒独留,则血凝泣,凝则脉不通……"《金匮要略·妇人杂病脉证并治》也谈及"血寒积结胞门,寒伤经络"。说明寒凝是导致瘀血的重要原因之一。临床中,筋伤疾病因感受风寒而发者众,如肩周炎、落枕、腰椎间盘突出症等。对于寒凝血瘀证的治疗则按《素问·调经论》所说"血气者,喜温而恶寒,寒则泣不能流,温则消而去之",常选活血化瘀并有温经作用的药物如川芎、红花、威灵仙、鹿角胶等,配以温经散寒之品,如桂枝、细辛、独活等。

4. 温阳活血法 《素问·痹论》云:"病久入深,荣卫之行涩,经络时疏,故不通。"临床上,老年人或久病之人,阳气多虚则阴寒内生,血脉凝滞,气血运行不畅,出现血瘀之证。证见身痛腰痛,四肢关节手足逆冷、畏寒,却步难行,周身倦怠乏力,精神萎靡不振,脉微无力等,如强直性脊柱炎、股骨头缺血性坏死、腰椎椎管狭窄症等。常选用红参、附子、干姜、仙茅、淫羊藿、肉苁蓉、甘草等具有温阳扶正之品,加以红花、桃仁、全虫、生水蛭等活血逐瘀药物进行治疗。

5. 补血活血法 血虚则血脉不充,血行涩滞缓慢,故易留滞成瘀,或血虚而感受风寒更易促成瘀血形成。《金匮要略》论中风病变机制时指出:"寸口脉浮而紧,紧则为寒,浮则为虚……浮者血虚,络脉空虚,贼邪不泻,或左或右,邪气反缓,正气即急,正气引邪,喎僻不遂。"即营血虚而络脉失之灌养而空虚,使风寒乘虚侵入于络,导致患侧络脉血气瘀阻,肌肤失养,肌肉松弛,缓而不用。清代周学海在《读医随笔》中指出:"阳虚血必凝……阴虚血必滞。"其治法当按古人所说"若欲通之,必先充之",即养血活血法。筋伤临床中不乏此证,常见肝血不足之筋骨软痛,心血不足之心悸气短,脾虚不能生血之肌肉削脱等表现。常在活血方中加入当归、丹参、白芍、山茱萸、阿胶、鸡血藤等养血活血之物,既可菀陈促新,又不伤正。同时,血虚之人,肝气多旺,故应在补血活血之时少佐健脾疏肝之品,如白术、佛手。

6. 利水活血法 津液和血都是来源于饮食的精气,并能相互资生、相互作用。《灵枢·邪客》所云"营气者,泌其津液,注于脉,化以为血",指出了津液与血的生理关系。《素问·调经论》说:"血气未并,五脏安定,孙络外溢,则经有留血。"水湿已成,阻塞脉络,影响气血流通亦可致瘀。前人还说"血不利则为水",血瘀往往导致停水,如临床见到膝关节滑膜炎、髋关节滑膜炎、痛风性关节炎,皆因气血瘀阻,水湿内聚所致。水湿之邪有外感或内生之别。水湿本为阴邪,易与寒邪相合,但郁久也可发热而成湿热之邪。《素问·经脉别论》曰:"饮入于胃,游溢精气,上输于脾。脾气散精,上归于肺,通调水道,下输膀胱。水精四布,五经并行。"故而水湿代谢多与肺、脾、肾、膀胱及经络功能有密切的关系。应用利水活血之法时,要与清热、温经、调理脏腑功能(在上则宣肺、在中则健脾、在下则温肾)相互配合。例如急性痛风性关节炎、急性滑膜炎等患者,临床若表现为局部红肿热痛、皮温升高、舌红、苔黄腻、脉滑数者,常在活血化瘀方剂中配以清热利湿之药,如土茯苓、车前子、豨莶草、萆薢、汉防己、泽泻等;若表现为局部满肿、冷痛、功能受限,舌淡苔白,脉沉濡者,常佐以麻黄、桂枝、艾叶、二活等温经利水之药。若胸胁挫伤、颈椎病伴见咳嗽痰多、胸胁胀满、脉弦滑等肺失宣降者,常佐以麻黄、杏仁、射干、生姜、款冬花等宣肺利水之药。若颈椎病、腰椎病伴见神疲纳差、倦怠乏力、脘腹胀满、大便溏稀、舌苔白腻、脉濡缓等脾胃虚弱者,常配以茯苓、山药、薏苡仁、苍术、白术等健脾利湿药物;对于老年或久病筋伤而伴见腰膝酸软、畏寒、舌淡、苔白润或白腻、脉沉弱等肾阳不足者,常配伍的温肾化湿药物有肉桂、乌药、威灵仙、木瓜等。

7. 祛痰活血法　前人有云"怪病多痰""久病多瘀",对于病程日久的筋伤疾病,多从"痰瘀互结"论治。例如病程较长的椎动脉型颈椎病、交感神经型颈椎病,其眩晕一症多为缠绵持续,终日浑浑噩噩、欲呕无吐、时而头痛、时而眩晕,此正印前人所说"无痰不作眩""无瘀不作眩"之理,常在"颈舒汤"中加白芥子、僵蚕、桔梗等祛痰通络之品,以达活血豁痰之功。再如慢性腰痛伴下肢麻木者,认为不但因虚致木,尚有痰瘀内阻、气血经络不通者更多,故在"腰舒汤"基础上加牛蒡子、地龙、制南星、橘络等,以增强涤痰通络之效。此外,对于瘀、痰、水湿,皆因气而行,故在活血、祛痰、利水之时,应加少许气药方才得以消散。

8. 攻下活血法　《素问·缪刺论》云:"人有所堕坠,恶血留内,腹中满胀,不得前后,先饮利药。"其中"先饮利药"便是攻下活血之法。临床常见急性腰扭伤、腰椎压缩性骨折等患者数日难以入圊,其腰痛则愈发加剧,这是因为腰间瘀血作痛导致肠道气机紊乱,肠蠕动减弱,大便在肠中囤积而腹压增高,反之腹压增高又加重腰部瘀血。常用桃核承气汤、身痛逐瘀汤加减,尤重视用大黄、生白术、生白芍等利药以通腑逐瘀,当腑气得通则"痛随利减"。攻下活血当中病即止,通腑则停,免伤正气而变生他患。

## 五、防治并重

根据中医"治未病"观点,我们提出了筋伤疾病"防治并重"的学术思想。筋伤疾病除了采取中医综合疗法积极治疗外,还应注重预防与保健。只有坚持正确的自我保健和功能锻炼,才是防止筋伤疾病复发的良方。"治未病"是中医学独特的预防医学理论,最早出自《黄帝内经》。如《素问·四气调神大论》曰:"是故圣人不治已病治未病,不治已乱治未乱,此之谓也……夫病已成而后药之,乱已成而后治之,譬犹渴而穿井,斗而铸锥,不亦晚乎!""治未病"包含了"未病先防"和"已病防变"两层含义。对筋伤疾病一定要有"治未病"的预防思想。

### (一) 动静结合,未病先防

《素问·上古天真论》云:"虚邪贼风,避之有时,恬惔虚无,真气从之,精神内守,病安从来。"这里提出了未病先防的"治未病"思想。《灵枢·官能》云:"是故上工之取气,乃救其萌芽;下工守其已成,因败其形。"这里也明确地提出了未病先防的预防思想。《金匮要略·脏腑经络先后病脉证》指出:"若五脏元真通畅,人即安和。客气邪风,中人多死。……若人能养慎,不令邪风干忤经络;适中经络,未流传脏腑,即医治之……"这些观点一脉相承,均强调了疾病是可以预防的,把疾病消灭在萌芽状态,这也为现代医学以"预防为主"的思想提供了依据。根据以上理论,我们认为要防止或延缓筋伤疾病的发生,应有"未病先防"的思想。如颈椎病最常见的症状便是颈项疼痛,最常见的病因是长期从事伏案工作过于劳累,最常见的人群如教师、电脑从业人员、办公室工作人员、缝纫工等。而这些人群中绝大多数均不同程度地疏于运动与锻炼,且不注意动静结合,使得颈项后群肌肉长时间过度牵拉,使颈椎周围韧带、肌肉劳损,从而发生颈椎病。如果能在平时工作、生活中保持正确的姿势,经常参加适宜的锻炼,便会减缓甚至减少颈椎病的发生,这就是"未病先防"。

对于筋伤疾病要做到动静结合,未病先防。

1. 选择适当的锻炼方法,参加适宜的体育活动,即《黄帝内经》所提出的"和于术数",包括游泳、慢跑、做广播体操等,可以促使血脉流通,气机调畅,从而增强体质,预防疾病的发生。郭剑华医师针对临床常见病症,编写《自我按摩去百病》,用简明扼要的文字、鲜明活泼的图片,阐述了按摩治病的作用,将自我按摩的各种手法，以及常见的40余种病证的自我按摩方法描述得淋漓尽致、简单易学，深受读者好评。

2. 注意不要劳力、劳心、房劳过度，即《黄帝内经》所说的"不妄作劳"。不管是体育锻炼，还是生活工作，都不要违背常规，应考虑季节、时间、年龄、体力及有无疾病影响等诸多因素，做到动静结合，适可而止，量力而行，不可长时间从事某一种形式的劳作，以防止"久视伤血，久卧伤气，久坐伤肉，久立伤骨，久行伤筋"。只有做到动静相宜，劳逸结合，才能使活动、锻炼有益于身心健康，才能有效预防筋伤疾病的发生。

**（二）防治结合，已病防变**

《金匮要略·脏腑经络先后病脉证》云："问曰：上工治未病，何也？师曰：夫治未病者，见肝之病，知肝传脾，当先实脾，四季脾王不受邪，即勿补之。中工不晓相传，见肝之病，不解实脾，惟治肝也。"这里主要依据脏腑病证的传变规律，以治肝实脾为例，系统阐述了这一传变规律，提出了已病防变的"治未病"思想，强调在治疗疾病时应注意照顾未病的脏腑，防止疾病的传变途径，防其蔓延为患，使疾病向痊愈方面转化。同时还提出对已盛之病，要采取积极的救治措施，防止病情的逆变，阻止病势的发展。我们将《金匮要略》"已病防变"思想灵活应用于筋伤疾病的防治过程中。我们认为，筋伤疾病多为慢性劳损性疾病，是一类由轻到重、逐渐形成的积累性疾病，病程较长，病势多缠绵。在积极采取中医综合方案治疗的同时，还必须配合合理的功能锻炼，这样才能有效防止筋伤疾病的复发或恶化。如颈椎病患者，多数会出现腰痛这一症状，其原因是颈椎的不稳定因素直接影响整个脊柱，人体自身为了调整颈椎的稳定性，以胸、腰椎给予相应的代偿，久而久之，当腰椎失去代偿能力时就会出现腰部疼痛症状。如果在治疗颈椎病的同时，有针对性地用手法放松腰背部肌肉，调整整个脊柱的顺应性，并配合颈、腰部适宜的功能锻炼，将会避免腰痛的发生，这就是"已病防变"。

1. 应将主动的、适宜的功能锻炼贯穿筋伤疾病治疗的全过程。郭剑华医师在诊病中还指导患者运用自己编排的一系列自我功能锻炼操进行适宜锻炼，如做颈椎锻炼操、肩部锻炼操、腰椎锻炼操、膝关节锻炼操等，并强调要做到循序渐进、持之以恒。同时，还要求做到"食饮有节，起居有常，不妄作劳"，勿"以欲竭其精"，"房室勿令竭乏"。

2. 对于筋伤疾病要做到早重视、早诊断、早治疗，以防病情进一步加重而影响生活质量。正如《金匮要略·脏腑经络先后病脉证》所云："四肢才觉重滞，即导引、吐纳、针灸、膏摩，勿令九窍闭塞。"指出一旦患病必须及早治疗，防微杜渐，灭病邪于萌芽状态，早治已成之病，以免贻误病情，防止疾病由轻至重，而成不治之顽疾。

## 六、心理疗法

慢性筋伤疾病，由于病程长和反复的特点，会在患者内心引起严重的不良情绪和心理反应。这些不良情绪和心理反应随着时间的迁延，会发展成各种形式的心理障碍如焦虑症、抑郁症、恐惧症等，不仅影响疾病的康复治疗，而且对以后的学习、生活、工作和社会活动都有较大的影响。

《灵枢·师传》载："人之情，莫不恶死而乐生，告之以其败，语之以其善，导之以其所便，开之以其所苦。"此段将"告""语""导""开"四字作为言语开导的主要内容和方式，对患者进行心理病机的分析，以解除其思想顾虑，增强战胜疾病的信心。在治疗过程中，要让患者了解自身疾病的发作规律，深信筋伤疾病是可以治疗的，而且治疗是有效的。对于病情较为严重的筋伤疾病患者，只要结合自身的具体情况，选择可行的治疗方案，治疗及时，持之以恒，是完全可以治愈的。其次，慢性筋伤疾病的发病是一个缓慢的过程，其症状的出现是逐渐形成的，对它的治疗不可能有立竿见影之效，对此应有充分的思想准备，应耐心地、始终不断地进行预防和保健，而过分急躁的心情，不但不利于治疗，也不利于自身的健康，甚至能诱发其他疾病。再次，通过对患者暗示治疗或令患者移情易志，转移注意力，也可使慢性筋伤疾病的疼痛、麻木、功能减退等症状得到改善。

《素问·宝命全形论》说："故针有悬布天下者五……一曰治神，二曰知养身，三曰知毒药为真，四曰制砭石小大，五曰知腑脏血气之诊。""凡刺之真，必先治神。"这里的"神"就是心理，包括医者的心理和患者的心理。筋伤疾病大多是一些疼痛性慢性劳损性心身疾病，由于病痛的长期折磨，给患者的身体和心理造成巨大影响，不少患者有不同程度的抑郁症表现，在治病的同时要尽早介入心理治疗，应将"治神"始终放在第一

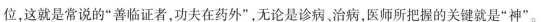

位,这就是常说的"善临证者,功夫在药外",无论是诊病、治病,医师所把握的关键就是"神"。

**(一)积神于心,志意专一**

《灵枢·五色》说:"积神于心,以知往今。"《灵枢·本神》说:"凡刺之法,先必本于神。"《灵枢·九针十二原》说:"持针之道……神在秋毫,属意病者。"由于神主宰着医者的一切活动,临证过程中,要求医师必须"积神于心",做到志意专一,聚精会神,密切观察和了解患者神态变化和对治疗产生的反应,从而运用相应的治疗方法,达到预期治疗效果。《素问·宝命全形论》所云"凡刺之真,必先治神",就是指出在针刺之前,医者要排除一切外部干扰,把注意力集中于针刺治疗上来,达到"众脉不见,众凶弗闻,外内相得,无以形先,可玩往来,乃施于人"的境地;进针时,观察患者的神态变化,把握进针时机;进针后,注意患者的神态变化,细心体会指下反应,"静意视义,观适之变","如临深渊,手如握虎,神无营于众物",然后运用适当的针刺手法进行治疗。如果医者不能把握和控制自己的注意力,则必然影响治疗效果。

**(二)言行一致,言恳意切**

医者的言行、举止、神情对患者的心理反应有着重要影响。《素问·疏五过论》说:"医不能严,不能动神,外为柔弱,乱至失常,病不能移,则医事不行。"医师在治病过程中若能神情严肃,言行一致,举止谨慎,言恳意切,用自己的精神引导患者的神气,则能产生良好的心理效应,使其服从医师的医嘱和指导,有利于疾病的恢复;反之,如果"医不能严""乱至失常",举止轻浮,或言语不慎,都会给患者带来对医师的不信任感、对疾病恢复缺乏信心等不良的心理反应,难以配合治疗,不利于疾病的痊愈。通过治神,使患者增强对医师的信任感和治病的信心,以积极配合治疗,从而提高疗效。

我们作为医师,必须做到言恳意切,善于与患者进行交流,把患者当作自己的亲人,把患者的疾苦当作自己的疾苦,对患者怀有同情心和责任感,一方面要用恰当的言行、良好的情感去影响患者的心理状态,唤起患者对生活的热爱,增强其战胜疾病的信心;另一方面,医师要保持良好的心态和情绪,在患者面前善于克制自己的情感,尤其是在自己心境不佳时,绝对不应向患者发泄。因为医师是患者的观察对象,不良心境会增加患者的消极心理,影响康复,并且会影响医患之间的关系,导致在医患之间不能产生治疗所需的"共振",从而影响临床疗效。因此,我们应怀着一颗"感恩的心、同情的心"去为每一位患者解除痛苦。

**(三)善于沟通,医患和谐**

《素问·针解》说:"必正其神者,欲瞻病人目,制其神,令气易行也。"《素问·调经论》说:"按摩勿释,出针视之,曰我将深之,适人必革,精气自伏,邪气散乱,无所休息,气泄腠理,真气乃相得。"指出医者应通过自己的行为、语言与患者进行沟通,对患者进行心理诱导,达到治"神"的目的。作为医师,应以美好的情感、愉悦的心情与患者进行沟通,去营造一种医患和谐且又温馨的治疗氛围;要以干净的着装、振作的精神、敏捷的思维、逻辑的言谈、舞蹈般的推拿手法展现在患者面前,构成一幅医患之间融洽、信任、共振、和谐的画卷。患者因病魔缠身而影响正常活动时,或疾病威胁生命时,会产生焦虑心理,对治疗过程中出现的挫折也会产生异常心理反应。医师要善于倾听患者的诉说,成为患者忠实的"听众",善于与患者进行沟通,因为患者的诉说过程,也是一种心理治疗的过程;医师可以给予解释和诱导,使患者得到安慰和解脱;医师也可以从中了解到更多的病情。同时,医师还应当将有关疾病的健康保健知识传授给患者,让患者了解自己的病情,懂得生活、工作中应该注意的问题,以预防和减少疾病的复发,并充分发挥患者的主观能动性,更好地配合医师的治疗工作。

有关研究资料表明:暗示、信心和勇气可促进人体的新陈代谢、改善血液循环、促进炎性物质的吸收,提高对环境的适应能力,并可使大脑产生内啡肽(这种物质的止痛作用远远大于吗啡),从而达到止痛效果。郭剑华医师通过20余年的研究发现,在筋伤疾病的治疗过程中合理地引进心理治疗模式,在针对病症治疗的同时,对患者进行必要的心理疏导,往往可以起到事半功倍的作用。常用的暗示疗法、放松疗法、音乐疗法、催眠疗法等均可有机地结合在中医针灸、推拿等治疗当中,以求达到治"神"的目的,从而提高疗效,缩短病程。

(刘渝松　文　巧　编写;郭剑华　审校)

**参 考 文 献**

1.倪淑芳,张军平.阮士怡教授基于整体观辨治心血管疾病临床经验撷萃[J].天津中医药,2010,27(5):356-357.

2. 关晓光,王晓鹏,栾广君.中医司外揣内与黑箱方法——自然辩证法概论教学案例之一[J].中国中医药现代远程教育, 2009,7(12):80-81.

3. 寇美静,邹小娟.肾虚与骨质疏松症[J].湖北中医学院学报,2006,8(4):61-62.

4. 文颖娟,张喜德,许爱英,等."脾主肌肉"实质研究的意义[J].陕西中医学院学报,2010,33(4):16-17.

5. 李宝德,魏永军.浅谈"不荣则痛"[J].哈尔滨医药,2004,24(4):35-36.

6. 陈熙鸣."不荣则痛"与"荣则不痛"理论与临床探讨[J].黑龙江中医药,2001(6):4-5.

7. 范德辉,刘刚,王廷臣,等.腹针结合龙氏正骨手法治疗神经根型颈椎病近远期疗效观察[J].中国针灸,2010,30(11): 909-912.

8. 陈武杰,林妙君,刘朝科.温针灸配合运动针刺法治疗肩周炎疗效观察[J].河南中医,2008,28(11):75-76.

9. 张志芬,杨日和,张宏图,等."运动针刺法"治疗急性腰扭伤160例[J].中华临床医学研究杂志,2008,14(2):249.

10. 吴绍德,王佐良,徐玉声,等.陆瘦燕针灸论著医案选[M].北京:人民卫生出版社,2006.

11. 郭剑华,马善治,涂燕兵.综合治疗强直性脊柱炎七联法[J].实用中医药杂志,2006,22(9):575-576.

12. 赵桂新.谈《内经》之"和"[J].中医药信息,2010,27(4):8-10.

13. 承淡安.中国针灸学[M].北京:人民卫生出版社,1955:209.

14. 郭纪涛,戴琪萍,裘敏蕾,等.电针夹脊穴对腰椎间盘突出症膝关节肌力的影响[J].辽宁中医杂志,2008,35(10): 1571-1572.

15. 郭剑华.问岐黄之道 扬国医之长[J].实用中医药杂志,2008,24(12):764-767.

16. 刘渝松.郭剑华临床经验探要[J].实用中医药杂志,2007,23(4):246-247.

17. 杨晓全,马善治,刘渝松,等.郭剑华推拿手法特色拾零[J].实用中医药杂志,2004,20(4):207.

18. 刘渝松.郭剑华推拿手法特色[J].中华中医药杂志,2017,32(2):645-647.

19. 郭银丰,罗华送.推拿之"松"的临床体会[J].浙江中医杂志,2010,45(5):361.

20. 刘渝松.郭剑华筋伤疾病用药特色[J].辽宁中医药大学学报,2011,13(1):146-147.

# 第四章　渝州正骨的骨病特色优势

作为骨科专科医院,经过60余年的建设发展,孕育出具有地域特色的渝州正骨学术思想及其独特的诊治体系。列为国家重点专科建设单位的重庆市中医骨科医院中医骨科包括骨伤、软伤及骨病三大部分,其骨病的中医诊治在继承和发展中有着独自的特点及优势,在渝州正骨学术体系中占有一定的地位,特别是在中医药对骨和关节化脓性炎症、骨和关节结核、骨质疏松、骨坏死的治疗上有着丰富的临床经验,形成了一系列的特色治疗方法及内服外用中药制剂。近年来,在整理及发掘过程中,我院运用中医理论并结合现代科学的新理论对骨病传统的诊治方法进行了临床研究,挖掘本院经验方,开发研制出一批疗效确切的专科专药,内服有肝肾胶囊、疗骨胶囊、骨结核丸、消瘰膏等,外用有红肿贴剂、化腐生肌丹、五宝丹、黄连膏、岐黄散等多个品种。在治疗骨髓炎、骨结核、股骨头坏死、骨质疏松、痹病等方面,多年来在数以万计的病例的诊疗实践中,取得了丰富而宝贵的临床经验。中医骨病涵盖范围较广,在这里不能一一赘述,现择要就其诊治特色作如下介绍。

## 第一节　疮疡的辨证原则

疮疡是各种致病因素侵袭人体后引起的体表外科疾患,其发生发展表现为局部的肿胀疼痛、脓成溃破、生肌收口等,是人体内部正邪斗争过程的病理反应,是外科中最普遍、最常见的疾病。气血与疮疡有密不可分的关系,现就个人的浅识试论之。

### 一、气血在疮疡发病过程中的作用

气血是人体的主要营养物质及功能活动的重要组成部分。《灵枢·本脏》云:"人之血气精神者,所以奉生而周于性命者也。"正常的人体应是气血充足,且气血关系平和协调。而疮疡的发生,乃是人体内部病变在体表的反映,尤其与气血的衰弱、充盛关系密切,此即"有诸内者形诸外"。气血盛者,卫外得固,脏腑得养,即使外感邪毒或内伤七情,也不一定发病;反之,气血虚弱,外不能抗邪,内不能濡养脏腑经络,邪气乘虚而入则易发生疮疡。对此,《灵枢·百病始生》指出:"风雨寒热,不得虚,邪不能独伤人。卒然逢疾风暴雨而不病者,盖无虚,故邪不能独伤人。"《灵枢·平人绝谷》又指出:"血脉和利,精神乃居。"所以,气血充盛与否,是疮疡发病的关键所在,即"气血旺而外邪不能感,气血衰而内正不能拒"也。

#### (一)疮疡形成的病理基础

发生疮疡的病机,主要与脏腑功能失调或经络阻塞,或气血凝滞有关,但无论脏腑失调或经络阻塞,均与气血有关。

1. 脏腑、气血与疮疡的关系　气血的来源生化需要依赖于脏腑的功能活动,反之,脏腑的正常生理功能也要依赖于气血的推动和濡养。气血不和,则脏腑功能亦失调;脏腑功能的失调,又加剧了气血的紊乱。例如《素问·至真要大论》云:"诸痛痒疮,皆属于心。"心主全身之血脉,与气血关系最为密切,心气推动营血在血脉中正常运行而营养全身,同时气血又濡养于心,使心的功能得以正常发挥。心火过亢,则壅遏气血于脉中不得营运,此时感受外邪,则可诱发疮疡;心气不足,血虚气弱,则无力抗邪外出,正不胜邪,遂使毒邪走散入营,引起疮疡的内陷危证。其他脏腑与心一样,都是与气血的功能相辅相成的,任何一方失调,均可引起疮疡的发生。

2. 经络、气血与疮疡的关系  经络分布于人体各部,内连脏腑、外络肢节、运行气血、调和营卫,以发挥其维持正常生理功能和抵抗邪气的作用。因此,疮疡的发生,也是经络"最虚之处,便是容邪之地"的进一步演变,不论何种致病因素,均可乘人体经络某一局部有了弱点乘虚入侵,引起局部经络阻塞,气血凝滞而发生疮疡。例如《素问·风论》曰:"风气与太阳俱入,行诸脉俞,散于分肉之间,与卫气相干,其道不利,故使肌肉愤膜而有疡……"这就是说,太阳经感受风邪,邪气行于各经脉腧穴,散布于分肉之间,起着传递邪气的作用,若与卫气搏结,则营卫失调,经脉凝滞,发生疮疡。由此可见,气血凝滞是经络传递邪气,邪毒阻塞的结果。首先是经络受邪传递,阻塞气血运行,然后才是气血凝滞;反过来,气血凝滞可以加重经络阻塞。另一方面,各经脉气血多少与疮疡发病也有一定关系。《医宗金鉴》指出:"多气多血惟阳明,少气太阳厥阴经,二少太阴常少血,血亏行气补其荣。气少破血宜补气,气血两充功易成,厥阴少阳多相火,若发痈疽最难平。"气血充足之经脉,如阳明胃、大肠经,不易发病,即使发生疮疡也易消易愈;多气少血的手少阳三焦、足少阳胆、手少阴心、足少阴肾、手太阴肺、足太阴脾,致疮疡多为气滞而血少,难以消散;多血少气的手太阳小肠、足太阳膀胱、手厥阴心包、足厥阴肝,致疮疡着重在血壅滞而气不足,难以起发,不易消散。故经络的阻塞是导致气血阻滞不行、邪毒壅遏气血的主要病理之一,二者可以互为因果,绝不可截然分开。

3. 气血凝滞是疮疡发病的病理基础  人身的气血,相辅而行,循环全身不息,营行脉中,卫行脉外,营卫相随,共同维持脏腑、经络、器官的功能活动。一旦这种关系遭到破坏,则气血运行失常,形成局部的气血凝滞,阻于肌肉,或留于筋骨而发生疮疡。《素问·生气通天论》云:"营气不从,逆于肉理,乃生痈肿。"《血证论·疮血》亦指出:"疮者,血所凝结而成者也。"这些均说明,无论气血充盛或虚弱,只要两者关系失调,气营不能顺着经脉正常运行而阻滞于肌肉、筋骨,使局部气血被邪气壅遏不通就导致了疮疡的发生。

**(二) 疮疡的转归预后与气血的关系**

气血的盛衰,直接影响到疮疡的转归与预后。一般来说,气血充足者,发生疮疡后,虽邪壅于表,营卫不和,但正气能使邪毒不能生长、发展,从而使病情向深部发展的趋势被制止、消除,使局部热、肿诸症渐消,即达到最理想的效果——疮疡于初期消散无形。如果气血虚弱,正不胜邪,毒邪则势不可挡,深入体内,影响气血运行,阻塞经络,气滞血瘀,形成疮疡,且久则热胜肉腐,壅滞的气血不能及时消散,则郁热液化成脓,导致脓肿形成。此时如气血尚为充盛,可使脓成自溃,脓毒外泄,脱腐生新,疮口愈合结痂,为顺证,预后较好;若气血两虚,抗邪无力,则不能托毒外达,导致难溃、难腐,甚则使邪毒扩散全身,形成"走黄""内陷"、或现"恶""逆"之危证(西医称此为感染性休克)。一旦出现这种情况,就可危及生命。对此《灵枢·痈疽》有"血枯空虚,则筋骨肌肉不相荣,经脉败漏,熏于五脏,脏伤故死矣"的描述,此为逆证。故气血充足,是疮疡不致发生恶变的前提。

## 二、疮疡的局部表现与气血的关系

疮疡临床表现的普遍规律,就是人体气血对病邪入侵后发生正邪交争的复杂的矛盾斗争过程,其主要表现为红、肿、热、痛及局部的疮疡溃破流脓。

**(一) 红、肿、热、痛与气血的关系**

红、肿、热、痛是疮疡阳证初期四大主症。由于阴证疮疡初起局部一般无明显症状,在此故不讨论。无论何种致病因素,如果导致了局部气血凝滞,郁而发热或正邪交争,就可表现出局部发红、发热,气血失运,壅滞不通,则疼痛。《素问·举痛论》指出"寒气入经而稽迟,泣而不行,客于脉外则血少,客于脉中则气不通,故卒然而痛",即不通则痛。至于肿胀的形成,多由于经络被邪气瘀血阻塞导致。故《医宗金鉴》曰:"人之气血,周流不息,稍有壅滞,即作肿矣。"对于肿、痛的辨证,《医学入门》指出:"先痛后肿伤乎血,先肿后痛伤乎气,肿痛并攻,气血俱伤。"西医学对疮疡局部症状的认识,与中医的气血观点是比较一致的。西医学认为:热,是致病因素致血管扩张,充血所致;肿,是致病毒素使毛细血管内血浆或组织液等发生炎变后,炎性分泌物渗出的结果;痛,则为局部的肿胀、充血压迫神经所致;热,是局部充血、炎性分泌物不能及时吸收的结果。故西医也认为,局部症状与血液循环密切相关。

另外,气血虚弱者,初期所反映的局部症状不十分明显。《素问·痹论》所云"荣卫之行涩,经络时疏,故不通",就对这种现象从某个角度作了解释,指出症状不明显系气血无力抗邪的表现,并不意味着疮疡病情轻浅。对这种现象切不可大意,而应结合全身情况进行辨证论治。

### (二) 脓与气血的关系

《灵枢·痈疽》云:"夫血脉营卫,周流不休……寒邪客于经络之中则血泣,血泣则不通,不通则卫气归之,不得复反,故痈肿。寒气化为热,热胜则腐肉,肉腐则为脓。"《外科全生集》也指出:"脓之来必由气血,气血之化,必由温也。"疮疡的病理发展过程,在局部是疮疡初起→脓成→溃破等表现形式的转化,气血凝滞的结果是导致邪气与气血郁而化热→血肉腐败→酝酿液化而成为脓。所以,脓的形成,主要是热盛肉腐血败而液化的结果,也是局部气血凝滞进一步发展的病理过程。由于脓为气血与邪毒化生,故脓的形质稠厚、色泽鲜明、略带腥味为气血充足的佳象;如形质清稀、色泽污浊、腥秽恶臭者,多为气血衰败之恶候。

## 三、疮疡治疗与气血的关系

### (一) 调和气血,未病先防

中医学历来重视疾病的预防,主张以防为主。提醒:"虚邪贼风,避之有时,恬惔虚无,真气从之,精神内守,病安从来。"故在日常生活中,要注意气血是否充足或调和。平素气血虚者,一方面要注意食补,一方面可用党参、黄芪、当归等药物补益气血;血热者,易发阳性疮疡,平素应注意勿食辛辣厚味,药用生地黄、牡丹皮、赤芍等以凉血解毒,使气血无以壅滞;血寒者,易使经络阻塞,发生阴证疮疡,需多进温燥补品,以温通经络;气滞者,多由情志不舒所致,一方面要调情志,另一方面要用柴胡、白芍等疏肝解郁之品。总之,补血或活血,行气或补气,均使气血调和,能发挥其正常的功能,有效地抵御邪毒的侵害,疮疡则无以生矣。

### (二) 行气活血,促进消散

《素问·阴阳应象大论》有"善治者治皮毛,其次治肌肤"之说。疮疡初起,最理想的结果就是在这个阶段使其消散痊愈。治疗上,则以"通"为原则。因疮疡特殊的发病机制是气滞血瘀,故在初起治疗选方时,首先要考虑把活血行气与祛邪解毒有机地结合起来,才能收到较好的疗效。单纯地用清热解毒或温经散寒的药物,若过于寒凉,可使邪毒留滞,若过于温散,可使邪毒走散,气血被损伤或更加壅滞,从而加重病情,甚至可使邪毒走散入心营造成危证。故《医宗金鉴》认为:"痈疽皆因气血凝结,火毒太盛所致,故以清热解毒,行气活血为主。"现代医学研究也认为,行气活血类的某些药物有加速血液循环,减少血管阻力,增强白细胞吞噬能力的作用,对于消除毒素和炎性产物,促进炎症吸收有积极的效果。可以认为,解毒祛邪药与行气活血药相互配合后,在调节机体反应,改善局部血液循环的基础上,直接或间接地达到了抗菌目的。在疮疡初期脓肿未成之时,偏于表热的疮疡内治以牛蒡解肌汤(《疡科心得集》)主之,偏于里热的疮疡内治以内疏黄连汤(《医宗金鉴》)主之;上述二方所用牡丹皮、当归、大黄,体现了祛邪兼顾行气活血的法则。阴证疮疡初起用荆防败毒散(《医学正传》),气血虚寒所致疮疡用阳和汤(《外科全生集》);上述二方所用川芎、枳壳、熟地黄、鹿角胶,可活血养血,佐祛邪之品,共奏解毒行滞之功。在外治方面,治则是一样的,如阳毒内消散(《药奁启秘》)外敷治疗阳证疮疡初起,阴毒内消散(《药奁启秘》)外敷治疗阴证疮疡初起;上述二方,或有麝香、姜黄活血通瘀,或有没药、乳香行气辛通活血。只要辨证治疗及时、准确,就可使疮疡消散于初期。

### (三) 调和营卫,托脓生肌

前面已经提到,脓的形成与气血密切相关,溃后疮疡的愈合亦与排脓是否通畅密切相关。在治疗上,疮疡中期则离不开调和气血之大法。《外科心法真验指掌》认为:"疮疡已成而不去,或硬而赤,或痛而无脓,或破而不敛,总宜调和营卫,再以去毒行滞。"肿疡未消,脓渐成而气血充足者,可用调和营卫的药物,因势利导,使邪毒从脓而泄,壅滞随脓出而通;代表方如透脓散(《外科正宗》),方中川芎、当归可活血通瘀,协调气血运行。肿痛未消,且又迟迟不成脓,或成脓后又迟迟不溃,此为气血虚弱之征,宜用补托之法;方有托里消毒散(《医宗金鉴》),方中人参、川芎、当归、白芍、黄芪等补气补血,与皂角刺、金银花等配合,通过补气补血鼓舞正气,以达解毒托脓、驱邪外出之目的。外治法提倡脓成决以刀针,或以药代刀破头,使成熟的脓腐迅速排出,壅滞的气血得以疏通,瘀去新生,不致疮疡转逆。

### (四) 调补气血,早期愈合

疮疡后期,伤口如迅速愈合,此为气血充盛的表现,要适当调和气血,不致余毒瘀血留滞;如伤口脓腐不尽,缠绵难愈,为气血虚弱,治宜补气补血,佐以活血行气,使疮疡脓腐早脱,新肉早生,疮口早愈。常用八珍汤(《正体类要》)、十全大补汤(《医学发明》),方中人参、茯苓、白术、炙甘草行气补气,川芎、当归、熟地黄、白芍养血活血。西医认为,此类方药有改善代谢,促使病变软化或吸收,促进溃疡面愈合及组织生长的作用。但要注意,养血补气不宜过于滋腻,活血行气不宜过于辛通。《医宗金鉴》对此时期的证治作了精辟论述:"凡疮肿已成,不能突起,亦难溃脓,或坚肿不赤而疼,或不疼,脓少清稀,疮口不合,皆气血虚也。宜以大补气血,调和荣卫为君,祛毒为佐……气血充足,新肉自然生矣。"

综上所述,疮疡无论初、中、后期,均离不开调和气血之法,这是由疮疡形成的病理所决定的,故调和气血之法贯穿了疮疡治疗的整个过程。但也不可过于偏颇于此,因导致疮疡不尽然只是气血失调。脏腑、经络失调,人体受邪各异,故在治疗疮疡上也应有所区别。应详细审证求因,将调和气血之法融于其他诸法之中,如配合清热解毒、温经通络等法,才能获得满意的效果。

# 第二节 丹药在"腐去肌生"中的应用

在中医外科中,局部治疗与内治法同样占有重要的地位。局部辨证用药与整体治疗相配合,能提高疗效,即便对一些轻的疮疡单纯使用外治法,由于药物直接作用于损伤部位,使用得当也可奏效。如《疡科纲要·治疡药剂·论外治之药》说:"疮疡为病,发见于外,外治药物尤为重要。凡轻浅之证,专恃外治,固可以收全功。"在外治法中,丹药是中医外科不可缺少的有特点的传统药物,特别是红、白二丹很早就被当作"祛腐生肌"之要药。

在不断的临床实践中,中医学认识到"腐肌不去,新肉不生"。故中医治痈疡的主要手段也包括了祛腐生肌。《医宗金鉴·外科心法要诀》曰:"腐者,坏肉也。诸书云:腐不去则新肉不生。……盖去腐之药,乃疡科之要药也。"西医对此也有相同的认识。如临床上见到Ⅱ度烧伤坏死组织(腐肉)未脱时,创面无肉芽生长,腐肉脱净后则有新鲜肉芽,组织很快生长,故西医也注意及时清创、切开排脓,外用消毒防腐药,其目的是尽快去除坏死组织,加速创口愈合。

但是,在临床上,一些西医外科处理起来较棘手的伤口(如慢性溃疡、慢性窦道等),经中医外用药的治疗,直接将丹药撒布于伤口内,可见伤口内脓液明显增多,中医称之为"提脓祛腐""煨脓长肉",这虽有污染之嫌,与西医在无菌条件下的处理方法完全不一样,但病情不仅未见恶化,相反却很快得到治愈,这说明了中医外用药确有"腐去肌生"之效。经研究证明,红升丹的化学成分主要为汞化合物(如氧化汞、硝酸汞)及氧化铅等,多有毒,可杀菌,起消毒作用。药理机制为汞离子能和病菌呼吸酶中的硫氢基结合,使之固定而失去原有活力,终致病原菌不能呼吸趋于死亡;并且硝酸汞是可溶盐类,加水分解而成酸性溶液,对人体组织有缓和腐蚀作用,可使病变组织与药物接触面的蛋白质凝固坏死,逐渐与健康组织分离而脱落,产生"祛腐"作用。

"丹"有丸丹(天王补心丹等)、液丹(止血丹等)、散丹之别。中医外科的丹药则指汞和其他矿物药烧炼后结成的无机化合物,多为散丹。丹药在炼制上较为考究,现虽不讲究炼丹要在"鸡不鸣,狗不咬"的夜半,但在火候、处方、药量等方面却是非常注意的。目前,丹药多种多样,处方繁多,升炼方法亦有不同,归纳起来,不外"升"和"降"两个范畴,按其临床疗效不同可分为两大类。

1. 提脓生肌长肉药 如红升丹,主要成分为汞化物,由水银、白矾、火硝(此又名"三仙丹"),加上青矾、朱砂、雄黄(故又名"六仙丹")炼制而成。其中,水银渗湿敛疮,白矾、朱砂、雄黄解毒止痒,火硝破坚消瘀、祛邪除热、化瘀生新;诸药合用,经升炼有拔毒祛腐、生肌长肉之功。主治疮口坚硬,肉暗紫黑,或有脓不净,以及各种痈疽已溃,脓流不畅,肿胀疼痛者。

2. 拔毒消肿化腐药  如白降丹,以火硝、水银、食盐为主,其中水银渗湿敛疮,白矾、皂矾解毒止痒,炒白盐攻坚散瘀,解毒凉血,止痛止痒,去腐生新,补皮长肉。诸药经升炼后,具有化腐蚀管、拔毒消肿之功,与红升丹相似,都有杀菌、腐蚀、消炎消肿的作用,但腐蚀之力胜红升丹数倍。主治一切痈疽发背,疗毒,溃疡脓腐不去或成瘘管,肿疡成脓不能自溃,一切胬肉。

丹药的运用,也应遵循辨证施治的原则,根据脓腐的多少,因人制宜,恶肉多则以去腐为主,恶肉少则以生肌为主;只有彻底去腐,才能尽快生肌,促进愈合,否则同是一种药,用于这一伤口疗效很好,而对另一伤口则不明显,同是一个患者伤口,可能开始很有效,但到后来又无效。白降丹等的临床运用,据长期的反复临床实践和多年积累的经验,大体是:

1. 纯品  多用于肿疡而不易穿溃阶段。明代陈实功提出“脓成决以刀针”的观点。而在不宜刀针的情况下,则可利用丹药的腐蚀之力代替切开引流,可将丹粉直接撒布在痈肿局部,外用膏药贴之,或用油调,涂在局部,有拔毒排脓之力。

2. 兑丹  多用于痈疽及一切肿疡溃后,腐肉不易脱时,可根据伤口坏死组织的多少用熟石膏配成“九一丹”“八二丹”“三七丹”“五五丹”等。撒布疮口上,使腐去而肌生。在腐肉已脱、脓水已少的情况下,更宜减少升丹含量。

3. 药线  多用于瘘管及疮口过小引流不畅时,或深部溃疡有坏死组织时。可用丹药 3 份、粳米粉 7 份,另以白及加水煮成糊状,用时按疮口大小、深浅,适量塞入疮口即可。

4. 在溃后期,虽以生肌长肉为主,但“腐不尽不可单言以生肌”,故在生肌药群中应加入适量红升丹,共奏去腐生肌、防腐止痛之功。

5. 在运用丹药治疗的同时,亦应根据情况配合使用其他剂型外用药和注意结合内治法,以达最佳疗效。

6. 红升丹、白降丹在治疗溃疡中的作用主要是祛腐生肌,但它是一种汞剂,外用时有通过创面吸收蓄积致中毒的可能,且刺激性大,可有剧痛、发热等反应。故用量宜小,不可久用。对于过敏者及皮薄近骨处,亦不宜用。

通过多年临床实践证明,“腐去肌生”是溃疡愈合的规律,运用丹药“化腐生肌”的疗效是确切的。这种方法在治疗中有以下优点:①疗程缩短;②可免于手术痛苦;③有时较手术彻底;④可不用或少用抗生素。但升丹究属刺激药品,凡对升丹有过敏者,则应禁用。如病变在眼部、唇部附近,也宜慎用,以免强烈的腐蚀有损容貌。凡见不明原因的高热、乏力、口有金属味等中毒症状时,应立即停用。

# 第三节  杨亚华先生治疗“疤骨流痰”临证经验

“疤骨流痰”又名“附骨疽”“附骨痰”,西南地区一般称“疤骨流痰”,相当于西医的骨结核。

## 一、病因病机

多因先天不足,后天失养,三阴亏损,慢性劳损,伤及筋骨,肾水干涸,真阴不足,经血枯闭而发。

## 二、分期治疗

### (一)初期

1. 证候  患病部位肿胀不显,不红不热,轻度疼痛,日轻夜重,动则加重,生于腰者不得弯腰,生于髋膝则走路跛行。

2. 治法

(1)内治法:内服疗骨膏。

疗骨膏处方:

药味:牛膝三斤(1 500g),威灵仙三斤(1 500g),萆薢十斤(5 000g),小血藤三斤(1 500g),鲜猪骨头五斤(2 500g)。煎成膏剂。

功用:通十二经络,滋养肝肾,利湿解毒,强壮筋骨。

用法:成人每次一两(30g),一日2次。小儿减半。

(2)外治法:化坚膏外贴。

化坚膏处方:

药味:蝉衣八两(240g),肉桂二两(60g),鹿角霜二两(60g),甘遂二两(60g),大戟二两(60g),昆布二两(60g),海藻四两(120g),五灵脂二两(60g),牡蛎二两(60g),白芥子二两(60g),夏枯草四两(120g),雄黄二两(60g),砒霜二两(60g),麝香六钱(18g)。以上为膏,外贴患处。

功用:软坚散结,温通经络,解凝化核,行血止痛。

**(二) 中期**

1. 证候　患处骨痛,久坐不宁,夜间加重,关节漫肿,肌肉萎缩,脓肿形成,不红不热,皮色如常,按之微软,活动受限,乍热乍寒,低热神倦。

2. 治法

(1)内治法:内服加味阳和汤。

1)加味阳和汤处方

药味:熟地黄十两(300g),麻黄三钱(9g),肉桂三钱(9g),炮姜六钱(18g),当归五两(150g),黄芪五两(150g),白芥子一两(30g),龟甲胶一两(30g),鹿角胶一两(30g),甘草五钱(15g)。炼蜜为丸,每丸一钱(3g)。

功用:托里排脓,化阴解凝,扶正托邪,逐寒止痛。

用法:每次1丸,一日3次,极量4次。同时可服骨结核散。

2)骨结核散处方

药味:全当归四两(120g),五灵脂二两(60g),苍术二两(60g),制川乌二两(60g),煅自然铜二两(60g),制马钱子一两半(45g)。研末为散。

功用:扶虚益损,逐瘀生新,行血解痛,健脾滋壮。

用法:每服五分(1.5g),一日2次,小儿减半,白开水送下。

(2)外治法:用化坚膏、活络镇痛粉贴患处。

1)活络镇痛粉处方:

药味:麻黄五钱(15g),桂皮五钱(15g),草乌五钱(15g),川乌五钱(15g),甘松五钱(15g),白附子五钱(15g),干姜五两(150g)。研末为粉。

功用:宣通痹阻,活络温经。

用法:粉剂少许外搽患处,外贴化坚膏。如有孔、溃口者,外用解骨丹,外贴玉红膏。

2)解骨丹处方

药味:蜣螂(瓦土焙枯)、象牙末各一钱(3g),雄黄一钱(3g),麝香一钱(3g)。以上4味,忌火,研极细末,用炼蜜捻成药条。(象牙,现为禁用品)

用法:塞入孔口内,外贴玉红膏。

**(三) 晚期**

1. 证候　脓肿破溃,淋漓如漏,疮口凹陷,皮色紫暗,形成瘘孔,久不收口,形体消瘦,面色苍白,食少神倦,失眠盗汗,午后潮热,舌红苔少,脉象细数。

2. 治法

(1)内服法:内服骨痨丸。

骨痨丸处方:

药味:熟地黄八两(240g),山茱萸四两(120g),怀山药四两(120g),云苓四两(120g),五味子一两半(45g),牡丹皮四两(120g),泽泻四两(120g),鹿角胶一两(30g),肉桂五钱(15g)。以上为丸,每丸二钱五分(7.5g)。

功用:补肾培元,养血益精,强壮筋骨。

用法:每服 1 丸,一日 2 次,小儿减半。

(2)外治法:溃口不收用化管丹药捻,塞入瘘管内,外贴玉红膏。

化管丹处方:

药味:白降丹一两(30g),地牯牛一钱(3g),研末,外用。

(杨亚华　刘红露　罗大万　罗珠兰)

# 第五章　渝州正骨的制剂特色

骨伤科作为一个中医临床学科,药物治疗一直是主要的治疗方法之一。早在秦汉时期就有伤科药物治疗的记述。如《素问·缪刺论》云:"人有所坠堕,恶血留内,腹中满胀,不得前后,先饮利药。"历代骨伤医家多对药物治疗较重视,逐渐创制了不少伤科内、外治疗方剂,并形成伤科三期用药的重要原则。渝州正骨博采众家之长,形成系统的药物治疗体系,并根据骨伤科的特点将常用方剂制成成药,配制了膏、丹、丸、散,内服、外用俱全的系列药物,便于临床使用。随着中药制剂理论和技术的发展,渝州正骨制剂也进行了相应的革新,使疗效得到提高、使用更加方便。

## 第一节　骨科医院制剂的历史与发展

### 一、骨科医院制剂的历史

1958 年 10 月 1 日,4 个骨科联合诊所合并为重庆市市中区中医骨科联合医院,在保安路世安堂成立,设立中医骨科、外科;1959 年 3 月,迁至新华路(现址);10 月 1 日,原市中区制药厂(磁器街 14 号)并入医院,成立制剂室。建院后,院内老中医积极向医院献方。医院博采众医家所长,收集的处方可谓百花齐放。这些处方中既有内服也有外用,既有局部治疗也有全身作用,治疗部位也涵盖了骨伤、筋伤、脾胃、肝肾、皮肤等,既有镇痛药也有消毒药,经过不断的制剂探索并结合临床实践,制剂剂型也丰富多彩,有丸剂、合剂、溶液剂、浸膏剂、软膏剂、酒剂、散剂、酊剂等剂型。据统计,最多时我院的制剂品种达 100 余种,融入了各医家的心血与智慧,是祖国医学在中医骨科医院结出的累累硕果。

1959 年元旦,本院汇编了《中医骨科方剂手册》。该手册中"补骨丸""养筋丸"的方剂组成,就比较完整地体现了中医"肾主骨""肝主筋"的理论,疗效确切,因而 30 年来,常用不衰,深受患者的好评。该手册中的另外 20 个内服外用方剂,也运用了中医基本理论,较好地体现了对骨伤内外兼治的原则,从而形成本院初具特色的骨科用药。

1962 年前后,医院制剂在临床实践中不断被观察总结,并进行不断的精选,不适应需要的制剂最终被淘汰,有 30 余个品种得以保留,其中有名的制剂有止咳合剂、当归拈痛合剂、九味羌活丸、五子补肾丸、逍遥丸、木香顺气丸、银柴合剂、银翘合剂、龙胆泻肝合剂、黄连上清丸、藿香益气丸、木香槟榔丸、独活合剂、安神糖浆、感冒合剂、清凉散等。这些制剂品种临床疗效确切而安全可靠,经受住了时间与实践的检验,成为骨科医院的宝贵财富。但制备条件相对简陋,制作多采用手工完成,如粉碎操作尚以石磨碾压操作完成,制备量亦较小。

1966 年,院科研小组编写出《中医骨科临床验方集》,整理出经验方 33 个,并拟定了 20 个科研方供临床观察使用。至此,骨科初、中、晚三期辨证用药的方剂基本形成。临床上根据中医"血不活则瘀不去、瘀不去则骨不能续"和"去瘀、生新、骨合"的原理,早期用攻法,中期用和法,后期用补法。早期药物一般用于骨伤后的第 1~2 周内,有内服的伤科丸,接骨续筋丹和外用的红肿膏、消炎止痒散等,这些药物大都有活血化瘀、行气导滞、通利水湿、消肿止痛的功效;中期药物一般用于骨伤后的第 3~6 周内,有内服的接骨丹和外用的伤科活血软膏、岐黄粉等,这些药物大多有通络行气、扶正祛邪、续筋生肌的功效;后期药物一般用于第 7~10 周内,有内服的补骨丸、养筋丸和外用的损伤膏等,这些药物大多有补肝肾、益气血、强壮筋骨、软坚散结的功效。除上述三期用药外,还有一系列骨伤科辅助用药可供临床辨证选用。经上述药物治疗,绝大多数患者的骨折均能及时愈合,很少发现有骨不连或迟缓愈合的情况。此外,还生产了疗骨膏、骨结核散(丸)、化坚膏、玉红膏等药品对骨病进行治疗,均收到较好的治疗效果。

20世纪70年代中后期,临床骨科用药经过筛选,新增了初伤丸、中伤丸、灵仙跌打丸等定型制剂产品,还根据院内6名老中医治疗骨刺的经验,研制了骨刺丸,经临床验证,有较好的治疗效果。随后还研制了肝肾膏、益脾膏等新产品,使骨科三期用药更加完善。

20世纪80年代末,随着改革开放的有序推进,各项工作步入正轨。与制剂相关的各种法规制度相继出台,如《中华人民共和国药品管理法》《中华人民共和国药品管理法实施办法》《医院药剂管理办法》等,医院制剂管理逐步规范化。1987年7月20日,重庆市卫生局发出通知,要求辖区各医疗单位认真按照重庆市卫生局重卫药(87)字第069号文件执行。要求全面加强药品管理,积极改善配制条件,充实人员,增添设备,完全达到"医疗单位制剂室必须具备的条件",保证制剂质量,确保用药安全有效。同时要求所配制剂品种、规格,必须按规定报批、备案。1988年3月21日,由重庆市市中区卫生局发出文件〔中区卫发(1988)27号〕,根据辖区各医疗单位上报情况,共批准306种医院制剂,其中骨科医院有31个品种,其中包括水剂、丸剂、膏剂、散剂、丹剂等,骨科用药的质量管理得到进一步加强。开展多剂型、多规格的制剂生产,以适应不同年龄层次、不同身体状况的患者服用。同时依靠骨伤科研究室和药事管理委员会,对骨科用药进行专题研究、开发和临床验证,以协调医药共同发展。同时,还要加强药剂人员的引进和培训,改造制剂室房屋条件和制剂设备,为骨科制剂的发展创造必不可少的条件。另有部分为痔科医院品种(1995年并入重庆市中医骨科医院),见表5-1-1。

表5-1-1　骨科医院院内制剂品种

| 制剂名称 | 批准文号 | 制剂名称 | 批准文号 |
|---|---|---|---|
| 胃蛋白酶合剂 | (88)047 | 消瘰膏 | (88)063 |
| 氯化钾溶液 | (88)048 | 跌打损伤酒 | (88)064 |
| 驱风合剂 | (88)049 | 胃活粉 | (88)065 |
| 颠茄合剂 | (88)050 | 红肿膏 | (88)066 |
| 1‰雷佛奴尔溶液 | (88)051 | 黄连膏 | (88)067 |
| 夏枯草膏 | (88)052 | 消炎止痒散 | (88)068 |
| 初伤丸 | (88)053 | 活络镇痛粉 | (88)069 |
| 中伤丸 | (88)054 | 骨科损伤膏 | (88)070 |
| 灵仙跌打丸 | (88)055 | 化坚药膏 | (88)071 |
| 养筋丸 | (88)056 | 岐黄粉 | (88)072 |
| 补骨丸 | (88)057 | 散风活络丸 | (88)073. |
| 胸肋丸 | (88)058 | 活血膏 | (88)074 |
| 骨刺丸 | (88)059 | 1‰新洁尔灭溶液 | (88)075 |
| 骨结核丸 | (88)060 | 2%碘酊 | (88)076 |
| 益脾膏 | (88)061 | 老贯草膏 | (88)077 |
| 肝肾膏 | (88)062 | 脚气灵(痔医) | (88)078 |
| 顽癣搽剂(痔医) | (88)079 | 固肛素注射液(痔医) | (88)080 |
| 硫酸铅钾溶液(痔医) | (88)081 | 归芪合剂(痔医) | (88)082 |
| 5%酚麻油(痔医) | (88)083 | 2%盐酸普鲁卡因注射液(痔医) | (88)084 |
| 注射用水(痔医) | (88)085 |  |  |

自此,骨科医院制剂发展迎来崭新局面。这一时期,骨科医院各制剂品种已经较为稳定,制作工艺也已经较为成熟。单就膏剂而言,其工艺就大有区别,如肝肾膏、益脾膏、消瘰膏采用蜂蜜为基质,夏枯草膏、老贯草膏采用蔗糖为基质,活血膏、红肿膏采用凡士林为基质,黄连膏采用黄蜡为基质,而化坚药膏、骨科损伤膏则是以黄丹等制备的黑膏药。黑膏药的制作应该最能体现骨科医院的制剂特色。黑膏药工艺包括药材油炸提取、炼油、下丹成膏、去火毒、摊涂等工序,制作师傅能够熟练做到将油炼至"滴水成珠,吹之能散,散之能收"的程度,真正使质量达到"明如镜"的效果。新型设备已经开始应用于制剂生产中,如直径达到60cm的旋转包衣锅已应用于丸剂制备中,大大提高了生产效率,并使药丸的均匀度与圆整度更加标准。骨科医院丸剂制作已达到当时的先进水平,单品种丸剂量最高达到每批次100多千克。骨科医院的丸剂基本为水蜜丸,不少从事制剂配制工作的老药工具有较高水平,对其中炼蜜的火候、老嫩及时间等因素的把握积累了丰富经验,其中有些制药师傅受其他单位邀请外出传授制剂经验,并进行实际的制作指导。

1998年国家药品监督管理局(FDA)成立,药品监管职责从卫生局剥离交由药监局负责,药品生产逐步向现代化迈进。现代化、标准化、规范化是这一时期的主旋律。FDA参照国外(主要是美国)的药品生产标准,制订了我国的GMP(《药品生产质量管理规范》),要求药品生产企业必须取得GMP认证。药品生产企业为了达标,积极投入引进先进设备、改善生产环境,使药品质量得到极大提高。而医疗机构制剂也有相关标准,即《医疗机构制剂配制质量管理规范》(GPP),于2001年颁布实施。医院制剂仅限本医疗机构使用,它仅仅是作为临床用药的补充存在。使用限制使得医院制剂生产无法形成较大规模,规模越小其生产成本会越高,投入与产出就成为各医疗机构必须考虑的问题。投还是不投、改还是不改,医院制剂还做不做,很多医院犹豫了。当时骨科医院领导作出决定,自制药是骨科医院的特色,必须适应形势进行调整,最终使之发展。

要发展首先要认清形势。社会在发展,人们生活条件在改善,生活习惯在改变,生活节奏也在加快,传统制剂的"黑、大、粗"显然无法满足人们对药品的质的需求。同时,人们对健康更加重视,传统生产能力有限,无法满足人们对药品的量的需求。提高生产效率、改进剂型就是传统中药突破的最好方式,于是骨科医院有很多传统丸剂向胶囊剂改变。改剂型的实质就是进行二次开发,将现代制药技术应用到传统剂型改革中。骨科医院积极与重庆市中药研究院、重庆市江北区中医院等单位开展技术合作。为便于携带,方便使用,骨科医院成功研制出腰舒胶囊、疗骨胶囊等12个胶囊制剂;对红肿软膏、活血软膏进行了剂型创新,开发了新型巴布贴剂,该剂型具有使用方便、反复粘贴、不污染衣物、不影响肢体活动等特点,透皮吸收作用更好;对传统的散剂、软膏剂进行工艺改进,粒度、细度大幅提高,根本上避免了分层现象及包心情况,质量更加均匀细腻。这一时期,科研成果显著,疗骨胶囊、补骨胶囊、红肿贴膏获重庆市卫生局科技进步奖二等奖。通过二次开发及技术革新,截至2006年,骨科医院共取得新药批件24个,2010年再取得1个批件(膝舒胶囊)。全部25个制剂品种见表5-1-2。

表5-1-2 骨科医院院内制剂品种

| 配制剂型 | 品种 | 规格 | 批准文号 |
| --- | --- | --- | --- |
| 硬胶囊剂 | 初伤胶囊 | 0.5g/粒 | 渝药制字 Z20051167 |
| | 中伤胶囊 | 0.5g/粒 | 渝药制字 Z20051168 |
| | 灵仙胶囊 | 0.5g/粒 | 渝药制字 Z20051169 |
| | 补骨胶囊 | 0.55g/粒 | 渝药制字 Z20051171 |
| | 养筋胶囊 | 0.5g/粒 | 渝药制字 Z20051170 |
| | 胸肋胶囊 | 0.5g/粒 | 渝药制字 Z20051173 |
| | 疗骨胶囊 | 0.5g/粒 | 渝药制字 Z20051172 |
| | 骨刺胶囊 | 0.5g/粒 | 渝药制字 Z20051175 |
| | 肝肾胶囊 | 0.5g/粒 | 渝药制字 Z20051174 |
| | 颈舒胶囊 | 0.5g/粒 | 渝药制字 Z20051521 |
| | 腰舒胶囊 | 0.5g/粒 | 渝药制字 Z20051522 |
| | 膝舒胶囊 | 0.5g/粒 | 渝药制字 Z20100002 |

| 配制剂型 | 品种 | 规格 | 批准文号 |
| --- | --- | --- | --- |
| 软膏剂 | 红肿膏 | 5kg/袋 | 渝药制字 Z20051524 |
| | 活血膏 | 5kg/袋 | 渝药制字 Z20051489 |
| | 黄连膏 | 5kg/袋 | 渝药制字 Z20051488 |
| 贴膏剂 | 红肿贴膏 | 每贴 9.5cm×13cm | 渝药制字 Z20050028 |
| | 活血贴膏 | 每贴 9.5cm×13cm | 渝药制字 Z20051487 |
| 散剂 | 芩黄散 | 1kg/袋 | 渝药制字 Z20051485 |
| | 消炎止痒散 | 1kg/袋 | 渝药制字 Z20051523 |
| | 活络镇痛散 | 1kg/袋 | 渝药制字 Z20051486 |
| 膏药 | 化坚膏 | 每贴净重 20g | 渝药制字 Z20051526 |
| 酒剂 | 损伤酒 | 250ml/瓶 | 渝药制字 Z20051525 |
| 酊剂 | 5%碘酊 | 500ml/瓶 | 渝药制字 H20050492 |
| 溶液剂 | 0.1%新洁尔灭溶液 | 500ml/瓶 | 渝药制字 H20050490 |
| 合剂 | 槐榆合剂 | 250ml/瓶 | 渝药制字 Z20050491 |

至此,骨科医院制剂品种固定下来,共有 9 个剂型 25 个品种。随着新制剂室建成,生产量不断增大,如芩黄散由最初的 300kg 增大至如今的 1 700kg,活血膏由最初的 1 000kg 增大至如今的 2 500kg。

经过不断的发展变化,时至今日,骨科医院制剂已较为完善,强调根据病情轻重缓急按不同时期分别用药,逐步形成了早中后"三期用药",内服和外用,在筋伤、骨伤优势领域发挥了重要作用。相对以往,骨科医院制剂更加系统化,组成了渝州正骨中制剂板块的核心内容。

骨科医院制剂发展历史悠久,伴随了医院的发展变迁。骨科医院的发展造就了制剂的发展,而制剂的发展也推动了骨科医院的发展。历经几代人的努力,骨科医院制剂凭借安全有效的质量赢得了良好口碑,骨科医院自制药早已深入重庆百姓心中,提到骨科医院,不少重庆市民会对骨科医院的自制药交口称赞。自制药体现的是骨科医院的特色,是骨科医院的亮丽名片!

## 二、骨科医院制剂室的建设

骨科医院制剂室隶属药剂科,生产场地历经了多次搬迁。最初,制剂室位于磁器街,即现在门诊部(较场口院区,新华路 489 号)对面。20 世纪 80 年代中期,骨科医院修建门诊大楼,受其影响,制剂室必须另寻场地,迁到南岸区罗家坝团山堡,租借民房开展制剂配制工作。1988 年,门诊大楼修建完成,制剂室从南岸区搬回渝中区,在南纪门厚慈街进行制剂生产,制剂生产条件简陋,此时胶囊剂品种已经逐渐研制成功,但不具备胶囊剂生产条件,胶囊生产只能依靠对外委托加工。2002 年,时任院长沈润生等领导决定参照药品生产企业标准,修建现代化制剂车间,建设胶囊生产线。通过对地理位置、周边环境、水电气供给等综合考察选址,2003 年 7 月完成设计,12 月 9 日主体车间开工建设,2004 年 12 月主体工程竣工并通过评审验收,2005 年进行洁净区建设,2005 年年底,水、电、天然气等配套设施安装完成,表明生产条件已经具备,新制剂室正式建成。

建成后的新制剂室,位于南岸区罗家坝向家坡 83 号,建设总投资 300 万元(含房屋土建、净化装修、购置设备等),制剂室占地面积 865m²、房屋面积 670m²。制剂生产分别有提取间、粉碎间、物料混合间、物料干燥间、浸提间、硬胶囊灌装间、泡罩包装间等,能够满足内服及外用制剂生产条件。

新制剂室洁净区按 30 万级标准建设,拥有现代化的生产设备,包括多功能提取罐、高效浓缩器、胶囊填充机、泡罩包装机、高效粉碎机、槽混机、液体灌装机、热封机、打码机、电热温控烘箱、蒸汽烘箱等设备。具有硬胶囊剂、合剂、酒剂、散剂、软膏剂、溶液剂等多种剂型生产线,生产条件得到大大改善,生产效率得到大大提高。

限于条件,药检室位于渝中区较场口门诊部负三楼,工作环境阴暗潮湿,且远离生产区域,检验工作开展不便。经决定,将药检室迁到南岸制剂室三楼,经设计并建设,于2015年年底药检室实现与制剂室合并。

制剂室负责人先后由卢源通、唐荣珠、任运强等同志担任。现有职工12人,以岗位定人,按职工特长分别承担提取、灌装、压板、包装、粉碎、药检、物账、勤杂、采购等工作。

制剂室生产规模,提取罐1t、蒸汽锅炉0.5t、烘箱容量48盘,可实现产能为年产胶囊600万粒、年产软膏5 000kg、年产散剂2 500kg。经统计,2017年1—11月,共计生产胶囊216 146袋,药酒7 838瓶,合剂420瓶,散剂1 877袋(1 877kg),软膏772袋(3 860kg),贴膏446 365袋。

### 三、骨科医院制剂生产展望

骨科医院各级领导对制剂室的发展寄予厚望,制剂工作潜力巨大。为更好地发挥自制药作用,更加体现骨科医院制剂特点,制剂必须在继承的同时力求发展。

1. 新包装改良 骨科医院制剂历史悠久,红肿贴膏、活血贴膏因疗效确切而广受患者好评,但包装较为简单,难以直观凸显产品优势,故思考将以上两个品种进行新包装设计,开展新包装申报工作。具体是:复合袋上增加图案以提高外观美感,使患者更易于接受;增加装量以减少袋子用量,进一步降低袋子包装成本;增加纸盒,便于数量清点,有效减少差错,并有利于减少包装工作量及药房发药工作量。目前,治未病中心已完成了外包装的设计工作。

2. 新规格申报 我院几种制剂仍采用大包装规格,软膏剂为5kg包装,散剂为1kg包装,这就为临床使用带来不便。临床包药过程中,软膏刮涂多少、散剂撒粉多少无法准确定量。为解决这一问题,可将大包装多剂量改为小包装单剂量,如根据临床用药将散剂规格改为每袋10g装,这样既方便使用,又杜绝了剂量不准引起的纠纷,同时药品核算更加合理。

3. 新剂型探索 为了使我院剂型更加丰富,患者用药更加多样化,药学科研人员正积极开展研究工作,如针对痛风疾病的颗粒剂开发,还有透皮吸收新剂型凝胶剂的开发等。传统剂型正经历蜕变升级的过程,先进给药系统的新型制剂正萌发新芽。

4. 新制剂开发 为了医院的明天,为了制剂的发展,骨科人正在多方努力,尤其是老专家、病区主任积极建言献策,全国名中医郭剑华提出了"四黄定痛膏""肩舒胶囊"等新制剂开发。

5. 新体制设想 为了更好地适应发展需要,作为管理者,院领导为制剂生产的明天谋划,打破瓶颈、突破限制,提出以现代企业管理方式经营骨科医院的制剂生产,参照药品生产企业成功经验,设想在制剂生产中试行股份制,骨科人都能成为参股成员,使制剂室的发展与每个骨科人自身利益紧密相连。

展望未来,医疗条件的改善,就诊人次的增加,都会让自制药的用量大幅提高,制剂室一定会迎来新一轮发展。通过扩大规模、改善条件、提高效率,从而扩大制剂产能。相信通过共同努力,骨科医院制剂的明天一定会更好。

## 第二节 渝州正骨制剂的理论基础

### 一、整体观念

整体观念是中医学的一个基本特点,认为人体是一个有机整体,构成人体的各个组成部分之间,在结构上是不可分割的,在功能上是相互协调、相互为用的,在病理上是相互影响的。渝州正骨强调整体观念,用整体观念认识、诊断和治疗骨伤疾病。人体局部损伤后,必将导致机体内在的一系列反应,诸如体温、脉搏、饮食和情志等的变化,实际上是整体的受损。《杂病源流犀烛·跌扑闪挫源流》云:"跌扑闪挫,卒然身受,由外及内,气血俱伤病也。"《普济方·折伤门》也说:"血行脉中,贯于肉理,环周一身。因其肌体外固,径隧内通,乃能流注不失其常。若因伤折,内动经络,血行之道不得宣通,瘀积则为肿为痛。治宜除去恶瘀,使气血流通,则可以伤完也。"渝州正骨强调诊治骨伤疾患时一定要分清主次、轻重、缓急,然后辨证论治。其次,渝

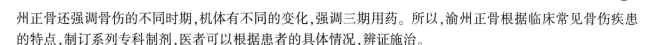

州正骨还强调骨伤的不同时期,机体有不同的变化,强调三期用药。所以,渝州正骨根据临床常见骨伤疾患的特点,制订系列专科制剂,医者可以根据患者的具体情况,辨证施治。

## 二、内外兼治

渝州正骨除了强调药物内治和手法外治以外,还强调药物内治和药物外治相结合以提高疗效,形成系列的内服和外用制剂。中医治病强调整体与局部兼顾,治疗骨伤疾患内外兼治是该原则的具体体现。内治法和外治法虽然区别较大,但就其理而言,同出一理,同出一法。如《理瀹骈文·略言》云:"外治之理,即内治之理;外治之药,亦即内治之药。所异者法耳。"这里所讲"法异"并非药物的差异,而是方法的不同。因此,虽分内治和外治,均是在三期辨证的基础上,根据具体状况、年龄、体质、伤势轻重、部位等进行诊治。历代医家在医疗实践中运用与总结了众多的治法,但就一般规律而言,临床上常归纳为破、和、补,即早期宜破,中期宜和,后期宜补。渝州正骨制剂就骨伤三期治疗而言,均有相应的内服、外用制剂。如初期治疗有初伤胶囊内服,红肿膏外敷。

## 三、专病专药

随着科技的进步、医学的发展和临床的不断探索,渝州正骨的医者发现,有一些现代医学诊断的疾病用中医观点进行认识、进行治疗取得较好疗效,可以实现专病专药。渝州正骨制剂有治疗颈椎病的颈舒胶囊、治疗腰椎病的腰舒胶囊。这两个专病制剂的临床研究获得重庆市卫生局科技进步奖。

# 第三节　渝州正骨制剂的辨证施治

三期用药是渝州正骨诊疗骨伤疾病的重要原则之一。三期用药既遵循了中医学的辨证施治理论,又体现出中医骨伤治疗的自身特点。这是因为在骨伤科形成和发展的过程中,逐步创立了自身的基础理论——生理功能与解剖相关学说、气血学说、肾主骨学说和经络学说等四大学说。这四大理论指导了中国几千年骨伤科的临床实践,并逐渐规范和完善三期用药。渝州正骨的三期用药同样是在此基础上形成、发展的,并指导着我院40多年的医疗实践。

## 一、分期

骨伤科的三期辨证施治,即是骨折发生后根据骨折愈合过程按早、中、后期辨证论治。

早期:伤后1~2周。轻则影响经脉气血流行,使气结不散。重则损伤血脉,使恶血留滞,经脉壅塞,气血流行障碍。此期以气滞血瘀为主要病机。

中期:伤后3~6周。此期是损伤症状改善,肿胀瘀肿渐趋消退,但筋骨疲软,仍时有作痛,瘀血尚未化尽,经脉还未完全畅通,气血仍欠充旺。

后期:伤后6周以上。虽瘀血祛除,筋骨续接,但筋骨尚未坚强,多伴有气血虚弱,筋肉萎缩、肢体乏力、关节僵硬等症状。

## 二、治法

骨伤科三期分治必须在辨证的前提下,依证立法,按法选方,才能取得良好的效果。治法包括内治法和外治法两种。但就其理而言,内外治法同出一理,同出一法。历代医家在医疗实践中运用与总结了众多的治法,但就一般规律而言,临床上常归纳为破、和、补,即早期宜破,中期宜和,后期宜补。

早期治法:患肢局部肿胀,疼痛明显,骨折断端易发生再移位,筋、骨、经脉可反复损伤,气血受损,血离经脉,瘀积不散,气滞血瘀,经络受阻。《辨证录·接骨门》指出:"内治之法,必须以活血去瘀为先,血不活则瘀不能去,瘀不去则骨不能接也。"因此,宜采取"留者攻之""结者散之"的攻下逐瘀法和行气消瘀法,代表方剂分别为桃核承气汤和桃红四物汤。我院自制代表方剂为初伤胶囊及红肿贴剂。

中期治法:患处疼痛减轻,肿胀逐渐消退,软组织损伤已修复,骨折断端经固定治疗后初步稳定,原始骨痂已形成,虽仍有瘀血未尽,但此期已不可再用攻下之法,否则易伤正气。故中期以调和为主,进一步调和气血,使用接骨续筋药,佐以活血祛瘀。采用调和营血,理气止痛,接骨续筋,舒筋活络法。代表方为和营止痛汤、舒筋活血汤等。我院自制代表方为中伤胶囊和活血贴剂。

后期治法:患处已有骨痂生长,骨折断端也较稳定,为使脏腑气血趋于平和,促进骨折部骨痂不断生长、改建,故后期以补养为主,包括补气养血、补养脾肝肾及温经通络法,代表方为八珍汤、补中益气汤、壮筋养血汤和大活络丸等。我院自制代表方为补骨胶囊、肝肾胶囊、益脾膏、上肢洗方、下肢洗方。

### 三、用法

渝州正骨制剂的三期辨证分治组成了渝州正骨思想的核心部分。渝州正骨思想是以中医传统理论为基础,遵循骨伤科自身发展规律,在生理功能与解剖相关学说、气血学说、肾主骨学说和经络学说的具体指导下,经过三代医务工作者40多年的医疗实践逐渐形成和发展起来的。

突出中医特色是渝州正骨的灵魂,注重中西医结合是渝州正骨发展壮大的关键。从创建初(1958年),我院制剂车间就根据院内经验方生产提供三期内、外用药,膏、丹、丸、散、贴剂、胶囊品种达100余种。在骨折用药中,根据骨折三期辨证分治,提出"破瘀、和营、补肝肾"的三期用药原则。

早期重视从气血着手,认为外伤肿痛与气滞血瘀有密切关系。气血病变是百病之源。骨伤科病变之初,骨断筋伤,血脉受损,气血离经,滞留肌肤,气滞血瘀,瘀积不散而作肿痛,此时邪盛而正未虚。在治法中提出"行气治血"为先。治宜破瘀治血,疏肝理气,消肿止痛,即"破瘀"法。内服自制代表方初伤胶囊,外用红肿贴膏。

中期肿胀、疼痛、瘀阻逐渐减退,而瘀血未尽,气血不和;治宜和营生新,养血通络,温经止痛,即"和营"法。内服自制代表方中伤胶囊,外用活血贴膏。

后期瘀肿消散,骨断初连而未坚,患者正气亦亏。根据中医"肾主骨"理论,我院在医疗实践中,提出"劳伤久则肾易虚"思想,治宜滋养肝肾,强筋壮骨,即"补肝肾法";内服方剂有肝肾胶囊、补骨胶囊、益脾膏,外用上肢洗方、下肢洗方。

渝州正骨在确立三期用药的同时,还特别重视依据患者的整体情况,根据证候和患者体质,注重辨证施治,在治疗主症的同时强调顾护胃气,研究出益脾膏、胃和散。另外,针对三期用药原则,强调临证施治,如初期应为实证、宜用破法。而临证时必须根据患者的伤情和体质进行辨证施治。若有正气亏损之象,不能一味按三期分治而用破法和攻下之药,即《医宗金鉴·正骨心法要旨·内治杂证法》所说:"今之正骨科,即古跌打损伤之证也。专从血论,须先辨或有瘀血停积,或为亡血过多……二者治法不同。有瘀血者,宜攻利之;亡血者,宜补而行之。但出血不多,亦无瘀血者,以外治之法治之。"如后期邪气未尽或复染外邪,补正时应兼顾祛邪,达到祛邪而不伤正,扶正而不留邪的目的。

渝州正骨的三期用药已使用40多年,目前仍保有30多个制剂,是我院治疗骨折的重要手段之一,深受广大患者的好评,享有极高的信誉。

## 第四节 渝州正骨制剂的创新

随着现代科学技术的不断进步、中药制剂理论技术的发展和其他骨伤界同仁对伤科用药的研究,已证明我院三期自制代表方或方中的不少药物,确有活血化瘀、增加血流、促进骨痂生长的作用。如:我院自制的"红肿巴布剂",通过动物(小白鼠)试验,证明具有较强的抗炎、消肿、镇痛作用。我院自制的后期代表方剂"补骨胶囊""肝肾胶囊"中的黄芪、当归、自然铜、川芎等,经国内大量研究证实,具有改变血流、促进骨痂生长的作用。其中,重庆市中药研究院对自然铜的研究表明,该药可以使骨折提前1周生长骨痂,同时测到骨折端骨铜的含量增加,经过对骨痂中微量元素的测定,X线片、电镜观察等证明,有改善血液循环,促进骨细胞的活性及胶原的合成,加快骨折愈合的作用。

我院自制药中多方使用的大黄、桃仁,在《金匮要略》一书中提出以此二药为主,用逐瘀止痛法治疗"马坠及一切筋骨损伤"。其中,大黄同样已被现代科学证明具有泻下、活血、止血、抑菌、抗炎的作用。

渝州正骨40多年来,始终坚持三期用药原则,不断创新和开发出100多种专科用药;经过对古方和我院名老中医经验方的不断总结,临床观察,随着疾病谱的改变,目前仍保有30多种内服外敷专科自制药。特别是近年来,随着人们生活条件的改善、生活习惯和生活节奏的加快,为了更好地继承祖国医学宝库,我院从20世纪90年代初,大胆地对自制药进行了剂型改革,以改变内服自制药品"粗、大、黑",外敷药品易污染衣物,使用不方便的现状,逐步适应医疗的需要和患者的要求,引进新的自制药工艺,制定了确保药品质量的药材标准,并改进包装,生产出患者满意的胶囊制剂、药酒制剂、冲剂和散剂。其中,疗骨胶囊、补骨胶囊、初伤胶囊获重庆市卫生局科技进步奖二等奖。

中药外用制剂,在我国运用甚早,历代医籍均有论述,在国内外享有较高声誉。但目前大多数外用制剂还没有精密化、规范化、科学化,尚处在药材粗粉入药或粗提物入药阶段,加之传统中药外用剂型的缺陷,严重地阻碍其自身发展及与国际医药市场的接轨。近年来,在对原有传统剂型进行挖掘、整理的同时,将现代药学技术应用到传统剂型改革中,使中药传统外用剂型得到了较大发展,剂型增多,除原来的酒类、硬膏剂、软膏剂外,出现了橡胶硬膏剂、乳剂、油纱、氧化锌明胶、甘油绷带、火棉胶布、混悬剂、湿敷剂、沐浴剂、膜剂、气雾剂、巴布剂。在原红肿贴剂的基础上,研制出红肿巴布剂。它作为中药外敷新剂型,使用方便,可反复粘贴,不粘皮肤,无橡胶、硬膏的皮肤过敏反应,有较好的保湿性,使皮肤角质层软化,从而有利于药物的透皮吸收。该剂型保存期限长,使用时无须加温,附着皮肤可靠,肢体伸缩自如,不污染皮肤和衣物;其载药量大,生物利用率高,生产环境无污染,劳动生产率高。红肿巴布剂获得了重庆市卫生局科技进步奖二等奖。随即成功研制出活血巴布剂。

随着对骨伤疾患认识的不断深入,通过中医辨证发现有一些专科疾病可以用专药进行治疗,在此基础上研制了颈舒胶囊、腰舒胶囊。

中医治病的根本是辨证施治,而中药的应用是在辨证施治的基础上选方用药,讲究根据不同地域、不同环境而选择用药,同时非常强调药物产地、采制加工、真伪鉴别等。

渝州正骨制剂的绝大多数用药进行了标准的核实,制定了有关产地、采集时间、用量、质量、工艺等标准,所以制剂质量稳定,保证了临床疗效。

渝州正骨制剂的使用应在中医理论指导下辨证施治,才能更好地发挥制剂功效,提高临床疗效。

(沈润生 漆 伟 敖 珊 任应强)

# 第六章 骨伤科诊疗技术研究

## 第一节 手 法 研 究

在骨伤科治疗中,手法具有极其重要的地位,在临床上应用范围很广。手法包括检查手法、复位手法和理筋手法3种。渝州正骨历代传人通过不断总结研究,形成了渝州正骨的特有手法,具有以下特色。

### 一、整体辨证

渝州正骨强调人身是一个整体,为一个小天地,牵一发而动全身。外伤侵袭人体,虽然是某一部分受损,但医者必须从患者的整体出发,看待这一损伤。另外,外伤侵袭人体,有些是直接受伤,医者必须分清主次、轻重,然后辨证论治,如骨折的早期,影响其修复的有瘀血(瘀不去则新不生)、骨折端出现的有害活动及受伤肢体和全身因长期制动而致的失用性改变等,医者都应全面分析,在不同时期有所重点地给予处理,才能修复损伤,早日康复。另外,因骨折愈合在不同时期时,机体有不同变化,渝州正骨十分强调早期用祛瘀接骨方药,中期用活血接骨方药,后期用补肝肾接骨方药,并结合患者情况,进行辨证施治。

### 二、筋骨并重

人体筋与骨是相互依赖、相互为用的。《灵枢》云:"骨为干,脉为营,筋为刚,肉为墙,皮肤坚而毛发长。"骨骼是人体的支架,为筋提供附着点和支干,筋有了骨支撑才能收缩,才能产生力,才有运动;而骨正是有了筋的附着和收缩,才能显示其骨架作用,否则只是几根散乱无功能的骨骼。人体骨居其里,筋附其外,外力侵及人体,轻则伤筋,亦名软伤,重则过筋中骨,又名硬伤。不论单一受伤,或者两者皆伤,都会出现两者的功能协同障碍。渝州正骨十分强调治伤要筋骨并重,即使单纯的筋伤,从治疗开始也应注意不断维持和发挥骨的支撑,发挥筋的运动作用。只有这样才能加速创伤痊愈,收到事半功倍之效。

### 三、内外兼治

筋骨损伤,势必连及气血。轻则局部肿痛,重则筋断骨折,甚至波及内脏,或致脏腑失调,或致阴阳离决而丧失生命。医者必须全面观察和掌握病情,进行内外兼治,双管齐下,既治外形之伤,又治内伤之损;既用内服药物,又用外敷药物;既用药物辨证施治,又注意以手法接骨续筋。渝州正骨非常重视骨折、脱位手法复位,推拿按摩,理筋治伤,以内服药物调理气血,以外敷药物消肿止痛的研究。我院骨伤科工作者结合现代人体研究资料,针对损伤初期为急性充血炎症期,临床表现为瘀血积聚,损伤局部以肿痛为主,同时多数患者表现为瘀而化热的趋势,中医辨证属热证范畴,故主张损伤初期以清热凉血祛瘀类的药物制剂来贴敷损伤局部,可以取得迅速散瘀消肿止痛的功效。

### 四、动静互补

渝州正骨十分强调动静结合在临床中的应用,根据每个患者的情况,一定要尽可能地进行和坚持有利于气血通顺的各种活动;把必要的暂时制动,限制在最小范围和最短时间内,这就要根据不同时期的病情,实行不同的活动和制动。例如:骨折后患肢失去支撑作用,功能受到影响,在骨折未愈合之前,需要一个静止的环境,以防止骨折再错位;而骨折断端之间,却需要生理性嵌插刺激活动,缩小两折端之间距,加速骨折愈合,但要防止影响骨折愈合的剪力活动和旋转力活动。总之,根据病情,以固定制动,限制和防止不利活动,反过来亦可鼓励适当的、适时的、有利的活动,以促进气血循环,做到形动精流,以加速骨折愈合。

# 第二节　特色疗法研究

## 一、踝部骨折整复手法研究

### （一）手法整复踝部骨折的历史

《普济方·折伤门》将踝关节骨折脱位分为内翻、外翻两型,介绍了应用牵引、反向复位的方法:"须用一人拽去,自用手摸其骨节,或骨突出在内,用手正从此骨头拽归外,或骨突向外,须用力拽归内,则归窠";还强调复位时不能单纯牵引,需用揣按手法整复,指出"若只拽,不用手整入窠内,误人成疾"。《医宗金鉴·正骨心法要旨》云:"踝骨者,胻骨之下,足跗之上,两旁突出之高骨也。在内者名内踝,俗名合骨;在外者为外踝,俗名核骨。"介绍了踝部的解剖特点。同时阐述损伤机制:"或驰马坠伤,或行走错误,则后跟骨向前,脚尖向后,筋翻肉肿,疼痛不止。"手法、固定、外敷治疗方法:"先用手法拨筋正骨,令其复位,再用竹板夹定跟骨,缚于胻骨之上。三日后解缚视之,以枕支于足后,用手扶筋,再以手指点按其筋结之处,必令端平。"内治方法及其愈后:"内服正骨紫金丹,灸熨以定痛散,洗以海桐皮汤,常服健步虎潜丸。若稍愈后,遽行劳动,致骱骨之端,向里歪者,则内踝突出肿大;向外歪者,则外踝突出肿大,血脉瘀聚凝结,步履无力,足底欹斜,颇费调治。故必待气血通畅全复,始可行动。"《伤科大成》详细介绍了踝部骨折的治疗和愈后,指出:"脚踝骨易出易入,一手抬住其脚踝,一手拿住其脚踝,将踝拔直捏正,其骨复于旧位。出手偏于左,右踝出手偏于右,脚指曲上,脚跟曲下,一伸而上,骱有响声,活动如故。夹以木板,加布扎紧。二日后再看,如未平直,仍拨端正。贴损伤膏,服宽筋活血散。若行走过早,使骨斜出。向内歪者,则内踝突出肿大;向外歪者,则外踝突出肿大。须待气血充足,方可行动。"《伤科补要》云:"踝骨,胻骨之下,足跗之上,两旁突出之高骨也。在内名内踝,俗名合骨;在外为外踝,俗名核骨。其骱出者,一手抬住其脚踝骨,一手扳住脚后根拔直,拨筋正骨,令其复位,其骱有声,转动如故,再用布带缚之,木板夹定,服舒筋活血汤。一二日后,解开视之,倘有未平,再用手法,按摩其筋结之处,必令端直,再服健步虎潜丸。稍愈后,若遽行劳动,致胻骨之端复走。向里歪者,则内踝突出肿大,向外歪者,则外踝突出肿大,瘀聚凝结,步履无力,颇费调治,必待气血通畅,始可行动。若脚趾骱失,与手指同法治之。"《伤科汇纂》云:"胻下跗之上,俗称脚孤踝,内凸向外拗,外出望里把,只要无偏倚,莫使有高下,并用拉拽捏,此法谓之挪。"（图6-2-1）《中国接骨图说》云:"弄玉法:使患者跌出右膝于前而坐,医傍其膝外侧与患者并坐。倒左手以虎口挟定骨,覆手握患足,指令其跟着地。带以四指上钩,以鱼腹下托之意,而旋转之。左手其势踝骨上下,恰如弄玉状,则复其旧。"（图6-2-2）"手上大拇指把住足四指,推出其左旋回转而伸之。左掌中之距左旋回转如充形。"（图6-2-3）

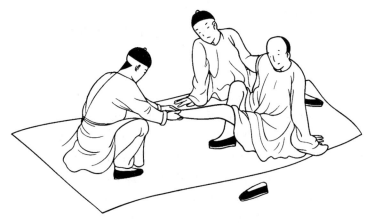

图 6-2-1 《伤科汇纂》

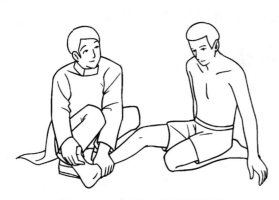

图 6-2-2 《中国接骨图说》弄玉法

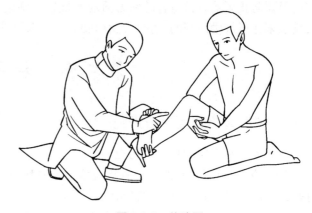

图 6-2-3 旋法图

**(二) 手法整复踝部骨折的现状**

1. 踝部骨折整复六法(徐国惠《踝部骨折整复六法初探——附 60 例报告》,1989 年《吉林中医药》第 5 期)

(1)整复方法

拉:欲合先离,握足与小腿,相其形势,缓缓牵开。

翻:或内或外,逆其移位之力,翻回原位。

旋:小腿为轴,足为臂,子骨找母骨,旋回旧位。

压:压高突,提凹陷,归其平复。

合:双手抱合胫腓之下端,归其臼眼。

伸:背伸其足,以距骨之体塑踝之穴。

(2)固定方法:可酌选内翻、外翻夹板。U 型石膏、管型石膏等,务以牢靠为度。

2. 牵引、扣挤、推拉等手法(邓天然《手法复位配合中药治疗踝部骨折 30 例小结》,1996 年《湖南中医学院学报》第 16 卷第 4 期)

(1)顺势牵引,纠正旋转:患者平卧,膝关节屈曲 90°。一助手站在患肢外侧,用臂夹住患肢大腿,右侧患肢用左臂,左侧患肢用右臂,抱于膝部向上牵引;另一助手站于患肢远端,一手握足前部,一手托足跟。踝关节屈曲位,顺原畸形轻轻用力向下对抗牵引。对外翻骨折先外翻牵引,内翻骨折先内翻牵引。在牵引过程中纠正旋转移位。

(2)翻转扣挤,纠正脱位:纠正旋转后,改变牵引方向,向畸形的反方向翻转,由外翻逐渐变为内翻,内翻变为外翻,同时术者用两手掌扣挤两踝,使胫腓关节分离及距骨内外侧移位完全复位。

(3)推拉背伸,纠正后踝骨折移位:将胫骨向后推,将足向前拉,在推拉过程中,将足背伸至 90°,使后关节囊紧张,有利于后踝移位的骨片复位。

3. 陈敢峰等(《中国中西医结合外科杂志》1998 年第 4 卷第 1 期《中西医结合治疗不稳定型踝部骨折 50 例》)

(1)治疗方法

1)闭合性骨折,做手法整复:以旋前-外旋及旋后-外旋类型为主。患者平卧,屈膝 90°,一助手站在患肢外侧,用肘部套住患肢腘窝,另一手绕于膝部向上牵引,另一助手站于患肢远端,一手握前足,一手托足跟行纵向牵引。术者双手四指放在内踝上方,双拇指推着距骨外侧。旋前-外旋型者,令助手做踝内翻内旋牵引。旋后-外旋型者,令助手做踝内翻足中立位牵引。在牵引下使踝关节屈伸数次,然后术者用双手大鱼际对扣下胫腓联合部及腓骨骨折端,纠正腓骨可能向外成角的畸形。整个操作过程手法要求轻巧,切忌暴力,以免加重软组织损伤。复位后采用五夹板固定,内外侧夹板超踝关节内翻内旋位或内翻中立位固定。加垫方法:内踝上方,外踝骨折中心,距骨外侧分别加垫。夹板外扎带松紧适中。复位固定后摄 X 线片,了解骨折复位情况,小腿放置在 25cm 高度的枕头上,每天数次检查扎带的松紧度。待伤肢水肿减轻后施行手术内踝拉力螺钉内固定术。

2）下胫腓联合分离的处理：经手法整复后，大多数下胫腓联合分离均获复位。内踝内固定后，坚强的三角韧带支点已健全，距骨不会外脱，结合确切的外固定，下胫腓联合是稳定的。随访结果得到验证。因此，我们认为下胫腓联合分离除开放性骨折外，一般不主张做内固定。

（2）固定方法：塑形夹板5块，内、外、后侧3块等长，下齐足跟；前侧2块置于胫骨嵴两侧，下至踝关节上约2cm，以不妨碍踝关节背伸为准。骨折整复后，内外踝上方放置塔形垫、两踝下方放置梯形垫各1个，跟腱处亦放置塔形垫1个，再用5块小夹板超踝关节固定，用4条布带进行捆扎，外翻骨折固定于内翻位，内翻骨折固定于外翻位。在固定期间，到临床愈合之前，踝关节不宜做旋转活动以及与原骨折移位方向相同的内外旋转活动。

**（三）手法整复踝部骨折的研究**

手法整复是中医骨科一大特长，历代医家曾先后提出八法、十法、十二法等理论总结，因其概括面广，每遇具体症情尚需分析择弃，颇费揣摩。现从方便临床角度，综合古训新说，试拟踝部骨折整复六法，实践证明，颇具简便效验之特点。笔者认为，掌握踝部局部解剖及踝穴距骨之间相互联系和制约的力学关系，是施行手法的基础。在多处骨折并有脱位等复杂情况时，应视距骨及各骨折游离之远端为一个整体来进行整复，但临证施术，尚应因人因伤而异，某法可轻可重、可先可后，务当权衡尺度，求其所宜。

1. 手法复位的准备

（1）体位的选择：平卧位、俯卧位、侧卧位。

（2）膝关节位置：以屈曲40°～60°为宜。膝关节在40°～60°时，膝关节两侧的侧副韧带紧张，膝关节稳定。小于40°时，小腿腓肠肌紧张，不利于牵引复位。大于60°时，股胫关节松弛，胫骨旋转影响踝部的复位和固定。

（3）踝部位置：与损伤时体位一致，踝关节微后伸。

2. 牵引　牵引是骨折复位的基础。"欲合先离"。牵引时，以轻柔手法及时缓解骨折块对皮肤的压迫，避免出现皮肤坏死或骨外露。踝关节内侧结构、外侧结构和胫腓下联合是相互制约、相互稳定的有机体，只要其中有两者稳定，即使不纠正第三者损伤，仍可获得踝关节的稳定，因此通过内外踝的解剖复位、坚强固定，可以获得下胫腓的稳定。

目的：①恢复踝关节的力线，改善胫距关节的脱位情况，使重叠的骨块分离平顺以利于骨折的整复；②克服肌肉的张力，解除肌腱的嵌插以利于骨折的整复。

要求：以大体恢复踝关节的力线，肌肉松弛为度。

方法：根据骨折后肢体的形状顺势牵引几分钟，待肌肉松弛后再恢复到踝关节的中立位牵引维持。

3. 手法复位

（1）逆损伤方式：踝关节的活动可归结为：①围绕横轴的背伸、跖屈活动；②围绕垂直轴的内旋、外旋活动；③围绕矢状轴（足前向足后的轴线）的内翻、外翻活动。踝关节跖屈时，足底内侧缘抬高，外侧缘降低，趾尖朝向内，称之为旋后；踝关节背伸时，足底外侧缘抬高，内侧缘降低，趾尖朝向外，称之为旋前。踝关节跖屈、背伸的活动范围平均为50°～60°，其中跖屈平均23°～56°，背伸平均13°～33°。有学者研究证明，踝关节背伸时，踝穴并不一定都增宽，但跖屈时踝穴却都会有一定程度的缩窄。实际上，日常见到的踝关节活动，均有足部关节活动的参与。迄今为止，人们对生理下踝关节的运动，以及在非负重状态与负重状态下有哪些不同，尚缺乏全面的了解。20世纪初，已有Ashurst等踝关节骨折分型。1952年，Lauge-Hansen在前人基础上，按照损伤机制提出的分型，至今仍被广泛应用；它的特点之一是解释了损伤机制。以旋后外旋型骨折为例，旋后是指损伤时足的位置，外旋是指引起损伤的继发暴力方向。当踝关节处于旋后位置时，踝内侧结构松弛，此时距骨外旋或小腿相对内旋所产生的暴力将最先施加于下胫腓前韧带并导致断裂。力量持续，则造成腓骨远端螺旋形斜面骨折。如暴力再继续，则导致下胫腓后韧带断裂或后踝骨折，最后产生内踝小块撕脱骨折或三角韧带断裂。所以，旋后外旋型骨折的复位方式应按照内踝→胫腓后韧带断裂或后踝骨折→腓骨远端螺旋形斜面骨折→下胫腓前韧带踝关节旋前内旋复位。

（2）过量复位方法：极度内外翻时，由于内踝受三角韧带的强大牵拉，骨折错位后，骨片与断端分离距离较大，只有通过极度内翻，方可使内踝对位。外踝骨折特别是粉碎性骨折，通过极度内翻，由于跟腓、距腓韧带的牵拉恢复腓骨远端长度。

(3)旋转问题:踝关节由踝穴(胫骨远端关节面与内、外踝构成)、距骨及其周围的韧带组成。外踝位于内踝偏前1cm,其关节面也较内踝长1cm。胫腓骨远端由下胫腓前、后韧带,下胫腓横韧带及胫腓骨间韧带相连接;距骨位于踝穴中间,其内、外侧均受韧带保护,前方薄弱部分有伸肌腱加强。临床上所称前踝,确切应称为胫骨前缘,指胫骨下关节面前上缘略向前凸的骨嵴。骨嵴向腓侧突起,与后踝向腓侧凸出的骨突形成纵向间隙,包绕外踝关节面以上的腓骨远端。胫骨后踝是胫骨远端关节面顶部向后下外方的延伸,可防止距骨后移。踝关节内侧结构、外侧结构和胫腓下联合是相互制约、相互稳定的有机体,只要其中有两者稳定,即使不纠正第三者损伤,仍可获得踝关节的稳定。踝部前足长度是后足的2~3倍,外力破坏内外踝、下胫腓前后韧带,围绕垂直轴的内旋、外旋活动加大。所以,在进行踝关节骨折的手法复位时,根据受伤的情况在复位和固定时注意克服旋转剪力,超踝固定。

(4)复位的作用力点:距跟关节在承重承力、关节活动等方面与传统的踝关节功能存在很大的协同性和互补性,因此可将传统的踝关节和距跟关节分别称上踝关节和下踝关节。正常情况下,足的跖屈活动合并距骨内旋,背伸活动合并距骨外旋。单独腓骨骨折移位,对距骨在足跖屈、背伸中的旋转活动无明显影响,但如果同时切断三角韧带,则距骨在足跖屈、背伸的旋转活动显著减小,步行时距骨负担人体重量的5.5倍。踝关节这种特有结构,既能有效减少各方向外力对踝关节面的冲击,限制距骨非生理性活动,如踝背伸时,距骨向内外方平移,又能保证踝关节进行正常的生理活动,在特定方向的外力下,会发生特定类型的骨折或韧带的损伤。踝关节的三踝和内、外侧韧带恰好组成类似环形的结构,如环形结构的任何两处发生断裂,踝关节运动均有失稳的可能。距骨在踝穴内的活动轨迹相当复杂,既有在矢状面的前后转动和部分滑动,又有在轴状面和冠状面的耦合运动。跖骨向外移动而牵拉其发生外旋。Inmen将距骨在踝关节内的伸屈活动比喻为圆锥体在踝穴内滚动。此圆锥体底面朝向腓侧,顶端朝向内侧,圆锥体轴心线就是内踝前丘之稍后下与外踝尖端的连线相交成83°左右的交角。故距骨在踝穴内由中立位做跖屈运动时必伴有内旋,背伸时必伴有外旋,并且距骨外侧面的活动范围较内侧面大。体外踝关节运动模拟试验表明,距骨运动轴线随踝关节活动范围的变化而发生相应变化。距骨是踝关节稳定和活动的中心,故手法复位的作用力点在距骨。

4. 塑形夹板 超关节固定是治疗踝部骨折脱位的关键。在临床中体会到,要想使内、外踝与距骨保持复位后的位置不变,外翻型骨折一定要将踝关节固定于内翻位。背伸跖屈锻炼时,踝穴自身模造。踝穴的模造需要距骨的自身模造塑形,以防止踝关节周围软组织粘连、挛缩及关节僵硬。早期鼓励患者做踝关节的背伸及跖屈活动,必须经过距骨的自身模造才能完成。

5. 手法复位存在的问题
(1)骨折复位后的稳定问题。
(2)粉碎性骨折的复位。
(3)骨折断端间软组织嵌插,碎块阻挡复位。
(4)失用性骨质疏松问题。

**(四) 踝部骨折手法整复的操作方案**

踝部骨折大多可以采用手法整复及小夹板固定治疗。

1. 手法整复 在局部麻醉或腰麻下进行手法整复,不同类型的骨折,用不同的方法处理。骨折部远侧由于诸骨有韧带及关节相连,整复时,可作为一个单元来处理。原则上按暴力作用相反的方向,采用拔伸牵引端提捺正回旋反扣法进行整复,如内翻型骨折可用外翻力整复。

2. 拔伸牵引 患者平卧,膝关节屈曲90°。一助手站在患肢外侧,用臂夹住患肢大腿,右侧患肢用左臂,左侧患肢用右臂,抱于膝部向上牵引;另一助手站于患肢远端,一手握足前部,一手托足跟。踝关节屈曲位,顺原畸形轻轻用力向下顺势对抗牵引。对外翻骨折先外翻牵引,内翻骨折先内翻牵引。在牵引过程中纠正旋转移位。

3. 根据不同的类型使用端提捺正回旋反扣手法,可单独运用亦可联合运用。

旋后内收型(内翻型):以第二、三度为例。患肢位置、牵引方法如前所述。术者一手顶住外踝上方,另一手将内踝及跟距部内侧向外挤压,同时助手将足跟部外翻、背伸,若有距骨后脱位,应先将跟部向前推,并向外挤压跟距部,同时助手外旋、外翻患足。将足部维持于外翻位,进行小腿超踝关节小夹板绷带固定。

旋前外展型(外翻型):占踝部骨折的 5%～20%。以第二、三度为例。患肢位置、牵引方法如前所述,但助手牵引时不做内旋。若有下胫腓关节分离,则应在内外踝处施加正对捺正法。整复后,术者将足部维持在内翻、背伸位进行固定。

外旋型包括旋后外旋型和旋前外旋型。

旋后外旋型:占踝部骨折的 40%～70%。以第二、三度为例。术者一手顶住内踝上方,另一手将外踝及跟距关节外侧向内挤压。此时助手将踝关节置于外翻、内旋及背伸位即可整复。若距骨有向后脱位,则应先予矫正。术者一手顶住内踝前上方,另一手将跟部先向前推,然后往内挤压,配合踝部外翻、内旋并背伸即可整复。复位后,术者用手维持足部于轻度外翻(或中立位)、内旋、背伸位,进行小腿超踝关节小夹板绷带固定。

旋前外旋型:占踝部骨折的 7%～19%。以第二、三度为例。术者一手顶住内踝上方,另一手将外踝及跟距关节外侧向内挤压。此时助手将踝关节置于内翻、内旋及背伸位即可整复。若距骨有向后脱位,则应先予矫正。术者一手顶住内踝前上方,另一手将跟部先向前推,然后往内挤压,配合踝部内翻、内旋并背伸即可整复。复位后,术者用手维持足部于内翻、内旋、背伸位,进行小腿超踝关节小夹板绷带固定。

垂直压缩型:患肢位置、牵引方法如前所述。术者用手指或手掌进行挤捏合骨,或采用错对捺正法矫正骨折块侧方移位。若有后踝骨折,应先进行踝关节跖屈牵引,然后逐步改为踝关节中立 0°位。术者将移位的骨折块及向后脱位的距骨向前推压使其复位。如为距骨前脱位,在踝关节中立 0°的位置做错对捺正手法。整复后,维持踝关节于中立 0°位,进行小腿超踝关节小夹板绷带固定。

## 二、中医综合疗法

根据软伤疾病的特点,提倡中医综合疗法,充分发挥中医针刺、艾灸、推拿、火罐、刮痧、药敷、熏洗、体疗、心理治疗等中医外治法优势,与中药内服相结合,达到疗效互补的目的,并将这些方法予以程序化。如"四步法治疗膝关节骨折后遗功能障碍",即采用"针灸通络止痛、推拿松筋解痉、中药内服外敷、功能锻炼"等4种方法相结合,对改善和恢复膝关节功能有良好的临床疗效。"四步法治疗肩关节周围炎",即"针刺通络镇痛、推拿松粘解痉、中药辨证施治、主动功能锻炼"。在肩周炎早期,针刺是首选方法;推拿治疗分为两个部分,即手法解痉止痛与被动松解粘连,尤其在松解粘连时要遵循缓进、稳定、突破原则;中药治疗时采用验方颈舒汤加减;主动功能锻炼必须贯穿治疗全过程,尤其要在动静结合中找到平衡点,既能止痛松粘,又能防止新的粘连出现。用四步法治疗肩关节周围炎,充分体现了中医综合治疗的特色,各种疗法互补,可缩短疗程,发挥综合效应,达到最佳效果。此法容易掌握,操作安全,痛苦极少,患者易于接受。类似还有"六步法治疗颈椎病""五步法治疗腰椎间盘突出症""五步法治疗骨折后遗功能障碍""七联法治疗强直性脊柱炎""五联法治疗股骨头缺血性坏死"及"单纯性肥胖病的减肥六联法"等,均大大提高了临床疗效,缩短了疗程。

治疗软组织损伤的方法独具特色:①针刺治疗的特点:掌握平衡,取穴精练,擅用快针,补泻得当,针灸并用;②推拿治疗的特点:以意通经络,"手上长眼睛",手法轻巧渗透,多种技法配合,舒适为度,注重美学;③中药用药特点:分清虚实,具体辨证,注重补养肝肾、强筋健骨,注重气血调理,善用活血化瘀、通络止痛,活血之法因人而异;④善用心理治疗。

## 三、郭氏砭木疗法

郭氏砭木疗法将针刺、推拿、刮痧、点穴、拍打、膏摩等方法有机地结合在一起,形成了一种具有多种中医综合疗效的治疗方法。它与针刺、推拿等疗法一样,具有平衡阴阳、调整脏腑、扶正祛邪、活血化瘀、疏通经络、通利关窍、强筋壮骨、镇静止痛、消除疲劳、保健康复、调神养生的作用。它通过对人体神经、精神、气血、经穴、皮肉、筋骨等的协同调节作用,对人体各系统产生广泛的影响。因此,它既能治疗外感疾病,又能治疗肢体关节经络病变,还能调节内脏气血阴阳失调,从而治疗内伤杂病。

### 四、综合治疗强直性脊柱炎七联法的研究

强直性脊柱炎(ankylosing spondylitis, AS)简称"强脊炎",是发生于脊椎及其附属组织的一种慢性自身免疫性疾病,常可累及眼、肺、心血管、肾等多个脏器。在我国的发病率约为3‰,以青壮年男性多见。症状常以膝、髋、骶髂关节疼痛为始,逐渐蔓延,上至枕骨,下至足跟。每遇寒冷、劳累、感染、外伤、饮食不节、接触放射性物质等因素即加重病情。因反复疼痛,可导致脊柱前后左右不能屈伸、转侧,重者畸形而致残。中医古籍中,类似"强脊炎"症状的病名有"龟背风""竹节风""骨痹""尪痹""大偻"等。中华人民共和国国家标准《中医临床诊疗术语》于1997年将强脊炎定名为脊痹,认为本病是以肾虚为先,寒邪深入骨髓,气血凝滞,脊柱失去温煦所致。

郭剑华根据强脊炎的病因病机提出综合施治七联法:夹脊针、点按分腿、督脉灸、穴位注射、中药治疗、功能锻炼、摄生。

### 五、综合治疗股骨头缺血性坏死五联法的研究

股骨头缺血性坏死是指各种原因引起的股骨头血液循环障碍,产生股骨头缺血性坏死的一类疾病。近年来,该病发病率及致残率呈上升趋势。目前,国内外治疗本病无特效药物,西医治疗主要以手术置换关节为主,但并发症、后遗症较多。郭剑华通过长期临床实践,提出综合治疗股骨头缺血性坏死五联法:针灸、推拿、小针刀、中药内服外敷、功能锻炼。

### 六、针灸加速骨折愈合的研究

中医治疗骨折有"折伤专从血论"之说,在骨折的早期强调"以活血化瘀为先",中后期补益肝肾的同时也很重视补益气血,以濡养筋骨。现代医学研究表明,骨是一个活性器官,良好的血液循环对骨折愈合有着重要的作用。祁晓华等进行了针刺对实验性骨折愈合的研究,发现针刺在骨折早期能够活血化瘀,促使毛细血管增生,改善局部血液供应,加快血肿机化;在中后期不但能增加血管数量,而且扩张血管,从而增加血流量、降低红细胞聚集指数和血液黏度。

针刺能促进骨折愈合,促进成骨细胞增生激活:骨折愈合可分为血肿形成、纤维性骨痂形成、骨性骨痂形成和骨的改建4个依次交替演进过程。成骨细胞对骨折愈合有着重要的作用。针刺可以更早更快地激活成骨细胞。祁晓华等研究证实,成骨细胞激活早、增生快与针刺的活血化瘀、使毛细血管增生、改善微循环作用密切相关。

针刺能增加机体对微量元素的吸收与利用:微量元素在骨折愈合过程中的重要作用,越来越受到人们的重视。许多人通过研究发现,在骨折愈合过程中,机体体内及骨痂局部的微量元素均有明显变化,骨折36小时后Zn、Cu、Mn、Fe等元素在血清中的含量显著低于骨折后10个月的血清自身对照组含量,但是微量元素Zn、Cu、Mn、Fe等在骨的形成、生长、发育及再生中均有重要作用,缺乏这些元素可使骨骼发育障碍,甚至发生畸形,在骨折患者则可影响骨痂的形成。张俐等在"针灸对骨折家兔微量元素的影响"的研究中发现:①针灸能够提高微量元素的生物利用度:日常生活的食物及饮水中并不缺乏微量元素,但它们能被生物利用的程度称为生物利用度,它取决于这种金属存在的形态和生物体本身的一些因素,其中后者是关键。例如,生物体能放出配体与某些微量元素结合成可以进入体内的络合物,有些元素通过细胞膜时需要载体等。此外,体液pH、离子强度、共存物质等因素也对生物利用度有明显影响。而针灸则可能通过调节作用,使以上各种因素达到最佳水平,使生物体能够充分摄取食物和饮水中的微量元素而提高骨痂和血清微量元素含量。②针灸能够促进消化吸收功能:针灸对消化系统的良性调节作用已为大多数人所认同,它可以调节脾胃功能,促进消化液分泌,增加饮食,这样则增加了摄入体内微量元素的总量。③针灸可能激活了微量元素固定在酶的部位,促进了酶与底物的结合,从而增强了酶的催化效率,使骨折愈合能够快速进行。

骨折患者通过手法整复或手术复位固定后,尽早地结合针灸治疗,对骨折的愈合有较大作用。我们遵循"有伤不治伤,治伤选远端"的原则进行针灸选穴,针对四肢骨折、躯干骨折、脊椎骨折,进行了针灸促进骨痂生长的研究。

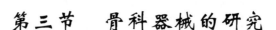

## 第三节　骨科器械的研究

一种好的治疗器械会对疾病的治疗起到良好的作用。渝州正骨的医者根据各种不同病症的特点，通过大量临床研究，开发出了"多功能牵引椅""多功能电脑牵引床""移动式多功能牵引架""神农塔灸""霸王灸""砭木疗法"等治疗器械，为临床提供了许多行之有效的治疗手段。

### 一、神农塔灸的研制

灸疗是针灸学的重要组成部分。《灵枢·官能》指出："针所不为，灸之所宜。"唐代医家王焘在《外台秘要》中指出"至于火艾，特有奇能，虽曰针、汤、散，皆所不及，灸为其最要"，说明灸疗在古代十分盛行。灸疗不仅能治疗多种疾病，而且对于许多用针、汤药、散剂均不能取效的痼疾，却能收奇效。从古代医籍和近代有关报道可知，灸疗不仅用于治疗各科疾病，还用于养生防病、保健美容，极有开发利用的价值。

传统灸疗种类繁多，但在治病过程中均需人扶持施灸，一个医师只能为一名患者灸治，操作极不方便，费时费力，且灸治方法单一，在使用过程中稍不留意便会灼伤人体，烧坏衣物，极不安全。针灸医师在临床中不便使用，患者也畏惧灸疗，导致当前在针灸治病中"重针轻灸"的局面，影响了灸疗的研究与发展。因此，继承和发展中国灸疗事业，使之适应当前医学模式的转变和预防保健、防病治病的需要，对灸具的改革、创新是历史赋予我们的任务。

在神农塔灸研制过程中，研制者对传统灸具进行大胆改革和创新，并在自己身上做了上百次试验，反复改进，终于研制出一种具有操作简单、使用方便、临床实用、安全卫生、省时省力等优点的新型灸具。该灸具将传统的艾火灸、温和灸、温针灸、隔药灸、太乙针灸有机地融为一体，充分突出中国传统综合灸疗特色。1992 年 2 月，神农塔灸通过了由重庆市中医管理局组织的科研鉴定，并获国家发明专利。

神农塔灸由固定物、底座、药饼、艾塔、接灰盘、调温帽、进针孔等组成。不需人扶持，一名医师可以多角度、多部位为多位患者施以针灸治疗。由于该灸具配有接灰和调温装置，因此使用安全，还可以根据患者病情和体质施以补泻，医师可配合针刺使用，患者也可在医师的指导下自我灸疗。

1992 年 2 月以来，重庆市中医研究所、重庆市肿瘤研究所、第三军医大学（现陆军军医大学）第三附属医院、重庆发电厂职工医院及我院运用重庆市康复应用技术研究所生产的神农塔灸（痹证型），对 160 例门诊患者进行临床疗效观察，其中男性 84 例，女性 76 例；年龄最小 28 岁，最大 78 岁，平均年龄 52 岁；病程最短 3 天，最长 10 年，半年至两年者最多；风湿性膝关节痛 45 例，肩关节周围炎 53 例，风湿腰痛 32 例，颈椎病 30 例（神经根型 21 例、混合型 9 例）；塔灸加针刺治疗 94 例，不加针刺治疗 66 例；治疗次数最少 3 次，最多 20 次，平均 75 次。

治疗方法：医师根据患者病情，制订针灸处方，在针刺过程中选 1~2 个主要穴位，从针柄上套入塔灸，并固定在皮肤上，点燃艾绒即可灸治。当灸温过高或过低时，可戴上或摘下调温帽以调节灸温，每枚塔灸治疗时间 30~40 分钟，每日或隔日 1 次。也可直接将塔灸固定在所选部位或穴位上灸治。它适合患者自我灸疗。对骨质增生性疾病，也可在塔灸的底座面垫上直径约 1.2cm、厚约 0.2cm 的生姜 1 片，每日或隔日灸疗 1 次。

疗效标准：①痊愈，自觉临床典型症状消失，功能恢复正常；②显效，自觉临床典型症状大部分缓解，功能有较大恢复；③好转，自觉临床典型症状有部分减轻，功能有一定恢复；④无效，症状及功能均无改善。

治疗结果：风湿性膝关节痛痊愈 26 例，显效 11 例，好转 6 例，无效 2 例，有效率 95.6%；肩关节周围炎痊愈 31 例，显效 15 例，好转 7 例，有效率 100%；风湿腰痛痊愈 17 例，显效 6 例，好转 8 例，无效 1 例，有效率 96.9%；颈椎病痊愈 19 例（其中神经根型 17 例），显效 5 例（其中神经根型 4 例），好转和无效各 3 例（均为混合型），有效率 90%。总有效率 96.3%。

努力开发神农塔灸系列：目前，我们用于临床治疗的痹证型塔灸，其药饼选用温经通络、祛风镇痛的药物加工制成，如果选用功能各异的中草药制成治疗专科专病的药饼，开发出系列产品，无疑能收到较好的社会效益和经济效益。如选用温肾壮阳药制成治疗阳痿、早泄的壮阳型；选用健脾养胃、芳香化浊药制成治疗胃肠道疾患的胃肠型;选用温经活血、滋养肝肾药制成治疗不孕的助孕型;选用活血化瘀、镇静定痛药制成治疗癌症疼痛的癌痛灵型;等等。因此,神农塔灸具有较高的应用价值和广阔的开发前景。主研人员:郭剑华。本科研项目于 1993 年获重庆市科技进步奖三等奖,于 1994 年获首届世界传统医学优秀成果大奖赛金杯奖(美国)。

## 二、多用灸具的研制

传统灸疗,种类繁多,但在使用过程中由于方法单一、操作不方便、使用不安全、费时费力,临床医师不愿使用,患者也惧怕灸疗,导致在针灸治疗中重针轻灸,影响了灸疗的研究与发展。传统按摩,多采用双手指、掌、肘等部位操作,在治疗过程中手法不易掌握,费力耗时。刮痧治病,历史悠久,方法独特,疗效肯定,但由于缺乏专用刮痧工具,加之宣传不力,在临床中已极少使用。

多用灸具(又名中国霸王灸)是将艾火灸、温和灸、隔物灸、太乙针灸、点按、揉叩及刮痧等法有机融于一体,一具多用,方法独特,充分展示了中医非药物综合治疗的整体效应,多法配同协作,数管齐下,无疑优于任何一种单一疗法。

该灸具选用优质木材、水牛角(具有清热解毒功效)精加工制成,由灸罩、筒体、灸帽、螺杆、螺母、套箍、纸棒、艾条、按摩头、刮痧板等组成。手持该器具可以在人体实现多部位、多角度的直接灸治、按摩、刮痧。由于有灸罩接灰及灸帽闭火,不会灼伤人体、烧坏衣物,使用安全卫生,加上灸条与灸罩之间的距离由螺母与螺杆控制,灸温又可调节以实现补与泻,手持筒体又可操作按摩头和刮痧板在人体体表进行点穴、叩打、按摩、刮痧,因此医师可用于治疗,患者及普通人又可在医师指导下自我治疗,防病治病,保健养生。

重庆市中医骨科医院郭剑华、朱正刚,重庆市肿瘤医院朱丹,四川省总工会重庆五指山工人疗养院索之毅于 1993 年元月至 9 月,用"多用灸具"对 310 例属中医痹病范畴的颈肩腰腿痛患者进行临床疗效观察,收到满意效果。310 例患者中,颈肩痹痛 131 例,风湿腰痛 67 例,风湿性关节痛 112 例。医师根据病情制订治疗方案。①颈肩痹痛者,先用按摩头点按、推揉、叩击颈肩部疼痛点及肩井、风池、肩髃、肩贞、曲池、手三里等穴 10 分钟,再灸治以上部位或穴位 10~15 分钟。每日治疗 1 次。隔 3~4 日用刮痧板蘸紫草油推刮颈椎两侧华佗夹脊穴及自大椎至肩髃连线部位 3~5 分钟,见皮肤起紫红色小瘀点或瘀斑为度。②风湿腰痛者,先用按摩头点按、压揉、推滚腰部华佗夹脊穴 10 分钟,再灸治关元俞、命门、秩边、环跳、承扶、委中穴 10 分钟。每日 1 次。每隔 3~5 天用刮痧板推刮大杼至白环俞足太阳膀胱经 3~5 分钟,以见推刮部位出现瘀斑为度。③风湿性关节痛者,灸治关节最疼痛点。上肢关节痛,加灸曲池、小海、手三里、内关、阳池、养老、合谷穴 10~15 分钟,再用按摩头在以上穴位或部位行点、按、揉、叩打等法 10 分钟,每日 1 次。下肢关节痛,加灸环跳、承扶、风市、委中、血海、足三里、阳陵泉、昆仑穴 10~15 分钟,每日 1 次。无论上肢还是下肢疼痛,均可隔 3 日用刮痧板在疼痛部位施以刮痧疗法 3~5 分钟。

颈肩痹痛 131 例,最少治疗 10 次,最多治疗 35 次,平均治疗 31.5 次,痊愈 61 例,显效 51 例,好转 11 例,无效 8 例,有效率 93.9%;风湿腰痛 67 例,最少治疗 8 次,最多治疗 35 次,平均治疗 18.2 次,痊愈 37 例,显效 16 例,好转 9 例,无效 5 例,有效率 92.5%;风湿性关节痛 112 例,最少治疗 7 次,最多治疗 36 次,平均治疗 24.6 次,痊愈 60 例,显效 31 例,好转 12 例,无效 9 例,有效率 92.0%。310 例总有效率 92.9%。

该科研主研人员:郭剑华、秦长利。1994 年获重庆市中医管理局科技进步奖三等奖。1994 年获首届世界传统医学优秀成果大奖赛金杯奖(美国)。

## 三、AT-800 多功能自动牵引床的研制

颈、腰椎病是软伤科常见病症,过去多采用药物、按摩、理疗等治疗,均有一定疗效。但药物治疗效果不理想,有较大副作用,而单用手法按摩,疗效慢,费时费力。我们采用多功能 PC 控制自动牵引床,对颈、腰椎病进行牵引治疗,疗效好,患者易接受,操作也简单、方便、安全,无毒副作用,是一种较理想的治疗方法。它已成为我们对颈、腰椎病的常规治疗方法之一。

有关资料报道,骨盆牵引或颈椎牵引是治疗颈神经根综合征、颈椎病、腰背痛、坐骨神经痛等颈、腰椎相关疾病的重要的保守疗法之一。不管是间歇或持续牵引,除具有矫正椎间盘、椎间关节轻度变形和脱位外,

还能使软组织、肌膜等弛缓与减压,也具有按摩效果。通过牵引,对扩大椎间孔、矫正椎体排列不整齐和改善血液循环有明显作用,特别对解除神经根刺激和神经根病变引起的症状有较好疗效。

国内生产的牵引床,型号不同,功能亦不相同。国外进口的电动牵引床,功能虽多,但床体庞大,价格达数十万元之多,许多中、小型医院无法接受。而多功能 PC 控制自动牵引床,吸取了各家之长,设计合理,床体小巧,安装方便,占用空间小。牵引时的重量可用电动或手动方式掌握,又有安全装置,维修方便,在使用过程中极少发生机械故障。这种牵引床价格便宜,非常适宜中小型医院、厂矿医务所、老干部活动中心使用,是一种值得推广的医疗器械。主研人员:卢仲书、郭剑华、杨源伟、朱忠庆。1996 年获重庆市中医管理局科技进步奖三等奖。

### 四、移动式多功能牵引架的研制

移动式多功能牵引架科研任务属于重庆市中医管理局下达的指导项目。

移动式多功能牵引架是一种矫形外科用于体外牵引的医疗器械,能把普通的标准型钢丝病床改变为灵活多用的骨科牵引床。

牵引治疗是矫形外科常用技术,它应用持续性的作用及作用力,来缓解软组织的紧张与回缩,使骨折、脱位得以整复,预防和矫正软组织的挛缩畸形,或作为手术治疗前准备和术后的制动。牵引术还有利于患肢功能锻炼,控制和防止骨、关节感染的扩散,减轻疼痛,避免病理性骨折或脱位,临床应用十分广泛。

骨科牵引床庞大、笨重,搬运困难,价格昂贵,一般基层医院使用较少。临床常采用普通的标准型钢丝病床,以捆绑棍棒、竹竿、钢管替代,既烦琐,又不牢固,而且不美观。

目前,下肢牵引一般使用布朗(Brown)架和托马斯(Tomas)架。但布朗架只能在病床的范围内移动,不能做超外展牵引,且无法做功能锻炼,也不适合上肢牵引;托马斯架仅限于在骨科牵引床上使用。目前,国内最新型牵引架,如医用多功能牵引架、骨伤科床头牵引架、床头简便牵引架、简易横杠式多功能床头牵引架等,可固定于床头,或固定于床沿部位,不能移动;床周多功能牵引架,只适用于上、下肢常用的牵引。

移动式多功能牵引架克服了上述各类牵引架的缺点,具有灵活、小巧、通用、能移动、多功能的特点,适合颅骨牵引、上下肢牵引、脊柱牵引、骨盆牵引,并能满足各种角度的下肢牵引,基本能替代骨科牵引床。

移动式多功能牵引架的床沿夹紧座盘,设计新颖,能固定于床沿任何部位,并能承受较大的牵引力,临床应用未见先例。

移动式多功能牵引架基本结构包括:①床沿夹紧座盘;②升降支撑杆;③牵引横杆主架;④牵引副架;⑤滑轮组件;⑥牵引绳索;⑦牵引锤。夹紧座盘固定在病床的两半侧、床沿(或一侧床沿)。升降支撑杆下端插入夹紧座盘的空心套筒,升降支撑杆顶端套上"T"形空心套筒,连接牵引横杆主架。牵引副架也固定在升降支撑杆上,可按牵引要求调节高度,牵引横杆和牵引副架都装有多个滑轮,通过牵引绳索和牵引锤做水平和垂直方向牵引,即可做颅骨、上肢、下肢牵引。如安装 2 套牵引架,可做脊柱、骨盆牵引,并可进行下肢牵引时的功能锻炼。骨科牵引床的功能,此架均具备,可独立使用。移动式多功能牵引架可以随意调节、拆卸,极为方便、灵活,且其配件均固定于牵引架上,便于管理,不易脱落。本科研项目于 1998 年 10 月 23 日通过重庆市中医管理局成果鉴定。主研人员:朱忠庆、赵汉华、朱重华、罗大万、张其敏。

### 五、多功能治疗椅的研制

多功能治疗椅科研任务属于重庆市中医管理局下达的指导项目。

目前,对颈椎病、肩关节脱位等疾病的治疗和保健,多采用彼此独立的器械和方法进行。如对颈椎病,通常采用吊带法和肩架法两种。所谓吊带法,是用布制吊带经定滑轮转向,加用明确重量的牵引码进行牵引;其优点是,可视病情轻重适当调整牵引重量,不致因牵引力过小而达不到治疗目的,或因过重而损伤颈部组织,但此种牵引缺少一种持续的、有弹性的下坠力,在牵引过程中患者感到不舒适。所谓肩架法,是用特制的架在患者肩上的金属肩架牵引托,经手拧调整螺杆的长度进行牵引;其缺点是,由于架的牵引力是通过压在患者自身肩部的反作用力达到上撑牵引作用的,金属架本身重,加上加在肩上牵引的反作用力,使患者在治疗期间,必然出现肩部疲劳和其他不适感觉,若颈椎病具有肩痛症状,使用牵引架可使这一症状加重,尤其伴有肩周炎的患者,更不宜使用。另外,牵引力全靠患者自身感觉,无明确显示,疗效常不可靠。对肩关节脱位,通常采用牵引回旋法和手牵足蹬法两种,由于缺少合适的器械,在运用牵引回旋法进行复位时,易造成肱骨外科颈骨折,而采用手牵足蹬法又过于费力,单人操作又易失败,多人操作又因用力过大,给患者造成痛苦。对于肩、颈部的按摩,多单独采用电动或机械按摩器进行。上述治疗颈椎病、肩关节脱位和用于按摩的器械种类繁多,彼此独立,功能单一,难以准确掌握。

研究的目的在于提供一种多功能治疗椅。该椅将上肢功能康复、颈椎牵引、按摩,腰背部按摩,肩关节复位,腕肘关节及下肢关节功能康复等需求巧妙结合于一椅。该治疗椅设计合理,构思巧妙,制作简单,一椅多用,使用安全,不仅适用于医院、疗养院、基层医务室、卫生所,也适用于家庭自我健身治疗。该治疗椅对防治肩、颈、腰背、四肢软组织损伤及功能障碍有较好作用,同时对健身、减肥也有较好效果,具有良好的开发利用前景。现已绘制出各部件图纸和总装图,并加工样椅5台,由重庆市中医研究所、重庆中医药学院附属医院及重庆市中医骨科医院进行临床疗效观察,现临床观察结束。

本科研项目于1997年10月29日经中国科学技术信息研究所重庆分所查新中心检索:未见与本治疗椅结构相同的文献报道,本项目较检出文献功能齐全。

推广应用前景与措施:目前,对颈椎病的治疗、肩关节脱位后的复位、颈部及背腰部的按摩、上肢功能康复、下肢功能康复多采用彼此独立的器械和方法进行,实用性不强,且安放这些器械需要比较大的房间,使用率不高,导致器械和空间的浪费。我们根据临床方便实用、能较好利用有限场地的情况,一直想研制出一种占地面积小、临床使用率高、疗效确切、患者又易接受的一椅多用的治疗器械。在此基础上,主研人查阅了大量有关资料,经过反复研制论证,提出了本科研课题——"多功能治疗椅"的研制。"多功能治疗椅"经过两年多的临床疗效观察,结果显示,对颈椎病、肩关节周围炎、四肢功能障碍、肩关节脱位后的复位均有较好疗效。临床观察后,一致认为:多功能治疗椅对上述病症疗效肯定,确实能起到松解粘连、滑利关节、解除痉挛、疏通经络、振奋阳气、散寒止痛的作用,是较理想的器械;此椅融治疗、保健、康复功能于一体,一椅多用,治疗广泛,改变了目前健身器械偏重于健身而忽视治疗的缺点。此椅既能用于治病防病,也能用于强身健体,具有设计合理、简便易行的优点;体积小,结构简单,使用方便,可放于屋角或阳台以及较小的诊室,占用空间小,是非常适用的器材。目前,患颈肩及四肢关节疾患者较多,此椅非常适用于家庭的自我治疗、保健防病,更适合各医院、卫生所、医疗室使用,具有广阔的市场和开发前景。

1993年获中国实用新型专利证书,主研人员:郭剑华。1997年获重庆市中医管理局科技进步奖三等奖。

## 六、郭氏砭木疗法的研究

蜀中女名医郭贞卿,出身于中医世家,早年求学于成都国医学院,得李斯炽、邓绍先等名师指点,除精通中医内、妇、儿科内治诸法外,也长于针灸、推拿、外用药物等,尤以一指禅推拿为绝。学术上主张采用中医综合疗法治疗各种疑难病症,临证60余年,救人无数。晚年因体力减弱而思古人亦刺亦摩的砭石之术,用木加工成槌式、棒式、蛋式、滚式等器具,可施术于人体不同部位,而创立了砭木疗法。我院郭剑华主任中医师,在继承前辈学术经验的基础上,从砭木疗法的基本作用、作用机制、套装工具、基本治则、基本手法和技巧、基本治法、分部施术原则及临床应用等方面,加以长期的认真研究和不断改革创新,使砭木疗法理论更加丰富、治疗工具更加完善、手法技巧更加精细、治疗病种也更加广泛,形成了一整套十分独特的治疗方法。

郭氏砭木疗法以中医脏腑学说中的十二经脉理论、十二经皮部理论、经筋学说理论为指导,熔针刺、推拿、刮痧、点穴、拍打、膏摩、温熨等法于一炉。此疗法不仅在防病治病、保健康复中能广泛运用,而且对许多慢性劳损性疾病和一些痼疾亦能收到满意疗效。

郭氏砭木疗法于1987年在首届全国非药物疗法学术讨论会上演示,受到与会代表的高度重视。

1989年参加第一届国际传统康复医学学术交流会,相关论文在大会宣读,并作了精彩演示,受到国内外传统医学工作者的青睐。

1990年参加中国中医药文化博览会,获"神农杯"优秀奖。

1991年应邀参加了在北京召开的国际传统医学大会,并在会上展示。

1994年、1996年应美国中医药学研究院、美国加州针灸中医师公会的邀请,在美国加州讲学,受到美国中医界同仁的热烈欢迎,在美国洛杉矶还成立了"郭氏砭木疗法研究会"。

1995 年获世界传统医学优秀成果大奖赛论文奖。

1995 年经《世界传统医学大系》总主编委员会审定,以文稿形式刊于《第二届世界传统医学大会暨"超人杯"世界传统医学优秀成果大奖赛中国赛区获奖作品荟萃》(中、英文版)一书,由国际出版社、中国档案出版社正式出版发行。并提供编著《世界传统医学大系》教科书版、文库版、普及版参考。

1995 年《郭氏砭木疗法》论文,经专家评审录用,参加全国中医药特色疗法研讨会,并参加大会交流。

1995 年 7 月 1 日,获中国专利局(现国家知识产权局)颁发的实用专利证书。

2002 年 11 月作为国家级中医药继续教育项目主讲内容。

主研人员:郭剑华。2003 年获重庆市卫生科技进步奖三等奖。

(漆 伟 郭剑华 马善治 刘渝松)

# 第七章 骨伤科药物的研究

## 第一节 中药剂型学的研究

中药内服及外敷治疗骨伤疼痛历史悠久,源远流长,有着丰富的内容、较完善的理论体系和整套独特的诊疗技术,深得广大患者的信赖。我院建院 60 余年,已从临床中探索出不少行之有效的名方(这些名方是我院几代中医骨伤科医务工作者经验的结晶),对解除巴渝地区的患者病痛作出了贡献。我院不仅有治疗骨伤疾病的初伤丸、中伤丸和补骨丸,还有许多治疗骨伤疾病的内服、外敷中药制剂和方剂。随着医院的不断发展和医疗市场的需要,内服汤药由于煎煮工序烦琐、费时费力、味苦,患者往往不能坚持服用,而且携带极不方便。水泛丸服药量大,不能在胃肠中充分溶解和吸收,特别是体弱和年老患者,药物吸收就更加困难。这就需要我们对中药剂型加以改善,以适应医疗市场的需要。

### 一、疗骨胶囊治疗退行性骨关节病的研究

退行性骨关节病是中老年最常见的慢性劳损性疾病,病情顽固,缠绵难愈,容易复发,是一种难治之症,给患者在精神和肉体上带来极大的痛苦。对此类病症,西医至今无特殊药物,仍然多采用保守疗法以对症治疗;其缺点是,西药疗效的不满意和服用西药后出现的毒副作用。中药汤剂辨证治疗退行性关节病有一定优势,但往往由于诸多因素导致患者不能接受或不能坚持服药,疗效难以评定。我们在继承与发掘名老中医临床经验方的基础上,经过长期临床观察,对配方中的药物反复筛选,研制成疗骨丸(水泛丸),并从1990 年开始采用疗骨丸对 137 例退行性骨关节病进行临床疗效观察,总有效率在 86%。中药水泛丸服药量大,患者难以下咽,特别是体弱、中老年患者服用后在胃中不易溶解和吸收,影响药物的疗效。1992 年 2 月,我院与四川省中药研究所合作,运用现代技术的提取方法,对原方进行提取工艺与胶囊剂型的研究,将疗骨丸在剂型上改革为便于携带、服用方便、容易吸收的胶囊型制剂。此科研项目由重庆市中医管理局批准立项,1993 年 1 月至 1994 年 12 月,完成工艺与粗控质量标准,动物及毒性实验及抗炎、镇痛等药理研究。并对膝关节退行性骨关节炎、类风湿关节炎、股骨头缺血性坏死各 50 例进行临床疗效观察。膝关节退行性骨关节炎服药 1 个月为 1 个疗程,类风湿关节炎和股骨头缺血性坏死服药 2 个月为 1 个疗程,经服药 1 个疗程后,对疼痛、肿胀、压痛、功能进行观察,作为评定疗效的依据。膝关节退行性骨关节炎总有效率 92%,类风湿关节炎总有效率 84%,股骨头缺血性坏死总有效率 90%。疗骨胶囊经药监局批准为医院制剂,并产生较好的社会和经济效益。本项科研主研人员:朱正刚、郑振源、朱传先。1994 年获重庆市中医管理局科技进步奖三等奖。

### 二、补骨胶囊促进骨折愈合的临床研究

补骨胶囊是我院一直沿用的复方制剂,具有补益肝肾、理筋活血、强筋壮骨的功效,能促进骨痂生长,缩短骨折愈合期。由于水泛丸药量大,服用后不易溶解、吸收差,疗效难以最佳发挥,我们将水泛丸改革为胶囊剂型。采用先进提取工艺技术,生产出补骨胶囊,对 300 例骨折患者采用手法整复小夹板或石膏外固定,手术切开内固定或支架外固定,或骨牵引架小夹板固定后,治疗组 198 例第 1 周服初伤丸,第 2 周服中伤胶囊,第 3 周开始服补骨胶囊;对照组 102 例第 1、第 2 周服药同治疗组,第 3 周开始服三七片。进行为期 4~8 周的疗效观察,结果显示,治疗组有效率 82.3%,对照组有效率 31.4%。治疗组临床疗效明显优于对照组。

补骨胶囊已批准为医院制剂,并产生较好的社会和经济效益。此项科研主研人员:赵汉华、朱忠庆、张其敏、罗大万、卢源通。2000年获重庆市卫生局科技进步奖三等奖。

### 三、肝肾胶囊治疗骨质疏松症的研究

肝肾膏是我院沿用40余年的经验方,具有补益肝肾、强壮筋骨的功效。膏剂由于保管、携带及糖尿病患者服用不便,给临床使用带来许多麻烦。我们在肝肾膏的基础上,对原配方进行整理筛选,并加以剂型改革,研制成肝肾胶囊。临床主要用于治疗骨质疏松症。我们在合乎骨质疏松症诊断标准的140例患者中,将72例设为治疗组,服用肝肾胶囊;68例设为对照组,服用仙灵骨葆。服药时间均为8周。观察比较两组患者的骨密度值(D)变化、疼痛疗效、乏力疗效,结果显示,治疗组均明显高于对照组,说明肝肾胶囊对骨质疏松的疗效高于仙灵骨葆。通过科研鉴定,专家们一致认为肝肾胶囊是一种具有很高的临床价值和开发前景的中成药。此胶囊已批准为院内制剂。本科研主研人员:赵汉华、沈润生、朱忠庆、罗大万、郭明钧、卢源通。

### 四、红肿巴布贴膏治疗急性闭合性软组织损伤的研究

红肿膏用于治疗骨伤初期软组织肿痛已在我院沿用40余年,在长期的临床使用中,由于疗效较高而深受患者喜爱。但油膏类制剂存在诸多缺点和不足,如膏药干后易掉落,因粘贴不紧而影响疗效,同时膏制剂有异味,易污染衣物、床单、被盖,不少患者难以接受,加之携带不便,也影响患者使用。我们于2001年在红肿膏配方的基础上,经过严格筛选,加以剂型改革,将原膏制剂改革为一种新型的巴布贴制剂。这种制剂载药量大,有较好的保湿性,易使皮肤角质层软化,从而有利于药物的透皮吸收,不良反应少,药效强,保存期长,无异味,不加热,附着皮肤紧,不影响肢体伸缩活动,不污染皮肤和衣物等。我们将421例急性软组织损伤红肿疼痛的患者随机分为治疗组323例,采用红肿巴布贴膏,对照组采用止痛消炎膏,进行为期6~12天的疗效观察。观察比较疼痛、肿胀情况以及致敏性。结果显示,治疗组总有效率89.47%,对照组总有效率63%,说明红肿巴布贴膏疗效优于止痛消炎膏。红肿巴布贴膏现已批准为医院制剂。主研人员:赵汉华、朱忠庆、沈润生、罗大万、卢源通、刘明惠。2001年获重庆市中医管理局科技进步奖三等奖。

## 第二节 专病用药的研究

### 一、颈舒胶囊治疗颈椎病的研究

颈椎病是一种中老年常见疾病,主要是因颈椎间盘退变所致颈椎失稳和压迫邻近组织而引起的一系列症状和体征。颈椎在人体的活动范围最大,活动频率最高,而周围起保护性的组织与胸、腰椎相比少得多,在人们日常生活和工作中,最易受到各种外来因素的影响,特别是在受寒、外伤及肝肾虚弱、气血不足的情况下易加速劳损及病变。由于人们生活节奏加快、科技不断发展、电脑的普及,长期从事电脑及伏案工作的人逐渐增多,从而使患颈椎病的人群大有上升趋势,且患病年龄也在年轻化。迄今对颈椎病的治疗,西医以消炎镇痛为主,但副作用较大,疗效也不肯定。对严重者采取手术治疗。但是,手术有一定的风险及后遗症,许多患者及家属均惧怕手术治疗。中医采用内服和外敷药物以及针灸推拿等治疗有较好疗效。

我院是以中医治疗骨伤疾病的专科医院。过去,我们在采用中医内服药治疗颈椎病时,常用目前市场上所售的中成药,如颈复康冲剂、龙骨颈椎胶囊、天麻杜仲胶囊等。通过长期临床使用观察,发现疗效并不理想。因此,我们在临床中多选用中药治疗,采用我院软伤病房郭剑华主任中医师根据家传的"通络散"加减的中药方经煎熬后服用,发现疗效优于上述中成药。我们通过对大量病例的临床特征分析,认为颈椎病存在共同的病因病机,即寒、痰、瘀、虚四者杂合致病;提出颈椎病的治疗原则为活血化瘀补虚、散寒祛风除湿,并在"通络散"加减方的药物基础上反复多次筛选后而制定出"颈舒汤",用以治疗颈椎病,取得令人满意的疗效。

由于汤剂煎煮工序烦琐,费时费力,药味苦,患者往往不能坚持服用,携带也极不方便。因此,我们采用现代提取新工艺,将汤剂改良为服用方便、便于携带的胶囊剂,并进行临床研究。

"颈舒胶囊治疗颈椎病的临床研究"于 2002 年底获得重庆市卫生局科研立项,计划周期为 2003 年 1 月至 2004 年 1 月。在科研工作启动之前,我们对"颈舒汤"原方药物再次进行筛选,确定配方设计方案,并委托重庆市医学情报研究所(现重庆市卫生健康统计信息中心)对目前国内治疗颈椎病的内服中成药进行了检索,检索结果为"未见与本课题完全相同的组方组成的中药治疗多型颈椎病的文献报道"。

颈舒胶囊制作过程中,在质量标准方面,委托重庆市江北区中医院药研室根据《中华人民共和国药典》(2000 年版)建立了单位药材标准,从而保证了该药的药材质量;同时制订该药物制法、药品成品质量标准、鉴别方法,并生产出药物成品;并完成了"颈舒胶囊质量标准及起草说明书"。在此之后,我们委托重庆市中药研究院对颈舒胶囊成品进行了动物急性毒性实验及与功能主治有关的主要药效学实验,为临床用药提供实验依据。得出了"颈舒胶囊毒性较低;具有明显的镇痛、抗炎及活血化瘀作用"的结论。

在临床疗效观察方面,依据中华人民共和国中医药行业标准《中医病证诊断疗效标准》(ZY/T001.1~001.9—94)设立治疗组和对照组。自 2003 年 4 月以来,应用该药物治疗除"脊髓型颈椎病""交感神经型颈椎病"外的颈型、神经根型、椎动脉型、混合型颈椎病。治疗组 170 例,对照组 63 例。治疗组用颈舒胶囊,活血化瘀补虚、祛风散寒除湿;每粒 0.5g,每次 4 粒,日 3 次,饭后温开水送服,10 天为 1 个疗程。对照组用"龙骨颈椎胶囊"[吉卫药准字(1996)第 430229 号],主治颈椎病和由颈椎退行性病变引起的颈椎间隙狭窄、椎体骨质增生、颈椎间盘突出症等;每粒 0.25g,每次 5 粒,日 3 次,饭后服,10 天为 1 个疗程。以上两组每个疗程均间隔 3 天,3 个疗程后观察疗效。颈舒胶囊治疗组治愈 120 例、好转 28 例、未愈 22 例,治愈率 70.6%,总有效率 87.1%;龙骨颈椎胶囊对照组治愈 37 例、好转 13 例、未愈 13 例,治愈率 58.7%,总有效率为 79.4%。从两组治疗结果比较,治疗组的疗效优于观察组($P<0.05$)。

本科研课题研究和临床试用结果表明,颈舒胶囊具有明显镇痛、抗炎之功和活血化瘀补虚、散寒祛风除湿之效,对颈型、神经根型、椎动脉型、混合型颈椎病有明显疗效,同时具有携带、服用方便,经济价廉的优点。颈舒胶囊填补了我院、我市无治疗颈椎病中成药的空白,具有极大的开发前景,可产生较好的社会和经济效益。主研人员:郭剑华、沈润生、罗大万、马善治、刘渝松。2004 年 2 月 4 日通过重庆市卫生局鉴定,并获得重庆市卫生局中医药科技成果奖三等奖。

## 二、腰舒胶囊治疗腰椎间盘突出症的研究

腰椎间盘突出症是一种常见病,广泛存在于各行各业人群中,以劳动强度较大的职业人群多见。随着社会的发展,人们生活节奏的加快,以及长期从事伏案工作或站立工作,体位固定,姿势较少变化的人群增多,致使腰部局部肌肉长期处于紧张压力状态,而造成该病的发生。腰椎间盘突出症主要是由于腰椎骨质退行性改变、腰椎间盘退行性改变后,在外界因素如劳伤、劳累、受风寒等作用下,椎间盘的纤维环破裂,髓核组织从破裂之处突出(或脱出),从而导致其周围组织发生炎症、水肿、脊神经根受到刺激和压迫,引发一系列症状和体征。腰部在人体的活动范围较大,活动频率较高,同时承受的负担较重,易受外来因素影响,如风寒湿邪入侵、运动不当的损伤等。特别在人体出现肝肾不足、气血亏虚的情况下,更易加重其劳损病变。迄今,对腰椎间盘突出症的治疗,西医以消炎止痛药为主,而止痛药物的副作用大,疗效也不肯定;对于病情严重的患者,多采用手术治疗,因手术有一定风险及后遗症,多数患者及其家属均惧怕手术治疗。中医采用内服、外敷药物,针灸推拿等治疗有较好疗效。我院是以中医治疗骨伤疾病的专科医院。过去,我们在采用中成药治疗腰椎间盘突出症时,常用目前市场上所销售的中成药,如大活络胶囊、腰痛灵胶囊、腰息痛胶囊等。通过临床多年使用和观察,发现疗效并不理想。因此,在临床中我们多选用中药汤剂治疗,采用我院软伤科郭剑华主任中医师的经验方"腰舒汤"进行加减,其疗效优于上述中成药。通过对大量病例的临床特征分析,我们认为"伤、痹、瘀、虚"在腰椎病发病中占主导地位,以虚为本,以伤痹为标,瘀血贯穿病程始终,从而提出治疗腰椎病的原则应为补肝肾、益气血、祛寒湿、通经络,在"腰舒汤"原方基础上多次筛选并选定 9 味药物为主方的"腰舒汤",用于治疗腰椎病,取得令人满意的疗效。

由于汤剂煎煮工序烦琐,费时费力,药味苦,患者往往不能坚持服用,携带也极不方便。因此,我们采用现代提取新工艺,将汤剂改良为服用方便、便于携带的胶囊剂,并进行临床研究。

"腰舒胶囊治疗腰椎病的临床研究"于 2003 年 4 月获得重庆市卫生局科研立项,计划周期为 2004 年 3

月至 2005 年 4 月。在科研工作启动前,我们将"腰舒汤"的配方设计方案委托重庆市医学情报研究所对目前国内治疗腰椎间盘突出症的内服中成药进行了检索,检索结果为"未见与本课题完全相同的组方组成的中药治疗腰椎病的文献报道。"

腰舒胶囊制作过程中,在质量标准方面,委托重庆市江北区中医院药研室根据《中华人民共和国药典》(2000 年版)制定了单味药材标准,从而保证了该方的药材质量;同时制定该药物制法、药品成品质量标准、鉴别方法,并生产出药物成品;完成了"腰舒胶囊质量标准及起草说明书"。我们将生产后的腰舒胶囊委托重庆市中药研究院对该成品进行了动物急性毒性实验及与功能主治有关的主要药效学实验,为临床用药提供实验依据。得出了"腰舒胶囊毒性较低;具有明显的镇痛、抗炎及活血化瘀作用"的结论。在临床疗效观察方面,由于临床上第三腰椎横突综合征、腰椎间盘突出症术后后遗疼痛病例较少,所收集资料无法进行统计学处理,故只选用腰椎间盘突出症作为临床疗效观察对比。依据中华人民共和国中医药行业标准《中医病证诊断疗效标准》(ZY/T001.1~001.9—94)设立治疗组和对照组。自 2004 年 4 月以来,应用该药物治疗腰椎间盘突出症。治疗组 150 例,对照组 50 例。治疗组采用腰舒胶囊,补肝肾、益气血、祛寒除湿通络;每粒 0.5g,每次 4 粒,日 3 次,饭后温开水送服,10 天为 1 个疗程。对照组采用大活络胶囊(国药准字乙 19990044),祛风止痛、除湿豁痰、舒筋活络;每粒 0.5g,每次 4 粒,日 3 次,饭后温开水送服,10 天为 1 个疗程。以上两组每个疗程均间隔 3 天,3 个疗程后观察疗效。经过临床观察,腰舒胶囊治疗组治愈 79 例、好转 43 例、未愈 28 例,治愈率 52.67%,总有效率 81.33%;大活络胶囊对照组治愈 24 例、好转 14 例、未愈 12 例,治愈率 48.00%,总有效率 76.00%。从两组治疗结果比较,治疗组的疗效优于观察组($P<0.05$)。

本科研课题研究和临床试用结果表明,腰舒胶囊具有明显镇痛、抗炎、活血化瘀之功和补肝肾、益气血、祛寒湿、通经络之效,对腰椎间盘突出症有明显疗效,同时具有携带、服用方便,经济价廉的优点。腰舒胶囊填补了我院、我市无治疗腰椎间盘突出症中成药的空白,具有极大的开发前景,可产生较好社会和经济效益。主研人员:郭剑华、罗大万、马善治、刘渝松、涂燕兵、唐荣珠。2005 年 5 月 13 日通过重庆市卫生局鉴定,并获得重庆市卫生局中医药科技成果奖三等奖。

### 三、膝舒胶囊治疗膝关节退行性骨关节炎的研究

膝关节退行性骨关节炎是一种临床常见的退行性关节软骨疾病,多见于中老年人,临床以膝关节疼痛、僵硬、活动受限为主要特征。随着社会人口老龄化的进程,膝关节退行性骨关节炎的发病率日渐增高,已成为危害中老年人身心健康和生活质量的主要疾病之一。膝关节是人体较大的负重关节之一,由于结构复杂,兼具运动及负重的双重作用,其稳定性和平衡状态的维持始终受到运动和劳伤的威胁。本病属于中医"骨痹"范畴。中医学认为,中老年的骨骼、肌肉系统有一个衰老、退变的过程,这一过程与肝、肾有密切关系,在此过程中最易发生的病理变化为瘀血和痰湿,外因有外伤和感受风寒湿邪。肝主筋、藏血,肾藏精、主骨,人到中年,肝肾不足,气血失调,筋骨失其濡养,加之外伤、劳损及感受风寒湿邪,使痰瘀内停,脉络不通,筋骨失养,而发生膝关节疼痛、活动受限、僵硬等一系列症状和体征。至今,对膝关节退行性骨关节炎的治疗无特效药物。我院软伤科长期采用郭剑华主任中医师的膝舒汤治疗膝关节退行性骨关节炎,取得很好疗效。由于中药汤剂的煎煮、服用及保存不便,因此将汤剂改良为胶囊剂,应用于临床,使其具有疗效显著、服用方便、副作用小、易携带、费用相对较少的特点,对提高医疗质量、解除患者疾苦有着重大意义。

"膝舒胶囊治疗膝关节退行性骨关节炎的研究"于 2005 年 5 月获得重庆市卫生局科研立项,计划周期为 2005 年 5 月至 2007 年 5 月。在科研工作启动前,我们将"膝舒汤"的配方设计方案委托重庆市医学情报研究所对目前国内治疗膝关节退行性骨关节炎的内服中成药进行了检索,检索结果为"未见与本课题完全相同的组方组成的中药治疗膝关节退行性骨关节炎的文献报道。"

膝舒胶囊制作过程中,在质量标准方面,委托重庆市江北区中医院药研室根据《中华人民共和国药典》(2000 年版)制定了单味药材标准,从而保证了该方的药材质量;同时制定该药物制法、药品成品质量标准、鉴别方法,并生产出药物成品;完成了"膝舒胶囊质量标准及起草说明书"。我们将生产后的膝舒胶囊委托重庆市中药研究院对该成品进行了动物急性毒性实验及与功能主治有关的主要药效学实验,为临床用药提供实验依据。得出了"膝舒胶囊毒性较低;具有明显的镇痛、抗炎及活血化瘀作用"的结论。主研人员:郭剑

华、刘渝松、马善治、涂燕兵、杨晓全、唐荣珠、叶承莉。

### 四、颈舒胶囊的开发与临床研究

颈椎病是一种中老年常见疾病,主要是因颈椎间盘退变所致颈椎失稳和压迫邻近组织而引起的一系列症状和体征。迄今,治疗颈椎病的西药还无特效药物,中医采用外治法与内治法治疗颈椎病已取得一定成绩。但至今在市场上销售的治疗颈椎病的中成药极少,多数中成药是单纯对症治疗。通过临床观察,我们发现这些治疗颈椎病的中成药的临床疗效并不理想。我院于2002年在重庆市卫生局申请了"颈舒胶囊治疗颈椎病的临床研究"项目,通过立项后,历时2年完成该项目,并通过专家鉴定,获得重庆市医药卫生科技进步奖三等奖。此次研究在原研究基础上进行,通过药物提纯浓缩技术以期进一步提高药物的效价比,减少药物的服用量。通过较大数目的临床试验,才能得出更为准确的数据,证实药物的有效性。

颈椎病是一种以往常见于中老年的疾病。随着时代步伐的加快、劳动类型的转向,脑力劳动者逐年增多,长期从事伏案工作的人群加大,颈椎病逐渐有了年轻化的趋势。我国社会正步入老年化阶段,据有关数据库统计,我国颈椎病的患病率高达15.9%,且患颈椎病的人群有逐年增多的趋势。故而成功开发治疗颈椎病的中成药,将有着巨大的市场潜力。

我院是国家中医药管理局确定的"十五"重点中医专科建设单位,颈椎病患者的年门诊量在23000人左右,住院量150人左右,有着丰富的患者来源,这对于颈舒胶囊的二期临床试验有着明显优势。我院于2006年初组建了院内药物制剂室,并能对其质量进行把关。

项目计划目标及主要研究内容:通过新的提纯工艺(大孔树脂吸附技术)提取颈舒胶囊的有效成分,改良颈舒胶囊原有制剂剂量,使服药量由原先的每次4粒减少至每次2~3粒,有效提高药物的效价比;进行动物长期毒理实验,以证实颈舒胶囊在长期使用后无明显毒副作用;通过二期临床观察,进一步检验颈舒胶囊的临床疗效,并观察是否有远期不良反应发生,根据所得数据,完成论文1~2篇,最终通过科学技术委员会鉴定;争取在国家药品监督管理局对院内制剂换证期间,达到国家对院内制剂药品的要求,获得院内制剂的正式批号。

研究与开发内容:通过新的提纯工艺(大孔树脂吸附技术)提取颈舒胶囊的有效成分,改良颈舒胶囊原有制剂剂量,使服药量由原先的每次4粒减少至每次2~3粒,有效提高药物的效价比;进行动物长期毒理实验;通过二期临床观察,进一步检验颈舒胶囊的临床疗效,并观察是否有远期不良反应发生。

该项目主要技术特点:利用现有的大孔树脂吸附技术改良颈舒胶囊的剂量,从而获得更高的药物效价比;从临床症状、体征、椎动脉血流图结果、经皮神经肌电图结果、红外热像图结果进行分析,能全面完善地观察试验药品与对照药品的临床疗效;通过临床观察前后的实验室检查(包括血常规、肝功能、肾功能、血小板凝集率),能了解药物对人体器官、组织的影响;通过统计学处理后,能说明试验药品与对照药品的临床疗效比,以及药物对人体的影响。

创新点:从相关资料得出,现阶段颈椎病的中医辨证分型较单一,包括寒凝血瘀型、气滞血瘀型、气血不足型、肝肾亏虚型。而郭剑华主任中医师根据颈椎病的病因病机,提出了"以虚为本,寒痰为标,瘀血贯穿病之始终"的辨证观点,较之现有分型更为确切;从查新资料得出,现未见相同配方治疗颈椎病的报道。

项目实施的技术、工艺路线:首先采用大孔树脂吸附技术完成剂量改良任务;生产药物后,用完成品做动物长期毒性实验。二期临床试验:①病例来源及数量:收集骨伤科门诊、病房及其他科推荐的合格病例400例(其中对照组100例),门诊观察患者占20%,住院观察患者占80%;②诊断标准:根据中华人民共和国中医药行业标准《中医病证诊断疗效标准》;③纳入病例标准:符合诊断的本病患者;④排除标准:患有癌症,严重感染及一切致全身抵抗力下降的患者;⑤方法:300例病例一律内服颈舒胶囊,对照组100例内服龙骨颈椎胶囊,在观察期间,不服用其他任何药物,除治疗其他系统疾病的药物外;⑥疗程:1个月为1个疗程,最多不超过3个疗程,每个疗程间隔7天,3个疗程结束后评定疗效;⑦随访:观察时间为1年;⑧疗效评定标准:按中华人民共和国中医药行业标准《中医病证诊断疗效标准》评定。

技术经济效益分析:首先,颈舒胶囊正处于国家药品监督管理局待批院内制剂阶段,通过批准后,能立即投入生产,在我院正常使用。每盒24粒包装,每盒售价10元(我院其他院内制剂均价)。按我院现有门诊量及住院量计算,每位患者服用 1~2 个疗程(每疗程 5 盒),则每年我院约有 113 万~226 万元收入。由于颈椎病治疗时间较长,其经济效益会随之增加。

推广应用前景分析:通过成果鉴定后,立即申报三期临床试验,有望开发成为国家三类新药。颈舒胶囊正式在临床使用后,为治疗颈椎病提供了一项有利的选择手段,并填补了我市无自主开发治疗颈椎病中成药的空白。

项目实施的风险分析:在项目完成前未能通过院内制剂的批准,面临暂时不能在临床大量使用;临床医师有自己的用药习惯,该成果面临被选择的可能性。

项目的考核内容与指标:通过大孔树脂吸附技术改良颈舒胶囊剂量,并与原有剂量作用相对比,达到或超过使用原有剂量时所产生的作用;动物长期毒性实验证明,颈舒胶囊长期服用后并无明显毒副作用;收集二期临床试验结果(从临床症状、体征、椎动脉血流图结果、经皮神经肌电图结果、红外热像图结果,获得单个病例为期 1 个月的有效率、显效率、无效率等数据),经统计学处理后取证,证明颈舒胶囊的疗效优于对照组药物,并通过相关实验室检查(血常规、肝功能、肾功能、血小板凝集试验)进一步证实颈舒胶囊对人体器官功能无毒副作用。本科研主研人员:郭剑华、罗大万、马善治、刘渝松、廖兴隆。

### 五、红升丹促进难愈创面的愈合机制研究

红升丹是中医外科千年来常用于痈疽、恶疮、溃疡的外用制剂,对复杂、难愈的窦道、瘘管及感染性创面,疗效明显,临床上有丰富的报道。但对其疗效机制的研究,国内外尚没有详细的研究报道。祖国医学是一座伟大的宝库,在科技成熟的今天,值得我们运用现代科技手段对其进行研究,取其精华。

在临床上观察到,在难愈创面上使用红升丹后,会出现创面白色脓液增多,同时坏死组织脱落,而脓液下面新鲜红活的肉芽组织生长旺盛。随着新鲜肉芽组织覆盖创面,创面很快得到愈合。甚至在皮肤等组织缺损的裸露骨表面上,也有旺盛的肉芽组织生长。创面愈合的因素有:①创面感染的控制;②创面微循环良好;③胶原合成良好。红升丹是含汞的制剂,具有一定的抗菌作用。但在难愈创面上对照使用红升丹与抗生素(如庆大霉素、卡那霉素等),往往发现使用红升丹者创面肉芽组织生长更为红活,愈合更快。一些使用抗生素控制感染,但血液循环差的难愈创面,使用红升丹后,能明显促进肉芽生长而使其愈合。而我们已做的体外抗菌活性测定表明,红升丹的抗菌活性比不上庆大霉素、卡那霉素(如 MIC90,对金黄色葡萄球菌,红升丹为 $32\mu g/ml$,丁胺卡那为 $0.5\mu g/ml$,待发表资料)。在我们的小鼠创伤模型的研究中发现,对照使用抗生素与红升丹的创口,使用红升丹者,平均愈合时间更短;肉芽组织第 3 天的切片检查,使用红升丹者新生毛细血管更为丰富(待发表资料)。江苏一位研究者观察到,红升丹可促进小鼠创面肉芽生长。因此,红升丹促进创面愈合的原因,除了有抗菌作用外,还可能有直接的促进肉芽组织生长或刺激机体产生细胞调节因子而促进肉芽生长的作用。

红升丹的主要成分之一为含汞的化合物。对汞元素生物作用的研究,目前都是基于毒性的研究,并多集中在对免疫系统的研究,研究结果多样化。就汞的代谢来说,有学者观察到,外用汞制剂患者的尿汞排出量随用药增加而增加,停药后随时间增加,尿汞含量逐渐减少到恢复正常。在毒性方面,有学者按 $10g/kg$ 的药量灌喂化栓丹药液(汞制剂)给小鼠,为常人服药量的 1 000 倍,结果发现,实验鼠无一只死亡。研究提示,合理用药时,汞制剂仍然比较安全。现在,在医药学方面,人们越来越多利用有毒元素的化合物,如抗癌铂配合物、抗炎抗病毒金化合物的研究,治疗糖尿病的钒化合物和治疗白血病的砷化合物的研究。有毒元素常常具有两面性,可以利用改变配体、结构来解决活性与毒性的矛盾。一直被看作有毒元素的汞,对生物体是否也存在可以利用的正面效应呢?

本项目拟通过现代动物学实验方法,研究红升丹对肉芽组织促进生长的作用;通过组织细胞体外培养的方法,观察红升丹对血管内皮细胞和成纤维细胞生长的影响,探讨可能的作用机制。通过本项目的研究,将揭示红升丹及主要成分是否促进肉芽组织生长及其作用的途径,丰富创伤修复的理论,为剂型改进和新药开发打下基础。

本研究目标在于利用现代动物学实验方法,研究红升丹对肉芽组织生长的作用;通过组织细胞体外培养的方法,研究红升丹对血管内皮细胞、成纤维细胞的作用。

　　主要研究内容分为二部分:①第一部分,利用实验动物大鼠制作创伤模型。对照运用红升丹后,取肉芽组织分析毛细血管数、成纤维细胞、羟脯氨酸、DNA 等指标及创口愈合情况,确定肉芽生长情况。这部分内容,对实验动物的管理和操作是关键。通过这部分研究,可以确定红升丹除抗感染作用外,是否存在直接或间接促进肉芽组织生长的作用。②第二部分,体外组织培养血管内皮细胞、成纤维细胞,观察红升丹及其主要成分对其生长的影响及影响的条件。通过本部分研究,将提示红升丹及其主要成分是否直接促进肉芽组织的生长。通过本研究,将揭示红升丹及其主要成分是否促进肉芽组织生长及其作用途径,丰富创伤修复的理论,为剂型改进和新药开发打下基础。

　　拟采取的研究方案及可行性分析:①第一部分,动物实验。制作大鼠创伤模型。运用背部脊柱双侧皮肤全层破坏打孔法造成创伤,双侧创伤对照用药,每日 1 次,创口油纱覆盖,防止结痂;分期取肉芽组织分析毛细血管生长情况、胶原合成情况等。分析方法:通过肉芽组织切片分析毛细血管、纤维母细胞含量,通过肉芽组织悬液分析水、DNA、羟脯氨酸等的含量;观察红升丹对创口愈合时间的影响。本实验所需实验动物大鼠有供应,动物无菌操作技术已具有,肉芽组织切片分析及 DNA、羟脯氨酸含量分析的仪器设备及技术已具备。②第二部分,组织培养。体外培养血管内皮细胞、纤维母细胞,测定红升丹及其主要成分有无促进细胞分裂、胶原合成、细胞调节因子分泌的作用。重庆医科大学校内实验室已具备体外组织培养条件及设备,培养物有供应。

　　本项目的特色与创新之处:①题目新,《中华人民共和国药典》记载红升丹有"生肌"作用,临床上有红升丹促进肉芽组织生长的丰富报道,但对其作用机制尚未见可靠而深入的研究。本研究运用现代科学技术与方法,对传统中医药的作用机制进行研究,促进中医药的现代化。另一方面,红升丹是汞化合物,目前对汞化合物的研究都集中在毒性研究方面。本研究却是探索汞化合物对生物体是否具有正面作用及其作用机制,具有开创性意义。②方法新,运用了无菌动物、组织培养等现代科研手段,能得到可靠的结果。

　　预期研究成果及项目的考核内容与指标:阐明红升丹疗效的机制,有助于促进中医药的现代化,为红升丹的剂型改进、新型药物的研究开发提供理论依据;提出一个新的课题,即进一步深入研究汞的化合物对生物体是否具有有用的一面及其作用机制,为避免汞的毒性,利用其正面效应,以及新型药物的研究开发提供理论依据;以论文的形式报告研究成果,并在相关全国性期刊上公开发表论文 2~3 篇。

　　本科研已申请重庆市卫生局(现重庆市卫生健康委员会)科研立项,主研人员:唐勇、白群华、肖红、熊兴玲、罗珠兰、叶承莉、申开琴。

(郭剑华　马善治　刘渝松)

# 第八章 中西医结合治疗骨伤的研究

## 第一节 中西医结合治疗骨伤科疾病的意义

骨伤科疾病是临床上的常见病和多发病。不同解剖部位的骨折或软组织损伤和针对不同的患者,治疗方法不尽相同,治疗的难易程度和预后也相差甚远。如治疗不当会影响患肢功能,导致患者生活质量下降,在给患者带来极大痛苦的同时,也会给家庭和社会带来沉重负担。我院是一所历史悠久,并有着传统中医特色的中医骨科医院,为了适应社会的发展和科学技术的进步,为了解除患者的痛苦和减少患者的负担,我们在继承和发扬前辈的传统中医治疗经验的基础上,利用和发挥中、西医各自的优势,寻求中西医结合的治疗方法,通过临床与研究,以提高临床疗效为研究目的,不断探索操作简便、患者痛苦轻、组织愈合快、功能恢复好、并发症少、费用省的治疗方法。

将现代医学科技引进渝州正骨,使渝州正骨有了飞速发展,对骨折脱位等运动系统各类损伤的诊治都获得了较好的疗效。渝州正骨学术要完全适应现代创伤的需求,就必须将现代医学的外科新成就与渝州正骨术有机地相结合。20世纪90年代初,渝州正骨积极引进现代创伤急救人才和设备,聘请了相关专家,组建了重庆市创伤急救中心,开设了创伤病区、脊柱外科病区,积极开展中西医结合救治颅脑、胸腹、脊柱、血管、神经创伤患者,使渝州正骨术在这几个方面有所突破。

伴随着人口老龄化趋势,老年股骨颈骨折增多。采用人工假体置换术治疗老年股骨颈骨折不愈合、股骨头无菌性坏死,能重建关节功能,提高患者生活质量,深受百姓欢迎。渝州正骨术把假体置换术消化吸收,配合中药活血化瘀、补肾壮骨,完善了对老年股骨颈骨折的治疗方法,取得很大突破。

急性胸腰椎骨折在临床中越来越多,以往疗效不理想,疗程较长。我院现正着手研究人工骨及中医复位经皮椎体后凸成形治疗压缩性骨折,取得良好临床疗效,并获得重庆市卫生局(现重庆市卫生健康委员会)科研立项。

渝州正骨术在发展过程中,不囿于学术思想,博收广取,在学习新知识、新技术的基础上,认真消化、吸收,并与自己的学术特长相结合,取长补短,在保持和发扬自我特色的前提下,不断丰富自己的理论,不断充实自己的治疗手段,成为我国中医骨伤科队伍中一支生力军。

## 第二节 中西医结合治疗骨伤科疾病的依据

中医骨伤科学、西医骨伤科学都是长期以来在不同历史文化环境中形成的临床科学,各有自己独特的理论体系和治疗方法,同时又各自存在着优势和不足。综合运用中西医理论与方法,以及中西医互相交叉渗透产生的新的理论与方法,对人体运动系统疾病的预防、诊断、治疗和康复进行研究,是我院一直努力的方向。中医骨伤科学在整体观念指导下,经过长期医疗实践,形成了以气血学说、肾主骨学说、经络学说为主的理论体系,动静结合、筋骨并重、内外兼治的原则及相应治疗方法,积累了丰富的临床经验。西医骨伤科学是在近现代工业化基础上发展起来的,具有解剖、生理、病理等近现代科学知识,又及时利用了现代科学技术成就,因此对疾病的认识比较深入细致。由于中医骨伤科学对骨骼认识的客观性,使它较之于其他学科更容易认同西医的知识,并注意吸收西医之长,同时也注意发挥中医骨伤科学千年丰富经验之优势,这样和缓而理智的融合,为中西医结合骨伤科学的发展提供了一个良好的基础。西医骨科主要依靠近现代科学的发展而迅速成长和发展,才形成了科学的理论并在临床医学上逐步丰富发展起来。它的科学的、先进的技术,当然是主要的,但并非完整无缺的学科。就其自身而言是如此,在中国传统的骨科面前更是如此。只有通过中西医结合,才能使两个学科各自去其不足,成为一种基础理论,从而指导临床。

如何进行中西医结合研究,关键是中西医结合点的研究,只有在找出其结合点后,才能进一步进行从理论到临床的结合性研究。中、西医骨伤科之间存在较强的互补性。中医骨伤科以整体观、动态观及辨证思维的方式认识骨折,用动静结合、不增加局部损伤、充分调动患者主观能动性治疗骨折的方法逐渐被西医所接受。现在越来越多的西医学者主张采用操作简单、痛苦小、合并症少、可早期活动的骨折治疗方法,就是受中医治疗骨折方法影响的结果。中医骨伤科在自身发展的同时,也借鉴现代医学的诊断技术,对严重创伤的急救技术以及手法难以整复或单纯用夹板难以固定的骨折也利用西医的有关知识,探索新的治疗骨折方法和改进固定器械。中、西医骨伤科在认识上有一定的共同性,尤其对骨折的认识有许多共同或相近之处。我们通过临床与研究认为,只有充分利用和发挥中、西医各自的优势,才能寻求中西医相结合的治疗骨伤科疾病的有效方法。

# 第三节 中西医结合治疗骨折原则

## 一、遵循"动静结合,筋骨并重,内外兼治,医患配合"治疗原则

我院通过总结骨折患者治疗情况,在此原则指导下,基本可以避免骨折愈合慢、治疗时间长、骨质疏松、肌肉萎缩、关节僵硬、畸形愈合等现象,并可以减少再次骨折的发生。

### (一)动静结合

针对骨折愈合过程中的不同阶段和不同的患者,其主要的治疗方法是不同的。中西医结合治疗骨科疾病是在加速骨折修复的过程中以"动静结合"为主要治疗原则,顾名思义,也就是既要活动又要静止,只有合适的固定(静)配合合适的功能锻炼(动)才能达到理想的骨折愈合,同时减少并发症。静而不动就会导致骨质疏松、关节僵硬等并发症,且因骨质失用性疏松导致骨质丢失过多而生长缓慢,甚至出现延迟愈合和不愈合的情况;相反,若动而不静,则骨折端因反复移位而无法生长,也将导致骨折不愈合。只有将"动"和"静"很好地结合起来,骨折才能更好地生长,并发症才能更少地发生。因此,在骨折治疗过程中,早期治疗以固定为主,配合以不影响骨折端固定的其他部位的"动",这样才能使全身血脉畅通,骨折断端血运增加,营养和氧气充足,骨折修复加速,如骨折处肌肉的等长收缩运动和不影响骨折断端间相对稳定的其他关节活动,对骨折修复是有益的;中期,因骨折已有部分连接,则应适当增加活动量,给予骨折断端较多的纵向应力刺激,以使骨痂生长的质和量均有所提高;后期,骨折已基本愈合,应给予较大的应力刺激,以加速骨折处的改造和塑形。以上方法体现了在不同治疗阶段,要解决的主要问题是不同的。

我院在继承传统手法的基础上进行改进的"小夹板固定"法能够有效保持整骨复位后的稳定状态,又可使固定不增加肢体重力改变,有效克服肌肉对骨折断端的牵拉力,并且能够使骨折治疗过程中的持续整复、固定与功能锻炼有机结合。对外固定器材的研制包括取材、规格、模式,都经过生物力学等有关指标测定和临床经验。朱忠庆等研制的治疗骨折的多功能牵引架运用于临床,缩短了患者卧床时间,有利于患肢功能锻炼和整体气血运行;具有纠正或控制旋转、重叠分离移位,控制成角及侧方移位等功能多样、使用灵活的特点;临床可见伤肢肿胀疼痛消失快,肌肉萎缩减少,可早期进行无痛性功能锻炼,并促进全身基础代谢,促进骨痂愈合等良好效果;用于治疗脊柱压缩性骨折、股骨骨折、胫腓骨骨折尤为见长。

### (二)筋骨并重,内外兼治

"筋骨并重,内外兼治"的治疗原则,在临床实践中得到高度证实。我们在骨折治疗过程中强调筋骨并重,即在局部骨折的治疗过程中,软组织的治疗同样重要,而不可忽视。同时,中西医结合对骨折的治疗还强调内外兼治,也就是在治疗骨折局部时,也应对全身情况给予足够重视。我院广泛发掘继承传统经验方、验方和有效中草药,从形态学、组织学、血流动力学、电生理、微量元素,以及骨细胞培养等实验手段的应用中,证实了中药内服外敷促进骨折愈合的确切疗效,并进行机制探讨。对于开放性骨折合并感染者,中药

"内外兼治"原则更显示出其卓著的意义,不仅局部创面可早日愈合,而且有利于新骨生长,加速皮岛形成和缺损皮肤生长,使骨髓腔内多核巨细胞显著增多且活性增强,加速血凝块与坏死组织吸收。我院按照"早期攻(逐瘀血、通经络)、中期和(和荣和血,止痛活络舒筋)、后期补(补肝脾肾,益气血)"三期治疗原则,在对一个骨折治疗时,局部给予复位和固定后,即给予中药局部外敷和内服。早期给予初伤胶囊内服和消肿膏外敷以活血化瘀、消肿止痛,起到疏通气血,促进局部血肿吸收、肿胀消退以及加速血液循环重建的作用;中期给予中伤胶囊内服和活血膏外敷以接骨续筋、通络止痛,起到生新续损,加速骨的修复、筋的连接的作用;后期给予补骨胶囊内服以补益肝肾、强筋壮骨、补骨生髓,促进骨的改造塑形和骨髓腔的贯通。通过这些局部和全身的药物治疗,来使局部骨折和软组织损伤修复加快。

**(三)医患配合**

由于医学模式的转变,人们生活水平的提高,现阶段对疾病的治疗,已不仅仅是医师个人的行为,而是医师、患者、家庭和社会多方面因素积极协同作用的结果。祖国医学早已认识到这一点,对骨折的治疗强调"医患合作"的理念,认为骨折的治疗过程中,除了医师的努力外,还需要发挥患者的主观能动性和积极的配合,来共同对付病魔,以期达到最理想的效果。"医患合作"包括患者对医师的信任和在骨科医师指导下所进行的合理功能锻炼,患者必须密切配合医师的治疗,遵从医嘱。同时,还需要家人和社会对患者的关心和鼓励,以帮助患者对伤或残的正确认识和心理上的接受,树立战胜疾病的自信心,发挥患者的主观能动性,以期达到最大限度的恢复。

## 二、中西医结合治疗骨折观念的转变

中西医结合治疗骨折基于闭合手法复位、小夹板固定、功能锻炼的整体原则。下肢长管状骨骨折可配合骨牵引治疗,持续牵引对位满意后行夹板固定,但随着经济、交通的发展,开放性损伤、多发性损伤已在骨伤科中占主导地位,单纯靠闭合复位和夹板固定已不能满足现代发展的需要,所以中西医结合治疗骨折的观念必须转变。

1. 开放性创伤患者不能采用夹板固定,为了适应这种改变,在治疗中开始采用外固定支架,这种改变是由原始中西医结合治疗的无血疗法向有血疗法的转变,较多的西医治疗成分开始融入中西医结合治疗骨折之中。中西医结合外固定支架固定是指先进行外固定支架固定,待软组织条件允许、骨折对位稳定后,去除外固定支架而改为夹板固定。此种治疗方式可缩短患者带架时间,减少感染发生,有利于患者功能锻炼。

2. 复位固定支架的应用。复位固定支架既有固定作用又有复位作用,部分支架可在功能锻炼过程中理论上用生理应力使骨折复位(即固定过程中的复位)。此种疗法卧床时间明显减少,将复位和固定融为一体,有利于早期功能锻炼,并能在骨折断端产生一定的生理应力刺激,充分体现了中西医结合治疗骨折的基本原则。具有代表性的复位固定支架包括多功能牵引架、平衡固定牵引器、抓髌器、锁骨固定带鹰嘴钩、踝钳复位固定器等。

3. 有限手术的融入。中西医结合治疗四肢长管状骨骨折已接近系列化,但对于特殊部位的骨折,单靠手法复位,外固定已不能达到满意疗效。为了克服这种局限性,有限手术配合手法治疗开始融入中西医结合治疗骨折手法中,使中西医结合治疗骨折产生了质的飞跃,并使其更具有特色。

# 第四节　骨伤科放射检查

## 一、脊柱的损伤、畸形、病变及肿瘤等

1. 脊柱损伤　常见的有屈曲型脊柱创伤、爆裂骨折、安全带骨折、骨折-脱位及寰枢椎骨折等。

(1)屈曲型脊柱创伤:由于强大的暴力使脊柱向前过度屈曲而致伤。主要损伤是椎体的压缩性骨折,后韧带集合体受到牵连发生断裂或撕裂。椎体压缩大于50%的骨折需经 CT 检查排除爆裂骨折。后韧带集合体损伤表现为脊柱后方肌肉韧带的损伤和脊柱附件的骨折,常见为棘间和棘上韧带的撕裂。X 线片上仅可见棘突间距的增宽,或伴有棘突的撕脱性骨折片。磁共振成像(MRI)具有良好的组织分辨率,能直接显示韧

带和肌肉软组织挫裂伤和局部血肿。

(2)爆裂骨折:椎体由中央"爆炸"样裂开将骨折片推向四方,伴有椎体后缘骨折,且有骨折片突入椎管内,椎弓间距离增宽。常合并后方椎板的纵行骨折,前方椎体裂开越大,椎板骨折越明显。有时仅有椎板骨折,要通过 CT 扫描才能发现。

(3)安全带骨折:又称 Chance 骨折,多见于车祸。X 线片表现为骨折线横行经过棘突、椎板、椎弓与椎体,后部张开;或仅有棘上、棘间与黄韧带断裂,关节突分离,椎间盘后部破裂;或骨折与韧带断裂同时存在。CT 扫描需行矢状位重建,以显示骨折范围。

(4)骨折-脱位:占全部脊柱骨折的 16%,其中 75% 可引起神经受损。X 线片上,主要显示椎体脱位,关节突绞锁,常伴骨折。CT 对显示关节突的位置很有价值,矢状位重建能显示椎体脱位及椎管狭窄程度。

(5)寰枢椎骨折:寰椎骨折常并发于颈椎或颅骨的其他损伤,尤易合并齿状突骨折、枢椎椎体或椎弓骨折。最常见者为一侧或两侧后弓骨折,骨折线邻近或跨越椎动脉沟。其次为 Jefferson 崩裂骨折(杰斐逊型寰椎骨折),暴力通过枕骨直达寰椎侧块,侧块向两侧分裂,两侧前弓及后弓的最弱点骨折,寰椎断裂为 4 块。CT 扫描显示最佳。

2. 脊柱畸形 有半椎畸形、椎弓发育异常等。

(1)半椎畸形:由于中线旁软骨中心不能在中线部位连接,且一侧的骨化中心不能形成导致;或由单侧软骨化骨中心不发育产生。有时 X 线片定位困难,MRI 可通过椎间盘信号帮助诊断。

(2)椎弓发育异常

1)椎弓缺损:通常发生于颈段和腰段。在 X 线片上,椎弓根的轮廓缺如,其相对侧的椎弓根经常是增生的。缺如侧椎弓根的上关节突可存在发育不全,而上方椎体的下关节突也常有异常改变。某些 X 线片显示椎弓根缺如的病例,CT 扫描显示椎弓根并不缺如,而是明显发育不全。发育不全的椎弓根更趋于冠状平面,这样的改变在 X 线片上不易显示。

2)椎弓融合畸形:由于分节失败导致邻近椎板或椎弓根的相连或融合,这种异常也称先天性椎体连接杆。单侧椎弓融合具有重要的临床意义,因其限制了所在半侧脊柱的生长。椎弓融合有时难以在 X 线片上清晰显示,常需应用常规断层摄影或薄层 CT 扫描伴多平面和骨三维重建予以显示。

3. 脊柱病变 常见的有脊柱结核、骨质疏松症、骨质软化症、强直性脊柱炎、脊柱退行性变、椎间盘突出及椎管狭窄等。

(1)脊柱结核:X 线片表现为椎体内骨质破坏及椎体前缘、上缘或下缘局部骨质首先破坏。可产生椎旁冷脓肿,死骨少见。与 X 线片相比,CT 可更清楚地显示骨质破坏,更易发现死骨及病理骨折碎片,更明确地显示脓肿或骨碎片位置、大小及其与周围大血管、组织器官的关系,以及突入椎管内的情况。MRI 是显示脊柱结核病灶和累及范围最敏感的方法,可发现 X 线片、CT 表现正常的早期椎体结核病灶,对观察软组织改变和向椎管内侵犯优于 CT。被破坏的椎体和椎间盘,T1WI 呈较低信号,T2WI 多呈混杂高信号,增强检查多不均匀强化。对于脓肿和肉芽肿,T1WI 上呈低信号,T2WI 多为混杂高信号,增强检查可不均匀、均匀或环状强化,脓肿壁薄且均匀强化。

(2)骨质疏松症:单纯 X 线片对诊断早期原发性骨质疏松症意义不大,因为 X 线片能显示骨质疏松时,骨量已丢失达 30% ~ 50%。椎体骨为维持骨的承重作用,只遗留上下承重方向的小梁,于上下垂直方向沿应力线排列呈栅栏状,而负重较少的横行骨小梁较早被吸收。CT 表现基本同 X 线片。骨质疏松时,MRI 显示增宽的小梁间隙中被过多的脂肪、造血组织所充填,尤其以黄骨髓量增多明显,导致骨髓呈短 T1 和中长 T2 信号。

(3)骨质软化症:X 线片主要表现为全身性骨质密度减低,椎体上、下缘常呈半月形凹陷,使椎体呈鱼椎状,椎间隙增宽。CT 表现与 X 线片相同。MRI 的应用研究较少。

(4)强直性脊柱炎:X 线片表现为开始病变侵蚀椎体前缘上、下角及骨突关节;Romanus 病灶加重则椎体前面的凹面变平直,甚至凸起,形成"方椎",炎症引起纤维环及前纵韧带深层发生骨化,形成平行于脊柱的韧带骨赘,使脊柱呈竹节外观,即竹节状脊柱。晚期广泛的骨化使脊柱强直,但其强度下降,轻微外伤即可导致骨折。CT 比 X 线片更能早期发现侵蚀灶。MRI 发现强直后脊柱骨折比 X 线片敏感,并能显示出脊髓受压情况等。

(5)脊柱退行性变:X线片上显示脊柱生理曲度变直、侧弯,椎间隙变窄;椎体边缘骨质增生肥大、硬化或骨赘形成,重者可连成骨桥。椎间盘内真空征在CT上表现为椎间盘内气体样低密度影。MRI显示椎体边缘骨质增生,骨赘表现为椎体边缘部骨质肥大或呈三角形、喙样外突,边缘皮质一般呈长T1短T2信号;椎间关节退变表现为关节间隙变窄,关节面不光整,关节面边缘部骨质增生、肥大或骨赘形成,关节面下囊变表现为囊状长T1长T2信号,关节间隙内积液呈长T1长T2信号、积气呈无信号区。

(6)椎间盘突出:X线片表现无特异性,有些征象可提示诊断,如椎间隙变窄或前窄后宽;椎体后缘唇样肥大增生、骨桥形成或游离骨块;脊柱生理曲度异常或侧弯。CT上直接征象表现为椎间盘向周围呈局限性膨隆,突出的椎间盘可有大小、形态不一的钙化,多与椎间盘相连,髓核游离碎片多位于硬膜囊外,密度高于硬膜囊;可见施莫尔(Schmorl)结节影,表现为椎体上缘或下缘、边缘清楚的隐窝状压迹,多位于椎体上下缘的中后1/3交界部,常上下对称出现。MRI上表现为髓核突出低信号纤维环之外,呈扁平形、圆形、卵圆形或不规则形;信号强度依髓核变性程度而异,一般呈等T1中长T2信号,变性明显者呈短T2信号;髓核游离见髓核突出于低信号的纤维环之外,突出部分与髓核本体无联系;Schmorl结节为一特殊的椎间盘突出,表现为椎体上、下缘半圆形或方形压迹,其内容与同水平椎间盘等信号,周边多绕一薄层低信号带。

(7)椎管狭窄:在MRI多平面成像显示椎管狭窄更明确,其原因在于能够更清楚显示椎体、椎间关节增生及黄韧带、后纵韧带钙化或骨化,椎间盘膨出或突出;椎管、椎间孔及侧隐窝狭窄、变形;硬膜外脂肪受压、变形或消失;硬膜囊前或侧后缘受压、变形、移位;脊髓受压、移位,重者可出现缺血、坏死、囊变,表现为脊髓内单或多节段或长T1长T2信号;椎管内占位性病变或邻近结构的病变侵入椎管内。

4. 骨肿瘤 常见的有骨母细胞瘤、骨髓瘤及转移性骨肿瘤等。

(1)骨母细胞瘤:X线片上多见于脊柱附件,早期病灶内无或有密度不一的斑点状、索条状钙化和骨化影,随病程进展,钙化和骨化更为广泛、致密。CT对肿瘤内的钙化和骨化影的显示高于X线片,对发生于脊椎和其他解剖较复杂部位的肿瘤CT显示较好。MRI上肿瘤内非钙化、骨化部分在T1WI上为低到中等信号,在T2WI上呈高信号;钙化、骨化部分在各扫描序列上均呈低信号;病灶周围的骨髓和软组织内可出现反应性充血水肿,表现为长T1长T2信号。

(2)骨髓瘤:X线片上主要表现为广泛性骨质疏松,多发骨质破坏,呈穿凿状、鼠咬状改变,骨质硬化,软组织肿胀,病理性骨折。CT较X线片能更早期显示骨质细微破坏、骨质疏松和骨外侵犯的程度。MRI对检出X线片及CT不能显示骨破坏出现之前的骨髓改变及确定范围非常敏感,骨质破坏或骨髓浸润区形态多样,可呈弥漫性、局灶性、不均匀性(颗粒状)浸润等,在T1WI上呈低信号,多位于中轴骨及四肢骨近端。病变呈多发、散在点状或颗粒状浸润时,在骨髓脂肪高信号的衬托下,T1WI上呈特征性"椒盐状"改变;T2WI上病灶呈高信号,脂肪抑制T2WI或STIR序列上,由于骨髓脂肪信号被抑制,病灶高信号较T2WI更明显。

(3)转移性骨肿瘤:X线片表现可分为溶骨型、成骨型和混合型,以溶骨型常见,主要表现为椎体广泛破坏,常因承重而被压扁,但椎间隙多保持完整,椎弓根受侵蚀、破坏常见。CT显示骨转移瘤远较X线片敏感,还能清楚显示局部软组织肿块的范围、大小及与邻近脏器的关系。MRI对显示骨髓组织中的肿瘤组织及其周围水肿非常敏感,因此能检出X线片、CT不易发现的转移灶。大多数骨转移瘤在T1WI上呈低信号,在高信号骨髓组织的衬托下显示非常清楚,在T2WI上呈程度不同的高信号,脂肪抑制序列可以清楚显示。多数成骨型转移在T1WI和T2WI上均呈低信号。

## 二、膝关节创伤

膝关节创伤好发于青壮年,包括髌骨骨折、胫骨平台骨折、股骨远端骨折、腓骨近端骨折、骨骺损伤。运动型创伤常伤及半月板、韧带、肌腱。膝关节周围韧带强大,脱位少见。青少年股骨远端骨骺损伤多为Salter-Harris型,胫骨近端骨骺损伤可为Salter-Harris II型、III型或IV型。

1. X线片检查 膝关节骨折或脱位后,一般X线片检查即可满足诊断。

(1)髌骨骨折:直接暴力或股四头肌张力所致,常伴关节腔内积血,分横行、纵行或粉碎性骨折。髌骨骨折需与双分、多分髌骨相鉴别,髌骨脱位以外侧脱位多见。

（2）胫骨近端骨折：多为垂直受力损伤所致，以胫骨平台外侧骨折多见。Hohl 将胫骨近端骨折分成 6型，T 型或倒 Y 型即为Ⅵ型粉碎性骨折，常有碎骨片游离于关节腔内。

（3）股骨远端骨折：分股骨髁上骨折、股骨髁骨折和股骨髁间骨折。髁上骨折又分无移位骨折、嵌入性骨折、移位骨折和粉碎性骨折。

2. CT 检查　CT 扫描及其图像重组可充分显示骨折详情，能更清楚地显示胫骨平台关节面塌陷的形态和程度、骨折片的多少及位置，对骨折的分型更为准确。胫骨平台粉碎性骨折复位外固定后，CT 扫描可观察其复位情况。CT 横断面扫描能清晰显示髌骨的大小、形状及位置，是诊断骨脱位、半脱位及紊乱的最好方法。

3. MRI 检查　MRI 检查是骨挫伤、半月板和韧带损伤的首选检查方法，可清晰显示关节积液、血肿与肌肉、肌腱损伤。MRI 检查最好使用膝关节专用线圈，高场强、高分辨率扫描可发现更多病变，采用矢状面、冠状面和横断面扫描。失状面扫描可较好显示半月板、交叉韧带，冠状面扫描主要显示内外侧副韧带，横断面评价髌骨病变、髌骨支持带较优越。有时使用 2D 放射状扫描或 3D 扫描后放射状重建。常规使用 SE 序列，FSE-T2WI 主要诊断韧带损伤，FS-PDWI 显示半月板、关节软骨损伤。GRE 序列也用于膝关节检查，主要用于半月板、关节软骨病变诊断，常用 2D-T2WI；3D 扰相 GRE T1WI 脂肪抑制序列可薄层、任意重建，能更全面、准确地显示病变。直接关节造影主要用于术后、游离体、可疑半月板撕裂等检查。

（1）膝关节创伤骨折：可检出 X 线片不能显示的骨折、骨挫伤及软骨骨折，可充分显示复杂骨折的骨折线数量和走行，骨碎片的多少、大小、位置，关节面的形态。骨折线呈线样低信号影，FS-PDWI 和 STR 呈高信号。骨挫伤临床常见，MRI 诊断价值独特，分析时应注意其分布、形态、信号及范围、骨与软骨损伤、髌骨位置、髌骨支持带及其他韧带损伤、半月板损伤、关节积液等。Sander 等根据挫伤部位和分布将骨挫伤分为轴向旋转性损伤、夹击损伤、仪表盘式损伤、过伸性损伤和髌骨外侧脱位。儿童骨损伤一般 X 线片可作出诊断，MRI 可敏感、准确、全面地作出评价，对轻微骨骺损伤的诊断有优势。MRI 还可评价骨折伴随的半月板和韧带损伤。

（2）半月板损伤：MRI 系显示半月板结构最为理想的检查方法。质子密度加权像对半月板信号变化敏感，T2WI 脂肪抑制像半月板和关节积液信号对比强烈，有利于观察半月板表面。半月板撕裂表现为半月板形态异常，在冠状面和矢状面半月板内高信号可达上关节面或下关节面。分析半月板撕裂时，应注意其撕裂部位、走向、程度，半月板形态及位置等。半月板撕裂的正确分类，对半月板手术方案的制订及预后很重要。半月板撕裂可分为水平撕裂、垂直撕裂、斜行撕裂、纵行撕裂、放射状撕裂、桶柄状撕裂、半月板关节囊分离等，以斜行撕裂最常见；放射状撕裂发生率较少，但可使半月板功能完全丧失，常发生在外侧半月板体部和前部交界处。半月板桶柄状撕裂伴碎块移位，在矢状面上可表现为双前角征、双后交叉韧带征等，在冠状面上可表现为髁间隆起内碎块征。半月板后根部也可发生撕裂，冠状面显示最佳，表现为后根形态失常、异常的高信号达关节面，内侧半月板后根部撕裂可伴脱位，外侧半月板后根部撕裂可伴有前交叉韧带断裂。膝关节病变手术后疗效的评价以直接关节造影法最佳。诊断半月板撕裂还应注意膝横韧带、腘肌肌腱等结构对半月板形态信号的影响，勿将魔角效应或部分容积效应等使半月板信号的增高误判为半月板撕裂。在儿童，半月板血管蒂信号类似半月板撕裂。

（3）韧带与肌腱损伤：膝关节创伤时，韧带与肌腱可发生部分撕裂或完全撕裂。MRI 对部分撕裂显示困难，因部分撕裂时韧带与肌腱局灶性或弥漫性增厚、界限不清、轮廓不规则，FS-T2WI 或 FS-PDWI 韧带或肌腱内局灶性或弥漫性信号增高。完全撕裂时，韧带连续性中断或显示不清，FS-T2WI 或 FS-PDWI 断端信号增高。前后交叉韧带损伤多发生在韧带中段，诊断前交叉韧带损伤时要注意有无合并其他结构损伤，注意假阳性和假阴性。假阳性原因：切带内黏液样变性、股骨髁附着点部分容积效应（主要在矢状面）及扫描方向未和前交叉韧带方向平行等。假阴性可为瘢痕等所致。

## 三、髋关节损伤

髋关节是活动最频繁的关节，疾病的发生率较高，且关节结构复杂，前后重叠而影响 X 线片的敏感性和诊断的准确性，故 X 线片虽简单易行、费用低，只能作为髋关节疾病的影像学筛选方法。MRI 由于具有良好的组织和空间分辨率，无创伤，能较好显示关节的各种结构如关节软骨、骨性关节面及骨髓、关节囊、韧带、肌腱等。

1. 成人股骨头缺血性坏死 在临床上分为 5 期。1 期、2 期病变在 X 线片不能发现,1 期病变 CT 不能显示,2 期病变表现为轻微改变亦容易漏诊。MRI 是诊断股骨头缺血性坏死最敏感的手段,其信号改变明显早于 X 线片、CT 及核素扫描。

股骨头缺血性坏死病变以股骨头前上部改变为著,MRI 表现为:①股骨头内散在的斑点状、多条状低信号;②股骨头内广泛的斑点状、条状或不规则状低、等、高混杂信号;③大片状不规则低信号伴股骨头塌陷变形;④关节间隙变窄及髋关节继发性退变。

MRI 对股骨头缺血性坏死具有很高的敏感性和特异性,能发现早期病变,又可准确表现坏死的形态及部位,判定缺血性坏死的程度,在诊断早期股骨头缺血性坏死及指导临床治疗方面有极为重要的价值。

2. 髋关节周围肌肉软组织病变 很多髋关节疼痛的患者,进行 X 线片和 CT 检查,没有发现问题,误认为是椎间盘病变而进行治疗。治疗后效果不明显,遂行 MRI 检查,发现髂腰肌、臀中肌、臀大肌、梨状肌等肌肉水肿,行相关治疗后,症状消失。MRI 检查具有超高的软组织分辨率,可以非常敏感地发现和诊断软组织病变,而其他检查几乎无法发现病变。

3. 儿童及青少年髋关节疾病

(1)先天性髋关节脱位:X 线片诊断先天性髋关节脱位主要依靠骨骼征象,但是患侧骨骺小、出现晚、耻坐骨骺线联合晚,X 线片不能显示,同时 X 线片不能显示软骨、关节囊、肌腱与软组织的改变。由于 MRI 对显示软组织、软骨与肌腱韧带具有明显优势,而且可以多方位进行扫描,所以 MRI 是诊断先天性髋关节脱位不可缺少的重要诊断手段。当怀疑有继发性股骨头缺血性坏死发生时,MRI 是首选影像学方法。

(2)股骨头骨骺骨软骨病:本病特征是儿童期股骨头骨骺骨化中心缺血性坏死。早期股骨头骨骺骨软骨病在 MRI 上主要表现为滑膜炎改变和关节软骨的增厚,其他检查难以发现。病变发展至中晚期,MRI 在显示软骨上更胜一筹,同时可以清楚地显示髋臼和股骨头的软骨不规则改变。同时,MRI 可预测畸形发生的可能性。

(3)股骨头骨骺滑脱症:股骨头骨骺滑脱症是儿童髋关节疼痛的重要原因之一,早期误诊、漏诊率很高。Magnano 曾报道,本病前后位摄片诊断敏感性为 66%,MRI 诊断敏感性为 88%,MRI 可以显示滑脱前期和早期骺板的变化,此时摄片和 CT 均为阴性,因此 MRI 对早期发现和确诊本病均有重要作用。

4. 髋关节感染与炎症 MRI 可清晰显示化脓性关节炎早期侵犯股骨头关节软骨,以及软骨下关节面的侵蚀与破坏,同时关节内软骨碎片、滑膜水肿增厚是化脓性关节炎的重要 MRI 征象,而其他检查难以显示。少年型类风湿关节炎、血友病、色素沉着绒毛结节性滑膜炎、出血性滑膜炎均可引起滑膜改变,只有 MRI 可清晰显示这些异常改变。MRI 还可显示其他检查不能见到的关节囊积液程度、滑膜改变及软骨改变,对于髋关节周围软组织感染与脓肿,MRI 在显示感染及其水肿范围方面比其他检查都敏感得多。

5. 髋关节外伤 急性骨骼系统损伤的患者,行常规 X 线、CT 检查均能作出诊断。MRI 由于具有很高的密度分辨率,对髋关节外伤合并关节积液、关节内血肿、关节唇撕裂及韧带撕裂、血管损伤引起小片骨坏死、细微骨折、疲劳骨折等具有很高的诊断价值。当怀疑股骨颈骨折后股骨头坏死时,MRI 更是首要检查方法。

(李春雷 执笔;王荣芬 李 波 审校)

# 第五节 骨伤疾病化验检查的临床意义

随着科学技术以及医疗技术的不断迭新,临床医学检验也在不断发展中自我完善,并一直在医学发展的漫漫长河中扮演着至关重要的角色,无论是在各大综合医院,抑或是我们这类骨伤专科医院,检验科总是不可或缺的。人的生命体是非常复杂和神秘的,无论我们如何深入研究,终究还是不够。尤其是在病程初期,症状还不够典型明显,那么临床医师又该如何作出初步判断从而进行预防与治疗呢?此时患者的血液或体液就能给予一些线索和答案,所以作为临床一线的眼睛——检验科,就能利用这些渠道为临床的初步诊断、鉴别诊断给予帮助和支撑。例如,风湿性关节炎和类风湿关节炎的鉴别诊断:在早期,少部分患者仅有患处的红肿热痛,在判断上十分模糊,从而造成临床医师用药治疗上的犹豫,不过,虽然两者早期临床表现比较接近,但是在血液中的表现却大相径庭,我们通过对一管几毫升血液的检验,就能给予临床医师准确的判断依据,为患者的治疗提供重要的帮助。当然这是其中通过检验仪器为临床提供的帮助,除此之外,我们还有自己的看家本领,自己的眼睛——显微镜,来为临床医师侦查除障。比如,我院筋伤科医师就常遇到自己主管的患者有不明原因的关节处肿胀,积液渗出,它们顽固、量多,给患者带来持续痛苦,也给医师带来不小的治疗难题,因为对于渗出液和漏出液的用药治疗是完全不同的,若是经验用药只会让病情延长,加重患者的痛苦。但此时我们检验科只需对其关节处积液标本取上几滴,在显微镜下一看就能区分开来,为临床医师扫除困惑,帮助患者走向康复大门。

此部分的编写主要是针对我院患者常见的骨关节疾病的血液常规检查、积液涂片检查,相关骨代谢的生化检查,骨关节患处的炎症表现及预后的评估等,为来我院就诊的患者提供系统准确的检查服务,同时为临床诊断给予重要参考。

## 一、痛风

痛风(gout)是由单钠尿酸盐(MSU)沉积所致的晶体相关性关节病,与嘌呤代谢紊乱和/或尿酸排泄减少所致高尿酸血症直接相关,特指急性特征性关节炎和慢性痛风石疾病,主要包括急性发作性关节炎、痛风石形成、痛风石性慢性关节炎、尿酸盐肾病和尿酸性尿路结石,重者可出现关节残疾和肾功能不全。痛风常伴腹型肥胖、高脂血症、高血压、2型糖尿病及心血管病等。痛风最重要的生化基础是高尿酸血症。

血清尿酸:

临床意义:血清尿酸检测是肾小球滤过功能受损的指标。另外,机体嘌呤代谢紊乱产生尿酸过多也可导致高尿酸血症。

(1)血清尿酸增高:见于急性肾炎、慢性肾炎、肾结核、肾盂肾炎、肾积水等肾损害,氯仿、四氯化碳及铅中毒等,痛风,红细胞增多症、白血病及其他恶性肿瘤。

(2)血清尿酸降低:见于恶性贫血、乳糜尿等。

## 二、风湿性关节炎、类风湿关节炎

风湿性关节炎(rheumatic arthritis)是一种常见的急性或慢性结缔组织炎症。通常所说的风湿性关节炎,是风湿热的主要表现之一,临床以关节和肌肉游走性酸楚、红肿、疼痛为特征。本病与A组乙型溶血性链球菌感染有关,寒冷、潮湿等因素可诱发。下肢大关节如膝关节、踝关节最常受累。

类风湿关节炎(RA)是一种病因未明的慢性、以炎性滑膜炎为主的系统性疾病。其特征是手、足小关节的多关节、对称性、侵袭性关节炎症,经常伴有关节外器官受累及血清类风湿因子阳性,可以导致关节畸形及功能丧失。

1. 抗链球菌溶血素O(ASO) 临床意义:风湿病活动期有60%~80%的患者溶血素O增高,故其检测对风湿病的诊断和疗效观察有一定价值。ASO增高还见于急性肾小球肾炎、猩红热、丹毒、化脓性扁桃体炎等。

2. 类风湿因子(RF) 临床意义:RF检测阳性见于未经治疗的类风湿关节炎、系统性红斑狼疮、系统性硬化、结节性多动脉炎、干燥综合征等。

3. 抗角蛋白抗体(AKA) 临床意义:抗角蛋白抗体是类风湿关节炎的特异性抗体,约50%的类风湿关节炎患者疾病早期血清AKA检测结果为阳性。

4. 抗环瓜氨酸肽抗体(anti-CCP antibody) 临床意义:①对类风湿关节炎诊断的特异性高;②有助于类风湿关节炎的早期诊断;③可能与类风湿关节炎的活动性相关;④已有多数研究提示,其阳性与骨侵蚀程度相关,提示RA预后不良。

其他自身免疫抗体尚有:抗核抗体(ANA)、抗原纤维蛋白抗体(AFA)、抗组蛋白抗体(AHA)、抗波形蛋白抗体(AVA)、抗核周因子抗体(APF)、抗Ⅱ型胶原抗体(CⅡAb)等。

### 三、骨质疏松症

骨质疏松症(osteoporosis)是由于多种原因导致的骨密度和骨质量下降,骨微结构破坏,造成骨脆性增加,从而容易发生骨折的全身性骨病。骨质疏松症分为原发性和继发性两大类。原发性骨质疏松症又分为绝经后骨质疏松症(Ⅰ型)、老年性骨质疏松症(Ⅱ型)和特发性骨质疏松症(包括青少年型)3种。绝经后骨质疏松症一般发生在妇女绝经后5~10年内;老年性骨质疏松症一般指老年人70岁以后发生的骨质疏松;而特发性骨质疏松症主要发生于青少年,病因尚不明。

1. 维生素D 临床意义如下。

(1)维生素D减少:见于骨质软化症、骨质疏松、佝偻病。

(2)维生素D增多:常由于过量摄入维生素D引起,临床可表现为疲劳、无力、食欲缺乏、恶心、呕吐、腹泻等,严重者可有生长发育迟缓、高热、脱水、癫痫发作等,可引起肾、脑、肺、胰腺等脏器异位钙化灶和肾结石。

2. 甲状旁腺激素(PTH) 临床意义:血清PTH可用于甲状旁腺疾病的诊断。血清PTH测定对鉴别高钙血症和低钙血症有一定价值,同时对血液透析的检测也有重要意义。

(1)原发性或继发性甲状旁腺功能亢进症,血清PTH增高;甲状旁腺功能减退症,血清PTH降低。

(2)患维生素D代谢障碍、女性闭经后骨质疏松等疾病时,血清PTH可增高;恶性肿瘤骨转移时,血清PTH可降低。

3. 骨钙素(OCN) 临床意义:骨钙素是由人体骨骼内的成骨细胞合成和分泌的一种非胶原骨蛋白。其作用是调节和维持骨钙。血清OCN检测是了解骨组织更新情况和掌握骨代谢暂时变化的一个灵敏、特异、简便的生化指标。骨损伤早期骨质合成时,血清OCN可以升高。

(1)血清OCN升高:见于甲状腺功能亢进症、肢端肥大症、慢性肾功能不全患者。在尿毒症期,血清OCN也升高。

(2)血清OCN降低:见于甲状腺功能减退症、糖尿病、生长激素缺乏性侏儒症(垂体性侏儒症)患者。

4. 尿吡啶啉-D 临床意义:正常的骨代谢过程由骨降解过程(骨的吸收)和构建过程(骨的形成)组成,两者之间处于平衡状态。吡啶啉-D是骨吸收过程中的产物。当骨吸收过度时,尿液中的吡啶啉-D水平升高,因此检测尿中的吡啶啉-D浓度能准确反映骨吸收率。存在骨质疏松症,如突发性骨质疏松症、妇女围绝经期后骨质疏松症、老年性骨质疏松症时,尿液中吡啶啉-D水平升高。由于丢失的骨量不能恢复,而吡啶啉-D可以在骨量明显丢失前评估骨吸收的情况,因此该指标在预防骨质疏松症中具有重要意义。此外,患甲状腺功能亢进症、甲状旁腺功能亢进症、类风湿关节炎、佩吉特病(畸形性骨炎)、多发性骨髓瘤,以及服用某些药物时,都会发生尿中吡啶啉-D水平升高。

其他尚有:血清β-胶原降解产物、N端骨钙素等。

### 四、强直性脊柱炎

强直性脊柱炎(AS)是以骶髂关节和脊柱附着点炎症为主要表现的疾病,与HLA-B27呈强关联。某些微生物(如克雷伯菌)与易感者自身组织具有共同抗原,可引发异常免疫应答。本病是四肢大关节,以及椎间盘纤维环及其附近结缔组织纤维化和骨化,以关节强直为病变特点的慢性炎症性疾病。强直性脊柱炎属风湿病范畴,病因尚不明确,是以脊柱为主要病变部位的慢性病,累及骶髂关节,引起脊柱强直和纤维化,造成不同程度眼、肺、肌肉、骨骼病变,是自身免疫性疾病。

HLA-B27:

临床意义:研究发现,强直性脊柱炎(AS)患者90%以上均为HLA-B27携带者,而正常人群中HLA-B27阳性者仅有5%~10%。检测该项指标可以提高AS诊断的可靠性。但HLA-B27阳性者中患有强直性脊柱炎的概率仅为7.3%,因此HLA-B27阳性不能作为强直性脊柱炎的诊断标准。HLA-B27阳性与反应性银屑病关节炎、幼年风湿性关节炎、急性虹膜睫状体炎等也具有较强关联。

## 五、骨肿瘤

骨肿瘤是发生于骨骼或其附属组织的肿瘤,有良性、恶性之分。良性骨肿瘤易根治,预后良好;恶性骨肿瘤发展迅速,预后不佳,死亡率高。恶性骨肿瘤分为原发性和继发性。从体内其他组织或器官的恶性肿瘤经血液循环、淋巴系统转移至骨骼者,为继发性恶性骨肿瘤。

1. 血清碱性磷酸酶(ALP)　临床意义:碱性磷酸酶是广泛分布于人体肝、骨骼、肠、肾和胎盘等组织并经肝向胆外排出的一种酶。

(1)生理性增高:儿童在生理性骨骼发育期,ALP 活力可比正常人强 1~2 倍。处于生长期的青少年,以及孕妇和进食脂肪含量高的食物后,ALP 均可以升高。

(2)病理性增高:见于肝胆疾病,如阻塞性黄疸、急性或慢性黄疸型肝炎、肝癌等;骨骼疾病(由于骨的损伤或疾病,使骨细胞内高浓度的 ALP 释放入血,引起血清 ALP 活力增强),如纤维性骨炎、成骨不全、佝偻病、骨软化、骨转移癌、骨折愈合期等。

2. 肿瘤相关标志物检测　临床意义:在骨肿瘤或其他肿瘤诊断方便有一定参考价值。

## 六、骨关节炎

骨关节炎为一种退行性病变,系由于增龄、肥胖、劳损、创伤、关节先天性异常、关节畸形等诸多因素引起的关节软骨退化损伤、关节边缘和软骨下骨反应性增生,又称骨关节病、退行性关节炎、老年性关节炎、肥大性关节炎等。临床表现为缓慢发展的关节疼痛、压痛、僵硬、关节肿胀、活动受限和关节畸形等。

1. 关节腔液涂片检测　临床意义:关节腔积液有漏出液和渗出液之分,通过其外观改变、白细胞计数及分类计数加以鉴别区分,前者为非炎症性改变,而后者为炎症改变,比如感染、肿瘤等。

2. 关节腔液黏蛋白凝块试验　临床意义:凝块形成差,见于各种炎症,如化脓性关节炎、痛风性关节炎及类风湿关节炎。

3. 关节腔液总蛋白及蛋白电泳　临床意义:总蛋白增高,提示由炎症或肿瘤引起的滑膜选择性渗透性破坏。

4. C 反应蛋白(CRP)　临床意义:机体发生器质性病变时 CRP 会增高,其检测值的变化对急性炎症、组织损伤、恶性肿瘤等疾病的诊断及疗效观察有价值。如组织坏死、细菌感染、风湿热等自身免疫性疾病急性期、恶性肿瘤、器官移植、妊娠等。

5. 红细胞沉降率(ESR)　临床意义如下。

(1)增高:月经期和妊娠 3 个月以上直至产后 1 个月的妇女以及老年人可出现生理性增高。除此之外,其异常也提示有病变存在,如急性炎症性疾病、组织损伤及坏死、恶性肿瘤、重度贫血等。

(2)降低:见于珠蛋白生成障碍性贫血、缺铁性贫血、肝脏疾病,以及真性红细胞增多症、弥散性血管内凝血晚期。

6. 细菌培养鉴定及药敏试验　通过对分泌物和血液进行培养,准确筛选出致病菌,并指导临床合理选择抗生素,提高临床经验性用药,降低医疗风险,减少患者负担。

(唐　彦　执笔;梁登杰　胡　锐　审校)

# 第六节　骨科围手术期的风险评估

围手术期是围绕手术的一个全过程,从患者决定接受手术治疗开始,到手术治疗直至基本康复,包含手术前、手术中及手术后的一段时间,具体是指从确定手术治疗时起,直到与这次手术有关的治疗基本结束为止,时间约在术前 5~7 天至术后 7~12 天。

骨科围手术期医学是一个不断演进的研究领域,内科医师、麻醉医师、骨科医师之间的协作可以改善对患者的诊疗,尤其是对病情严重复杂的患者。好的术前评估提供了患者术前状态的基线水平,可使患者及骨科团队发现围手术期风险,并提出建议以减少风险,成为术后管理患者医学状态的起点。

## 一、术前评估概述

手术患者术前病情评估是保障手术患者安全的重要环节。其意义涉及保障患者麻醉和手术中的安全，以及减少围手术期并发症的发生率和病死率。多数麻醉药对机体的重要生命器官和系统的功能，如呼吸、心血管系统等都有非常明显的影响。麻醉药的治疗指数(半数致死量/半数有效量)仅为3~4，相比之下，大多数非麻醉药的治疗指数却是数百甚至数千。麻醉药这么窄的安全范围，说明了麻醉自身的风险性，然而更重要的方面来自患者的病情和手术的复杂性，以及患者对麻醉和手术的承受能力。因此，麻醉的危险性、手术的复杂性和患者的承受能力是麻醉前病情评估的要点。

手术患者术前病情评估与准备工作包括：①全面了解患者的全身健康情况和具体病情；②评估患者接受麻醉和手术的耐受性；③明确各脏器疾病和特殊病情的危险所在，术中可能会发生哪些并发症，需采取哪些防治措施；④选择麻醉前用药和麻醉方法。

### (一) 总体评估方法

手术前病情评估既是科学也是艺术。评估内容包括患者的自身条件、全身情况、有无合并症及其严重程度、重要的脏器功能和骨科手术的复杂性等。

1. 患者的自身条件　随着我国步入老龄化社会，患者的年龄成为重要的麻醉风险因素。患者实施的手术可能是一般手术，但是如果是一高龄患者，其麻醉的风险性较年轻患者要高得多。

2. 全身情况　对判断患者对麻醉的耐受性非常重要，如精神状态、发育、营养、有无贫血、脱水、水肿、发绀、发热、过度消瘦或肥胖等。

3. 并存疾病及器官功能　患者实施的可能是普通手术，但是如果并存1种或多种疾病，就会使麻醉的风险性增加，如合并有心脏病、糖尿病、慢性阻塞性肺疾病(COPD)等。然而即便是高龄患者，又并存多种疾病，其对麻醉的耐受性主要取决于重要生命器官的功能状态，特别是心、肺功能的代偿与好坏。所以在系统评估中，重点是呼吸系统和心血管系统。

4. 骨科手术的复杂性　看似不属于患者的病情范畴，但却与病情息息相关。麻醉的风险性与手术大小并非完全一致，复杂的手术可使麻醉的风险性明显增加，而有时手术并不复杂，但患者的病情和并存疾病却为麻醉带来更多风险。手术复杂、手术时间长、出血量大等因素都显著增加患者麻醉和手术的风险性。

### (二) 相关资料搜集

1. 术前评估要素

手术情况：将要实施的骨科手术名称、难度、手术时长、预估失血量等。

手术日期：急诊或择期。

现病史：简单总结与手术相关的病史。

当前和既往内科病史：如糖尿病、高血压等。

药敏史及服药史：包括过敏类型。

家族史：特别是出凝血疾病家族史。

个人史：吸烟、饮酒、吸毒、职业。

功能状态及运动耐量：①日常生活能否自理：独立、部分依赖或完全依赖他人；②正常速度能走的街区数量、爬楼梯楼层的数量等。

2. 术前系统回顾

一般情况：发热、体重改变、寒战、盗汗、不明原因跌倒等。

眼：视力改变或受损。

耳鼻口喉：鼻窦疼痛、听力受损、频繁鼻出血、牙痛。

心血管：胸痛、端坐呼吸、夜间阵发性呼吸困难、心悸、水肿、晕厥或先兆晕厥、跛行症状、心力衰竭病史、冠心病、心脏瓣膜病、心律失常、杂音、高血压。

呼吸：呼吸困难、咳嗽、喘息、打鼾/窒息/喘气、睡眠呼吸暂停、嗜睡、COPD病史、哮喘、其他肺部疾病。

胃肠：腹痛、吞咽困难、恶心呕吐、腹泻、便秘、烧心反酸、黑便或便血、腹胀、肝病史、消化性溃疡、其他胃肠疾病。

泌尿生殖:尿痛、血尿、排尿困难、尿急、尿潴留或失禁、末次月经周期第 1 天、避孕,阴道或阴茎分泌物、频繁尿道感染史、肾病。

肌肉骨骼:关节或肌肉疼痛、活动困难、关节炎或风湿病病史。

皮肤:皮疹、伤口愈合困难、过敏、皮肤颜色改变(黄疸、色素沉着)。

神经:平衡/说话/记忆/认知困难、震颤、神经病变、头痛、癫痫病史、脑血管疾病包括短暂性脑缺血发作(TIA)或脑血管意外、慢性疼痛,谵妄史。

精神:抑郁、焦虑、精神错乱、失眠。

内分泌:冷热耐受不良、疲劳、皮肤干燥、糖尿病病史、甲状腺疾病、近期服用类固醇、直立性低血压(体位性低血压)、脸红、烦渴、多尿。

血液:易瘀青或出血、贫血史、失血过多、使用抗凝药、血友病或血栓栓塞病的个人或家族史、输血意愿。

免疫:环境过敏、对暴露物的严重过敏反应(呼吸困难、哮喘、肿胀、皮疹)、过敏性休克。

3. 术前检查(表 8-6-1)

表 8-6-1 术前检查

| 项目 | 说明 |
| --- | --- |
| 凝血象 | 包括凝血酶原时间(PT)、活化部分凝血活酶时间(APTT)和纤维蛋白原含量,使用华法林的患者需查国际标准化比值(INR) |
| 血常规 | 包括血小板计数,有条件应做血细胞比容(Hct) |
| 基本代谢检查 | 适用于病史或检查提示异常的患者,做中、高风险手术的老年人,或使用肾毒性物质的患者,或可能有大量体液转移或低血压发生的患者需考虑血肌酐测定 |
| 肝功能 | 常规检查,包括血浆蛋白、胆色素、转氨酶测定 |
| 肾功能 | 常规检查,包括血尿素氮(BUN)和血肌酐(Cr)测定 |
| 粪常规 | 常规检查,有消化道病史的加做隐血试验 |
| 尿常规 | 常规检查,包括镜检和尿比重 |
| 水、电解质、酸碱平衡和血糖测定 | 高血压患者、糖尿病患者、心脏病患者,可能有体液、电解质失调者;应用强心苷类药物、利尿药、激素、血管紧张素转化酶抑制剂者 |
| 妊娠检测 | 已婚育龄妇女难以肯定是否怀孕者 |
| 心电图 | 所有 45 岁以上者、心脏病患者、高血压患者、糖尿病患者、病态肥胖者、有明显肺部疾患者、可卡因滥用者 |
| 胸部 X 线 | 肺疾患、气道梗阻、心脏病、癌肿患者,吸烟久或/和大量者,所有 60 岁以上者 |
| 肺功能检查 | 适用于诊断此前未知的阻塞性肺疾病患者 |
| 动脉血气分析 | 适用于怀疑缺氧或二氧化碳潴留的患者 |
| 感染疾病方面检查 | 主要包括乙型肝炎病毒(HBV)、人类免疫缺陷病毒(HIV)等相应检查 |

**(三)心血管风险评估**

围手术期心血管并发症会显著增加患者的风险,尤其是对那些术前伴有潜在心脏病的患者。风险的程度差别很大,主要取决于合并症和手术类型。术前仔细评估可以帮助患者和术者形成风险意识,并且通过加强管理来降低风险。

详细的病史、体格检查(包括心功能评估)以及对手术的了解,为我们提供了讨论患者围手术期心脏风险的基础,让我们明确需要哪些额外的检查。手术的类型、预计失血量、麻醉时长以及体液变化等因素造成了手术应激。同样的手术路径也存在非常不同的手术风险,麻醉时间过长(超过 8 小时)、大量的体液变化或出血都增加了围手术期并发症的风险。

1. 心功能/运动耐量　明确患者的心功能对评估其手术风险和决定需不需要进一步评估是非常重要的。运动耐量试验(exercise tolerance test,ETT)是评估患者围手术期风险的一个重要方法。蹬车运动试验中,低耐量运动(心率<100 次/min)即产生心肌缺血者为高危患者;大运动量时(心率>130 次/min)仍无缺血表现者为低危患者。不能持续走上两层楼梯者,术后发生心肺并发症者占89%。患者对活动的耐受能力还可以代谢当量(metabolic equivalent of task,MET)表示,1MET 大约耗氧 3.5ml/(kg·min)。一个代谢当量大概相当于一个人在安静状态下坐着,没有任何活动时,每分钟氧气消耗量(表8-6-2)。根据患者平常的活动能力可间接判断其耗氧量,从而评价其对麻醉、手术的耐受性。功能状态评估:10MET 为极好,7~10MET 为好,4~7MET 为中等,<4MET 为差。研究发现,若患者活动量低于 4~5 个代谢当量,围手术期易发生各种并发症。对于功能状态良好者,任何一步检查的结果都很少会改变治疗方案,可按原计划手术。

表 8-6-2　代谢当量评估表

| 代谢当量/MET | 患者活动能力 |
| --- | --- |
| 1 | 能自己进食、穿衣、看电脑、上网 |
| 2 | 能室内步行,或下楼,或胜任烹调 |
| 3 | 能步行 1~2 个街区 |
| 4 | 能完成花园修剪、除草等工作 |
| 5 | 能爬一层楼梯,或跳舞,或骑自行车 |
| 6 | 能打高尔夫球 |
| 7 | 能胜任单打网球 |
| 8 | 快速爬楼梯,慢跑 |
| 9 | 慢速跳绳或骑独轮车 |
| 10 | 能快速游泳、跑步 |
| 11 | 能滑雪或打满场篮球 |
| 12 | 能快跑较长距离 |

注:根据 Duke 活动状态指数和美国心脏协会(AHA)运动标准估计不同活动度代谢能量需求,以代谢当量(MET)为单位。心脏病患者施行非心脏手术时,若 MET<4 则患者耐受力差,手术危险性大;MET≥4 则临床危险性较小。

2. 心脏风险评估　对非心脏手术的患者要注意有无心血管方面的疾病,如先天性心脏病、心脏瓣膜病、冠状动脉粥样硬化性心脏病、心肌病、大血管病,以及高血压和心律失常。与麻醉风险相关的主要是心功能状态,以及某些特别的危险因素,如不稳定型心绞痛、近期(<6 个月)心肌梗死、致命性心律失常等。术前心功能好,往往反映患者有较强的代偿能力和对手术麻醉的承受能力。超声心动图检查除可以提供心内解剖结构的变化外,还可以评估心室功能,其中最重要的一个指标是心室射血分数(EF)。如 EF<50% 属中度危险患者,EF<25% 则为高度危险患者。

(1)床旁试验方法:可以通过一些简易的床旁试验来判断患者当前的心肺储备能力。

1)屏气试验(breath holding test):先让患者做数次深呼吸,然后在深吸气后屏住呼吸,记录其能屏住呼吸的时间。一般以屏气时间在 30 秒以上为正常;屏气时间短于 20 秒,可认为其心肺功能显著不全。

2)爬楼梯试验:患者能按自己的步伐不弯腰爬上三楼,说明心肺储备能力尚好,围手术期发病率和死亡率明显低。

3)6 分钟步行试验:一个定量分析心肺功能的方法。测量运动期间最大氧耗量(maximal oxygen consumption,$VO_{2max}$)是判断患者术后是否发生肺部并发症的一个准确的术前评估方法。如果患者 $VO_{2max} \geqslant$ 20ml/(min·kg),肺部并发症少;$VO_{2max} \leqslant 10$ml/(min·kg),有高危险性,短期内死亡率大于 30%。6 分钟步行试验和 $VO_{2max}$ 有很好的相关性。如果患者 6 分钟的步行距离达到 360m,则 $VO_{2max}$ 大约是 12ml/(min·kg);若 6 分钟的步行距离小于 660m,表明 $VO_{2max}<15$ml/(min·kg)。

（2）Goldman 心脏风险指数（cardiac risk index，CRI）：已临床应用达 30 年，虽然有些争议，但仍为评估围手术期心脏风险性的依据（表 8-6-3）。CRI 愈高，心脏危险性愈大（表 8-6-4）。在总分 53 分中，有 28 分是经过积极的术前准备和治疗而可能得以纠正的，如心力衰竭、心律失常、低氧血症等，病情改善后可使手术风险降低。

表 8-6-3 Goldman 心脏风险指数评估

| 评价项目 | CRI/分 |
| --- | --- |
| 1. 病史 | |
| （1）年龄>70 岁 | 5 |
| （2）最近 6 个月内出现心肌梗死 | 10 |
| 2. 心脏检查 | |
| （1）存在舒张期奔马律或颈静脉怒张 | 11 |
| （2）明显的主动脉瓣狭窄 | 3 |
| 3. 心电图 | |
| （1）非窦性心律或房性期前收缩 | 7 |
| （2）室性期前收缩>5 次/min | 7 |
| 4. 病情危重者（有下列任何 1 项） | 3 |
| $PaO_2$<60mmHg 或 $PaCO_2$>50mmHg | |
| 血清 $K^+$<3.0mmol/L 或 $HCO_3^-$<20mmol/L | |
| BUN>17.85mmol/L 或>50mg/dl（正常为 2.5~8.0mmol/L 或 7~22mg/dl） | |
| Cr>265.2μmol/L 或>3mg/dl（正常为 45~120μmol/L 或 0.5~1.4mg/dl） | |
| 谷丙转氨酶（ALT）异常，有慢性肝病征象 | |
| 5. 实施手术 | |
| （1）腹腔内、胸腔内或主动脉手术 | 3 |
| （2）急诊手术 | 4 |

表 8-6-4 不同的 CRI 分级和死亡率

| 分级 | CRI/分 | 心脏原因死亡率/% |
| --- | --- | --- |
| Ⅰ | 0~5 | 0.3~3 |
| Ⅱ | 6~12 | 1~10 |
| Ⅲ | 13~25 | 3~30 |
| Ⅳ | 26~53 | 19~75 |

（3）术前心脏检查：美国心脏病学会/美国心脏协会（ACC/AHA）指南推荐术前心脏检查如下。

1）12 导联心电图：无临床症状患者行低危手术，不需要常规做心电图检查。

当患者合并明确的冠心病、严重心律失常、外周血管疾病、脑血管疾病以及心脏结构明显异常时，心电图（ECG）检查是有必要的（手术 3 个月内）。

患者不伴有上述合并症，但行较高危手术时需要做 ECG 检查。

ACC/AHA 指南中并不主张对单纯高龄患者进行常规 ECG 检查。然而，临床工作中，我们仍建议对 70 岁以上的患者进行 ECG 检查，因为异常的 ECG 表现很可能改变我们对手术风险的预测，而当患者术后出现心脏并发症时也可为解释术后 ECG 的变化提供基准。

2）静息超声心动图：如患者伴有不明原因的呼吸困难，或心力衰竭及呼吸困难进行性加重，应考虑给患者行超声心动图检查。

3) 心脏负荷试验:目的是术前对患者进行风险分层,通过心脏咨询、血管重建或其他途径降低心脏风险。如果你继续选择无创心血管负荷试验,有几个选项:

A. 运动耐量试验:运动耐量试验(ETT)是一个相对便宜、有效的心功能评估方法,它监测患者运动时及运动恢复过程中血流动力学变化,有无不适症状,从心电图发现缺血证据。这些变化每一个都有预测价值。然而,在一些情况下,无法(如下肢骨折患者无法下地活动)或者不推荐(如患者合并较严重创伤)进行运动耐量试验。

B. 药物负荷试验:药物负荷试验更适用于不能充分活动的患者,它被认为有很好的阴性预测值(如果阴性,心血管事件发生率很低),但阳性预测值较差。通常有两种药物负荷试验研究:多巴酚丁胺超声负荷试验(DSE)和血管扩张剂心肌灌注显像(MPI)。

ACC/AHA 指南推荐,患者心脏检查具有如下特征(表 8-6-5)时,即使没有出现临床症状,也应该进行心脏评估和冠状动脉造影检查。甚至伴有明确的心脏疾病的患者,术前到底采取血运重建的方式还是单独使用药物控制症状,并没有明确的界限。ACC/AHA 指南推荐,显著病变的稳定型心绞痛(尤其左主干)和不稳定型心绞痛患者,择期手术的术前应进行血运重建。

表 8-6-5 高风险非侵入性检查结果

- 静息左室射血分数(LVEF)<35%
- 高风险平板运动试验评分≤-11
- 活动后 LVEF<35%
- 负荷试验导致大的灌注缺损(尤其是前壁)
- 负荷试验导致中等大小的多个灌注缺损
- 大的、完全的灌注缺失伴左心室扩张或肺摄取增加
- 负荷试验导致心肌中度灌注缺失伴左心室扩大或肺摄取增加
- 在应用小剂量多巴酚丁胺或较慢的心率(<120 次/min)下,超声负荷(>2 节段)显示室壁运动不良
- 超声负荷试验示广泛心肌缺血

## 二、常见内科疾病的评估

### (一) 缺血性心脏病

在围手术期心血管并发症中,缺血性心脏病病史是一个明确的风险因素,并发症包括术后心肌梗死、心力衰竭、心律失常、心搏骤停及心因性死亡。术前需要详细询问病史和体格检查,包括陈旧性心肌梗死和/或冠心病的程度,与患者以及骨科医师交流,以评估患者风险。

1. 术前病史(表 8-6-6)和体格检查

表 8-6-6 患者术前心肌缺血病史

| 项目 | 具体情况 |
| --- | --- |
| 心肌梗死病史 | 时间、症状 |
| 支架放置病史 | 日期和支架放置位置、原因、支架类型 |
| 冠状动脉搭桥术(CABG)史 | 时间、病变血管 |
| 目前的症状 | 心绞痛、呼吸困难(尤其是劳力性)、水肿、心悸、晕厥,最近症状发生变化 |
| 先前的心脏学检查 | (负荷试验、ECG、超声、心导管检查)时间和结果 |
| 用药回顾 | 用药清单,包括近期是否服用硝酸酯类、β 受体阻滞剂、抗血小板类及他汀类药物,用药频率,特别要关注患者用药的依从性 |

2. 风险评估

(1)高危风险因素:新发心肌梗死(<6 周),不稳定型心绞痛,心肌梗死后仍存在的心肌缺血,缺血性及

充血性心力衰竭,严重心律失常,近40天内接受冠脉再血管化术等。高危患者只适合进行急诊或挽救患者生命的手术。

(2)中危风险因素:近期发生心肌梗死(>6周且<3个月)而未遗留后遗症或处于危险状态的心肌,在药物控制下的稳定型心绞痛(Ⅰ~Ⅱ级),既往发生过围手术期缺血性事件,糖尿病,心脏射血分数低(EF<0.35),心力衰竭代偿期。

(3)低危风险因素:年龄≥70岁,高血压,左心室肥厚,6年内施行过冠状动脉搭桥术(CABG)或经皮冠状动脉腔内成形术(PTCA)且未残留心肌缺血症状。

3. 冠状动脉支架术后患者的管理 冠心病患者一般会选择药物洗脱支架(DES),如果在围手术期近期放置,将会给围手术期带来挑战。当停止抗血小板药物治疗时,DES本身就有一定的支架内血栓形成的发生率(1.3%)及严重的潜在后果(50%~70%心肌梗死风险及10%~40%死亡风险)。建议DES置入1年内应用双联抗血小板药物治疗(DAPT)。在一些高风险人群中,DATP超过12个月。因此,通常建议DES置入1年内尽量避免择期手术,除非手术可在不停用阿司匹林和氯吡格雷情况下进行。

通常,金属裸支架(BMS)比DES再狭窄发生率高,但是,在DES放置1年内任何原因导致的DAPT停用,都会增加DES支架内血栓形成的风险。因此,那些限期1年内手术的患者通常会考虑金属裸支架(需要停用DAPT),当前推荐推迟择期手术到BMS放置后4~6周。

4. 围手术期药物管理 长期持续口服阿司匹林潜在的益处可能高于术中出血的风险。如果手术条件允许,围手术期让患者继续口服低剂量阿司匹林(81mg/d)作为二级预防。围手术期是否停用抗血小板药物,必须权衡利弊,考虑其潜在风险和益处。大多数脊柱外科手术前应停用阿司匹林14天(围手术期出血将造成严重后果),术后在外科允许的条件下尽快恢复使用阿司匹林。大多数骨科手术前应停用氯吡格雷5天(至少)。

5. 术后心肌缺血的监测 围手术期缺血评估(POISE)研究发现,高危患者术后心肌梗死发生率高于预期,其中许多患者表现为无症状心肌缺血。因此,缺血性心脏病患者术后监测应包括:①继续监控那些心脏并发症风险最高的患者(包括既往心肌缺血、心力衰竭、脑血管疾病、糖尿病及慢性肾病患者);②监测患者血压、心率,如果有任何心肌缺血的症状或体征,连续复查心肌酶和ECG。

**(二)高血压**

高血压并非心血管不良事件的主要危险因素,但它是术中血压不稳定以及增加围手术期心肌缺血发生率的显著危险因素。

1. 术前评估

(1)评估血压控制水平,术前血压经常维持在160/100mmHg以下的病例,术后心血管意外发生率相对较低。

(2)急性期或危象的高血压患者避免行择期手术。

(3)评估长期高血压引起的并发症(卒中、高血压性心脏病和肾病)。

(4)血压控制不佳的高血压患者,如BP>180/110mmHg,考虑推迟择期手术。

(5)建议术前用药。

2. 抗高血压药物的术前管理

β受体阻滞剂:继续使用至术晨。

血管紧张素转化酶抑制剂(ACEI):术晨停药,除非高血压基线控制不佳,如收缩压>180mmHg或舒张压>110mmHg。

血管紧张素受体阻滞药(ARB):同ACEI。

利尿剂:术晨停药。

钙通道阻滞剂:如果血压控制严格,考虑术晨停药。

3. 抗高血压药物的术后管理 术后低血压很常见,原因是失血、镇静药物、止痛药物、卧床休息。因此,轻到中度血压升高,特别是既往非高血压患者,通常无须治疗。

术后高血压的潜在原因:疼痛、酒精戒断、β受体阻滞剂戒断、基础高血压或测量误差。震颤和术后寒战会导致电子血压计测量错误造成高血压,最好用听诊器手动测量双侧手臂来确定高血压数值。

术后抗高血压药物的管理:

β受体阻滞剂:继续,但低血压或心动过缓时减量或停药。通常收缩压<100mmHg或心率<60次/min时停用,但对于每个患者应个体化处理。

ACEI和ARB:如果仅未控制高血压,术后收缩压低于120mmHg通常不再使用。

利尿剂:由于大手术患者术后几天存在血容量减少和低钠血症的风险,考虑术后停药数天。

钙通道阻滞剂:继续,但低血压或心动过缓时减量或停药。

### (三)糖尿病

糖尿病是以高血糖为特征的代谢性疾病。血糖控制不佳可导致严重的并发症,产生昂贵的医疗费用。合理的血糖管理可以减少手术不良结局的发生,提高手术成功率,反之可能会导致手术失败,甚至死亡。术前评估需要关注糖尿病病程、已有的并发症(特别是肾病)、目前的治疗方案,以及血糖控制的效果。在一些小规模前瞻性试验以及观察中,发现糖化血红蛋白(HbA1c)水平升高与较差的手术预后有相关性。但是,使用糖化血红蛋白指导预后尚缺乏证据。

1. 围手术期高血糖产生的原因 围手术期导致血糖升高的原因主要有升糖激素的分泌、胰岛素敏感状态的改变以及循环中炎症介质的释放。应激状态下,儿茶酚胺、皮质醇等升糖激素水平明显增高,这些激素的释放和调节导致糖异生和糖原分解(主要是肝),内源性葡萄糖增加。正常生理状态下,葡萄糖稳态是通过胰岛素介导的外周组织(骨骼、心肌、脂肪和肝)葡萄糖摄取以及抑制肝脏葡萄糖输出进行调节的。手术患者出现高血糖状态与应激、麻醉、创伤导致的胰岛素分泌信号通路受损以及胰岛素抵抗有关。

2. 围手术期血糖控制不佳的危害

(1)高血糖的危害:高血糖是术后内皮功能障碍、切口愈合不佳、脓毒血症以及脑缺血的危险因素,应激可导致糖代谢紊乱加重,甚至出现酮症酸中毒和高渗综合征。

(2)低血糖的危害:低血糖也是围手术期糖尿病患者的重要危险因素之一。当患者全身麻醉时,神经系统对低血糖的识别能力明显下降,这就导致在正确处理低血糖之前,低血糖可能已经持续很长一段时间了。血糖过低以及持续时间过长可导致神经系统损伤,产生一系列神经系统并发症,包括嗜睡、昏迷、癫痫发作等。严重低血糖可导致糖尿病患者病死率升高。

3. 围手术期血糖管理的目的

(1)降低术后并发症的发生率和病死率。

(2)避免血糖波动,包括高血糖和低血糖。

(3)保持水、电解质、酸碱平衡。

(4)预防急性并发症,包括酮症酸中毒、高渗综合征。

(5)建立一定的血糖管理目标,控制血糖在7.8~10mmol/L。

4. 术前、术中和术后的血糖管理策略

(1)术前血糖管理

1)术前胰岛素治疗:采用胰岛素治疗的患者应常规监测餐前、餐后以及睡前血糖,在禁食状态下或增加胰岛素纠正高血糖时应每4~6小时监测血糖1次。当补充胰岛素治疗时,可每隔4~6小时皮下注射短效胰岛素(重组人胰岛素注射液、生物合成人胰岛素注射液)1次;为避免低血糖发生,有指南建议术前2~3天停用长效胰岛素,改为中效胰岛素每日2次以及短效胰岛素每餐前皮下注射。如果应用长效胰岛素后患者血糖控制得较好,可继续原治疗方案直至手术当日,但减少20%基础胰岛素用量。

2)术前口服药物治疗:除调整胰岛素用量外,术前还应停用一些口服降糖药。有证据显示,与其他降糖药相比,二甲双胍并不增加患者乳酸酸中毒的风险,但由于同类药物苯乙双胍导致致死性乳酸酸中毒的风险较高,因此在美国和欧洲要求术前停用二甲双胍。α-葡糖苷酶抑制剂(阿卡波糖)在禁食状态下无治疗效果,患者恢复饮食后方可应用此类药物。噻唑烷二酮类药物(吡格列酮)的作用机制类似于二甲双胍,但不会引起乳酸酸中毒。以上药物一般都会停用直至术后阶段。磺脲类药物(格列本脲、格列美脲等)可导致术前禁食状态下的低血糖,如患者手术当日服用了磺脲类药物,手术仍可进行,但需要更密切地监测血糖。胰高血糖素样肽-1受体激动剂(利拉鲁肽等)可能会延迟手术后胃肠道功能的恢复。二肽基肽酶4抑制剂(西格列汀等)的作用是血糖依赖性的(患者禁食状态下低血糖风险较小),如有必要可继续应用,禁食时再停用。

3)推迟手术的指征:目前尚无循证医学指南指出可根据血糖决定是否取消手术,但在机体代谢紊乱的情况下不应该进行择期手术。医师需要对患者的代谢紊乱进行治疗,在纠正了潜在代谢风险后,可通过联合胰岛素治疗使血糖恢复到目标范围。

(2)术中血糖管理

1)术中血糖控制目标:目前对于血糖控制目标尚未达成一致,一般建议术中维持血糖水平8～11mmol/L。研究发现,大中型手术患者血糖水平控制在7.8～10mmol/L可明显改善术后不良结局。

2)术中血糖控制方案选择:对于持续时间短的小型手术仍可采用术前血糖管理方案;对于复杂的手术,可变速率静脉胰岛素输注,是控制血糖的有效方法。

(3)术后血糖管理

1)术后血糖控制目标:术后血糖受多种因素的影响波动更大,多次血糖监测是控制血糖的基础。美国胸科协会(ATS)、美国糖尿病协会/美国临床内分泌医师协会(ADA/AACE)基于循证医学的证据认为,重症单元中,静脉给予胰岛素治疗时血糖范围应在7.8～10mmol/L;非重症单元中,餐前血糖应在5.6～7.8mmol/L,随机血糖不应超过10mmol/L。

2)术后胰岛素治疗:补充胰岛素可用来改善高血糖状态,使用基础胰岛素可获得更好的血糖控制。

5. 围手术期胰岛素使用推荐　ADA/AACE指南推荐,对于无须胰岛素治疗的2型糖尿病患者,应使用胰岛素进行血糖管理直至患者准备回家再恢复口服糖尿病药物和非胰岛素类注射药物使用(表8-6-7)。

表 8-6-7　围手术期胰岛素使用推荐

| | 胰岛素 | 使用推荐 |
| --- | --- | --- |
| 基础胰岛素 | NPH(有一个峰效应,因此可以覆盖一次进食) | 75%的常规晚间剂量用于手术前夜(对于1型糖尿病,用量要达到80%以上)<br>50%的常规日间使用量(如果有的话)用于术日清晨(1型糖尿病需要80%) |
| | 甘精胰岛素 | 使用50%～75%的常规晚间剂量(如果平时用量超过50U,则按50%使用;1型糖尿病需要80%以上) |
| | 地特胰岛素 | 使用50%～75%的常规清晨剂量(如果平时用量超过50U,则按50%使用;1型糖尿病需要80%以上) |
| | 预混胰岛素[NPH/普通胰岛素70/30,赖脯胰岛素(优泌乐)75/25或者50/50,门冬胰岛素(诺和锐)70/30混合] | 使用75%的常规晚间量(1型糖尿病80%);使用50%的常规清晨量(1型糖尿病80%) |
| | 胰岛素泵(持续皮下胰岛素输注) | 通常,有一个持续背景速度,于术前中断泵入并改用葡萄糖盐水和胰岛素静脉输注。直到患者可以进食再停用静脉胰岛素。如果患者情况平稳,意识状态良好,并有能力管理胰岛素泵,则可恢复皮下胰岛素泵的使用 |
| 单次(进食/进餐短效胰岛素)胰岛素 | 短效胰岛素 | 术日清晨不要使用单次胰岛素,除非需要使用速效胰岛素(赖脯胰岛素、门冬胰岛素)治疗高血糖。注意:不要用普通胰岛素进行血糖纠正,因为其作用效果会持续很久 |

(四)甲状腺疾病

甲状腺疾病是常见病。甲状腺激素几乎影响了身体的每一个器官系统。围手术期甲状腺功能失衡造成的影响可以从毫无症状到休克和严重的多脏器功能衰竭。

1. 术前评估

(1)不知其甲状腺功能异常的患者:无证据支持需对无症状的患者进行常规术前甲状腺检查。但如果临床考虑患者为新发或控制较差的甲状腺疾病,应检测血清促甲状腺激素(TSH)。甲状腺功能异常的症状和体征如下:

甲状腺功能减退症:体重增加,无精打采,乏力,畏寒,厌食,皮肤干燥,毛发易碎。

甲状腺功能亢进症:心动过速,心房颤动,发热,体重减轻,震颤,甲状腺肿大,眼病。

(2)已知其患甲状腺功能减退症的患者:病情稳定(无近期药物改变且近期记录显示甲状腺功能正常)的患者术前无须检测 TSH 水平。

新诊断患者,近期激素替代治疗发生改变的患者,既往甲状腺病史和/或体检提示甲状腺激素失衡的患者,术前需检测 TSH 水平。

使用动物源性甲状腺素片的甲状腺功能减退症患者,因其产品可变性较高,且缺乏使用指导证据,术前应检测 TSH 水平。

(3)甲状腺功能亢进症患者:若近 $3\sim6$ 个月未做甲状腺功能检测,则应检测甲状腺基本功能[ TSH 和游离甲状腺素($FT_4$)水平]、全血细胞计数及分类和肝功能。

新诊断患者,近期药物改变的患者,或既往甲状腺病史和/或体检提示甲状腺激素失衡的患者,术前需行甲状腺功能检查(TSH 和 $FT_4$ 水平)。若 TSH 低下,应增加总三碘甲腺原氨酸($T_3$)水平检查,并应考虑此患者为甲状腺功能亢进症。

甲状腺大小或形状改变可能影响气道的患者,应通知麻醉师予以评估。

2. 围手术期管理

(1)甲状腺功能减退症:应根据甲状腺功能减退的程度和骨科手术的急缓来决定是否推迟手术。

若时间和临床情况允许,骨科手术前使甲状腺素($T_4$)水平达到正常为最佳。

亚临床甲状腺功能减退(TSH 升高,$FT_4$ 和 $FT_3$ 正常)的患者,通常可以耐受择期手术(表 8-6-8)。

若必须手术干预或遇到急诊手术,骨科医师、麻醉医师、内科医师均应认识到,即使轻中度甲状腺功能减退症患者也可能出现围手术期并发症,应密切监测患者心血管、肺和肾功能。

**表 8-6-8　甲状腺功能减退症患者的围手术期处理**

| 甲状腺功能异常的程度 | 实验室检查 | 择期手术 | 急诊手术 | 处理 |
|---|---|---|---|---|
| 亚临床 | TSH 升高,$FT_4$ 正常 | 可行手术 | 可行手术 | 无 |
| 轻-中度 | TSH 升高,$FT_4$ 降低 | 推迟手术 | 可行手术 | 标准替代治疗,每 $2\sim4$ 周根据甲状腺功能检测调整剂量 |
| 严重 | 黏液性水肿昏迷[a],$FT_4<1\mu g/dl$ | 推迟手术 | 可行手术 | 紧急激素替代[b],氢化可的松 100mg 静脉滴注,每 8 小时 1 次 |

a. 黏液性水肿昏迷是死亡率极高的急症,尚无理想处理方法。

b. 内源性 $T_4$ 负荷剂量为 $200\sim500\mu g$,续贯治疗 $50\sim100\mu g/d$。

(2)甲状腺功能亢进症:甲状腺功能亢进症对心肺功能的影响显著,这可能增加骨科手术风险。治疗原则如下(表 8-6-9):

在整个围手术期,甲状腺功能亢进症患者都应继续服用治疗甲状腺功能亢进症的药物,包括术晨。

行择期手术的甲状腺功能亢进症患者,若控制不佳或未经治疗,应推迟手术直至甲状腺功能正常,否则会有甲状腺危象的风险。

非急诊手术的甲状腺功能亢进症患者,应在术前使用抗甲状腺药物直到甲状腺功能正常。

亚临床甲状腺功能亢进症(HSH 降低,$FT_4$ 和 $FT_3$ 正常)患者,可耐受择期手术。

亚临床甲状腺功能亢进症的老年患者发生心房颤动的风险较高,对老年人或患有心血管疾病的年轻患者围手术期使用 β 受体阻滞剂可改善预后。

表 8-6-9　甲状腺功能亢进症患者的围手术期处理

| 甲状腺功能异常的程度 | 实验室检查 | 择期手术 | 急诊手术 | 处理 |
|---|---|---|---|---|
| 亚临床 | TSH 降低,FT$_4$ 正常 | 可行手术 | 可行手术 | 对老年人或患有心血管疾病的年轻患者围手术期使用 β 受体阻滞剂可改善预后 |
| 轻-中度 | TSH 降低,FT$_4$ 升高 | 推迟手术 | 可行手术 | β 受体阻滞剂控制心率 60~80 次/min,硫脲类药物(推荐使用甲硫氧嘧啶),对格雷夫斯(Graves)病使用无机碘剂 |
| 严重 | 严重临床症状,甲状腺危象 | 推迟手术 | 可行手术 | 转入重症监护室(ICU),大剂量硫脲类药物,β 受体阻滞剂,无机碘剂和糖皮质激素,根据检测结果调整用药;支持治疗(对乙酰氨基酚,冰毯,容量复苏,控制血糖);对其他诱因治疗(感染) |

#### (五) 肝病和围手术期风险

急性肝炎和肝硬化是骨科手术出现并发症的重大危险因素,这主要是因为以下生理改变:①心指数基线增加和体循环阻力减小,麻醉和失血量使之加剧;②肝代谢麻醉药物和其他围手术期药物的能力减退以及肝性脑病风险;③纤维蛋白原和凝血因子合成受损,脾破坏血小板和门静脉高压导致静脉曲张造成出血风险;④腹水或胸腔积液(限制性),肺动脉高压和/或肝肺综合征造成的呼吸系统风险;⑤网状内皮细胞功能受损以及腹水相关的术后感染风险;⑥低血压、腹水、利尿剂治疗和/或肝肾综合征导致肾功能不全风险。

合并代偿性肝病(轻度慢性肝炎、非酒精性脂肪肝等)的患者通常可良好耐受手术,而合并严重或失代偿肝病的患者死亡率可达到 80%。

1. 术前评估

对于不知自身患有肝病的无症状患者:

询问:饮酒史、输血史、静脉毒品使用和性接触史。

体检:黄疸、蜘蛛痣、肝掌、男性乳房发育、睾丸萎缩、脾大、脑病、腹水和外周水肿。

实验室检查:对无症状患者通常不推荐以筛查为目的的肝生化检查。

2. 已知或疑似肝病患者的风险分层　病史和体检旨在了解患者肝病的目前状态、用药情况、容量状态、既往并发症(包括对既往手术麻醉的反应)。

(1)肝炎:急性病毒性肝炎及酒精性肝炎患者,在行创伤手术、大量失血手术(>1500ml)时,死亡率较高。患有非酒精性脂肪肝的肥胖患者,在没有门静脉高压和其他独立危险因素的情况下,手术风险并不增加。

(2)肝硬化:大多数专家推荐同时使用蔡尔德-皮尤改良评分(CTP 评分)和终末期肝病模型评分(MELD 评分)对肝硬化患者围手术期死亡率进行预测。

CTP 评分根据 INR、白蛋白、胆红素、是否出现脑病和/或腹水的分值计算得出,数值可以在教科书或在线查询。

MELD 评分越高通常预后越差。MELD 评分超过 15,血清白蛋白<2.5g/L 提示预后极差。MELD 评分计算方法可在网上获取。

3. 围手术期处理

(1)术前注意事项

1)术前经颈静脉肝内门腔内支架分流术(TIPSS)能减少严重门静脉高压患者围手术期胃肠道出血的风险,但其可能加重肝性脑病。

2)治疗腹水可使用利尿剂(若出现外周水肿),限制钠盐摄入和/或行腹水穿刺引流术。

3)术前评估肾功能,注意计算出的肌酐清除率可能会低估肾损害程度。

4)纠正凝血异常,使用维生素 K、新鲜冰冻血浆(FFP)和凝血因子ⅧA 使 PT 达到正常。因凝血因子的半衰期较短,因此 FFP 和凝血因子ⅧA 应在手术马上开始前或术中给予,并注意防止容量过负荷。

5)术前另备一份交叉配血,但注意输血可能使预后更差。

6）出现严重血小板减少时应考虑输注血小板，但血小板数量的最佳目标目前仍未知。

（2）术后处理

1）术后出现腹水、黄疸和肝性脑病时提示肝病恶化，应予以密切临床观察（转入ICU）。

2）密切监测肾功能（尿素氮、肌酐和电解质）和肝的合成功能（白蛋白、PT/INR、血糖）。

3）术后患者应限制术后常规输液量（以避免加重腹水和水肿），但不应忽视血管内容量不足患者的容量复苏。

4）术后前几天应慎用利尿剂治疗腹水和水肿，因为患者可能存在第三间隙液体增多导致血管内容量相对减少。

5）按照常规治疗肝性脑病（乳果糖、利福昔明等），寻找可能的病因，如胃肠道出血、感染、药物和骨科手术本身。

6）使用短效镇痛药，如芬太尼。避免使用苯二氮䓬类药物，若必须使用（如治疗酒精戒断），推荐使用劳拉西泮。

7）避免高碳酸血症，因其可以引起内脏血管舒张而减少门静脉血流。

8）若无禁忌证，胃食管静脉曲张患者均可用非选择性β受体阻滞剂，同时避免容量过负荷。

9）完善围手术期营养支持。

10）对乙酰氨基酚每天用量不超过2g。

**（六）凝血障碍疾病**

评估围手术期出血风险是术前评估的一个重要组成部分，早期发现和正确的围手术期管理可预防并减少凝血障碍患者的非预期和不必要出血。

1. 术前评估

（1）预计手术出血量：围手术期出血风险取决于有无正常的凝血功能以及手术类型。

手术或有创操作的出血风险评估见表8-6-10。

表8-6-10　手术或有创操作的出血风险

| 风险 | 手术或操作种类 | 举例 |
| --- | --- | --- |
| 低 | 无重要脏器累及，手术视野暴露好，手术分离小 | 淋巴结活检、拔牙、白内障手术、大部分表皮手术、冠状动脉造影 |
| 中 | 重要脏器累及，需要深层或广泛手术分离 | 开腹手术、开胸手术、乳房切除术、大的骨科手术、起搏器植入 |
| 高 | 出血有可能影响手术结果，出血并发症常见 | 神经外科手术、眼科手术、体外循环、前列腺切除术、膀胱手术、肾活检、肠道息肉切除术 |

（2）病史与体格检查：无论何种手术，术前都应询问患者有无凝血疾病史。

个人史：异常出血，输血史，易形成瘀斑，有无由生产、月经、小外伤或手术（包括口腔手术或扁桃体切除术）引起的过多出血。

家族史：有无出血性疾病。

既往史：有无肝、肾以及血液系统疾病。

目前药物使用状况，包括是否使用阿司匹林、非处方止痛药、抗血小板药物、抗凝药、维生素、补品或中草药。

（3）体格检查：①可能提示存在凝血障碍（如瘀点、瘀斑、紫癜）；②可能发现凝血障碍疾病的慢性表现（如血友病患者的关节畸形以及肌肉萎缩）；③可能发现导致凝血障碍的慢性疾病的体征（如肝硬化患者的黄疸、腹水、蜘蛛痣，或血液系统疾病患者的苍白、淋巴结肿大、脾大）。

（4）实验室检查：常规行血小板计数、凝血酶原时间（PT/INR）及活化部分凝血活酶时间（APTT）检查。

2. 围手术期管理

（1）血小板减少：血小板减少的可能原因包括生成减少（如药物、化疗、血液系统疾病、病毒感染）、脾功能亢进（如肝病）以及破坏过多（如免疫性血小板减少性紫癜、系统性红斑狼疮）。

血小板计数有可能由于乙二胺四乙酸(EDTA)使血小板在采血管内凝集造成假性减少(假性血小板减少)。还有术后血小板减少以及肝素诱导的血小板减少(HIT)。

不能解释的血小板减少应该在择期手术前进行评估。初始评估应包括全面的病史及体格检查,复查全血细胞计数、血涂片。必要时根据病史及体格检查结果做其他实验室检查。

对于有血小板减少或血小板功能障碍的患者,通过输注血小板可使多数择期和急诊手术安全进行(表8-6-11)。

表8-6-11 手术患者血小板输注推荐

| 血小板计数 | 血小板输注推荐 |
| --- | --- |
| $<50\times10^9/L$ | 输注血小板 |
| $(50\sim100)\times10^9/L$ | 对大多数手术无须输注血小板,但中枢神经系统手术除外;中枢神经系统手术在血小板计数$<100\times10^9/L$时应输注血小板 |
| $>100\times10^9/L$ | 通常不需要输注血小板,但如果有已知或可疑血小板功能障碍、正在或有可能出血则考虑输注血小板 |

(2)特发性血小板减少性紫癜(ITP):ITP的特征是自身抗体对血小板的破坏,通常表现为无症状的血小板减少,但有时也表现为出血(瘀点、皮肤黏膜出血);在成人常为隐性起病,慢性病程或缓慢复发病程。

ITP是一个排除性诊断。在诊断ITP之前,应考虑到非免疫性(如脾亢进、血液系统疾病)和继发性血小板减少(如HIV感染、丙型肝炎病毒感染、药物引起或其他自身免疫病引起)。如怀疑ITP,术前应请血液科医师会诊。

ITP患者若行择期手术,术前应用静脉免疫球蛋白和/或激素治疗以升高血小板计数到可接受范围,从而避免术中输注血小板。

对由于血小板破坏增加引起的血小板减少(如ITP),血小板输注的效果有限,一般仅用于急诊手术或危及生命的出血。对于ITP患者,静脉免疫球蛋白和激素也适用于急诊手术。

(3)血小板功能障碍:血小板功能障碍最常见的原因是药物(如非甾体抗炎药、阿司匹林、氯吡格雷等),但也见于其他疾病,如尿毒症。遗传病导致的血小板功能障碍较少见。

如果病史和体格检查提示血小板疾病但无明确病因且血小板计数正常,应做血小板功能检查来筛查是否有血小板功能障碍。这种情况下也应考虑筛查是否有血管性血友病。

在术前应了解药物的使用情况,并作出相应调整。

如果血小板功能障碍由尿毒症引起,一般需要透析、使用抗利尿激素以及纠正贫血(使血红蛋白升高到100g/L)。

(4)血管性血友病:血管性血友病(VWD)是最常见的遗传性出血性疾病。VWD在普通人群中发病率高达1%,但是有临床症状的VWD则较少见。

血管性血友病因子(vWF)介导血小板黏附在受损的血管内皮,并与因子Ⅷ结合使其稳定。VWD由于vWF缺乏或功能障碍引起,这可导致因子Ⅷ水平降低。

1型和3型VWD分别为轻度和重度vWF缺乏;2型VWD为vWF功能障碍,分为4个亚型。

若怀疑VWD,最初的实验室检查应包括vWF抗原、vWF活性(如瑞斯托菌素辅因子活性)和因子Ⅷ活性水平。以上任一检查若有异常,应请血液科医师指导进一步更专业的检查和治疗。

虽然VWD患者不需要常规预防,手术患者仍推荐用去氨加压素、因子Ⅷ/vWF沉淀、抗纤溶治疗或三者中某2项或3项结合使用预防出血,因为VWD的类型不同,治疗可能不尽相同,所以同样需要请血液科医师会诊。

去氨加压素对1型VWD最有效,因为它可以暂时性增加vWF和因子Ⅷ水平至2~5倍。

对于不能使用去氨加压素的VWD患者,因子Ⅷ/vWF沉淀是推荐的手术预防策略。

(5)获得性凝血障碍:由于肝病、维生素K缺乏和抗凝药物的使用导致的获得性凝血障碍很常见。

当患者PT/INR值升高,且有相关临床病史时(如不恰当饮食或胃肠外营养、抗生素使用、营养不良、肝病),应怀疑维生素 K 缺乏。

维生素 K 缺乏患者在术前可通过简单的治疗解决问题。若是择期手术,推荐口服维生素 K(5~10mg/d),术前复查 PT/INR。对于更紧急的手术或急诊手术,可使用静脉注射维生素 K(单次 1~2.5mg),必要时加用新鲜冰冻血浆(FFP)。

(6)新鲜冰冻血浆的作用:一个单位的 FFP 是从一个单位全血提取。通常一个单位 FFP 大概 200~300ml。

FFP 中含有所有凝血因子,并保持正常或稍低的浓度。FFP 推荐剂量为 10~15ml/kg。一个单位 FFP 大约为 250ml,因此通常需要 2~4 个单位 FFP 以产生治疗效应。输注后 15~30 分钟复查 PT/INR 和/或 APTT,以监测治疗效果。

(7)遗传的凝血因子缺乏:遗传的凝血因子缺乏很少见,特别是与获得性凝血因子缺乏相比。最常见的遗传疾病包括血友病 A(因子Ⅷ缺乏)和血友病 B(因子Ⅸ缺乏)。

血友病患者大多数在儿童时期确诊并有固定的血液科随诊资料,因子缺乏程度不同,表现略有差异。血友病患者术前需接受重组因子或血浆源性凝血因子用来预防出血。根据血友病严重程度和不同手术类型,给予的凝血因子剂量不同,但多数情况下对于大手术应给予足够的凝血因子,使因子Ⅷ或因子Ⅸ活性>100%。术后数天应继续给予凝血因子,使因子水平>50%(如关节置换术后应持续给予凝血因子 10~14 天)。术后应持续监测凝血因子活性水平。

### (七)血小板减少

血小板减少定义为血小板计数低于 $100\times10^9$/L,是大手术后常见的血液系统异常。通常,血小板计数高于 $50\times10^9$/L 则不会有大出血,血小板计数高于 $20\times10^9$/L 一般不会自发性出血。术后血小板减少可能有多种原因,有一些会导致较严重的后果。

1. 术前评估　术后血小板减少可能有多种病因(表 8-6-12)。血小板计数降低程度和时间是区分不同病因的重要线索。肝素诱导的血小板减少(HIT)是一个非常重要的病因。其他术后非特异性因素也应被考虑,包括特发性血小板减少性紫癜(ITP)、脾亢进和肿瘤相关性血小板减少。

需要收集的关键信息包括:①病史:药物史(如肝素)、输血史、感染征象、血液或肝病病史及征象;②体格检查:是否有感染、脾大、肝病和血栓的证据;③考虑以下化验检查:全血细胞分类与计数、网织红细胞计数、结合珠蛋白、乳酸脱氢酶(LDH)、总胆红素和直接胆红素、PT/APTT/INR、凝血酶原、周围血涂片、肝素诱导的血小板减少(HIT)测试板。

表 8-6-12　术后血小板减少的可能病因

| 病因 | 描述 |
| --- | --- |
| 消耗 | 见于大出血手术术后,手术后即刻发生,一般在 2~3 天后恢复正常 |
| 感染导致的血小板减少 | 病毒和细菌感染都可能导致,可被认为是弥散性血管内凝血(DIC)过程中的一部分 |
| 假性血小板减少 | 采血管内的 EDTA 导致,涂片可见血小板聚集,重新用含枸橼酸盐而非 EDTA 的采血管抽血复查 |
| 肝素诱导的血小板减少(HIT) | 血小板计数通常降到基线值的 50% 以下,但最低不低于 $20\times10^9$/L,可导致皮肤坏死、深静脉血栓、肺栓塞、静脉窦血栓形成和卒中 |
| 输血后血小板稀释 | 输血后马上发生,严重程度常取决于输血量的多少,常见于大剂量的容量复苏后,临床过程通常是良性的,一般血小板计数在输血后 3~5 天内恢复正常 |
| 非肝素诱导的药物相关性免疫性血小板减少 | 包括奎尼丁、地高辛、丙戊酸、α-甲基多巴、青霉素类药物、噻嗪类、复方新诺明(复方磺胺甲噁唑片)、西咪替丁、法莫替丁。血小板计数通常非常低(可能低于 $20\times10^9$/L),可导致术后出血,输注血小板有效 |
| 输血后紫癜 | 自身抗体对所输注的血小板产生免疫反应导致急性血小板减少,一般出现在输血后 5~8 天;临床表现上,其严重性与药物相关性血小板减少相似,血小板可能低于 $20\times10^9$/L,并有可能突发出血事件 |

续表

| 病因 | 描述 |
|---|---|
| 弥散性血管内凝血（DIC） | 严重感染可发生；没有严重感染，单纯大手术后也可能出现。一般表现为术后急性血小板减少，出血比单纯血小板减少更严重和广泛 |
| 血栓性血小板减少性紫癜（TTP） | 较少见，血小板计数减少，LDH 升高，PT/APTT 正常。经典五联征包括发热、神经系统症状/精神状态改变、肾衰竭、微血管病性溶血性贫血和血小板减少 |

2. 监测与预防并发症　血小板减少的患者应避免肌内注射。

其他会影响血小板功能的药物（如非甾体抗炎药、阿司匹林、β 内酰胺类抗生素）应该尽量避免。

只有当血小板计数低于 $100×10^9/L$ 或血小板计数低于 $50×10^9/L$ 且合并有活动性出血，才需要输注血小板。

**（八）贫血**

无论术前或术后贫血均与手术后的发病率和死亡率增加相关。围手术期贫血的管理目标包括识别贫血的患者，优化血红蛋白和血细胞比容，预防不必要的血液丢失，以及明智而审慎地使用红细胞输血。

1. 术前评估

（1）病史及体检：询问贫血的症状，如乏力、劳力性呼吸困难、心悸、头晕或心绞痛。

收集贫血、输血及出血方面的个人史以及导致贫血的慢性疾病史（如慢性肾病、恶性肿瘤、类风湿关节炎）。

体格检查可能会发现贫血体征（如面色苍白、心动过速），或者可以引导检查者找出一些可疑的特定病因。

（2）实验室检查：术前常规进行血红蛋白、血细胞比容和红细胞指数（CBC）的检查。

如果是择期手术，在术前应评估不明原因的贫血。决定推迟手术时，应综合考虑手术的紧迫性、预期的术中失血、贫血的严重程度以及贫血的可疑病因。

其他实验室检查依赖于病史、体检和 CBC。这些应该至少包括一个复查的 CBC、网织红细胞计数和外周血涂片，同时对于低平均红细胞体积（MCV）者应查铁和铁蛋白，对于正常 MCV 者应查肌酐，或对高 MCV 者应检查维生素 $B_{12}$ 和叶酸。

2. 围手术期管理

（1）围手术期贫血的治疗：治疗直接针对短期内（1~2 个月）易可逆的引起贫血的病因（如铁、叶酸或维生素 $B_{12}$ 缺乏），或者择期手术前需要注意的（如隐匿性消化道出血、恶性肿瘤）病因。

缺铁性贫血的治疗 [低血清铁、高总铁结合力（TIBC）、低铁蛋白]：硫酸亚铁 325mg，每日 2 次至每日 3 次。静脉补铁（葡萄糖酸亚铁、蔗糖铁）可用于不能耐受口服或口服制剂无效的患者。

维生素 $B_{12}$ 缺乏症的治疗：每天口服维生素 $B_{12}$ 1 000μg。维生素 $B_{12}$ 在口服无效时也可以进行肌内注射。

叶酸缺乏的治疗：每天 1mg 叶酸，口服。

对于以上每一种营养缺乏，每周须检测网织红细胞计数和 CBC 以评估对药物的反应。

对于缺铁性贫血患者，尤其是老年患者，应考虑进行内镜检查。

全血细胞减少或有溶血证据时（网织红细胞计数升高、异常外周血涂片、高 LDH、低结合珠蛋白），应及时请血液科会诊。

可能会导致患者出血的药物应停用或用其他药物替代。

（2）术中贫血的治疗：贫血的术中管理由麻醉和手术团队执行。

失血量可以通过直接观察进行估计，使用标准方法来量化失血（如吸引器装置），或监测贫血的生理变化和实验室检查。失血量常常被低估。

手术技术和有效的止血是减少失血的关键。

术中贫血的主要管理方法是同种异体红细胞输血。

对于不愿意接受同种异体输血的患者，术前自体采集的红细胞（术前自体献血）、术前即刻（急性等容血液稀释)或术中(红细胞回收)输血是不太常用但可以选择的方法。术前采集自体血和红细胞回收(从手术引流),也可用于手术后。

(3)初始术后管理:贫血的术后评估从回顾手术记录和麻醉记录开始,关注手术过程中估计的出血量和血液制品的输注。医师应评估患者是否继续失血,包括手术引流,并监测是否有贫血的体征和症状。

如果有显著的术中失血或术后进行性失血、患者有出血症状或出血风险较大,则术后应监测血红蛋白和血细胞比容。

贫血的术后管理还涉及预防额外的失血,开始使用或者恢复使用可增加患者出血风险的药物之前应谨慎考虑。此外,还要仔细监测并治疗凝血异常、治疗贫血的潜在原因,并适当限制抽血的数量和频率。

术后严重贫血的治疗方法是红细胞输注。

红细胞输注的影响:在没有活动性出血的情况下,对于一个 70kg 的成年患者,一个单位的浓缩红细胞(约 300ml),预计可以提高 10g/L 的血红蛋白或增加 3% 的血细胞比容。输血后最快 15 分钟可送检血红蛋白或血细胞比容,以评估输血的反应。

红细胞生成刺激剂:重组人红细胞生成素(α 依泊丁注射剂)被美国食品药品监督管理局(FDA)批准用于进行择期、非心脏、非血管手术的患者,以减少输血的需要。α 依泊丁注射剂的获益必须与这种疗法潜在的风险(死亡、心肌梗死、卒中、深静脉血栓形成和肿瘤进展)相权衡。由于深静脉血栓形成的风险增加,如果使用 α 依泊丁注射剂,建议预防深静脉血栓形成。

**(九)脑血管疾病**

卒中是不常见但是令人害怕的手术并发症。一般手术患者中,随年龄和其他合并症不同,观察到的卒中发生率在 0.3% ~ 3.5%。大约 1/3 的术后卒中是栓塞引起的。既往脑血管病史是围手术期心脑血管并发症的危险因素。

1. 术前评估

(1)危险分层:既往卒中病史是主要的危险因素。其他可能的危险因素包括年龄(不是独立的,而是作为其他心血管疾病的标志物)、性别为女性、高血压、糖尿病、吸烟、慢性阻塞性肺疾病、外周血管疾病、左室射血分数<40%、冠状动脉疾病、心脏衰竭和有症状的颈动脉狭窄。脑血管意外(CVA)或短暂性脑缺血发作(TIA)后建议延迟择期手术,延迟时间各异,从 2 周至 3 个月不等。

(2)体格检查:对于有围手术期卒中风险的患者应进行全面的心血管检查及神经系统检查。如果检查到颈动脉杂音,应询问患者有无 TIA/CVA 的体征、症状或病史。有颈动脉杂音的患者需行颈部血管彩超的适应证为:①有症状的患者;②有 TIA/CVA 病史。

2. 围手术期管理

(1)卒中的预防:建议尽可能改善心血管危险因素,包括控制血压,重新开始使用阿司匹林或他汀类药物,当考虑出血风险可接受时开始抗凝。如果患者因高卒中风险或 CVA 史而抗凝,可以考虑与普通或低分子肝素在围手术期桥接。警惕新发的心房颤动,可以减少栓塞性疾病。

(2)术后卒中的管理:术后卒中的管理应与非手术卒中相同。重要的考虑因素有:①识别可能的栓塞来源;②与手术团队紧密合作,是否应进行抗凝;③溶栓可能很难使用,因为近期手术通常是禁忌,考虑替代溶栓的神经介入程序;④应该避免低血压;⑤达到正常血糖和正常氧合,防止发热仍然是重要的;⑥在术后继发于第三间隙积液,低钠血症可能更加难以避免。

**(十)肺部风险评估和管理**

术后肺部并发症(PPC)包括肺不张、支气管痉挛、气管支气管炎、肺炎、肺栓塞、急性呼吸窘迫综合征(ARDS)和呼吸衰竭。相比于心血管并发症,术后肺部并发症更为常见,会带来更大的经济损失,同时也会导致更高的发病率和死亡率。但不同于心血管风险评估分级,几乎没有有效的评估工具可以用来预测术后肺部并发症发生的风险。因此,医师需要警惕肺部并发症的后果,注意预防术后肺部并发症。

1. 术前评估

(1)危险因素:术后肺部并发症在围手术期死亡原因中仅次于心血管并发症,居第 2 位。其危险因素包括:①肺功能损害程度;②慢性肺部疾病,术后呼吸衰竭的危险性增加;③并存中至重度肺功能不全的患者;

④$PaO_2 < 60mmHg$,$PaCO_2 > 45mmHg$ 者;⑤有吸烟史;⑥有哮喘史;⑦有支气管肺部并发症。

(2)评估方法

1)一般评估方法:可根据相关病史和体征排除有无呼吸道的急、慢性感染;有无哮喘病史,是否属于气道高反应性(airway hyperresponsiveness)患者;对于并存有慢性阻塞性肺疾病(COPD)的患者,术前需通过各项检查,如胸部影像学检查、肺功能试验(pulmonary function testing)、血气分析(blood gas analysis)等,来评估患者的肺功能。

2)肺功能的评估:术前对患者肺功能的评估十分重要,特别是原有呼吸系统疾病,或需进行较大手术,或手术本身可能进一步损害肺功能者,肺功能评估显得更为重要。对肺功能的评估,可为术前准备及术中、术后的呼吸管理提供可靠的依据。尽管现代检测肺功能的方法甚多且日益先进,但在常规测定中最重要的仍是一些最基本的指标。例如,肺活量低于预计值的 60%、通气储备百分比<70%、第 1 秒用力呼气量与用力肺活量的百分比($FEV_1$/FVC%)<60% 或 50%,术后有发生呼吸功能不全的危险。当 FVC<15ml/kg 时,术后肺部并发症的发生率常明显增加。最大通气量(MVV)也是一项有价值的指标。一般以 MVV 占预计值的 50%~60% 作为手术安全的指标,低于 50% 为低肺功能,低于 30% 者一般列为手术禁忌证。动脉血气分析简单易行,可以了解患者的肺通气功能和换气功能。

此外,睡眠呼吸暂停综合征(SAS)患者的围手术期管理尤其是气道管理非常困难。睡眠呼吸暂停综合征的定义为,睡眠期间反复发作的阻塞性呼吸暂停,伴有日间嗜睡,情绪改变,心肺功能改变。这种疾病非常常见,大约 2%~4% 的中年人患有此病。睡眠呼吸暂停综合征常见于肥胖患者。睡眠呼吸暂停患者日间血压升高,夜间心律失常,肺动脉高压、右心和左心衰竭、缺血性心脏病和脑卒中的危险性增加。

2. 围手术期管理

(1)术前建议:建议戒烟。目前现有的证据并不支持术前戒烟会增加并发症风险的观点,术前戒烟的时间越长受益越多。

患者在家服用的肺部疾病药物,围手术期应该继续服用,包括口服药物(如孟鲁司特)和吸入药物(如沙丁胺醇、异丙托溴铵、氟替卡松)。

长期口服激素的患者需补充大量激素。

(2)术后肺部护理:为预防肺不张,美国医师协会推荐膨肺的措施(如强制吸气锻炼)。

鼻胃管可以降低误吸的风险,但并不是常规手段。

低氧血症高危患者(如阻塞性睡眠呼吸暂停、肥胖低通气综合征)可考虑进行夜间血氧饱和度监测。

接受机械通气的患者需有呼吸机相关性肺炎的相关预防措施;措施种类很多,大多包括半抬高床头的体位、日间间断暂停镇静和拔管计划。

对于低氧血症患者,鉴别诊断的思路应广泛,应考虑到的疾病包括肺水肿、肺不张、低通气、胸腔积液、肺炎和肺栓塞。

**(十一)哮喘及慢性阻塞性肺疾病**

哮喘或慢性阻塞性肺疾病(COPD)的患者,术后肺部并发症的风险增加,如肺炎、肺不张及呼吸衰竭。但是,轻到中度的哮喘并没有显著增加术后肺部并发症的风险。对于已明确诊断哮喘和 COPD 的患者,通过详细的检查和询问病史足以评估严重程度;而术前的肺功能检查仅用于怀疑有阻塞性肺疾病但尚未明确诊断的患者。

1. 术前评估　病史和体格检查需关注患者的基础活动耐量及近期改变,哮喘和 COPD 的诱发及加重因素,以及呼吸系统的感染征象,如发热、脓痰、咳嗽加重及激素类用药史。

对于怀疑但未明确诊断 COPD 或哮喘的患者,应行术前肺功能检查。

对于严重 COPD 患者,行心电图检查以评估右心功能。

对怀疑有基础 $CO_2$ 潴留的患者,应行动脉血气分析。

对于稳定的 COPD 及哮喘患者,常规行胸部影像学检查对评估肺部病情仍有重要意义。胸部 X 线片上发现有肺大泡者,术后气胸的风险增加。

2. 围手术期管理

(1)术前管理:对于急性发作期的哮喘和COPD患者,应推迟择期手术。

建议戒烟,必要时开始尼古丁替代治疗。

对于激素依赖者需特别关注,围手术期需要给予冲击剂量的激素治疗。

一般情况下,在围手术期,患者的家庭治疗方案应继续沿用,但茶碱类药物例外。虽然茶碱类药物不常使用,但因其较窄的治疗窗和潜在的引起心律失常的风险,会使术后管理更为复杂。

所有雾化吸入,包括糖皮质激素的雾化吸入,应用至术日晨。

(2)术后管理:COPD患者应按常规剂量吸入沙丁胺醇及异丙托溴铵,未开始治疗的轻型患者,必要时给予吸入治疗。

尽管通过规定剂量气雾剂吸入的治疗效果相同,但是术后采用雾化吸入的方式给药仍是必要的。

术后采用硬膜外镇痛,可以减少COPD患者及普通人群的肺部并发症。

应减少使用阿片类药物,以降低发生高碳酸血症及低氧血症的风险。

推荐积极的肺内分泌物清除和肺扩张治疗如肺功能训练(不仅限于COPD患者)。肺扩张治疗也包括对不能进行肺功能训练的患者给予无创正压通气。

对于急性加重期需糖皮质激素治疗的患者,应与手术医师协商,因激素可能影响伤口愈合。同时需评估治疗高血糖。

(3)围手术期β受体阻滞剂在哮喘及COPD患者中的应用:系统回顾提示,接受β受体阻滞剂治疗的哮喘和COPD患者并未引起症状加重或$FEV_1$减少,即使对严重患者($FEV_1$<50%)或积极使用支气管舒张剂的患者也是如此。对于曾因用β受体阻滞剂而有过不良反应的患者,应权衡COPD或哮喘的发作风险与围手术期应用β受体阻滞剂所带来的益处之间的利弊。

**(十二)静脉血栓栓塞性疾病**

静脉血栓栓塞(venous thromboembolism,VTE)是骨科手术常见的并发症。在全髋关节置换术中的发生率为2%~3%,在髋部骨折手术治疗中的发生率为4%~7%。静脉血栓栓塞的风险由患者的易感因素和手术类型(制动时间、损伤程度、术后住院时间)决定。对于静脉血栓栓塞的预防,以及下肢静脉血栓或肺栓塞患者的抗凝治疗方案,已有相关的循证医学指南发表。

1. 术前评估

(1)无静脉血栓栓塞的患者

1)增加围手术期静脉血栓栓塞风险的因素:恶性、遗传性血栓形成倾向,妊娠,长期制动,特定的手术方式,如脊柱手术、下肢关节手术。

2)减小围手术期静脉血栓栓塞风险的方法:如果可能,停止激素替代治疗及口服避孕药。

3)影像学检查:在无症状患者中,目前还没有数据证明术前的影像学检查有意义。

(2)合并静脉血栓栓塞,接受抗凝治疗的患者:对于接受抗凝治疗患者的围手术期管理方法目前存在争议。术前评估需要考虑以下因素:

总体来说,手术时间越接近本次静脉血栓栓塞事件,围手术期复发的风险也越高。

单纯择期手术应避免在静脉血栓栓塞发生的第1个月进行。3个月内不推荐手术。

如果已经决定在患者接受华法林治疗静脉血栓栓塞期间进行手术,那么应进行桥接治疗。

所有关于抗凝治疗的决策都应根据具体患者的血栓和出血风险个体化地制订(表8-6-13)。若需要桥接治疗,这里有很多桥接方法。有一种替代方案是用静脉肝素或低分子肝素桥接,之后继续华法林治疗。静脉肝素的优点是具有可逆性,并可作为术后的抗凝选择;它的缺点是需要严格管理,尤其是术前使用时。低分子肝素在患者肌酐清除率(CCR)<30ml/min时不能使用。如果肾功能减退的患者需要桥接治疗,可以使用静脉肝素。在术后,当出血风险可以接受时应继续抗凝治疗,通常为术后48~72小时。对于低出血风险的手术可以间隔24小时。

(3)利伐沙班的使用:利伐沙班已被批准用于急性血栓栓塞的治疗(下肢深静脉血栓或肺栓塞)。

在肾功能减退(根据肌酐清除率)患者中,利伐沙班用量应减小。肌酐清除率(CCR)<30ml/min的患者

不能使用。

药物应在术前24~48小时使用,具体时间取决于手术出血风险、患者年龄和肾功能情况。

(4)下腔静脉滤网的使用:下腔静脉滤网可以提供一个机械性屏障,防止严重肺栓塞的发生。一旦手术出血风险降低,仍考虑抗凝。放置下腔静脉滤网的可能指征有:①因出血风险高,绝对禁忌抗凝的急性近端深静脉血栓;②术前2周内的急性深静脉血栓,静脉肝素抗凝有高出血风险时;③大的肺栓塞和较差的心肺储备,不能耐受再发栓塞事件(即使可以抗凝)。

若抗凝的禁忌证是暂时性的,可以选择临时下腔静脉滤网。时间越久,临时滤网越难取出,所以一般在3个月内取出。

2. 围手术期管理　围手术期管理最重要的是防止静脉血栓栓塞,重新开始抗凝治疗,诊断和治疗术后新发的深静脉血栓栓塞。(表8-6-13,表8-6-14)

**表8-6-13　围手术期合并静脉血栓栓塞患者的管理**

| 术前血栓栓塞发生时间 | 暂停抗凝治疗后再发血栓栓塞的风险 | 术前治疗 | 术后治疗 |
| --- | --- | --- | --- |
| 1个月内 | 近50%(若1个月内停止治疗) | 尽量避免手术;静脉肝素或低分子肝素桥接治疗;考虑下腔静脉滤网 | 静脉肝素或低分子肝素桥接治疗 |
| 1~3个月 | 1个月后风险明显减小,1个月后约8%,3个月后约4% | 尽量推迟手术,静脉肝素或低分子肝素桥接治疗 | 静脉肝素或低分子肝素桥接治疗 |
| 大于3个月 | 术前抗凝治疗3个月已足够 | 除非存在严重的高凝状态,否则不需桥接治疗。大多数患者3个月后抗凝治疗已完成。如果仍接受抗凝治疗,说明该患者存在其他危险因素或指征 | 预防剂量的低剂量普通肝素或低分子肝素。如果存在严重高凝状态,考虑用静脉肝素或低分子肝素桥接治疗 |

**表8-6-14　静脉血栓栓塞的预防治疗**

| 手术类型 | 一线治疗 | 二线治疗 | 备注 |
| --- | --- | --- | --- |
| 全髋关节置换术膝关节置换术髋关节骨折手术 | LMWH(依诺肝素30mg,皮下注射,每12小时1次,或达肝素钠5 000U,皮下注射,每日1次);术前12小时开始,术后12小时继续治疗;治疗时间最少10~14天 | LDUH磺达肝素华法林阿司匹林IPC治疗时间最少10~14天 | 治疗时间可延长至35天建议优先使用LMWH除磺达肝癸钠外,二线治疗药物效果欠佳单独使用阿司匹林仍存在争议可考虑住院期间给予IPC如出血风险增加,使用IPC或不采取预防措施更新的抗凝药(仅全髋关节置换术、全膝关节置换术) |
| 关节镜检查 | 无须预防 | | |
| 脊柱手术 | IPC | LMWHLDUH | 对静脉血栓栓塞高危者,出血风险降至接受范围,加用预防性药物治疗 |

LDUH:低剂量普通肝素,通常剂量为5 000U,皮下注射,每8小时1次或每12小时1次。LMWH:低分子肝素,推荐剂量见上表。IPC:间断充气压力泵。

(1)新型口服抗凝药:达比加群,是一种因子Ⅱa(凝血酶)抑制剂,在美国已被证明可应用于心房颤动患者脑卒中的预防。在接受髋及膝关节手术的患者中,其对静脉血栓栓塞的预防作用,以及对急性静脉血栓栓塞的治疗作用正在研究中。

利伐沙班,一种因子Ⅹa特异性抑制剂,在美国已被证明可以用于接受膝、髋关节成形术患者静脉血栓栓塞的预防。

达比加群和利伐沙班均在肾内代谢,在中度以上肾功能不全患者中,可能需要降低剂量。

新型抗凝药可以考虑用于拒绝注射的患者,但其远期安全性仍不清楚,而且目前只有利伐沙班得到了FDA 的许可而用于静脉血栓栓塞预防。

(2)术后急性静脉血栓栓塞:即使进行预防,术后仍有可能发生静脉血栓栓塞。患者会出现急性缺氧、呼吸困难、心动过速和肢体水肿。需要注意的是,术后患者出现这些症状时,可能漏诊静脉血栓栓塞。表 8-6-15 列出了术后静脉血栓栓塞的诊断性检查。

表 8-6-15　术后静脉血栓栓塞的诊断性检查

| 检查 | 备注 |
| --- | --- |
| 胸部 CT,肺动脉造影 | 静脉对比剂,肾功能不全患者应慎用 |
| V/Q 成像 | 若存在 CT 禁忌证可以考虑使用。若患者存在肺部基础疾病难以作为确诊依据 |
| 下肢多普勒超声 | 如果怀疑深静脉血栓或肺栓塞,但不能行胸部 CT 或 V/Q 成像时使用。仅仅下肢多普勒阴性结果不能排除肺栓塞 |
| D-二聚体 | 不推荐作为诊断依据。在术后患者可能因其他原因升高,且即使数值低不能排除静脉血栓栓塞,参考意义不大 |

(3)即刻处理:即刻处理包括使患者制动,需要对静脉血栓栓塞的严重性及出血风险进行评估,尽快开始治疗剂量的抗凝治疗。若因为出血风险高不能使用抗凝治疗,则应考虑放置下腔静脉滤网。

溶栓剂在大面积肺栓塞时使用(收缩压<90mmHg)。禁忌证包括颅内肿瘤、6 个月内的颅内出血、颅内出血性卒中或深部出血史。

介入血栓清除术是在有条件的医疗中心由有经验的医师治疗大面积肺栓塞患者的一种选择。

对上肢及导管相关深静脉血栓,目前的指南建议低分子肝素、静脉肝素或磺达肝素治疗。术后抗凝的选择必须考虑到出血风险及可逆性。

(4)抗凝药选择:静脉肝素和低分子肝素对急性静脉血栓栓塞的效果相当。静脉肝素对术后的治疗更有优势,因为它的半衰期短且具有可逆性。

利伐沙班被证实可用来治疗静脉血栓栓塞,但对于肾功能减退患者需谨慎使用。

磺达肝癸钠也可用于急性静脉血栓栓塞华法林治疗前的桥接治疗。

(5)亚急性和长期管理:对于急性静脉血栓栓塞,使用静脉肝素或低分子肝素至少 5 天,直至 INR>2.0 持续 24~48 小时(通常在第 1 次 INR 达标后需要再次给予肝素)。

如果应用达肝素钠,剂量通常是 200U/(kg·d)。依诺肝素的剂量是 1mg/kg,每日 2 次。同样,在肌酐清除率<30ml/min 时要调整剂量。

如果血栓形成的危险因素是可逆、暂时的,静脉血栓栓塞的治疗时间通常为 3 个月。

不明原因的静脉血栓栓塞,治疗时间至少为 3 个月。3 个月后再次评估进一步抗凝的风险与收益。对于近端深静脉血栓合并低出血风险,可获得密切监测凝血的患者,建议长期治疗。对于再发的不明原因静脉血栓栓塞,同样推荐长期治疗。

使用弹力袜减轻深静脉血栓后综合征。

**(十三) 慢性肾脏病**

慢性肾脏病(chronic kidney disease,CKD)在成年人中有着较高的发病率。当同时伴有高血压、糖尿病时,CKD 患者在围手术期发病率、死亡率的风险均有增高。但在适当的医疗管理下,CKD 患者仍然可以安全地进行手术。

1. 术前评估　终末期肾病(end-stage renal disease,ESRD)患者的主要发病率和死亡率来自心血管疾病。最大的致死独立危险因素是心律失常。

尚未进行透析治疗的 CKD 患者中有 30% 患有左心室肥厚。

ESRD 患者中,肺动脉高压的发生率达 40%。

基于这些合并症的存在,一个全面的心血管及肺的风险评估显得极为重要。

记录已经发生的肾病病史,包括病因、发病、分期(如 CKD 的阶段)以及移植史。

获得血肌酐和电解质的基础值。

记录之前发生过的肾问题(如不同的肾病病史)。

根据血肌酐和电解质的基础值筛选出罹患 CKD 的高危患者。

CKD 影响肾对药物的排出、吸收、分布,并且影响非肾途径的消除。当患者的肌酐清除率下降到 50ml/min 以下时,大多数常规用药需要调整。肾小球滤过率和/或肌酐清除率根据肾病饮食改良公式(modification of diet in renal disease,MDRD)来评估和计算。

对于依赖血液透析的 ESRD 患者或有肾移植史的患者,术前应获得以下信息:

血管方面的病史(解剖学位置、血凝块或血管狭窄病史)。

患者常规透析时间和间隔,是血液透析治疗中非常有用的信息。血液透析在手术前一天进行则更好,这样可以使抗凝及未解决的液体或电解质改变所造成的风险最小化。

用患者手术前的“干重”来指导用药量的管理。

2. 术前管理

(1)液体和电解质:手术后体重大于干重的患者有肺水肿和不易控制的高血压风险,而体重小于干重的患者则有低血压风险。常见的电解质紊乱包括高血钾和代谢性酸中毒,其监测和治疗可在术前及术后降低室性心律失常的风险。

(2)药物治疗:检查术前用药尤为重要,看看有没有影响肾功能的药物,有没有需要根据患者肌酐清除率调整的药物。

ACEI 和 ARB 一般用到手术当天早上。

肾毒性抗生素(万古霉素、氨基糖苷类等)不仅需要剂量的调整,而且应在使用过程中密切监测。

避免使用非甾体抗炎药(NSAID)。

肾功能不全可导致吗啡和哌替啶代谢产物的蓄积。肾功能不全患者首选氢吗啡酮和芬太尼作为镇痛用药。

肾功能不全可导致依诺肝素的清除受损,在 CKD 患者中使用需谨慎(可进行剂量调整,但同时应密切监测凝血因子Ⅹa)。

重新使用 ACEI 和 ARB 需谨慎,术后密切监测肾功能和电解质。

(3)贫血及凝血异常:随着肾功能下降,红细胞生成素的生成减少,通常会导致明显的贫血。促红细胞生成素和补充的铁剂(口服或静脉注射)可以维持血红蛋白浓度于 10% ~ 11.5%,但往往需要数周才能达到疗效。

CKD 和 ESRD 患者在止血上存在多种缺陷,从血栓形成障碍到血小板功能失常。随着慢性肾脏病的进展,凝血功能障碍的影响持续存在,血小板功能失常则增加围手术期皮肤、黏膜、浆膜出血的风险。尿毒症出血的风险可以通过使用血液透析、去氧加压素、冷凝蛋白质、雌激素或输血来降低。

**(十四) 营养**

营养评估应该是术前评估常规的一部分。营养不良与术后感染率增加、伤口愈合不良相关,并延长住院时间。手术应激引起儿茶酚胺、皮质醇释放,导致高代谢状态,可以进一步加剧潜在的营养不良。识别营养不良患者,并且根据营养不良的严重程度对其进行分级,采取相应的围手术期干预措施可以减少手术并发症。对于择期手术,推迟 5~7 天来优化营养状况可能是有益的,这样可以增强免疫系统,使得机体可以应对手术造成的全身应激反应。

在围手术期及术后,营养良好和营养不良的患者都可以从优化营养状态的干预中受益,这些干预包括免疫营养和尽量缩短进食时间。

1. 术前评估

(1)营养状况评价:通常需要下列中的 2 条来诊断营养不良。①热量摄取不足;②非刻意的体重减轻;③低体重指数(BMI);④明显的肌肉或皮下脂肪丧失;⑤抓握力减弱。

需要注意的是,血清肝蛋白质如急性期白蛋白、前白蛋白并不是反映营养状况的有效指标,它们更多反映的是疾病或炎症反应的严重程度。此外,在急性炎症反应期,低水平的血清蛋白并不能反映营养摄入状况。常规的术前营养状况评估包括以下几点:

近期是否有体重减轻及热量摄入不足。

判断是否有可影响营养状况的合并症(既往的胃肠道手术、慢性肾脏病、癌症、近期的创伤或感染)。判断是否有需要限制饮食的疾病(如充血性心力衰竭等)。

判断是否有严重的酒精或药物滥用史。

体格检查:身高、体重(用来计算 BMI)、肌肉萎缩的证据、腹水/水肿。

实验室评估:如果基于既往史和体格检查而担心存在营养不良,可要求行基础代谢试验和磷酸盐水平检查来评估是否存在电解质紊乱和肾功能不全,以及通过全血细胞计数来评估是否贫血。

(2)危险分层:术前营养评估针对的是当前的营养状况,以及代谢应激引起的营养需求增加而造成的营养恶化的风险。营养风险筛查2002(NRS2002)是一种识别营养不良患者的有效方法,这些患者可以从营养支持中获益。同时这个工具也有助于将患者分级,分为轻度营养不良、中度营养不良和重度营养不良。该筛选工具详细内容见表8-6-16 和表8-6-17。

表 8-6-16　营养风险筛查表(NRS2002):初始筛查

| 筛查项目 | 是 | 否 |
|---|---|---|
| BMI<20.5? | | |
| 患者体重在最近3个月有降低吗? | | |
| 最近1周,患者是否减少饮食摄入量? | | |
| 患者疾病严重吗?(如在接受重症治疗) | | |
| 是:如果任一个问题的回答是"是",需行表8-6-17 中的筛查 | | |
| 否:如果所有问题回答是"否",则每周都要对患者重新筛查。如果患者计划接受一台大手术,需要考虑制订预防性营养护理计划以避免相关的风险 | | |

表 8-6-17　最终筛选

| 营养受损状态 | | 疾病严重程度(≈需求增加) | |
|---|---|---|---|
| 无<br>得分 0 | 正常营养状态 | 无<br>得分 0 | 正常营养需求 |
| 轻度<br>得分 1 | 3 个月内体重减轻>5% 或前 1 周食物摄入量低于正常需求量的 50% ~ 70% | 轻度<br>得分 1 | 髋部骨折,慢性疾病急性并发症患者,肝硬化,COPD,慢性血液透析,糖尿病,肿瘤 |
| 中度<br>得分 2 | 近 2 个月内体重减轻>5%,或体重指数为 18.5~20.5 且合并一般状况欠佳,或近 1 周食物摄入量为正常需求量的 25% ~60% | 中度<br>得分 2 | 卒中,重症肺炎,血液恶性肿瘤 |
| 重度<br>得分 3 | 近 1 个月内体重减轻>5%,或体重指数<18.5 且合并一般状况欠佳,或食物摄入量低于正常需求量的 50% ~70% | 重度<br>得分 3 | 头部受伤,骨髓移植,重症监护患者[急性生理学和慢性健康状况评价(APACHE)>10] |

得分:(营养状况评分)+(疾病严重程度评分)= 总分

如果≥70 岁:在上面总分基础上加 1 分=年龄调整总分

分数≥3:患者营养不良风险高,需要启动营养护理计划

分数<3:每周筛查 1 次。如果患者将要接受一个大手术,需考虑行预防性营养护理计划,以避免相关风险

2. 围手术期管理

(1)术前肠内及肠外营养:接受择期大手术的严重营养不良患者(满足营养风险筛查 3 条以上的指标,

或在过去 6 个月体重下降 10%~15%,或 BMI<18.5)可以通过术前的营养补充受益。只需 5~7 天足够的术前营养补充即可使机体足以应对代谢消耗和手术应激,并能改善手术预后,包括减少感染率和外科并发症。

肠内营养优于肠外营养,因为其感染风险低、花费少,并且能够维护肠道黏膜的完整性。补充的营养(如口服营养补充剂)应能够提供 25kcal/(kg·d)的卡路里(1kcal≈4.186kJ)和 1.5~2g/(kg·d)的蛋白质。

如果禁忌肠内营养(如肠道梗阻、急性腹膜炎),以及患者有严重的营养不良,如果条件允许,手术应该推迟 5~7 天并进行肠外营养。

应该手术前 2~3 小时停止肠外营养,然后术后第 2 天早晨恢复。

(2)免疫营养:免疫营养配方,或者免疫调节饮食,属于肠内营养配方,包括特殊氨基酸、维生素、矿物质。上述物质在疾病和应激时期尤为必要。术前及术后补充这些营养物质有助于提高免疫功能,并调节手术造成的炎症反应。下列免疫调节饮食被普遍接受:

含有精氨酸、ω-3 脂肪酸和核苷酸的营养配方可以减少住院时间,降低感染率以及伤口裂开等伤口并发症。

考虑在择期大手术前 5~7 天开始使用免疫营养剂,术后再使用 5~7 天。

严重脓毒血症患者、怀孕的患者,或免疫抑制的移植患者,不应使用这些营养配方。

(3)术前禁食状态的营养支持:长期以来,人们认为术前必须空腹以防止麻醉诱导期间发生误吸,据此患者常规在术前一晚午夜后禁食水。但是并没有数据支持需要如此长时间的禁食。由于手术安排等原因会延长等待手术的时间,最终患者常常禁食 12 小时以上,这被证明能增加胰岛素抵抗。美国麻醉医师协会(ASA)最新的指导方针推荐"手术前 8 小时停止摄入油炸和含脂肪食品,手术前 6 小时停止摄入固体食物,和手术前 2 小时禁止摄入清亮液体"。

(4)术后管理:传统上来讲,术后只有在肠道功能恢复后(可通过肠鸣音、排便或肠道蠕动证实)才可进食;然而,没有证据表明这些标志肠功能恢复的指标确实与肠道活动或经口进食耐受性相关。长时间的禁食状态可能导致内皮细胞微绒毛萎缩,增加肠道功能障碍及感染的风险。术后 24 小时内给予肠内营养有许多益处,包括:维护肠黏膜屏障;降低脓毒性和感染性并发症;手术后体重下降得少;促进伤口愈合;降低胰岛素抵抗;改善肌肉功能;降低死亡率,缩短住院时间。

循证指南建议术后 24~48 小时内开始肠内营养。小肠内营养可能耐受性最好,因为小肠运动恢复最快。

虽然肠内营养是首选,术后肠梗阻的患者可能需要肠外营养(parenteral nutrition,PN)。积极的肠外营养支持只对营养不良的患者有效。因为短期提供 PN 并没有有效的结果,对于营养达标的患者,PN 应推迟到术后 5~7 天(在试图给予过一次进食但并不耐受,或明确诊断肠梗阻之后)。此外,只有在预期会持续使用至少 7 天时再考虑 PN。不到 5 天的短期 PN 并不改善患者的预后,并且可能会增加感染性并发症的风险。

(胡　征)

### 三、老年患者围手术期风险评估

老年患者的手术死亡率明显高于其他年龄组,主要是由于三方面的原因:合并症与年龄成正比,并发症与年龄成正比,器官功能状况与年龄成反比。因此,老年患者术前需全面评估一般情况,重点评价患者心、脑、肺、肝、肾等重要器官功能,进行必要的术前准备和纠正,为麻醉与手术创造更多的安全条件。

#### (一)中枢神经系统评价

随着机体老化,大脑皮质细胞以每年 1% 的速率递减,小脑及基底核区则退化更快,造成老年人逐渐出现感知、运动、反应和智能减退。高龄患者[特别是有器质性脑病、脑血管后遗症及阿尔茨海默病(老年性痴呆)的患者]往往对治疗和护理不能正确理解和配合,给临床治疗造成困难。而且,手术打击有可能使术前原本程度较轻的谵妄和痴呆等精神错乱病情进一步恶化,使患者丧失生活自理能力。因此,术前把握住患者的精神状态十分重要。

多数老年患者的精神状态比较稳定,但与老龄化有关的神经系统变化使中枢神经系统对麻醉药物的敏感性增加,即使给予正常剂量的麻醉药、镇静药,亦可导致中枢神经系统过度抑制。亦有少数老年患者呈相反情况,反应灵敏,较易激动,对中枢抑制药物的耐受性较大。

中枢神经系统具有高血流量和高氧耗的特点,而且几乎没有能量储备,对缺血缺氧十分敏感,轻度的、短暂的缺血缺氧既可使大脑神经功能受到抑制。老年患者由于神经细胞开始退化,大脑皮质及小脑的神经元进行性减少,各种神经递质感受器数目亦有所减少,因此对缺血缺氧状态的耐受性更差。加之老年患者大多有程度不同的脑血管硬化和脑血管阻力增加,脑血管的自动调节机制减退,虽然脑血流灌注压往往增高,但是脑血流量仍较正常减少,造成脑组织本身就存在一定程度的慢性供血不足。如果手术中出现较长时间的低血压或低氧饱和度状态,则轻者可出现烦躁不安、精神错乱等症状,重者可出现痴呆、甚至昏迷。尽管在大多数情况下,这种术后精神错乱是一过性的,但一旦发生,则往往会导致老年患者住院时间延长、住院费用增加,出院后可能需要在康复中心继续治疗。有少数老年患者,甚至一直未能恢复。

**(二) 循环功能的评价**

老年人心血管系统的关键性变化在于血管、心肌结缔组织的硬化和对 β 受体激动剂的反应减弱。结缔组织硬化对血管的影响是造成动脉硬化,动脉硬化引发血管阻力增加,导致高血压,并由于收缩晚期高血压造成心室收缩期末左心室压力增高。这种压力增高会引起心室肥大,导致心室收缩和舒张速度减慢。当心室舒张减慢时,舒张早期的心室充盈降低,心室就必须更多地依靠心房压力来把血液压入心室。在部分病例中,心房压力会异常增高,直至引起心衰的症状。这种现象叫作舒张期功能障碍,可以在收缩期功能无异常的情况下单纯发生。事实上,在 75 岁以上的老年患者中,不伴有收缩期功能异常的舒张期功能障碍约占心衰患者的一半左右。

对 β 受体激动剂的反应减弱会增加心肌对长度-张力定律的依赖,即老年人的心肌细胞从理论上讲应处于比年轻人更伸展的程度。然而,由于心室舒张期功能障碍和心肌硬化,必须依赖心房压力增加来保持心脏的充盈状态。要保持足够的心房压力,则循环血液容量必须得到保证。中央静脉通过调节血液在体内的分布,对循环血液容量的变化有缓冲作用。遗憾的是,结缔组织改变使静脉也发生硬化,从而使静脉系统难以维持恒定的心脏血容量,导致老年患者围手术期容易出现低循环血容量状态。另一方面,由于静脉系统缓冲能力下降,老年患者对过量的输血或输液同样不堪耐受,容易发生心功能衰竭、急性肺水肿等并发症。因此,老年患者围手术期的输液原则应尽可能做到量入为出,出入平衡。

此外,根据手术刺激强弱和麻醉深浅的不同,手术过程中交感神经系统的兴奋程度会增加或降低。交感神经张力的改变会引起血管阻力、心率的变化。增加的交感神经张力通过增强血管阻力导致血压升高,通过加快心率和收缩力、促使血液从外周移向心脏而导致心输出量增加。如果交感神经张力降低,则相反的现象发生,出现心率减慢和血压下降。老年患者往往比年轻患者更容易出现交感神经张力的较大变化,而这种变化引起的血管充盈和血液分布改变在老年患者中也更加显著。加之老年人血容量较年轻者为少,对失水、失血的耐受性较差,所以在麻醉状态下,老年患者比年轻患者更容易出现低血压和血压不稳,是围手术期发生心、肾功能衰竭和脑血管意外的诱因。

老年人的另一特点是,心脏传导组织退行性变易引发心律失常,而且不易纠正。

**(三) 呼吸功能的评价**

与心血管系统的结缔组织硬化不同,肺的弹性蛋白随着机体老化而逐步丢失,导致肺组织变得更加柔软。弹性的消失对于肺小支气管发挥生理功能是不利的,因为小支气管的畅通要依赖于周围组织对其的牵拉作用。周围组织软化后,对支气管的牵拉作用减小,因此许多小支气管在平静呼吸时常处于闭合或部分闭合塌陷的状态,导致生理无效腔增加,功能性残气量亦增加,肺活量减少。

老年人肺活量减少的另一个重要原因是胸廓呼吸动度下降。随着年龄增长,胸廓由扁平状变为桶状,肋脊椎关节强直,肋软骨钙化,肋间肌收缩力减退,其结果造成胸廓僵硬性增加,胸壁顺应性减低,最大呼吸量受到明显限制,用力肺活量进行性下降。因此,随着年龄增长,动脉血氧分压($PaO_2$)及动脉血氧饱和度($SaO_2$)均下降,使得老年患者在麻醉与手术期间很易发生低氧血症。加之老年患者呼吸中枢和外周的化学感受器对呼吸控制减弱,对高碳酸血症和低氧血症的反应大约仅有年轻人的 50%,故一旦发生缺氧,其耐受性肯定很差,极易招致呼吸衰竭的发生。

此外,老年患者由于气管、支气管黏膜纤维增生以及肺血流供应减少等变化,导致纤毛运动减弱,咳嗽反射迟钝,呼吸道分泌物排出作用受到削弱;而且老年患者保护性气道反射功能减弱,误吸的风险增加,这些因素都使得老年患者容易发生围手术期肺部感染。

### (四) 肝肾功能的评价

肝是人体重要代谢器官,具有代谢、储备和解毒功能。随着年龄增长,肝变小,肝血流量减少。65 岁以上老年人与 40 岁左右的成年人比较,肝体积减少了 28%,肝血流量减少了 33%。组织学改变带来的是生理功能的变化。由于肝变小,肝血流量减少,肝微粒体酶系统功能下降。老年患者肝的功能随年龄增加而有程度不同的减退,表现为对创伤抵抗能力的减弱和对药物代谢清除率的降低。

肾具有排泄代谢废物、调节机体电解质与酸碱平衡的重要功能。肾的老年性改变体现在组织学结构和生理功能两方面。组织学结构上,随着年龄增长,肾小球数目减少,肾小管萎缩,肾小球动脉硬化;同时,肾血流量进行性减少,40 岁以前肾血流量约 600ml/min,60 岁以后下降至 450ml/min。生理功能方面,肾小球滤过率降低,肾小管浓缩和稀释尿液功能下降,肌酐清除率减少,调节水、电解质的能力减退。60 岁以上老年人尿浓缩能力和排泄水的能力约为年轻人的 80%,限制含钠饮食后达到钠平衡状态的时间是年轻人的 1 倍。因此,老年人在围手术期很容易发生水、电解质代谢紊乱。

综上,老年人的肝、肾功能随年龄的增加均有不同程度的减退。因此,对老年患者应注意保护肝肾功能,首先要避免使用可损害肝肾功能的药物,对于那些在肝代谢或经肾排泄的药物,应减少用量,以免造成体内药物蓄积或中毒;其次,要保证肝肾的血液灌流,避免对肝肾细胞造成缺血、缺氧性损害。

### (五) 对其他器官功能的评价

老年人胃肠道功能的变化主要表现为分泌和吸收能力下降,影响食物消化和营养摄取,使营养不良的发生率增加。老年人胆道系统的变化表现为胆固醇分泌能力增加,但胆酸合成能力下降,导致胆固醇过饱和,诱发胆石形成。老年人胰腺的退行性改变包括导管上皮的化生和主胰管轻度扩张。多数老年人胰腺的外分泌功能不受影响,胰腺分泌细胞的储备能力强大,除因胰液中的胰脂肪酶释放量轻度减少、脂肪消化能力轻度降低外,机体对淀粉和蛋白质的消化能力并未受损。老年人胰腺内分泌功能的变化包括胰岛素分泌功能下降,胰高血糖素水平升高,加之老年人外周组织细胞的胰岛素受体数目减少、敏感性降低,其结果是老年人糖代谢功能不足,糖耐量下降,易发生糖尿病。发生糖尿病的患者,不仅对外伤、感染的抵抗力明显降低,而且组织愈合修复能力显著减弱。

老年人内分泌功能减退,包括:①生长激素分泌减少,使蛋白质合成减少,肌肉消瘦,脂肪增多;②抗利尿激素分泌减少,使肾小管的再吸收能力减弱,产生多尿;③肾上腺皮质功能减退,应激反应差,在麻醉与手术期间可能发生原因不明的、难以纠正的低血压;④甲状腺素合成和分泌减少,使基础代谢与细胞氧耗量降低,体温调节敏感性下降。患者在静息时尚未显现出甲状腺功能减退,但在应激时就对甲状腺素供不应求了。此外,老年人骨质增生、韧带钙化甚至骨化、硬脊膜失去弹性、椎管狭小,对硬膜外阻滞麻醉造成了一些特殊情况。颈椎强直、颞下颌关节活动度小、牙齿松动,使气管插管困难。肋软骨钙化使胸廓弹性消失,胸外心脏按压时易发生肋骨骨折。

### (六) 常见内科疾病的处理

1. 高血压患者的术前准备 对于合并高血压的老年患者,从临床经验看,只要无高血压脑病或心肾功能不全,手术耐受性较好,术前一般不主张行大幅度降压治疗。因为此类患者常常处于缺血及缺氧状态的边缘,需要较高的灌注压,才能保证重要脏器的供血和供氧。但是,重度高血压(舒张压 ≥110mmHg),特别是高龄老年患者手术前主张进行系统治疗,如果同时配合使用了利尿剂,则还应严密注意水电解质的检测。

术前血压经常维持在 160/100mmHg 左右的病例,术后心血管意外发生率低。因此,应该将该血压作为患者血压控制的低限。因高血压长期服用降压药者,抗高血压治疗必须继续到手术当天,可以于术晨用少量清水将当天的药物吞服;至于手术后何时恢复用药,由于老年患者血压波动很大,可以根据术后血压的回升情况灵活掌握。但使用某些降压药物的高血压患者,术前应采取停药措施。例如:使用利血平类药物控制高血压者,术前应停药 3 天,因为利血平类药物可以减弱心肌和血管对儿茶酚胺的反应性,在麻醉时可能导致心动过缓和低血压,而术前注射阿托品可防止上述副作用。术前使用单胺氧化酶抑制剂(MAO)如优降宁者,术前也需停药,因为此类药物可能加重麻醉药、安眠药的降压作用。一般情况下,轻度高血压停药不致有问题,但中度高血压停药后有发生心脑血管意外的危险,应于术前1周换用其他降压药。

对于难以控制的重度高血压或需要急症手术、但未正规治疗的高血压患者,可静脉滴注硝普钠控制血压,其药效快、作用强、持续时间短,能直接扩张小动脉及静脉血管;在给药过程中,须严密监测血压和心率,随时调整用量。另外,长期大剂量应用可引起硫氰化物蓄积中毒,必要时应测定血中硫氰化物浓度。

2. 心脏病患者的术前准备　高龄老年患者大多有不同程度的心血管疾病,以高血压、冠心病、心肌梗死和心律失常多见,应参考术前心血管方面的检查情况,正确评估心脏功能、负荷能力及代偿能力,做好相应的术前准备。

对于有冠心病病史的老年患者,术前应详细询问近期有无病情加重,表现为不稳定型心绞痛或是心前区疼痛时发时愈。如果冠状动脉疾患已经稳定,心电图重复检查无变化,无心绞痛症状或者心绞痛发作后经过了3个月以上已稳定者,可施行择期手术。冠心病手术时的危险性在于手术的刺激可诱发冠状动脉痉挛,导致冠心病急性发作或加剧心肌缺血,促成心肌梗死、心源性休克或心力衰竭。有心绞痛发作者,表示心肌缺血严重,术中术后有心肌梗死和脑血管意外的危险,故术前应先做内科治疗,予以控制。如患者长期接受β肾上腺素受体阻滞药治疗心绞痛,不能术前突然停药,因为心脏的部分阻滞作用需要继续维持数天,一旦手术后发生心绞痛,患者非但得不到药物的有效治疗,且停药还可导致一段时间的β肾上腺素受体活性增强,可能因此产生不良的临床后果。对伴有冠状动脉供血不全的患者,术前应用双嘧达莫(潘生丁)和吲哚美辛(消炎痛),不但能扩张冠状血管,而且对处于高凝状态的老年患者,能防止和减少深静脉栓塞及肺栓塞的发生。

新近发生过心肌梗死而施行大型骨科手术,死亡率是很高的。据统计,手术前3个月曾有心肌梗死者,再发生率高达33%;手术前4~6个月曾有心肌梗死者,再发生率为16%;心肌梗死后6个月以上手术者,再发生率为5%;手术前无冠心病临床表现者,围手术期心肌梗死发生率低于0.2%。因此,如果不是挽救生命的急症手术,应尽可能推迟至少3周,纯属择期手术尽可能推迟半年以后。既往有过心肌梗死发作,但现在处于稳定期者,可与一般冠状动脉疾病患者一样,仅使用冠状血管扩张剂纠正心脏供血量,同时术中防止血压下降即可。

对于原有心律失常的老年患者,应在手术前给予相应的治疗。大多数室上性快速心律失常,可用洋地黄类药物控制;而室性快速心律失常,可用利多卡因控制。偶发期前收缩或阵发性室上性心动过速,对手术耐受力无影响;频发室性期前收缩者,在麻醉和手术时因缺氧会使期前收缩增多,宜及时治疗。心房颤动一般经洋地黄类药物控制心室率在80~90次/min,可耐受手术,危险性并无明显增加,但应随时警惕发生栓塞性并发症的可能。无症状的Ⅰ度或Ⅱ度房室传导阻滞一般可耐受手术,但在麻醉及手术时须防止迷走神经张力增高而传导阻滞发展为Ⅲ度。Ⅲ度房室传导阻滞者,有发生阿-斯综合征或心源性休克的可能,若非紧急情况,不宜手术。右束支传导阻滞而心功能良好者,对手术无明显影响;完全性左束支传导阻滞发生于严重心脏病,需加注意;双侧束支传导阻滞者,危险性增大。凡Ⅲ度房室传导阻滞、有阿-斯综合征病史、完全性左束支传导阻滞,完全性右束支传导阻滞并左束支分支传导阻滞者,当必须手术治疗时,需做充分准备,如术前、术中用异丙肾上腺素或阿托品以提高心室率,或最好先安置临时起搏器,使心室率稳定于生理水平或传导改善,以防止可能的意外发生。

3. 肺功能障碍患者的术前准备　老年患者术后肺部并发症占全部术后并发症的40%,因此而导致的死亡率约占术后总死亡率的20%。有肺功能障碍的患者,手术后发生肺部并发症的概率则更高于一般手术患者。肺部并发症的危险因素包括静息期低氧血症或高碳酸血症、肥胖、呼吸困难、吸烟、肺部或上腹部手术。老年患者若发现有慢性阻塞性肺部疾患、肺气肿及其他肺部异常等,在施行手术前均应做肺功能检测,这样不仅可以估计手术后肺部并发症的危险,而且可以对已经存在的肺部病变作手术前估计。特别是出现呼吸困难、慢性咳嗽、痰多、哮鸣或哮喘者,更应行肺功能检测。老年患者伴肺功能障碍,当麻醉和手术影响呼吸时,代偿能力差,易致缺氧和二氧化碳蓄积,胸部手术和上腹部手术对肺功能影响较大,易产生术后并发症。胸部和上腹部手术后,肺功能遭到暂时抑制越严重,肺部并发症的发生率和死亡率越高。

正常的肺部评定应根据病史、体格检查、X线片、动脉血气分析及肺功能检测来进行。若最大通气量和肺活量低于预计值 60%、动脉氧分压低于 6.67kPa、动脉二氧化碳分压高于 7.20kPa、血氧饱和度低于 90%，耐受外科手术的能力就显著下降。

有慢性支气管炎、肺气肿及呼吸功能不全的老年患者应做积极的手术前准备，其中包括：①手术前戒烟，术前戒烟 2 周能降低肺部并发症的发生率，术前戒烟 8 周能使气道黏膜充分恢复功能；②指导患者做深呼吸训练和咳嗽、咳痰练习，每小时不少于 10 次，有利于扩张肺组织，增加气体交换量，排出分泌物及痰液；③每天做雾化吸入治疗，可根据病情适当加入抗生素、解痉药和蛋白溶解药；④口服祛痰药，如碘化钾溶液或祛痰剂等；⑤手术前应做痰培养，参考药物敏感试验结果选用广谱预防性抗生素；⑥对有哮喘的患者，应定期吸氧，应用 β 受体兴奋药解除支气管痉挛，必要时可加用地塞米松等激素类药；⑦有阻塞性或限制性通气损害的患者，可用支气管扩张剂和间歇正压呼吸作为术前准备；⑧对有大量脓痰的患者，除使用全身抗生素之外，应帮助患者体位引流，每日 3 次，每次 15 分钟，必要时于手术前做好预防性气管切开。对于肺功能障碍患者，其手术危险性与肺功能损害程度相平行。术后多数肺部并发症发生于原有肺部疾病。休息时尚不能维持足够通气的患者，只允许行紧急抢救生命的手术。呼吸功能代偿不全的患者，择期手术应延至肺功能已最大限度恢复时施行。

4. 糖尿病患者的术前准备　随着年龄增长，胰腺的内分泌功能逐渐减退，加之外周组织细胞的胰岛素受体数目减少、敏感性降低，故老年人糖代谢功能不足，糖耐量下降，易发生糖尿病。我国老年人糖尿病的发病率为 4%～12%。实践证明，糖尿病和老龄一样不是手术的禁忌证，但是外科手术、麻醉和外科疾病本身能加重糖尿病，老年糖尿病患者施行手术的死亡率要比未患糖尿病的老年患者死亡率高 1 倍以上。对老年糖尿病患者，在临床上要注意以下特点：①起病隐匿，常缺少典型症状，多数是非胰岛素依赖型糖尿病，因此常易漏诊。②由于老年患者各器官功能均减退，加上糖尿病病情长期控制不满意，会发生各种器官合并症。因血管病变所致死亡率较非老年者明显增高，占死因的 40%～50%。③老年人机体免疫功能低下，防御感染的能力也随之下降，当患者病症属失控性糖尿病时，对感染的应激能力更是低下。老年糖尿病患者极易并发感染，发生率为 51.38%，明显高于非老年组。老年糖尿病患者手术切口感染率为 10.7%，非糖尿病老年患者手术切口感染率仅为 2%。④老年糖尿病患者处于各种应激状态下时，易发生严重的糖代谢紊乱，导致较严重的水、电解质及酸碱失衡，出现糖尿病酮症酸中毒或非酮症高渗性昏迷等急性并发症，死亡率较高。故手术前后加强对糖尿病的控制和治疗可使老年糖尿病患者顺利渡过手术关，且对康复有着重要的意义。

老年糖尿病患者术前准备应依老年患者的糖尿病病情、手术与麻醉的种类、手术时机的不同而不同。无论择期手术还是急症手术，对 60 岁以上的老年患者应把血糖与尿糖的检查作为常规，对有糖尿病病史或正在治疗中的老年患者要全面了解患者的糖尿病控制情况，特别是要掌握有无老年糖尿病急、慢性合并症与并发症发生，以便制订合理的手术计划。如果手术较小，可采用局部麻醉或硬膜外麻醉，特别是术后很快能进食的患者可不改变原来的糖尿病治疗方案，但需严密观察手术中可能出现的情况。大手术原则上要求老年患者的糖尿病必须得到控制后才能进行手术。老年糖尿病患者多为 2 型糖尿病，平时多数都是仅靠饮食调节来控制糖尿病。这类患者手术期间最大的威胁是低血糖，并发低血糖可很快使患者神志不清甚至死亡。因此，老年糖尿病患者大手术治疗中不仅要防止出现高血糖，而且更要防止低血糖发生。一般认为，老年糖尿病患者血糖控制在 6.0～11.1mmol/L（110～200mg/dl），施行择期大手术是比较安全的。

术前用口服降糖药物或用长效胰岛素来控制血糖的老年糖尿病患者，如需接受大型手术，则要在围手术期数日内改用短效胰岛素，这样比较容易控制血糖水平。用胰岛素控制的患者，手术日早晨测定空腹血糖后，小手术停用胰岛素，大手术可用平时胰岛素用量的一半；术中需要每小时测血糖 1 次，术后每 6 小时测 1 次血糖。关节外科患者常常术后很快即能进食，因此没有必要在术后使用大量葡萄糖注射液，如果需要使用则根据 1∶4 或 1∶6 胰糖比在葡萄糖注射液中直接加入短效胰岛素，然后逐步恢复至患者术前的糖尿病治疗和控制状态。老年患者病情波动很大，因手术的应激反应，胰岛素的需要量可能增加，也可能突然下降。因此，需要胰岛素控制的老年糖尿病患者，术后要定时测血糖和尿糖，以便及时调节胰岛素用量。老年糖尿病患者，特别是伴有各种急慢性并发症者，原则上应尽量避免急诊手术。如必须急诊手术，同时又对患者过去的病情了解较少时，除要急查随机血糖、尿糖外，还要检查血钠、钾、氯化物、pH 和 $HCO_3^-$、酮体等项。如血糖控制在 11.1～13.9mmol/L 范围内，pH 超过 7.3，$HCO_3^- > 20$mmol/L，尿酮阴性，才能比较安全地施行急诊手术。

5. **血小板减少患者的术前准备**　血小板减少后,老年患者的出凝血过程必然受到影响。研究发现,血小板减少患者虽然对全髋置换患者术中和术后出血、功能恢复无明显影响,但所需输血量明显增加。

对血小板减少的老年患者,术前应详细询问患者的皮肤瘀点瘀斑、牙龈出血以及外伤出血史,查全血图、肝肾功能,备血及浓缩血小板,必要时请血液科会诊。患有严重的血液系统疾病(如再生障碍性贫血、白血病等)时应停手术,停用能抑制血小板聚集和扩张血管的药物如阿司匹林、潘生丁、消炎痛、保泰松和右旋糖酐。低分子肝素作为一种预防深静脉血栓形成的药物,能引起血小板减少,故血小板减少患者应避免使用。患有血小板减少的老年患者,使用腰麻或硬膜外麻醉时存在血肿形成压迫脊髓的风险,且瘫痪一旦出现,即使立即行椎管减压手术也不能完全避免永久性神经损害的可能性,因此有凝血功能障碍的血小板减少患者应选择全麻。血小板计数$(80 \sim 99) \times 10^9$/L 的患者按正常患者处理;$(50 \sim 79) \times 10^9$/L 的患者术中补全血或血浆即可,术前不需要特殊处理;$<50 \times 10^9$/L 的患者术中输入血小板 $1 \sim 2$U、全血 $400 \sim 800$ml,渗血明显时给予止血药。在不影响疗效的情况下,手术力求轻、柔、快、简。

对于全髋关节置换,研究发现,当血小板计数$<50 \times 10^9$/L 时,患者所需输入的全血及血小板量明显增加,因此建议全髋置换术中及术后 48 小时内的血小板计数应保持在 $50 \times 10^9$/L 以上。

目前,血小板减少的治疗方法主要有丙种球蛋白疗法、激素疗法、输入浓缩血小板等。术前 5 天开始应用丙种球蛋白使患者的血小板计数从 $54 \times 10^9$/L 上升至 $112 \times 10^9$/L,且术后维持在 $60 \times 10^9$/L 以上。其机制为丙种球蛋白能抑制自身抗体对血小板的破坏,副反应包括头痛、面颊潮、寒战、发热、恶心、低血压等,这些副反应发生率很低($<1\%$),减慢静脉滴注速度后多数可避免。丙种球蛋白疗法的缺点是价格昂贵,不少患者难以承受。对于合并血小板减少的老年患者,其主要目的是短期内提升血小板数量,防止术中及术后出血。激素疗法常常与丙种球蛋白疗法联合应用,对于少数对丙种球蛋白疗法不敏感的老年患者有效,但只能短期使用,且应注意防范激素的副反应。术前及术中输入浓缩血小板是另一种重要的治疗方法。对于绝大多数血小板减少的老年手术患者,输入浓缩血小板能提高患者的血小板水平,防止术中及术后出血。通过临床研究发现,血小板减少患者接受 $1 \sim 2$U 血小板输注治疗后,血小板计数平均上升 $25 \times 10^9$/L,并且无明显副反应发生。

6. **低蛋白血症患者的术前准备**　血清白蛋白在肝内合成,半衰期为 20 天。合成蛋白质的基质缺乏或消耗增加达到一定程度时,可发生血清白蛋白水平下降。当总蛋白$<52$g/L、白蛋白$<25$g/L 时,临床上即可诊断低蛋白血症。低蛋白血症是判断营养不良的最可靠指标之一,而营养不良又与手术后并发症和死亡率的增高密切相关。老年患者由于营养储备比年轻人少,自我调节范围窄,在手术后高分解代谢的基础上,若营养补充不足,将很快导致内环境不稳定、器官功能不全,使手术风险增高。此外,白蛋白还是维持胶体渗透压的主要物质,而胶体渗透压又是维持血容量的重要因素。患有低蛋白血症的老年患者,可能出现组织水肿,影响伤口愈合。

因此,手术前如发现低蛋白血症时,应予纠正。对于拟行大型手术的老年患者,可选用 5% 等渗白蛋白溶液或 20%、25% 的浓缩白蛋白溶液。白蛋白所需剂量可按下式计算:

$$所需白蛋白(g) = [血浆白蛋白期望浓度(g/L) - 现有浓度(g/L)] \times 估计血浆总容量/1000 \times 2$$

估计血浆总容量按每千克体重 40ml 计算,静脉输注后约 50% 的白蛋白进入组织间隙,故公式中乘以 2。对于伴有脱水的老年患者,不能直接使用浓缩白蛋白,以防止将组织间隙水分引入血管内,导致患者心功能不全,宜先用晶体液扩容后再用,或将浓缩白蛋白用生理盐水稀释后输用。对于肝肾功能不全的老年患者,蛋白质的输入量要适当,还要做好氮平衡的监测。

7. **肾功能障碍患者的术前准备**　老年患者合并肾功能障碍者日益增多。肾功能损害的程度与手术危险性的大小有着密切关系。

手术耐受力的评定可有效预测手术风险。衡量肾功能障碍患者手术耐受力的重要指标是肾功能。各项术前检查中,血清肌酐测定及 24 小时内生肌酐清除率是评价肾功能较可靠的指标。当肌酐测定值为 $185.6 \sim 291.7 \mu$mol/L,24 小时肌酐清除率为 $51 \sim 80$ml/min 时,表示肾功能轻度损害,对手术耐受力的影响不大;当肌酐测定值为 $362.4 \sim 512.7 \mu$mol/L,24 小时肌酐清除率为 $21 \sim 50$ml/min 时,为中度肾功能损害,手术可能加重肾功能损害,术后容易发生感染、切口愈合不良等并发症,术前需接受适当的内科治疗;当肌酐测定值为 627.6~733.7μmol/L,24 小时肌酐清除率<20ml/min 时,为重度肾功能损害,手术后并发症的发病率高达 60%,死亡率为 2%~4%,术前需进行有效的透析处理。

对于老年患者合并肾功能障碍,手术前应努力设法改善肾功能,进低盐、优质蛋白饮食;及时纠正水、电解质紊乱;选用对肾损害最小的抗生素,如青霉素类和头孢菌素类;慎用血管收缩剂,一般血管收缩剂均可使肾内小动脉收缩,导致肾血流量显著减少、加重肾损害,若剂量较大、使用时间较长则肾损伤更为严重。

严重肾功能损害的患者由于促红细胞生成素分泌减少,一般都有贫血。治疗时首先应纠正贫血,通过多次输血使血红蛋白维持在 100g/L,血浆白蛋白维持在 30g/L。具有血液透析的指征时(血清肌酐水平>600μmol/L,肾小球滤过率<5ml/min),一般在手术前 1 天透析 1 次,使肌酐、尿素氮等指标接近正常水平,血液酸碱平衡得到矫正,电解质浓度接近正常,再行手术治疗。手术中须注意补充失血量、防止低血压,保持水、电解质、酸碱平衡,禁用对肾有毒性作用的药物。避免大量失血。

8. 长期使用肾上腺皮质激素患者的术前准备　自从肾上腺皮质激素应用于临床以来,在抢救某些危重患者和治疗某些慢性疾病方面收到了显著效果,但也给长期使用此类药物的患者带来不少严重并发症。

有些老年患者由于治疗某些疾病的需要(如类风湿疾病、胶原病等),较长时间使用肾上腺皮质激素类药物,从而抑制了下丘脑、垂体合成和释放促肾上腺皮质激素(ACTH),对这类患者在施行外科手术时应特别注意。因为较长时间使用肾上腺皮质激素治疗的老年患者将会出现肾上腺皮质功能的反应性降低,特别是应激反应较大的大、中型关节手术后,将会出现肾上腺皮质功能不全的一系列临床表现,包括嗜睡、乏力、顽固性低血压、高热、心动过速、恶心、呕吐,严重的患者可出现昏迷、休克。动物实验发现,长期使用肾上腺皮质激素治疗可降低胶原纤维的增生能力和伤口的愈合能力;临床观察中也证实,使用过肾上腺皮质激素治疗的患者易发生伤口裂开,伤口的延迟愈合率以及感染率高于正常人群的 25 倍。此外,长期大剂量使用皮质激素直接影响了抗体的形成以及粒细胞和网状内皮细胞的吞噬能力,可抑制机体的免疫机制,增加机体对感染的易感性。临床上,老年患者可以发生革兰氏阳性菌或革兰氏阴性杆菌的感染,以及真菌的感染(常为念珠菌和曲霉菌),感染部位以手术外伤部位、呼吸系统、泌尿系统、腹腔内、肛周等部位常见。一旦感染发生,多数严重,然而临床症状和体征多不典型,甚至感染性休克可能为首先表现。

对于曾较长时间使用肾上腺皮质激素或者术前短期内曾大量使用过肾上腺皮质激素的老年关节外科患者,手术前应做特殊处理。

(1)对垂体-肾上腺皮质功能进行检测:临床上常用的方法是测定 24 小时尿中游离皮质醇的排出量,反映肾上腺皮质分泌的状况;外源性 ACTH 试验可以反映肾上腺皮质的反应性及其储备能力。

(2)手术前、手术中及手术后增加激素的用量,以渡过创伤应激反应阶段。术前对肾上腺皮质功能检测的结果可作参考,一般可于手术前 2 小时静脉内滴注氢化可的松 100mg,手术中和手术后各经静脉给予100mg。术后第 1 天可给予氢化可的松 200~300mg;术后第 2 天给予 100~200mg;术后第 3 天改为 50~100mg,随后可以停药或转为患者手术前长期用药剂量。

(3)对出现肾上腺皮质功能不全危象患者的治疗:当临床上出现肾上腺皮质功能不全危象时,立即从静脉内滴注氢化可的松 100mg,以后每 8 小时再滴入 100mg;第 2 天用量可在 300~500mg,待病情稳定后 3 天可开始逐渐减量。

(4)为减少激素对切口感染和愈合的负面影响,该组患者应选择较广谱、高效的预防性抗生素,并适当延长切口拆线时间。

(魏碧友)

# 第七节　骨科手术的麻醉特点

## 一、骨科患者与骨科手术的特点

骨科患者常存在较多合并症,使骨科手术成为不容忽视的高风险手术,特别是老年髋、膝、脊柱手术患者。其主要风险主要来自两方面:①患者本身的风险:高龄患者多;并存疾病多;困难气道多;深静脉血栓多;恶性高热发生率相对多;②手术相关风险:手术创伤大;骨水泥相关风险;止血带相关风险;骨科医师对患者风险评估不足等。而骨科医师公认的治疗方案是:尽早手术以减轻患者疼痛,早期下床活动以减少相关并发症。传统的会诊处理模式效率较低,手术前等待时间长,骨科医师、患者满意度不高。因此,如何能够在保证患者安全的基础上,让患者舒适并尽快康复回家?如何做到有效减少手术应激、减少并发症、缩短住院时间、减少住院费用、提高患者满意度?快速康复外科理念很好地解决了这些问题。随着我国近几年快速康复外科理念在各大型医院与各领域、各学科的推行,其多学科合作、多模式围手术期康复干预已得到全世界越来越多的外科亚专科广泛认可。其着眼于整个围手术期,采用经过循证医学验证的一系列优化措施,降低手术患者创伤应激和心理应激,加速手术后康复、改善预后、提高患者满意度。

快速康复外科理念下的骨科患者麻醉特点:

快速康复外科理念强调多学科合作和围手术期全方位的临床细节优化,涵盖术前、术中、术后 3 个阶段。

**(一)术前**

1. 术前评估与宣教

(1)术前评估:为了提高麻醉的安全性,麻醉前应对患者麻醉风险进行评估。术前评估内容包括:①全面的病史采集;②和患者仔细交谈;③详细的麻醉前检查;④术前测试;⑤麻醉风险评估;⑥了解手术实施方案并制订相应麻醉计划;⑦适当的其他咨询,特别强调麻醉前体格检查至少应包括气道以及心肺功能评估。

(2)术前宣教:术前大部分患者存在悲观、焦虑等心理应激,会干扰相关医疗措施的顺利进行。麻醉科医师和护士在术前应对患者及其家属进行认真的宣教和辅导。宣教的主要内容应包括:①可能采用的麻醉方式;②麻醉中可能出现的相关并发症以及解决方案;③术后的镇痛策略;④康复各阶段可能出现的问题以及应对策略;⑤围手术期患者及其家属如何配合医疗护理工作。

2. 术前禁食禁饮　术前患者进食碳水化合物对机体代谢有积极意义。麻醉诱导前 2 小时进食碳水化合物可减轻焦虑、饥饿和口渴的感觉,并且减弱术后胰岛素抵抗,减少术后氮和蛋白质损失,维持肌力,加速患者康复。推荐无胃肠动力障碍患者饮清液(碳水化合物,不超过 200ml)至术前 2 小时,禁食 6 小时,不常规做肠道准备。

3. 术前麻醉用药

(1)不常规术前使用抗胆碱药,如患者特别紧张焦虑,可使用小剂量右美托咪定,不常规使用长效镇静药物(如苯巴比妥)等。

(2)预防性镇痛:患者入院后即给予口服环氧合酶-2(COX-2)抑制剂(如塞来昔布)。

(3)预防性抗生素治疗:切皮前半小时可给予预防性抗生素治疗。

(4)凝血功能优化:根据患者凝血功能状态和/或围手术期不同阶段给予氨甲环酸或低分子肝素。

(5)睡眠管理:入院后可给予地西泮(安定)或酒石酸唑吡坦片(思诺思)口服,结合预防性镇痛药以改善睡眠状态。

**(二)术中**

1. 麻醉选择

(1)麻醉方式:全身麻醉、区域阻滞麻醉及两者的联合使用均为快速康复外科理念下选择的麻醉方式,特别是超声定位下选择性神经阻滞技术为老年、危重患者行骨科手术带来了安全可靠的麻醉选择。而日间手术的开展、二代喉罩(可放置胃管)的应用,为缩短住院时间、减少住院费用带来了保证。

(2)麻醉药物:尽可能使用短效药物。①吸入全身麻醉药物:地氟醚更有优势;②静脉全身麻醉药物:丙泊酚;③肌松药:首选中效肌松药,并间断推注用药;④阿片类药物:舒芬太尼、瑞芬太尼等。总的趋势是:少用或不用镇静药、少用阿片类药、间断使用肌松剂、强化地氟醚等吸入麻醉。

2. 麻醉管理

(1)麻醉深度管理:①吸入麻醉:维持吸入麻醉剂呼气末浓度 0.7~1.3 个最低肺泡有效浓度,或脑电双频指数 40~60;②静脉麻醉:维持脑电双频指数 40~60;③老年患者避免长时间脑电双频指数<45。

(2)呼吸管理:控制吸入氧浓度至动脉氧分压与血氧饱和度正常即可,尽可能避免长时间高浓度氧($FiO_2$>80%)吸入;采用肺保护性机械通气策略,注意避免容量伤、压力伤。

（3）肌松监测与间断静脉推注中效非去极化肌松药,如顺苯磺酸阿曲库铵、罗库溴铵等。

（4）术中体温监测与保温:可采用体温监测技术,如红外线鼓膜温度计等监测核心体温,并通过提高手术室室温、液体加温装置、加温毯、强力暖风机、辐射加热器(红太阳)等措施维持患者术中核心体温>36℃。

（5）液体治疗:液体治疗曾有"干""湿"之分,也有"干""湿"之争,在建立有创血流动力学监测后(监测每搏输出量、心排血量、收缩压变异率、脉压变异率等),目标导向液体治疗成了主流。

（6）血糖控制:术中使用胰岛素控制血糖<10mmol/L,并注意避免低血糖。

（7）减少手术应激:质子泵抑制剂可有效预防应激性黏膜病变,减少术后上消化道出血。

（8）引流管、胃管的管理:不常规放置胃管;不常规导尿。3小时以内的手术均不必导尿。如必须放置胃管、导尿管,术后也应尽早拔除。

### （三）术后

1. **术后评估优化**　术后应对患者的呼吸功能、心脏功能、肝肾功能、胃肠功能、认知功能、凝血功能、血糖水平和镇痛进行评估和优化,特别是呼吸功能要重点评估。麻醉药中的阿片类药物对呼吸中枢有抑制作用,手术部位如多根多处肋骨骨折、胸椎骨折、颈椎骨折等对肺功能也有影响,镇痛不全可抑制深呼吸及咳嗽,不利于呼吸道分泌物的排出,可导致肺不张和坠积性肺炎;术中液体输入量过多可导致肺水肿等。如评估肺功能异常导致低氧血症,可通过以下方式进行优化处理:①病因治疗,如阿片类药物导致的呼吸抑制,可应用纳洛酮等拮抗剂;如判断为肺水肿,可采用头高足低位、强心、利尿、限制补液;如为疼痛引起的呼吸深度、咳嗽、排痰抑制,则应可靠镇痛。②加强氧疗,使用面罩、呼吸机等强化氧疗,改善低氧状态。

2. **镇痛治疗**　疼痛是患者术后主要的应激因素之一,可导致患者不能早期下床活动、阻碍骨科患者术后康复、影响患者术后生活质量、延迟出院时间。目前采取的对策为预防性镇痛和多模式镇痛。预防性镇痛是通过患者术前、术中和术后全程的疼痛管理,达到预防中枢和外周敏化的效果,从而减少急性疼痛向慢性疼痛的转化,如入院后即给予口服 COX-2 抑制剂(如塞来昔布)。多模式镇痛是联合应用各种方法或药物,从而达到减少阿片类药物的用量及其引起的恶心、呕吐等不良反应。方法:①神经阻滞与置管:可在超声定位下行选择性神经阻滞,上肢手术推荐臂丛神经阻滞和置管,下肢手术推荐腰丛、股神经和坐骨神经阻滞与置管;②椎管内镇痛,如硬膜外患者自控镇痛(PCEA);③经静脉患者自控镇痛(PCIA);④口服给予止痛药;⑤皮下或肌内注射止痛药;⑥切口或局部组织浸润:采用长效的罗哌卡因可达到术后 12 小时切口周围镇痛。

3. **术后并发症防范**　术后并发症最常见的为术后恶心、呕吐与术后肠麻痹。

（1）术后恶心呕吐危险因素:①女性;②晕动症病史;③非吸烟者;④术后阿片类药物的使用;⑤吸入麻醉药 $N_2O$（一氧化二氮,即笑气）的使用;⑥成年人<50 岁;⑦腹腔镜手术后等。恶心呕吐患者可联合用药,如:①氟哌啶醇+地塞米松;②5-HT$_3$ 受体拮抗剂+地塞米松;③昂丹司琼+东莨菪碱;④5-HT$_3$ 受体拮抗剂+氟哌啶醇+地塞米松等。

（2）术后肠麻痹危险因素:①术中大量输液致肠黏膜水肿;②使用阿片类药物;③手术操作影响等。预防术后肠麻痹措施:①减少阿片类药物用量;②实施微创手术;③术后使用选择性外周阿片类受体拮抗剂;④不插胃管;⑤咀嚼口香糖;⑥早期进食和下床活动。

快速康复外科理念下的骨科麻醉,离不开多学科合作、围手术期全方位的临床细节优化,将各学科有机地联系起来。以患者为中心,针对特定疾病制订规范化、个体化、连续性综合治疗方案,符合现代化医疗诊疗模式大趋势。

（师 雄 田 元 陈 杭）

## 二、老年骨科麻醉的特点

从医学概念看,老年是指因年龄增长而致周身器官功能减退和组织细胞退行性改变的阶段。但对老年的定义及年龄界限迄今并无公认的标准。世界卫生组织(WHO)对老年人的定义为 60 周岁以上的人群,其中 60~74 岁为年轻的老年人,75~89 岁为老年人,90 岁以上为长寿老年人。而西方一些发达国家则认为 65 岁是分界点。我国定义 60 周岁以上为老年人。我国目前已经进入了人口老龄化社会,据 2017 年国家统计局的统计数据,65 岁以上的老年人占我国人口比例已达到 11.4%。随着年龄增加,身体各脏器进行性衰老,老年人患病率也相应增加。

进入老年后,对外界的反应性降低、迟钝、视力减弱、肌肉骨骼退化、骨质疏松,使得老年人的平衡能力、协调能力、反应能力大打折扣;心血管系统的退化使老年人自我保护性差,易受外伤,导致骨折。所以,老年人的骨折发生率与年龄增长成正比。常见骨折类型包括髋部骨折、桡骨远端骨折以及胸腰椎压缩性骨折等。有报道,桡骨远端骨折患者为总例数的 25.52%,股骨颈骨折患者为总例数的 26.84%,胸腰椎压缩性骨折为总例数的 14.31%,股骨粗隆间骨折患者为总例数的 22.71%。由于骨折后长期制动,下肢血管血栓易形成,肺栓塞的风险增加以及骨折后脏器功能和认知的改变,加上老年人特有的生理学改变和药理学变化,导致老年患者骨科麻醉与其他年龄段患者骨科麻醉有很大的不同。总的来说,老年骨科麻醉有以下几个特点:

第一,老年人各个脏器的功能衰退和降低且合并基础疾病较其他年龄段增加,因此老年患者需要进行严格科学的术前评估,在临床经验的基础上结合科学的量表分析评估老年患者的脏器功能。

美国心脏协会(AHA)指南提出不稳定冠脉综合征(不稳定型心绞痛和近期心肌梗死)、心力衰竭失代偿期、严重心律失常、严重瓣膜疾病明显影响心脏事件发生率。代谢当量 MET<4(表 8-6-2)是老年患者围手术期心血管事件的重要危险因素,Goldman 心脏风险指数(表 8-6-3,表 8-6-4)是预测老年围手术期心脏事件的经典评估指标。

呼吸系统的功能随着年龄增长而减退,特别是呼吸储备和气体交换功能下降。术前肺功能检测与血气分析结果对老年患者手术麻醉风险评估具有重要意义。当患者处于急性呼吸系统感染期间,建议择期手术推迟到完全治愈 1~2 周后。戒烟至少 4 周可减少术后肺部并发症,戒烟 3~4 周可减少伤口愈合相关并发症。

脑功能及神经系统疾病评估:老年人神经系统呈退行性改变,对麻醉药物敏感性增加,发生围手术期谵妄和术后认知功能下降的风险升高。患有周围血管疾病、高血压或糖尿病的老年患者极易合并脑血管疾病。对于合并或可疑中枢神经系统疾病的患者,应行头部 CT、MRI、脑电图(EEG)等检查。对于不明确的神经系统疾病和控制不理想的疾病,需请神经科医师会诊。

肝肾功能的评估:老年患者的肝重量减轻,肝细胞数量减少,肝血流几乎每 10 年减少 10%,肝体积减少将近 20%~40%,而肝体积的缩小显著损害肝功能。肝代谢药物的固有能力也有不同程度下降,以 I 相反应的改变最为明显。快速代谢药物的维持剂量需求可因肝血流量的减少而减少。而慢速代谢药物的药物代谢动力学主要受肝本身能力的影响而非肝血流量的影响。对于术前已经存在的肝功能损害可采用蔡尔德-皮尤改良评分(Child-Pugh 分级标准,表 8-7-1)加以评定,对于已有肝病的患者一般手术前需要较长时间的准备方允许施行择期手术。老年肾功能因肾组织萎缩,肾单位数量减少,肾小球滤过率降低,肾浓缩功能和保留水的能力下降,最终导致需要经肾清除的麻醉药的消除半衰期延长。对于慢性肾衰竭或急性肾病患者,原则上禁忌任何择期手术。现今在人工肾透析治疗的前提下,慢性肾衰竭不再是择期手术的禁忌证,但患者对麻醉和手术的耐受力仍差。

表 8-7-1　蔡尔德-皮尤改良评分

| 临床生化指标 | 1 分 | 2 分 | 3 分 |
|---|---|---|---|
| 肝性脑病/级 | 无 | 1~2 | 3~4 |
| 腹水 | 无 | 轻度 | 中、重度 |
| 总胆红素/(μmol/L) | <34 | 34~51 | >51 |
| 总蛋白/(g/L) | >35 | 28~35 | <28 |
| 凝血酶原时间延长/s | <4 | 4~6 | >6 |

A 级为 5~6 分;B 级为 7~9 分;C 级为 10~15 分。A 级手术危险度小,预后好;B 级手术危险度中等;C 级手术危险度大,预后最差。

还有肠道功能及胃肠系统疾病的评估、凝血功能的评估、内分泌功能及内分泌疾病的评估、免疫功能及组织免疫疾病的评估等。麻醉医师在系统科学的评估后,通过积极的干预和准备来尽量减少其发生不良事件的风险。

第二,目前老年骨科疾病主要通过外科手术治疗,但因手术风险较大,创面切口较广,老年患者身体耐受能力较差,使老年患者出现较强的机体应激反应,影响术后康复进程。因此,宜选用适当的麻醉方法和药物,以增加麻醉安全性,减少患者应激反应,降低患者围手术期相关并发症,缩短住院天数。麻醉指南提示,既往研究认为全身麻醉与椎管内麻醉对患者的转归没有差别,但最近的国际共识认为,出于老年患者脆弱的脑功能保护,推荐在能够满足外科麻醉水平的条件下,优选使用神经阻滞技术,包括椎管内麻醉、外周神经阻滞麻醉等方式;对于术前服用抗凝药物的患者,如果没有时间进行抗凝治疗替代转化,可以优选外周神经阻滞技术实施麻醉。如果选择全身麻醉,不断积累的证据表明,全静脉麻醉在老年患者的术后认知保护方面具有优势,某些特殊手术使用适当浓度的吸入麻醉药物具有脏器保护效应。所以,对于老年患者麻醉的选择应根据患者自身条件、手术方式、麻醉医师的临床经验、麻醉科内设备以及本院内科及 ICU 的支持综合评估及决策。

第三,因老年患者多合并其他基础疾病,长期使用药物,所用药物的数量与出现药物不良反应的可能性直接成正比,所以麻醉药物的选择需充分考虑手术患者所用药物之间的相互作用,以及麻醉药物的药效动力学及药物代谢动力学,以不损害脏器功能为原则选用合适有效的麻醉药物。针对脆弱脑功能患者,应避免使用影响神经递质的药物[如东莨菪碱、盐酸戊乙奎醚注射液(长托宁)、苯二氮䓬类];针对脆弱肝肾功能患者,应选择不经过肝肾代谢的肌松药物(如顺阿曲库铵);针对脆弱肺功能以及大于 75 岁的高龄患者,最好给予短效镇静镇痛药物维持麻醉;针对脆弱心功能患者,选用对循环抑制较轻的药物(如依托咪酯)。

第四,老年人因全身血容量降低、心肺肾功能减退以及静脉血管张力在麻醉状态下易丧失,术中为了维持循环稳定而导致液体输注过负荷,故应实施目标导向液体管理策略以降低围手术期心肺并发症、改善患者术后转归。老年患者术中液体首选乳酸林格液或醋酸林格液。术前评估为肾功能不全的高危老年患者,应慎用人工胶体溶液。另外,老年骨折患者常存在术前贫血、骨折后隐形失血,故术中应维持足够的血红蛋白及血细胞比容水平。新的凝血管理指南推荐输注红细胞与输注新鲜冰冻血浆的比例为 2:1,在条件允许时进行实时凝血功能检测。在血容量急剧改变的情况下,患者体温会出现快速下降,对输血、输液进行加温处理以及对患者体温进行保护和监测尤为重要。老年骨折患者为围手术期低体温的主要患者,压力暖风机和核心体温监测被认为是体温管理的黄金法则。因此,保持患者体温维持在 36℃ 以上,可降低术后感染、凝血障碍、药物代谢改变、术后苏醒延迟及术后留观时间延长等相关问题。

第五,老年患者因年龄增大,导致各系统脆弱脏器的形成,对术中各种刺激的耐受性下降,术中各项指标可能在短时间内出现较大波动,这就要求麻醉医师在术中做好常规监测(如心电图、无创血压、脉搏血氧饱和度、尿量、呼出二氧化碳、体温等),以及特定患者的特殊监测,如有创血压、中心静脉压、血气分析、麻醉深度、凝血功能、无创脑氧饱和度、心排血量(CO)、每搏量(SV)、持续经食管超声心动图(TEE)等的监测,特别是每搏量变异度(SVV)、脉压变异度(PPV)和灌注变异指数(PVI)指导的容量治疗,以便能提早发现问题并作出快速处理。

第六,老年患者术后谵妄发生率高,尤其是髋骨骨折修复术。谵妄的诊断根据《精神障碍诊断和统计手册(案头参考书)(第五版)》(DSM-5)(表 8-7-2)的诊断标准:"谵妄的基本特征是意识障碍伴有认知功能的改变,而且这种认知改变不能用已有的或进展性的痴呆解释。"1% 的谵妄患者表现为活动过度活跃,68% 的谵妄患者表现为活动减退,31% 的谵妄患者表现为混合性(活动减退和活动活跃交替出现)。通过对可能发生谵妄的高风险患者的评估及早期进行积极有效的干预,能够防止术后谵妄的发生或减轻其严重程度及缩短持续时间。识别与处理谵妄的诱因和触发因素是谵妄管理的重要环节(表 8-7-3)。

表 8-7-2　DSM-5 中谵妄的诊断标准

A. 意识障碍(即对环境认识的清晰度降低),伴有注意力集中、持久或变换目标的能力减弱

B. 认知改变(如记忆缺陷、定向不全、语言障碍),或出现知觉障碍,而又不能用已有的或进展性的痴呆解释

C. 在短时间内发生(一般为数小时或数天),并在一天内有所波动

D. 从病史、体检或实验室检查中可有迹象表明是一般病情的直接生理性后果

表 8-7-3　术后谵妄的诱因和触发因素

| |
|---|
| 易患人群特征:年龄大于 65 岁,男性 |
| 认知功能损害或抑郁症 |
| 功能损害 |
| 感觉损害,尤其是视觉和听力损害 |
| 经口摄入量减少 |
| 药物:联合用药、酒精中毒、精神药物、镇静剂、阿片类药物、抗胆碱能药物 |
| 并发症:重度疾病和神经系统疾病 |
| 手术类型:高风险手术(参照美国心脏协会指南)和矫形外科手术 |
| 入住 ICU |
| 疼痛 |
| 睡眠剥夺 |
| 制动或身体状况差 |

术后认知功能障碍(POCD)通常在术后头几天到几周内,以老年患者尤为明显。POCD 的诊断标准主要基于患者术前、术后涉及多个认知区域的神经精神测试评分改变。麻醉是否会导致长期的 POCD,目前仍存在争议。对大部分患者,早期的 POCD 通常是可逆的,但又有小部分患者的 POCD 会持续存在,这就影响患者的生活质量,同时带来沉重的社会和经济负担。

第七,由于老年患者的高风险性,术后应转入麻醉后监测治疗室(PACU)或 ICU 进行综合管理治疗,预防和处理相关并发症。术后的伤害性疼痛也是临床常见和必须处理的事件,多模式镇痛应作为老年人术后镇痛的首选。

老年患者的骨科麻醉是一个极大的挑战,无论是术前评估、术中管理以及术后随访,对于老年患者都具有极大的重要性。为老年患者制订和实施合理的围手术期治疗策略,对患者、保险公司和政府机构等所有利益相关者的重要性日益增加。

(张家富　胡　倩　卢　婷)

# 第八节　骨科手术室配置和流程管理

## 一、骨科手术室的规模与设置

为加强医院手术安全管理,指导并规范医院手术部(室)管理工作,保障医疗安全,原卫生部于 2009 年印发了《医院手术部(室)管理规范(试行)》。骨科手术室的间数是根据骨科的床位数,按照经验公式(20~25):1 的比例配置,可根据手术量的多少进行调整。手术室面积根据手术用途而定,生物洁净手术室面积为 50~60m²,一般骨科手术室面积为 40~45m²,高度以 3m 为宜。室内温度保持在 20~25℃,相对湿度为 50%~60%。

## 二、骨科手术室的流程

手术室根据洁净程度可划分为清洁区与污染区,通常清洁区为空气净化无菌区和已消毒区,污染区为未消毒区。通道的设计应规划好人与物、医与患、清洁与污染之间的关系,应有 3 条流程:

1. 工作人员流程　入口→换鞋→更衣室(可附带休息室、淋浴间)→洗手间→手术间→淋浴间→更衣室→换鞋→出口。

2. 患者流程　病区→手术区入口→患者通道→手术间→患者通道→出口。

3. 器械敷料流程　使用过的手术器械敷料→中心供应室洗涤间→处理打包→消毒→无菌物品存储室→手术间。

### 三、骨科手术室的无菌要求

骨科手术后的深部感染是灾难性的。骨科手术的无菌要求远高于其他外科手术。降低感染的发生率依靠骨科手术室的设计和管理,以及手术室成员对无菌规章制度的严格执行和细致的外科技术。骨科手术原则上都应该在洁净手术室内完成。

Ⅰ级特别洁净手术室:适用于关节置换手术、脊柱手术。

Ⅱ级标准洁净手术室:适用于1类切口,有内置物植入的骨科手术。

Ⅲ级一般洁净手术室:适用于1类切口,无内置物植入的骨科一般手术。

Ⅳ级准洁净手术室:适用于2~4类切口,开放性骨折、污染或感染手术。

骨科手术室应确定的严格的规章制度包括:①头发在任何时间都必须遮盖;②在手术室内任何时间都必须戴口罩;③不允许在手术室内穿戴便装和外出服以及外出鞋;④成员进入手术室只能通过明确指定的门,尽量减少手术间门的开启频率,以免干扰手术间内的空气流动;⑤手术室内人数控制在最小范围内;⑥严格控制来自污染区域和储藏室内的运输行为;⑦手术铺巾及手术衣应采用防水材料制成。

### 四、骨科手术室的照明

手术室的照明应注意满足骨科各种手术体位的要求和骨科医师在手术中对组织识别的要求。无影灯采用标准自然光,能真实再现组织颜色,避免偏色光对组织识别的困扰。无影灯臂的活动范围应大,照明灯头离地面≥2m,灯头可以做水平、垂直位调整和360°旋转,灯头应易于更换位置、易于清洁,灯源采用冷光以减小热辐射。

### 五、骨科手术室的内装修要求

手术室的墙面、地面及屋顶的颜色采用冷色调为宜,可减轻视觉疲劳及视觉后效应。地面应采用防滑材料,如防静电的塑胶地板、无反光的水磨石或大块防滑地砖等。骨科手术间应配备有铅板的防护墙,减少X线辐射。

手术室内应装有多路电源和足够用的插座箱,以满足手术室内越来越多的设备需要;电源插座需要带防火花装置,地面要有导电设备以防止麻醉静电。墙面上安装X线片读片灯,如有条件可安装图像存档及通信系统。

### 六、骨科手术室内骨科常用仪器的使用与保养

1. C 型臂 X 光机、O 型臂 X 光机及术中 CT 机等放射仪器

(1)医学影像仪器应有专人维护,定期检查电源、电缆及设备运行是否正常。

(2)建议专人操作,设备仪器上应有标准操作指南,以备紧急情况下其他人能够正规操作。

(3)移动或透视时不能撞击到其他物体,使用前后检查设备完好,并记录使用情况。

2. 气压止血仪

(1)接通电源后先检查仪器工作状态,止血带是否漏气,调节按钮是否灵敏。

(2)调整止血带压力,一般情况可设置为患者收缩压+100mmHg。

(3)固定止血带部位:上臂应在上臂上 1/3 段,下肢在大腿根部。止血带处应有棉垫内衬垫,包扎平整无皱褶。

(4)控制阻断血流时间,上肢一般不超过 60 分钟,下肢不超过 90 分钟;手术时间过长,可暂时松止血带10~15 分钟后再阻断。

(5)注意有感染、伤口、肿瘤等患者不宜驱血,直接抬高肢体 5 分钟后充气。

(6)上下肢有专用大小止血带,儿童有儿童适宜用止血带,按照患者情况选择合适的止血带。

3. 骨科动力系统(电动或气动工具)

(1)使用前检查电动工具电池是否存在电力不足,气动工具氮气罐压力是否足够。

（2）钻头、克氏针、锯片等工具使用前后需检查是否完整，以防破损、遗漏在患者体内。

（3）术中不使用时应及时收回，避免误操作产生误损伤。

（4）手术完毕后用湿纱布清洗，不能水洗，擦干后将电池取出，分别消毒存放。

4. 高频电刀

（1）应有专人定期养护保管。

（2）使用前先检查设备各部位是否完好，零件是否齐全，插头有无松动。

（3）电极板需贴在患者肌肉丰富且远离心脏处，不可贴在毛发丰富、瘢痕组织、皮肤缺损等处；注意手术区域与电极板回路之间有无金属内置物，患者有无安装起搏器等电子设备等。

（4）手术开始使用电刀前，连接电刀头，检查电刀电凝功能是否正常。

（5）术中密切注意使用过程中有无异常，电刀电凝功率根据使用情况适当调整，如有报警，立即停用，检查原因并排除故障后才能使用。

（6）术前患者皮肤不能直接碰到手术床金属部件，防止使用电刀时灼伤。

5. 关节镜、椎间盘镜等器械

（1）需专人保管，定期检查维护，使所有设备处于最佳工作状态。

（2）消毒、包装：根据不同部件的要求进行消毒，大部分金属器械如镜鞘、穿刺器、蓝钳等可高压蒸汽灭菌，镜头、摄像头、光纤等设备以环氧乙烷、等离子低温消毒方式消毒灭菌。

（3）线缆部分避免小半径弯折损伤光纤；器械较为精密，避免器械间的碰撞损坏；注意干燥防锈等处理。

### 七、外来手术器械的管理

（1）手术前一日送入手术室消毒供应室进行清点、核对，检查其完整性、清洁度。

（2）检查手术器材的尺寸、型号是否齐全，检查内置物的型号是否齐全、包装是否完好、是否在有效期内。

（3）手术器械消毒完成后于手术日送入手术间，手术开始后由洗手护士和巡回护士共同清点消毒器械及假体数目无误。

（4）手术结束后，清点手术器械，记录使用内置物数量、型号，与器械商清点无误后交还器械商。

### 八、骨科手术内置物的核对制度

（1）凡是有内置物的手术，在手术开始前就需要洗手护士和巡回护士共同清点内置物数量、种类。

（2）术中放入内置物时，由手术医师和洗手护士核对内置物编号，由巡回护士确认并记录。

（3）内置物置入完成后，再次清点内置物数量，与术前数量吻合后方可关闭手术切口。

（4）手术结束后，巡回护士将内置物的条形码粘贴于病历中，填写完成后由主刀医师签字确认存档。

（5）手术取出的内置物由洗手护士和巡回护士共同清点后、再清洗完成后装入塑封袋，贴好标签纸，注明患者姓名、床号、住院号、手术日期、手术名称、内置物名称及公司名称。

（6）取出的内置物有专门的保管箱和登记本，每日清点登记取出的内置物并与登记本核对。

（7）取出的内置物定期送至医院设备科，按照清点单清点完毕后由医院上交卫生部门指定的处置机构。

（8）对因科研需要，由医师保管的内置物，保管医师需对取出物按要求进行登记、签名，以备查询。

（9）对因为医疗纠纷需由第三方取走所取出的内置物的，由医院医务部取得相应证明后取走，第三方按要求进行登记、签名。

### 九、骨科常用的手术体位及摆放

1. 仰卧位　是骨科手术中最多见的体位。

摆放步骤：①头部需放置在软头圈上，肩关节外展放置，但外展角度<90°；②手臂用衬垫保护，肘关节屈曲<90°，中立位或者轻度旋后位放置，所有骨性结构突出的部位均需加用软衬垫。

2. 沙滩椅位　沙滩椅位是仰卧位的一种变形体位方式。这一体位在肩臂手术中便于操作和复位，适用于肱骨外科颈的切开复位内固定术、肱骨干骨折的复位顺行髓内钉内固定或钢板内固定术、全肩关节假体置换术以及锁骨骨折切开复位内固定术等。

摆放步骤:①患者仰卧位躺于标准的沙滩椅形状的桌子上,头部、颈部、躯干中立位放置,并使用约束带固定;②胸部和腹部靠近患侧肢体边缘固定,手术床整体向后倾斜 10°~15°;③髋关节屈曲 45°~60°,膝关节屈曲 30°,健侧上肢外展,或者内收固定。

3. 侧卧位 常用于胸腰部手术和髋部手术。

摆放步骤:①患者呈 90°侧卧位,背部与床缘平齐。此时髂部及手的约束带至为重要。在不影响消毒范围的情况下,可于腋下加固 1 条胸带以支持体位。②侧卧位需要使用合适的侧卧位垫子,头部衬垫需保持适当高度以维持侧卧位时头部也处于相对中立位。同时需要注意,侧卧位垫下方手臂部位需要有一凹槽,用以放置手臂,避免压伤。朝上的手臂腋窝部位可夹一枕头。③臀部及下腹部各放 1 个体位固定架,在固定架与患者身体之间放 1 个方垫保护,上侧腿伸直,下侧腿屈曲,在两膝之间、下侧腿及双踝下各放 1 个方垫,膝部放 1 个海绵垫,用约束带固定。

4. 俯卧位 俯卧位适用于脊柱后路手术,同时也包括需要从后方进入的肢体手术。

摆放步骤:麻醉完成后,可将患者从转运床上翻滚放置在手术床上,翻滚时需要注意上肢和头部的位置。患者俯卧位放置完成后,肩关节外展<90°,或者放置于躯干旁。在胸部及髋部放置柔软衬垫,将腹部空出来,有助于预防压疮,并增强通气。患者整体可以向尾端倾斜,以减少眼压和面部水肿。头部偏向一侧,双上肢放于头部两侧,或固定于侧臂板上,小腿上放 1 个海绵垫,用约束带固定。

## 十、骨科备皮范围

1. 上肢骨折术前注意事项

(1)肘部手术:上界平肩关节,下界至全手或腕关节,包括腋窝。

(2)肩、上臂手术:上界前方平甲状软骨,后方平乳突,下界平肋弓最低处,前后超过腋中线,上肢至腕部。

2. 下肢骨折术前注意事项 大腿及髋部手术:上界至肋下缘,下界至小腿下 1/3,躯干前后过中线,并剃阴毛、剪趾甲。

3. 骨盆骨折术前注意事项 术前一天备皮,备皮范围为腹部上平乳头连线,下至大腿下 1/3(前后周围),躯干前后过中线,并剃阴毛,肚脐污垢应予松节油清除。

4. 锁骨手术术前注意事项 皮肤准备范围:上至颈部,下至乳头连线,前后胸壁超过中线 5cm 以上,包括同侧上臂 2/3 和腋窝。

## 十一、骨科手术患者手术流程

1. 手术前一日准备工作

(1)由次日配合该台手术的巡回或器械护士于术前一日携带"术前访视单"与患者及家属见面,查对并确认患者。

(2)了解患者基本情况,如姓名、床号、性别、手术名称、手术部位、手术方式、传染性疾病检查结果、皮试结果等,与患者沟通,做好心理护理。

(3)患者于手术前一日晚沐浴后换上病员服,等待次日手术室专人到病房迎接。

2. 手术当日接患者入手术室

(1)手术当日由手术室护士查对手术通知单、手术安排表、患者信息,确认无误后通知病房护士做好术前准备。由手术室专人携手术通知单、推车至病房迎接患者,并与病房护士仔细核对患者及术前准备情况。

(2)患者到达手术室后,由值班护士查对患者,该台巡回护士、器械护士、麻醉医师再次查对患者及手术通知单、病历、患者及患者物品。

(3)手术进行前由主刀医师和主管医师再次核对患者有关信息,按照三方安全核查制度再一次核对患者,确定具体手术部位、手术方式后开始进行手术。

3. 手术后送患者回病房

（1）手术完毕等待患者完全苏醒并能正确回答问题后送回病房。一般患者苏醒可直接在手术间内恢复；若特殊情况或危重患者，术后到病房监护室或 ICU 病房。

（2）由麻醉医师、巡回护士将患者及病历、患者物品一同送回病房。送患者途中注意观察患者呼吸、脉搏，保持输液及各种引流管道通畅。

（3）送入病房，与病房护士交接患者一般情况、各种引流管、皮肤情况和患者物品等。待病房护士在患者手术护理记录单交接患者栏目上确认签名后，方可离开病房。

（刘　静　陈万菊　编写；张　惟　审校）

# 第九节　骨科手术的中西医结合进展

## 一、人工骨及中医复位经皮椎体后凸成形治疗压缩性骨折的研究

随着社会发展及人口老龄化，各种原因致胸腰椎骨折越来越多。对于单纯椎体压缩性骨折，以前多采用卧硬板床休息、悬吊牵引、对症止痛等治疗，但患者卧床时间长，疼痛消失慢，老年患者并发症多。1984年，法国放射科医师 Galibert 等首次采用聚甲基丙烯酸甲酯（polymethylmethacrylate，PMMA）灌注经皮椎体成形术（percutaneous vertebroplasty，PVP）治疗 1 例颈椎椎体血管瘤，获得了出人意料的镇痛效果。1990 年，Galibert 将 PVP 首次应用于骨质疏松性椎体压缩性骨折（osteoporotic vertebral compression fracture，OVCF），并取得很好疗效。20 世纪 90 年代初，PVP 被弗吉尼亚大学率先介绍到美国，由于具有几乎"立竿见影"的镇痛疗效和加固椎体的作用，很快得到了临床医师及患者的肯定。据报道，椎体压缩性骨折（VCF）通过 PVP 治疗后，70%～90% 的病例可缓解疼痛。从那时开始，PVP 成为一种治疗疼痛性椎体损伤的常用方法。但 PVP 并没有解决 VCF 引起的后凸畸形。脊柱后凸畸形可产生许多不良影响：①使患者的负重重心前移，增加了摔倒的危险，同时也增加了椎体的承受负荷，使椎体容易发生骨折；②可降低肺活量，加重了原有限制性肺病；③可使肋弓对腹部压力增大，产生饱胀感，导致食欲减退和营养不良；④可使患者的期望寿命降低等。因此，近年来又采用球囊扩张椎体后凸成形术（percutaneous kyphoplasty，PKP），以恢复椎体高度，改善其功能。但是 PKP 价格非常昂贵，且球囊扩张可人为造成椎体内许多新的微骨折，残存骨小梁被紧紧挤压在一起，有可能影响新骨形成；骨水泥（bone cement）也具有不显影、聚合产热、有毒、不能成骨等缺点。而可注射人工替代骨具有显影、可吸收、硬化、安全等优点。

因此，本方法应用可注射人工骨（Cem-OsteticTM 人工骨浆）经皮椎体灌注、中医悬吊牵引或麻醉下手法复位的方法，复位恢复椎体的高度以治疗急性胸腰椎压缩性骨折，避免了椎体后凸成形术（PKP）和骨水泥的不足，且价格大大降低，为急性胸腰椎压缩性骨折患者尽快减轻痛苦、早日康复提供了一个理想方法。目前国内外尚无报道。

本科研已在重庆市卫生局（现重庆市卫生健康委员会）立项，主研人员：蒋仁伟、孟和平、沈秋生、熊兴玲、杨玲娟、蓝宇、李咏梅。

## 二、微创人工髋关节置换术的研究

在以往的人工髋关节置换术中，术式繁多，其切口均在 10～15cm 以上，且大部分肌群被切断，导致手术切口大、出血多、手术慢、术后恢复慢，且假体易脱位等诸多缺陷，术后患者不能早期行走，给患者精神及身体带来不适。本项目旨在研究人工髋关节置换中，如何有效达到切口小、损伤小、出血少、术后恢复快，行走早，保证医疗安全，提高医疗质量，降低医疗费用，适应国民经济和社会发展的需要。

随着社会人口年龄的增长，股骨颈骨折的发生率不断上升，年轻人中股骨颈骨折的发生率也有上升的趋势，故对股骨颈骨折的治疗，如切开复位内固定、髋关节置换术，一直是创伤骨科领域中重点研究的对象之一。

1940 年，Moore 发明人工髋关节，在短短几十年中，人工髋关节置换术无论从手术入路到假体的材质、制

作设计,都有突飞猛进的发展。髋关节置换的手术入路,直接关系到手术的安全和手术的质量、手术的快捷,因此,寻找一条快捷、微创、易掌握的手术路径,是临床骨科医师的一项重要研究课题。

以往的手术入路:髋关节前侧入路(Smith-Petersen入路)、髋关节前外侧入路(Watson-Jones入路)、髋关节后外侧入路(Gibson入路)、外侧经臀肌入路(Hardinge入路)、髋关节后侧入路(Moore入路)。

以上5种入路方式,各有优缺点,但有一个共同点,即:手术切口均在10~15cm以上,且大部分肌群都要切断。其中,髋关节后侧入路(Moore入路)与髋关节后外侧入路(Gibson入路),是目前首推的进入髋关节的最佳路径。

试析Moore切口,以大转子上界后部为表面中心,切口成角,后侧切口线向近端和内侧延伸达髂后上棘下8~10cm处,其方向与臀大肌纤维平行,下切口线向股骨干平行,向远端延长10~15cm,显露大转子或其下切开臀大肌10~15cm,牵开臀大肌近侧部,显露大转子覆在其上面的转子滑囊,可切开也可部分切除,向后牵开臀大肌后侧纤维显露髋的外旋短肌群,将臀大肌附着在股骨粗隆上的肌腱切断(外旋短肌群附着于大转子和股骨近端,由近向远排列为梨状肌、上孖肌、闭孔内肌、下孖肌和股方肌),切开外旋短肌群,从肌腱处切断梨状肌,并在肌腱处缝线作标记,而闭孔内肌和上、下孖肌应在接近大转子处切断。股方肌也可在其中部切开,或从股骨切开向上翻转。

又如Gibson切口,以大转子上界为中心轻微成角,上切口线起于髂棘下、髂后上棘前6~8cm处,沿臀大肌前界表面到大转子前,下切口线沿股骨长轴线向下延伸10~15cm。沿臀大肌前界的切口线切开臀中肌,切开大转子远端的髂胫束,向后牵开臀大肌,向前牵开阔筋膜显露臀中肌并向后显露外旋短肌群,根据手术步骤,切断外旋短肌群,髋关节囊或髋臼后柱的入路可被扩大,确认坐骨神经,向后牵拉外旋短肌群保护之,切断梨状肌肌腱,距转子间嵴2~3cm切断闭孔内肌和上、下孖肌,牵开闭孔内肌和上、下孖肌显露髋关节囊后柱,关节囊后柱可被完全暴露。

以上两种术式的优点:髋关节能充分显露。缺点:假体置换脱位率高,且有损伤坐骨神经的危险,出血多、损伤大。

通过利用现代先进的假体制作工艺、专用器械,运用独特的手术入路和操作技巧,对微创髋关节置换术进行改良探索,使医疗安全系数增加、临床疗效提高、侵入性损伤减少、医疗费用降低,适应国民经济和社会发展的需要。

研究内容:通过方案设计、查新、国内外现状分析、医学图片收集整理,在以往各类髋关节置换术的手术入路中,寻找出一种手术切口小、避免切断外旋短肌群的手术入路方式和操作技巧,使手术损伤和切口达到最大程度的减小,有效达到出血少、手术快、后遗症减少的目的。术后给予中药辨证运用,消除瘀肿现象,促使恢复快、痛苦减少。同时完成《人工股骨头置换术入路与操作技巧》学术专著的编辑和撰写。

拟解决的关键问题:把握学科前沿新动向,重视取国、内外各家之长;手术器械的进一步改进和研制;总结完成一套独特的手术入路体系和操作技巧规范,撰写一本图文并茂的具有临床参考价值的手术入路和操作技术专著,使该方法具有可操作性和实用性,便于推广。

本科研已申请重庆市卫生局(现重庆市卫生健康委员会)科研立项,主研人员:彭天云、罗大万、阎明健、李咏梅、陈小英、黄文凭、霍秋明。

### 三、踝部骨折闭合复位微创内固定

1. 研究目的

(1)踝部骨折治疗存在的问题:目前,踝部损伤程度日益加重,高能量损伤近年逐步增多,局部软组织损伤严重,特别是局部挫伤或张力性水疱严重的患者失去早期手术机会;严重的并发症如高血压、糖尿病、下肢静脉曲张,引起术后伤口感染和皮瓣坏死的风险大大升高;老年患者、心肺功能不全患者、不能耐受麻醉手术患者,失去手术治疗和康复的机会。

(2)踝部骨折闭合复位微创内固定课题的研究:进一步加深对踝部骨折病因、病机的认识,进一步规范和掌握踝部骨折闭合复位的要点,提高复位的准确性,通过微创技术为踝部骨折提供有效固定,稳定了骨折的复位,恢复了踝关节的稳定性;防止骨折再次移位和影响骨折愈合之虑;有利于早期进行踝的功能锻炼活

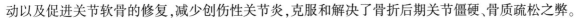

动以及促进关节软骨的修复,减少创伤性关节炎,克服和解决了骨折后期关节僵硬、骨质疏松之弊。

2. 主要研究内容

(1)闭合复位问题:①复位后的暂时固定;②断端软组织嵌插、清理的问题;③胫骨远端关节面塌陷骨折的复位问题;④外踝粉碎性骨折,长度的恢复问题;⑤塌陷及粉碎性骨折复位后植骨问题。

(2)固定问题

1)内外后踝骨折和下胫腓关节固定部位的选择

内踝:根据骨折线方向确定内踝固定螺钉。横行骨折在内踝前丘和后丘用 2 枚螺钉或在内踝尖用单枚螺钉沿下肢力线固定。前上向后下型骨折从前丘向后上固定;前下向后上型骨折从后丘向后前上固定。

外踝:外踝尖前腓骨远端中心线(髓腔中心线)单枚固定。支持钢板先用克氏针暂时固定后,在外踝尖上 0.5cm 沿腓骨远端中心线切 1cm 切口骨膜下剥离,支持钢板经皮潜行置入经皮螺钉固定。

后踝:胫骨远端关节面顶上 0.5~1cm 区域 1~2 枚螺钉固定。关节面>1/4 的支持钢板微创固定切口选择内踝上 5cm 胫骨内后侧做一 1cm 切口向远端胫骨后踝骨膜下剥离,支持钢板经皮潜行置入经皮螺钉固定。

下胫腓关节:下胫腓关节上 2~3cm 区域由腓骨向胫骨经皮螺钉固定。

2)踝部骨折内固定器材的选择和安装

内踝:普通螺钉、生物螺钉、空心钉、全螺纹螺钉。内侧关节面塌陷支持钢板固定切口为1cm。

外踝:无短缩的普通螺钉、生物螺钉、空心钉、全螺纹螺钉。短缩的全螺纹螺钉、腓骨交锁髓内钉、支持钢板的植入切口为1cm。

后踝:关节面≤1/4 的普通螺钉、生物螺钉、空心钉。关节面>1/4 的支持钢板微创固定切口为1cm。

下胫腓关节:普通螺钉、生物螺钉。

3. 创新点

(1)小切口指踝部骨折经皮固定螺钉、空心钉控制在 0.5cm。支持钢板的植入切口控制在 1cm。

(2)踝部骨折采用闭合复位方法(包括牵引复位、钢针辅助复位、有限切开复位)。

(3)制订踝部骨折内固定微创安装的技术操作步骤规范。该步骤有别于常规切开复位安装技术步骤,固定确切,费用低,更有利于临床推广使用。

本科研于 2014 年通过重庆市卫生和计划生育委员会(现重庆市卫生健康委员会)科研结题。研究人员:漆伟、吴春宝、罗大万、彭正刚、邓煜。

## 四、股骨大转子骨折的微创治疗

1. 研究目的 运用微创技术安装动力髋螺钉(DHS)、动力髁螺钉(DCS)、股骨近端锁定钢板等髓外固定。手术切口较小,减少了术中软组织损伤,内固定可靠,起到了初始稳定、防止旋转的作用。手术时间短、出血量少,术后患者可早期进行患肢功能锻炼,有利于骨折愈合,可防止术后深静脉血栓形成。目前,微创技术是治疗股骨粗隆间骨折的理想方法之一,有助于提高手术疗效、减少并发症。值得临床推广使用。

2. 主要研究内容

(1)股骨粗隆小切口的选择。

(2)股骨粗隆间骨折(特别是冠状位骨折)复位固定问题。

(3)微创安装 DHS、DCS、股骨近端钢板或锁定钢板内固定系统的技术步骤规范。

3. 创新点

(1)小切口指股骨粗隆外侧切口控制在 2~3cm。可以进行有限的复位和固定;有利于股骨粗隆间冠状位骨折复位固定;有助于 DHS、DCS、股骨颈主钉和股骨近端锁定钢板、股骨颈锁定钉的打入;有助于股骨近端骨膜下隧道的建立和板的放置。

(2)股骨粗隆间骨折采用闭合复位方法(包括牵引复位、钢针辅助复位、有限切开复位)。

(3)制订 DHS、DCS、股骨近端锁定钢板内固定系统微创安装的技术操作步骤规范。微创方法完成常规

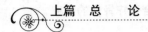

DHS、DCS、股骨近端钢板或锁定钢板安装。固定确切,费用低。该规范有别于常规切开复位安装技术步骤,更有利于临床推广使用。

本科研于 2013 年通过重庆市卫生和计划生育委员会(现重庆市卫生健康委员会)科研结题。研究人员:漆伟、胡红、唐勇、彭正刚、邓煜。

(漆 伟 郭剑华 蒋仁伟 彭天云)

# 第九章 渝州正骨名医荟萃

　　**吴棹仙**(1892—1976),著名中医。名显宗,重庆巴县人。光绪三十一年(1905)考入朱之洪(叔痴)等创办的巴县医学堂,后在重庆官立医学校师范班、重庆存仁医学校学习。1918年与人合伙在重庆开设双桂堂药店,得针灸大师许直初秘传,使许多患者针到病除,享有"神针"之誉。

　　1932年,与人共同创办巴县国学学舍(后改名重庆市国医传习所),从事中医药学的教育工作。1935年重庆国医药馆成立,任馆长。1939年创办重庆中医院和巴县国医学校。还创办苏生国医院、中华医药科学讲习所,任董事长兼所长。1954年后,先后任重庆中医进修学校教师,重庆市第一、第二中医院院长,成都中医学院医经教研室兼针灸教研室主任。1956年2月,以"特邀代表"参加中国人民政治协商会议第二届全国委员会第二次会议,将其珍藏多年的《子午流注环周图》献给毛泽东主席。曾当选为四川省人大代表、四川省政协委员、重庆市政协委员。

　　**冉雪峰**(1879—1963),原名敬典,后更名剑虹,号雪峰,别号恨生。重庆巫山人。出身医药世家,自幼习文学医,致力于中医学。12岁起随父采药,同时习医。17岁开诊于故里,38岁悬壶于湖北武昌。1919年,当选为湖北省中西医会第一届正会长。1923年,他独资创办湖北私立中医专门学校,冀以"发扬国粹,造就真材"。1929年出任汉口卫生局中医考试委员、湖北省政府检定中医委员会委员。当中央卫生委员会通过"废止旧医案"后,率武汉中医界名流组成请愿团赴南京抗争,同时在报上发表文章据理驳斥,并与天津名医张锡纯结成"南北同盟",反对扼杀中医事业的行径,享有"南冉北张"之誉。中央国医馆成立后,任该馆医务处处长和湖北省国医馆馆长。抗日战争期间,捐款组织湖北省战地后方服务团,任团长及中医救护医院总院副院长,为抗日将士和难民免费治病。武汉沦陷前夕,举家避难四川万县。应诊之余,埋头著书,并亲手制作人体骨骼标本,绘制数百幅人体解剖学彩图,旨在进行中医改革与创新。1946年由万县迁回汉口,悬壶应诊。1949年举家搬迁重庆。1950—1955年曾在重庆卫生工作者协会、重庆中医进修学校工作。1955年11月奉调入京,到中医研究院工作。曾任中医研究院学术委员会副主任委员兼高干外宾治疗室主任,中华医学会总会常务理事,政协第二届全国委员会委员,享受卫技一级专家待遇。1963年1月29日,因患脑动脉栓塞病逝。著有《中风临证效方选注》等。

　　**钟鹏**(1909—1981),字登云,四川简阳县人,离世前为乐山市第二中医院骨伤科医师。先生自幼随父学习正骨及中草药采集知识,18岁出师赴河南少林寺拜僧为师,又学习武术与骨科3年。回四川后,1933年即在重庆夫子池十九号开设"钟鹏药酒店"专治骨伤诸疾,后因日机轰炸重庆、辗转漂泊。1939年,来乐山鼓楼街摆摊行医,后又开设"钟鹏骨伤诊所"为人诊治。1957年2月,举家参加乐山城区联合诊所,尽力工作带徒,直至离世。

　　先生一生专业于骨伤诊治,精疗骨伤,尤长武功。先生治学精一,强调"骨伤医师必须知其体相(即人体骨骼形态)和筋络走相"。临床多以禽畜骨形拟比人体,并经常到官山墓地捡寻骨骼仔细查看,以此精熟医道。在诊疗骨伤病中巧用"比法",此法即在查检病者中,利用患者健肢与病肢对比,从中找寻差异,总结出"长、短、粗、细、软、硬、热、冷"八异,以辨别"筋骨、皮肉、气血、虚实"诸伤证类,在授徒中强调"不能辨认筋骨伤损之证候者,则不能正确施术疗伤也",并指示"对爱克斯光(即X线)只能借助而不能依赖"。先生伤科基础知识及基本功底扎实,因此,在诊疗中很多骨折在早期尚不能被X线查出,而先生却能用手摸出,诊断清楚。先生一生勤劳诊治,尤善总结,积临床数十年之经验,将查检骨折的方法(手法)概括为"扭、拆、抵、抬"四字,主张在治疗骨折与脱位上手法要狠,争取一次成功,还总结出"按、摩、推、拿、揉、滚、拍、弹、牵、抖、闪、摇"十二法治疗软组织损伤,指出尤重弹法,要求在患者有关穴位上采用"弹、拨、点、压"诸法,以使气机通畅,筋络舒展,有利康复。先生治伤重手法亦重药物,认为"血遇热则行,遇寒则停","筋宜舒达,药宜温热","外用敷药制宜温热,而恶寒凉"。先生经验得出,玉真散姜葱熨法治疗痹病及陈旧宿伤奏效神速。先生治伤喜用双层夹板固定治疗四肢骨折,以杉皮为正夹(内夹),竹皮及薄木板为副夹(外夹),并提出"巧用固定,一端过节"(用绷带包绕伤肢几转后,将杉皮四周夹定后绷带包扎,再用竹片或木板 2~3 块过节固定),为后学指出"骨折宜尽早期治疗,为保持骨位稳定,固位稍紧,但不可过紧以防伤处坏死,候骨位稳定,固位宜松,以利气血通流推陈出新,约在骨折后 7 天固位便可逐渐放松"。此法目前仍为我处后学继用,足见先生存真良苦。

先生继承家传,革新技艺,用药独特,遗方瑰妙,起效神速。总结出"柴胡散治疗胸胁内伤;五积散治疗外伤扶表;枳马散治疗痹证截瘫;活络散治疗筋伤;然铜接骨散治疗骨折延迟愈合;蜂蜜萝卜汁治疗血证;九分散治疗顽固腰痛;坎离龙虎膏治疗风湿关节病"。部分处方由乐山市第二中医院骨伤科袭用至今,疗效独特。

先生业医多行仗义,重视德行,常诲学者:"下棋要有棋品,行医要讲良心,病者受伤已痛苦难忍,求医无门更悲痛伤心。半夜叩门亦耐心诊治,若遇无钱病家,免费送医送药,还要施钱财。"先生一生谨慎,检查女患者伤处必要家属在旁协助,为避瓜李之嫌,此则常叮学徒,以免不测。

先生家境不裕,虽文墨欠少,中医伤科医技却名贯嘉州,致使后学爱戴,同道敬重,学派传流,实为"梅花香自苦寒来"。难能可贵者,先生罩新不断,精心带徒,多不保守。先生一生带徒多人,并皆能秉承师技,颇有造就。

先生与成都杨天鹏、泸州王兆鹏均为武医骨伤,在川内有较大影响,被誉为"四川三鹏"。先生一生业医辛劳,并重视伤科发展,为创建乐山市第二中医院伤科门诊和发展乐山伤科学派作出了重大贡献。

**蓝伯熙**(1900—1959),字家真,祖籍河南,自幼随父习武,后拜少林寺、峨眉剑派高手学艺,集各派之长于一身,形成独特武技,人称"南方大侠"。其父绰号"兰大旗",曾任清政府先锋官,后避祸离乡,于清光绪二十四年(1898)定居四川隆昌。蓝自幼学习经传,同时学习武术。他好胜心强,从 8 岁起随父习武,穿石鞋,练沙包,兼学骨科医术。14 岁时,他的父亲特请河南少林寺刘鹰子为家庭教练,专门传授蓝伯熙的武功达 3 年之久。刘教练病逝后,由其师弟靳飞鹏教习。蓝伯熙 18 岁时,身材魁梧,勇力过人,便专心学国术,外出游览各地,遍访名师高手,曾先后拜峨眉剑派高手陈元庆及何根久为师,苦学 3 年,拳艺精进,剑派武功大长。他还吸收南北派之长,取各门派之精,把僧道两家融为一体,内外两长汇于一炉,掌握了独具特色的武功绝技。不久,蓝伯熙应国术第一次省考,获第一名。

1928 年,蓝伯熙参加成都打擂比武(生死擂),与云南省主席的镖客胡绅比武,将胡击败,取得甲级第一名,得金章一枚,银瓶一个,获得"武魁状元"称号,名噪全川。

1931 年,蓝伯熙回乡,在泸州、富顺、内江等地开棚授徒,学徒盈门。中华人民共和国成立前后,他多次担任省、市、县武术比赛的裁判长,他的拳路套数流传于成都、重庆、江津、自贡、南充、合川等地,至今仍有不少继承人。

1938 年,应重庆市炮兵司令部聘请,到该司令部任武术教官,极力宣传武术救国,抗日强身。该炮兵司令也爱武术,曾要求蓝伯熙做表演,蓝伯熙打倒并排的 108 个机器人,从夹道中出来,此事震惊了各界。1948 年秋,蓝伯熙由卢作孚推荐到北碚辖防局局长卢子英处任武术教官。当时 4 名意大利人旅游到重庆,卢子英设宴招待,请蓝伯熙作陪。席间,卢子英向客人介绍蓝伯熙精于武术,意大利人骄狂无状,要请蓝伯熙比武。蓝伯熙谦让再三,意大利人不肯。于是,蓝伯熙提议让自己站立于地,任人掀拉,如脚跟移动便算输。4 名意大利人齐拥向蓝伯熙,合力推拉,蓝伯熙如铁钉钉在地上一样,不动毫分,意大利人佩服不已。蓝伯熙历任隆昌国术馆教务长、富顺武士会会长,刘湘、刘文辉第二十一、二十四两军师旅及川康绥靖公署总教官。

蓝伯熙在重庆任武术教官时,开设"宣熙"制药厂,主练"万宝还骨丹"。"万宝还骨丹"系蓝氏祖传秘方,专治跌打损伤、痈疽流痰等症。1949 年春,蓝伯熙在北碚中山路设"蓝伯熙伤科诊所"。1950 年,蓝伯熙为西南军政委员会体育委员会武术协会会员。1953 年,重庆第一届武术比赛,蓝伯熙任裁判长。1956 年,蓝伯熙与赵锦才、刘宏君等共同创办了重庆骨科联合诊所,献出了祖传秘方"万宝还骨丹""红肿膏""青肿膏"

"玉红膏"等。他的秘方,骨科医院一直沿用至今,疗效不减。他以高明的医术和社会名望为重庆市中医骨科医院的建立作出了较大的贡献。1959年,因心脏病病逝于重庆。

**赵锦才**(1904—1967),字云阁,男,河北沧州人,骨伤科医师。自幼习武,兼学骨伤科。师从李霖春。他不仅练就了一身好武艺,更是接骨疗伤高手,是集医术、武术于一身的武术界、中医骨伤界名家,擅长燕青、螳螂武功,以三节棍、擒拿技巧为最。赵锦才擅用岐黄散,所治多效,被医界誉为岐黄大师。20世纪30年代初来渝定居,先后任重庆大学、重庆市国术馆、川东师范学堂、重庆行辕三连、二十兵工厂、电力公司、警察局保安大队国术教练,重庆市国术学校校长。1932—1949年,在大阳沟开设"国医伤科赵锦才",以其精湛的技艺,国医馆门庭若市,但1949年"九二火灾"将"国医伤科赵锦才"医馆化为灰烬。后移址七星岗,赵锦才亲为西南局高级首长疗伤,名声更是如日中天。1956年,参加组建重庆第一个中医骨科联合诊所。1957年,赵锦才当选重庆市武术协会理事,其间广收门徒,教以健体防身等功夫和传统中医骨科医术。1958年,与其他诊所合并成立市中区中医骨科联合医院。1962年回河北探亲时,自费到天津医院创伤骨科参观学习,返院后建立推拿按摩科。在治疗骨伤病中,将正骨手法与武术融为一体,刚柔并用,量病发力,做到"有伤不摸伤,两头正相当",擅以肛指复位治疗高位尾椎骨折或脱位,整复四肢各大关节脱位有独到之处。

**杨亚华**(1894—1980),男,江西省清江县(现樟树市)人,中医外科医师。自幼在江西樟树杨仁和堂,拜叔父杨济涛为师学习中医中药,得祖传医道医术。继到湖北宜昌,先后在采芝轩国药房、德懋隆药房学习中医中药及行医,博纳众师之长。以"济世活人"之师训,自24岁起在宜昌自设诊所行医,并开设同仁堂药房,后到红十字会医院学习工作并兼任红十字会医院义务组医务主任,先后担任江西同乡会豫章小学校董、宜昌救济院特约医师、宜昌地方法院法医、宜昌四川中学校医,还在宜昌工商会当过监事,任西药工会主席、宜昌中西医公会会员兼常务委员。1932年到重庆苍坪街开设诊所,后迁移至机房街口子(民国路口)114号,最后迁至民国路14号。1940年组织二弟杨亚东创办保安堂国药号(1952年全部移交给杨亚东)。1957年参加重庆市卫生工作者协会,成为会员,于1962年成为区分会常务主任委员,1964年任常务委员。1956年8月参加中国农工民主党,任支部委员,同年11月调入重庆市第一中医院工作。1958年8月起在重庆市市中区中医骨科联合医院任医师。

在从医60余年的临床实践中,杨亚华不断学习和钻研中医中药,汲取各家学说精华,积累了丰富的经验。善于灵活运用《伤寒论》《黄帝内经》《医宗金鉴》等经典中古方、验方治疗内科、妇科、儿科常见病、多发病,尤其擅长中医外科,运用祖传方剂和自制膏、丹、丸、散治疗"疤骨流痰"、疤块、无名肿痛等疑难杂症有独到之处。撰有《中医疡科撮要》《中医治疗疤骨流痰经验介绍》等。为重庆市市中区卫生学校编写了《外科学讲义》,与赵锦才医师合编了《中医骨外科方剂》,在该校骨外科班担任教师,讲授中医外科课程,培养学生。在重庆市中医药展览会、重庆市老中医经验交流会上,以及对所在医院,毫无保留地献出自己多年来临床研究、运用的秘方、验方、单方。多次参与本院及本市医药界的临床用方剂和中成药方剂的编审工作。对中药材的炮制、膏丹丸散的制作技术具有一定把握,曾受邀在重庆市中医学会主办的"炼丹技术传授会"上,现场演示炼丹,传授升、炼丹技术。

**刘宏君**(1913—2001),字尧模,重庆江津人。曾为重庆市中医骨科医院建院临时负责人,后任一门诊部负责人。6岁丧母,家境贫寒,后被干妈及姨祖母代为寄养读私塾4年。13岁时,伯父刘格非见其聪颖,便留他在药铺学习医药,开启了汤头及内外科的中医学之大门。1929年,其父回江津,劝学新学,一试成功而就读于德感乡二高,毕业后在城区小学教学,感教书乏味,想弃文从商,无奈那时社会在反动统治下不能遂愿,只能在父亲身边从事账目会计工作,后在立信会计学校学习2年结业。之后在江津蜀华贸易行做会计,兼在国学进修馆教学而略有积蓄,经人介绍与江津名医吴国宾之女吴崇文结为夫妇。在綦江因生意失败赋闲家中,从师岳父吴国宾2年后在江津德感乡行医开业,但收入微薄,难以维持生计。1943年进入四川省营业税局做调查员,任科员及代理事务长职务,1946年底机构改组被遣散后离职。遂在重庆市渝中区百子巷开设诊所,并和友人合营电料煤货生意。1953年在重庆市第一中医院进修学习,深受龚志贤的启迪教诲,极大鼓舞了刘宏君发掘中医潜在力量的信心,遂在龚志贤和任应秋的积极引导下加入重庆市卫生工作者协会并任职。经同学吴士铭、成绍康介绍,学习联合诊所组织管理,认识到联合组织的优越性,遂于1956年2月与赵锦才、李善明等筹措成立了重庆骨科联合诊所,并在1958年正式组织成立重庆市市中区中医骨科联合医院,并在医院起到了骨干作用,于 1959 年 3 月任一门诊部负责人。

**艾礼平**(1915—2011),男,湖北监利人。1958 年,与杨亚华、赵锦才、蓝伯熙等联合创办了市中区中医骨科联合医院。创办之初,艾礼平运用经营过"汉口世安堂"(艾礼平大师兄郑世安,还有 10 多个师弟,每月卖药酒数千斤)的经验,从选点、拓展业务(建了两路口、民族路、解放碑等几个分点),到扩大骨科医院本部业务,亲力亲为,先后毫无保留地献方 20 余首,并将自己家中的制药器具都拿出来炮制丸散膏丹献给医院。他一直是院务委员,也是业务骨干。1959 年 3 月至 1970 年的 11 年间,他一直担任住院部主任。1985 年 6 月,获评重庆市名老中医药人员。

**郑世安**(1916—2001),又名郑学诚。1916 年出生在湖北汉口,由于战火蔓延至武汉,1935 年高中就读两期不得不随父亲迁川至万县金陵高中,随后其父在重庆开业行医,又转入重庆市,无奈日寇大轰炸,辍学在家自学医术 2 年。为求学,后考入复旦高中,完成高中学业;投考大学失利后,复在家学医。1946 年春,在上海西芷中路 55 号设世安堂执业挂牌行医。1949 年重庆解放,郑世安回渝。从小受行医 50 余载的父亲的耳濡目染,加上天资聪慧,年岁与学识俱增,循序探讨,自感学术贫乏,幸得其父世交京都名医冉雪峰的教诲提点,医术获益良多。中华人民共和国成立后,与艾礼平在保安路(现八一路)272 号继续开设世安堂诊所。1958 年进入重庆市市中区中医骨科联合医院。

**傅荣章**(1915—2000),1930 年跟随四川骨伤名医钟鹏学习少林拳、中医骨伤;1937 年进入中央国术馆(原址现为重庆市劳动人民文化宫)跟随国术馆副馆长朱国福学习形意拳,并拜入八卦门,跟随八卦宗师董海川徒弟丁世荣学习八卦拳(同门师兄弟:吕紫剑、杨国忠、僧本立);1929—1942 年在重庆夫子池钟登云处拜师学习骨科针灸,1942 年在重庆市渝中区放牛巷张金安诊所挂牌行医,1944 年在重庆市和平路建立永庆堂,每年大年初一到十五免费义诊;1951 年在中华医药补习班跟随名医吴櫂仙(名显宗,又名棹仙,巴县人)学习针灸;1956 年成立和平路骨科针灸联合诊所,1958 年组建重庆市市中区中医骨科联合医院,为重庆市中医骨科医院创始人之一。擅长以手法治疗软组织损伤、骨折,特别是对股骨颈骨折有独特疗效,对脉管炎、骨病、类风湿关节炎、肿瘤等的治疗屡建奇效。

**周霖华**(1920—2002),重庆合川人。生父王安怀,家境清贫,无奈在 3 岁时过继给小商贩周国乡,此后改姓周。6 岁读书,12 岁跟随王觉悟学医 4 年,后未能行医,经营杂货店亏本后于 1938 年在十八梯租半间铺面卖成品药,先后辗转至上南区马路 146 号、和平路 39 号,后在上南区马路 108 号(现石板坡一带)开设诊所至 1958 年,专治跌打损伤。1949—1950 年,在吴棹仙开设的中医班学习中医,在七星岗曾义宇处学习针灸。1958 年进入重庆市市中区中医骨科联合医院,擅长中医内科、骨科等。

**熊延宗**(1931—2014),副主任医师,男,重庆人。15 岁时,因生活困难,经赵克生介绍到重庆上南区马路 108 号周霖华处学习医学 4 年,于 1950 年在市中区和平路 37 号开设诊所行医。先后担任中苏友好重庆市武协委员暨渝中区武协常务副主席,重庆武医研究会会长,渝州武社名誉社长,鸿图拳社名誉社长。曾被医院评为先进出席区、市级的表彰大会。医院建院 30 周年时,《重庆日报》刊登了该院的几位著名医师业绩,名列其中。从医 50 余年,经治疗的患者达 50 余万人次,多次被聘请到医疗专业学校讲课。曾撰写《用角法导刺点穴解动法治疗露肩风一百例》论文。擅长燕青拳、螳螂拳、少林拳、六合拳,刀、剑、棍、枪等器械对打、擒拿等。1953 年入选西南区武术代表团,参加在天津举行的全国民族形式体育表演及竞赛大会,获三节棍进枪表演奖。1958 年参加在北京举行的全国武术运动会,燕青拳、六合刀、空手夺枪等获金奖。

**李善明**(1911—1990),湖北汉口人。21 岁时(1933 年)跟随汉口范寿山学习外科 3 年,于 1937 年在汉口李家巷制作冻疮药剂等外科药物,2 年后在汉口沙市聚兴诚开设诊所,主攻外科。汉口沦陷后,辗转至重庆北碚行医 4 年。1945 年起在和平市场内专做布匹生意,5 年后(1950 年)在重庆大同路继续行医,主营外科。1953 年在重庆和平路耀煊堂挂牌行医,以骨科、伤科为主。1954 年到北碚北京路 43 号开设李善明诊所,于 1956 年加入解放碑骨科联合诊所。

**王传勤**(1927— ),男,山东东阿县铜城李大夫庄人。大学学历,1939 年 1 月于鲁西区四专署任勤务员,1940 起任东阿抗日大队卫生员、卫生长,1942 年 10 月经董兰亭、张鲁介绍加入中国共产党并于 1943 年正式成为中共党员。1945 年起,先后在 19 旅五七团、五六团任医生;1947 年任 19 旅卫生处医政干事;1947 年 12 月任二野司令部汽车二团卫生队长;1948 年 6 月任二野司令部卫生科代科长;1949 年 12 月任西南交通部卫生科代科长。1953年任西南船舶公司医务所所长,1954年任四川省内河局省轮船公司所长。1958年到1961年9月,在西安医学院学习,毕业后到四川省重庆轮船公司医院任院长。1963年调入重庆市市中区计划生育办公室担任主任一职。1964年7月任重庆市市中区中医骨科联合医院院长,工作至1982年。1982年10月任重庆市市中区医药卫生学会会长至退休,1983年由四川省批准晋升为主任医师。在骨科医院任职期间,主持了《中医骨科方剂学》的编辑(1966年《重庆市市中区中医骨科联合医院经验汇编》),指导了大面积损伤合并多发性、粉碎性骨折的治疗与研究,应用针刺麻醉开展骨科手术,为医院的进步和医院中层干部(朱忠庆、赵时碧、孟和平等)的学习培养作出了贡献。

**朱忠庆**(1944— ),男,巴县人,"渝州正骨诊疗术"第三代代表性传承人,中医主任医师,享受国务院政府特殊津贴专家。曾任全国骨科医院学术研究会副主任,四川省中西医结合学会骨科专业委员会副主任委员,重庆市中医药学会骨伤专业委员会副主任委员,重庆市中西医结合学会骨科专业委员会副主任委员,《中医正骨》常务编委,重庆市高级职称评审委员会评委。2000年获评重庆市名中医,在国内中医骨伤专科界享有一定知名度。

从事骨伤临床工作50余年,精通中医基础理论,积累了丰富的骨伤科临床经验。思想开拓,在坚持突出中医特色的同时,大胆引进现代医学技术,对传统接骨手法进行了许多创新,解决了许多骨伤科的疑难课题,如卧位牵引加手法,解决了肱骨外科颈向前成角及肱骨髁上骨折时内翻畸形。熟悉现代医学信息技术,掌握学科前沿动态,近年来带领低年资医师开展了全髋关节置换、椎弓根钉治疗脊柱骨折、脱位伴截瘫,C型臂X光机下闭合交锁髓内钉治疗股骨干骨折、胫骨干骨折等手术,积极倡导开展微创手术治疗骨折。撰写发表学术论文20多篇,多次获省、市优秀论文奖,主研的"移动式多功能牵引架"获重庆市渝中区科技成果奖二等奖,并获国家发明专利,列为重庆市科技成果推广项目。他是科研项目"渝州正骨学术思想的研究"的主研之一,对我院的专科建设、人才梯队建设提出了长远规划,为专科专病的建设发挥了带头作用。

**郭剑华**(1947— ),男,四川威远人。"渝州正骨诊疗术"第三代代表性传承人。重庆市中医骨科医院筋伤中心主任,主任中医师(技术二级),享受国务院政府特殊津贴专家,全国名中医,第三、第四、第五、第六批全国老中医药专家学术经验继承工作指导老师,全国名老中医传承工作室专家,重庆市名中医,成都中医药大学博士研究生导师。先后担任中国针灸学会常务理事,重庆市针灸学会常务副会长,《实用中医药杂志》副主编,重庆市政协委员,重庆市科学技术协会委员。先后荣获全国五一劳动奖章、全国卫生系统职业道德建设标兵、郭春园式的好医生、全国卫生系统先进工作者、全国百名优秀中医药科普专家、重庆市我最喜爱的健康卫士等荣誉称号。

1963年毕业于泸州医学专科学校中医专业,主攻筋伤病证的研究与治疗,提出"筋伤顽疾、病证结合、法当综合、防治并重"的证治特色,发展和完善"渝州正骨"学术思想。倡导熟读经典、博览医籍、师古不泥、传承创新、忠于临床、勤于实践、突出特色、广开治路、医患和谐、提高疗效。擅长用中药内服外敷、针灸、推拿等药物与非药物疗法相结合的中医综合疗法治疗颈、肩、腰、膝痛,以及偏瘫、截瘫等。临床善用经方,注重针灸并用,并创新灸具,创制筋伤8方;用药独到,擅长活血化瘀之法,强调活血化瘀应因人施治;提出筋伤疾病应尽早介入心理疗法,将"治神"放在第一位;同时要有"防治并重"的"治未病"思想,要求做到动静结合、未病先防、防治结合、已病防变。他自主创新的中医综合治疗筋伤疾病方案,充分体现了"渝州正骨"中治疗筋伤疾病的特色和优势。他所创立的中医综合治疗颈椎病、腰椎间盘突出症、膝骨关节炎诊疗方案被批准为国家中医药管理局"十一五"重点专科(专病)建设项目。由他制定的股骨头缺血性坏死、强直性脊柱炎等疾病的中医综合治疗方案,临床疗效显著,具有操作性强、利于推广等优点。

从事中医临床工作60余年,先后发表学术论文80余篇,在国内、外发表科普文章300余篇,出版中医专著5部,获国家专利4项,完成科研项目32项。其中,科研成果"颈舒胶囊""腰舒胶囊""膝舒胶囊""肩舒胶囊""痛风消颗粒""通络膏""痛消膏"已被重庆市药监局批准为院内制剂应用于临床。

**周治如**(1927— ),男,重庆江津人。1933年,成都青羊宫举办一年一届的比武大赛,人群中一个6岁的小娃娃引起了一个老道人的注意,老道人是当时久负盛名的"江南药王"赵清明先生,细问之下,才知小孩子乃重庆江津人,父母双亡,只知自姓周,大家都叫他"周黑娃",随江湖客商流浪此地。赵清明将小孩收为义子,取名"周治如"。此前赵先生有一徒,已远泊东瀛行医(即现在日本中华治伟骨伤中心创始人钦治伟先生）。从此,周治如跟随恩师开始了悬壶济世的生涯。

"正骨须正气,做事先做人"是恩师赵清明耳提面命的一句至理名言。周治如不仅从恩师那里学到了传统中医骨伤的精髓绝技,也言传身教学到了立身做人之道。1943年拜牟荣辉先生为师学习了6年,1948年拜蓝伯熙先生为师学习了1年,1949年跟随张乐天先生学习了一年半,成年之后独立行医,于1966年在沙坪坝区大坪中医院正式参加工作,后评定为主治中医师,擅长运用中医手法复位和中医敷贴疗法,针对中医骨伤、软伤有显著疗效。

现在,周治如虽已退休,但是他的衣钵传承后继有人,深得其真传的弟子周明忠、周钱凤、周明华、毛立锋,目前仍就职于渝中区大坪街道社区卫生服务中心(即早期的大坪联合诊所,原大坪中医院),沿用周治如传下来的中医敷贴秘方,受到患者好评,远近闻名。

**郭昌毕**(1935— ),出生于涪陵县兴隆乡天峰村。其医学传承来源于河南嵩山少林寺。

1810年(清嘉庆十五年),少林寺蒲罗汉和倪罗汉禅师云游到上海,收留流浪儿代兴启为俗家弟子,并传授正骨术、针灸术及疗伤秘方。代兴启出师后,秉承"济世救人"师训,四处行医云游。游历到四川,收弟子杨义昌。杨义昌学成后,同样秉承"济世救人"师训,游历到涪陵县同乐乡,听说同乐乡罗家寨香树园的罗赢洲医术好,就到香树园去见罗赢洲。二人相见后,相谈禅理医理,切磋医技,大有相见恨晚之感。罗赢洲留杨义昌住数月,杨义昌把所学倾囊相授。罗赢洲得到杨义昌的少林寺医学真传后,加上自己治病救人的经验,形成自己的特有医术。1900年开始,罗赢洲把平生所学,言传身教给女儿罗雅芝。1910年,罗雅芝嫁给涪陵县兴隆乡梨树坪的郭永信(郭昌毕之父)。罗雅芝嫁给郭永信,但郭永信不是医生,而郭永信的父亲郭国祜(1873—1955)是医生,于是罗雅芝就把在娘家所学医学传授给公公郭国祜,同时罗赢洲也随时指点亲家郭国祜的医技。20世纪40年代末,1935年出生的郭昌毕开始跟随祖父郭国祜学医看病。

1970年前,郭昌毕在涪陵县兴隆公社天峰大队梨树坪家里收治骨伤患者并开始授徒。1971—1978年,郭昌毕在涪陵县兴隆公社天峰大队合作医疗站寿阁屋基收治患者。1978—1995年1月任涪陵县兴隆乡兴隆骨科医院院长并收治患者。1995年10月在涪陵区青羊镇成立涪陵区第一家民营医院涪陵郭昌毕骨伤科医院。2008年,涪陵郭昌毕骨伤科医院从涪陵区青羊镇整体搬迁到涪陵区崇义街道办事处荔圃路1号。2014年,《重庆市人民政府关于公布重庆市第四批非物质文化遗产代表性项目名录的通知》(渝府发〔2014〕1号)将"郭昌毕中医跌打损伤传统疗法"纳入重庆市第四批非物质文化遗产代表性项目名录;渝文委发〔2014〕283号通知将"郭小惠"确定为重庆市第四批市级非物质文化遗产项目代表性传承人。2016年,渝中医〔2016〕2号通知将"涪陵郭昌毕骨伤科医院"确定为国家二级甲等中医骨伤专科医院。2017年,渝文委发〔2017〕392号通知将"涪陵郭昌毕骨伤科医院"确定为重庆市第三批非物质文化遗产生产性保护示范基地。

**魏德海**(1946— ),男,汉族,出生于山城重庆。幼时体弱,崇义慕武,敏而好学。1960年,于重庆市武术名家李岚杰授艺处跟随王佑辅、赵成良、刘尚渝、蔡德明从师学艺,以强身健体,并学文识字。先生好学勤悟,内修伤科正骨秘法,外修李岚杰家传峨眉派武学(峨眉派武学兼容僧、道两门武学精华,由于历史原因对外称少林南拳)的拳法、内功心法和器械。由此,武医并重、医武相行的观念渐入先生思考和实践之中。1967年,凭着聪慧的悟性、严格的训练,加之自己长年不懈的刻苦钻研,先生得悟武学真意,开始从事武术教练工作。1995年被重庆市武馆评为"一级武师"。

习武之余,魏德海深感伤科医学和武学之间的联系,在深入研究少林伤科之后,自觉尚需进一步系统学习传统医学,遂多方求索,苦拜名师,又跟随在重庆赫赫有名的儒派医家吴凯光系统学习中医内妇外儿科,长期侍诊,耳提面命,同檐而居,同桌而食,得到老师的悉心传授,闲暇之时潜心研究《黄帝内经》《难经》《金匮要略》《伤寒论》等经典,时时诵读记忆,熟记于心。1965年,先生跟随回族伤科大医丁叔晖、马大权等学习中医骨伤科,兼修武术,并得到尚天裕、方先之等中西汇通骨伤大家的指点,对中医骨伤科的领悟更上层楼。

初出行医,魏德海便以手法接骨获得周边群众的信赖,声名渐播,前来求医者络绎不绝。1975年,九龙坡区公社卫生院(重庆市九龙坡区中医院前身)始创之时,便力邀先生任职。先生秉承大医精诚之精神,欣然接受中医骨伤科临床工作,与卫生院诸公筚路蓝缕,艰难创业,为公社医院从乡镇医院发展为三级甲等中医院奠定了坚实的基础。1980年,先生还参加了四川省中医药考核选拔,被国家录用定为中医师,1998年破格晋升为中医骨科副主任医师。

魏德海秉承"中西贯通、集百家长"的理念，吸收了传统中医的精髓，结合现代医学理念，发挥武学技巧的作用，在临床中融会贯通，总结出正骨手法需要"心法、手法、步法、功法"四结合，使手法复位达到"一旦临证，机触于外，巧生于内"，病人不知其所苦。经过长期的临床实践，先生根据临床疗效不断改进完善，形成一系列治疗骨伤科疾患的专病专方，如治疗早期筋伤、活血化瘀、消肿止痛的"乾坤散"，治疗各种风湿顽痹的"通关散"，治疗血瘀不散、筋骨不续的"活血散"，治疗热痹、损伤化热的"岐黄散"，专用于骨折整复后外敷患处(具有消肿止痛、防腐护肤作用)的"银珠散"，以及一系列专科专病诊疗方案。临床疗效确切，真正实现了简、便、效、廉的目的。

1983年，魏德海获四川省卫生局授予的"四川省先进卫生工作者"荣誉称号。1998年，荣获重庆市"九五立功奖章"。2000年3月，被评为重庆市名中医。2000年5月，被评为重庆市劳动模范。还被评为九龙坡区卫生系统"十佳医生"、九龙坡区"拔尖人才"，多次被评为九龙坡区优秀共产党员、先进工作者、最美医生、九龙坡区学科带头人等荣誉称号。

一枝独秀不是春，百花齐放春满园。魏德海对自身严格要求，孜孜不倦，勤学不息，即使年满七十，仍工作在临床一线，每日临证看病，常常一号难求，然先生常怀仁慈之心，凡遇困苦艰难或远道求诊的患者，不惧年老精力倦怠，均免费为其诊疗。其精湛的技术，深厚的功底，苍生大医的情怀，也感染着每位侍诊其下的弟子，所带弟子冷光祥、杨利等均成为九龙坡区名中医，魏云等已经是九龙坡区中医院骨伤科(国家中医重点专科)的骨干。

临证闲时，魏德海将其治病救人之心得，详细记录，总结提炼，先后撰写《调气活营煎治疗胸胁内伤》等论文并公开发表，《运用手法和中医辨证分型论治肩凝症》一文在1980年全国高等中医院校骨伤研究会交流，《桡骨远端骨折63例治疗体会》于1995年被评为中医药优秀学术论文，《桡骨远端骨折治疗》被《中华名医专家创新大典》收录。

魏德海年逾七旬，仍笔耕临证不辍，读书阅文不息，目前主要从事中医与武术太极养生保健治未病的研究。

**李志沧**(1942—　)，男，祖籍重庆丰都，自幼随父习医。其父李德洪，丰都"十大名医"之一。后拜全国著名骨科专家郑怀贤、尚天裕为师，集祖传、自身、名家之长于一体，在骨科领域勤求古训，博采众方，开展中西医结合，运用传统中医正骨手法、小夹板固定、中医三期内外辨证用药、推拿按摩、针灸等，对骨折、脱位、急性损伤、慢性劳损、中老年退行性病变及部分陈旧性骨折、脱位的治疗积累了丰富的临床实践经验，特别是运用祖传"跳骨丹""接骨丹""生肌长肉膏"治疗各类粉碎性、多发性骨折和长期不愈的创伤、褥疮等具有独特疗效。

1960年，李志沧参加全国中医学徒统考，在全国800名考生中，以全国第八名、全县第一名的成绩毕业并取得执业资格，被丰都县人民医院聘为医生，为民疗疾。1996年，李志沧创建成立涪陵李志沧中医骨伤医院，复设德济堂，先后撰写了《李志沧医学文选》《李志沧传统中医正骨术》等专著。

李志沧是"李氏传统中医正骨术"第四代传人，他将祖传秘方与现代医学相融合，使这一传统文化大放异彩，逐步形成了以李志沧为代表、吸纳祖传和自己多年行医所得经验的"李志沧传统中医正骨术"，其知识体系基于人与自然的和谐统一，蕴含着中国古老的哲学思维、丰厚的人文内涵和特殊的东方文化色彩，具有非常丰富的社会科学研究价值。

李志沧传统中医正骨术基于祖传的李氏三十三式正骨手法、李氏正骨九式小夹板固定法、李氏骨伤秘方十九种、李氏三步九式健身强骨练功法等，形成了一整套独特的理论体系和完整的核心治疗原则及方法，在学术方面主张辨证与辨病相结合，外伤与内损同治；在整复与固定方面主张夹缚适度，固定与运动相结合，武医相兼；在诊断方面主张"望、问、触、辨"四诊合参；在治疗方法上将手法整复、夹板固定、三期辨证用药、按摩与功能锻炼及调动患者自身康复功能等有机结合，综合施治，增强疗效，缩短病程。李志沧传统中医正骨术符合现代中医"简、便、廉、验"的治疗原则，《重庆市人民政府关于公布重庆市第四批非物质文化遗产代表性项目名录的通知》(渝府发〔2014〕1号)将其纳入重庆市第四批非物质文化遗产代表性项目名录。

从医 60 余年来,他以高尚的医德、良好的医风、热忱的服务、精湛的医技为广大患者不懈努力地工作着,培养骨科专业人才 200 余人;还总结出一套独特治疗方法,为上千例需手术截肢的重危患者解除了终身残疾之苦、切身之痛,赢得了广大患者的信赖与好评。他是我区第一个获得高级技术职称的中医骨科人才和振兴中医先进工作者,更是我区中医骨伤专业技术学科的学术带头人,数十年来,为继承和发扬祖国医学遗产,振兴和发展中医骨科事业,作出了突出和特殊贡献。

**漆伟**(1966—　),男,四川开江县人,"渝州正骨诊疗术"第四代代表性传承人,主任医师,重庆市渝中区名中医。1988 年毕业于成都中医学院(现成都中医药大学)。现为重庆市中医骨科医院业务副院长,中华中医药学会骨伤科分会常务委员,中国中西医结合学会骨伤科专业委员会(创伤/脊柱)委员,中国医师协会骨科医师分会足踝专业委员会委员,中国中西医结合学会骨科微创专业委员会骨关节病学组常务委员,中国中医药研究促进会骨伤科分会脊柱专业委员会常务委员,世界中医药学会联合会骨伤科专业委员会常务委员,重庆市中医临床重点专科正骨科学术带头人,重庆市中西医结合学会骨科专业委员会副主任委员,重庆市医师协会骨科医师分会委员,重庆市医学会骨科专业委员会足踝外科学组副组长,《中医正骨》特邀审稿人,《检验医学与临床》特邀审稿人。

从事临床工作 30 余年,潜心骨伤疾病的中医诊断治疗研究,中医正骨手法独到。虚心向老一辈骨伤专家学习,继承灵巧手法而著称的渝州正骨术精髓。20 世纪 90 年代初,开展中医正骨手法在陈旧性骨折治疗中的研究,提出定向折骨法将陈旧性骨折重新折断变为新鲜骨折再次复位,推广了中医正骨术新的治疗范围。20 世纪 90 年代中后期,开展"金针拨骨术"的研究,解决关节内骨折手法复位困难的难题,形成关节内骨折新的正骨复位方法。2000 年后,开创中医传统正骨手法与现代医学结合研究,推动中西医结合治疗在我院的运用,形成了渝州正骨的快速发展和壮大。2006 年前后,紧跟骨科发展的趋势,于 2006 年 9 月—2007 年 8 月参加卫生部组织的全国骨科医师高级进修班,在北京积水潭医院进修学习 1 年。2008 年在院内率先开展上颈椎手术,在巫山县中医院完成齿状突骨折螺钉内固定手术,接受当地电视台采访,将优势技术在库区推广。2015 年"寰枢椎椎弓根螺钉运用风险评估和治疗策略"获重庆市卫生和计划生育委员会医学科研课题(课题编号:2015ZBXM021),现已结题。2017 年 4 月,参加中国中医药研究促进会年会大会发言,《寰枢椎椎弓根螺钉运用风险评估和治疗策略》获优秀中青年论文一等奖。2017 年 9 月,作为中国中医药研究促进会骨伤科分会脊柱专业委员会常务委员,参加国医大师刘柏龄脊柱疾病经验传承研讨班授课。2017 年 9 月,参加第 24 届中国中西医结合骨伤科学术年会,在大会上发言,并在创伤会场主持大会发言。2017 年 5 月,在第二届世界足踝大会上作大会发言。2017 年 10 月,代表医院参加国家名医名方重点研究室颈椎疾病研究中心·中日医院上颈椎专病医联体成立大会暨国家名医名方重点研究室颈椎疾病研究中心成立大会。2017 年荣获《中医正骨》优秀审稿人。

通过多年努力,形成了"理伤寻踪,思量寻法,巧灵准稳,功位相宜"的骨伤手法特色,成为新"渝州正骨四法"在全院推广。善长中医药的运用,形成了"以气为主,以血为先;内调脏腑,外通筋骨;调治兼邪,独重痰瘀;勘审虚实,施以补泻"的理法方药特色。在脊柱、矫形、小儿骨科、肿瘤疾病方面有深入的研究。主持开展高位颈椎(寰椎、枢椎)高、精、尖手术,是目前全市少数开展上颈椎手术的医师之一。开展脊柱疾病微创手术,全髋、全膝关节置换和翻修,骨盆、髋臼骨折手术,四肢骨折的微创治疗和经皮微创接骨板(MIPO)技术,小儿先天性畸形的矫形术,骨肿瘤新辅助化疗和保肢技术。2013 年,"不稳定型踝部骨折手法复位经皮微创内固定临床研究"项目获重庆市科学技术委员会科技成果奖。作为编委参与《脊柱骨伤科学》专著的编写,已出版发行。参与的"渝州正骨学术思想的研究"科研项目获得 2006—2007 年度重庆市卫生局中医药科技成果奖一等奖。主持完成科研项目 6 项,在研 2 项。20 篇论文在全国骨科专业期刊上发表。

积极带动全市中医重点专科建设。作为重庆市中医重点专科骨伤科协作组召集人,积极推动全市中医医院的中医骨伤科专科建设。作为重庆市中医临床重点专科学术带头人,带领我院正骨科、儿童骨科、脊柱科先后通过重庆市中医重点专科验收。组织我院足踝外科成立,并于 2017 年成为重庆市卫生和计划生育委员会中医临床重点专科建设单位。2011 年参与国家临床重点专科(中医专业)评审。2012 年参与国家二级骨伤科专科医院评审标准的制定和国家三级骨伤科专科医院评审标准修订工作。2016 年、2017 年作为国家中医药管理局专家,参加全国综合医院中医药示范单位的评审。作为重庆市卫生健康委员会专家,多次参加重庆市各级中医院等级评审工作。2017 年 12 月,获批重庆市卫生和计划生育委员会中医重点科研项目"重庆地域中医正骨手法规范化研究",通过渝州骨伤学术流派传承体系研究,梳理各流派传承脉络,提炼具有渝州特色的流派诊疗技术,彰显渝州中医骨伤流派文化特色,促进中医传统正骨术的传承和创新,积极推动全市中医药事业的发展。

中篇　骨伤部分

# 第十章 上肢及上肢带骨骨折

上肢骨包括上肢带骨和自由上肢骨两大部分。前者有锁骨和肩胛骨,后者包括臂部的肱骨、前臂部并列的尺骨、桡骨及手的 8 块腕骨、5 块掌骨和 14 块指骨。自由上肢骨借上肢带骨连接于躯干骨。肩部包括的范围在概念上比较含混,考虑应将与肩部功能直接有关的结构均包括在内,故骨科所指的肩部范围为:①前界在胸骨正中线与对侧肩部相邻,此线上界起于肋骨切迹,下达肋骨中部;②上界自乳突和同侧肩锁关节连线的中点向前与胸骨切迹做连线,向后与肩胛骨的上角做连线,连线外仍为肩部,内侧为颈部;③后界肩胛骨内侧缘,直到肩胛骨下角为止,借此线与胸椎区分界;④下界自肩胛骨下角斜向外上方至腋窝最高点,再折向下内方直到肋骨终点;⑤肩和上臂的分界线为从肋骨的三角肌粗隆,向内前上方和内后上方至腋窝顶点的连线。

## 第一节 上肢带骨骨折

### 锁 骨 骨 折

#### 一、概述

锁骨古名拄骨、锁子骨、缺盆骨、柱骨。《医宗金鉴·正骨心法要旨》说:"锁子骨,经名拄骨,横卧于两肩前缺盆之外,其两端外接肩解。"传统医学即对锁骨的解剖有了一定的认识。

#### 二、病因病机

锁骨呈"S"状弯曲,内侧部凸向前侧,占全长 2/3~3/4;外侧部扁平,凸向后侧,占全长 1/4~1/3。内侧端或肋骨端较粗大,其末端近似三棱形的关节面与肋骨柄的锁骨切迹相关节;外侧端或肩峰端扁宽,末端有卵圆形关节面与肩峰相关节;中间为锁骨体,呈圆柱形,较窄。锁骨下面内侧有肋粗隆,为卵圆形粗面,有肋锁韧带附着,靠外有浅沟,锁骨下肌附着其上;再外侧靠近后缘处为喙突粗隆,有喙锁韧带附着。锁骨方向近乎水平,朝外后。成人锁骨长度平均 14.5cm。在锁骨外侧,前上缘有斜方肌附着,前下缘有三角肌;在内侧,前上缘有胸锁乳突肌锁骨部,前下缘有胸大肌锁骨部;在锁骨中 1/3 下面有锁骨下肌附着,锁骨中外 1/3 交界处正相当于两个弯曲交界处,为薄弱点,容易发生骨折。颈阔肌布于锁骨前面,具有相当弹性及松弛性,故锁骨骨折时虽离皮肤较近,但不易穿破皮肤。

间接暴力和直接暴力均可造成锁骨骨折,但多为间接暴力所致。《医宗金鉴·正骨心法要旨·胸背部·锁子骨》说:"击打损伤,或骑马乘车,因取物偏坠于地,断伤此骨。"间接暴力多见于跌倒或运动损伤,多为仆跌时手、肘着地,或肩外侧受到撞击,冲击力顺着关节传导至肩锁关节和胸锁关节,使弯曲的锁骨受到挤压,多为横断或短斜行骨折,偶有来自一侧肩部的传导暴力引起两侧锁骨骨折。

直接暴力亦可从前方或上方作用于锁骨,常引起锁骨外侧横断或粉碎性骨折。若喙锁韧带和肩锁韧带保持完整,骨折块几无明显移位;如喙锁韧带断裂,又可导致锁骨近侧端向后上方移位,给治疗带来困难。粉碎性骨折的骨折片如向下移位,有压迫或刺伤锁骨下神经和血管的可能;如向上移位,有穿破皮肤形成开放性骨折的可能。

不同年龄可发生不同类型的骨折,新生儿和婴幼儿以青枝骨折多见,有的即使是横断骨折,而骨膜依然保持连续。锁骨骨折后,由于受胸锁乳突肌的牵拉,使锁骨近侧段以胸锁关节为中心发生成角移位。而锁骨骨化较完善的青少年或成年人以横断骨折多见,好发于锁骨中段,于喙锁韧带和胸锁乳突肌锁骨头止点之间,其骨折多数重叠移位,近端受胸锁乳突肌牵拉向上向后移位,远段受上肢重力和胸大肌锁骨部的牵拉向下向前移位。

### 三、临床表现与诊断

锁骨位置表浅,骨折后肿胀、压痛或有畸形,可能摸到骨折断端。伤肩下沉并向前内倾斜,上臂贴胸不敢活动,健手托扶患侧肘部,以减轻上肢重量牵拉引起的疼痛。幼儿多为青枝骨折,皮下脂肪丰满,畸形不明显,因不能自述疼痛位置,只有啼哭表现,但患儿头多向患侧偏斜,颌部转向健侧,此为临床诊断特点之一。锁骨骨折的分型如下:

1. 锁骨中段骨折　这一锁骨骨折类型是最为常见的,主要集中在锁骨下肌止点以及锥形韧带止点中间,一般锁骨骨折大都属于这种类型,发生比例为75%。锁骨中段骨折发生的原因主要是外力的间接击打,导致锁骨中段出现横断或短斜行骨折,表现在成人身上就成了粉碎性骨折,骨折断端移位十分明显。对于未成年人而言,这一骨折主要表现为青枝骨折。在治疗过程中,成年人粉碎性骨折治疗难度较大,极易损坏周围的血管以及神经,引起并发症,在一定程度上影响了患者的病情恢复。

2. 锁骨外 1/3 骨折　这一类型的骨折是指发生在锥形韧带止点至肩锁关节之间的骨折。出现这一骨折的主要原因就是在日常生活中某种原因导致肩部着地或外力直接损伤。与中段骨折相比,这一骨折类型较为少见,约占锁骨骨折的12%左右。骨折断面主要呈现为横断面或斜断面,粉碎性骨折十分少见。锁骨外 1/3 骨折移位现象也较为常见,往往出现向后、向上移位;同时,由于背部肌肉的牵引作用,导致骨折远端向下、向内移位。在临床治疗中,对于这种骨折,医护人员在固定时非常困难,也很容易导致患者骨折部位难以愈合。

3. 锁骨内 1/3 骨折　这一类型的骨折主要是指发生在胸锁关节至锁骨下肌止点的骨折。在临床上,这一类型的骨折十分少见,只占大约5%。这一骨折与其他两种骨折较为相似,骨折远端存在移位现象。除此之外,还有旋转现象的存在。

### 四、治疗

幼儿青枝骨折用三角巾悬吊即可。有移位骨折用"8"字绷带固定 1~2 周。

少年或成年人有移位骨折,手法复位"8"字石膏固定。

手法复位可在局麻下进行。患者坐在木凳上,双手叉腰,肩部外旋后伸挺胸,医师站于背后,一脚踏在凳上,顶在患者肩胛间区,双手握住两肩向后、向外、向上牵拉纠正移位。

复位后,用纱布棉垫保护腋窝,用绷带缠绕两肩在背后交叉呈"8"字形,然后用石膏绷带同样固定,使两肩固定在高度后伸、外旋和轻度外展位置。

固定后即可练习握拳,伸屈肘关节及双手叉腰后伸,卧木板床休息,肩胛区可稍垫高,保持肩部后伸。3~4 周拆除。锁骨骨折复位并不难,但不易保持位置,然而愈合后上肢功能无影响,所以临床不强求解剖复位。

锁骨骨折合并神经、血管压迫症状,畸形愈合影响功能,不愈合或少数要求解剖复位者,可切开复位内固定。

### 五、手术方法

1. 锁骨骨折手术操作方法　手术麻醉多采用颈丛神经和/或肌间沟臂丛神经阻滞麻醉,少数可选择全身麻醉或局部浸润麻醉。患侧肩下垫薄枕,手术开始以骨折部位为中心沿锁骨走行做平行切口,切开皮肤及皮下组织,剥离骨膜充分显露骨折端,向外沿锁骨延伸方向牵引肩关节,将骨折复位后,根据骨折碎裂情况、患者自身要求及其家庭经济承受能力等情况选择一种内固定方式。

2. 锁骨骨折内固定方式

(1)单纯钢丝捆扎内固定:切开暴露骨折断端,复位后采用1.0mm钢丝将锁骨环形捆扎。手术方法简单、有效,但要注意术中钢丝结要拧紧,避免松动,且此类术式适应证选择应为单纯大斜行骨折,无明显骨折碎块。

(2)髓内固定:适用于横行或短斜行骨折类型。固定物种类也存在多种选择,包括Steinmann钉、克氏针、Hagie钉、Push钉、Rockwood钉、Knowles钉、弹性固定髓内钉(elastic stable intramedullary nail,ESIN)和髓内螺钉固定等。手术切开暴露锁骨骨折断端,将髓内固定器先逆向穿入远端髓腔并向外自肩峰后方穿出外侧,针尖平骨折断端,复位骨折后再顺行穿入近端髓腔,并穿出锁骨内侧骨皮质固定,针尾可埋于皮下也可以留在皮肤外。髓内固定采用经皮固定的特点,具有较大优势:手术切口小,骨膜损伤小,操作简单,固定相对可靠。但此种固定方式在对抗骨折断端的旋转力和剪切力方面有不足之处,而且需特别注意,粉碎性骨折、开放性骨折、内侧或外侧1/3骨折、陈旧性骨折均是使用髓内固定的禁忌证。

(3)钢板内固定:适用于所有类型锁骨骨折,尤其是粉碎性、近端或远端伴肩锁关节脱位等复杂型锁骨骨折。

1)加压钢板或解剖钢板内固定:此两种内固定钢板是较为传统的器材。手术暴露骨折断端后,清理断端骨折碎块(注意探查骨折碎块是否向下损伤锁骨下动脉及肺尖组织),将骨折碎块复位,若骨折碎块较大,可用螺钉独立于钢板外固定于骨折近端或远端,若骨折碎块较小且复位后能够稳定位置,可不进行固定或以可吸收线进行捆扎固定。采用加压钢板或解剖钢板内固定手术,骨折能够达到解剖复位,尤其是解剖钢板,根据锁骨解剖形状设计,能达到完美贴附,很少出现并发症。一般认为,粉碎性骨折保守治疗效果不佳,骨折愈合缓慢,易出现并发症,严重影响患者生活质量,建议钢板内固定治疗。手术存在不足之处,切口较长,术中对骨膜剥离过多,有可能影响骨折断端血供,导致骨折延迟愈合,容易发生取出内固定后再骨折。手术中钻孔及拧钉操作要注意深度,以免损伤锁骨下动脉及肺尖组织。

2)记忆合金环抱钢板内固定:记忆合金在骨折治疗中已被广泛应用,也应用于锁骨骨折,具有安全、稳定、应力遮挡小的优点。

3)锁定钢板内固定:锁定钢板因其螺钉与锁孔的特殊设计,形成钉板一体式结构,更加保证了对骨折的支撑强度,而且由于其钉板一体式设计,可以不必过度要求钢板与骨表面接触,所以可采用小切口间接复位的手术方式,即在骨折近心端锁骨上缘做垂直于锁骨的小切口约2cm,逐层分离到达锁骨表面,不必剥离骨膜,用骨膜起子或直接用锁定钢板在骨膜浅层分离皮下通道,牵引复位骨折,C型臂下观察骨折复位满意后,沿皮下通道贴于锁骨表面,可以用巾钳予以固定,用同型号钢板在皮肤表面定位出钉孔位置,切约0.5cm大小切口,用锁定螺钉导向器导向钻孔,固定,骨折近远两侧保证2~3枚锁定螺钉。采用锁定钢板治疗锁骨骨折有以下优点:①真正做到微创手术,小切口手术操作,尽可能少地破坏骨折周边组织及骨膜,充分保护周边血运,为骨折愈合创造更有利的血运条件;②固定牢固,由于形成钉板一体式锁定结构,可有效防止由于剪切力造成的螺钉拔出松动。

4)锁骨钩钢板内固定:锁骨肩峰端骨折是肩部常见的损伤。间接暴力导致锁骨骨折的情况居多,且常常伴有肩锁关节脱位,锁骨周围韧带喙锁、喙肩及肩锁韧带断裂,锁骨远端向上脱位。多采用手术治疗。手术方式及内固定选择多种多样,较常用的是锁骨钩钢板内固定,疗效也比较确切。传统治疗方法不论是粗丝线、细钢丝还是克氏针张力带固定,效果都不理想,常常发生固定物断裂再脱位情况,而锁骨钩钢板的设计能较好地解决这种情况。锁骨远端骨折伴肩锁关节脱位或是单纯肩锁关节脱位,手术切口自肩峰开始,沿锁骨走行可达锁骨中段,充分暴露锁骨外段,将骨折复位后,选择合适长度锁骨钩钢板,将弯钩端插入肩锁关节中,钩在肩峰下方,另一端贴附锁骨固定,利用杠杆原理限制固定锁骨。优势在于:①钢板在固定骨折的同时,其弯钩端钩在肩峰下方,对抗胸锁乳突肌向上的拉力,保持了肩锁关节稳定性;②肩锁关节本身就是可微动关节,锁骨钩钢板很好地解决了这一问题,弯钩端固定参照杠杆原理,不进行坚强固定,保持了肩锁关节微动特性,避免了剪切力造成内固定断裂手术失败的后果。当然,应用锁骨钩钢板也有一定缺点,包括肩峰下骨溶解、再骨折和内植入失败,虽然骨折愈合率在不同手术方法中差异无统计学意义,但锁骨钩钢板固定的骨折愈合时间明显比髓内固定长。

## 六、目前研究进展

手术治疗和保守治疗的争议:一般认为,儿童的青枝骨折及成人的稳定性无移位骨折仅用三角巾悬吊患肢3~6周即可开始活动。即使有移位的中段骨折,经采取手法复位,横行8字绷带固定,也很少需要手术来固定骨折。可能因为:①众多研究显示,保守治疗锁骨骨折不愈合率<1%。②1960年,Neer和Rowe对锁骨骨折的手术治疗和保守治疗进行比较,结果表明:手术治疗的骨不愈合率高于保守治疗。由于二位研究者在研究病例中包含了儿童锁骨骨折,考虑到儿童锁骨骨折一般为青枝骨折及保守治疗骨不愈合罕见等原因,影响了最终的结果。③随着手术治疗方式及内固定器械的改进,近些年研究显示,手术治疗骨折不愈合率及功能障碍比保守治疗要低。在保守治疗方法中,以颈腕吊带捆绑治疗和8字(棉纱、石膏及树脂)绷带外固定最常用。而Zlowd对2 144例锁骨中段骨折的治疗进行了循证医学研究,非随机非对照数据显示,钢板固定组的不愈合率(2.5%)低于非手术组(5.9%);其中,锁骨中段移位骨折,钢板固定组不愈合率(2.2%)显著低于非手术组(15.1%)。而随机对照数据表明,采用钢板内固定显著降低了不愈合率。

一项研究对这两种方法比较后表明,患者对颈腕吊带捆绑治疗满意率较高,两组的功能及外观方面并无明显差异。

保守治疗可以减少骨折断端的移动,及时调整固定的松紧度。8字绷带固定时需严密观察双侧上肢血液循环及感觉运动功能,以免引起腋下神经血管束损伤及腋窝下皮肤溃烂。

颈腕吊带捆绑治疗时,可以在能够忍受的疼痛范围内适当活动,以免引起肩关节活动障碍。但是在一项回顾性研究中,对锁骨不稳定性骨折进行保守治疗,可能造成锁骨短缩2.0cm,从而增加骨不愈合的风险及影响肩关节活动。最近多中心实验对照比较保守治疗与一期内固定手术治疗138例锁骨不稳定性骨折,手术组骨不愈合及畸形愈合低,固定可靠,术后关节功能恢复好。但内固定器材的拔除,大多需要再次手术。

锁骨为上肢带骨中非常常见的骨折部位,随着医疗技术、医用材料的发展以及对其认知的提高,人们越来越趋向于选择手术治疗。各种手术方法也都有其自身的优势,但相应的也有其不足之处,应综合各种因素选择对患者最为有利的治疗方案。

明确锁骨骨折的具体部位及骨折的粉碎程度,并结合患者整体状况,制订并实施合适的个性化治疗方案,是功能恢复的关键。对于开放性骨折、移位明显的病理性骨折及骨折断端短缩>2cm、合并神经血管损伤、漂浮肩、多发伤、皮肤受损剥脱、双侧锁骨骨折、无法忍受长时间制动、对外观有较高要求以及因存在运动系统及颅脑疾病造成护理不当的患者,手术治疗可以获得较为满意的疗效。其中,儿童青枝骨折或不全骨折,成人无移位骨裂的患者可采用保守治疗。锁骨骨折诊断和治疗逐渐成熟,其中锁骨外侧端骨折合并喙锁韧带断裂、肩锁关节脱位的最佳治疗方式尚存在挑战。

(刘庆国　郭明钧)

### 参 考 文 献

1. 王亦璁,姜保国. 骨与关节损伤[M]. 5版. 北京:人民卫生出版社,2012:512-518.
2. 李鼎斌,张昭涛. 锁骨骨折的治疗研究[J]. 中国矫形外科杂志,2009,17(24):1869-1872.
3. 卢庆弘,王文权,许永秋,等. 克氏针与锁骨解剖型接骨板治疗锁骨骨折108例对比分析[J]. 中国医药导报,2011,8(6):164-165.
4. 左进步,孟武庆,齐进如,等. 形状记忆合金环抱器治疗复杂锁骨骨折32例报道[J]. 骨与关节损伤杂志,2001,16(6):468.
5. 樊新军,任红杰. 锁定加压钢板与重建钢板治疗锁骨骨折的临床疗效分析[J]. 当代医学,2012,18(28):89.
6. 卢华定,蔡道章,王昆,等. AO锁骨钩钢板治疗肩锁关节脱位及锁骨远端骨折[J]. 中华创伤骨科杂志,2004,6(8):942-943.

## 肩胛骨骨折

### 一、概述

肩胛骨古称"肩髆""饭匙骨""琵琶骨""锨板子骨"等。在两侧上背部稍外,贴于后胸壁,与上7~8个肋骨体相对,其前部微凹,上部弯向前,与胸壁相适应,并便于向内外旋转。

肩胛骨内缘较锐,前锯肌在其下沿内侧缘附着,收缩时可使肩胛骨贴于胸壁并向外摆动。胸长神经损伤造成前锯肌瘫痪时,可使肩胛骨向后外突出形成翼状肩。肩胛骨外缘或腋缘宽而厚,大圆肌、小圆肌附着其上。肩胛冈将肩胛骨背面分为冈上窝、冈下窝,分别有冈上肌、冈下肌附着。在肩胛顶部,肩胛提肌附于其上角;为连结颈肩部深层肌肉,肩胛骨下角钝而粗糙,有大圆肌、菱形肌附着其上。

## 二、病因病机

肩胛骨骨折相对少见,占肩部骨折的 3% ~ 5%,占全身骨折的 0.5% ~ 1.0%;侧方和后上方的高能量直接暴力往往是最常见的受伤机制,多发生于中青年男性;90% 的患者常合并其他部位的损伤,且这些损伤往往较为严重,可危及生命。在损伤的早期,因注意抢救患者的生命,往往忽略了肩胛骨骨折的诊断和治疗,首次漏诊率高。

直接暴力和间接暴力均可导致肩胛骨骨折。肩胛骨体部较薄,边缘增厚,表面有许多骨性隆起,是许多肌肉及韧带的附着点。由于肩胛骨周围有丰富的肌肉及韧带保护,因此该处骨折多为高能量的直接暴力引起。对受伤机制的认识会帮助我们诊断和治疗肩胛骨骨折,上肢处于外展位时跌倒或肩关节脱位会导致肩胛颈骨折;来自前侧方的高能量撞击会造成肩胛体骨折或累及关节盂的肩胛颈骨折,来自上方的垂直暴力会导致肩胛冈或肩峰骨折;而低能量间接暴力产生的牵拉机制如肌肉猛烈收缩可造成骨突起部位如肩胛上角、肩胛下角、喙突尖及肩峰的撕脱骨折,严重者可合并臂丛神经损伤,但此类骨折通过非手术治疗多能获得良好愈合。

## 三、临床表现与诊断

有肩胛部直接外伤、跌倒时肩部着地或手外撑等受伤史。患侧肩部、腋部肿胀、疼痛、功能障碍,做外展、内收活动均可使疼痛加剧。

肩关节盂骨折时,腋部肿胀青紫,肩关节活动受限,局部压痛明显,肱骨近端叩击时加剧,做肩关节内、外旋转时痛甚并可感到骨擦音。肩胛体部骨折时,背部肿胀,压痛区较广泛,且可摸出骨擦音,肩关节外展因肩胛骨随之移动,亦可使疼痛加剧。肩胛颈部骨折无移位或嵌入型者,仅有局部肿胀、疼痛、活动受限,有严重移位者肿胀较重,呈现肩部平塌,肩峰突起,呈"方肩"状,和肩关节脱位近似,但无弹性固定,搭肩试验阴性,然而有疼痛。将下垂的肘部沿纵轴向上托起时,可感到异常活动和骨擦音,肩关节多不能自动活动。

各部位骨折均须拍摄 X 线片,以帮助明确诊断和骨折分型。标准的肩胛骨骨折影像学检查应包括前后位、腋位和肩胛 Y 位。前后位能清楚显示肱盂关节脱位、肩胛颈及肩胛体骨折等;腋位则对判断肱骨头及关节盂之间的关系,喙突与肩峰的完整性很有帮助;肩胛 Y 位能显示出肩胛颈及肩胛体骨折的成角或旋转移位。CT 扫描及三维重建是术前最有用的显像模式,能精确并且形象地显示出骨折线的走行轨迹、骨折块移位程度及整个肩胛骨的总体形态,对明确手术入路、骨折复位及选择内固定器材具有很大帮助。

AO/OTA 分型方法:主要依据解剖学位置将肩胛骨骨折分成肩胛盂骨折、肩胛骨突起部骨折和肩胛骨体部骨折 3 类。这三部分骨折又可细分为几个亚型,其中肩胛盂骨折分为:①单纯的边缘骨折;②肩胛盂劈裂骨折;③复杂的关节损伤。肩胛骨突起部骨折分为:①喙突骨折;②肩峰骨折;③喙突及肩峰同时骨折。肩胛骨体部骨折分为:①简单骨折之单纯 1 条骨折线,骨折线在肩胛骨内,或与肩胛骨边缘只有 1 个交点;②简单骨折之骨折线延伸至肩胛骨边缘,有 2 个交点,即肩胛骨碎裂成两部分;③多条骨折线。目前 AO/OTA 分型方法尚未在临床上广泛推广,其临床指导价值有待进一步证实。

另外,Ideberg 等通过对 338 例肩胛盂骨折进行研究分析,将其分为 5 类。Ⅰ 型:关节盂缘骨折;Ⅱa 型:关节盂横行骨折,Ⅱb 型:关节盂斜行骨折,关节盂骨块常为三角形游离骨块;Ⅲ 型:关节盂上方骨折,骨折线向内上方达喙突基底,常伴肩峰骨折、锁骨骨折或肩锁关节脱位;Ⅳ 型:关节盂横行骨折,骨折线达肩胛骨内缘;Ⅴ 型:在第Ⅳ型基础上合并 Ⅱ 型、Ⅲ 型或同时合并 Ⅱ 型和 Ⅲ 型的骨折。后来有人将严重的复杂的粉碎性骨折加入 Ideberg 骨折分型中,作为第Ⅵ型。

## 四、治疗

肩胛体部骨折一般移位不大,治疗较易;肩胛颈部骨折常易发生移位;肩胛盂部骨折若合并肩关节脱位,以治疗关节脱位为主,随着关节脱位的整复,移位的骨折块多可随之整复。肩胛骨各部位血液运行较丰富,骨折易愈合,延迟愈合或不愈合者甚为罕见,如为无移位或轻度移位的肩胛体部、颈部骨折(包括嵌入骨折)无须复位,仅用三角巾悬吊伤肢2~3周,在悬吊期间即开始做手指、腕、肘关节的功能锻炼,可防止伤肢关节僵硬,促使功能恢复。肩胛体部骨折中度移位亦可用上述方法治疗,愈合后并不影响伤肢功能。如有移位骨折,可先做手法复位,然后予腋卷、胶布加胸腕吊带固定。

## 五、手术方法

1. 手术指征 ①肩峰骨折,移位>5~8mm;②喙突骨折,明显分离移位或压迫神经血管;③肩胛冈骨折,移位>5~8mm;④肩胛体部骨折,粉碎性,骨折块移位影响肩关节活动;⑤肩胛颈骨折,冠状面、横断面成角≥40°,骨折移位>10mm或合并肩部悬吊复合体损伤;⑥盂窝骨折,关节面台阶移位>5mm或合并肩上部复合悬吊体损伤;⑦盂缘骨折,骨折累及盂窝前或后1/3,骨折移位>10mm,合并肩关节不稳、肱骨头脱位;⑧肩胛骨骨折合并肩袖损伤、血管神经损伤、锁骨骨折等;⑨肩胛骨开放性骨折。

2. 手术入路

(1)后方入路(Judet入路):该入路能清楚地显露肩胛体、冈、颈及盂窝后缘。患者取侧卧位,患肩向上,切口起自肩峰,沿肩胛冈转向肩胛骨内侧缘,达肩胛下角,呈"L"形切口,依次切开皮肤、皮下各层至深筋膜,将皮瓣向外侧牵开,钝性分离三角肌后部并向外侧牵开,显露冈下肌及小圆肌,钝性分离两肌之间间隙显露盂窝后下部和下部及肩胛骨外缘。如要更清晰地显露肩胛骨的盂和颈部,则需在冈下肌起点处切断,并翻向内侧;翻开此肌时,应注意保护好肩胛上神经、腋神经和旋肱后动脉。

(2)前方入路:切口起自喙突,沿三角肌、胸大肌肌间沟进入,注意保护头静脉,向内侧牵开肱二头肌及喙肱肌,显露肩胛下肌,距肩胛下肌止点10mm处垂直切断该肌并向内侧翻开,显露骨折部位。此入路用于处理喙突和盂缘前部或下部骨折。

(3)改良Judet入路:切口呈C形,凸面朝向肩胛骨外侧角,三角肌后部肌纤维在其起源处分开,侧向折回,无分离地移开冈下肌暴露肩胛颈和肩胛盂,肩胛盂的其余部分及上部可在肩峰截骨后暴露。

(4)后上入路:用于处理肩峰、盂窝上半或中央横行骨折。

(5)前后联合入路:用于处理肩峰、锁骨及肩胛颈的联合损伤等。

(6)外侧缘入路:沿肩胛骨外侧缘做直切口显露冈下肌和小圆肌,分离冈下肌和小圆肌间隙即可显露肩胛骨体部及颈部外侧,肩胛颈、冈、体均能显露。

3. 内固定器材的选用 肩胛骨大部分较为薄弱,其中肩胛颈、肩胛冈及肩胛体内外侧缘骨质增厚,结构较为坚强,是良好的内固定物放置位置。大多数类型的肩胛骨骨折多可选用重建钢板进行固定,钢板可根据需要进行预弯以适应肩胛冈及肩胛骨外缘骨脊。有学者认为,体部外缘严重移位骨折,盂窝下部移位骨折伴体部外缘骨折时,肩胛骨外侧缘是放置钢板的最佳位置,此处能提供足够的安放空间、满意的螺钉长度及骨折稳定性。对于小片的盂窝、盂缘、肩峰及喙突骨折,用克氏针、钢丝张力带或松质骨螺钉固定,往往能达到满意的复位及内固定效果;对于合并肩上部悬吊复合体损伤的肩胛颈或盂窝骨折,固定盂窝和肩胛颈骨折的同时,必须对悬吊复合体损伤加以修复,恢复肩部稳定性。

## 六、目前研究进展

传统观念认为,大部分肩胛骨骨折移位小,且因骨折端血供丰富,骨折愈合较快,所以采用非手术治疗为主。但近年来随着高能量损伤引发的肩胛骨骨折增多,骨折移位明显且类型复杂,非手术治疗的预后常常不尽如人意,会导致创伤性关节炎、肩关节功能障碍及肩关节长期疼痛等后遗症。因此,手术治疗成为目前临床上治疗不稳定型肩胛骨骨折的首选方式。早期手术可有效地恢复肩关节及肩胛骨的解剖结构,坚强的内固定有利于患者早期进行功能锻炼,减轻肩胛带周围肌肉的粘连,可最大程度恢复肩关节功能或减轻肩关节疼痛。Dienstknecht等通过回顾22篇文献共463例肩胛骨骨折患者资料,其中非手术患者229例,手术患者234例,发现手术治疗在促进骨折愈合及减轻疼痛等方面比非手术治疗更具优势。

Judet入路显露范围广,对肩袖肌肉组织损伤较小,可减少对肌肉的损伤,能保护肩关节的稳定性及减少术后并发症,但较易损伤肩胛上神经、腋神经及血管。Coen 等对 24 具尸体的肩胛上神经血管走行进行分析,绘制出了后方入路较易损伤该神经血管的危险区域。与传统 Judet 入路相比,改良 Judet 入路能更加清晰地显露肩胛体和关节盂,使复位更加容易,同时能更好地保护肩袖。

对肩胛骨骨折患者应进行详细体格检查,要注意常见的联合损伤,特别是危及生命的联合损伤。应根据不同骨折类型、患者全身情况合理选择手术入路及内固定方法,尽量减少肌肉剥离和出血,避免神经损伤,使得手术治疗肩胛骨骨折更加安全、有效。

(刘庆国　程家伟)

## 参 考 文 献

1. Hardegger FH, Simpson LA, Weber BG. The operative treatment of scapular fractures[J]. J Bone Joint Surg Br, 1984, 66(5): 725-731.
2. 王娟, 黄富国. 喙肩韧带对肩关节前上方稳定作用的生物力学研究[J]. 中国修复重建外科杂志, 2009, 23(1): 49-51.
3. 付中国, 张堃. Judet 入路治疗肩胛骨骨折[J]. 中华肩肘外科电子杂志, 2014, 2(1): 63-68.
4. Dienstknecht T, Horst K, Pishnamaz M, et al. A meta-analysis of operative versus nonoperative treatment in 463 scapular neck fractures[J]. Scand J Surg, 2013, 102(2): 69-76.

# 第二节　肱骨近端骨折

肱骨近端膨大,向内上方突出的半球形关节面,叫作肱骨头,与肩胛骨的关节盂相关节。肱骨头的下方稍细,称解剖颈。从肱骨头向外侧突出一个粗涩的隆起,叫作大结节。肱骨头的下方有向前方的骨突,叫作小结节。由大、小结节向下延续的骨嵴,分别叫作大结节嵴、小结节嵴。大、小结节及嵴之间的沟称结节间沟,内有肱二头肌长头腱通过。肱骨近端与体的移行处稍狭缩,叫作外科颈,是骨折的好发部位。

## 肱骨外科颈骨折

### 一、概述

肱骨外科颈位于解剖颈下 2~3cm,相当于大、小结节下缘与肱骨干的交界处,为疏松骨质和致密骨质交界处,常易发生骨折,而肱骨解剖颈很短,骨折较罕见。紧靠肱骨外科颈内侧有腋神经向后进入三角肌内,臂丛神经、腋动静脉通过腋窝,因此严重移位骨折时可合并神经血管损伤。

### 二、病因病机

多因跌倒时手掌或肘部先着地,传达暴力所引起,若上臂在外展位则为外展型骨折,若上臂在内收位则为内收型骨折。以老年人较多见,亦可发生于儿童与成人。临床常见以下 3 种类型。

1. 外展型骨折　受外展传达暴力所致。断端外侧嵌插而内侧分离,多向前、内侧突起成角。有时远端向内侧移位,常伴有肱骨大结节撕脱骨折。

2. 内收型骨折　受内收传达暴力所致。断端外侧分离而内侧嵌插,向外侧突起成角。

3. 肱骨外科颈骨折合并肩关节脱位　受外展外旋传达暴力所致。若暴力继续作用于肱骨头,可引起前下方脱位,有时肱骨头因喙突、肩盂或关节囊的阻滞而得不到整复,关节面向内下,骨折面向外上,位于远端的内侧。临床较少见,若处理不当,常容易造成患肢严重的功能障碍。

肱骨外科颈骨折是接近关节的骨折,周围肌肉比较发达,肩关节的关节囊和韧带比较松弛,骨折后容易发生软组织粘连,或结节间沟不平滑。中年以上患者,易并发肱二头肌长头肌腱炎、冈上肌腱炎或肩关节周围炎。

### 三、临床表现与诊断

伤后肩部疼痛、肿胀、皮下瘀血、肩关节活动受限。大结节下方骨折处有压痛,有纵轴叩击痛,上臂内侧可见瘀斑。非嵌插性骨折可出现骨擦音和异常活动。根据肩部正位 X 线片可显示外展或内收骨折类型。

还必须有侧位片(穿胸位)了解肱骨头有无旋转、嵌插、前后重叠移位畸形,以便明确有无骨折端向前成角。肱骨外科颈骨折应与肩关节脱位鉴别,有时,骨折的同时合并肩关节脱位。

## 四、治疗

无移位的裂缝骨折或嵌插骨折,仅用三角巾悬吊患肢1~2周即可开始活动。有移位骨折可按下列方法治疗。

1. 整复方法　患者坐位或卧位,一助手用布带绕过腋窝向上提拉,屈肘90°,前臂中立位,另一助手握其肘部,沿肱骨纵轴方向牵拉,纠正短缩移位,然后根据不同类型再采用不同的复位方法。

(1)外展型骨折:术者双手握骨折部,两拇指按于骨折近端外侧,其他各指抱骨折远端内侧向外端提,助手同时在牵拉下内收其上臂即可复位。

(2)内收型骨折:术者两拇指压住骨折部向内推,其他四指使远端外展,助手在牵引下将上臂外展即可复位。如成角畸形过大,还可继续将上臂上举过头顶;此时术者立于患者前外侧,用两拇指推挤远端,其他四指挤按成角突出处,如有骨擦感,断端相互抵触,则表示成角畸形矫正。对合并肩关节脱位者,有些可先整复骨折,然后用手法推送肱骨头;亦可先持续牵引,使肩肱关节间隙加大,纳入肱骨头,然后整复骨折。

尺骨鹰嘴牵引:骨折断端手法复位,小夹板固定完成后,行尺骨鹰嘴骨牵引,将伤肩上举90°,肘关节屈曲90°,将尺骨鹰嘴牵引通过两滑轮放置于床尾,牵引重量为体重的1/10,同时将伤肢放在屈曲90°的吊带上,吊带固定在牵引床上。牵引时间2~3周。其间第3、7、14天及取牵引前常规复查X线片。早期出现骨位变化,及时采用手法复位调整和调整牵引力线的方法进行纠正。待骨折稳定后,可以去除牵引,夹板固定下开展功能锻炼。

2. 夹板固定

(1)夹板规格:长夹板3块,下达肘部,上端超过肩部,夹板上端可钻小孔系以布带结,以便做超关节固定。短夹板1块,由腋窝下达肱骨内上髁以上,夹板的一端用棉花包裹,即成蘑菇头样大头垫夹板。

(2)固定方法:在助手维持牵引下,将棉垫3~4个放于骨折部周围,短夹板放在内侧,若内收型骨折,大头垫应放在肱骨内上髁上部;若外展型骨折,大头垫应顶住腋窝部,并在成角突起处放一平垫,3块长夹板分别放在上臂前、后、外侧,用3条扎带将夹板捆紧,然后用长布带绕过对侧腋下用棉花垫好打结。对移位明显的内收型骨折,除夹板固定外,尚可配合皮肤牵引3周,肩关节置于外展前屈位,其角度视移位程度而定。

3. 药物治疗　初期宜活血祛瘀、消肿止痛,内服可选用和营止痛汤、活血止痛汤、初伤胶囊,外敷消瘀止痛药膏、红肿膏;老年患者则因气血虚弱,血不荣筋,易致肌肉萎缩,关节不利,故在中后期宜养气血、壮筋骨、补肝肾,还应加用舒筋活络、通利关节的药物,内服可选用接骨丹、生血补髓汤或肝肾胶囊或补骨胶囊,外敷活血膏等。解除固定后,可选用海桐皮汤、骨科上肢洗剂熏洗。

4. 练功活动　初期先让患者做握拳,屈伸肘、腕关节,舒缩上肢肌肉等活动,3周后练习肩关节各方向活动,活动范围应循序渐进,每日练习10余次。一般在4周左右即可解除外固定。后期应配合中药熏洗,以促进肩关节功能恢复。练功活动对老年患者尤为重要。

## 五、预防和调护

外展型骨折应使肩关节保持在内收位,切不可做肩外展抬举动作,尤其在固定早期更应注意这一点,以免骨折再移位。对内收型骨折,在固定早期则应维持在外展位,勿使患肢做内收动作。

## 六、手术方法

1. 经皮撬拨复位钢针内固定　闭合整复骨折不稳定,可应用克氏针经皮内固定。此法尤其适用于老年人骨折,不能用接骨板等内固定或合并胸部损伤的患者。

(1)经皮撬拨复位和内固定适应证:年轻骨折患者,外科颈骨折成角达30°,肱骨远端向内移位,手法整复无效者;手法整复骨折不稳定;老年患者或多发性损伤,估计患者全身情况不宜做切开复位和内固定手术,但尚能承受操作创伤较轻的经皮手术。

（2）经皮撬拨复位及固定方法：在带影增强器透视下进行撬拨复位和内固定，复位前必须有最近的正侧位 X 线片，对复位方法、最有利的进针部位、撬拨方向等预先做好充分考虑再进行撬拨。进针方法有顺行插针法、倒行插针法、混合插针法。经皮固定：作为一种微创的闭合复位内固定技术，骨坏死发生率低于切开内固定，但其骨折固定后的稳定性低于其他固定方式，且技术要求较高。经皮固定技术可用于不稳定的两部分肱骨外科颈骨折，也可用于更复杂的三部分骨折及外翻嵌插型四部分骨折。对于骨质良好、粉碎较轻、尤其涉及肱骨大结节，且内侧肱骨矩完整的患者，可经皮固定。

2. 髓内钉内固定　髓内钉在治疗肱骨外科颈两部分骨折中效果显著，尤其适用于并发肱骨干骨折的患者。髓内钉固定比经皮内固定稳定性高，较钢板内固定对骨折周围软组织剥离损伤少，可保护血运，更适用于老年骨质疏松患者。应用髓内钉治疗移位肱骨近端骨折患者时，相对于四部分骨折患者，两部分和三部分骨折患者功能预后更好。髓内钉分交锁髓内钉和弹性髓内钉。交锁髓内钉比弹性髓内钉能提供更好的轴向和旋转稳定性，但交锁髓内钉有医源性肩部损伤及骨折的风险。弹性髓内钉术中出血少，骨折端软组织损伤剥离少，肌肉创伤小，且桡神经损伤率低。但由于弹性髓内钉固定结构稳定性较低，尤其对于骨质疏松患者，需限制术后的早期活动。

3. 锁定钢板内固定　肱骨外科颈骨折，均可应用锁定钢板治疗。对于年龄>40 岁的肱骨近端骨折伴脱位和肱骨头劈裂骨折患者，因损伤暴力大且伴有骨质疏松，肱骨头坏死率大，相对禁忌应用锁定钢板治疗；但年轻患者应尽可能保留肱骨头，行切开复位锁定钢板内固定治疗。除此之外，对于无其他并发症且无法微创治疗的患者，均可应用锁定钢板治疗。

4. 肩关节置换　肱骨近端较严重的肱骨头粉碎性骨折，可采用肩关节置换的方法治疗。近年来，假体和手术器械的不断发展使得肩关节置换的成功率不断提高。肩关节置换的适应证包括四部分骨折和骨折伴脱位、关节面压缩超过 40%、肱骨颈骨折移位、肱骨头劈裂骨折、三部分骨折伴随关节面脱位和/或骨质量较差。

## 七、目前研究进展

肱骨外科颈骨折是骨科常见骨折类型，目前，临床治疗该骨折方法多样，但骨折愈合是一个长期而复杂的过程，且其愈合效果主要取决于骨折区血液供应。切开复位需分离较多肱二头肌、三角肌、胸大肌等软组织，加之广泛剥离骨膜，应用复位器械进入骨外膜，进而造成血管断裂并损伤旋前肱动脉，进一步加重软组织损害，减慢骨折区软组织血流速度，延长血肿机化时间，不利于骨生长及骨折愈合。肱骨近端骨折也可以选用髓内针固定，这种技术手术切口小，术中出血少，对软组织破坏小，而且具有较好的稳定性，比较符合肩关节的生物力学，尤其适合两部分外科颈骨折。临床上常用的髓内钉系统近端有多个锁定孔，能较好地把持和固定骨折块，稳定性良好。Kazakos 等对 27 例肱骨近端骨折患者行髓内钉治疗，优良率 77.8%。切开复位锁定钢板固定是目前临床上治疗肱骨近端骨折最常用的方法。切开后显露骨折块，在直视下对骨折进行精确复位。有研究显示，锁定钢板比传统的普通钢板有更加稳定的生物力学性能，如 Ruch 等通过生物力学实验显示，锁定钢板能很稳定地固定肱骨近端骨折块。

大部分肱骨近端骨折都可以采用保守治疗的方法，没有移位或移位较小能维持稳定的骨折通常能顺利通过非手术的方法治疗。临床针对收治的肱骨外科颈骨折患者，在选择治疗方案时，需依据患者的骨折类型、体质、年龄等多方面因素确定。

（刘庆国　郭明钧）

## 参 考 文 献

1. 陈冠华,唐上德,秦德芳. 手法复位夹板外固定治疗肱骨近端骨折的临床疗效分析[J]. 齐齐哈尔医学院学报,2014,35（9）:1306-1307.

2. Kazakos K,Lyras DN,Galanis V,et al. Internal fixation of proximal humerus fractures using the Polarus intramedullary nail[J]. Arch Orthop Trauma Surg,2007,127（7）:503-508.

3. Ruch DS,Glisson RR,Marr AW,et al. Fixation of three-part proximal humeral fractures:a biomechanical evaluation[J]. J Orthop Trauma,2000,14（1）:36-40.

# 肱骨大结节骨折

## 一、概述

肱骨大结节骨折是肱骨近端骨折中较为常见的类型。组成肩袖的冈上肌、冈下肌及小圆肌共同止于大结节,在维持肩关节的外展、外旋功能方面发挥重要作用,因此肱骨大结节的有效解剖重建和愈合,是肩关节功能恢复的关键因素。

## 二、病因病机

多因跌倒时上肢外展外旋,冈上肌、冈下肌等骤然强烈收缩而发生撕脱性骨折。常与肩关节脱位、肱骨外科颈骨折合并发生,直接暴力引起的为粉碎性骨折。

## 三、临床表现与诊断

有明显的外伤史,肱骨大结节处肿胀疼痛,压痛,可触及骨擦音;若骨折片完全撕脱,则上臂外展外旋障碍。X 线检查可明确诊断。

## 四、治疗

1. 无移位骨折  仅用三角巾悬吊即可,1 周后开始肩部功能锻炼。4 周后即可做肩关节的各种活动。

2. 有移位骨折  可在局麻下将上臂徐徐外展外旋,并用手按压大结节骨折片,复位后可按肱骨外科颈骨折夹板固定法固定,如不稳定,可将肩关节放置于外展 90°、外旋及前屈 40°位置下,用外展支架固定 4~6周。若移位较多而手法不能整复者,应采取切开复位螺丝钉内固定,以免大结节畸形愈合而严重影响肩部外展功能,术后用三角巾悬吊伤肢,2~3 周后练习肩部活动。

3. 肩关节脱位并发大结节骨折  肩关节脱位整复后,大多数情况下大结节骨折片亦可一并复位,故不需手术复位。

## 五、手术方法

1. 空心钉内固定  当骨折块完整、骨质情况良好时(直径>2.0cm),可应用空心钉或可吸收螺钉对大结节骨块进行可靠固定。席智杰等应用关节镜技术对 15 例单纯急性大结节骨折患者采用经皮空心钉内固定治疗,经过平均 15 个月的随访研究,指出该固定方式在单纯急性大结节骨折的治疗中疗效肯定,且具有手术损伤小、有利于骨性愈合等诸多优点。

2. 张力带内固定  张力带内固定技术具有良好的力学稳定性能,并在临床应用中获得一致认可。其在肱骨大结节骨折的内固定治疗中,可将张力转化为动力从而达到可靠的固定效果,但同时存在发生医源性肱骨外科颈骨折的风险。

3. 缝合锚钉内固定  有限切开缝合锚钉内固定方式在大结节骨折的治疗中疗效确切,且在应用于严重粉碎的大结节骨折的内固定治疗中,同样能获得满意疗效,手术操作简单。该内固定方式在大结节骨折的治疗中疗效较肯定,且关节镜微创技术的应用可进一步提高手术治疗的总体优越性,值得临床推广。

4. 接骨板内固定  肱骨近端接骨板具有良好的固定优势,但由于其体积相对较大,解剖型设计导致其近排螺钉孔距离钢板近端边缘较远,故在有效固定大结节骨折块的同时,难免因放置位置偏高而出现撞击肩峰等风险。颜廷鑫等亦指出应用接骨板进行手术复位内固定时,应充分考虑其体积相对较大,在放置中容易造成周围软组织的二次损害,破坏局部血供,导致患者肩袖医源性损伤。

## 六、目前研究进展

对于受伤机制,最主要的理论是肩袖肌肉强力收缩导致大结节撕脱性骨折,现在也有观点考虑为大结节与肩峰撞击或在肩关节前脱位时大结节与盂唇之间的剪切和压缩而造成的骨折。总之,肱骨大结节骨折的机制较为复杂,在患者受伤瞬间往往有多种暴力参与,故需要更深入的研究。

肱骨大结节骨折手术治疗方法包括两类,一类为在关节镜下进行复位并对大结节进行固定,另外一类是切开复位内固定术。现行关节镜下固定技术包括利用缝线或张力带对骨折块进行固定和应用螺钉固定两种类型。

手术入路采用三角肌胸大肌间隙切口,或者是三角肌前中束间隙入路。

肱骨大结节骨折的分类还不是十分完善,手术指征存在一定争议,在治疗过程中,非手术治疗、关节镜下复位内固定和切开复位固定术为常用手段。

针对肱骨大结节骨折进行治疗时,若是骨折块没有获得良好的解剖复位,则很容易出现诸多后遗症,影响肩关节活动功能。现阶段,临床上对于无移位或者是仅发生很小移位的骨折患者,可经非手术方式治疗,但是对于骨折块移位明显的骨折患者则建议采取手术治疗。

(刘庆国)

### 参 考 文 献

1. 席智杰,梁倩倩,米琨,等. 关节镜下经皮空心钉固定治疗急性移位单纯性肱骨大结节骨折[J]. 中国修复重建外科杂志,2015,29(1):1-5.
2. Braunstein V,Wiedemann E,Plitz W,et al. Operative treatment of greater tuberosity fractures of the humerus--a biomechanical analysis[J]. Clin Biomech(Bristol,Avon),2007,22(6):652-657.
3. Yang H,Li Z,Zhou F,et al. A prospective clinical study of proximal humerus fractures treated with a locking proximal humerus plate[J]. J Orthop Trauma,2011,25(1):11-17.
4. Kaspar S,Mandel S. Acromial impression fracture of the greater tuberosity with rotator cuff avulsion due to hyperabduction injury of the shoulder[J]. J Shoulder Elbow Surg,2004,13(1):112-114.

# 第三节　肱骨干骨折

## 一、概述

肱骨干骨折好发于骨干的中部,其次为下部,上部最少。中下1/3骨折易合并桡神经损伤,下1/3骨折易发生不连接。

## 二、解剖及生理

肱骨干为一长管状骨,中段以上呈圆形、较粗,以下逐渐变细,至下部逐渐变成扁三角状,并稍向前倾。营养动脉在肱骨中段穿入,向远近两端分布,所以中段以下发生骨折,常因营养不良而影响骨折愈合。肱动脉、肱静脉、正中神经及尺神经均在上臂内侧,沿肱二头肌内缘下行。桡神经自腋部发出后,在三角肌粗隆部自肱骨后侧沿桡神经沟,紧贴肱骨干,由内后向外前绕行向下,故当肱骨中下1/3交界处骨折时,易合并桡神经损伤。上臂有内侧和外侧两个肌间隔,前有肱二头肌、肱肌及喙肱肌,后有肱三头肌和桡神经。肱骨干有许多肌肉附着,三角肌止于肱骨干外侧的三角肌粗隆,胸大肌止于肱骨大结节嵴,背阔肌止于肱骨小结节嵴。还有肱骨前后的肱二头肌、肱三头肌、喙肱肌及肱肌等附着。

由于以上各肌肉部位、附着点的不同,牵拉作用力不一,所以在不同平面的骨折,骨折的类型及暴力的方向,可引起各种骨折移位。

## 三、病因病机

1. 致伤原因　①直接暴力,如打击伤、挤压伤或火器伤等,多发生于中1/3处,多为横行骨折、粉碎性骨折或开放性骨折,有时可发生多段骨折;②传导暴力,如跌倒时手或肘着地,地面反击暴力向上传导,与跌倒时体重下压暴力相交于肱骨干某部即发生斜行骨折或螺旋形骨折,多见于肱骨中下1/3处,此种骨折尖端易刺插于肌肉,影响手法复位;③旋转暴力,如投掷手榴弹、标枪或翻腕赛扭转前臂时,多可引起肱骨中下1/3

交界处骨折,所引起的肱骨骨折多为典型的螺旋形骨折。

2. 致伤机制 肱骨干骨折后,由于骨折部位肌肉附着点同暴力作用方向及上肢体位的关系,肱骨干骨折端可有不同的移位情况。如骨折于胸大肌止点以上者,远侧骨折端受到胸大肌、大圆肌和背阔肌的牵拉作用向内侧移位,近侧骨折端因三角肌的牵拉作用而向外上移位;如骨折于胸大肌止点以下者,远侧骨折端因受三角肌和喙肱肌的牵拉作用而向外向前移位,近侧骨折端受到肱二头肌和肱三头肌的牵拉作用而发生向下重叠移位;如骨折于三角肌止点以下者,由于患者常将前臂悬胸前,引起远侧骨折端内旋移位(图10-3-1)。手法整复时均要注意纠正。

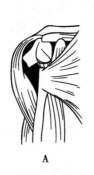 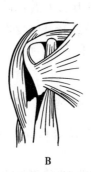 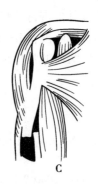

图 10-3-1 肱骨骨折部位与移位的关系

A. 骨折线在胸大肌肌腱附着点之上　B. 骨折线在胸大肌肌腱附着点之下　C. 骨折线在三角肌附着点之下

### 四、临床表现与诊断

有明确的外伤史,局部疼痛、肿胀明显,压痛剧烈,伤肢肢体有环形压痛,有上臂成角畸形,触摸有异常活动和骨擦音者,均可诊断骨折。如摄X线片,不仅可以确诊骨折,还可明确骨折部位、类型及移位情况,以供手法整复参考。如骨折合并桡神经损伤,可出现典型垂腕和伸拇及伸掌指关节功能丧失,第1~2掌骨间背侧皮肤感觉丧失,其治疗方案和预后均有不同。

### 五、治疗

主要是手法复位外固定和切开内固定。

1. 手法复位外固定 按常规规定,先将手法复位用的工具器械、牵引和外固定用品准备齐全,助手及术者各立其位。

(1)麻醉:臂丛麻醉或1%~2%普鲁卡因血肿内麻醉。

(2)体位:患者靠坐位或平卧位。伤肢放于适中位,即肩关节外展90°、前屈30°~45°,肘关节屈曲90°,腕关节0°,前臂旋后中间位。

(3)复位方法

1)牵引复位:用一布带经过伤侧腋窝,绕经胸前及背后向健侧牵引固定,作为对抗牵引,用一扩张木板撑开布带;助手一手将肘关节屈曲90°,一手握住肱骨远端缓缓牵引伤肢,逐渐纠正骨折端重叠、成角及旋转移位,以便手法整复骨折端侧方移位。此种助手的人力牵引亦可改用上肢螺旋牵引架进行,牵引效果更好。

2)侧方加压手法复位整复骨折侧方移位:术者用两手掌分别抵压于移位的两侧骨折端,用力互相对压,即可使骨折的移位整复。例如三角肌止点以上骨折者,术者用两手掌分别抵压于近侧骨折端的内侧和远侧骨折端的外侧,两手互相对压使骨折端复位;如三角肌止点以下(即肱骨中1/3处)骨折者,术者用两手掌分别抵压于近侧骨折端的前侧和远侧骨折端的后侧,两手互相对压使骨折端复位;肱骨下1/3部位骨折移位者,术者用两手掌分别抵压于移位的两骨折端的两个侧方,互相对压使骨折端复位。当骨折端复位后,助手将牵引力稍放松一些,使骨折端互相抵紧,以免再移位。然后再行外固定治疗。

在骨折复位过程中,如发现骨折端复位后有弹性样的再移位,或术者两手掌对压整复时,骨折端可以勉强对位,但两手稍放松时,骨折端又再移位,应考虑骨折端间有软组织嵌入,可考虑切开复位内固定治疗。

粉碎性骨折时,特别是肱骨中下 1/3 处的粉碎性骨折易损伤桡神经,手法复位时要根据骨折片移位情况,在牵引和对抗牵引下进行稳准的手法复位。肱骨干骨折引起上臂严重肿胀,或在其他医院已行过手法复位者,不宜再立即行手法复位外固定;最安全的办法是用尺骨鹰嘴克氏针持续牵引,使上臂肿胀消退,待上臂肿胀基本消退后再行手法复位外固定治疗。

(4)外固定方法:在骨折端移位整复满意后,固定治疗有以下几种。

1)上肢石膏加外展架固定:骨折端复位后于牵引情况下,用上肢石膏加压塑形固定,使骨折端不致再移位,再用外展架固定。如为非稳定性骨折,在外展架上可行持续固定。多用于稳定性中、下 1/3 骨折复位后,将石膏绷带做成长石膏条,使伤肢屈肘 90°,用石膏条绕过肘关节,经上臂前后侧交接于肩部,外用绷带包扎,加压塑形固定骨折端,并用三角巾悬吊前臂。

2)夹板固定:骨折端移位整复后,在牵引情况下用夹板固定,如骨折端仍有轻度侧方或成角移位者,或防止骨折端再移位时,均可用纸压垫加压矫正或维持骨折端的对位。纸压垫安放位置要根据三点挤压力维持骨折端复位原则,结合骨折端移位方向而定。肱骨干中 1/3 骨折,做局部夹板固定;上 1/3 骨折时,用超肩关节的夹板固定;下 1/3 骨折时,用超肘关节的夹板固定。夹板固定后,再用 1 块木托板托起前臂,并用三角巾悬吊于胸前。

(5)功能锻炼:当骨折复位外固定后,不论用何种方法外固定,于患者无痛苦时,即开始伤肢未固定关节的功能锻炼,并加强全身的功能锻炼,使骨折能按时愈合。

2. 切开复位内固定

(1)适应证

闭合性骨折:骨折端间嵌入软组织,或手法复位达不到功能复位的要求,或肱骨有多段骨折者。

开放性骨折:伤后时间在 8 小时以内,经过彻底清创术保证不会发生感染者。

同一上肢有多处骨和关节损伤者,如合并肩关节或肘关节脱位,或同侧前臂骨折者。

肱骨骨折合并血管或桡神经损伤,需要手术探查处理者。

(2)内固定方法

1)普通钢板螺丝钉固定:一般用于肱骨中 1/3 骨折,如横断骨折或短斜行骨折,最好采用 6 孔钢板螺丝钉固定。普通 6 孔钢板内固定治疗肱骨干骨折,是一种传统的治疗方法,能维持肱骨干的对位对线,但对骨折端没有加压作用,骨折易产生分离和移动;同时术中尽量避免广泛剥离组织和骨膜,防止破坏局部血运,影响骨折愈合。在中段骨折,易造成桡神经牵拉和压迫性损伤。术后要加用夹板或上肢石膏托外固定。

2)加压钢板固定:使用方法及适应证与普通钢板螺丝钉固定相同。加压钢板对骨折端有加压作用,断面接触紧密,特别是自动加压钢板,在上肢肌肉收缩和重力的作用下,其接触面更大更紧,自动加压钢板的螺帽与钢板孔边之间可以滑动而产生自动加压,钢板材料强度坚硬,能承受骨折张力,使骨折起到有效的固定作用。因此,骨折不易产生分离和移动,有利于骨折早期愈合,外固定可早期解除或不固定,避免了因固定时间过长,造成肌肉萎缩无力、骨质疏松和关节功能障碍。只要手术适应证选择合理,术中不广泛剥离组织和骨膜,避免牵拉桡神经时间过长,根据骨折类型和部位术后给予合适外固定,可以减少并发症的发生,加压钢板优于普通钢板。

3)交锁髓内钉固定:特别是静力性交锁髓内钉,适用于中段及上段骨折,或粉碎性骨折、多节段骨折以及病理性骨折的治疗。可以通过闭合复位穿钉,不需剥离组织和骨膜,对骨折端血供影响小,骨折愈合率高,感染率低。在生物力学上,交锁钉除了拉伸刚度与加压钢板接近外,其抗轴向压缩、抗弯曲、抗扭转等性能均优于加压钢板,而没有内锁作用的髓内钉不能有效控制骨折端的分离和旋转。这是一种比较坚强的内固定,完全能够满足患肢术后早期进行主动功能锻炼的要求。文献报道,交锁钉治疗肱骨骨折,其医源性桡神经损伤发生率较低。顺行插钉时,交锁髓内钉插钉部位通常选择在大结节内侧,骨锥在钻洞时必须穿透冈上肌肌腱及肩峰下滑膜囊,可能发生肩袖损伤,引起肩关节活动障碍、疼痛。根据不同的骨折类型,选择顺行或逆行髓内钉,顺行法适用于肱骨近中段骨折,逆行法适用于肱骨中远段骨折。

(3)手术步骤

1)钢板螺丝钉内固定:在臂丛麻醉或全身麻醉下,患者仰卧位,伤侧肩部稍垫高,伤肢放于胸前。以骨折部位为中心,做上臂前外侧纵行切口,长约8cm,切开皮肤、皮下组织及深筋膜,显露三角肌、肱二头肌和肱三头肌,并从肱二、三头肌间隙纵行分开肌肉,显露骨折端,清除其间的血块,少剥离骨膜。中下1/3骨折,术中可显露并保护桡神经。骨折复位后6孔普通钢板或加压钢板螺丝钉内固定。按层缝合切口,使用普通钢板螺丝钉术后要加用夹板或上肢石膏托外固定。

2)顺行交锁髓内钉:术前测量肱骨髓腔大小及长度,选择合适的髓内钉。在臂丛麻醉或全身麻醉下,患者取仰卧位,患肢置于可透X线桌面,与C形臂X线机射线方向垂直。肩峰中点前方纵向切开皮肤2~3cm,纵行劈开三角肌,切开肩袖,骨锥穿刺于肱骨大结节内侧、肱骨大结节与肱骨头关节面边缘之间。插入导针,C形臂X线机辅助下闭合复位扩髓。扩髓时保持骨折复位,直至插入髓内钉。扩髓大小比实际所选髓内钉大1mm,髓内钉远端止于尺骨鹰嘴上方1~2cm,尾端埋入骨面5mm。先锁定远端锁钉,应置于椭圆形孔最远端,有利于术后骨折间加压,促进骨折愈合。加压后再给予近端锁钉。术后进行功能锻炼。

文献报道,交锁钉治疗肱骨骨折,其医源性桡神经损伤发生率为0~3%。多数学者认为,医源性桡神经损伤由术中手法复位操作不当引起,建议轻柔操作,一旦复位,紧握骨折远端,保持复位条件下插入导针,扩髓,置入髓内钉,这样可防止桡神经损伤和术中骨折端粉碎。如遇粉碎性骨折,扩髓锉需达远端髓腔内后再扩髓。远端锁钉的操作注意避免肱动脉、正中神经和尺神经损伤。近端锁钉的操作要注意在安全区内,上臂近1/3有90°的安全区,位于上臂近端后外象限,螺钉方向自后外向前内,避免过深。

3)逆行交锁髓内钉:术前测量肱骨髓腔大小及长度,选择合适的髓内钉。在臂丛麻醉或全身麻醉下,患者取仰卧位,上肢外展,前臂自然下垂。患肢置于可透X线桌面,与C形臂X线机射线方向垂直。做肘后侧切口,于肱骨鹰嘴窝上方劈开肱三头肌长约6cm,显露鹰嘴窝及其近侧肱骨。整复肱骨骨折后,于鹰嘴窝近侧2.5cm处钻孔,扩至1cm宽、2cm长,注意肱骨远端骨质较硬,钻孔时较为困难。用空心扩髓器沿导针扩孔,将髓腔直径扩至大于髓内钉直径1mm。通过导针测量髓内钉长度。插入髓内钉时尽量用手推入,仅在必要时轻柔锤击。髓内钉通过骨折线后立即矫正旋转移位,使大结节与外上髁在同一直线上,钉的近端距肱骨结节不应小于2cm,远端不应深入髓腔1cm。先锁定近端锁钉,加压后再给予近端锁钉,术中注意避免神经、血管损伤。缝合伤口。术后进行功能锻炼。

4)螺丝钉(加压螺丝钉)固定:适用于长斜行或长螺旋形骨折。将骨折端复位,用2枚或3枚螺丝钉内固定,术后必须加有效的外固定。

(4)并发症的处理

1)神经损伤:以桡神经损伤最多见。肱骨中下1/3骨折,易由骨折端的挤压或挫伤引起不完全性桡神经损伤,一般于2~3个月后,如无神经功能恢复表现,再行手术探查。在观察期间,将腕关节置于功能位,使用可牵引手指伸直的活动支架,自行活动伤侧手指各关节,以防畸形或僵硬。

2)血管损伤:在肱骨干骨折并发症中并不少见,一般肱动脉损伤不会引起肢体坏死但也可造成供血不足,所以仍应手术修复血管。

3)骨不连:在肱骨中下1/3骨折时常有见到。导致骨折不愈合的原因有很多,其中与损伤暴力、骨折的解剖位置及治疗方法有较大关系。创伤及反复多次的复位使骨折处的骨膜及周围软组织受到严重损害,骨折端软组织内的血管受到严重损伤,造成骨折修复所需的营养供应中断,从而影响骨折的愈合。骨折的解剖位置亦影响骨折的愈合。骨折线在三角肌止点以下,这类骨折仅用小夹板或石膏托外固定加颈腕吊带悬吊,在长斜行及螺旋形骨折时易致缩短,在横行及短斜行骨折时则容易分离,这是导致需要多次复位的重要原因,亦是骨折不愈合的原因之一。过早拆除外固定、手术时损害了血供、适应证选择不当、骨折端间嵌有软组织、肱骨三段或多段骨折未能妥善处理,一般采用植骨加内固定治疗。术后感染也造成骨不连接。特别是内固定不正确、不牢固是切开复位病例失败的主要原因。骨折的愈合是一个连续不断的过程,在整个过程中应无发生再移位的不良应力的干扰,尤其是剪切及旋转应力,因此骨折端必须得到合理的固定。在正常的骨折愈合过程中,膜内骨化与软骨骨化是同时进行的,在骨折端反复存在不良应力的干扰下,来自骨髓腔、骨膜及周围软组织的新生血管的形成和相互间的对接过程受到影响,膜内骨化与软骨骨化将会变得缓慢甚至终止,使骨折愈合延迟或不愈合。

4)畸形愈合:因为肩关节的活动范围大,肱骨骨折虽有些成角、旋转或短缩畸形,也不大影响伤肢的活动功能,但如肱骨骨折移位特别严重,达不到骨折功能复位的要求,严重破坏了上肢生物力学关系,以后会给肩关节或肘关节带来损伤性关节炎,也会给患者带来痛苦,因此对于青壮年及少年患者,在有条件治疗时,还是应该施行截骨术矫正畸形愈合。如为肱骨干骨折成角畸形明显,需要进行截骨矫正者,截骨的部位选肱骨颈松质骨部为好,否则,于肱骨干骨折部截骨可产生骨不连;如肱骨颈骨折严重畸形,更应于肱骨颈部做截骨矫正治疗。

5)肩、肘关节功能障碍:多见于老年患者。因此,对老年患者不但不能长时间使用广泛范围固定,还要使患者尽早加强肌肉、关节功能活动,若已经发生肩或肘关节功能障碍,更要加强其功能活动锻炼,并辅以理疗和运动疗法,使之尽快恢复关节功能。

## 六、目前研究进展

目前,肱骨干骨折内固定的各种治疗方法,各具优点,但应用上也相对局限。对于肱骨干骨折进行钢板固定和髓内钉固定一直都存在争议。AO 钢板抗旋转、抗弯曲性能好,固定牢靠,愈合率高,但创伤大,易造成医源性桡神经损伤。髓内钉技术手术创伤小,保护了骨的血运,但其骨折端固定不牢固、旋转应力不够等问题,造成了骨折愈合率较低,并对肩关节功能有较大影响。近年来,随着 MIPPO 技术的娴熟,钢板结合MIPPO 技术进行固定取得了很大成功,能很好地避免创伤大、术后感染、骨折延迟愈合、不愈合等并发症。无论从力学角度还是临床统计分析以及术后随访恢复情况来说,钢板内固定仍是治疗肱骨干骨折的首选。随着生物学固定理论的成熟,MIPPO 技术已成为治疗肱骨干骨折的一个主流,如何将该技术结合钢板内固定更好地运用于肱骨干骨折中,不仅仅需要其技术的改进,更需要临床钢板的发展能更好地为其服务。

(余征洋 孟和平)

# 第四节 肱骨髁间骨折

## 一、概述

肱骨远端髁间骨折为关节内骨折,多见于老年人。非手术治疗需要长期制动,容易出现肘关节僵硬、骨不连、骨折处不稳定等并发症,只适用于存在手术禁忌证和拒绝手术治疗的患者。现在的治疗方式倾向于外科手术,通过对关节面解剖复位、坚强固定,以利于术后的早期功能康复,减少关节僵硬等并发症。由于肘关节解剖的复杂性,邻近主要血管神经,骨质相对疏松,骨折多为粉碎性,且肌肉覆盖少,这都为手术增加了难度。

## 二、病因病机

在解剖学及生物力学研究的基础上,肱骨远端的"双柱"概念已被广泛接受,即肱骨远端在冠状面为三角形,冠状窝及尺骨鹰嘴窝占中央大部分,内外髁向远侧延伸形成坚强的双柱。不同载荷作用下,肱骨远端最大应力的位置发生在肱骨内外侧柱。而滑车构成肱尺关节的中心轴,构成三角形的底边,任何一边的断裂都会导致肱骨远端力学稳定性的改变,手术应恢复三边的稳定性。同时,肱骨远端内外侧柱亦是行内固定重建稳定性的关键。骨折分型的目的是揭示骨折特征、指导治疗及判断预后。粉碎性骨折多后遗肘关节不同程度的屈伸活动功能障碍。肘关节正侧位 X 线片可显示骨折类型和移位方向。伸直型骨折远端向后上方移位,骨折线多从前下方斜向后上方。屈曲型骨折远端向前上方移位,骨折线从后下方斜向前上方。粉碎性骨折两髁分离,骨折线呈"T"形或"Y"形。

## 三、临床表现

无移位骨折,肘部可有肿胀、疼痛,肱骨髁上部有压痛,功能障碍。骨折有移位者,肘部疼痛、肿胀较明显,甚至出现张力性水疱,肘部呈靴形畸形,但肘后肱骨内、外髁和鹰嘴三点关系仍保持正常,这一点可与肘关节后脱位相鉴别。此外,还应注意桡动脉的搏动,腕和手指的感觉、活动、温度、颜色,以便确定是否合并神经或血管损伤。神经损伤表现为该神经支配范围的运动和感觉障碍,以桡神经、正中神经损伤为多见。

若肘部严重肿胀,桡动脉搏动消失,患肢剧痛,手部皮肤苍白、发凉、麻木,被动伸指有剧烈疼痛者,为肱动脉损伤或受压,处理不当则前臂屈肌发生肌肉坏死,纤维化后形成缺血性肌挛缩。骨折畸形愈合的后遗症以肘内翻为多见,肘外翻少见。

## 四、诊断

根据受伤史、临床表现和 X 线片可诊断肱骨髁间骨折。目前,常用的有 AO/OTA 分型、Mehen-Matta 分型、Riseborough 分型等,这些已有的分型均建立在 X 线片基础之上。随着 CT 扫描及三维重建技术的常规开展,充分利用 CT 扫描数据获得的信息量大的特点,发展基于 CT 的肱骨髁间骨折的分型是一种选择。Doornberg 等利用 CT 的二维和三维重建来进行肱骨远端骨折的 AO 分型和 Mehen-Matta 分型,提示二维和三维重建提高了分型的可信度,在骨折分型中可增加观察者间和观察者内部的可靠性,并可在治疗决策上增加观察者内部的可靠性。但其未能进一步提出基于 CT 的肱骨髁间分型。

王亚斌等在上述双柱理论的基础上,提出了 CT 分型。肱骨远端内外侧柱结构坚强,骨折的粉碎程度及数量与骨折稳定性密切相关。

Ⅰ型骨折:双柱均为简单骨折,在复位后有较好的稳定性。

Ⅱ型骨折:双柱中一柱粉碎,复位后有一定稳定性。

Ⅲ型骨折:双柱均粉碎,复位后稳定性差。

Ⅳ型骨折:为多平面骨折,稳定性最差。

骨折在该分类系统中所属级别愈高,通常其所受暴力愈大。在基于 CT 的肱骨髁间骨折分型系统中,Ⅰ型骨折解剖标志明显,易于复位固定。Ⅱ型骨折先将简单骨折的一柱复位固定,再处理复杂的另一柱;通常内侧柱为一较大骨折块,可将其作为复位的标志。Ⅲ型骨折由于双柱均粉碎,术中复位及固定均较Ⅱ型骨折困难。临床实践中还发现,有少部分多平面骨折。这种骨折常由标准的肱骨远端 T 形骨折外加一个可能没有软组织附着的滑车和/或肱骨小头的冠状面骨折组成。由于各自的骨折线分别通过横断面、冠状面和矢状面,所以这种骨折是真正的三平面骨折。我们将这种骨折定为Ⅳ型。多项研究报道了肱骨远端冠状面剪力骨折应用 CT 作原始评估是有意义的。此类骨折,术中多需要额外的螺钉来固定冠状面骨折,手术难度大,预后相对差。

## 五、治疗

### (一)保守治疗

20 世纪 60 年代以前,保守治疗是此类骨折的主导方法。近年来,闭合性的保守治疗方法仅适用于老年人,尤其是对于合并骨质疏松的骨折患者或无法耐受手术的患者。闭合复位石膏外固定由于疗效较差,已很少应用。牵引治疗(皮牵引、重力牵引、骨牵引)是保守治疗的最佳方法,该法不需进行特殊处理,可直接进行早期活动,适用于对肘关节功能要求低的老年人。但 Ring 报道手术治疗 12 名 71 岁以上的老年肱骨髁间骨折患者,100% 获得了满意的疗效,故建议对于老年患者也应尽早手术复位固定治疗。

林德明介绍一种手法复位方法:患者取卧位,一助手固定上臂,另一助手握住腕部,半屈位拔伸牵引,术者两手掌按住内外髁向中间挤压,使分开的两侧髁向中间靠拢,然后用两拇指把向前移的肱骨近端往后推,其余四指把向后移的内外髁向前提拉,并逐渐屈肘。固定方法:复位后在内外侧、后侧各加一梯形垫,用 4 块夹板在内、外、后侧采用夹板超关节固定于屈肘 90°,并在前臂靠近肘关节处放一个 5kg 的沙袋悬吊,时间约 1 个月,但半个月内睡眠时取半卧位。1 个半月后,X 线摄片复查提示对位对线良好,骨折线模糊,5 周后拆除夹板,逐渐进行功能锻炼,并配合按摩熏洗,2 个半月后肘关节活动功能基本正常。

### (二)手术治疗

1. 手术时机　对于肱骨髁间骨折,手术时机的选择暂无明确定论。根据损伤情况,选择合适手术时机可以明确提高患者术后疗效。青年患者多为中高能量损伤,伴有不同程度的软组织损伤,应积极进行术前评估,了解骨折、神经、血管及骨筋膜室压力等情况,过早进行手术会再次刺激软组织,使其经受手术及原有创伤的多重打击,影响预后,而延迟手术时机可减少软组织坏死等并发症。但早期手术可明显降低骨化性肌炎的发生率。需要结合患者实际情况来衡量利弊。一般认为于伤后 7~15 天进行手术较为稳妥。

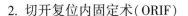

2. 切开复位内固定术(ORIF)

(1)手术原则:手术中应先复位固定髁间骨折,然后再按处理髁上骨折的顺序治疗,但对严重的 C3 型可先行髁上骨折的处理,再固定髁间骨折。通常在复位完成后,先临时用克氏针或巾钳固定,然后再选用合适的永久性内固定物固定。术中要尽量做到骨折的解剖复位和关节面稳固,特别是滑车、肱骨小头和鹰嘴窝的解剖复位,因为关节的不一致性导致运动受限,进而影响术后早期康复锻炼,得不到理想的治疗效果。双钢板固定后,当需要获得更为稳定的准确解剖复位时,可应用 Herbezt 钉或空心钉。鹰嘴截骨后用张力带坚强固定,可减少骨不连的发生率。现在还没有关于常规尺神经前移和选择性尺神经前移的对比研究,Gofion对所治疗的 23 例患者全部行尺神经前移术,有 1 例发生神经病变,6 周后缓解。DeLuise 建议肱骨远端双柱骨折常规行尺神经移位术,可减少尺神经麻痹的发生率。当有骨缺损影响肢体长度或影响骨折愈合时,应行自体髂骨移植。Huang 认为,肱骨远端骨皮质粉碎超过一半时可行骨移植,促进骨折愈合。当滑车的外侧部分不能够被修复时,予去除骨折片而行自体皮质松质髂嵴骨移植可恢复较为满意的功能,但是骨移植却不能恢复重要的滑车外侧唇,在这种情况下,桡骨和肱骨小头的接触对关节功能的恢复是必要的。其中,部分髁间粉碎严重有骨缺损者,行自体髂骨移植。两柱之间的"拱桥"——滑车,其损伤的严重程度常伴随柱的骨折程度而呈正相关。

(2)手术入路:临床治疗上多采取的手术路径有经三头肌两侧入路、经三头肌肌瓣入路及肱骨鹰嘴截骨入路。众多学者对经不同入路对肱骨远端及肘关节暴露情况进行分析,得出经三头肌两侧入路关节面的暴露面积仅 26%、肱三头肌舌形瓣入路显露 46%,而尺骨鹰嘴截骨入路关节面的暴露面积为 52%。经肱三头肌舌形瓣入路对肱骨远端关节面和肱骨前方暴露差,特别是应用于粉碎性骨折时难以观察到骨折部位情况,复位及固定操作困难,不易达到令人满意的程度,而且因其弧形切口对于肱三头肌的完整性及分支血管破坏较大,容易影响伸肘装置功能,受损肌纤维愈合较慢,多为通过肌肉间的瘢痕愈合恢复,容易造成关节周围瘢痕粘连,会影响肘关节的运动度,导致肘关节术后的关节功能恢复不佳。经肱三头肌两侧入路同样存在暴露不佳及达到解剖复位坚强内固定操作困难等问题,故术后预后较差。与经肱三头肌肌瓣入路相比,其保留了肱三头肌的完整,同时如有必要可更为方便地改行鹰嘴截骨入路,行全肘关节置换也很方便。经三头肌两侧入路、经三头肌肌瓣入路对肘关节前方暴露差,怀疑有肱动脉损伤者如需探查血管情况时较为困难。韦向东等认为,经尺骨鹰嘴截骨入路去除了尺骨鹰嘴对骨折部位的遮挡,可直接暴露关节面损伤,直视下可达解剖复位准及坚强内固定的目的,方便操作缩短手术时间,减少对周围软组织的破坏,截骨处愈合方式为骨性愈合,关节周围粘连情况少见,便于患者进行早期功能锻炼,减少肘关节僵硬的发生率。姜保国等认为,截骨可能带来一系列并发症,如截骨处骨不连、延迟愈合、畸形愈合、内固定物的脱出。陈兵乾等建议采用 V 形截骨,增加了截骨处接触面积及固定后稳定性的同时,还便于截骨复位的准确性。于截骨处行张力带固定,不仅可早期锻炼,而且功能锻炼时产生的张力可减少不愈合等并发症发生的概率。Ramsey认为,处理肱三头肌肌瓣入路引起的肌肉愈合失败要比处理鹰嘴截骨后的骨不连麻烦得多。手术入路的选择要根据骨折类型和手术医师对入路的掌握程度而定。现在的临床文献报道,手术入路的不同对手术结果没有造成明显差异。但大多数学者认为,经鹰嘴截骨术入路更适合,通过更好的显露可以精确复位固定,减少骨不连等并发症。

(3)内固定方式:内固定方法很多,但各有利弊。交叉克氏针可以贯穿髁间骨质。采用双侧张力带达到绝对内固定,操作简单,损伤尺神经概率小,但是它的内固定材料相对薄弱,不利于术后早期功能锻炼。Zhao对 24 例髁间骨折患者行交叉克氏针和双侧张力带固定,有 83% 的患者功能达优和良。"Y"形钢板对较为规则的"T"形或"Y"形骨折比较适合,要求骨折块少,且不能放置太低,不能侵占鹰嘴窝,以免影响肘关节运动。

3. 术后早期康复及预后 对于肱骨远端骨折患者而言,术后功能锻炼与合理的入路及坚强的内固定在治疗方案中处于同等重要的位置。涉及关节软骨面的骨折如长时间制动,软骨损伤处被纤维组织所替代;肘关节周围软组织制动 3 天即可出现粘连。故早期的锻炼可以促进关节功能的恢复。但如内固定条件差,不应强行进行功能锻炼,因为相较于骨不连来说,处理关节僵硬的难度明显较低。因疼痛是影响患者锻炼程度的主要因素,有学者研究显示,脉冲加压冷疗较传统冷疗方式而言,对疼痛、肿胀等症状的缓解效果好。

可以结合情况使用。应该着重注意患者肘关节屈曲功能的锻炼,因为伸直功能锻炼比较容易、方便且痛苦小易接受;屈曲功能难以通过姿势代偿实现,而肘关节的伸直功能可通过姿势代偿来实现;伸直位容易牵扯挛缩软组织,导致并发症,通过使用铰链式支具可以预防这种情况的发生。

Huang 报道术后石膏固定 4 周和早期功能活动患者的肘关节主动屈曲范围分别为 26.3°~125°、14.3°~129°。Ramsey 认为,肱骨髁间骨折术后肘关节运动主要为屈伸功能障碍,且屈曲挛缩一般要比伸展挛缩明显,而旋前和旋后功能前后改变不明显。众多研究证明,术后肘关节伸屈锻炼越早,肘关节功能越好。当骨折固定不够稳定时,可以短期给予制动。但是,当制动超过 3 周,肘关节的功能恢复明显下降。在 Parinen 研究中,术后制动<3 周的患者,肘关节功能的优良率为 100%;术后制动超过 3 周,优良率仅为 33%。

4. 并发症及预防  肱骨髁间骨折常见并发症为内固定松动、断钉、骨折不愈合、延迟愈合、骨化性肌炎、神经血管损伤、关节僵硬及创伤性关节炎等。内固定失败尤多见于骨质疏松患者,因为患者骨量减少,螺钉把持力明显差于常人,而且骨折复位的丢失导致螺钉应力增加;为了减少内固定松动及断钉发生率,螺钉位置的选择是决定内固定成败的重要因素。Park 等研究发现,肱骨髁后外侧骨小梁及骨皮质厚度明显低于肱骨髁两侧,骨折后髁后外侧骨量丢失明显多于肱骨髁两侧,所以于髁后外侧置入螺钉发生内固定失败的概率较大。有报道,钢板位于张力侧可对抗肘关节活动时产生的剪切力,钢板放置在髁两侧可以对抗运动时产生的剪切力,如放置于后外侧会减弱这种对抗机制。尺神经损伤较多见,可在手术过程中进行探查,行神经外膜松解,必要时可行尺神经前移;肱骨内侧髁尺神经处尽量光滑,减少突出,避免使用内固定物,螺钉要求包埋好,可减少术后迟发性尺神经炎发生概率。有学者认为,尺神经前置术的应用可提高锁定钢板固定术的暴露情况,减少并发症并提高疗效。

肘关节周围有丰富的血运,肱骨髁周围有很多肌肉附着,但多与肘关节活动关系不大,而影响肘关节术后活动度的主要是肌肉、肌腱、韧带、血肿等粘连、挛缩、瘢痕化、骨化,导致关节僵硬的发生。所以,手术过程中在注意到解剖复位及稳定的固定的同时,应减少软组织的损伤。关节僵硬发生后,严重影响患者生活质量,故应积极进行处理。轻中度关节僵硬关节镜下行关节腔清理和关节囊松解已获得广泛认可。O-K 术式可更好地提高肘关节活动度,但无法充分暴露肱桡关节。异位骨化不常见,但是严重影响关节功能活动,可使用塞来昔布进行预防。

**(三)有限内固定结合外固定支架**

外固定支架创伤小,固定牢固,主要用于开放性骨折、骨缺损、软组织损伤或伤口污染严重及老年人骨质疏松不适合坚强内固定者。文献报道应用单侧铰链式外固定支架较多,可以允许肘关节术后早期功能活动。Stavlas 对 3 例肱骨远端骨折患者(2 例 C2 型,1 例 A2 型)应用微创内固定和单侧铰链式外固定支架结合治疗,应用克氏针或螺钉以较小损伤固定骨折,认为术中关键是关节面的复位和确定铰链式外固定支架的旋转中心,术后平均随访 11 个月,肘关节活动范围为 15°~140°。Lin 等对 78 例肘关节高能量损伤粉碎性骨折患者(21 例肱骨髁上和髁间粉碎性骨折)行切开复位内固定后,另用铰链式外固定支架(35 例)或夹板(43 例)固定,由于铰链式外固定支架不仅可以保护骨折和韧带的愈合,还可以允许早期肘关节运动,所以应用铰链式外固定支架的肘关节功能明显优于夹板固定。这些文献报道的病历大都是在行有限内固定对关节面解剖复位后,由于达不到早期功能锻炼的要求而临时应用外固定支架。Lerner 报道 1 例用单侧铰链式外固定支架对肱骨远端骨折并有严重软组织和骨缺损的患者行肘关节加压融合术。Ilizarov 外固定支架可用于肱骨远端因深部感染导致的骨不连,可以在一定程度上恢复肘关节功能、减轻疼痛和改善生活质量。虽然应用外固定支架治疗肘关节创伤并不是最好的方法,但是在坚强内固定不适合的情况下不失为合理选择,其并发症主要有针道感染和松动等。

**(四)肘关节成形术**

如患者粉碎性骨折情况复杂,难以达到满意复位,或高龄骨质疏松严重,可行肘关节置换术。

全肘关节成形术(TEA)对于老年人(年龄>65 岁)、合并炎性关节病、骨质非常疏松或严重粉碎性骨折(C3 型)的患者,伤后首选要比在内固定失败或骨不连后再行关节成形术效果好得多。半限制型 Coonrad-Morrey 假体在国外已应用相对成熟,它可以允许内外翻切换、轴向旋转,降低假体对骨水泥界面的压力,减低肱骨柄和尺骨柄在髓内的旋转。Frankle 等对 24 例行 ORIF(12 例)和 TEA(12 例)的患者(年龄>65 岁,均为女性,为 C2 或 C3 型骨折)进行回顾性调查研究,发现 Mayo 肘关节评分结果为:ORIF 组优良 8 例,TEA 组优良 12 例,认为符合上述指征者行 TEA 效果优于 ORIF。Adolfsson 对 4 例患者行半肘关节成形术,随访 10 个月后,Mayo 肘关节评分全为优良。肘关节成形术的优点是适合复杂难处理的骨折,且术后能够即刻恢复运动,而不用担心骨不连;缺点是假体松动、感染、假体周围骨折、神经失用症等。肘关节成形术的远期疗效还不确切,有待于对患者的长期随访研究。

## 六、目前研究进展

在肱骨远端"双柱"理论指导下,双钢板固定方式成为常用方法。但对于复杂骨折,最佳钢板放置位置仍有争议。双钢板固定包括 AO 组织推荐的双钢板垂直固定法和由 O'Driscol 提出的双钢板平行固定法。AO 组织推荐的双钢板双平面垂直固定法,于矢状面放置内侧钢板,外侧柱钢板则放置于肱骨后外侧,双侧钢板选择不同长度,避免了钢板近端肱骨干应力集中,减小内固定取出后应力集中处骨折的风险。

双钢板平行固定参考"拱门"结构及其工程力学原理,于肱骨内侧柱的内上髁嵴表面放置内侧钢板,而外侧钢板则平行固定于肱骨外侧柱的外侧,内外双钢板以"平行"结构恢复肱骨远端解剖结构。近期有学者通过生物力学比较研究,证实双钢板平行固定相比于垂直固定效果更佳。Schwartz 等并不赞同这种观点,同样通过生物力学分析认为两者均有可取之处。部分学者通过经新型解剖锁定钢板的两种固定的对比研究,证实二者生物力学相当,但垂直固定法对于扭转应力更稳定。周炎等经 Meta 分析得出生物力学及临床疗效不完全一致,可能与术后功能锻炼时骨折端应力未达到生物力学分析时的强度有关。双钢板垂直放置,可在矢状面屈曲、冠状面侧屈和扭转等,牢固性好。双钢板 90°垂直放置和水平放置钢板相比,优缺点如下:内侧钢板的支持作用可更好地维持提携角;后外侧放置钢板保持前倾角的同时,可以在屈伸活动中起到张力带的功效;后外侧软组织不需要分离即可放置内固定物,对软组织干扰较小。而且后外侧较平整,可提供更好的加压效果。但是垂直排布在轴向压力作用下肱骨髁向前的位移明显多于滑车,导致后侧板的二次移位,进而导致退钉。(图 10-4-1)

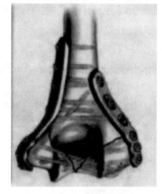

图 10-4-1 内外双钢板固定

在临床治疗中,对于简单骨折可取得较佳疗效。普通钢板、解剖板及 Y 型钢板缺少锁定机制,在固定复杂骨折后,发生复位丢失和内固定失败的可能性大。Schuste 等通过力学模拟实验发现,锁定钢板抗松动能力明显高于非锁定钢板。

最近有学者提出,在肱骨远端骨折中,固定肱骨内侧柱和外侧柱的钢板呈平行或接近平行,更稳定,认为肱骨远端骨折的固定必须满足以下 2 个条件:①远端骨折块必须最大化固定;②远端骨折块和骨干之间要达到足够稳定。在固定时就要遵循下列原理:①固定远端骨折块的螺钉必须通过钢板;②固定骨折块的螺钉要达到对侧皮质,且对侧也应有钢板;③固定远端骨折块的螺钉尽可能多;④每个螺钉尽可能长;⑤每个螺钉尽可能多地连接关节骨块;⑥通过远端骨折块的螺钉呈交错状,形成角固定。而双钢板呈平行或接近平行可达到上述要求,且验证双钢板在矢状面上平行比成直角更牢固,能够为粉碎性肱骨远端骨折提供最好的生物力学性能。

(漆 伟)

## 参 考 文 献

1. 黄雷,张波,王满宜,等.肱骨髁间骨折的手术治疗[J].中华骨科杂志,2001,21(3):158-162.

2. 王思群,吴建国,夏新雷,等.重建钢板固定和尺神经前置治疗肱骨髁间骨折[J].中华骨科杂志,2003,23(8):474-478.

3. 张弛,姚振均,陈峥嵘.三头肌劈开和尺骨鹰嘴截骨入路治疗肱骨髁间骨折的疗效比较[J].中华创伤杂志,2005,21(3):173-175.

4. 贾凤荣,周谋望.肘关节骨折术后康复的研究[J].中国康复医学杂志,2005,20(10):744-746.

5. 姜保国,张殿英,付中国.切开复位内固定治疗肱骨髁间骨折的疗效分析[J].中华创伤杂志,2007,23(2):97-99.

6. 卢华定,蔡道章,金文涛,等.AO 双钢板内固定治疗肱骨髁间骨折[J].中国矫形外科杂志,2008,16(6):408-410.

7. Schuster I, Korner J, Arzdorf M, et al. Mechanical comparison in cadaver specimens of three different 90-degree double-plate osteo-syntheses for simulated C2-type distal humerus fractures with varying bone densities[J]. J Orthop Trauma, 2008, 22(2):113-120.

8. Park SH, Kim SJ, Park BC, et al. Three-dimensional osseous micro-architecture of the distal humerus: implications for internal fixation of osteoporotic fracture[J]. J Shoulder Elbow Surg, 2010, 19(2):244-250.

9. Lu HT, Guitton TG, Capo JT, et al. Elbow instability associated with bicolumnar fracture of the distal humerus: report of three cases [J]. J Hand Surg Am, 2010, 35(7):1126-1129.

10. 彭方成, 王贤月. 两种手术入路治疗成人肱骨髁间粉碎性骨折疗效比较[J]. 临床骨科杂志, 2012, 15(5):561-563.

11. 周利均, 陈华, 屠文华, 等. 尺骨鹰嘴截骨双解剖锁定钢板治疗成人肱骨髁间粉碎型骨折[J]. 浙江创伤外科, 2012, 17(1): 28-29.

12. 韦向东, 吕良庆, 蒙世远, 等. 经尺骨鹰嘴截骨入路双重建钢板后侧固定肱骨髁间骨折34例[J]. 中国矫形外科杂志, 2012, 20(12):1148-1150.

13. 吴佳卉. 臂丛神经或全身麻醉双钛板内固定治疗肱骨远端C型骨折[J]. 中国实用神经疾病杂志, 2012, 15(3):67-68.

14. 郭永智, 戴鹤玲, 赵建文, 等. 三种内固定技术治疗肱骨远端C型骨折的疗效比较[J]. 中华创伤杂志, 2013, 29(5): 395-400.

15. Flinkkilä T, Toimela J, Sirniö K, et al. Results of parallel plate fixation of comminuted intra-articular distal humeral fractures[J]. J Shoulder Elbow Surg, 2014, 23(5):701-707.

16. 周炎, 刘世清, 余铃, 等. 双钢板垂直固定与平行固定治疗肱骨髁间骨折疗效的Meta分析[J]. 中华创伤骨科杂志, 2015, 17 (4):287-293.

17. 张衍辉, 张祝秋, 王烨, 等. 老年肱骨髁间骨折患者螺钉植入区域骨量变化的定量分析[J]. 中华肩肘外科电子杂志, 2016, 4 (1):19-23.

18. Kudo T, Hara A, Iwase H, et al. Biomechanical properties of orthogonal plate configuration versus parallel plate configuration using the same locking plate system for intra-articular distal humeral fractures under radial or ulnar column axial load[J]. Injury, 2016, 47(10):2071-2076.

19. 王亚俭, 韩树峰. 肱骨髁间骨折治疗进展[J]. 中华临床医师杂志(电子版), 2017, 11(1):140-143.

# 第五节 尺桡骨骨折

## 桡骨头骨折

### 一、概述

桡骨头骨折约占全身骨折的3%,约占肘部骨折的1/3~1/2。大部分桡骨头骨折是因摔倒后手先撑地,外力通过桡骨轴线上传至肘关节,桡骨头与肱骨小头撞击而导致,是一种典型的轴向负荷损伤。此外,后外旋损伤也会造成桡骨头骨折。如果同时合并冠突骨折、尺骨鹰嘴骨折、肘关节脱位等,则提示损伤更为复杂严重。文献报道,单纯的桡骨头骨折仅约占5%,而绝大多数均伴有其他损伤。治疗桡骨头骨折应以恢复肘关节的屈伸功能及前臂的旋转功能为目的;同时应注意保持肘关节的稳定性,以降低后期创伤性关节炎的发生率。

### 二、病因病机

桡骨头骨折多发生在平地跌倒或体育运动时致伤。跌倒时,肘关节伸直并在肩关节外展位手掌着地,使肘关节置于强度外翻位,导致桡骨头猛烈地撞击肱骨小头,引起桡骨头骨折。有时,这种类似暴力可能导致肱骨小头骨折或肘关节内侧损伤,如肱骨内上髁撕脱骨折。

由于桡骨头与其颈、干并不排列在一条线上,而是向桡侧偏心地与颈部相接,故桡骨头外侧1/3的骨小梁不与颈、干部垂直,形成力学上的薄弱部。当外力致使桡骨头和肱骨小头撞击时,桡骨头外1/3缺乏抗衡剪切力的作用,故该部骨折机会明显增多。

按照Mason分类法,共分3型。

Ⅰ型:桡骨头骨折,但无移位。骨折线可以通过桡骨头边缘或劈裂状,有时斜行通过关节面。

Ⅱ型:桡骨头骨折并有分离移位。骨折块有大小,有时小骨折片嵌入关节间隙或游离于肱桡关节外侧缘。

Ⅲ型:桡骨头粉碎性骨折。桡骨头呈粉碎状,移位或无移位。有时骨折片呈爆裂状向四周分离移位,也有呈塌陷性骨折。

### 三、临床表现与诊断

桡骨头骨折主要临床表现是肘关节功能障碍及肘外侧局限性肿胀或压痛,尤其前臂旋后功能受限最明显。拍摄肘关节前后位和侧位 X 线片可以诊断并能确定骨折类型。上述 3 型分类法能够代表损伤程度,并可提供选择治疗方法的依据。必要时可做双侧对比摄片,借此鉴别。

肘关节标准的正侧位和斜位 X 线片是必要的辅助检查,Greenspan 改良侧位 X 线片因去除了尺骨冠突的重叠影像,故可更清晰地看到桡骨头的外形。对于肘关节不稳定,肘内侧有压痛、瘀斑时,需要判断有无韧带损伤(主要为内侧副韧带),同时需加拍屈肘 30°的应力位 X 线片,有时腕部也需检查。此外,CT 三维重建有助于了解和判断骨折的形态,尤其当合并冠突、肱骨小头骨折和骨块之间有翻转、重叠时,CT 三维重建则显得更加重要。但目前尚无基于 CT 重建的桡骨头骨折分型。如果前臂旋转活动受阻,而 CT 未发现骨折,则需要格外注意关节内是否存在碎软骨片。粉碎的桡骨头骨折常合并肘关节后脱位、外侧副韧带和/或内侧副韧带损伤、肱骨小头骨折、肘关节恐怖三联征、后方脱位的孟氏骨折、骨间膜撕裂、下尺桡关节损伤和桡骨远端骨折等,这些均会严重影响治疗效果。因此,治疗前应明确诊断损伤类型,并制订好详细的治疗计划。明确损伤程度是桡骨头骨折取得理想治疗效果的关键。

### 四、治疗

1. 非手术治疗

(1)Ⅰ型:直接用上肢石膏托或石膏管型,将肢体固定于功能位。

(2)Ⅱ型:通常采用手法复位,一助手用双手固定上臂,肘屈 90°,另一助手用双手分别握紧伤肢拇指和示、中指,牵引拉开肘关节,术者以其拇指指腹摸清并按压桡骨头,其他四指压尺桡骨近端,用拇指加压力,同时令助手做前臂旋转动作,使骨折片复位。复位后用上肢石膏固定并加压塑形。

(3)Ⅲ型:其中部分病例的桡骨头虽为粉碎性骨折,但骨折片尚无明显分离移位,仍保持桡骨头的完整外形者,可用上肢石膏固定,不必过多按动,以避免骨折移位。有移位骨折,其正常解剖形态已遭破坏,手法复位不易达到解剖对位,影响肘关节及前臂功能者,于伤后 3 周根据情况可采用桡骨头切除术,而早期切除桡骨头会引起尺桡关节脱位。术后 3 周后,拆除石膏并开始进行肘关节全范围的功能锻炼,必要时辅以理疗。桡骨头切除者,术后 2 周即可做功能训练,少数病例于缝线撤除后进行。

2. 手术治疗

(1)对桡骨头切除的指征,在实践中仍存在某些不同看法。桡骨头骨折累及关节面 1/3 以下者,应采用非手术治疗,并提倡早期功能锻炼;如累及关节面 2/3 以上者,则应早期施行桡骨头切除。若活动范围受限或活动肘关节发生响声,即认为桡骨头有切除指征,否则就可以采用非手术治疗。有的学者认为,凡属桡骨头边缘骨折和粉碎性骨折均宜切除,并称效果较好。我们认为,治疗方法应根据各骨折类型的具体情况加以选择。无移位骨折(Ⅰ型)通常采用非手术疗法,就能获得解剖对位及优良功能范围。对移位的Ⅱ型、Ⅲ型骨折,如果移位较小,波及关节面 1/3 以下者,仍应先进行手法复位,常常发现愈合后骨折裂隙消失,可以采用内固定,以维持复位的位置并促进愈合;对Ⅲ型粉碎性骨折,骨片分离移位者宜行桡骨头切除术,而对无明显移位(仍保持桡骨头关节面的正常形态)的粉碎性骨折,采用非手术治疗及早期功能锻炼,也能获得良好的效果。

(2)桡骨头对稳定肘关节起到重要的作用。生物力学证明,在肘伸直位承受轴向力时,60% 的负荷通过肱桡关节。在抗外翻应力时,桡骨头起力臂支点作用,可减少肘内侧结构的张力性应力。切除桡骨头后,可减少对抗外翻力量的 20% ~ 30%。桡骨头切除后,肘和腕关节可因生物力学的变化而发生畸形,肘关节活动时桡骨残端前后滑动,甚者导致尺桡下关节脱位或半脱位,并引起腕关节无力和疼痛,腕三角软骨面损伤也常常并存,即使如此,对于那些解剖形态不能还原的病例还是需要做桡骨头切除术。严格掌握手术指征和时机,对治疗效果有重要作用。

(3)桡骨头切除的时机:确定桡骨头粉碎性骨折具有手术指征者,手术宜早期进行还是后期施行,也有不同看法。早期手术通常在损伤后1周内进行,最短为1天内。经验证明,对于桡骨头粉碎性骨折,其骨折片明显分离,非手术治疗无法恢复对位,则应早期施行桡骨头切除术,但应慎重。有时可考虑人工桡骨头置换术。而部分的边缘骨折,虽有移位,但不明显者,则宁可锻炼一个短时期(3~4周)以获得最好的功能。如果活动范围受到明显限制或疼痛,则再施行手术。

(4)陈旧性桡骨头骨折视肘关节功能而定,对不大影响肘关节功能活动者,可不行桡骨头切除治疗;如有影响肘关节功能活动者,可行桡骨头切除,手术方法同上。

## 五、目前研究进展

桡骨头骨折是临床上常见的肘部骨折,严重者可合并骨和/或韧带损伤,影响肘关节的稳定性,造成严重的功能障碍。对于桡骨头骨折,明确损伤程度是取得理想治疗效果的关键,因为实际症状常较影像学所见严重。治疗桡骨头骨折应以恢复肘关节的屈伸以及前臂的旋转功能为目的,同时也应恢复肘关节的稳定性,降低后期创伤性关节炎的发生率。根据损伤类型可选择非手术治疗、骨块切除、桡骨头切除、切开复位内固定和桡骨头假体置换等方法。目前,对于不同类型的桡骨头骨折的最佳治疗方式尚存在争议,需要进一步研究解决。

(余征洋)

# 尺骨鹰嘴骨折

## 一、概述

尺骨鹰嘴骨折是肘部常见损伤,成人多见。除少数尺骨鹰嘴尖端撕脱骨折外,大多数病例骨折线波及半月状关节面的关节内骨折。由于肘关节伸、屈肌的收缩作用,骨折很容易发生分离移位。因此,在治疗时,恢复其关节面的正常解剖对位和牢固固定早期活动关节是获得良好功能的重要措施。如果关节面对合不整齐,日后可能引起创伤性关节炎,导致关节疼痛和功能受限。

## 二、病因病机

间接暴力:当跌倒,手掌着地时,肘关节呈半屈状,肱三头肌猛烈收缩,即可造成尺骨鹰嘴撕脱骨折;或在肘部着地时,肱骨远端直接撞击尺骨半月切迹关节面,和肱三头肌向相反方向的牵拉,致鹰嘴骨折。甚者可造成肘关节前脱位伴鹰嘴骨折。

直接暴力:直接暴力打击所致骨折可能是粉碎性骨折。只要在骨折发生的瞬间,肌肉收缩力量不是很强烈,骨折移位并不明显。

致伤机制:尺骨鹰嘴骨折后,其正常解剖关系遭受破坏,骨折近侧段和远侧段骨折端分别受到附着的伸、屈肌收缩牵拉作用,失去生物力学平衡。止于尺骨近端喙突的肱肌和附着尺骨鹰嘴的肱三头肌,分别司肘关节伸、屈运动的动力。尺骨鹰嘴关节面侧为压力侧,鹰嘴背侧为张力侧,在二者之间是中心轴,既无压力也无张力。骨折后,通常以肱骨远端(滑车部)为支点,致骨折背侧张开或分离。这种骨折的应力特点是治疗中的注意点。

## 三、临床表现及诊断

尺骨鹰嘴背侧表浅,骨折后局部肿胀明显。由于肘关节内积血,使肘关节两侧肿胀、隆起。压痛比较局限,有时可触及骨折线。肘关节呈半屈状,伸屈功能障碍。X线片可见明显骨折、骨折类型和移位程度。

## 四、治疗

1. 手法复位

(1)无移位骨折:不完全骨折无须复位,一经确诊,即可用上肢石膏托固定于功能位。3~4周后拆除石膏,进行功能锻炼。

(2)轻度移位骨折:在无麻醉下将肘关节旋于130°~140°位,使肱三头肌放松。术者握紧伤肢的上臂,一手用鱼际抵于鹰嘴尖部,用力推按,使骨折对合复位。复位后上肢伸130°石膏托固定,3周后开始功能锻炼。

2. 手术开放复位和内固定

(1)适应证:骨折移位明显,经手法复位失败或不宜手法复位者,均应采用手术切开复位内固定治疗。

(2)手术操作:臂丛麻醉。患肢置于胸前。取肘后侧切口:自鹰嘴顶点上方3.0cm,向下沿尺骨鹰嘴内侧至尺骨嵴,长5.0~6.0cm。切开皮肤即可暴露骨折端,清除关节内积血。沿尺骨嵴切开骨膜并向两侧剥离,确定骨折类型。将肘关节略伸展120°~130°位置,放松肱三头肌,骨折两端常能靠拢复位。如果张力较大仍有分离移位,可用2把巾钳钳夹骨折端将骨折端复位。应用内固定有多种方法,如钢丝张力带、螺丝钉等。

钢丝交叉固定:于骨折线两侧1.5~2.0cm处,相当于鹰嘴厚度的1/2处横向各钻1孔,将22号钢丝一端穿过骨折的近侧端或远侧端的骨孔,再斜向绕过鹰嘴背侧贯穿另一骨孔,使绕过骨折线的钢丝在鹰嘴背侧紧贴骨面呈"8"字形交叉,拉紧钢丝打结并拧紧固定。张力带固定后,将肘关节轻轻伸屈活动,在直视下观察骨折对位是否足够稳定。上肢石膏固定,肘关节固定在90°或略>90°,2~3周后拆除石膏,进行关节功能活动。

克氏针钢丝张力带或螺钉固定:克氏针穿过骨折线的,自尺骨上1/3骨嵴两侧穿出,留3cm针尾并折弯,以防克氏针滑动后针尾刺激皮肤影响关节功能活动。将钢丝绕过鹰嘴尖及骨干的针尾在尺骨背面交叉,组成张力带钢丝固定。

应用AO桥式钢板螺钉固定更有利于骨折对位和愈合,则术后可不用外固定,早练习肘关节活动,可使肘关节功能早日恢复。

## 五、目前研究进展

无移位和稳定性骨折屈肘90°固定1周,以减缓疼痛和肿胀;然后在理疗师的指导下进行轻柔的主动屈伸训练。伤后1周、2周、4周复查X线片,防止骨折再移位。

撕脱骨折首选张力带固定;亦可进行切除术,将肱三头肌肌腱重新固定,主要根据患者的年龄等具体情况来决定。

无粉碎的横断骨折应行张力带固定。可采取半侧卧位,肘后方入路,注意保护肱三头肌肌腱在近骨折块上的止点,可用6.5mm拉力螺丝钉加钢丝固定;若骨块较小,则可用2枚克氏针加钢丝盘绕固定。

粉碎的横断骨折应行钢板固定。若单纯用张力带固定,可导致鹰嘴变短,活动轨迹异常,关节面变窄,造成关节撞击,活动受限。最好用克氏针加钢丝,再加上钢板固定。骨缺损明显者,应进行一期植骨,以防关节面塌陷和鹰嘴变形。

伴有或不伴有粉碎的斜行骨折用拉力螺钉加钢板固定最为理想,有时亦可用张力带加拉力螺丝钉固定,或用重建钢板固定,而1/3管状钢板易失效。重建钢板不要直接放置在尺骨背侧,否则伤口易出现问题,可沿尺骨外侧缘固定。若骨折粉碎,则不宜用张力带固定,最好用钢板固定并行植骨术。重建钢板在强度上优于1/3管状钢板,且厚度小于动力加压钢板(DCP);钢板近端的固定非常重要,可用松质骨螺钉,但注意不要进入关节内。

斜行骨折适宜拉力螺钉固定,比较理想的是拉力螺钉加中和钢板,或拉力螺钉通过中和钢板的钉孔拧入。对骨折端的加压应小心谨慎。

单纯的粉碎骨折无尺骨和桡骨头脱位,以及无前方软组织撕裂者,可行切除术,肱三头肌肌腱用不吸收缝线重新附着于远骨折端,术后允许早期活动。重要的是要保持侧副韧带,特别是内侧副韧带(MCL)的完整,以保证肘关节稳定。若骨折累及尺骨干,则不能行切除术,可行张力带加钢板固定,有骨缺损者应一期植骨。

骨折脱位型骨与软组织损伤严重,应切开复位内固定,可用钢板加张力带固定。骨折块的一期切除应慎重,否则可致肘关节不稳定。

开放骨折内固定并不是禁忌,但需彻底清创。若对鹰嘴的软组织覆盖有疑问,应行局部皮瓣或游离组织转移。有时可延期行内固定治疗。

(余征洋　程家伟)

## 参 考 文 献

1. 齐振熙,何善海.尺骨鹰嘴三维有限元模型的力学分析[J].福建中医学院学报,2002,12(3):16-18.

2. 齐振熙,陈执平,何善海.钳夹加压固定器治疗尺骨鹰嘴骨折的三维有限元分析[J].中国骨伤,2003,16(8):459-462.

3. 林乔龄,张嵩图,李民,等.臂带式鹰嘴钩治疗尺骨鹰嘴骨折的生物力学研究[J].中医正骨,2001,13(8):9-10.

4. 辛本忠,陈建鸿,李昂,等.无应力遮挡外固定器治疗尺骨鹰嘴骨折临床观察[J].中医正骨,2003,15(12):9-10.

5. 刘沂,张爽,黄载国.可吸收螺钉张力带方法治疗尺骨鹰嘴骨折[J].中国骨与关节损伤杂志,2005,20(9):597.

6. 徐俊昌,陈万军,张海军,等.AO空心螺钉张力带治疗横断型尺骨鹰嘴骨折[J].实用医学杂志,2006,22(8):958.

7. 舒煜才,杨晓勇.尺骨鹰嘴骨折内固定失败原因分析[J].骨与关节损伤杂志,2004,19(3):192-193.

8. 蒋协远,王满宜,黄强,等.尺骨鹰嘴骨折合并肘关节前脱位的手术治疗[J].中华骨科杂志,2000,20(3):154-156.

# 前臂双骨折

## 一、概述

前臂双骨折是指桡尺骨干双骨折,儿童发生率较高,约占全身骨折的 7%~8%,为全身最常见较复杂难治疗的骨折之一。中医学对前臂骨折早有论述。唐代《仙授理伤续断秘方》指出前臂双骨,"若一胫断,则可治;若两胫俱断,决不可治矣"。明代《普济方》首次明确提出用"伸舒揣捏"的手法整复前臂双骨折,所谓"伸舒"即拔伸牵引之意,"揣捏"即端提夹挤分骨之意。《医宗金鉴》对前臂的解剖、前臂骨折的发病机制和移位特点等都做了较精细的描述。《伤科汇纂》(1815年)提出前臂骨折"接后……令其手上至头,下至膝,前要过胸,后要过背,二十日后能转动亦不为迟。"19世纪后期,中医学对前臂骨折则有了用压棉分骨和竹帘外固定的治疗方法。这些治疗观点及方法一直沿用至今。但由于当时没有X线等辅助手段,往往达不到理想的整复、固定效果,有的骨折因畸形愈合而影响功能。

西医的传统闭合复位和石膏固定法,不易达到满意的复位,就是整复后,在石膏固定中也容易再移位。20世纪50年代,Evans认识到前臂旋转功能及矫正旋转移位的重要性,提出拍摄健侧桡骨肱二头肌结节在不同位置(30°、60°)旋后位的X线片,根据健侧结节投影的形态测定患侧桡骨近段旋转变位的度数,而予以适当的矫正,这种方法不但费事,而且也不完全正确;他治疗的50例骨折,至少有1/4以上的病例仍有15°~30°旋转移位。因此,多年来多数国外学者主张切开复位内固定治疗成人前臂双骨折。

20世纪60年代,Muller等提出加压钢板技术(AO系统),加压坚强固定后,不用外固定,早期活动,以免骨折的发生。1975年,Anderson在10年内使用加压钢板治疗了333个前臂骨折,骨折不愈合率虽有所降低(2.9%),但加上伤口感染、交叉愈合、再骨折及神经损伤等,合并症的发生率仍然超过10%。因此,前臂双骨折仍然是一个有待解决的问题。

## 二、病因病机

1. 解剖生理　前臂由桡、尺二骨组成。尺骨上端大而下端小,为构成肘关节的重要组成部分。桡骨相反,上端小而下端大,为构成腕关节的主要组成部分。前臂上 2/3 肌肉丰厚,下 1/3 多是肌腱,因而上粗下细,外形椭圆。从正面看,尺骨较直,桡骨干约有 9.3°的弧度凸向桡侧;从侧面看,二骨均有 6.4°的弧度凸向背侧,桡、尺二骨通过上、下桡尺关节及悬张于骨干间的骨间膜紧密连接。

上桡尺关节由桡骨头环状关节面与尺骨桡切迹构成,桡骨头被附着在尺骨桡切迹前后缘的环状韧带约束着。

下桡尺关节由桡骨切迹与尺骨头构成。关节间隙为 0.5~2.0mm。三角纤维软骨的尖端附着在尺骨茎突,三角形的底边则附着在桡骨远端尺骨切迹边缘,前后与关节滑膜相连;它横隔于桡腕关节与下桡尺关之间,而将此二滑膜腔完全分隔。下桡尺关节的稳定主要由三角纤维软骨及掌、背侧下桡尺韧带维持。

上、下桡尺关节的联合运动,构成了前臂特有的旋转功能。其旋转轴上自桡骨头中心,向下,穿过尺骨茎突。进行活动时,桡骨头在尺骨桡切迹里旋转,桡骨尺切迹围绕着尺骨头旋转,而尺骨头亦有一定范围的摆动。肘关节屈曲90°,上臂紧贴胸壁,拇指向上为前臂中立位,拇指朝内为旋前位,拇指朝外为旋后位。总的旋转幅度为150°左右。

骨间膜为一坚韧的膜状纤维组织,附着于桡尺骨间嵴,其纤维由桡骨斜向内下抵于尺骨。除供前臂肌肉附着外,对稳定上、下桡尺关节及维持前臂旋转功能起重要作用。当前臂在中立位时,桡尺骨间隙最大,骨干中部距离最宽,约1.5~2.0cm。这时骨间膜上下一致紧张,桡尺骨干上的骨间嵴相互对峙,桡、尺骨干就像负重的帆布担架中的两根木棍一样稳定。当前臂旋前或旋后位时,骨干间隙缩小,骨间膜附着的桡、尺骨间嵴不再相互对峙,骨间膜上下松紧不一致,两骨间的稳定性消失。

2. 发病机制　直接、传达、扭转暴力均可造成尺桡骨干双骨折,但不同的损伤暴力造成不同类型的骨折(图10-5-1)。

(1)直接暴力:多见于打击、机器或车轮辗压伤。两骨折在同一平面,偶有一骨或双骨多段骨折。骨折多为横断型或粉碎型,常伴有严重的软组织损伤。

(2)传达暴力:多见于从高处坠落或滑倒跌伤,地面的反作用力由桡腕关节向桡骨干传递,在桡骨的中或上1/3生理弯曲部发生应力集中现象,造成该处骨折;然后残余暴力通过骨间膜即刻传到尺骨,使之发生骨折。所以,尺骨干骨折线低于桡骨干骨折线。骨折线在桡骨干为横断型或锯齿型,在尺骨干为短斜型。骨折移位较大,但软组织损伤较轻。偶尔因暴力过大,骨折断端刺破皮肤,造成穿破性开放性骨折。

(3)扭转暴力:多见于机器扭绞伤。前臂过度旋前或旋后扭转,造成二骨的螺旋形骨折。多数是由内上(尺骨内侧)而斜向外下方(桡骨外侧)。骨折线的方向是一致的,但平面不同,尺骨干骨折线在上,桡骨干骨折线在下。这类骨折常伴有皮肤及软组织的擦伤或挫裂伤。

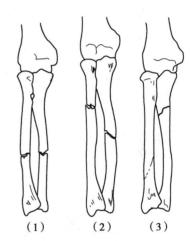

图 10-5-1　不同暴力造成不同平面的骨折
(1)直接暴力　(2)传达暴力　(3)扭转暴力

### 三、骨折分型

一般根据骨折线水平、骨折发生时间及骨折周围软组织病理改变来区分。

1. 根据骨折线水平及形状分型　上1/3骨折,骨折线在旋后肌止点水平;中1/3骨折,骨折线在旋前圆肌水平;下1/3骨折,骨折线在旋前方肌的上缘水平。结合骨折线形状可以进一步评估骨折的稳定程度,有助于确定整复固定方法。如桡尺骨干中1/3横断骨折,骨折线在同一水平,用分骨、折顶手法复位,可使两骨同时获得稳定,达到满意复位效果。桡骨干上1/3横断骨折,尺骨干中1/3短斜行骨折,桡骨近折段由于旋后肌的牵拉作用,常发生旋转畸形,用综合复位手法将桡骨整复后,则尺骨多同时获得满意对位。

2. 根据骨折周围软组织病理变化分型　可分为闭合性骨折和开放性骨折。闭合性桡尺骨干双骨折常伴有严重的肢体肿胀,应警惕发生缺血性挛缩。穿破性桡尺骨开放性骨折可于清创后关闭伤口,按闭合性骨折处理。复杂的前臂开放性骨折常伴有血管、神经、肌腱损伤,需在清创的同时分别予以修复。

3. 根据骨折后的时间分型　可分为新鲜骨折和陈旧骨折。骨折在3周以内者,均可按新鲜骨折处理。骨折3周后,由于纤维骨痂的形成,可能给骨折的闭合整复带来一定困难,骨折后时间越长,整复的难度也越大。

### 四、临床表现与诊断

局部肿胀、疼痛、肢体畸形,旋转功能障碍。完全性骨折可扪及骨擦音。X线检查可以明确骨折类型及移位程度,摄片应包括上、下桡尺关节,注意有无脱位。

### 五、治疗

1. 治疗原则　凡闭合性骨折,无论其部位、类型,都可用手法复位、夹板固定法治疗。若伤肢肿胀严重,可先外敷消肿膏,临时用夹板或石膏托固定,抬高伤肢,密切观察,待数日后肿胀消退,再整复固定。对于开放性骨折,伤口在3cm以内,伤缘整齐,污染较轻,且其位置不影响放置纸压垫,清创缝合后仍可按闭合性骨折处理。若有以下情况,可用闭合穿针复位固定器外固定或切开复位内固定治疗:①伤口在3cm上者以;②骨折远近段异向分离,骨间膜严重撕裂,失去手法复位、夹板固定基础者;③双骨的多节骨折,中间骨折段游离,移位严重者;④桡尺骨间隙有碎骨片嵌入,手法不能整复者;⑤桡骨上1/3骨折,经多次整复失败者。

2. 骨折整复方法　整复前,应根据受伤机制,结合X线片显示的骨折类型、部位和移位方向及程度,选择麻醉方法,研究整复步骤,确定整复手法。

(1)分解复位手法:患者平卧,肩外展80°,肘屈90°;中或下1/3骨折,前臂置于中立位,即手掌及前臂掌侧与地面平行;上1/3骨折稍旋后位,即手掌及前臂掌侧与地面呈45°倾斜。一般采用臂丛阻滞麻醉,麻醉生效后,一助手握肘上,一助手握手部的大、小鱼际,顺前臂的纵轴对抗牵引3~5分钟,矫正骨折重叠及成角畸形。牵引要持续、稳、准,切忌忽紧忽松,来回摇摆。术者用两手拇指及食、中、环三指分置于骨折部的背、掌侧,沿前臂纵轴方向夹挤骨间隙,使向中间靠拢的桡尺骨骨折端向桡、尺侧各自分离开(图10-5-2)。在分骨力的作用下,桡尺二骨远近折段相互稳定,骨折断端间距自然相等各自成为一个单位,双骨折就能像单骨折一样,同时对位(图10-5-3)。

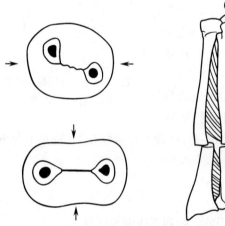

图10-5-2　夹挤分骨示意图

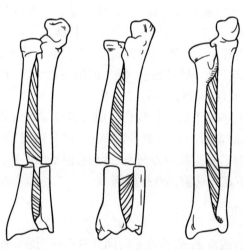

图10-5-3　间膜与尺、桡骨干间关系示意图

　　分骨是整复前臂骨折的重要手法,应贯穿整个复位过程中。对于肌肉发达的患者,单靠牵引往往不能完全矫正重叠移位,可用成角折顶手法。在分骨的情况下,术者两手拇指由背侧推按突出的骨折断端,两手其他四指托提向背侧下陷的骨折另一端。待各手指放置妥当后,两手拇指慢慢地由背侧向掌侧推按突出的骨折断端,加大原来的成角,待成角加大到一定程度,感到突出的皮质骨与下陷的皮质骨对端相顶后,骤然反折。反折时,拇指继续向对侧推按向掌侧突出的骨折端,而示、中、环三指用力向背侧托提下陷的骨折另一端(图10-5-4),其方向可正可斜,力量可大可小,完全依靠骨折断端移位的程度及方向而定。折顶成功后,若仍有残余侧方移位,术者一手在分骨情况下固定住骨折一端,另一手端挤或提按骨折的

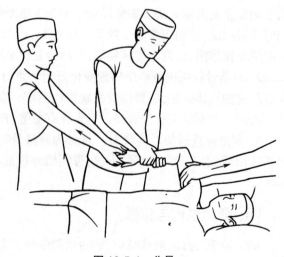

图10-5-4　分骨

另一端(图 10-5-5)。桡尺侧移位须向中心推挤突向桡尺侧的骨折端,掌背侧移位须向上托提下陷的骨折端,若同时有桡尺侧及掌背侧移位时,端挤提按时要斜向用力。骨折对位后,术者两手拇指及示指分别由掌背侧捏住已复位的骨折处,先由牵引远侧端的助手轻轻地小幅度旋转,并向桡尺侧微微摇摆骨折远段。然后术者两手紧捏骨折部,向掌背侧摇摆骨折部,使已复位的骨折断端紧密接触。一般在开始摇摆时,可有微细的骨擦感,待骨擦感完全消失后,手指会有一种稳定感、证实骨折已复位。可在分骨情况下,一手固定骨折部,另一手沿骨干纵轴捋骨顺筋,调理随同骨折移位旋转扭曲的软组织。

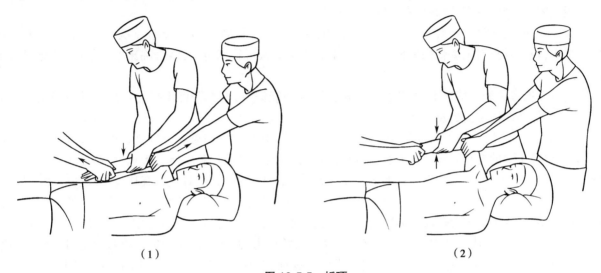

(1)　　　　　　　　　　　　　　　　　(2)

图 10-5-5　折顶
(1)加大成角　(2)向背提托并反折

(2)综合复位手法:对于肌肉丰富的上 1/3 骨折,可采用牵引、分骨、端挤及旋转一气呵成的综合复位手法。在臂丛阻滞麻醉生效后,患者仰卧,肩外展 70°,肘屈 90°,骨折远端助手以两手握住患手第 1、5 掌骨基底,术者握持桡骨的远近骨折段将其推成桡尺或掌背侧单向移位,近端助手握住肱骨两髁部,在术者对桡骨远近折段间做分骨、端挤或提按的同时,让远端助手做小幅度旋转患肢(在旋前 30° 至旋后 60° 之间)牵引,常可听到或触到桡骨复位的骨擦音。整复过程中要注意两点:①牵引远端助手要逐渐用力,不要使皮肤、筋膜、肌肉绷得太紧,致术者手下触不到骨折断端;要徐徐牵引,逐渐将桡骨的重叠矫正。②以整复桡骨为主,其中又以整复内外侧移位为主。桡骨恢复了原来长度,位于皮下的尺骨就自动复位,有些残余的侧方移位可用端挤或提按手法加以矫正。

(3)分节复位分段固定法:双骨或单骨多节骨折难以一起复位,采用复位和固定交替的办法。麻醉生效后,先将移位少、较稳定的骨折段复位,暂以短夹板紧紧固定。而后再整复移位较多的骨折段,最后以常规夹板完成固定。这种骨折不稳定,术后需要严密管理。

3. 骨折固定方法

(1)固定器械:夹板 4 块,分骨垫 2 个(成人 6cm 长,儿童 4cm 长),平纸压垫 3~4 块,消肿膏、绷带及布带。

(2)固定方法:在维持牵引下,肿胀严重者,将摊好的消肿膏均匀地包缠整个前臂,然后用绷带(最好是弹性的)松松地缠绕 3~4 周。掌、背侧骨间隙各置一分骨垫(分骨垫两端要修剪成圆形)。双骨折在同一平面时,分骨垫占骨折线上下各一半;骨折线不在同一平面时,分骨垫放在两骨折线之间。掌侧分骨垫放在掌长肌与尺侧腕屈肌肌腱之间;背侧放在尺骨背面的桡侧缘。放置妥当后,用手指夹挤分骨垫,各用 2 条粘膏固定之,再放平垫。一般上 1/3 及中 1/3 骨折在前臂掌侧面(相当于骨折部)放一块小平垫,在前臂背侧上、下端各放一块平垫,上端放置部位与桡骨头平齐以维持桡尺骨干背侧的生理弧度。此外,根据骨折部位及复位情况,可酌情放置必要的小纸压垫。上 1/3 骨折,桡骨近端易向桡侧偏移,可在桡骨近段的桡侧再置一小纸压垫。中及下 1/3 骨折,骨折易向掌侧及桡侧成角。除施行三点挤压外,必要时在骨折部桡侧再置一小纸压垫。纸压垫放置妥当后即用膏条固定之。先放置掌背侧夹板,用手捏紧,再放置桡尺侧夹板。背侧板上端达鹰嘴突,下端超过腕关节1cm。掌侧板上达肘横纹,下齐腕关节;桡侧板上平桡骨头,下达桡骨茎突平面。尺侧板上齐尺骨鹰嘴,下达第5掌骨颈部,先捆中间两道布带,后捆两头的布带。布带一定要捆得松紧适宜。透视证实复位成功,屈肘90°前臂中立位,用三角巾悬吊胸前。若复位欠妥,解除夹板,在维持已复位的基础上加以矫正,再依次捆上夹板。

4. 固定后处理及功能锻炼 患者卧床时,应抬高患肢,注意观察手的温度、颜色及感觉,若手肿胀严重,皮肤凉、颜色青紫,疼痛剧烈,则应立即检查布带并适当放松。若仍不能缓解,则立即去除夹板,改用石膏托或长木板托固定,密切观察,要警惕发生缺血性挛缩。

一般门诊病例,次日一定要来复查,必要时透视检查。以后每隔3~5天复查1次。2周后可每隔2~4周摄片1次,观察骨折对位及骨痂生长情况。一般骨折7周接近临床愈合,结合临床检查情况,决定是否解除固定。

固定后在患者不痛的情况下,即开始全身及伤肢的功能锻炼,要充分做手指的伸屈活动及肘关节的活动,并逐渐增加功能锻炼次数及活动量。

5. 切开复位内固定 前臂骨折除重建肢体长度、对位和轴线外,如果要恢复良好的旋前和旋后活动范围,还必须取得正常的旋转对线。因为有旋前和旋后肌的存在,对成角和旋转有影响,要整复和保持两个平行骨骼的复位比较困难,所以常发生畸形愈合和不愈合。由于这些因素,对成人有移位的尺桡骨骨干骨折,虽然用闭合复位可能取得成功,但一般仍认为切开复位和内固定是最好的治疗方法。肱二头肌和旋后肌通过其止点,对桡骨近侧1/3骨折段施加旋转力。旋前圆肌经远侧止于桡骨干中段,旋前方肌止于桡骨远侧1/4,都具有旋转外力和成角外力。尺骨骨折主要易受成角应力的影响,因为近端骨块常向桡骨移位。前臂近端的肌肉使闭合复位难以保持。桡骨远端骨折由于旋前方肌的活动和前臂长肌的牵拉,易向尺骨成角。虽然闭合复位可以获得愈合,但如果成角和旋转对线不良没有完全纠正,仍会发生功能障碍,使最后的结果不满意。

(1)适应证:开放性骨折伤后在8小时以内者,或软组织损伤严重者;多发骨折,特别是一个肢体多处骨折者;多段骨折或不稳定性骨折,不能满意地手法复位或不能手法维持整复骨折端对位者;尺桡骨上1/3骨折手法复位失败,或难以外固定者;对位不良的陈旧性骨折,手法已不能整复者;火器性骨折,伤口愈合骨折端移位未整复者。

(2)切口选择:桡骨上、中、下1/3骨折,均可选用前臂背侧入路(即Thompson切口)。上1/3骨折桡骨背侧切口在腕伸肌、指伸肌间分离,切开部分旋后肌附着处即可暴露桡骨,注意桡神经深支自旋后肌中穿出,切勿损伤;中1/3桡骨背侧切口,自拇短展肌与拇长伸肌之间显露桡骨,亦可用桡骨掌侧切口(即Henry切口),沿肱桡肌内缘与桡侧腕屈肌之间进入,并向桡侧牵开桡神经,向尺侧牵开尺动脉,尺骨全长均位于皮下,均可直接经尺骨嵴切口,显露尺骨。

(3)内固定物的选择

1)钢板螺钉内固定:可用钢板固定尺桡骨任一位置有移位的骨折,但主要用于桡骨干远侧1/3或近侧1/4骨折和尺骨干远侧1/3骨折。为减少对骨组织血供的进一步损伤,应尽量少地剥离骨膜,能放置钢板即可。我们以前认为,应置钢板于骨膜上,而不放在骨组织上。然而,Whiteside和Lesker在报道中指出,这种显露方法比将骨膜同附着的肌肉一起剥离的显露方法对血供的破坏更大。必须仔细地整复骨折,可利用骨的交错的尖刺对合整复。粉碎性骨折块即使没有软组织附着,也应尽可能地准确复位。在使用钢板之前,可用拉力螺丝钉将较大的粉碎性骨块固定到主要骨块上,以产生骨块间的压缩力。尺骨和桡骨都骨折时,在用钢板固定任一骨之前,应显露两个骨折处,并做暂时性复位。否则,在对另一处骨折复位时,会使已经复位和固定的骨折再脱位。必须将钢板准确地置于整复的骨折中央,钢板应有足够的长度,允许在骨折的每一侧应用至少4枚、最好6枚螺丝钉固定在骨皮质上。如螺丝钉太靠近骨折处,则拧紧螺丝钉时或钢板加压时会造成骨劈裂。因此,略长的钢板要好于较短的钢板。应将钢板塑形以适合骨的原形,特别是对桡骨,因为要想恢复正常的功能,必须恢复正常的桡骨弓。建议对前臂骨折使用3.5mm的AO加压钢板,而不用4.5mm的钢板,因为后者较厚,会产生过多的应力遮挡。Hidaka和Gustilo于1984年报道,在加压钢板取出后,再骨折的发生率令人警惕。在23例患者的32个前臂骨折中,取出钢板后发生了7个再骨折。在临床及实验中均已证实,在坚强的钢板下骨皮质由于应力遮挡而变薄、萎缩,几乎具有骨松质的特征。如果软组织剥离范围较大,缺血性坏死和再血管化可进一步削弱骨皮质。在 Hidaka 和 Gustilo 的报道中,在术后不到 1 年取出的 10 个钢板中,有 4 个发生再骨折。Chapman、Gordon 和 Zissimos 报道,使用 3.5mm AO 动力加压钢板治疗 117 例骨折,取出钢板后没有发生再骨折。然而,他们却发现在用 4.5mm 钢板治疗的 3 例骨折中,去除钢板后有 2 例发生了再骨折,可能是由于较大的应力遮挡所致。虽然还提不出钢板取出的确切时间,但 Andrew 赞同 Bednar 和 Grandwilcwski 的观点,即在术后 2 年以前不应将钢板取出,推迟时间越长,再骨折的机会越少。近年来,在前臂粉碎性骨折常规使用自体髂骨移植受到质疑。Wei 等发现,前臂粉碎性骨折是否使用自体骨移植对骨折的愈合率并无影响。Andrew 等仍主张在严重粉碎性骨折(累及骨的 1/3 周径)施行自体髂骨移植,尤其存在死骨块时。但应避免在骨间膜边缘植骨,因为可能导致骨性连接形成或活动受限。

2)髓内钉固定:在 20 世纪 40 年代和 50 年代初期,用克氏针和细 Rush 钉对前臂骨干骨折进行髓内穿针治疗,但由于缺乏坚强的固定而效果不佳。首次广泛使用的嵌压配合前臂髓内针系统由 Street 在 1954 年发明,该系统是把直径稍大的方形直钉插入已扩髓的髓腔内而获得牢固固定的。1959 年,Sage 设计了预弯的嵌压配合前臂髓内钉系统,使桡骨弓得以恢复。Schemitsch 和 Richards 明确证实,桡骨弓的正常弧度和位置的恢复与前臂旋转握力的恢复直接相关。这些嵌压配合钉的治疗效果明显优于克氏针和 Rush 钉。在 20 世纪 70 年代和 80 年代,加压钢板广为应用,并获得同等好的效果。但髓内钉在一些中心仍在应用,与在股骨和胫骨用法一样的闭合穿钉技术成为治疗前臂骨折的标准方法。Zinar 等用改良的 Street 钉,在插入前预弯,治疗共 339 例骨折,愈合率分别为 93% 和 97%。在处理前臂骨干骨折中,交锁髓内钉系统的出现扩大了前臂髓内钉的作用。如果存在骨缺损,嵌压配合髓内钉一般不能维持骨的长度。用嵌压配合髓内钉处理干骺交界处的骨折难以控制旋转。Crenshaw 和 Staton 用 Foresight 髓内钉系统治疗 37 例骨折,100% 愈合;对其中 20% 的骨折使用了静态交锁以控制旋转不稳定。在这种情况下,虽然髓内钉长度的测量错误是不常见的,但常发生髓内钉的型号和髓腔的大小不相称,如果髓内钉太小,则会有侧向和旋转移位;如果髓内钉太大,可造成骨折进一步粉碎或另外的骨折。

## 六、并发症

1. 前臂肌间隔综合征　发生原因:①引起尺桡骨骨折和前臂肌肉损伤严重,如有挤压伤,局部出血多肿胀严重,使前臂肌间隔内压力逐渐增高引起;②手法复位时,由于手法不当,反复多次,挤压肌肉损伤严重,造成局部出血肿胀引起;③切开复位内固定手术粗暴,肌肉损伤多,止血不完善,将深筋膜缝合,造成肌间隔内压力不断升高;④不适当的外固定,如外固定过紧或前臂肿胀严重未及时削开石膏。

2. 骨折不愈合　尺桡骨骨折不愈合较为常见,其发生率各学者报道有较大差异,为 9%～16%。一旦确诊骨折不愈合,应行手术治疗,切开暴露并修整骨端,纠正旋转和成角畸形,植骨,加强固定。

3. 骨折畸形愈合　尺桡骨骨折畸形愈合导致功能障碍,是否需行手术截骨矫正畸形治疗,必须根据患者年龄、生活及工作的情况而决定,还要看患肢骨及软组织的条件,以及障碍的原因,综合分析再决定手术治疗的方案。如为尺桡两骨折端同一方向成角畸形愈合,患者为青少年或壮年,可行骨折部位的截骨和植骨及内固定治疗;若为尺桡骨的上或下关节脱位或半脱位或关节对合不好,导致前臂旋转功能差者,可考虑切除桡骨头或尺骨头,以改善前臂旋转功能,亦可根据年龄及职业情况,在桡骨近下端部位或尺骨上 1/3 部位做截骨术纠正轴线及旋转畸形。

4. 尺桡骨骨折交叉愈合　多伴有严重的骨间膜损伤,特别是火器性尺桡骨骨折;或粗暴地切开复位内固定所造成的骨间膜损伤,使尺桡骨的骨折端连通在同一血肿内,血肿机化和成骨而形成交叉愈合,使尺桡骨连成一块,不能旋转活动,应手术切除尺桡骨之间的骨桥,并间隔以筋膜或脂肪,即行筋膜或游离脂肪移植,术后早期活动,可逐渐恢复前臂旋转功能。

5. 前臂旋转活动受限　除以上各种影响前臂旋转活动障碍外,如因上下尺桡关节、骨折或脱位未能整复因素,影响前臂旋转活动功能者,可考虑行桡骨头或尺骨头切除治疗,可改善前臂旋转活动功能。

# 尺桡骨干单骨折

## 一、尺骨干骨折

### （一）概述

尺骨，又名臂骨正骨。《医宗金鉴·正骨心法要旨》说："臂骨者，自肘至腕有正辅二根，其在下而形体长大，连肘尖者为臂骨。"尺骨呈长管状，位于前臂内侧。其侧位，在中段以上有向后 6°~7°的生理弯曲；正位，中段以下有轻度的向内弯曲。此骨上段较粗，古名肘骨、鹅鼻骨，是构成肘关节的主要部分。尺骨骨干横切面为三角形，可分为三缘，前缘与后缘之间是内侧面，后缘的全长在皮下可以摸及，外缘较锐利，朝向桡骨，又名骨间嵴，为骨间膜附着处，此嵴上端即是尺骨粗隆；骨干的中下段逐渐变细，易受直接暴力损伤。下端是尺骨头，头端的周围是关节面，名环状关节面，接桡骨远端内侧的桡骨尺切迹，构成桡尺远侧关节；尺骨茎突在头后内侧向下突出，后方有一沟为伸肌腱经过处。尺骨浅在皮下，直接暴力和间接暴力均可导致骨折。

### （二）病因病机

尺骨骨折为常见骨折之一，多为直接暴力引起，如重物由上击下，患者前臂护头，或以前臂遮挡撞击物所致，故又名防御性骨折，多为横行骨折或粉碎性骨折。尺骨下段细弱，后、内缘无肌肉保护，且浅在皮下，故骨折易发生于此段。间接暴力亦可引起尺骨骨折，如前臂遭受极度旋前的暴力时，可引起尺骨下 1/3 段骨折，骨折后由于外侧有一完整的桡骨支撑，而且上、下两骨折段为近、远两尺桡关节所固定，加之几乎全段尺骨有坚韧的骨间膜附着，故骨折端不易发生短缩重叠移位；若无过重的直接暴力打击，一般移位不大。骨折发生在尺骨下 1/3 段时，远骨折段受旋前方肌的牵拉易向桡侧、背侧移位。尺骨下段遭受较大的冲击暴力或旋转暴力，发生骨折的同时，使下尺桡韧带断裂和三角软骨撕裂，产生尺骨下段骨折合并下尺、桡关节脱位，上下两骨折端可发生短缩重叠移位，但较少见。

### （三）临床表现与诊断

骨折局部疼痛，并有明显肿胀，皮色青紫，因尺骨位置表浅，易摸到两骨折端及骨折处的异常活动和骨擦音，若在尺骨鹰嘴处做纵轴叩击或挤捏局部时，骨折处均可产生锐痛，此方法还可诊断出无移位的尺骨骨折。如为尺骨中上 1/3 段骨折，应检查桡骨头有无脱位；下 1/3 段骨折如有明显短缩移位时，更应检查有无下尺桡关节脱位，拍摄正侧位 X 线片可进一步了解骨折的移位情况和上、下尺桡关节有无脱位征象。

### （四）治疗

1. **整复方法** 由于一般骨折移位不大，手法整复并不困难。患者仰卧，肩外展 30°，肘屈曲 90°，前臂中立位，用一宽厚布带在肱骨下段绕过，将两端系在患侧床头部，在两段布带之间用宽木块支撑，以免钳夹上臂，在局部麻醉或臂丛麻醉下，助手一手握住伤肢拇指及大鱼际部，另一手握住第 3~5 指进行拔伸。

（1）单纯中、上段尺骨骨折有侧方移位者，用"两点捺正法"整复。骨折复位后，术者仍用手握捏住骨折端做临时固定，以待助手捆扎夹板。

（2）尺骨下段骨折有典型移位者，用"分骨法"复位，将尺骨向尺侧、掌侧推按，使尺骨远端向桡侧和背侧的移位得到改善。亦可做"折顶法"，整复骨折时侧方、短缩、重叠移位。

（3）尺骨下段骨折伴有尺桡关节脱位时，尺骨头向上脱出，并有下尺桡关节分离，若不将尺骨骨折端的短缩移位整复，向上移位的尺骨头不可能复位，若尺骨短缩移位得到整复，尺骨头会自然回复到桡骨尺切迹的水平位上，再用两手掌在尺桡骨下端做向轴心的相对挤按，使下尺桡关节分离移位得到整复。

2. **固定方法** 用前臂小夹板固定。夹板规格和固定垫的制作、包扎方法等均见尺桡双骨骨折，因系单根尺骨骨折，故固定垫较小，仅用于尺骨即可。如骨折有前后方向的侧方移位时，整复后可用两垫固定法，分别在移位远近两骨折端的掌侧、背侧各加一固定垫。如为内外方向的侧方移位时，复位后即可于前臂掌、背侧骨间隙处各放一分骨垫，用以抵住向桡侧移位的远骨折端，在尺侧加一固定垫，抵住向尺侧移位的近骨折端。如有成角移位，可用三垫固定法防止骨折再移位。如为尺骨中上段骨折，将前臂固定在中立位；如为下 1/3 段骨折，可固定于旋前位。固定时间 4~6 周，待骨折临床愈合后，再拆除小夹板。尺骨下 1/3 段骨折愈合较慢，可适当延长固定时间。

**（五）手术方法**

对极少数复位困难或不稳定性骨折,可考虑切开复位内固定治疗,宜用髓内针或钢板螺丝钉内固定。

## 二、桡骨干骨折

**（一）概述**

桡骨,又名辅骨。《医宗金鉴·正骨心法要旨》载:"臂骨者,自肘至腕有正辅二根……其在上而形体短细者为辅骨,俗名缠骨。"桡骨干骨折系指桡骨颈以下至桡腕关节以上3~5cm部位之骨折。桡骨颈下有一桡骨粗隆,为肱二头肌止处。桡骨干有前、后、内三缘,内缘锐利,朝向尺骨,亦名骨间嵴,为骨间膜附着处。桡骨有向桡侧和背侧轻度突出的生理弯曲,与尺骨生理弯曲相对,使前臂中下段有一较宽的骨间隙。附着于桡尺骨间嵴的骨间膜张布于桡尺骨骨间隙中,将桡尺骨紧密相连;上1/3有肱二头肌附着,其前外侧有旋后肌附着;中1/3有旋前圆肌附着;下1/3前面有旋前方肌附着。桡骨除支持前臂外,主要功能是参与前臂的旋转活动,通过上端桡骨头的自转和下端围绕尺骨的公转,使前臂具有旋前、旋后的功能。单纯桡骨干骨折较少见,多发生于青少年。骨干上1/3段骨质较坚固,且有丰厚的肌肉包裹,不易发生骨折;中、下1/3段肌肉逐渐转变为肌腱,容易受直接暴力打击而骨折。在桡骨中、下1/3两段交界处,是桡骨生理弯曲的顶点,也是桡骨薄弱环节,故此处容易发生骨折。

**（二）病因病机**

骨折发生原因有直接暴力和间接暴力。

1. 直接暴力　为重物打击于前臂桡侧所致,多发生横行骨折或粉碎性骨折。

2. 间接暴力　为跌倒时前臂处于极度旋转位,手掌着地,暴力向上冲击作用于桡骨而发生斜行骨折或螺旋形骨折。

桡骨骨折后,因有对侧健全尺骨的支撑,又有上、下尺桡关节将桡骨上、下端牢固地牵住,不易发生短缩重叠移位。下1/3段骨折,远骨折端受旋前方肌的牵拉呈向尺侧、掌侧的侧方和成角移位。桡骨上1/3段骨折,骨折线位于旋前圆肌止点之上时,附着于桡骨结节的肱二头肌及附着于桡骨上1/3的旋后肌的牵拉致近骨折端呈旋后移位,而附着于桡骨中部及下部的旋前圆肌和旋前方肌的牵拉,致远骨折端旋前移位。若为桡骨干中1/3骨折,骨折线位于旋前圆肌止点以下时,因肱二头肌与旋后肌后倾向力被旋前圆肌旋前力相互抵消,故近骨折端处于中立位,远骨折端呈轻度旋前位。桡骨骨折如有肱桡关节或上、下尺桡关节脱位时,骨折端可能产生短缩重叠移位。

**（三）临床表现与诊断**

前臂肿胀、疼痛明显,若为完全骨折,可摸到骨折端异常活动和骨擦音,前臂旋转功能障碍,被动旋转活动时有锐痛。若尺骨茎突高起,下尺桡关节疼痛,或肱桡关节有畸形、疼痛,应考虑上、下尺桡关节脱位的可能。X线拍片检查,应包括肘或腕关节,以明确是否有上或下尺桡关节脱位或肱桡关节脱位,以防漏诊。

**（四）治疗**

桡骨干骨折的治疗以手法整复、前臂小夹板固定为主。无移位骨折仅用前臂小夹板固定2~3周,早期功能锻炼;有移位骨折,须用手法整复。

1. 整复方法　如为小儿青枝骨折,有成角移位者,将伤肢置于桌上或木板床上,垫上薄棉垫,将骨折成角的角顶处向上,术者用手掌按压成角的角顶部位,直到成角移位完全改善。整复后,用前臂小夹板固定2~3周。成人有移位骨折,用臂丛神经阻滞或局部麻醉,患者仰卧,患肩外展90°,肘屈90°,由另一助手双手握住上臂远端做对抗拔伸。助手一手握伤肢的拇指及大鱼际,另一手握住食、中、环三指进行拔伸,若为桡骨上1/3段骨折,助手一手将前臂置于旋后位拔伸;中1/3及下1/3段骨折,将前臂均置于中立位拔伸。

（1）中、下1/3段骨折向尺侧成角移位及远骨折端向尺侧、掌侧移位,助手将前臂置于中立位并加重桡侧的拔伸,术者用挤捏分骨法,即两拇指为一方,2~3指为一方,分别置于前臂骨间隙的掌、背侧,将向尺侧成角移位的成角的角顶部位向桡侧推挤,并将桡骨远骨折端向桡侧、背侧提拉,同时做轻微的摇晃,使骨折端复位。

（2）上1/3段骨折,助手将前臂置于旋后位拔伸,术者做分骨手法后,如仍有远骨折端向掌侧移位时,术者用一手拇指将近骨折端向掌侧推按,另一手拇指将远骨折端向背侧推按,使侧方移位得到整复。如桡骨近端仍有自转移位,可在骨折线以上间隙部做挤捏分骨法,因分骨法可使骨间膜紧张,将骨间嵴拉向相对峙的位置,旋转的桡骨近骨折端会自动转正。

(3)桡骨干骨折合并肱桡关节脱位甚少见,整复方法应根据骨折和脱位类型拟定。有肱桡关节向外、前脱位(伸展型)者,或向外、后脱位(屈曲型)者,先整复脱位的肱桡关节,后整复骨折。肱桡关节脱位(亦名桡骨头脱位)的复位方法见尺骨上段骨折合并桡骨头脱位。前者按伸直型,后者按屈曲型给予整复,复位后用手捏住肱桡关节做临时固定,再做桡骨干骨折的整复。如有上尺桡关节分离侧方移位,术者可用两手置于肘部的桡侧和尺侧用力相对挤按整复。

2. 固定方法　用前臂小夹板固定。小夹板规格和包扎方法见尺桡骨干双骨折。

(1)桡骨中、下1/3段骨折:尺侧夹板的下端不超过腕关节,桡侧夹板的下端要超过腕关节到第1掌指关节处,将前臂固定在中立位,腕关节固定于尺偏位。因手部重量下垂,拉紧了腕桡侧副韧带和周围肌腱,对桡骨有轻微牵引和固定作用。对远骨折端向尺侧移位和成角移位整复后,可用两分骨垫分别置于骨折线以下的前臂骨间隙的掌侧、背侧,防止远骨折端再移位。若有掌背侧移位可用两垫固定法。

(2)对于上1/3段骨折,夹板规格和固定垫的安放,原理均同中、下1/3段骨折,唯须将前臂固定于旋后位,骨折较为稳定。

(3)如本骨折合并肱桡关节脱位,可用前臂超肘小夹板。小夹板规格、固定垫的安放和包扎方法均见尺骨上段骨折合并桡骨头脱位。

桡骨干各部位骨折固定时间4~6周,待骨折临床愈合后,方可拆除小夹板。术后定期拍摄X线片复查,以便及时矫正残余移位。夹板固定后,须经常调节小夹板松紧度,观察有无局部锐痛、伤肢血液循环和手指活动功能障碍。

### (五) 手术方法

手法复位困难或失败,或为不稳定性骨折者,可考虑行切开复位内固定治疗,宜用钢板螺丝钉或髓内针内固定。

(白明生)

# 孟 氏 骨 折

## 一、概述

孟氏骨折(Monteggia fracture)是一种特殊的前臂骨折,又称蒙泰贾骨折、蒙氏骨折、尺骨上1/3骨折合并桡骨头脱位。1814年,意大利学者Monteggia首先报告2例,故名。孟氏骨折约占全身骨折的1.25%,病理复杂,诊断时易将桡骨头脱位遗漏,治疗时常有顾此失彼之感。著名骨科权威Watson-Jones曾说过:"没有任何骨折存在着如此多的问题,没有任何损伤面临着如此大的困难,没有任何方法比治疗孟氏骨折失败的更多,95%的孟氏骨折有永久的活动受限。"半世纪以来,国外学者对于孟氏骨折采用切开复位坚强内固定尺骨的观点渐趋一致,但对处理桡骨头脱位仍存在分歧。有人主张闭合整复桡骨头脱位;有人主张切开复位桡骨头,同时做环状韧带修补或重建;也有人主张成人在内固定尺骨的同时一期切除桡骨头。中西医结合治疗孟氏骨折在认真研究其发病机制的基础上,采用逆损伤机制的手法复位、木制或石膏夹板固定,患者自主的功能练习及适当的内外用药,比较合理地解决了骨折与脱位同时存在的困难,收到了骨折愈合与功能恢复齐头并进的良好效果。

孟氏骨折原系指尺骨上1/3骨折合并桡骨头前脱位的一种联合损伤。后来许多学者对这种损伤做了进一步观察和机制研究,使该损伤概念的范围逐渐扩大,将桡骨头各方向脱位合并不同水平的尺骨骨折或尺、桡骨双骨折都列入在内。该损伤可见于各年龄组,但以儿童和少年多见。要充分了解小儿肘部解剖特点及其临床特征,以免对小儿孟氏骨折缺乏足够的认识,从而延误治疗。

## 二、病因病机

孟氏骨折脱位的机制颇为复杂,直接暴力和间接暴力都可能造成。各型损伤的机制也不尽相同。直接打击前臂背侧尺骨中上1/3交界处,可造成尺骨骨折向前成角和桡骨头向前脱位。当前臂强力旋前的同时再受到轴向的压力时,桡骨中上1/3交叉,形成支点,可造成桡骨头脱位和尺骨骨折。

对前臂自前向后的直接冲击或传达暴力均可造成桡骨头向后脱位及尺骨骨折向后成角,肘关节内收同时附加旋转和弯曲暴力可造成桡骨头向外脱位并尺骨骨折向外成角。暴力过于强大或遭受第二次打击,可在尺骨骨折桡骨头脱位的同时发生桡骨骨折。

孟氏骨折既有骨折又有脱位,损伤时哪个发生在先,关系到整复的次序。国内外学者几十年来一直争论不休,我们用新鲜尸体标本模拟孟氏骨折发病机制观察到,无论是直接冲击的动态受力,还是三点弯曲的静态受力,由于尺骨近端韧带强韧,关节稳定,受力后变形小,而桡骨头的环状韧带变形大,关节不稳定,故损伤时首先发生尺骨骨折,随后桡骨头再脱位。

## 三、骨折类型

通常按损伤机制和X线片表现,即尺骨骨折成角与桡骨头移位方向作为分类依据。一般分为前侧型(Ⅰ型)、后侧型(Ⅱ型)、外侧型(Ⅲ型)和尺桡骨双骨折合并桡骨头前脱位的特殊型(Ⅳ型)。

1. 前侧型(Ⅰ型或伸展型)(图10-5-6)　桡骨头向前脱位,尺骨骨折有移位则向掌侧成角。此型多见于儿童。跌倒时,肘关节呈伸展或过度伸展,前臂旋后位。外力自肱骨向下传导,地面反作用力通过掌心向上传导。尺骨近端可发生骨折,暴力转移至桡骨近端,使桡骨头脱出环状韧带向前外侧脱位,骨折端也随之向掌及桡侧成角移位。直接暴力作用于尺骨侧也可引起此种类型骨折。

2. 后侧型(Ⅱ型或屈曲型)(图10-5-7)　桡骨头向肘后外侧脱位,尺骨骨折如有移位则向背侧成角。此型多见于成年人。当暴力作用时,肘关节呈微屈状,前臂旋前,外力通过肱骨向下方传导,地面反作用力自手掌向上传导,尺骨近侧可先发生骨折。桡骨头在肘关节屈曲和向后的外力作用下,即造成脱位,骨折端随之向背侧、桡侧成角移位。

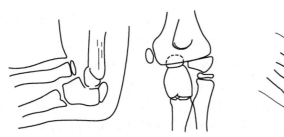
图10-5-6　孟氏骨折伸展型

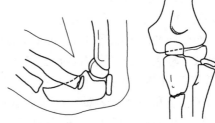
图10-5-7　孟氏骨折屈曲型

3. 外侧型(Ⅲ型或内收型)(图10-5-8)　桡骨头向外侧或前外侧脱位,尺骨青枝骨折如有移位则向外侧成角。此型多见于幼儿和年龄较小的儿童。在暴力作用的瞬间,肘关节呈伸展位、前臂旋前位。由于上下外力传导至肘部,在肘内侧向外侧作用,致尺骨鹰嘴发生骨折并向桡侧成角移位,同时引起桡骨头向外侧脱位。该型尺骨骨折多且纵行劈裂,褶皱或横行劈裂,移位不明显,容易被忽略误诊。

4. 特殊型(Ⅳ型)　桡骨头向前脱位,合并尺骨和桡骨中1/3或中上1/3骨折。成人和儿童都可发生。通常认为此型骨折系肘关节伸展位时引起尺桡骨双骨折,同时造成桡骨头向前脱位(图10-5-9)。

## 四、临床表现及诊断

1. 明确的外伤史,疼痛、压痛和清晰的X线片,诊断并无困难。仅在小儿,多不能确切叙述外伤史和准确的疼痛部位。因此,临床检查和X线摄片甚为重要。

2. 儿童肘部X线片所示解剖关系是根据关节端骨骺相互对应位置来判断的。在正常条件下,桡骨头纵轴延伸线通过肱骨小头中央,否则即表示桡骨头有脱位。应注意观察尺骨干和尺骨近端有无骨折。同样,如尺骨骨折,就应注意桡骨头有无脱位,必要时加摄健侧肘部X线片与此对比。

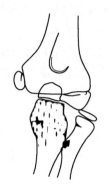

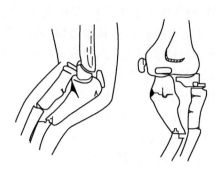

图 10-5-8 孟氏骨折内收型          图 10-5-9 孟氏骨折特殊型

3. 在儿童,孟氏骨折的另一特点是尺骨骨折可以发生在骨干中上 1/3,但有相当多的病例发生在尺骨近端鹰嘴部。骨折可以纵行和横行劈裂,也可皮质呈褶状。这种特殊表现可能与儿童骨结构特点有关。当小儿跌倒致伤时,尺骨干较有弹性而不发生骨折,鹰嘴部直接受到肱骨远端的撞击而劈裂。

## 五、治疗

1. **手法复位** 应用手法治疗新鲜闭合性孟氏骨折是一种有效而简便的治疗措施。尤其小儿肌肉组织较纤弱,韧带和关节囊弹性较大,容易牵引分开,桡骨头也易还纳。尺骨近端无移位或轻度移位者,复位更较容易。根据不同的损伤类型,采用不同的手法操作。

(1)桡骨头脱位合并无移位的尺骨骨折:可不采用麻醉。两位助手分别握住患肢上臂和腕部(肘关节的位置依骨折类型而定)进行牵引和对抗牵引。术者以拇指沿桡骨头脱位相反的方向按压并使前臂做旋前旋后动作,桡骨头即可复位。然后,轻轻做肘关节伸屈活动,如不再脱位,即表示复位是稳定的。上肢石膏固定,前臂保持中立位或轻度旋后位。

(2)有移位骨折的各型损伤:臂丛或全麻。患者取仰卧位、肩关节外展 90°,肘关节屈曲程度视骨折类型而定。上臂绕以布带向地面悬吊重物做对抗牵引,助手的双手分别握紧伤肢拇指和 2~4 指向上做牵引,也可将患肢手指吊放于输液架上,万能石膏台更好,然后依据各型骨折特点采用不同手法。①前侧型:将肘关节屈曲 90°,前臂旋后,术者以拇指自前向后按压桡骨头,同时将前臂做旋转动作,有时可听到桡骨头复位声或有复位感。由于牵引和桡骨的支撑作用,尺骨骨折成角移位可同时获得复位。若骨折未能复位,可将肘关节屈曲<90°,在维持桡骨头复位的情况下将尺骨骨折折屈复位。②后侧型:牵引时将肘关节自 90°略加伸展达 120°~130°,术者拇指向前按压桡骨头,然后将向后成角的尺骨骨折复位。③外侧型:牵引方法与前侧型相同。术者拇指加压方向应自外向内。此型多发生于年龄较幼者,尺骨骨折多为近端青枝骨折,移位不明显,但若偏歪会阻碍复位,故要加压整复。④特殊型:牵引后,复位的注意力仍在桡骨头脱位。然后按尺桡骨双骨折处理。复位后,采用上肢石膏管型或石膏托固定。石膏凝固前,术者以一手鱼际按压桡骨头和尺骨成角部,另一手鱼际在对侧加压以对抗,慢慢放松牵引至石膏定型。然后将石膏剖开,剖开缝内填塞少许棉花,以绷带包扎,嘱患儿回家后将伤肢抬高。1 周后肿胀消退,应更换石膏,继续固定 3~5 周。在石膏固定期间做全身和局部未固定关节的功能活动。

(3)桡骨头复位不稳定的处理:桡骨头复位时有轻度再脱出。不稳定原因可能是撕裂的环状韧带嵌顿,尤其损伤的环状韧带滑过桡骨头嵌入关节腔或因软骨碎片等物阻碍。但有时用轻柔手法或重复手法操作并将肘关节屈曲 90°以内可获稳定,尽量不要放弃手法而切开复位。

(4)尺骨骨折不稳定的处理:尺骨骨折复位后,常由于前臂伸肌收缩导致骨折向桡背侧成角弓状畸形。为防止这一情况发生,可将前臂固定在中立位或轻度旋前位以减少肌张力,并在骨折部的桡背侧石膏上加压塑形。如尺骨骨折轻度成角或侧方移位,不宜反复粗暴施行手法,以免增加局部软组织损伤。因为在生长发育过程中轻度畸形会塑形改造过来。

(5)开放性损伤的处理:骨折端未直接暴露于外,可在清创缝合的同时在直视下将其复位,但通常不必采用内固定。

2. 手术治疗　手术治疗的目的在于矫正尺骨畸形及维持桡骨头稳定性并恢复功能。

（1）适应证：①某些经手法复位挫败者，多系青壮年；②陈旧性损伤，肘关节伸屈功能受限及前臂旋转障碍。

（2）开放复位和骨折内固定：手法复位挫败者，宜早施行开放复位；某些陈旧性损伤，但时间尚短，桡骨头尚可复位者（3~6周内），宜施行开放复位。

手术方法：臂丛麻醉。取肘外后侧切开，自肱骨外髁上方2.5cm，沿肱三头肌外缘至鹰嘴外侧，向远侧沿尺骨脊至尺骨上1/3骨折处。剥离肘后肌及尺侧腕屈肌。注意保护近端桡尺关节处的环状韧带附着处。在剥离肘后肌时，应自尺骨附着点开始，将桡骨头、桡骨近端和尺骨桡侧面加以暴露，防止桡神经深支损伤。观察桡骨头复位的障碍和环状韧带损伤状况。清除关节内血肿，将桡骨头复位，环状韧带修理缝合。然后复位尺骨骨折，如果复位后稳定，可不做内固定，依靠石膏外固定加以维持。如骨折不稳定，则可应用AO桥式钢板内固定（图10-5-10）。后用上肢石膏将肘关节固定于屈曲略<90°位，前臂固定于旋前旋后中间位，抬高伤肢，活动手指。6周左右拆除石膏，摄X线片检查骨折愈合情况。尺骨骨折愈合后，加强功能锻炼，辅以理疗。

（3）尺骨畸形矫正、桡骨头复位及环状韧带重建术：适用于陈旧性损伤，尺骨骨折愈合畸形严重及桡骨头脱位者。以成年人多见。

手术方法：暴露法同前。将尺骨畸形截骨矫正，并尽量延长恢复尺骨长度，施行内固定以确保稳定。切除影响桡骨头复位的瘢痕组织，并使之复位。如果原环状韧带不完整，可切除瘢痕，分离粘连，加以修整，并可借助部分瘢痕组织将环状韧带修复缝合。

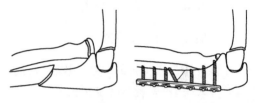

图10-5-10　孟氏骨折复位后采用钢板螺钉固定

（4）环状韧带已经破损，必须重建方能稳定桡骨头。取大腿阔筋膜，长度1.2cm×7.0cm。筋膜条的深面在外，折叠缝合成长条状。于尺骨桡切迹下方钻孔，贯穿筋膜条，并围绕桡骨颈，达尺骨桡切迹孔附近，与穿进的筋膜条互相缝合。重建的环状韧带松紧程度，以不阻碍桡骨头自由旋转又不能滑出为宜。亦可就近将尺骨背侧桡侧缘的深筋膜和骨膜连在一起切成一个长条（约0.4cm×5.0cm）作为新的环状韧带绕过桡骨颈缝合，即造成一个新的环状韧带。

（5）术后用上肢石膏将伤肢固定略小于功能位。抬高伤肢，活动手指，几天后即可带上肢石膏进行伤肢功能锻炼。6周左右拆除石膏，摄X线片检查骨折愈合情况。尺骨骨折愈合后，加强伤肢功能锻炼，并辅以理疗。

（白明生）

# 盖 氏 骨 折

## 一、概述

意大利学者Galeazzi于1934年报告18例桡骨干中下1/3骨折合并下桡尺关节脱位，后人即以盖氏骨折命名。盖氏骨折（Galeazzi fracture），又称加莱亚齐骨折、桡骨中下1/3骨折合并下桡尺关节脱位。近年来，有人把桡骨干骨折或尺桡骨双骨折伴下桡尺关节脱位也归于此类损伤。由于工伤事故等原因，这种骨折的发生率有上升趋势。常因忽略下桡尺关节脱位而被误诊为单纯桡骨干骨折。盖氏骨折极不稳定，国外学者多主张手术治疗，而术后多遗留不同程度的功能碍。Campbell把这类骨折称为"The Fracture of Necessity"，意即"需要手术的骨折"。我们用中西医结合的方法治疗盖氏骨折，取得了比较满意的疗效。传统的闭合复位石膏固定治疗盖氏骨折失败的原因就在于不能有效地控制下桡尺关节脱位，乃至Mikic（1975年）提出用2枚克氏针贯穿桡尺骨远端来固定下桡尺关节。

盖氏骨折属于复合性损伤，被Campbell称为"危急的骨折"。与孟氏骨折的脱位一样，盖氏骨折的脱位常常漏诊。在桡骨干中下1/3骨折有移位损伤时，必须考虑下桡尺关节有无脱位。儿童的桡骨中下1/3骨折可以合并尺骨远端骨骺分离，而不发生下桡尺关节脱位，治疗时应注意。

## 二、病因病机

直接或间接暴力均可引起盖氏骨折。Hughston 认为,直接暴力作用于前臂桡骨背侧为常见原因。方先之等报道,前臂被卷入旋转的机器输送带中引起桡骨骨折者最为多见。多数学者认为,前臂过度旋前、腕关节背伸位下,手部桡侧着地的摔伤为常见的损伤原因。由于暴力通过桡腕关节作用于桡骨产生骨折,同时撕裂三角纤维软骨,使下桡尺关节失去联系,导致尺骨头脱位。桡骨干骨折线多为斜行或螺旋形,其次为横行,少数为粉碎性。桡骨远折端多与近端互相重叠,并向掌侧及尺侧移位。Hughsum 认为,导致桡骨远折端移位的因素有四:①手的重量有导致强力掌侧移位倾向;②桡骨干骨折线恰好在旋前方肌止点以上,该肌迫使桡骨远端向尺掌侧移位并产生旋转畸形;③肱桡肌止于桡骨茎突部,以下桡尺关节韧带为支点,使骨折远折端向尺侧移位,使桡骨成角短缩;④拇外展肌及拇伸肌的收缩力使桡侧副韧带松弛,易使桡骨远折段尺偏移位。以上确是桡骨骨折后移位及复位后再移位的动力因素,但盖氏骨折不稳定的解剖因素在于下桡尺关节稳定性遭到破坏,该关节的稳定依赖于关节囊、韧带及三角纤维软骨,尤其重要的是三角纤维软骨,只要三角纤维软骨不断裂,下桡尺关节就不会脱位。下桡尺关节脱位方向有 3 种:①桡骨远端向近端移位;②尺骨头向掌背侧移位;③左右分离。事实上,下桡尺关节脱位常存在 2 个以上方向的移位。

## 三、临床表现与诊断

有移位的盖氏骨折的诊断比较容易,值得注意的是,无移位或轻度移位的桡骨中下 1/3 骨折,下桡尺关节畸形不太明显,患者自己也可能不注意下桡尺关节的痛苦,但晚期继发下桡尺关节脱位,影响前臂的旋转。所以,凡单纯桡骨干骨折的患者,均应拍摄包括下桡尺关节的 X 线片,以免漏诊。关于盖氏骨折的临床表现,有两种分类方法,可互相借鉴,有助于指导临床治疗。

1958 年,方先之等提出五种分类方法:

Ⅰ型:桡骨干下 1/3 骨折(多为青枝型)合并尺骨远端骨骺分离(12.8%)。

Ⅱ型:桡骨干下 1/3 横断骨折,断端移位极微,下桡尺关节无脱位,或桡骨干下 1/3 骨折但骨折线较一般病例低,接近克雷氏骨折平面,手法整复后比较稳定(23.7%)。

Ⅲ型:桡骨干下 1/3 横断、螺旋或斜面骨折,移位很多,下桡尺关节脱位严重(41.9%)。

Ⅳ型:桡骨干下 1/3 骨折,下桡尺关节脱位合并尺骨干骨折或弯曲畸形(16.9%)。

Ⅴ型:陈旧性骨折(4.7%)。

1979 年,黄庆森等将新鲜盖氏骨折分为 3 型:

Ⅰ型(稳定型):无移位或轻度移位的桡骨骨折(多系青枝骨折)合并下桡尺关节脱位(包括尺骨远端骨骺分离),占 22.4%。

Ⅱ型(不稳定型):移位的桡骨骨折合并下桡尺关节脱位,根据桡骨骨折和脱位的方向,可分为尺偏型(占 36%)和桡偏型(20.8%)两个亚型;尺偏型骨折的骨折线自尺背侧近端斜向桡掌侧远端,桡偏型骨折线自桡背侧近端斜向尺掌侧远端。

Ⅲ型(特殊型):尺桡骨干双骨折合并下桡尺关节脱位(20.8%)。

## 四、治疗

1. 治疗原则　新鲜闭合性骨折用手法复位,夹板外固定后进行功能锻炼。治疗整复的重点要放在整复骨折上,只要桡骨恢复了原来的长度,下桡尺关节即可满意复位。而固定的重点应放在下桡尺关节上,只要下桡尺关节稳定,复合损伤就转化为单纯桡骨干骨折。

有穿破性伤口的新鲜开放性骨折,可行清创缝合,再按闭合性骨折处理。

软组织严重损伤的新鲜开放性骨折或开放感染骨折,可用外固定支架固定骨折,用中药换药,二期关闭伤口。

陈旧性骨折脱位依情况处理,或截骨矫正畸形,或植骨以填充缺损,或切除尺骨头以恢复前臂旋转功能。

2. 整复方法　根据方先之的分类方法,不同类型的骨折脱位要区别处理。

Ⅰ型:损伤发生于儿童,整复比较容易。但要求标准高,滑脱的尺骨骨骺一定要正确复位;否则影响发育,导致继发性下桡尺关节脱位。复位方法:患儿取坐位或仰卧位,伤后1小时内可不用麻醉,术者双手握持伤肢大小鱼际,助手持肘部对抗牵引3~5分钟,向成角畸形的相反方向骤然反折,可一次解剖复位。

Ⅱ型:损伤移位不明显,常不须手法整复。

Ⅲ型:损伤整复时应注意以牵引桡侧为主,远端的助手以手握持患侧大鱼际,用以牵拉第1掌骨;术者以分骨、提按、推挤手法矫正骨折的移位。

Ⅳ型:骨折多见于机器绞伤,有的病例为桡骨骨折,尺骨呈弧形弯曲,整复时应先纠正弯曲畸形及整复下桡尺关节脱位,使桡尺骨的远折段形成一个整体,然后再按桡尺骨双骨折处理。

Ⅴ型:骨折在2个月以内,断端间仅有成角或轻度旋转畸形,下桡尺关节仅呈上下或掌背分离者,可行手法矫正,夹板固定;骨折2个月以上,仅有成角且骨痂不多,可试行手法矫正。骨折2个月以内,骨折成角,下桡尺关节左右分离者,可试行整复骨折,脱位待二期处理,不影响功能者听其自然;影响功能者,可行尺骨远端切除。骨折2个月以上,断端移位严重,骨折不愈合,下桡尺关节分离,应切开复位、植骨,外固定支架穿针外固定。

3. 固定方法　夹板纸压垫固定法:前臂夹板4块(掌侧板近端抵肱骨内髁,远端止于掌骨基底,尺侧板近端达尺骨鹰嘴,远端不超过尺骨头),合骨垫1个,分骨垫1个(稳定性骨折可不用),布带4根,绷带1卷。在对抗牵引下维持整复位置,在伤肢缠绕2层缠带,下桡尺关节处放置合骨垫,骨折部桡尺骨间隙背侧放置分骨垫。尺偏型骨折分骨垫正放在骨折处,桡侧夹板稍超腕关节,而尺侧夹板宜在腕关节近侧,以保持腕关节轻度尺偏(图10-5-11)。桡偏型骨折分骨垫应放在桡骨近段尺侧(图10-5-12),桡侧夹板同前臂双骨折,用胶布将其固定在绷带上,安放掌背尺桡侧夹板,用布带将其捆紧。

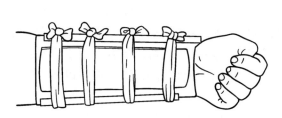

图10-5-11　外固定示意图

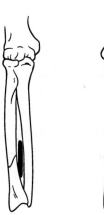

图10-5-12　尺偏型与桡偏型分骨垫的位置

4. 切开复位内固定　用闭合复位和管型石膏固定治疗,效果不满意者很多。切开复位内固定适用于骨折端嵌入软组织、手法复位失败、桡骨骨折畸形愈合或桡骨骨折不愈合等。在成人可通过前侧Henry手术入路,对桡骨干骨折做切开复位和用动力加压钢板做内固定。对桡骨下部骨折做坚强的解剖固定,一般可使远端桡尺关节脱位复位。如该关节仍然不稳定,应在前臂旋后位时用1枚克氏针将其临时横穿固定。6周后去除克氏针,并开始做前臂主动旋转活动。桡骨干骨折常因位置多在远侧,髓内针常无法固定。

对陈旧性骨折已畸形愈合,而前臂旋转受限及疼痛者,必须手术矫正桡骨畸形,并用钢板螺丝钉内固定加植骨治疗,若旋转仍不好者,可再行尺骨头切除治疗。

## 桡骨远端骨折

桡骨远端骨折指的是桡骨远端关节面以上2~3cm内的桡骨骨折。发生在此部位的骨折有:伸直型桡骨远端骨折,即克雷氏骨折;屈曲型桡骨远端骨折,即史密斯骨折;桡骨远端背侧缘骨折脱位,即背侧巴顿骨折;桡骨远端掌侧缘骨折脱位,即掌侧巴顿骨折。明代《普济方·折伤门》中描述过伸直型桡骨远端骨折移位特点,并采用超腕关节固定。清代《伤科汇纂》描述了桡骨远端伸直型和屈曲型骨折,介绍了牵抖法整复和超腕关节固定法。天津人民医院骨科(现天津医院骨科前身)尚天裕、苏绍三和黄庆森等于1958年末开展中西医结合新方法治疗克雷氏骨折,取得满意效果,随后逐步应用到全身骨折,并在全国推广。天津医院骨科1973—1980年间用此法治疗桡骨远端骨折6 592例,其中克雷氏骨折、史密斯骨折、背侧巴顿骨折、掌侧巴顿骨折及桡骨茎突骨折分别占6 069例(92.06%)、268例(4.06%)、40例(0.61%)、7例(0.11%)、208例(3.16%)。

桡骨远端的生理解剖:桡骨远端膨大,横断面略呈长方形,主要由松质骨组成,上端与桡骨干密质骨相连,力学上是一个弱点,故此处易骨折。桡骨远端有掌侧、背侧、尺侧和桡侧4个面。掌面较平,有旋前方肌附丽;背面稍隆,有4个伸肌腱沟;桡骨远端向腕侧延伸,形成桡骨茎突,其桡侧有肱桡肌附着,拇短伸肌和拇长展肌肌腱通过此处骨纤维腱管;桡骨尺侧切迹与尺骨之桡侧半环形关节面形成下桡尺关节,参与前臂旋转活动,桡骨远端关节面与近排腕骨形成桡腕关节。桡骨茎突较尺骨茎突长约1~1.5cm,故桡骨远端关节面向尺侧倾斜15°~30°(平均23°),还向掌侧倾斜9°~23°(平均11°)。三角纤维软骨盘的一端附着在尺骨茎突桡侧基底部,另一端附丽于桡骨之尺骨切迹远侧缘,把桡腕关节与下桡尺关节隔开,三角纤维软骨盘与关节囊和背掌侧韧带相连,为维持下桡尺关节稳定的主要结构。

## 一、克雷氏骨折

### (一)概述

克雷氏骨折又称科利斯骨折(Colles fracture),多见于中老年有骨质疏松的患者,跌倒时腕部呈背伸位,手掌着地,骨折部位多在骨松质与骨密质的交界处,此处为力学上的弱点。其他年龄段的人也可发生桡骨远端骨折。也可因直接暴力发生桡骨远端骨折。青少年因骨骺未闭合易发生骨骺分离骨折。对于绝大多数新鲜克雷氏骨折,国内外均采用手法复位、外固定(石膏、夹板、功能支架等)方法进行治疗;手术疗法只适用于极少数严重挤压并短缩畸形,年龄在45岁以下的患者。

克雷氏骨折的畸形愈合率高于一般常见骨折。引起畸形愈合的原因,除早期未能获得准确复位外,老年人中由于骨质疏松极易形成粉碎性关节内骨折,骨皮质受挤压后常有缺损,还可伴有下桡尺关节分离,故不易取得较好复位;且因其不稳定,即使早期获得良好对位,仍有移位趋势;旋前位固定时由于肱桡肌收缩力,可致骨折部桡背侧畸形;传统的掌屈尺偏外固定法,并不能防止短缩畸形。这些都是引起畸形愈合的原因。畸形愈合后,除因畸形而功能不良外,疼痛及握力减小等症状较为严重,从而影响日常工作及生活,甚至少数患者出现指屈肌肌腱或正中神经断裂,需手术治疗。多数后遗畸形患者则由于症状较轻,均能适应并接受这种既成事实。克雷氏骨折的治疗实际上并不如想象中那么容易,决不能掉以轻心,有不断改进的必要。

克雷氏骨折复位固定后,一些患者,特别是老年患者,担心肢体功能活动会引起疼痛或导致骨折再移位,不敢早期做患肢功能锻炼,加上固定时间偏长,固定期间使用三角巾悬吊,可出现患肢肿胀、疼痛、手腕甚至肩部活动受限,即所谓失用性肩-手综合征。良好的复位及局部外固定下,鼓励患者及早进行锻炼,避免三角巾悬吊过久,可消除此种并发症。

### (二)病因病机

此种骨折多由传达暴力引起。当患者摔倒时,若前臂旋前,腕背伸位手掌着地,暴力传达到桡骨远端,其掌侧遭受拉应力,产生骨折,骨折线通过松质骨到达背侧。Frykman测量腕背伸40°~90°时,产生实验性桡骨远端骨折所需暴力为105~144kg,男性的较女性的为大。背伸角度越小,产生骨折的暴力也越小。暴力轻时,骨折嵌插而无移位,如暴力继续作用,骨折远折段向背侧和桡侧移位,甚至互相重叠,桡骨缩短,并可向掌侧成角,外观呈"叉样"畸形,桡骨远端关节面变成向背倾斜,向尺侧倾斜减小。常伴有尺骨茎突骨折,或下桡尺关节的三角纤维软骨盘随骨折段向背桡侧移位,则可致下桡尺关节分离。暴力严重时,骨折呈粉碎性,骨折线可侵入关节面。骨折段移位时,手部掌侧或背侧的屈肌或伸肌肌腱可相应发生扭转和移位,移位骨片偶可损伤腕部正中神经。

### (三)临床表现与诊断

主诉外伤后腕部肿胀、疼痛、腕及手指无力,体征有典型叉样畸形,局部压痛、骨擦音。X线片示桡骨远端骨折线,有移位的骨折,其远折段向桡、背侧移位,向掌侧成角,常有嵌插、短缩等畸形。粉碎性骨折之骨折线可能达桡腕关节面,常伴有下桡尺关节分离或尺骨茎突骨折。

**（四）辅助检查**

X线片见桡骨在距关节面3.0cm左右处横断,正位片上,远折段向桡侧移位,可与近折段有嵌插,下尺桡关节距离增大、分离,桡骨远端关节面向尺侧倾斜度减少,正常为20°～25°,骨折后可减小到5°～15°,甚至消失;侧位片上,桡骨远端向背侧移位,关节面掌侧倾斜角度减少或消失,正常为10°～15°。在老年人,远折段可呈粉碎性骨折。

克雷氏骨折分为:

Ⅰ型或无移位型:骨折线可或未进入关节面。此型骨折无须复位,仅用小夹板固定,预后好。

Ⅱ型或有移位的关节外型:此型骨折可有桡、背侧移位,或向掌侧成角,但骨折线未进入关节内。此型骨折需及时复位,夹板固定,但因骨折线未进入关节内,较稳定,预后也较好。

Ⅲ型或有移位的关节内型:骨折有移位,且骨折线进入关节面,关节面可完整或有分离移位。此型骨折极不稳定,复位时不宜使用暴力,有可能产生创伤性关节炎,预后稍差。

**（五）治疗**

治疗原则:Ⅰ型骨折无须复位,可用夹板固定。Ⅱ型及Ⅲ型骨折则需复位,夹板固定。Ⅱ型骨折可采用牵抖复位法。Ⅲ型骨折多为粉碎性骨折,骨折线进入关节面,老年人多见,常有明显骨质疏松,复位手法要稳妥轻柔,可采用提按复位法,夹板固定时间也宜相应延长。

**（六）手法复位**

1. 牵抖复位法(图10-5-13)　适用于Ⅰ型骨折,即骨折断端向掌侧成角或骨折远折段向桡侧移位,而骨折线未进入关节面也未粉碎者。

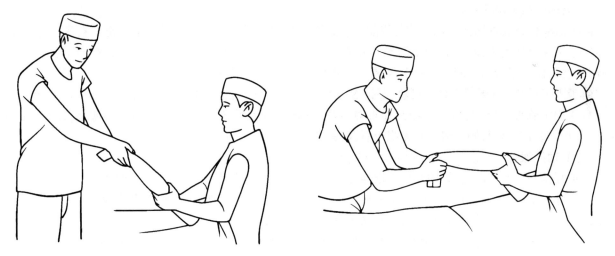

**图10-5-13　伸直型桡骨远端骨折牵抖复位法**

患者坐位,老年体弱者可平卧,屈肘90°前臂中立位。一助手握住上臂近肘部,做反向牵引,术者两手紧握手掌,两拇指并列放于远折段背侧,其他四指置于腕掌部,扣紧大小鱼际部,顺原移位方向持续牵引,一边牵引,一边轻轻上下摇摆,听到骨擦音时即说明嵌插已分开。一般骨折远端稍旋前,牵引过程中可稍旋后,而后在持续牵引下,顺纵轴方向骤然猛抖,同时迅速尺偏掌屈,骨折即可复位,但切忌旋转(尺偏时易旋前)。如仍有少许残余畸形,术者可把患手交给另一助手维持牵引,然后用双手拇指按压骨折远段,迫使它尺偏掌屈,一般可达到解剖复位。此法抖力过猛而骨折部尚未牵开,可致掌侧缘挤压嵌插,故牵抖前必须确保骨折部已充分牵开。另外,由于尺骨头未损伤,它在尺偏动作时反而起到阻碍纠正桡偏的作用,使桡偏不好纠正,且尺偏动作常可使远折段向前旋转。为此,必要时可先用推挤法纠正桡偏,即术者一手捏住桡骨近折段尺侧向桡侧推,另一手在远折段桡侧把远折段推挤向尺侧,就可纠正侧方移位,然后再做掌屈抖动。尺偏动作造成的旋前畸形,可在复位完成前,稍把远折段旋后即能纠正牵抖力过猛,可使骨折远段向掌侧移位,应避免。

牵引:患者取坐位或卧位,屈肘90°前臂中立位。一助手紧捏上臂近肘都做反向牵引,另一助手握患者拇指及其他四指,一边牵引一边上下摇晃,以便分离嵌插,待出现骨擦音时表明已分离,一般2~3分钟即可。牵开后,先稍把远折段旋后以矫正旋前畸形。

矫正侧方移位:术者站于患肢外远方,一手捏住前臂相当于桡骨近折段尺侧缘部位,向桡侧推挤;另一手握腕部相当于其远折段桡侧向尺侧推压,就可矫正远折段桡侧移位。

矫正背侧移位及掌侧成角:术者双手示、中、环三指置于近折端掌侧向背侧端提,同时两拇指并列压住远折段背侧向掌侧挤按,使之向掌侧复位,就可矫正远折段背侧移位及掌侧成角。

舒筋:上述两种手法复位完成后,骨折移位完全矫正,腕部外观畸形也已恢复,可进行舒筋手法。此时术者用一手抵握住手腕保持复位,另一手拇指沿屈伸肌行走方向由近向远端推按,舒顺筋腱,使之恢复正常位置。

2. 固定方法　骨折复位后,如肿胀严重,可在维持牵引下敷消肿膏,肿胀不严重者仅在皮肤外面包一薄层棉花,再用绷带包缠,将横档纸垫放于桡骨远折端背桡两侧,但不可压住尺骨头,掌侧垫放于近折端掌侧,用胶布条把纸压垫固定在绷带上,然后放上4块小夹板,用3条布带捆扎。桡背侧板应超过桡腕关节,限制手腕桡偏背伸。最后透视或摄X线片,检查复位情况。如复位对位欠佳或纸压垫位置不当,应设法矫正。前臂中立位,悬挂在胸前,切忌旋前位(图10-5-14)。

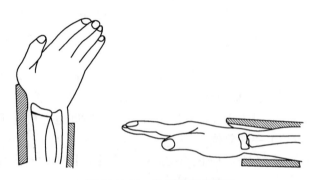

**图 10-5-14　夹板固定示意图**

固定时要保持腕部屈曲尺偏及前臂旋前位。如用石膏固定时,应将肘、腕及拇指固定。石膏固定手部,要能使掌指关节活动为佳。无移位而又嵌入的骨折,只用石膏夹板固定即可,固定时间4周。小夹板的束带要随时调整,使松紧合适。固定时间3~4周。固定后拍X线片,以备治疗后对照用。

由于固定后7~10天仍有错位可能,要拍X线片复查,如有错位,立即手法纠正,如石膏有松动,更换石膏。3~4周去除外固定物,再拍X线片检查对位情况,此时虽无明显骨痂,但已有内骨痂愈合,建议戴护腕保护,防止再跌伤。延长固定时间并无积极意义,只会加重失用性骨质疏松。

（七）功能锻炼

骨折复位满意及外固定后,即开始手指伸屈活动,同时做肩部运动,尤其在老年人要防止发生肩-手综合征。去除外固定后,辅以理疗,做腕、肘关节的各方向活动及手部的捏、握等动作,以恢复肌力及肌肉间的协调动作。手及腕部活动后无酸困感,可开始做轻度工作。

经上述手法仍不能保持对位的不稳定性骨折,除可采用常规内固定方法外,也可采用外固定方法,即经皮下在桡骨干、第2掌骨各穿2枚克氏针,然后将克氏针固定在外固定架上,应用力学原理,纠正桡骨远端畸形及短缩。固定10周左右。桡骨远端严重粉碎性骨折要取髂骨植骨以支持关节面的平整。

（八）并发症

1. 早期可能有正中神经受压症状,骨折复位完善,症状未消失,应密切观察。正中神经损伤发生率为3.5%。手指血供障碍,常因石膏紧压迫所致,应立即将石膏管型切开,如用石膏托固定,将敷料剪开重新包扎。

2. 骨折畸形愈合　较常见,因复位不佳或在固定期间又错位所致。如前臂旋前无困难,无症状,外形虽不佳,大多数患者尤需手术治疗。如功能障碍明显,前臂旋转受限,可做楔形截骨术纠正畸形。前臂旋转受限同时去除尺骨头(不超过2cm)以作植骨用,要保留尺骨茎突及三角纤维软骨盘。楔形截骨术后,对位如不稳定,可用克氏针交叉固定。术后用石膏管型固定腕部于中立位6~8周。

3. 关节僵硬　早期如不注意活动,肩关节僵硬为常见并发症,即所谓肩-手综合征;配合理疗并不断进行肩部活动,肩部功能可逐渐恢复。

4. 创伤后骨萎缩　为反射性交感神经营养障碍,肿、痛、皮肤萎缩、活动受限,可达数月之久,治疗方法为理疗,适当加强手、腕活动,并给予丰富的维生素。

5. 正中神经受压 因骨折畸形愈合,腕管狭窄或骨折端直接压迫正中神经所致。一般将骨折畸形愈合纠正,并去除突出的骨块后,即达到神经减压目的。个别情况时,需探查并做神经松解减压术。

6. 肌腱断裂 在骨折数周后,可出现拇长伸肌肌腱断裂,发生率约1.1%。有时骨折移位并不明显。以对端吻合术缝合肌腱为佳。如不能做对端吻合术,转移示指固有伸肌肌腱代替拇长伸肌肌腱。或用掌长肌肌腱做肌腱移植术,术后用石膏托固定于伸拇外展位4~6周。

## 二、史密斯骨折

### (一) 概述

史密斯骨折是桡骨远端的横行骨折,其远折段向掌侧移位。此种骨折首先由史密斯于1847年报道,故名史密斯骨折(Smith fracture),也称反克雷氏骨折。

### (二) 病因病机

直接暴力打击在屈曲的腕背部,可导致此型骨折,但多数患者系由间接暴力引起。过去认为,患者跌倒时以手背触地,腕关节急骤掌屈导致骨折。骨折线自背侧邻近关节处斜向掌近侧,使骨折块呈基底向掌的楔状,且骨折块可连同腕关节一起向掌侧桡侧移位,向背成角。近年来有人指出,不少患者摔倒时前臂处于旋后位,手背伸暴力通过近排腕骨作用在桡骨远端关节面上产生旋转及压应力,使桡骨远端背侧受拉应力而骨折,骨折线从桡骨背侧横向掌侧,呈横断型。

### (三) 临床表现与诊断

腕部外伤后,桡骨远端局部疼痛、肿胀、压痛,手腕向掌侧移位,腕掌部肿胀严重,而尺骨头向背侧异常隆起,X线片显示桡骨远端骨折线,远折段向掌侧及桡侧移位,桡骨远端关节面向掌侧倾斜度加大,可伴有尺骨茎突骨折。此骨折需与下节所述掌侧缘骨折相鉴别。

### (四) 治疗

史密斯骨折多以手法复位外固定进行治疗。我们采用手法复位小夹板固定法治疗。

中西医结合治疗法:

(1)整复方法:在骨折血肿内局部浸润麻醉或臂丛阻滞麻醉下进行。患者坐位或卧位,屈肘90°,前臂中立位,一助手持握患者拇指及其他四指,另一助手握上臂近肘部做对抗持续牵引约2~3分钟,重叠畸形即可牵开。先用双手掌在骨折部位侧方做对向推挤,纠正桡侧移位。然后用两手拇指由掌侧把远折段向背侧推挤,同时用两手示、中、环三指将近折段由背侧向掌侧挤压,骨折即可复位。然后用纸压垫及小夹板临时固定,X线透视或摄片检查复位情况。

(2)固定器材:与克雷氏骨折的固定器材相同,但横档纸压垫改为小方垫。

(3)固定方法:若透视下复位良好,拆除临时固定的夹板纸垫。在维持牵引下,术者用一手捏住骨折部断端掌背侧,皮肤外包缠绷带4~5圈。在桡骨远折段掌侧置一小方垫,可使远折段压向背侧;另一小方垫放在近折段背侧,压近端向掌侧,用2条胶布分别把纸压垫固定在绷带上,用手捏住纸压垫,再放掌侧板,此板远端越过腕关节以下2~3cm,防止掌屈,背侧板远端平桡骨茎突,尺侧板远端平尺骨头,桡侧板超过桡腕关节,以保持手腕向尺侧偏斜20°~25°。最后用3条布带捆扎固定,患肢旋后位置于托板上。

(4)术后处理及功能锻炼:同克雷氏骨折的锻炼方法,但早期应避免腕关节掌屈桡偏。此型骨折较不稳定,易再移位,要密切观察,患臂一定要保持旋后位。

### (五) 手术治疗

对不稳定性骨折,闭合复位后,经皮用克氏针固定内固定;切开复位后,用支撑式钢板螺钉内固定。

## 三、巴顿骨折

### (一) 概述

巴顿骨折(Barton fracture)为桡骨远端涉及桡骨关节面的骨折,同时有桡腕关节脱位。较史密斯骨折多见,骨折线为斜行,达桡腕关节面,掌侧的骨折块向近侧移位,手部也向近侧移位。有时为背侧片状骨折。

**（二）病因病机**

桡骨远端背侧缘骨折脱位的发生机制与克雷氏骨折相似,患者前臂旋前位,腕背伸向前摔倒,暴力通过近排腕骨撞击桡骨远端关节面背侧引起背侧缘骨折。桡骨远端掌侧缘骨折的受伤机制可能有两种:①手掌着地而腕背伸,由于坚强的掌侧桡腕韧带等牵拉而造成掌侧缘骨折;②腕屈曲时近排腕骨撞击掌侧缘而引起掌侧缘骨折。由于骨折块呈楔形,尖端在近侧,在暴力继续下,该骨折块可连同腕关节一起向近侧移传,呈桡腕关节半脱位,故不稳定。

**（三）骨折分型**

Ⅰ型:稳定型,系单纯桡骨远端掌侧缘骨折,无桡腕关节脱位。

Ⅱ型:不稳定型,为桡骨远端掌侧缘骨折合并桡腕关节半脱位,骨折块多向桡掌近侧移位,桡腕关节向近侧半脱位。

**（四）治疗**

1. 桡骨远端背侧缘骨折脱位  复位后相对稳定,治疗方法同克雷氏骨折,但背侧横档纸压垫应改为小方垫,置于远折段背侧部位,掌侧压垫相同,术后处理也相同。

2. 桡骨远端掌侧缘骨折脱位

（1）治疗原则:①Ⅰ型桡骨远端掌侧缘骨折脱位,除有桡侧移位需纠正外,多数无移位者可按史密斯骨折治法直接用小夹板固定;②Ⅱ型桡骨远端掌侧缘骨折脱位,国外多数学者采用切开复位,并用支撑式钢板内固定,外固定时腕轻度掌屈位。

（2）整复方法:骨折部血肿内浸润麻醉或臂丛阻滞麻醉下进行复位。患者坐位或卧位,肘屈90°,前臂中立位。一助手握上臂近肘部,另一助手两手分别握住患手拇指及其余四指,做对抗牵引。术者一手掌在骨折部近尺侧,另一手掌在桡远侧,做对向侧方挤压,先纠正桡侧移位。然后以两手拇指顶住桡骨远折块之掌部,把骨折块推挤向远背侧,同时其余四指环抱骨折近端背侧向掌侧拉,在拇指与四间形成捻搓力,同时牵拉远端的助手徐徐背伸桡腕关节,使骨折对位。临时固定下透视,若复位满意,则可保持固定。

（3）固定方法:骨折局部肿胀明显者以消肿膏包裹,否则仅用薄棉片包裹,外缠绷带数周。骨折远折段掌侧、近折端背侧各放一小方垫,以胶布固定于绷带上。然后按史密斯骨折固定法放置4块夹板,掌侧和桡侧夹板要稍超腕关节,以防掌桡侧移位。固定后前臂应维持在旋后位,腕维持轻度背伸位。

（4）术后处理及功能锻炼:同史密斯骨折,但必须强调前臂旋后、腕轻度背伸位固定。本骨折不稳定,固定后3周内要严密观察,及时整理固定。固定时间可稍长,一般为4~6周。

（白明生　文　化）

# 第六节　腕及手部骨折

## 手舟骨骨折

### 一、概述

手舟骨,古称高骨、锐骨、踝骨、龙骨。《医宗金鉴》说:"腕骨,即掌骨乃五指之本节也,一名壅骨,俗名虎骨。其骨大小六枚,凑以成掌,非块然一骨也。其上并接臂辅两骨之端,其外侧之骨名高骨,一名锐骨,亦名踝骨,俗名龙骨,以其能宛屈上下,故名曰腕。"根据现代解剖,腕骨由8枚短骨组成,在手腕部排成两列（图10-6-1）,近侧列外侧之骨即手舟骨,与桡骨远端的腕关节面相关节,故手舟骨骨折属于关节内骨折。

手舟骨位于腕的外侧部,远近端膨大,中间部细窄,后者又称腰部。远端与大、小多角骨相关节,为滑动型关节;近端与桡骨远端桡侧半相对,组成桡舟关节,具有屈伸、桡尺偏斜及少许旋转运动;中远部的尺侧与头状骨组成关节,为臼状关节;近端尺侧与月骨相关节,有前后向的旋转运动。手舟骨跨越腕中关节,与远近两排腕骨相连,是两排腕骨运动的连杆,也是维持腕骨稳定的重要结构。在暴力作用下,它较其他腕骨更易折断,尤其是腰部,不愈合及缺血坏死率也高。其远端掌侧凸出,称舟骨结节,有腕屈肌支持带附着。腕中立位时,手舟骨呈掌屈位,与桡骨纵轴夹角为30°～60°,平均47°。承受纵向负荷时,手舟骨会进一步掌屈。(图10-6-2,图10-6-3)

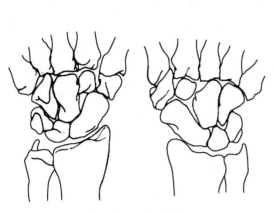

图10-6-1　腕部解剖

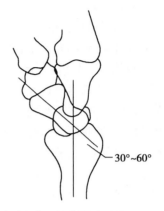

手舟骨掌屈位,与桡骨纵轴夹角30°～60°

图10-6-2　手舟骨与桡骨纵轴夹角

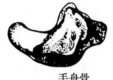

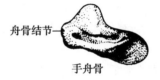

图10-6-3　手舟骨形态

手舟骨的滋养血管分别经腰部背侧和结节部入骨,然后分支供血至近侧2/3～3/4和远侧1/4～1/3。二者在骨内没有交通吻合支。腰及近端骨折常会伤及由腰部入骨的血管,常常出现骨折不愈合或近端缺血坏死。

手舟骨骨折是最常见的腕骨骨折,延迟愈合率、不愈合率和缺血坏死率都远远高于其他腕骨,常引发创伤性关节炎,导致腕关节运动功能障碍。手舟骨骨折的误诊、漏诊,骨不愈合或延迟愈合、缺血性坏死等,仍是需要迫切解决的难题。

## 二、病因病机

《医宗金鉴》说:"若坠车马,手掌着地,只能伤腕。若手指着地,其指翻贴于臂上者,则腕缝必分开。"手舟骨骨折多因传达暴力导致。坠堕或失跌时,手掌着地,手腕强度桡偏背伸,暴力向上传达,手舟骨被锐利的桡骨关节面背侧缘或茎突缘切断,骨折可发生于腰部近端或结节处,而中段腰部较细,故腰部骨折较多见。

现代研究发现,手舟骨骨折多为腕背伸、桡偏及旋前暴力所致。如人体向前跌倒,手臂前伸以鱼际部最先着地,人体重量及地面反作用力致腕强力背伸桡偏。当腕关节极度背伸桡偏时,手舟骨受其生物力学影响同样处于极度背伸位,由于桡骨远端及桡舟头韧带限制,其近极的可移动幅度极小,而远极由于大小多角骨、头骨的影响向背侧移位,两者作用的结果导致手舟骨掌侧发生分离和断裂,随着损伤应力的进一步加大,造成手舟骨的完全断裂,此时的手舟骨远侧骨折端表现为掌屈,导致骨折背侧分离。损伤时桡偏的程度越大,骨折越靠近手舟骨的近极,而结节部骨折则常与腕关节尺偏和直接暴力作用有关。

手舟骨严重的粉碎性骨折常由直接暴力引起,如碾压、压榨或绞伤等。近年来,随着腕关节镜在手舟骨骨折治疗中的应用,发现手舟骨近极骨折常伴发舟月骨间韧带损伤,如韧带部分撕裂、完全撕裂或撕脱,此现象表明手舟骨骨折损伤机制复杂,确切的损伤机制与腕关节生物力学原理之间的关系尚需进一步研究。

## 三、临床表现与诊断

患者多有手臂前伸跌倒致腕过伸的外伤史。腕桡背侧疼痛、活动受限,解剖鼻烟壶部肿胀和压痛。纵向挤压拇指有时可诱发骨折部位疼痛。

有急性直接外伤史。确诊需靠放射影像学检查。其中,X线片摄影检查最常用。舟骨位、腕标准正位、腕标准侧位和腕后前斜位为常规投照体位。腕标准正、侧位X线片,骨影重叠,结节部以外的手舟骨骨折虽显示不清,但其投影较恒定,重复性好,便于确定腕骨夹角及腕整体结构变化,是不可或缺的。腕后前斜位,骨影重叠多于舟骨位,但明显少于腕标准正、侧位,与舟骨位联合使用,可大幅提高诊断率。临床症状、体征明显而X线片摄影未见骨折者,有条件应行体层摄影、CT、MRI或闪烁摄影检查;无条件,先按骨折处理,石膏托固定,伤后第2、4周再复查X线片或体层摄影、CT、MRI,此时断端骨质吸收,骨折线加宽,显示会较以前清楚。骨折一旦确诊,即将石膏托换成管型,直到骨折愈合。第2周复查未见骨折,继续制动,直至第4周复查还无异常发现,方可拆除石膏行功能锻炼,此时软组织损伤业已愈合,难以遗留不适症状。断端无分离移位或有嵌插的手舟骨骨折,放射影像学检查容易出现假阴性结果。

## 四、治疗

《医宗金鉴》说:"伤腕者……法以两手揉摩其腕,内服正骨紫金丹,外贴万灵膏。"手舟骨骨折一般移位不大,无须整复。若有移位时,则可在用手牵引下使患腕向尺侧侧屈,以拇指向内压骨块,即可复位。复位后采用硬纸壳、塑形夹板或短臂石膏筒固定。

现在多采取闭合复位外固定,如经济条件和技术水平具备也可行加压螺丝钉内固定。

舟骨结节骨折为关节外骨折,移位多不明显,前臂石膏管型或石膏托固定6周多可愈合。移位显著者,需做切开复位内固定。

1. 稳定性骨折　先用长臂石膏管型固定,6周后换成前臂管型。远侧1/3及腰部骨折固定10~12周多可愈合,近侧1/3骨折则要固定12~20周。前臂旋转可致桡腕掌侧韧带张力不断变化,有碍于骨折愈合。用长臂管型石膏做固定,限制前臂旋转,其疗效明显优于前臂管型。固定时拇指通常取对掌位,腕取中立位或轻度掌屈桡偏位,前臂中立位或轻度旋前位。复查时,如患者无不适主诉,石膏无松动和破损,固定效果良好,可带石膏行体层摄影或CT检查,不必非拆开石膏做X线片摄影不可,以免干扰骨折的正常愈合过程。

伤后就诊较晚,或未经过正规治疗骨折线已有吸收,或骨折块有轻度囊性变,或有轻度硬化者,闭合复位长臂石膏管型固定,仍有愈合可能。但所需时间较长,有时甚至长达1年,严重影响患者生活及工作质量,如患者同意,可行切开复位、植骨内固定手术治疗,促进骨折愈合,缩短疗程。

在患者经济条件允许,具备一定技术和设备条件的情况下,即使是稳定的手舟骨骨折,也可行切开复位,同时应用坚强内固定,如ASIF空心钉、Herbert钉等,其优点是可以早期开始功能锻炼,减少因长期制动引起的腕关节运动功能障碍,大多数患者可获得正常或接近正常的腕关节运动功能。

2. 不稳定性骨折　先行闭合复位,成功者做经皮穿针内固定,失败者做切开复位、克氏针或螺丝钉(AO加压钉或Herbert钉)内固定。手舟骨血液供应主要来自背侧滋养动脉,切开复位以掌侧入路为妥,以减少对手舟骨血供的损伤。

切开复位内固定术后处理:从即时运动到长臂石膏管型固定,分歧甚大。一般来说,断面较完整,两侧均有血液供应,固定牢靠者,均可早期活动;反之,则要制动一段时间,视骨折碎裂、复位稳定程度而定。使用内固定不会缩短骨折愈合时间。早期活动并不代表骨折愈合之前腕可负重,用支具做保护性制动还是必要的。

3. 手术方法　患者取仰卧位,在上臂止血带下进行。在腕关节掌面,起自腕掌横纹近侧3~4cm,桡侧腕屈肌表面做纵行皮肤切口。向远侧延长至腕掌横纹,然后稍转向桡侧,朝向舟骨结节,于前臂筋膜层翻转皮瓣,切开桡侧腕屈肌腱鞘将肌腱牵向桡侧并打开腱鞘深面,显露桡舟关节掌侧关节囊。尺偏位伸展腕关节,沿手舟骨长轴切开关节囊,向舟大多角骨关节方向斜行延长切口。锐性分离,显露骨折,保留关节囊韧带结构以备修复时使用。检查骨折情况决定是否需要植骨。复位固定即可。如果骨折粉碎严重,尤其是位于掌侧且手舟骨骨折处有成角,则取髂骨块移植。复位骨折常用克氏针或螺钉(如空心螺钉或Herbert螺钉)固定。获得稳定的复位和固定后,放止血带并止血,逐层缝合,用敷料包扎。用夹板或包括拇指在内的长臂石膏固定。2周后拆线,用肘-拇指人字石膏继续固定6~8周。在骨折愈合期间,鼓励患者运动手指、拇指和肩关节,除去石膏后,逐渐增加腕和肘关节的活动,随后开始力量训练。

# 手部骨折

## 一、概述

手部骨折与脱位是创伤骨科中的常见病、多发病。在手部与前臂骨折中,指骨骨折(23%)和掌骨骨折(18%)发病率仅次于桡骨骨折,排第2位和第3位。

## 二、病因病机

多由于直接暴力所致,如直接打击、撞击等,也可因间接暴力扭转引起,其中最多见为第1掌骨基底部骨折与第5掌骨颈骨折。

1. 第1掌骨基底部骨折　多由间接暴力引起。骨折多位于第1掌骨基底1cm处,横断及粉碎型较多。骨折远端受拇长屈肌、拇短屈肌与拇内收肌牵拉,近端受拇长展肌牵拉;骨折总是向桡背侧突起成角。

2. 第1掌骨基底部骨折脱位　亦由间接暴力引起,骨折线呈斜行经过第1掌腕关节面,骨折远端包括第1掌骨底部的桡侧,向桡背侧脱位。

3. 掌骨颈骨折　由握拳时掌骨头受到冲击所致,第5掌骨因其易暴露和受打击,故最多见,第2、3掌骨次之。骨折后,断端受骨间肌与蚓状肌的牵拉,而向背侧成角,掌骨头向掌侧屈转,又由于背伸肌腱牵拉,以致近节指骨向背侧移位,掌指关节过伸,手指越伸直,畸形越明显。

4. 掌骨干骨折　可由直接暴力或间接暴力引起。多因掌部直接被撞击,被机器辗压等暴力所致。机器辗压常发生多发性开放性骨折。

## 三、临床表现与诊断

手部骨折与脱位的症状包括疼痛、肿胀、关节僵直、无力、畸形和平衡失调。如果涉及神经损伤,还存在麻木和疼痛等(直接神经损伤或肢体肿胀均可引起)体征。体征包括触痛、肿胀、瘀斑、畸形、骨擦感和异常活动。正确的骨科检查方法应当在患肢麻醉下进行。对于单纯性掌指关节脱位和掌骨骨折,可在伤处直接麻醉并予以治疗。

## 四、治疗

治疗手部骨折与脱位的基本原则是使骨与关节损伤达到足够的稳定,允许早期功能康复,同时避免产生骨折畸形愈合和脱位残留关节不稳。正确的治疗方案是采用最小的创伤技术来达到治疗的目的。当存在复合伤时,医者必须在充分考虑其他创伤的基础上,制订主要损伤的治疗方案。有4个基本的治疗可供选择:立即活动,夹板外固定,闭合复位内固定术,切开复位内固定术。

**(一) 掌骨头骨折**

多为直接暴力所致,如握拳时掌骨头凸出直接承受的暴力作用。少数为挤压伤、切割伤和扭转暴力所致。骨折多位于侧副韧带止点的远侧,为关节内骨折。

单纯的骨折,可做切开复位,选择螺钉或克氏针固定。骨块过小,可切开取出。粉碎骨折无法整复,也不易维持位置,可用石膏托做短期外部制动,以减轻疼痛,待肿胀稍消后开始活动,在活动中依靠指骨基底完整的关节面来重新塑形掌骨头关节面。也可使用微型外固定架撑开关节间隙,牵拉韧带产生的张力可自动复位骨折块。

**(二) 掌骨颈骨折**

多为作用在掌骨头的纵向暴力所致。远端骨折块屈向掌侧。尽管掌骨颈骨折多为横行骨折,但它实际上属于不稳定性骨折。因为掌侧骨皮质往往呈粉碎性骨折,复位后掌侧有骨缺损,再加上骨间肌的牵拉作用,容易复发错位及成角畸形。在畸形位愈合后,掌骨头突向掌侧,握物时可出现疼痛。

第 5 掌骨颈骨折最常见(图 10-6-4)。因第 5 腕掌关节有 20°~30°屈伸活动,因此,小于 40°的成角畸形是可以获得有效代偿的,对手功能影响不大,所以第 5 掌骨颈骨折首选闭合整复,石膏托制动。整复方法是 90°-90°法:将掌指关节及近侧指间关节各屈曲 90°,用拇指向背侧用力推挤近节指骨,使近节指骨基底托起掌屈的掌骨头,同时用示中指向掌侧推挤骨折处近端掌骨,透视下确认复位满意后,用石膏托制动。此法简便易行,效果肯定,为大多数医师所接受。为避免近节指间关节屈曲畸形,2 周后更换石膏将近节固定角度调整为屈曲 45°。为防止骨折旋转移位,应将环指一并制动。4 周后开始功能锻炼。对于稳定的掌骨颈骨折,可将环小指用胶带固定在一起并早期活动。

第 2、3 掌骨颈骨折背向成角移位应及时矫正,因为其近端与远排腕骨连接紧密、彼此间无运动存在,无法缓解由成角畸形、掌骨头突出所引发的不适症状。

原发损伤中,掌骨头屈曲越严重,其颈部掌侧皮质粉碎骨折程度越重,复位后位置越不容易维持。为此可经皮穿针固定:克氏针由近及远斜行穿过骨折线,直抵掌骨头软骨下骨,将远、近侧骨折段固定在一起,或利用邻近掌骨做支架,在远、近侧骨折段各横穿 1 根克氏针,与邻近掌骨固定在一起(图 10-6-5)。石膏托制动 6 周,可开始功能锻炼。若错位的掌骨头已脱离近侧骨折端,闭合复位不成功者,可切开复位钢板螺钉内固定。术后可早期活动。

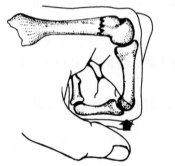
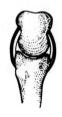
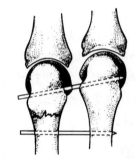
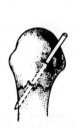

图 10-6-4　掌骨颈骨折复位固定　　　　　　　　图 10-6-5　钢针固定

掌骨颈骨折掌屈畸形愈合,有功能障碍者,如掌骨头突向掌侧、握物不便等,或因屈伸肌腱张力失去平衡,出现爪状指畸形者,需手术矫正。

### (三) 掌骨干骨折

掌骨干骨折如处理不当,容易发生短缩、背向成角或旋转畸形。短缩严重者,屈、伸指肌及骨间肌张力失调影响伸指功能。背侧成角畸形,轻者影响外观,重者影响骨间肌张力或导致指伸肌肌腱自发性断裂。旋转畸形带来的功能障碍更明显,握拳时手指会发生交叉。常见的掌骨干骨折有横行、斜行及粉碎性骨折。

1. 横行骨折　多由直接外力造成。因骨间肌作用,通常会有背向成角移位。

闭合复位多可获得成功。复位后要用掌、背侧石膏托固定,利用三点加压控制复发成角。石膏托远端需延伸到指端,并将邻近健指包括在内,以有效地控制旋转。同治疗掌骨颈骨折一样,第 4、5 掌骨干骨折允许有轻度背向成角移位,第 2、3 掌骨因没有腕掌关节屈伸活动代偿,不能遗留背向成角移位。同样角度的掌屈畸形,掌骨干骨折所致的掌骨头向掌侧隆凸程度要比掌骨颈骨折更明显。

掌骨干骨折后,手背软组织肿胀多较严重。为了有效地维持复位,可经皮穿针固定。如做髓内穿针,可屈曲掌指关节,经指伸肌肌腱的腱帽将钢针穿入掌骨头,再过骨折线至近侧骨折段,充分屈腕后将针从腕背穿出,将针的远端逐渐没入掌骨头、脱离指伸肌肌腱和掌指关节,以便术后早期活动。髓内穿针对控制成角移位有一定作用,但不能控制旋转,还需靠外固定解决。骨折复位后,经远侧骨折段横穿钢针到邻近的正常掌骨做内固定,也是可行方法。它特别适用于第 2 或第 5 掌骨骨折。

闭合复位困难或开放性骨折,可做切开复位,然后用环抱器、钢板螺钉或克氏针固定。前二者,可早期活动。

2. 斜行骨折　多由扭伤所致,最好发于第 4 掌骨。短缩及旋转移位较成角移位更明显。第 3、4 掌骨斜行骨折,由于掌骨深横韧带的牵制,短缩移位相对较轻。而第 2、5 掌骨短缩及旋转移位均较明显。掌骨短缩

2～3mm 对功能无大影响,若无旋转移位,予以石膏托固定即可。经皮穿针固定斜行骨折,操作困难,很难成功。若移位较多,需切开复位加压螺钉固定。髓内穿针不能控制斜行骨折短缩及旋转移位。利用邻近掌骨横穿钢针固定,常使骨折端分离,发生延迟愈合或不愈合。

3. 粉碎性骨折　多由直接外力所致,掌骨短缩及旋转移位不明显,但软组织损伤常较重,因而损伤后软组织肿胀严重。由于肿胀可使骨折错位,早期必须多放敷料加压包扎,外置石膏托制动。3周后缩短石膏,开始活动指间关节。5周后去除制动。若骨折粉碎严重并有错位,可经皮穿针,利用邻近掌骨做固定,或予切开复位外固定架固定。

多发掌骨骨折视为不稳定性骨折,可根据软组织条件选择内固定或外固定架制动。

**(四)掌骨基底骨折**

多由直接外力造成。少有侧方和短缩移位,可有旋转移位。由间接暴力所致基底骨折,多为关节内骨折,常合并腕掌关节脱位。其中,第5掌骨基底骨折背侧脱位最常见。

掌骨基底轻度旋转移位即可使手指明显偏斜。故有移位的或复位后不稳定的骨折,无论是闭合复位还是切开复位,均应做内固定。前者可做经皮穿针固定,后者可用克氏针、外固定架或钢板螺钉固定。

**(五)近节及中节指骨骨折**

指骨骨折像其他管状骨骨折一样,骨折类型及移位主要取决于两个因素——损伤机制和肌肉作用力。如直接外力多导致横行或粉碎性骨折。扭转外力多导致斜行或螺旋形骨折。成角移位方向则决定于肌肉的作用力。

近节指骨骨折,一般都有掌向成角移位(图 10-6-6):近侧骨折段有骨间肌附着,受其牵拉而屈向掌侧,远侧骨折段与中节指骨相连,受中央腱束在中节指骨基底止点的牵拉而背伸。

中节指骨较近节指骨骨折机会少,成角移位方向与骨折部位密切相关。指伸肌肌腱的中央腱束止于中节指骨基底背侧,指浅屈肌肌腱附着在掌侧。前者可使中节指骨背伸,后者则使其掌屈。与其他肌腱不一样,指浅屈肌肌腱在中节指骨上的止点是一段而不是一点。若骨折在颈部,近侧骨折段因指浅屈肌肌腱牵拉而屈向掌侧,远侧段间接受指伸肌肌腱牵拉而背伸,骨折掌向移位成角。若是基底部骨折,指浅屈肌肌腱牵拉骨折远侧段及中央腱束牵拉近侧段,骨折背向成角移位。若骨折发生在中节指骨中段,则成角方向不定。(图 10-6-7)

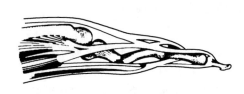

图 10-6-6　近节指骨骨折掌向成角

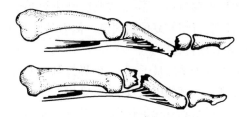

图 10-6-7　中节指骨不同移位方式

治疗近节及中节指骨骨折,有两点需要特别强调。一点是争取解剖复位,因屈伸肌肌腱紧贴指骨,如有侧方移位或成角畸形愈合,容易导致肌腱粘连,或张力失去平衡;另一点是不要有旋转畸形,否则手指屈曲时会与邻指交叉,影响手功能。

1. 指骨头骨折　又称指骨髁骨折。骨折线自指骨头关节面中部向指骨颈或指骨干的一侧斜行,使一侧髁断裂,称单髁骨折;若斜向两侧,骨折线呈 Y 形,使两侧髁断裂为双髁骨折。骨折块多为三角形,无论移位与否,都为不稳定性骨折,因为有侧副韧带牵拉,有侧方和短缩移位趋势。

治疗首选切开复位内固定。切口从关节侧方进入,清理骨折断端,复位后用平行 K 针或加压螺钉固定。有时,骨折块呈矩形,体积较小,移位不大,也相对稳定,可予闭合复位和伸直位外固定治疗。

对于很小的撕脱骨折,如关节无侧方不稳定可无须处理,否则需伸直位固定或骨块切除和韧带修复。

2. 指骨颈、干骨折　为关节外骨折,分稳定与不稳定两型。无侧方和成角移位的骨折以及远近断端相互嵌插的横行骨折为稳定性骨折,反之为不稳定性骨折。

稳定性骨折不需特殊固定,可用胶带将伤指与邻指绑缚在一起,直到骨折愈合。固定期间,手指可主动屈伸活动,但不可负重,并定期复查 X 线片,最初应每周 1 次。不稳定性骨折应予以有效固定,方法依伤而定。横行骨折可用铝托或石膏托外固定。背向成角移位的横行骨折,多将手指固定在伸直位;掌向成角移位,多取功能位。斜行及螺旋形骨折,若短缩及旋转移位不大,复位后又较稳定,也可使用石膏托外固定,但一定要将邻指包括在内,以控制伤指的旋转。但是多数情况下,还是需要做闭合复位经皮穿针内固定,或切开复位螺钉/克氏针内固定。

3. 指骨基底骨折 近节指骨基底关节外骨折多为横行骨折,常发生于小指。可有掌向、侧方成角移位、旋前移位及短缩移位。由于近侧骨折段比较短,复位时不易维持,故应将掌指关节屈曲 90°以稳定近侧段,然后再牵引远侧段,并旋后和掌屈,与近侧段对合。复位后用石膏托固定。有时,骨断端之间嵌入软组织,妨碍闭合复位,需行切开复位内固定。关节内骨折分粉碎与边缘骨折两型。前者为关节外骨折的延续,指骨基底在与骨干分离之后自身又碎成 2 块或多块,骨折线呈 T 形。如骨块大,可行切开复位内固定,否则只能予以牵引外固定治疗。后者为撕脱骨折。小的撕脱骨折,无须处理。有移位且骨折块大于关节面 25%时,可经皮穿针固定。

中节指骨基底骨折多为关节内骨折。掌侧基底骨折多并发关节背侧脱位。根据关节面受累范围,Hastings 和 Carrol 将其分为 3 型:

一型:稳定型。受累面积<30%。常用伸直阻挡技术处理:使用背侧支具将近侧指间关节固定于屈曲 60°,控制背伸,不控制屈曲。以后每周将支具屈曲角度减少 15°。

二型:轻度不稳定型。受累面积 30% ~ 50%。治疗方法最多,包括伸直阻挡技术、牵引、外固定技术经皮固定、切开复位内固定及掌板成形术等。掌板成形术主要用于近侧指间关节的关节面的重塑。手术的前提条件是近指指骨头关节面正常。掌侧切口进入,切除部分 $A_2 \sim A_4$ 鞘管,牵开屈肌腱,于最远端处掀起掌板。沿掌板外侧缘切开侧副韧带,向近端掀起掌板,切除大部分侧副韧带结构,显露关节面。常会发现中节指骨基底存在不对称缺损,为了避免术后出现侧方成角畸形,需要用微型磨钻在中节指骨基底掌侧面做一个对称的骨槽,要保证其深度足以容纳掌板的厚度,然后采用抽出式缝合法将掌板缝合固定在骨槽之内。用 1 枚 1mm 直径的克氏针将近侧指间关节固定于屈曲 20°位。3 周后拔出克氏针,4 周后抽出缝合线或缝合钢丝,开始功能训练。

三型:不稳定型。受累面积>50%,建议切开复位内固定治疗,4 ~ 6 周后开始功能锻炼。背侧基底骨折较少见。如骨折移位小于 2mm 或撕脱骨块较小无法行内固定,可用支具将关节固定在伸直位,6 周后开始功能锻炼,否则,行切开复位内固定。侧方基底骨折少见,常伴发侧副韧带损伤。

**(六) 远节指骨骨折**

远节指骨位于手的最远端,与外界接触频繁,损伤机会也多。远节指骨骨折发生概率占手部骨折首位。远节指骨背侧有坚韧的甲板及甲床,掌侧有呈放射状的纤维束连接皮肤,形成致密的网状结构。上述因素对远节指骨骨折都具有稳定作用,可减少骨折移位的发生。但骨折出血也会因此导致软组织压力过高,手指出现剧烈的跳动性疼痛。

远节指骨骨折多数由压砸伤所致,常见者有纵行、粉碎性及横行。纵行劈裂很少有明显的移位。接近指骨基底的横行骨折,常有成角移位。粉碎性骨折多发生在甲粗隆部。

1. 甲粗隆骨折 多为开放性骨折,伴有严重的软组织损伤。

没有移位的骨折及粉碎性骨折,不需特殊治疗。局部可稍加包扎以保护伤指,减少疼痛。包扎过紧反而增加疼痛。肿痛缓解,即可开始活动。横行成角移位骨折,闭合整复后用细钢针固定,或用铝托、塑料托固定远节及中节手指,但注意不能妨碍近侧指间关节活动。当断端间有软组织嵌塞时,闭合复位则不能成功,需切开复位。

开放性骨折,清除碎骨折块要适度,以免骨缺损过多影响骨折愈合和甲板的正常生长。

2. 基底横行骨折 属关节外骨折。多有背向成角移位。严重者远侧骨折段向背侧脱位,导致甲床撕裂,并使甲板近端与甲床分离,甲根从甲后皱襞翘出。

通常可闭合复位,然后用铝托固定。但有甲根翘出者,应做手术治疗——拔甲、清创、骨折复位、修补甲床、还纳甲板和施行外固定。术后处理同骨折。

3. 基底背侧骨折　为关节内骨折，环指常见。骨折块大小不等，多呈三角形。因伸肌肌腱止点附着于此，骨折后背侧骨折块多向背侧、近端移位。在失去了伸肌肌腱平衡作用以后，屈肌肌腱牵拉末节指骨，使末节屈曲，手指呈槌状，因此又称槌状骨折。损伤机制有二：①作用于指端的暴力强力屈曲远节指骨，附着在指骨基底背侧的指伸肌肌腱则强力背伸指骨，二者相互拮抗，结果往往是基底背侧撕脱骨折；②暴力纵向传导，使远节指骨基底与中节指骨头相互撞击，导致基底一侧骨折，后者常并发关节掌侧脱位或半脱位。

无明显移位或骨折块不超过基底关节面1/3，可行闭合复位。伸直或稍过伸远侧指间关节对合骨折断端，透视检查复位满意再用支具固定。传统的方法是将手指固定于近侧指间关节屈曲45°，远侧指间关节轻度背伸位。近来认为，这种固定方式并无过多益处，反而有近节活动受限和远节背侧皮肤压迫坏死的风险。因此，推荐仅将末节固定于伸直位即可。6周后检查，如果末节仍呈屈曲状，继续固定2~4周。然后开始活动锻炼。

移位明显、关节脱位、大于基底关节面1/3的骨折，需切开复位内固定。固定方法很多，包括：

切开复位，2根或多根克氏针固定；切开复位，克氏针关节固定加可抽出钢丝骨折块固定；切开复位，张力带固定；切开复位，克氏针关节固定加可抽出的钢丝捆扎固定；切开复位，微型骨锚固定；切开复位，微型螺钉固定；闭合复位伸直阻挡技术；单针贯穿技术；等等。后两者最为实用。

闭合复位伸直阻挡技术适用于新鲜骨折。屈曲末节，一手拇指向远端推挤骨折块，使之复位。用1枚直径0.8~1.0mm克氏针于骨块近端、经伸指肌肌腱穿入中节指骨（图10-6-8A），维持骨块位置；伸直末节，透视下确认复位满意后，用1枚1.0mm克氏针固定远侧指间关节（图10-6-8B）。

单针贯穿技术为切开复位首选的固定方法，适用于闭合复位不成功和陈旧性骨折。沿甲缘向近端做纵弧形切口，掀起皮肤，显露骨折处。清理骨折端，露出新鲜骨折面，经髓腔、沿背侧骨皮质预穿入1枚直径1mm克氏针。复位骨折块，用蚊式钳抵住骨块，维持其复位后位置。将克氏针穿过骨块和远侧指间关节，穿入中节指骨内。

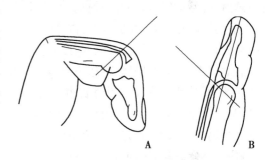

图10-6-8　伸直阻挡技术

术后用支具制动6周。摄片确认愈合后，拔出克氏针，开始功能锻炼。

4. 基底掌侧骨折　在用力屈指时突然受到强力伸直暴力时，可造成末节指骨基底掌侧屈肌肌腱止点处撕脱骨折，因常见于橄榄球运动员而受到重视。Leddy将其分为3型：①一型：指深屈肌肌腱止点损伤，近端回缩至手掌处；②二型：指深屈肌肌腱止点损伤伴小的撕脱骨块，回缩至浅、深屈肌肌腱交汇处；③三型：骨块较大，无移位或仅移位至 $A_1$ 鞘管入口处。远侧指间关节屈曲活动丧失。骨块回缩处可有局限性压痛。侧位X线片可见远侧指间关节背侧脱位或半脱位，骨折块向掌侧和近侧移位。应早期手术治疗，将撕脱的骨折块复位后以不锈钢丝做抽出式缝合。术后用支具将手指固定在屈曲位，4周可开始功能锻炼，6周拔除钢丝。如骨块较大，可选择螺钉固定。

如早期失去治疗机会，病程在1个月以上，若肌腱及撕脱骨块回缩较多，肌肉多有挛缩，即便勉强将撕脱骨块缝回原位，术后伤指也多不能充分伸直。此时可考虑做远侧指间关节融合术。

（孙海波　郭明钧）

# 第十一章 下肢骨折

## 第一节 髋部骨折

### 股骨颈骨折

#### 一、概述

股骨颈骨折(femoral neck fracture)系指股骨头下与股骨颈基底部之间的骨折,绝大多数患者的骨折线均在囊内,故又称股骨颈囊内骨折。据统计,妇女从 50 多岁开始发病率迅速增高,而男性发病高峰在 70 岁以后,平均发病年龄在 60 岁以上,占总骨折病案的 3.6%～2.5%。随着社会的日益老龄化,此类骨折的发病率逐渐提高。与其他骨折相比,股骨颈骨折具有一些明显特点:其一,患者平均年龄在 60 岁以上,部分患者在伤前即有高血压、心脏病、糖尿病或偏瘫等全身疾患。伤后常卧床不起,较易发生肺炎、压疮和静脉炎等合并症,因而其死亡率较一般骨折患者为高。其二,由于功能解剖上的特点,骨折部位常承受较大的剪应力,影响骨折复位欠佳及骨折复位后的稳定性,从而也影响内固定的效果,尽管内固定方法屡经改革,骨折不愈合率仍较一般骨折为高,约为 10%～20%。其三,由于股骨头血液供应的特殊性,骨折时易使主要供血来源阻断,不但影响骨折愈合,而且可能发生股骨头缺血性坏死及塌陷的不良后果,发生率约为 20%～40%。以上这些特点表明,股骨颈囊内骨折是一种治疗较困难的损伤。

#### 二、病因病机

股骨颈骨折多发生于老年人,女性多于男性。老年人多存在不同程度的骨质疏松,女性由于生理代谢的原因骨质疏松发生较早,即便低能量损伤,也会发生骨折。发病者高度集中在老年人群,必有其独特的病理基础。《黄帝内经》云:"女子……四七,筋骨坚,发长极,身体盛壮……七七,任脉虚,太冲脉衰少……丈夫……四八,筋骨隆盛,肌肉满壮……八八,则齿发去。肾者主水,受五脏六腑之精而藏之……今五脏皆衰,筋骨解堕,天癸尽矣。故发鬓白,身体重,行步不正。"这一描述揭示了男女骨骼由坚实到脆弱的转化过程和内在基础,与现代骨量变化的流行病学调查结果颇为吻合。老年人由于五脏皆衰,可见骨量丢失导致骨小梁细小的断裂,而修复速度小于断裂速度时即可积累为微小的骨折线,遭受轻微外力的作用,即可致使骨折。据统计,女子在绝经以后椎体与股骨颈骨密度(BMD)同步降低,男子椎体 BMD 随增龄变化不明显,而股骨颈 BMD 随增龄而显著降低。由于老年男女均表现股骨颈 BMD 降低,Atkin 的研究结果显示,84% 的股骨颈骨折患者存在不同程度骨质疏松。Frangakis 的研究表明,65 岁女性中 50% 的骨矿物含量低于骨折临界值,85 岁女性中 100% 的骨矿物含量低于骨折临界值,因此股骨颈骨折成为老年人高发骨折之一。

青壮年人群由于骨骼密实而强劲,只有局部遭受较大暴力,超过股骨颈的极限承受强度,或下肢远端猝然外力作用,体位调适不及,由于杠杆作用应力集中在股骨颈,才可能造成股骨颈骨折。因暴力而骨折,多发生于事故、交通意外或坠落等突发事件。

持续劳作,骨小梁断裂速度大于修复速度,微小断裂逐渐积累并沿应力集中点范围逐渐扩大,继而发生骨折,多见于青壮年长跑或长途跋涉之后。

### 三、股骨颈骨折分型

通常有4种分类方法,包括根据骨折移位程度分型(Garden分型)、根据骨折解剖部位分型、根据骨折线方向分型(Pauwels分型)、AO分型。其中,Garden分型应用最为普遍。

1. 根据骨折解剖部位分型 将股骨颈骨折分为头下型、经颈型和基底型(图11-1-1)。骨折位置越接近头部,骨折不愈合、股骨头坏死的发生率越高。

2. Pauwels分型 1935年在德国文献中被描述,用于描述骨折部位暴力。该分类基于骨折线与水平线之间的夹角,Pauwels夹角越大,即骨折线越垂直,骨折端所受剪切应力越大,骨折越不稳定(图11-1-2),骨折不愈合、股骨头坏死的发生率越高。Ⅰ型的骨折线与水平线成角为0°~30°,Ⅱ型为30°~50°,Ⅲ型为大于50°。

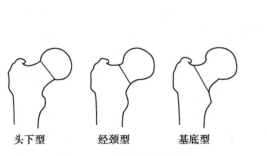

图 11-1-1 解剖位置分型

头下型　经颈型　基底型

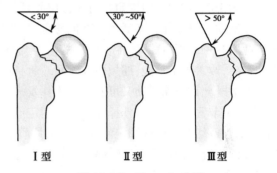

图 11-1-2 Pauwels 分型

Ⅰ型　Ⅱ型　Ⅲ型

3. AO分型 将股骨颈骨折归类为股骨近端骨折中B型。

B1型(头上型):嵌插,外翻≥15°;嵌插,外翻<15°;无嵌插。

B2型(经颈型):经颈基底部;颈中部,内收;颈中部,剪切。

B3型(头下型):中度移位,内收外旋;中度移位,垂直外旋;明显移位。

AO分型系统基于骨干系统分型而建立,分型复杂,难记忆,其严重程度与预后无明显相关性,临床应用少。

4. Garden分型 根据骨折移位程度,分为Ⅰ~Ⅳ型(图11-1-3)。Ⅰ型:不完全骨折;Ⅱ型:完全骨折,骨折无移位;Ⅲ型:完全骨折,骨折部分移位;Ⅳ型:完全骨折,骨折完全移位。随着股骨颈骨折移位程度递增,骨折不愈合率及股骨头坏死率随之增加。此分型在临床中广泛应用。

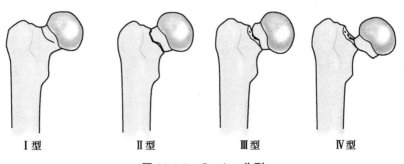

Ⅰ型　Ⅱ型　Ⅲ型　Ⅳ型

图 11-1-3 Garden 分型

### 四、诊断

股骨颈骨折的诊断基于病史、体格检查及影像学检查。除了股骨颈疲劳骨折患者,大多数股骨颈骨折患者有明确创伤史。体格检查典型的表现为患肢短缩、外旋畸形、拒绝移动患肢。有时患者的表现不典型,仅主诉腹股沟区及大腿根部疼痛,这种情况多见于无移位骨折。有时体格检查仅存在以拳叩足底时髋关节有不适感,或髋关节活动到极限时(尤其是髋关节旋转时)有疼痛,这些体征提示股骨颈骨折存在可能。

标准的骨盆正位及髋关节正侧位片是必须的,条件允许的条件下将患肢内旋拍摄髋关节正位片可提高阳性率。这一体位使得前倾的股骨颈得以表现出最大的外形轮廓,通过其投影最有可能发现隐匿骨折。临床怀疑股骨颈骨折,而平片无明显发现时,磁共振成像(MRI)可以发现隐匿骨折及股骨颈的病理性骨折,为指导治疗提供重要信息。

## 五、治疗

无移位及嵌插型股骨颈骨折(Garden I、II型)约占股骨颈骨折的 15% ~ 33%。无移位的股骨颈骨折虽然对位关系正常,但稳定性较差。嵌插型股骨颈骨折,骨折端相互嵌插,常有轻度内翻。由于骨折端嵌入松质骨中,其内在稳定性也不可靠。无移位股骨颈骨折的预后及治疗方法相同。保守治疗发生骨折移位或分离的发生率为 10% ~ 27%,内固定术对无移位股骨颈骨折是最佳治疗方案,以防止骨折再移位,减少卧床时间及相关并发症。早期让患者活动可降低死亡率,内固定后多数患者早期活动不会导致骨折移位。

移位型股骨颈骨折(Garden III、IV型)的治疗目标在于恢复关节功能。早期下床活动、功能锻炼可以减少术后并发症,改善关节功能,缩短住院时间。骨折内固定失效,骨折不愈合及股骨头缺血性坏死是严重并发症。在追求既允许早期活动又可避免这些并发症的过程中,治疗方法也从闭合复位石膏固定进展到内固定,再发展到关节置换,目前是选择性进行内固定或关节置换。目前,对于多数有足够骨量的移位股骨颈骨折,应采取闭合或切开复位内固定治疗。老年骨质疏松患者,骨折粉碎不应进行内固定,而应行关节置换。移位型股骨颈骨折内固定原则:解剖复位;骨折端加压;稳定内固定。这对预后有决定性作用。相关研究表明,12 小时内行手术治疗能降低死亡率,能尽快恢复骨折端的正常关系,对于缓解股骨头颈血运的进一步损害有益。

骨折的解剖复位是股骨颈骨折内固定治疗的关键因素,直接影响骨折的愈合及股骨头坏死的发生。复位方法有闭合复位及切开复位,尽可能行闭合复位,且尝试复位不能过于暴力,不应超过 2~3 次;闭合复位失败,无法达到解剖要求时,才考虑切开复位。闭合复位有两种方法:①Mc Elvenny 法:患者置于牵引床上,双下肢同时牵引,将患肢外旋,并加大牵引力量,再将患肢内旋内收。②Leadbetter 法:首先屈髋屈膝 90°,沿患肢股骨轴线牵引,再将髋关节内旋内收,将患肢轻轻放下,如患肢足部不出现外旋,即达到复位。

Garden 指数(图 11-1-4)用于评价股骨颈骨折的成角及对线。在正位及侧位 X 线片上或透视下评估骨小梁对线的方式。正位影像上,股骨干内缘与股骨头内侧压力骨小梁呈 160°~180°夹角,<160°提示髋内翻,>180°提示髋外翻,由于髋关节匹配不良,将导致股骨头缺血性坏死率及髋骨关节炎的发生率增高;侧位片上,股骨头轴线与股骨颈轴线呈 180°,>20°的偏差提示过度前倾或后倾,说明存在不稳定或非解剖复位。根据 Garden 指数,将股骨颈骨折复位分为 I ~ IV 级。I 级复位:正位 160°,侧位 180°;II 级复位:正位 155°,侧位 180°;III 级复位,正位<150°,或侧位 180°;IV 级复位,正位 150°,侧位>180°。Lowell 提出,股骨头的凸面与股骨颈的凹面在正常解剖情况下可以连成一条 S 形曲线,一旦在 X 线正侧位片任何位置上 S 形曲线不平滑甚至相切,都提示未达到解剖复位(图 11-1-5)。

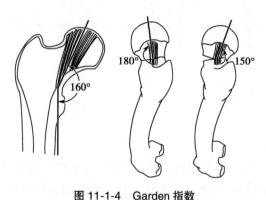

图 11-1-4　Garden 指数

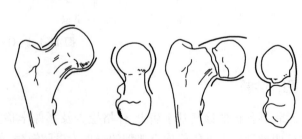

图 11-1-5　Lowell 曲线

闭合复位失败,应行切开复位内固定。以往认为,切开复位会进一步损害股骨头颈血运。近年来,许多学者证实,切开复位对血运影响不大,关节囊切开时,关节囊内压力减小,且关节囊切口很小,解剖复位对血运恢复起良好作用。切开复位通常选择改良的 SP 切口。

目前,临床上最常用空心螺钉固定。空心螺钉采用滑动加压原理,提供滑动轴,使骨折块能在断端吸收后通过滑动仍能紧密接触,传导应力,保留轴向压力,实现骨折块之间加压。同时,螺钉对抗骨折块间的扭转、剪切力。有生物力学实验表明,运用 3 枚空心螺钉固定股骨颈骨折较三翼钉、斯氏针和双头加压螺钉等方法具有抗剪切、抗扭转及抗拉能力,且造成骨损伤较小。临床上发现,空心螺钉的空心结构能降低股骨头内的压力,可改善股骨头静脉回流。

## 六、手术方法

闭合复位空心螺钉内固定:闭合复位股骨颈骨折,并在 C 臂透视下证实解剖复位;于股骨颈中下方放置 1 枚克氏针,并确保其前倾角正确,确保进针点不低于小粗隆;再于股骨颈内后方及前方置入克氏针,其尖端位于关节面下方,不穿过关节面;分别测量螺钉长度,应用空心钻钻破外侧皮质,沿克氏针置入螺钉。

切开复位空心螺钉内固定:选取改良的 Smith-Petersen 入路,沿髂前上棘朝向髌骨外侧缘做长约 8~10cm 的纵行手术切口;切开阔筋膜张肌筋膜,沿阔筋膜张肌及缝匠肌间隙进入,结扎旋股外侧动脉升支;沿股直肌及臀中肌间隙进入,T 形切开关节囊,暴露骨折断端;于股骨头内插入 1 枚或 2 枚克氏针协助复位,直视和透视下满意后,按闭合复位空心螺钉固定方法给予空心螺钉固定。

锁定钢板、动力髁螺钉、动力髋螺钉(DHS)等钉板固定系统置入时伤口较大,运用不多,但在治疗 Pauwels Ⅲ 型骨折、股骨颈基底骨折时,生物力学强度明显高于 3 枚平行空心钉。钉板系统也存在不足,其中动力髁螺钉及 DHS 的主钉粗大,破坏股骨颈血运及骨量。

目前,对骨折移位较大及严重骨质疏松的老年患者主张一期人工关节置换。关节置换能减少患者卧床时间,术后功能恢复快,减少并发症。不足是,关节置换费用高,术后存在假体松动、翻修、脱位、骨溶解等问题。半髋置换操作相对简单,创伤小,手术时间短,适用于身体储备条件差,不能耐受全髋置换的老年患者;全髋置换适用于年龄较轻,身体条件好,对功能要求高的患者。人工关节置换是目前股骨头坏死晚期最有效的治疗手段,是对内固定治疗不足的重要补充。

## 七、展望

随着对股骨颈的解剖生理和生物力学研究进展,逐渐提高了股骨颈骨折的愈合率,降低了股骨头坏死发生率。在临床上,应根据骨折的全身情况、骨质疏松情况、骨折类型,结合患者期待的远期疗效选择合适的治疗方法。在手术的选择、并发症的预防及人工关节材料研究方面,尚有待进一步研究。

(舒丛科　白新文)

### 参 考 文 献

1. Zlowodzki M,Jönsson A,Paulke R,et al. Shortening after femoral neck fracture fixation:is there a solution? [J]. Clin Orthop Relat Res,2007(461):213-218.

2. Estrada LS,Volgas DA,Stannard JP,et al. Fixation failure in femoral neck fractures[J]. Clin Orthop Relat Res,2002(339):110-118.

3. 陈建华,王坤正,王东超,等. 经皮自动加压螺纹钉治疗股骨颈骨折的生物力学研究[J].中华关节外科杂志(电子版),2008,2(1):45-47.

4. 张展奎,曹瑞治,陈伟全,等. 空心钉结合带旋髂深血管骨瓣治疗股骨颈骨折[J]. 中国骨与关节损伤杂志,2008,23(3):226-227.

5. 张卫. 人工髋关节置换术与骨折内固定术治疗老年股骨颈骨折的对比分析[J]. 医药论坛杂志,2009,30(11):15-18,21.

## 股骨转子间骨折

### 一、概述

股骨转子间骨折,在临床上也叫股骨粗隆间骨折,系指发生于股骨颈基底至小粗隆水平以上部位的骨折,为骨科最常见的髋部骨折类型之一。股骨转子间骨折多见于老年人,有统计报道该骨折约占全身骨折的3.58%。股骨转子间骨折多由于直接或间接暴力造成,随着我国人均寿命不断延长,股骨转子间骨折发病率有增加趋势,对治疗方法也提出新的要求。

## 二、病因病机

股骨转子间骨折由间接暴力或直接暴力导致,是老年人常见损伤。青壮年多为高能量损伤所致,注意颅脑、胸腹等其他部位损伤。跌倒时大转子着地,外力直接作用于转子间,或间接外力构成对该部位的内收和向前成角的铰链力而致骨折。骨折的特点为粉碎性骨折多见,骨松质可被压缩,形成骨缺损,由于内侧失去骨的支撑作用,骨折不稳定,易发生髋内翻。

生物力学:在人类直立步行过程中,股骨上部压力骨小梁和张力骨小梁形成一个完善的应力分布的力学体系。对于股骨距这一特殊解剖结构的进一步研究发现,其与股骨上段的三束骨小梁构成了一个合理的负重系统,有加强股骨颈基底部的作用。人在直立时,由于颈干角与前倾角的存在,使通过髋臼作用于股骨头的力分解为垂直于骨折线的分力、使头颈部内翻的分力、体质量压力和肌肉牵拉合成的剪力及下肢外旋转力。一旦股骨转子间发生骨折后,股骨颈干部皮质和内负重系统遭到破坏,使颈干部立即丧失承重作用。在前面所述的后3种力作用下,正常颈干角很难保持,遂发生髋内翻。所以,任何固定方法应重建股骨距的解剖结构,符合股骨上段的生物力学特点,从而保持颈干部力学平衡和颈干角恒定,其产生的压缩应力可促进骨折愈合。故而,如何在手术与康复中消除剪力、扩大压缩应力,有着重要的理论和临床意义。

## 三、临床表现

股骨转子间骨折与股骨颈骨折相似,伤后局部疼痛、肿胀,患肢功能受限,但有两点不同:其一,因股骨转子间骨折为囊外骨折,没有关节囊的制约,出现下肢外旋短缩、畸形比股骨颈骨折更为明显,典型者外旋畸形可达90°;其二,局部血肿相对严重,可有较广泛皮下瘀血。

## 四、骨折分型

股骨转子间骨折的分型方法较多,包括 AO 分型、Evans 分型、Jensen 分型、Boyd-Griffin 分型、Deburge 分型、Briot 分型等。任何骨折分型必须简单有效,能指导临床治疗并且提示预后才有临床意义,因此目前临床运用较多的主要有以下3种:AO 分型、Evans 分型、Evans-Jensen 分型。

AO 分型:AO 将股骨转子间骨折纳入其整体骨折分型系统中并归为 A 类骨折(图11-1-6)。A1 型:经转子的简单骨折(两部分),内侧骨皮质仍有良好的支撑,外侧骨皮质保持完好(1. 沿转子间线;2. 通过大转子;3. 通过小转子)。A2 型:经转子的粉碎骨折,内侧和后方骨皮质在数个平面上破裂,但外侧骨皮质保持完好(1. 有一内侧骨折块;2. 有数块内侧骨折块;3. 在小转子下延伸超过 1cm)。A3 型:反转子间骨折,外侧骨皮质也有破裂(1. 斜行;2. 横行;3. 粉碎)。AO 分型便于进行统计学分析。既可对股骨转子间骨折进行形态学描述,又可对预后作出判断。同时,在内固定物的选择方面也可给出建议。

Evans 分型:Evans 根据骨折线方向分为两种主要类型。Ⅰ型中,骨折线从小粗隆向上外延伸;Ⅱ型中,骨折线是反斜形。其中Ⅰ型1度和Ⅰ型2度属于稳定型、占72%,Ⅰ型3度、Ⅰ型4度和Ⅱ型属于不稳定型、占28%。Evans 观察到,稳定复位的关键是修复股骨转子区后内侧皮质的连续性,简单而实用,并有助于我们理解稳定性复位的特点,准确预见股骨转子间骨折解剖复位和穿钉后继发骨折移位的可能性。

Evans-Jensen 分型:Jensen 对 Evans 分型进行了改良,基于大小粗隆是否受累及复位后骨折是否稳定分为5型(图11-1-7)。Ⅰ型:两骨折片段,骨折无移位。Ⅱ型:两骨折片段,骨折有移位。Ⅲ型:三骨折片段,因为移位的大粗隆片段而缺乏后外侧支持。Ⅳ型:三骨折片段,由于小粗隆或股骨矩骨折缺乏内侧支持。Ⅴ型:三骨折片段,缺乏内侧和外侧的支持,为Ⅲ型和Ⅳ型的结合。

## 五、诊断

患者主要表现为外伤后局部疼痛、肿胀、压痛和功能障碍均较明显,有时髋外侧可见皮下瘀血斑,伤后

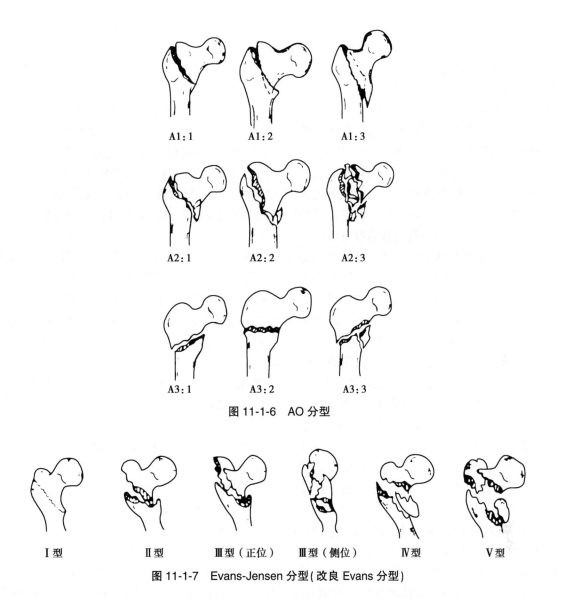

图 11-1-6 AO 分型

图 11-1-7 Evans-Jensen 分型（改良 Evans 分型）

患肢活动受限,不能站立、行走。大粗隆部肿胀、压痛、伤肢有短缩,远侧骨折段处于极度外旋位,严重者可达 90°外旋,还可伴有内收畸形。X 线片上可见明显骨质不连续,结合查体及 X 线片可明确诊断。对于急性髋部疼痛而疑有骨折时,骨扫描和 MRI 对鉴别损伤非常敏感。Quinn 和 McCarthy 的研究表明,对于 X 线片上诊断不明确的患者,MRI 的 T1 加权扫描敏感度达 100%。另外,应正确评估软组织损伤,注意是否有血液循环障碍及神经损伤症状。

## 六、治疗

股骨转子间骨折好发于老年人,因老年患者骨质疏松症严重且多合并心脑血管等内科系统疾病,长期卧床等保守治疗方式易引起压疮、泌尿系统感染、肺部感染、血栓形成、关节挛缩和畸形愈合等并发症。有研究表明,保守治疗引起的各类并发症,显著增加了近远期死亡风险。因此,在非手术禁忌情况下,应尽早采取手术治疗使骨折稳定复位,恢复患者肢体功能,使患者早期开始功能锻炼,并减少相关并发症。目前,针对股骨转子间骨折,手术治疗方式主要有内固定(髓内固定、髓外固定)、人工髋关节置换、外固定架等,各种手术方式具有不同的适应证。

保守治疗:股骨粗隆分布在股骨颈干的交接部位,主要由松质骨构成,血供丰富,颈干接触面积大,骨折愈合较易,但极易产生畸形愈合,发生髋内翻,影响预后。目前,多推荐对基础疾病严重、身体一般状况较差、经积极治疗后仍无法耐受麻醉与手术治疗的患者,对其实施保守治疗。临床治疗股骨转子间骨折的保守疗法为绝对卧床并予以患肢制动后,运用皮肤牵引或骨牵引治疗。牵引疗法操作简便,能够有效控制肢体外旋,对于患处血运无损伤,可减少对患者的生理干扰,且在牵引状态下患者可适当进行功能锻炼。股骨转子间骨折行骨牵引的适应证:①有严重伴随疾病或早期并发症,经系统治疗 2 周无效,不能耐受手术者;②系统治疗后病情好转,骨折时间超过 3 周,患者拒绝手术;③于 3 个月内有急性心肌梗死、脑梗死和脑出血者,手术治疗有诱发再次发病可能;④于 6 个月内有急性心肌梗死、脑梗死和脑出血者,手术治疗风险较大,为相对适应证。但保守治疗的疗程较长,患者通常需要长期卧床,制动 8~12 周,护理难度较大,生存质量较差,易出现压疮、静脉血栓、肌肉萎缩、坠积性肺炎、泌尿系统感染、髋内翻、畸形愈合等并发症,病死率较高。有研究资料显示,保守治疗股骨转子间骨折的死亡率约为手术治疗的 2 倍,仅有 20% 的独立生活能力可恢复到伤前水平。近年来,随着医疗技术的不断发展,高危人群的手术风险逐渐降低,人民群众对生存质量的预期逐年提高,保守治疗已不再是股骨转子间骨折的常规治疗手段,更多的学者推荐在保证安全的情况下实施手术治疗,以便更好地恢复患者的肢体功能。

手术治疗:随着医疗技术的发展以及各类固定器械的开发与应用,手术治疗股骨转子间骨折已成为临床首选手段。手术的目标是坚强固定,重建骨的连续性与稳定性,早期负重行走,避免或减少骨折间接引起的并发症;而能否早期活动取决于内固定的稳定性,然而内固定的稳定性取决于骨折的类型、骨的质量、骨折的复位情况,以及安放内固定的位置等。陈相如等通过临床观察认为,准确复位、牢固内固定、使患者早期离床活动是股骨转子间骨折手术治疗的最终目的,这样可以防止长期卧床引起的各种致命性并发症。但由于股骨转子间骨折多为老年患者,生理功能衰退,且多伴有内科疾病,对手术的耐受性差,手术风险大,因此必须掌握好手术时机和指征。在正确评估及处理这些疾病,做好充分术前准备的前提下,要选择好手术方式。微创手术能够减少创伤和缩短手术时间,能保证患者早期康复。

1. 外固定支架　股骨转子间骨折采取外固定支架治疗,比较适用于无法耐受手术的高龄患者。支架不会对骨折端血运情况产生破坏,可以保持对患者骨折断端的挤压,但是缺点为不便携带、针容易松动和退出,出现针道感染现象比较多。单臂外固定支架、斜型外固定支架、单边三连杆组件型外固定器以及组合式外固定支架全部适用于合并支气管炎、高血压以及糖尿病等患有内科疾病的患者。

2. 髓内固定　髓内固定理念对股骨近端骨折的治疗,乃至整个长骨骨折治疗理念的发展都具有里程碑式意义。股骨近端骨折的髓内固定方式具有微创、软组织干扰小、保护血运、愈合率高等优点。术中扩髓不仅能起到刺激骨膜的作用,还可以实现骨折断端的植骨,对骨折愈合具有重要作用。髓内固定手术操作技术容易掌握、切口小、出血少,所以在股骨转子间骨折的治疗上具有明显优势,是股骨转子间骨折的首选治疗方式。对比以动力髋螺钉为代表的髓外固定系统,髓内钉的近端主钉具有重建外侧壁的作用,显著增强了骨折近端的稳定程度,并且显著降低了术后不愈合率。

(1) Gamma 钉:由 Grosse 和 Taglang 在治疗股骨转子间骨折时提出。它由髓内主钉及与其交联的头颈螺钉构成,头钉实现对股骨近端骨折块加压,而远端辅以 2 枚锁定钉起到防旋锁定的作用。通过主钉和头颈螺钉可以将股骨头颈有效结合,产生较大应力,符合生理负荷的传递,防止骨折的再次移位,其远端锁钉固定主钉,避免髓内钉的下沉、旋转。Gamma 钉经历了数次发展,第 1 代 Gamma 钉近端直径 17mm,长度 200mm,外翻角较大,易导致髓内钉远端出现应力集中而造成股骨继发骨折及锁钉断裂等。第 2 代 Gamma 钉(trochanteric gamma nail,TGN)于 1997 年提出,外翻角由 10° 改为 4°,近端直径为 17mm,长度由 200mm 减为 170mm,这一改良降低了并发症的发生率。2004 年,Stryker 公司在第 1 代 Gamma 钉的基础上设计生产了第 3 代 Gamma 钉,近端直径由 17mm 减为 15.5mm,无须扩髓,适用于各型股骨转子间骨折。Georgiannos 等进行的一项前瞻性研究,认为对于股骨转子间骨折的治疗来说,第 3 代 Gamma 钉是一种既安全又有效的内固定方式,其生物力学特点大大降低了并发症的发生率,优于前几代 Gamma 钉。对比以动力髋螺钉(DHS)为代表的髓外固定系统,髓内钉的近端主钉具有重建外侧壁的作用,显著增强了骨折近端的稳定程度,并且显著降低了术后不愈合率。通过与望远镜效应的结合,使得近端骨块在滑动时与主钉接触后产生二次稳定,进一步促进骨折愈合,且 Gamma 钉内固定术易于掌握、手术时间短、创伤小,早期临床效果满意。随着 Gamma 钉在临床上的广泛应用,其缺点也逐渐显现,如抗旋能力差、近端拉力螺钉易穿出股骨头、主钉与远端锁钉处应力集中,导致锁钉断裂甚至股骨干骨折等。

(2)股骨近端髓内钉(PFN):随着髓内固定逐渐成为治疗股骨转子间骨折的主流方式,各种新型髓内钉不断出现。同髓外固定发展过程类似,在保证髓内中心固定的基础上,髓内防旋设计正成为改进髓内钉器械的热点。对于髓外固定系统的经皮加压钢板(PCCP),其双钉的设计使得股骨头颈的防旋效果显著提升。在 Gamma 基础上借鉴 PCCP 的近端特点,AO 组织于 1998 年设计生产出 PFN 以治疗股骨转子间骨折。其将 Gamma 的单枚头钉改为 2 枚滑动螺钉,上方较粗的螺钉为拉力螺钉,下方略细的螺钉为防旋钉。主钉采用 6°前倾角,远端锁钉既可以动态锁定也可静态锁定。其优势是近端 2 枚螺钉增加了把持力、防旋能力,可减少螺钉切割、断钉、穿出等并发症的发生;增加了远端螺钉与主钉尾部的距离,减少了应力集中导致的骨折;对不稳定性骨折提供坚强固定。PFN 还可作为支持物阻止股骨干的内移。PFN 进针点为股骨大转子处而非梨状窝,这样可以避免对外展肌群的损伤。PFN 主要存在如下问题:螺钉头颈切出、远端锁定插入困难、远端锁定受力较大导致内置物断裂、"Z"字效应等。Yeganeh 等认为,对于稳定性骨折,PFN 效果可靠;对于不稳定性骨折,PFN 仍存在较多问题。

(3)股骨近端防旋髓内钉(PFNA):PFNA 继承了 PFN 的优点,并创新性地使用螺旋刀片来代替拉力钉,其单头钉的设计理念避免了"Z"字效应的出现,加强了固定的效果,降低了因股骨颈较细而造成的置钉困难,使术中透视时间及次数明显减少,手术时间亦相应缩短。螺旋刀片具有宽大的表面积和递增芯直径,不需要预先钻孔,可直接打入,通过挤压自旋转进入股骨头,在减少骨量丢失的同时还可对周围的骨质起到挤压填塞的作用,牢靠地固定了股骨头颈,螺旋刀片与头钉自动锁定,抗旋转能力和抗拔除能力更强,降低了骨质疏松症患者螺钉切出的风险,适用于各种类型的股骨转子间骨折和高位股骨粗隆下骨折。PFNA 这一设计通过单头钉解决了旋转、滑动以及骨质压缩这 3 个问题。Huang 等认为,PFNA 螺旋刀片的设计加强了螺钉在骨松质内的把持力,被压紧的骨松质能更好地为 PFNA 提供锚合力,提高其稳定性,更有效地防止旋转和坍塌,特别适用于老年骨质疏松患者。Strauss 等应用生物力学方法比较螺旋刀片与普通螺钉治疗不稳定性股骨转子间骨折的差异,结果表明螺旋刀片的疗效明显优于普通拉力螺钉,用于治疗不稳定性骨质疏松性股骨转子间骨折临床效果满意。Shen 等通过 META 分析比较了 PFNA 与 DHS 在术中失血及并发症方面的差异,结果显示 PFNA 的失血量及并发症明显少于 DHS。Zhang 等比较了 PFNA 与联合加压交锁髓内钉系统(Inter TAN)在手术时间方面的差异,结果显示 PFNA 的手术时间明显短于 Inter TAN。虽然 PFNA 有上述优点,但 PFNA 的设计主要针对欧美人,亚洲人股骨近端存在一定解剖差异:亚洲人的股骨干直径、股骨颈长度和直径更小,股骨大转子的高度较低,股骨外偏角转折点较高,股骨干前弓曲率也更小,已有多篇文献报道 PFNA 的几何构型与亚洲人群股骨生理前弓不匹配,主钉尾端极易超过股骨生理前弓顶端,进而导致股骨骨折等并发症发生;亚洲人较欧美人身材矮小,主钉尾端显得相对较长,而过长的钉尾还会在患者行走时与大腿周围软组织发生摩擦而导致大腿疼痛这一术后并发症。正是由于以上问题,2009 年 AO 组织根据亚洲人的解剖特点,设计出了更适合亚洲人股骨近端解剖结构的 PFNA-Ⅱ。其设计的主要优势为主钉的外偏角由 6°改为 5°,外偏角转折点升高,解决了因尾钉过长所导致的大腿疼痛并发症。PFNA-Ⅱ的另一个优势,就是将主钉近端外侧的几何形状由圆形改为平面设计,使主钉更易插入髓腔中央,减少了主钉对外侧壁的压力,降低了对内侧皮质撞击的可能性,也降低了主钉插入髓腔时股骨骨折及复位丢失的概率。

PFNA 手术操作:麻醉成功后,患者仰卧于骨科牵引床上,患肢内收,与躯干成 10°~15°角,以方便手术操作。复位是手术的重要环节,足轻度内旋,患肢持续牵引,多数骨折可以获得满意的复位。常用的复位技巧包括大转子外侧壁顶压复位;股骨头颈打入 2 枚斯氏针,通过摇杆技术同时完成内翻和旋转复位;大小转子骨钩牵拉复位等。非常不稳定的骨折,复位后很容易发生再移位,可以打入克氏针临时稳定。无法实施闭合复位,或闭合复位失败时,可行有限切开,触摸骨块移位情况,采用钳夹等方法复位。如 AO 分类中的 A3 型骨折因髂腰肌的牵拉作用,骨折近端极度外旋移位,闭合状态下很难完成复位,此时建议有限切开,钳夹复位并固定。骨折复位后,在大转子顶端附近做一个 3cm 左右的外侧切口。肥胖者可视操作要适当延长切口。触及大转子顶点或稍偏外侧作为进针点,插入导针,透视下确定入钉点准确并置入导针。沿导针开口,近端扩髓,选择合适的 PFNA 主钉轻轻旋入,切忌用锤子暴力敲击,以免导致骨折移位或医源性骨折。主钉位置满意后,连接侧方瞄准器,经过瞄准器插入保护套筒,要求套筒直接接触股骨外侧皮质,然后经套筒插入股骨颈导针至关节面下 5mm,测深、扩外侧皮质,将选好长度的螺旋刀片直接打入预定的深度,锁定螺

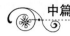

旋刀片。根据骨折类型实施远端静态或动态锁定。

（4）联合加压交锁髓内钉系统（Inter TAN）：Inter TAN 是针对股骨近端骨折设计的新型髓内钉装置。其联合交锁双钉装置提供了更强的抗旋转能力，术中拧入拉力螺钉可以维持住已经复好位的股骨头颈，加压螺钉的螺纹齿与拉力螺钉相嵌套，加压螺钉一旦接触到髓内钉外侧面，进一步将其拧入、加压，就会使拉力螺钉成轴线运动，从而将旋转应力转化为对骨折的线性加压，实现无旋转线性加压，增强骨折远近端加压固定效果。其主钉近端采用近似梯形横截面设计，有 4° 的外翻角，可加强主钉在髓腔内的旋转稳定性，并能对抗外侧应力，增加对外侧壁的支持作用，且术中插入主钉相对容易。远端的音叉样设计能有效分散远端的应力，可减少远端假体周围骨折的风险，还可降低术后大腿疼痛的发生率。Yu 等通过 Inter TAN 治疗 168 例股骨转子间骨折患者并随访 1 年以上，未出现骨折移位，无股骨颈的塌陷、内固定断裂、继发股骨骨折等，认为 Inter TAN 适合任何年龄和任何骨折类型的患者，具有良好的临床效果。

3. 髓外固定

（1）动力髋螺钉（DHS）：以 Richard 钉为代表的加压髋螺钉由波兰的 Pohl 于 1951 年设计，1955 年 Schumpelick 和 Jantzen 首先使用，1970 年之后在全世界广泛应用，后由 AO/ASIF 改进成为动力髋螺钉。其主要由滑动拉力螺钉和侧方套筒组成。最早用于治疗股骨颈骨折，于 1964 年首次提出用于治疗股骨转子间骨折。DHS 中的拉力螺钉在实现颈干固定的同时还可以实现与股骨干钢板在 135° 角的套筒中滑动，这种滑动的方式称望远镜效应。DHS 的拉力螺钉既可以实现骨折断端的局部加压，又可以实现骨折端在颈干角上的滑动，具有滑动和加压的双重功能，不仅可以维持颈干角角度，降低断端的剪切力和内翻压力，还可以避免头钉切出、折断等并发症的发生。DHS 动态加压的治疗理念一直被视为治疗股骨转子间骨折的金标准。但其偏心固定的生物力学理念仍存在自身缺陷。装置侧方套筒位于负重线外侧，当股骨近端内侧皮质缺失时，长力臂的作用使巨大内翻应力作用于侧方套筒，导致内固定失效、主钉切割、髋内翻等并发症的发生。1995 年，Baumgaertner 等提出了 TAD 的概念，是指在矫正放大率后，正侧位 X 线片上所测得的拉力螺钉尖端到股骨头圆弧顶点距离的总和，他们强调两者之和要控制在 25mm 内，否则螺钉切出概率增高。2004 年，Gotfried 提出外侧壁的概念，认为外侧壁在股骨转子间骨折手术时有决定稳定性的关键作用，外侧壁不完整的股骨转子间骨折使用 DHS 失败率会提高。O'Neill 等认为，导致 DHS 术后失败的原因主要是骨折不稳定、骨质疏松和内置物材料优劣等。

DHS 的操作要点：

1）牵引床下复位，维持患肢旋转中立位（髌骨内侧缘略高于外侧缘），恢复颈干角，宁可略大于正常，而不能够留有髋内翻。

2）大粗隆偏远端纵向切开 12cm 左右切口，显露骨面，借助导向器打入导针，C 臂透视下满意的位置应当是，正股骨头中下 1/3 相交处，侧位在股骨头正中，此处为张力和抗压力骨小梁相交点，对于骨质疏松患者尤为重要。

3）调整导针时，注意保持与股骨干长轴的 130° 关系，否则容易形成内翻或外翻，拉力钉尾端应当进入钢板套筒内 2/3 左右，以防脱出。

4）拉力钉尖位于关节面下 0.5cm 左右，以获得大把持力。

（2）股骨近端解剖锁定加压钢板（PFLCP）：2000 年，Strauss 等首次提出 PFLCP，其与股骨近端解剖结构匹配，与钢板呈 95°、120°、135° 的 3 枚螺钉对股骨近端进行多角度多平面固定，符合股骨近端生物力学要求，具有良好的防旋和抗剪切能力。Zha 等研究认为，相较于 DHS 和 Gamma 钉，使用 PFLCP 治疗股骨转子间骨折可以降低并发症的发生率，PFLCP 总的并发症发生率只有 2.7%，内置物破损率只有 1%，再手术率只有 1.9%。Ma 通过一项生物力学研究得出，针对反斜行股骨转子间骨折来讲，PFLCP 与 PFNA 相比，疗效欠佳。

（3）倒置股骨远端微创固定系统钢板：20 世纪末，随着微创接骨板固定技术（MIPO）的发展，AO/ASIF 设计了用于股骨远端和胫骨近端的微创内固定系统（LISS）钢板，已有较多文献报道了 LISS 钢板治疗膝关节周围骨折的成功经验。2006 年，周方等首次提出将 LISS 钢板用于治疗股骨近端骨折，认为 LISS 钢板从生物力学和解剖结构上都能满足股骨近端骨折内固定要求，并进行了一项前瞻性随机对照试验，比较 LISS 钢板和 PFNA 治疗股骨转子间骨折的疗效，得出结论认为微创反向使用股骨 LISS 钢板治疗股骨近端骨折具有创伤小、操作简单、固定可靠、安全性高、并发症少等优点。国内众多学者对其临床应用效果较为满意。

（4）经皮微创加压钢板（PCCP）：Goffried 在 DHS 基础上于 2000 年以微创理念为基础研发了新型内固定系统——PCCP。PCCP 由 1 块钢板、2 枚股骨颈螺钉和 3 枚股骨干螺钉组成。有研究报道，应用 PCCP 治疗稳定的股骨转子间骨折与第三代 Gamma 钉进行比较并没有统计学差异，从而提出 PCCP 可以作为治疗股骨转子间骨折的一种微创操作系统。PCCP 主要优点为微创固定和出血量少。

在 DHS 问世后，在此基础上的新型内固定设计不断出现，同样具备良好的临床疗效。例如，将大粗隆稳定钢板（TSP）与 DHS 相结合，实现重建股骨外侧壁的作用，且可以防止股骨颈骨块旋转，在临床上得到了广泛应用。2000 年，Gotfried 设计出双钉 DHS，将原有的 1 枚直径较大的头钉改为 2 枚相对直径较小的头钉，在保证 2 枚头钉均可以滑动的基础上，两点固定可以起到防旋的作用。这在一定程度上降低了股骨近端骨折并发症以及不愈合的发生率，并且 PCCP 经皮微创的置入方式，减少软组织剥离，是公认的对 DHS 的较为成功的改进。Cheng 等通过 RCT 得出结论，相较于 DHS，PCCP 手术时间短，出血量少，术后并发症发生率低，适用于 A1、A2 以及 Evans 1 型，尤其是老年股骨转子间骨折。Panesar 等通过 meta 分析认为，PCCP 或将成为治疗股骨转子间骨折的金标准。

4. 人工关节置换　除了各种内固定系统外，运用人工关节置换治疗股骨转子间骨折，近年来不断得到尝试和探索，并取得良好疗效。据 Freistuhler 等报道，不稳定股骨转子间骨折内固定失败率可达 16%，而逆粗隆间骨折更高，内固定失败后将引起髋部疼痛、髋关节功能障碍、患者生活自理能力下降，均需要再次手术进行翻修行半髋或全髋成形术。对于年龄 80 岁以上股骨转子间骨折患者，有明显骨质疏松、粉碎性、不稳定性骨折，不能正常复位（内后侧皮质）、较难牢固固定的新鲜骨折，经内固定失败后的翻修手术，以及如患者年龄很大或全身情况差等原因无法耐受二次翻修手术的，可考虑人工关节置换。该手术具有功能恢复快，早期下地负重，缩短住院周期，二次手术、血栓性静脉炎、肺梗死、压疮及坠积性肺炎的发生率明显降低等优点，从而更好更快地恢复患肢功能，极大地改善患者生活质量。

股骨转子间骨折人工关节置换术：

（1）一般采取髋关节后外侧切口。紧邻股骨颈基底切断外旋肌群并向外转，保护坐骨神经。大转子骨折后受臀中小肌的牵拉向上、向后移位，应仔细辨别。我们的经验是，将一把骨钩放在梨状窝处，将大转子向前、向远端牵开，使大转子复位，然后再切断外旋肌短群及后关节囊。

（2）股骨近端重建：①利用 8 字钢丝固定大转子：大转子骨折可根据张力带的原理进行 8 字固定。大转子为松质骨，在收紧钢丝时不要过分用力，以免钢丝对骨造成切割。②钢丝环扎法固定小转子：将移位的股骨小转子复位后，通过环形钢丝引导器分别于小转子上、下各安放一道钢丝。在收紧钢丝时，可在髓腔内预置一个髓腔锉，防止在钢丝收紧过程中造成髓腔狭窄。为了避免钢丝滑移，有时要在钢丝固定处造成沟槽，增加钢丝的稳定性。③关于股骨距的处理：一些病例中，股骨距与股骨颈相延续，即股骨颈与股骨距连为一体，此时可经股骨颈截骨，变股骨转子间骨折为股骨颈骨折，将股骨距骨块通过钢丝环扎，重建股骨近端髓腔。

（3）关于股骨假体前倾角的确定：转子间骨折累及股骨颈基底，甚至遗留股骨距缺损时，股骨假体安装缺乏参考标志。我们的做法是：保持髋、膝关节各屈曲 90°，使股骨髁连线与水平面一致，参照此平面将股骨假体前倾 15°，以此确定股骨假体的前倾角，可适度加大，防止假体后脱位。

股骨转子间骨折手术治疗可减少因长期卧床造成的并发症，降低致死、致残率，提高生活质量。对于稳定性股骨转子间骨折，可选用 DHS 等钉板内固定系统；对不稳定性股骨转子间骨折，可选用 Gamma 钉或 PFN 等髓内固定系统，反粗隆间骨折可选用 DCS 内固定系统；高龄粉碎性股骨转子间骨折可选用人工关节置换术。而对于小粗隆分离的骨折，术中尽量在不致大量骨膜损伤的前提下予以复位固定以增强骨折的稳定性，从而减少髋内翻的发生。老年患者多合并各种内科疾病。应行全面的围手术期评估，应根据骨折类型、年龄、体质因素及患者骨质疏松程度，结合内固定特点选择最佳治疗方案。同时，遵循操作原则，完善手术技巧，合理设计、改进内固定器械，将有助于提高手术疗效和减少并发症的发生。重视患者中远期预后，提高其生活质量。

5. 术后并发症的预防　①手术应激并发症预防：手术刺激易引起心脑血管疾病、消化道出血，术后控制内科疾病，加强巡视，关注生命体征，控制输液量，应用抑制胃酸分泌和保护胃肠黏膜药。②下肢深静脉血栓预防:术后患肢抬高及早期进行踝、膝、髋的功能锻炼,气压泵治疗,抗凝药物的使用等。③坠积性肺炎的预防:术前戒烟及有效咳嗽和深呼吸练习,术后协助翻身拍背,指导患肢半坐卧位,雾化治疗,保持病房合适的温度、湿度。④压疮的预防:使用气垫床,协助患者定期翻身及对受压部位进行按摩,保持床单、衣服的干燥。⑤泌尿系统感染的预防:术后早期进行膀胱收缩锻炼以便自行排尿,及时清洗尿道口及膀胱冲洗,鼓励患者多喝水多排尿。⑥便秘的预防:术前进行卧床排便练习,多喝水及食用粗纤维食物,腹部热敷,腹部顺时针按摩,必要时使用通便药物。

6. 术后康复 股骨转子间骨折术后易引起各种并发症,尤其老年患者,如肺部感染、深静脉血栓、肌肉萎缩、关节僵硬等。术后早期康复治疗的介入可降低病死率及致残率。通过对 275 例股骨转子间骨折的资料研究分析,得出术后康复对治疗效果有密切影响。但应根据患者的年龄、骨质疏松程度、手术方式及愈合情况来决定适合的康复治疗。所以说,牢固的固定方式和及时康复介入已成为公认的治疗原则。由于股骨转子间骨折的大部分患者都是老年人,所以年龄的因素不仅对患者的手术方式产生影响,同时对于术后康复也是一个很重要的干扰因素。虽然有学者对股骨转子间骨折治疗愈合与其年龄的关系进行了研究,其以 60 岁年龄为界限,从>60 岁老年患者再次分出>75 岁组,这样就分出中低龄组、中高龄组、高龄组。得出年龄越大,康复介入的困难也越大,髋关节功能恢复越差的结果。但是通过术后早期康复介入,可以刺激手术区的新陈代谢,促进患肢肌肉收缩和关节活动范围的恢复。薛华明等在对成人股骨转子间骨折髋关节功能恢复多因素分析的研究中,将康复介入时间分为 1 周内、2 周内、2 周后 3 组,单因素结果统计得到 3 组功能满意率分别为 80%、69.2%、36.4%。这些数据表明康复介入时间越早,功能恢复越好。手术类型与负重、选择不同的手术方式及内固定材料都会对术后的康复治疗起到相当程度的指导与影响。如外固定支架的固有缺陷,可影响到部分患者髋、膝关节的康复训练。其大腿外侧螺钉周围肌肉易粘连、萎缩,膝关节活动时就会引起疼痛,从而影响整个康复进程。在固定牢固的基础上,无论髓内还是髓外固定系统,都鼓励患者早期进行相应的肌肉及 ROM 训练。随着康复治疗的重要性逐步为大家所认可,可以预见未来骨科康复相关治疗技术的专题化将会是重要研究方向之一。关键问题是,对下床站立与负重训练以及弃拐步行之间的时间点和顺序要把握适度,特别是对于早期负重必须持谨慎而客观的态度。

(梁海松 白新文)

## 参 考 文 献

1. 南军,苗旭漫. 滑动加压理念在股骨粗隆间骨折治疗中的应用和发展[J]. 中国矫形外科杂志,2007,15(24):1882-1884.

2. 张伟强,祁宝昌,邓鹏飞,等. 老年股骨粗隆间骨折治疗的临床进展[J]. 中国老年学杂志,2015,35(1):266-268.

3. 石涛,张立海,陈华,等. 髋部骨折的性别及年龄分布分析[J]. 解放军医学院学报,2013,34(1):58-59,62.

4. Chehade MJ,Carbone T,Awwad D,et al. Influence of fracture stability on early patient mortality and reoperation after pertrochanteric and intertrochanteric hip fractures[J]. J Orthop Trauma,2015,29(12):538-543.

5. Simunovic N,Devereaux PJ,Sprague S,et al. Effect of early surgery after hip fracture on mortality and complications:systematic review and meta-analysis[J]. CMAJ,2010,182(15):1609-1616.

6. 刘华,陈卫东. 保守及手术治疗股骨粗隆间骨折 88 例疗效分析[J]. 中国临床实用医学,2010,4(11):30-31.

7. 徐龙江,王良意,何志敏. 牵引治疗股骨粗隆间骨折(附 87 例报告)[J]. 骨与关节损伤杂志,2001,16(2):130-131.

8. 杨军,蒋电明. 股骨转子间骨折治疗的进展[J]. 创伤外科杂志,2009,11(4):374-377.

9. 陈峰,陈泽雁,孙运伟,等. 单臂外固定支架治疗老年性股骨粗隆间骨折的临床运用[J]. 临床和实验医学杂志,2008,7(12):105.

10. Zhang L,Shen J,Chen S,et al. Treatment of unstable intertrochanteric femoral fractures with locking gamma nail(LGN):A retrospective cohort study[J]. Int J Surg,2016,26:12-17.

11. Ma KL,Wang X,Luan FJ,et al. Proximal femoral nails antirotation,Gamma nails,and dynamic hip screws for fixation of intertrochanteric fractures of femur:A meta-analysis[J]. Orthop Traumatol Surg Res,2014,100(8):859-866.

12. Hofer M,Chevalley F,Garofalo R,et al. Use of trochanteric nail for proximal femoral extracapsular fractures[J]. Orthopedics,2006,29(12):1109-1114.

13. Utrilla AL,Reig JS,Munoz FM,et al. Trochanteric gamma nail and compression hip screw for trochanteric fractures:a randomized,prospective,comparative study in 210 elderly patients with a new design of the gamma nail[J]. J Orthop Trauma,2005,19(4):

229-233.

14. Liu M, Yang Z, Pei F, et al. A meta-analysis of the Gamma nail and dynamic hip screw in treating peritrochanteric fractures[J]. Int Orthop, 2010, 34(3): 323-328.

15. Sbiyaa M, El Alaoui A, Admi M, et al. Intertrochanteric fracture non-unions with implant failure of the gamma nail[J]. Pan Afr Med J, 2016, 23: 57.

16. Görmeli G, Korkmaz MF, Görmeli CA, et al. Comparison of femur intertrochanteric fracture fixation with hemiarthroplasty and proximal femoral nail systems[J]. Ulus Travma Acil Cerrahi Derg, 2015, 21(6): 503-508.

17. Zhang K, Zhang S, Yang J, et al. Proximal femoral nail vs. dynamic hip screw in treatment of intertrochanteric fractures: a meta-analysis[J]. Med Sci Monit, 2014, 20: 1628-1633.

18. Birgit Zirngibl, Roland Biber, Hermann Josef Bail. How to prevent cut-out and cut-through in biaxial proximal femoral nails: is there anything beyond lag screw positioning and tip-apex distance? [J]. Int Orthop, 2013, 37(7): 1363-1368.

19. Yeganeh A, Taghavi R, Moghtadaei M. Comparing the intramedullary nailing method versus dynamic hip screw in treatment of unstable intertrochanteric fractures[J]. Med Arch, 2016, 70(1): 53-56.

20. Simmermacher RK, Ljungqvist J, Bail H, et al. The new proximal femoral nail antirotation(PFNA) in daily practice: results of a multicentre clinical study[J]. Injury, 2008, 39(8): 932-939.

21. Goffin JM, Pankaj P, Simpson AH, et al. Does bone compaction around the helical blade of a proximal femoral nail anti-rotation (PFNA) decrease the risk of cut-out?: A subject-specific computational study[J]. Bone Joint Res, 2013, 2(5): 79-83.

22. Huang X, Leung F, Liu M, et al. Is helical blade superior to screw design in terms of cut-out rate for elderly trochanteric fractures? A meta-analysis of randomized controlled trials[J]. Eur J Orthop Surg Traumatol, 2014, 24(8): 1461-1468.

23. Strauss E, Frank J, Lee J, et al. Helical blade versus sliding hip screw for treatment of unstable intertrochanteric hip fractures: a biomechanical evaluation[J]. Injury, 2006, 37(10): 984-989.

24. Shen L, Zhang Y, Shen Y, et al. Antirotation proximal femoral nail versus dynamic hip screw for intertrochanteric fractures: a meta-analysis of randomized controlled studies[J]. Orthop Traumatol Surg Res, 2013, 99(4): 377-383.

25. Zhang S, Zhang K, Jia Y, et al. Inter Tan nail versus Proximal Femoral Nail Antirotation-Asia in the treatment of unstable trochanteric fractures[J]. Orthopedics, 2013, 36(3): e288-e294.

26. Tyagi V, Yang JH, Oh KJ. A computed tomography-based analysis of proximal femoral geometry for lateral impingement with two types of proximal femoral nail anterotation in subtrochanteric fractures[J]. Injury, 2010, 41(8): 857-861.

27. Hwang JH, Oh JK, Han SH, et al. Mismatch between PFNa and medullary canal causing difficulty in nailing of the pertrochanteric fractures[J]. Arch Orthop Trauma Surg, 2008, 128(12): 1443-1446.

28. Verettas DA, Ifantidis P, Chatzipapas CN, et al. Systematic effects of surgical treatment of hip fractures: gliding screw-plating vs intramedullary nailing[J]. Injury, 2010, 41(3): 279-284.

29. Pu JS, Liu L, Wang GL, et al. Results of the proximal femoral nail anti-rotation(PFNA) in elderly Chinese patients[J]. Int Orthop, 2009, 33(5): 1441-1444.

30. Tao YL, Ma Z, Chang SM. Does PFNA Ⅱ avoid lateral cortex impingement for unstable peritrochanteric fractures? [J]. Clin Orthop Relat Res, 2013, 471(4): 1393-1394.

31. Lv C, Fang Y, Liu L, et al. The new proximal femoral nail antirotation-Asia: early results[J]. Orthopedics, 2011, 34(5): 351.

32. Li M, Wu L, Liu Y, et al. Clinical evaluation of the Asian proximal femur intramedullary nail antirotation system(PFNA-Ⅱ) for treatment of intertrochanteric fractures[J]. J Orthop Surg Res, 2014, 9: 112.

33. Huang Y, Zhang C, Luo Y. A comparative biomechanical study of proximal femoral nail(Inter TAN) and proximal femoral nail antirotation for intertrochanteric fractures[J]. Int Orthop, 2013, 37(12): 2465-2473.

34. Yu W, Zhang X, Zhu X, et al. A retrospective analysis of the Inter Tan nail and proximal femoral nail anti-rotation-Asia in the treatment of unstable intertrochanteric femur fractures in the elderly[J]. J Orthop Surg Res, 2016, 11: 10.

35. Chang CW, Chen YN, Li CT, et al. Role of the compression screw in the dynamic hip-screw system: A finite-element study[J]. Med Eng Phys, 2015, 37(12): 1174-1179.

36. Zhou Z, Xiong J, Jiang N, et al. Analysis of the treatment failures for intertrochanteric fractures with dynamic hip screw(DHS)[J]. Zhongguo Gu Shang, 2010, 23(5): 340-342.

37. Zhang C, Wang PJ, Ruan DK, et al. Complications of surgical treatment for femoral intertrochanteric fractures using dynamic hip screw[J]. Zhongguo Gu Shang, 2009, 22(8): 624-626.

38. Gotfried Y. The lateral trochanteric wall:a key element in the reconstruction of unstable pertrochanteric hip fractures[J]. Clin Orthop Relat Res,2004,(425):82-86.

39. O'Neill F,McGloughlin T,Lenehan B,et al. Influence of implant design on the method of failure for three implants designed for use in the treatment of intertrochanteric fractures:the dynamic hip screw(DHS),DHS blade and X-BOLT[J]. Eur J Trauma Emerg Surg,2013,39(3):249-255.

40. Strauss EJ,Schwarzkopf R,Kummer F,et al. The current status of locked plating:the good,the bad,and the ugly[J]. J Orthop Trauma,2008,22(7):479-486.

41. Asif N,Ahmad S,Qureshi OA,et al. Unstable intertrochanteric fracture fixation--is proximal femoral locked compression plate better than dynamic hip screw[J]. J Clin Diagn Res,2016,10(1):Rc09-Rc13.

42. Zha GC,Chen ZL,Qi XB,et al. Treatment of pertrochanteric fractures with a proximal femur locking compression plate[J]. Injury,2011,42(11):1294-1299.

43. Ma JX,Wang J,Xu WG,et al. Biomechanical outcome of proximal femoral nail antirotation is superior to proximal femoral locking compression plate for reverse oblique intertrochanteric fractures:a biomechanical study of intertrochanteric fractures[J]. Acta Orthop Traumatol Turc,2015,49(4):426-432.

44. Kregor PJ,Stannard JA,Zlowodzki M,et al. Treatment of distal femur fractures using the less invasive stabilization system:surgical experience and early clinical results in 103 fractures[J]. J Orthop Trauma,2004,18(8):509-520.

45. Kregor PJ,Stannard J,Zlowodzki M,et al. Distal femoral fracture fixation utilizing the Less Invasive Stabilization System(L. I. S. S.):the technique and early results[J]. Injury,2001,32 Suppl 3:Sc32-Sc47.

46. 周方,张志山,田云,等. 微创内固定系统治疗复杂股骨转子部骨折的初步报告[J]. 中华创伤骨科杂志,2006,8(12):1113-1117.

47. Zhou F,Zhang ZS,Yang H,et al. Less invasive stabilization system(LISS)versus proximal femoral nail anti-rotation(PFNA)in treating proximal femoral fractures:a prospective randomized study[J]. J Orthop Trauma,2012,26(3):155-162.

48. Tang SL,Jiang C. Comparison of the effect of inverted less invasive stabilization system(LISS)and proximal femoral nail anti-rotation(PFNA)in the treatment of complex unstable intertrochanteric fracture in aged[J]. Zhongguo Gu Shang,2011,24(5):366-369.

49. Lin SJ,Huang KC,Chuang PY,et al. The outcome of unstable proximal femoral fracture treated with reverse LISS plates[J]. Injury,2016,47(10):2161-2168.

50. 张国如,陈锡森. 动力髋内固定治疗股骨粗隆间骨折的疗效分析[J]. 军医进修学院学报,2010,31(8):786-787.

51. Varela-Egocheaga JR,Iglesias-Colao R,Suárez-Suárez MA,et al. Minimally invasive osteosynthesis in stable trochanteric fractures:a comparative study between Gotfried percutaneous compression plate and Gamma 3 intramedullary nail[J]. Arch Orthop Trauma Surg,2009,129(10):1401-1407.

52. 苏琦,杨新征,周敏,等. 锁定钢板治疗股骨粗隆下骨折的临床分析[J]. 实用骨科杂志,2012,18(10):943-945.

53. Gotfried Y. Percutaneous compression plating of intertrochanteric hip fractures[J]. J Orthop Trauma,2000,14(7):490-495.

54. Cheng Q,Huang W,Gong X,et al. Minimally invasive percutaneous compression plating versus dynamic hip screw for intertrochanteric fractures:a randomized control trial[J]. Chin J Traumatol,2014,17(5):249-255.

55. Panesar SS,Mirza S,Bharadwaj G,et al. The percutaneous compression plate versus the dynamic hip screw:a meta-analysis[J]. Acta Orthop Belg,2008,74(1):38-48.

56. Freistuhler M,Raschke M,Stange R. Arthroplasty for fractures of the femur near the hip joint[J]. Z Orthop Unfall,2013,151(5):533-549.

57. Lee YK,Ha YC,Chang BK,et al. Cementless bipolar hemiarthroplasty using a hydroxyapatite-coated long stem for osteoporotic unstable intertrochanteric fractures[J]. J Arthroplasty,2011,26(4):626-632.

58. 曹露,李晓林. 老年股骨近端骨折治疗的研究进展[J]. 实用骨科杂志,2010,16(2):121-123.

59. 向秀根. DHS治疗股骨粗隆间骨折275例分析[J]. 重庆医学,2009,38(2):207-208.

60. 薛华明,杨安礼,蔡珉巍,等. 成人股骨粗隆间骨折髋关节功能恢复多因素分析[J]. 中国矫形外科杂志,2007,15(4):265-267.

61. 李焱,徐志强,陈逊文,等. 股骨粗隆间骨折四种手术方法疗效分析[J]. 中国矫形外科杂志,2008,16(14):1108-1110.

62. 王继夫,朱伟秀. 股骨粗隆间骨折外固定架固定术后膝关节僵直15例分析[J]. 山东医药,2009,49(39):19.

63. Reuling EM,Sierevelt IN,van den Bekerom MP,et al. Predictors of functional outcome following femoral neck fractures treated with

an arthroplasty:limitations of the Harris hip score[J]. Arch Orthop Trauma Surg,2012,132(2):249-256.

64. Röder C,Parvizi J,Eggli S,et al. Demographic factors affecting long-term outcome of total hip arthroplasty[J]. Clin Orthop Relat Res,2003(417):62-73.

# 第二节 股骨干骨折

## 一、概述

股骨干骨折是指从股骨小粗隆至股骨髁上部位的骨折。20~40岁的青壮年好发,10岁以下的儿童次之,男多于女。以股骨干中部骨折多见。

股骨是人体中最长的管状骨。股骨干由骨皮质构成,表面光滑。股骨干有一个轻度向前外的弧度,有利于股四头肌发挥其伸膝作用。股骨干表面光滑,后面有一条隆起的粗线,称股骨嵴,是肌肉附着处。股骨干的皮质厚而致密,骨髓腔略呈圆形,上、中1/3的内径大体均匀一致,下1/3的内径较膨大。股骨干周围由三群肌肉包围,其中以股神经支配的前侧伸肌群(股四头肌)最大,由坐骨神经支配的后侧屈肌群(腘绳肌)次之,由闭孔神经支配的内收肌群最小。坐骨神经和股动脉、股静脉,在股骨下1/3处紧贴着股骨下行至腘窝部,若此处发生骨折,最易损伤血管和神经。

## 二、病因病机

多数骨折由强大的直接暴力所致,如撞击、挤压等;部分骨折由间接暴力所致,如杠杆作用力、扭转作用力、高处坠落等。直接暴力多引起横断或粉碎性骨折,而后者多引起斜行或螺旋形骨折。

股骨干发生骨折时因肌肉的牵拉、暴力的冲击方向不同和下肢重力的作用,骨折可发生不同的移位(图11-2-1)。当上1/3骨折时,近端因髂腰肌的牵拉前屈,因臀中小肌和外旋肌群的作用而外展、外旋,远端因内收肌的作用而向内向上向后形成重叠成角畸形;当中1/3骨折时,畸形常因暴力方向而异,除重叠外,远折端因内收肌牵拉常向前外成角;而下1/3骨折时,近端常为内收、向前移位,远端因腓肠肌的作用而向后移位。移位严重的骨折断端可刺伤股动、静脉,造成小腿缺血坏死,坐骨神经亦常合并损伤。

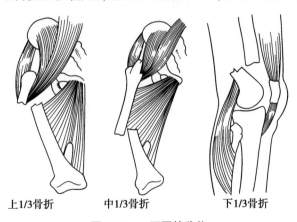

上1/3骨折　　中1/3骨折　　下1/3骨折

图 11-2-1 不同的移位

## 三、骨折分型

### (一) 按骨折形态分类

1. 横行骨折 多数由直接暴力引起,骨折线为横行。

2. 斜行骨折 多数由间接暴力引起,骨折线呈斜行。

3. 螺旋形骨折 多由强大的旋转暴力所致,骨折线呈螺旋形。

4. 粉碎性骨折 骨折片在3块以上者,多为撞伤、压砸伤等。

5. 青枝骨折 断端没有完全离断,多见于儿童。因骨膜较厚,骨质韧性大而发生。

**（二）按骨折粉碎的程度分类（Winquist 分型）**

Ⅰ型：小蝶形骨片，对骨折稳定性无影响。

Ⅱ型：较大碎骨片，但骨折的近、远端仍保持 50% 以上的皮质接触。

Ⅲ型：较大碎骨片，骨折的近、远端小于 50% 的皮质接触。

Ⅳ型：节段粉碎性骨折，骨折的近、远端无接触。

## 四、诊断

1. 病史　青壮年患者多见，多遭受强大暴力，如车祸、扭转、高处坠落伤等。

2. 临床表现　股骨干骨折多由严重的外伤引起，出血量可至 1 000~1 500ml。如系开放性或粉碎性骨折，出血量可能更大，由于剧痛和出血，早期可合并外伤性休克。患者可伴有血压下降、面色苍白等休克表现。如合并其他部位脏器损伤，休克的表现可能更明显。严重挤压伤、粉碎性骨折或多发性骨折，还可并发脂肪栓塞综合征。因此，应严密观测生命体征并动态观察病情。

伤后大腿部疼痛、肿胀、畸形，不能站立或行走。局部压痛明显，患肢纵向叩击痛阳性，移动患肢时疼痛明显。股骨干骨折出血多，故局部肿胀明显。若为开放性骨折，开放伤口起到减压作用，则肿胀程度较闭合性损伤为轻。患肢明显畸形，可出现肢体变短。

股骨干骨折如合并股动、静脉及坐骨神经损伤，足背动脉可无搏动或搏动轻微，伤肢有循环异常的表现，可有感觉异常或远端被支配肌肉肌力异常。

3. 影像学及其他检查　X 线检查可显示骨折的部位、类型及移位情况。摄片要包括髋、膝部，以排除股骨颈骨折、股骨髁上骨折。

## 五、治疗

处理股骨干骨折，应注意患者全身情况，积极防治外伤性休克，重视对骨折的急救处理，现场严禁脱鞋、脱裤或做不必要的检查，应用简单而有效的方法给予临时固定，急速送往医院。

**（一）手法复位**

患者取仰卧位，一助手固定骨盆，另一助手用双手握小腿上段，顺势拔伸，并徐徐将伤肢屈髋屈膝各 90% 沿股骨纵轴方向用力牵引，矫正重叠移位后，再按骨折的不同部位分别采用下列手法。

1. 股骨上 1/3 骨折　将伤肢外展，并略加外旋，然后术者一手握近端向后挤按，另一手握远端由后向前端提。

2. 股骨中 1/3 骨折　将伤肢外展，术者以手自断端外侧向内挤按，然后以双手在断端前、后、内、外夹挤。

3. 股骨下 1/3 骨折　在维持牵引下，膝关节徐徐屈曲，并以紧挤在腘窝内的双手作支点将骨折远端向近端推挤。

**（二）固定方法**

1. 牵引固定　对于成年人或较大年龄儿童的股骨干骨折，特别是对粉碎性骨折、斜行骨折或螺旋形骨折，多采用较大重量的胫骨结节骨牵引，只要牵引方向和牵引重量合适，往往能自动得到良好的对位。而对于儿童患者一般采用悬吊皮牵引。

2. 夹板、石膏或支具固定　对于复位后的患者可根据不同情况采用夹板、长腿石膏托或支具固定。固定期间应调整固定的松紧度及定期拍片复查了解骨折对位、对线情况。

**（三）手术治疗**

1. 适应证　手法复位和牵引治疗失败、不稳定性骨折、多发性骨折、严重开放性骨折、合并神经血管损伤需进行手术探查与修复、骨折断端有软组织嵌插、骨折不愈合、骨折畸形愈合超过允许的范围等等，均可进行手术治疗。

2. 手术方式的选择

（1）钉板系统内固定：因为钉板固定不需通过骨骺线，且属于偏心固定，固定强度有限，故多用于儿童骨折及肌力较弱者。

（2）髓内钉系统内固定：较常采用，若行闭合复位对断端血运破坏较小，骨折愈合率较高。髓内钉系统内固定非偏心固定，固定方式符合骨生物力学性能，固定效能佳，内固定断裂、再骨折的发生率低。

**（四）药物治疗**

按骨折三期进行辨证治疗，解除外固定后可给予中药熏洗和按摩，以期尽快恢复患肢功能。

**（五）功能锻炼**

股骨干骨折复位并夹板、石膏或支具固定后即开始练习股四头肌收缩及踝关节、跖趾关节屈伸活动。从第3周开始，直坐床上，用健足蹬床，以两手扶床练习抬臀，使身体离开床面，以达到使髋、膝关节开始活动的目的。从第5周开始，两手扶吊杆，健足踩在床上支撑，收腹、抬臀，臀部完全离床，使身体、大腿与小腿成一平线以加大髋、膝关节活动范围。经摄片或透视，骨折端无变位，可从第7周开始扶床架练习站立，解除固定后，对上1/3骨折加用外展夹板，以防止内收成角，在床上活动1周即可扶双拐下地进行患肢不负重的步行锻炼。当骨折端有连续性骨痂时，患肢可循序渐进地增加负重。经观察骨折端稳定，可改用单拐。1~2周后可弃拐行走。此时再摄X线片检查，若骨折没有变位，且愈合较好，方可解除夹板固定。牵引固定及手术治疗者，应在专业医师的指导下进行循序渐进的功能锻炼。

股骨干骨折的患者多为青壮年，对肢体活动度要求较高，对非手术治疗而言，一般需行长期制动、固定，这将造成相应肌肉的萎缩及相应关节功能的丢失。因此，在固定期间应充分调动患者的主观能动性，积极进行主动练功，力争治疗骨折的同时最大限度保留相应关节的活动度。

（彭正刚）

# 第三节 膝部骨折

## 股骨髁间骨折

### 一、概述

股骨远端骨折系指股骨下端15cm以内的骨折。由于股骨远端解剖的特点，此部位骨折多为高能量损伤，约占整个股骨骨折的4%~7%。股骨远端关节骨折多数情况下与高能量损伤有关，多合并严重的软组织损伤，往往累及膝关节关节面，易形成伸膝装置粘连、骨折延迟愈合、骨折不愈合、创伤性关节炎等并发症。术中如何最大程度保护和修复软组织是术后骨折愈合的主要影响因素之一，也是影响膝关节功能预后的极为重要的因素。

### 二、病因病机

年轻人，高能量损伤；交通事故，高处坠落；开放性；大多数小于35岁，以男性多见。

老年人，低能量；2/3伴骨质疏松；大多数为老年妇女；平地摔伤。

股骨远端冠状面约呈一个三角形，髁部关节面与内外侧皮质构成三角形的三边，由此形成稳定的支撑结构；但三边中股骨髁部的髁间窝是薄弱点，来自上方或下方的暴力易使髌骨似楔子嵌向髁间窝，而将稳定的底边两髁劈开，进而在股骨髁上两边皮质产生T形或Y形骨折；髁上为皮质骨与松质骨的移行部，易出现粉碎性骨折，常伴骨缺损。髁间髁上粉碎性骨折，两侧皮质失去支撑，股骨髁关节面失去正常关系，造成股骨髁远端稳定的三角形失稳。

### 三、分型

采用股骨远端骨折的AO分型。AO依据骨折部位及程度将股骨远端分为三类九型。

A型骨折：关节外骨折。

A1型：简单骨折。

A2型：干骺端楔形骨折。

A3 型:干骺端复杂骨折。

B 型骨折:部分关节骨折。

B1 型:股骨外髁,矢状面。

B2 型:股骨内髁,矢状面。

B3 型:冠状面部分骨折。

C 型骨折:完全关节骨折。

C1 型:关节简单骨折,干骺端简单骨折。

C2 型:关节简单骨折,干骺端多骨折块。

C3 型:多骨折块关节骨折。

## 四、临床表现与诊断

临床表现:有明确的外伤史。膝关节积血、肿胀、局部疼痛及功能障碍。可出现各种畸形。有异常活动,可伴有骨擦音。常合并半月板或韧带损伤。应注意是否合并血管神经损伤。

辅助检查:X 线检查,拍摄膝关节正侧位片,如果怀疑下肢多发损伤,还应摄包括邻近关节的股骨和胫腓骨正侧位片,CT 扫描包括三维重建及磁共振可提供更多信息。疑有血管神经损伤时,可用无创多普勒超声和更精确的血管造影来验证腘血管的完好。

## 五、治疗

### (一) 非手术治疗

良好的复位、稳妥的固定和早期功能锻炼是保证骨折愈合和功能恢复的基础。20 世纪 70 年代,在可靠的手术技术和内固定器材问世之前,对于股骨远端骨折,许多学者主张采用单纯的非手术疗法,如牵引、手法复位后石膏或夹板外固定、电刺激和中西医结合治疗等。

Brown 等采用功能性石膏支架固定治疗股骨远端骨折,取得一定疗效。这些传统的非手术治疗方法大都存在维持复位困难和固定不确切的问题,而且需要长期卧床和超关节制动,并发症发生率高,仅适用于儿童股骨远端骨折、移位不明显或经简单手法即可复位的稳定性股骨远端骨折、存在手术禁忌证的老年股骨远端骨折等。

### (二) 手术治疗

1. 外固定支架治疗　外固定支架是一种介于手术和非手术治疗之间的半侵入固定方法,具有操作简便,创伤小,并且可牵引、复位、固定、调整骨折端紧密度,便于早期功能活动等优点。众多学者在增加灵活性和稳定性方面对外固定支架进行了改进,使其生物力学性能不断提高,功能日臻完善。目前,外固定支架已达到复位良好、固定坚强的效果,采用外固定支架治疗的优势逐渐显现,但对于股骨髁间粉碎性骨折使用外固定支架时,膝关节内骨折复位困难,往往需固定膝关节,加上股骨远端穿针不便且易松动、针道感染率仍较高,限制了其广泛应用。除非合并其他部位或脏器的严重损伤需以抢救生命为首要目的或战伤骨折的早期救治时,方考虑采用外固定支架临时固定、暂时治疗或与有限的内固定结合使用。

2. 内固定系统

(1)钢板系统:股骨远端骨折早期多采用普通钢板、T 形钢板或加螺栓固定,但固定不牢,并发症发生率高。后来应用经过改良的 L 形钢板、95°角钢板取得了一定疗效,但由于安放时定位较困难,易造成膝关节内外翻畸形,对 C 型骨折及老年骨质疏松患者固定效果并不理想。外侧髁支撑钢板的应用为治疗股骨远端近关节面处的骨折及粉碎严重的股骨干骨折提供了有效的手段。这种钢板硬度较低,可以塑形,与骨面贴附较好。但对于内侧骨皮质缺损的患者,易发生膝内翻及骨不连等并发症,需同时植骨以降低这些并发症的发生率。动力髁螺钉(DCS)是治疗股骨远端骨折最有效的内固定材料之一,它由动力加压螺钉、钢板和加压锁钉 3 部分组成。David 等指出,用分散螺钉固定的 DCS 具有最坚强的扭转强度,对于 C2、C3 骨折可起到良好的固定作用。但 DCS 创伤较大,对骨质疏松患者固定欠理想。

应用上述 L 钢板、95°角钢板、外侧髁支撑钢板和 DCS 等治疗股骨远端粉碎性骨折,虽然可增加固定的稳定性,减少并发症,但由于钢板与骨骼属于两种不同材料,当负荷加载于两个具有不同弹性模量的机械系统上时,就会出现应力保护作用和应力遮挡现象,甚至在钢板取出后出现再骨折。为了保护局部血供,一些学者从生物力学角度对钢板进行了改良,研制出限制性接触动力加压钢板、桥式钢板、波形钢板等,这些改良后的钢板减少了其与骨的接触面积,有利于保护钢板下的骨组织血供,促进骨折愈合。还有学者关注的重点已从内固定的生物力学转向了生物学方面,主张间接复位微创或经皮微创固定技术治疗股骨远端骨折。由于采用这种技术治疗的关键不是解剖复位,而是恢复肢体长度、纠正成角及旋转畸形,因而可以减少在骨折端直接操作,有利于保护骨折端和周围软组织的血供,减少并发症。

此外,对于股骨远端粉碎性骨折,有学者采用双钢板进行固定,以增加髁部固定的稳定性。但双钢板固定手术创伤大,坚强内固定导致应力更集中。生物力学测试表明,双钢板互锁固定技术治疗跨关节面的股骨远端粉碎性骨折的稳定性明显优于常规的双钢板结构,在常规方法不适合固定的股骨远端粉碎性关节内骨折时,互锁结构不失为一种补救措施。

现在强调骨折治疗要重视骨的生物学特性,不破坏骨生长发育正常生理环境。LISS 钢板是一种新型固定系统,可保护骨折周围软组织的血运。Retek 等首先报道了经皮微创钢板内固定技术(MIPPO),这一技术现已广泛应用于四肢骨折的治疗中,取得了良好的临床疗效。其核心内容包括:①保护骨愈合的生物学环境,特别是骨折端周围的血运;②运用"内支架"概念进行骨折固定,用普通或特殊设计的钢板对骨折行桥接固定;③利用肌腱复位作用及间接复位技术进行骨折复位,在骨折较粉碎、骨折范围较大的情况下为进一步减少手术创伤可利用穿皮技术行微创钢板固定方法。杨运发等报道 MIPPO 治疗四肢骨折,临床疗效非常满意,取得了比以往传统接骨板更高的骨折愈合率和更小的感染率。

(2)髓内钉:股骨远端骨折多位于髓腔狭窄部以下,以髓内钉为基础的中心型固定方法更符合股骨的生物力学特点,固定牢靠,且不破坏骨折端附近的血运,便于患肢尽早活动,被称为"生物性"内固定技术。近年来应用较为广泛,取得了较为满意的效果。传统的 V 形针或梅花针等因固定不牢、并发症多,不宜采用。Rush 钉、Ender 钉等可屈性髓内钉,不能控制股骨髁部骨折的旋转、重叠或分离移位,固定效果也较差。Zickel 钉则是一种半屈曲钉,其钉尾可贯穿拉力螺丝钉直接固定股骨髁部的骨折块,并可防止钉尾脱出,但不能有效地控制远端,对 B、C 型骨折并不适用。总之,上述可屈性髓内钉对粉碎性骨折及骨质疏松的老年患者有时仍可选择。带锁髓内钉通过扩髓或不扩髓打入髓腔的方法,在骨折的远端加用锁钉,使骨组织与钉体之间的弹性应力分布较均匀,能有效预防骨折的旋转和移位,而且不破坏骨折端附近的血运,目前临床上已广泛应用于股骨远端骨折的治疗。带锁髓内钉固定分为静力性和动力性固定两种。由于股骨远端 15cm 以内的骨折用顺行穿钉法则远端固定不够可靠,而逆行交锁髓内钉的工作力臂明显短于顺行插入的髓内钉,因此能增加固定的力学稳定性。但逆行交锁钉由于其长度的限制,改为动力性固定时近端难以固定牢固。因此,对于股骨远端骨折,特别是髁部骨折,逆行穿钉法固定是较理想的选择。但对于股骨远端冠状骨折或股骨髁间严重粉碎性骨折,髓内钉固定往往难以奏效。

**(三)功能锻炼**

术后进行必要的功能锻炼能改善血运及淋巴循环,达到消肿止痛的目的,降低下肢深静脉血栓的发生率,防止膝关节粘连僵硬,及早恢复膝关节功能。如果固定强度可靠,应尽可能早期进行不负重状态下的关节功能锻炼。膝关节功能康复很大程度上取决于早期功能锻炼,下肢 CPM 机持续被动关节运动发挥了重要作用。术后早期,缓慢持续而逐渐增大膝关节的屈曲度,使修复后的新生组织逐渐松弛,符合弹性延伸的生物力学原则,也可使纤维化的组织逐渐松弛,从而防止手术后创面形成粘连和挛缩。

## 六、展望

由于股骨远端,特别是股骨髁部的固有解剖特点,一旦骨折后常发生移位,给骨折后的复位及固定带来极大困难。如何达到满意复位,恢复关节面与关节间的正常解剖关系,采用可靠稳妥的固定技术,便于早期进行膝关节 CPM 锻炼,缩短骨折愈合时间,降低骨不愈合率及感染率,最大限度减少膝关节僵硬、粘连及畸形等并发症,是治疗的关键所在。因此,探讨损伤小且复位良好的技术、固定稳妥且不良反应少的材料、便于早期膝关节活动与功能恢复的治疗方法是今后股骨远端骨折治疗的趋势,有待于深入研究。

(梁海松 杨昊勇)

## 参考文献

1. Kobbe P,Klemm R,Reilmann H,et al. Less invasive stabilisation system(LISS)for the treatment of periprosthetic femoral fractures:a 3-year follow-up[J]. Injury,2008,39(4):472-479.
2. Kregor P,Stannard J,Zlowodzki M,et al. Distal femoral fracture fixation utilizing the less invasive stabilization system(LISS):the technique and early results[J]. Injury,2001,32 Suppl 3:Sc32-Sc37.
3. 任高宏,沈开金,林昂如. 股骨远端骨折的治疗现状与进展[J]. 中国矫形外科杂志,2003,11(3):246-247,283.
4. 王亦璁. 骨折治疗的微创术式[J]. 中华骨科杂志,2002,22(3):190-192.
5. 杨运发,侯之启,徐中和,等. 微创经皮 LCP 或 LISS 内固定治疗膝关节周围骨折[J]. 临床骨科杂志,2006,9(5):440-441.
6. 孙月华,侯筱魁,王友,等. 关节镜下逆行交锁髓内钉治疗股骨髁上骨折[J]. 中华创伤杂志,2001,17(5):287-289.

# 髌 骨 骨 折

## 一、概述

髌骨又名连骸骨,俗称膝盖骨。《素问·骨空论》说:"膝解为骸关,侠膝之骨为连骸。"髌骨是人体中最大的籽骨,呈三角形而较扁。《医宗金鉴·正骨心法要旨·四肢部·膝盖骨》说:"覆于楗骱上下两骨之端,内面有筋联属。""如有跌打损伤,膝盖上移者,其筋即肿大,株连于腘内之筋……宜详视其骨如何斜错,按法推拿,以复其位。"这说明手法的实施,必须根据局部肿胀程度和骨折移位情况来确定整复方法与步骤。

《医宗金鉴·正骨心法要旨·外治法·器具总论》说:"抱膝者,有四足之竹圈也。以竹片作圈,较膝盖稍大些须,再用竹片四根,以麻线紧缚圈上,作四足之形,将白布条通缠于竹圈及四足之上。用于膝盖,虽拘制而不致痛苦矣。……用抱膝之器以固之,庶免复离原位,而遗跛足之患也。其法将抱膝四足,插于膝盖两旁,以竹圈辖住膝盖,令其稳妥,不得移动,再用白布宽带紧紧缚之。"这是我国传统的治疗髌骨骨折的固定器具和固定方法,现有所发展和改进,疗效比较满意。

髌骨在膝关节前面为股四头肌所覆盖,且为股四头肌伸膝作用的支点,后面与股骨内外髁间的关节面相邻,两侧为髌旁腱膜,下部为股四头肌延伸的髌韧带所固定,构成一个完整的伸膝装置。髌骨骨折多见于壮年男性。伤后主要引起膝关节功能障碍,如股四头肌肌力减退或外伤性膝关节炎等。

## 二、病因病机

髌骨骨折多由直接暴力或间接暴力所造成,以后者多见。直接暴力所致者,多呈粉碎性骨折,髌骨两侧的股四头肌筋膜以及关节囊一般尚完整,对伸膝功能影响较小。间接暴力所致者,由于膝关节在半屈曲位跌倒时,为了维持关节的位置,股四头肌强力收缩,髌骨与股骨滑车顶点密切接触成为支点,髌骨受到肌肉强力牵拉而骨折,骨折线多呈横行;髌骨两旁的股四头肌筋膜和关节囊破裂,两骨块分离移位,伸膝装置受到破坏,如不正确治疗,可影响伸膝功能。

间接暴力所致骨折多为横断骨折,骨折线经过上 1/3 部或横过髌骨中央者比较少见,而骨折线经过下 1/3 者最为多见,骨折块上段大、下段小,且多是粉碎性。髌骨两旁的股四头肌筋膜、关节囊及滑膜亦被横行撕裂,其撕裂程度与肌肉收缩力成正比。上段被股四头肌牵拉向上方移位,甚者可达 2~3cm。软组织撕裂严重者,其移位也明显,下段无肌肉牵拉,移位较小,仅骨折面稍向前外倾斜。

若因踢伤,撞伤或重物直接打伤,多为粉碎性或星状骨折,间有纵裂或边缘骨折,髌骨周围筋膜及关节囊多保持完整,故骨折段多无移位,或轻度移位。但髌骨和与其相触碰的股骨髁关节面软骨常遭受损伤,致影响膝关节功能。

## 三、临床表现与诊断

髌骨骨折是一种通过关节的骨折,故膝关节内有大量积血,髌骨前面软组织甚少,膝关节内血肿压力增加后,部分血肿迅速渗入皮下疏松结缔组织中,形成局部肿胀和瘀血斑。患者伤后即觉膝部疼痛,无力,不能伸直膝关节或站立。

由于髌骨位置较浅,虽膝关节有肿胀,仍能摸及骨折端,若移位显著时,其远近骨折端间可触到一凹沟。X线拍片检查可显示出骨折类型和移位情况。如为纵裂或边缘骨折,须自髌骨的纵轴方向投照方能查出,边缘骨折需与副髌骨鉴别。副髌骨多在髌骨的外上角,与髌骨的界限整齐,边缘圆滑,且多为两侧对称性。

## 四、治疗

### (一) 非手术治疗

1. 单纯石膏固定法　①适应证:无移位骨折。②操作方法:给予膝关节前后石膏托外固定,固定患膝于屈膝 0°~10°位。若膝关节腔内积血严重,则行穿刺抽吸后适度加压包扎,然后石膏外固定。通常在胫骨平台后外侧缘以及腓骨颈的部位容易造成腓总神经的压迫致伤,因此石膏固定的时候一定在此部位多垫一些石膏棉。固定期应注意石膏夹板的松紧度。卧床制动 4~6 周后拆除石膏,行膝关节屈伸锻炼。

2. 手法整复

(1)准备:首先采取适当麻醉,然后在无菌操作下将膝关节内积血抽吸干净,这样骨折才容易整复。髌骨骨折的最大特点是骨折端向上下分离移位,整复时因骨折远段只有较短的髌韧带附着,伸展性不大,而骨折近端则附着股四头肌肌腱,伸展性较大,故需利用近段断端对远段断端,才能获得复位。

(2)操作方法:手法整复时,患者膝关节取伸直位或微屈呈 20°~30°(中立位 0°)。术者站于患侧,一手拇指及食中指捏挤远端向上推,并固定之;另一手拇指及食、中指捏挤近端上缘的内外两角向下推挤,使骨折断端接近。经上述手法,骨折远、近段对位良好,即可暂时固定。X线透视检查,若有残余的前后移位,手指触摸不平时,以一手拇、食指固定下陷的一端,另一手拇、食指挤按向前突出的另一端,使之对齐,最后将骨折远近断端挤紧,用抱膝圈固定,做 X 线透视检查。如对位仍不满意,可根据具体情况按照移位不同方向再用手法复位。

复位是否满意的标准,在于关节面是否平坦、紧密接触。有时骨折之关节面已平坦,而髌骨前面尚有一裂缝,亦应认为满意,隔 1~2 日再推挤 1 次;有时第一次整复,只能达到基本复位,虽有裂纹缝隙,在抱膝圈固定后,可逐渐持续对位。

必须注意:①整复骨折时,切忌盲目用力推挤骨折片,使骨折断端磨平,对位不稳,影响固定及愈合。或反复整复,致骨折端相互撞磨。②中下 1/3 横断骨折,骨折近端因受股四头肌牵拉向上方移位,整复时因骨块小,软组织肿胀,使手指不易控制,故须耐心地以轻柔手法根据不同的移位方向,采用不同的手法整复。③整复前必须抽尽关节内积血,否则会影响整复与固定的效果。④膝关节肿胀明显,或就诊较迟(伤后 2~3 天)者,应先敷消肿膏,再行整复。⑤患肢应置于中立位,如患肢外旋时,夹板外缘易压迫腓骨头,引起腓总神经麻痹。⑥严格掌握适应证,若骨折片翻转,或移位 1.5cm 以上,不易手法复位,且外固定有困难者,可采用切开复位及内固定术;手术时间最好于伤后 1 日内施行,否则因髌骨前的软组织菲薄,很快即有水疱发生,妨碍手术进行。

3. 固定方法

(1)抱膝圈固定

适应证:无移位,或移位不多,即分离移位不超过 0.5cm。

操作步骤:用绷带根据健侧髌骨轮廓的大小,作成圆圈,缠以棉花,用绷带缠好外层,另加布带 4 条,各长 60cm,后侧板长度由大腿中部到小腿中部,宽 13cm,厚 1cm,板中部两侧加固定螺钉。骨折经整复满意后,将患膝伸直置于托板上,膝关节后侧及髌骨周围衬棉垫,将抱膝圈套于髌骨周围,固定带分别捆扎在后侧托板上,如有前后位移根据移位情况加压垫盖板放于髌骨表面。若肿胀消退,则根据髌骨大小,缩小抱膝固定圈,继续固定。

(2)髌骨上下极绷带固定:对有移位骨折,宜采取髌骨上下极绷带固定法。术者以两手拇、食、中指将上下骨折段相对挤按,再把后侧托板置于膝关节后面。先用绷带将膝关节固定,然后将绷带裹成条索状分别卡在髌骨上下缘,正好是两手指推挤的位置。先从髌骨下缘开始,固定位置在髌韧带髌骨附着处,此带稍向膝下部上方偏斜,绕过托板后向前固定髌骨上缘股四头肌肌腱髌骨附着处,然后将第2、3条束带在膝侧交叉,并且松紧度要一致,此束带通过抱骨垫,对骨折断端直接产生压力,必须松紧适宜,上下左右用力均匀通过,才能达到固定的目的。然后用绷带将膝后活动板绑于大腿及小腿上,以免滑动。

(3)手法整复经皮固定

1)髌骨钳固定:①适应证:有移位骨折中横行非粉碎性骨折及部分极骨折。②操作方法:选用股神经、坐骨神经阻滞麻醉,无菌操作,在透视下进行。先抽去膝关节腔内积血,然后以髌骨为中心离心拉紧皮肤,在髌骨下极髌韧带止点内外分别用尖刀切一0.5cm小口,将髌骨钳下方两个叉状齿骑跨于髌骨下极两侧骨嵴上,再在髌骨上极股四头肌肌腱在髌骨上缘的止点处同样点两个小口,放入上方两个叉状齿,逐渐扣紧钳柄,加压固定,若骨折块有前后移位,可辅助应用手法按压。最后锁紧锁定装置,包扎,一般固定4~6周。

2)聚髌器固定:①适应证:有移位骨折中非粉碎性骨折。②操作方法:麻醉、无菌操作、透视、手法同上,然后将聚髌器各钩尖刺入皮肤,分别抓在髌骨上下极的前侧缘上,令助手拧紧上面螺帽,使骨折块靠拢复位。必要时辅助应用手法复位。包扎伤口,一般固定4~6周。

3)经皮钢针固定:①适应证:有移位骨折中横行非粉碎性骨折。②操作方法:麻醉、无菌操作、透视、手法同上,然后以髌骨为中心离心拉紧皮肤,透视下分别通过骨折线上下两部分髌骨中央部横向穿过1枚2mm骨圆针,直至对侧穿出皮肤。而后2枚骨圆针向中心靠拢,带动髌骨骨折块靠拢,透视下辅助手法保持关节面平整,将一盖板放于髌骨表面。通过橡皮筋"8"字形拉紧固定。一般固定4~6周。

(二)手术治疗

1. 环扎固定 ①适应证:有移位骨折中放射线状非粉碎性骨折。②操作方法:骨折复位后,以18号钢丝于髌骨周缘股四头肌肌腱、两侧支持带及髌韧带内,在髌骨前后面之间紧贴髌骨环扎固定。要点为紧紧贴住髌骨,否则随着日后钢丝切割软组织,钢丝会逐渐失去其牢靠固定作用。术后需用从腹股沟至踝部的石膏后托进行固定。10~14天拆线后,更换为石膏管型固定于伸直位。

2. Gnuson钢丝固定法 ①适应证:有移位骨折中横行非粉碎性骨折。②操作方法:用一小钻头在髌骨近侧骨片上钻两个孔,起始于股四头肌肌腱的内外侧,斜行经过髌骨骨折面的张开处向下,行经髌骨前后面之间。在远端骨片上再做两个相应的孔,应与近侧骨片上的孔相对。将18号钢丝向远侧穿过内侧孔,再通过外侧孔向近侧穿出骨折片位置对合妥善后,将钢丝两端拉紧并相互拧紧,将多余的残端切断,把已拧紧的钢丝残端埋入软组织中。有时在环行钢丝结扎后,可再用螺丝钉或拉力螺丝钉做补充固定,使在骨折片上产生独特的骨片间加压作用。随着张力带技术应用的日趋广泛,本法应用也已减少。

3. 张力带钢丝固定 ①适应证:有移位骨折中非粉碎性骨折。②操作方法:通常用2根钢丝,一根作惯例的方法环扎,另一根贴近髌骨上极横行穿过股四头肌肌腱部的止点,然后经过髌骨前面到髌韧带,再横行穿过髌骨前面或张力面,最后修复撕裂的关节囊。膝关节制动于屈曲位;早期屈曲活动可在骨折断面间产生压缩力,使髌骨关节面边缘压缩在一起。Schauweeker用钢丝"8"字形交叉于髌骨前面。粉碎性骨折可用拉力螺丝钉或克氏针做补充固定。当钢丝置于髌骨张力侧(前方皮质表面)时,与简单地进行周围钢丝环扎相比,极大地增加了固定强度。此类方法应注意防止钢针钢丝尾端太长,日后易形成滑囊炎,造成局部疼痛发生。

4. 张力带固定 ①适应证:有移位骨折中非粉碎性骨折及横行粉碎性骨折。②操作方法:复位骨折,关节面平整后,以布巾钳临时固定。以2.4mm的克氏针从下向上通过两端骨片钻孔,2枚克氏针尽可能平行,连接上下骨片,并保留克氏针末端,使略为突出于髌骨和股四头肌肌腱附着处。将一根18号钢丝"8"字形经过髌骨前面,并绕过克氏针突出处后面,克氏针上端弯钩,钩朝向后侧。此法经临床证实,有着良好疗效,但其缺点为:一根钢丝环绕2根克氏针,两针偏离髌骨中心的部位如不相等,负载则会产生相对于骨折面固定的扭矩导致骨折移位。胥少汀对此进行了改进,即用2根钢丝分别环绕同侧克氏针上下两端于髌前拉紧。经生物力学研究,此法固定效果明显优于经典钢丝钢针张力带方法。

5. 拉力螺钉加张力带固定 ①适应证:有移位骨折中横行非粉碎性骨折。②操作方法:此法应用了2枚直径4.0~4.5mm的中空螺丝钉由髌骨上极至下极固定,两螺丝钉间距2cm,骨折固定后再用2根18号钢丝分别穿过螺丝钉于髌骨前方进行"8"字交叉形成张力带。生物力学测定该方法固定力量最强,能早期进行功能锻炼,甚至骨折愈合前即可下地负重行走。它能够降低骨质疏松的发生,减少了局部软组织刺激。

6. 聚髌器(NT-PC)固定 ①适应证:有移位骨折。②操作方法:NT-PC 由 2 个髌骨上极支、3 个髌骨下极支和 1 个联支的腰部组成,具有形态记忆功能。骨折复位后,在零度冰水中可将髌支展开,放置聚髌器,温水(50℃)外敷后则聚髌器恢复原来的设计形态,牢固固定髌骨。它能多方向、向心性、持续自动地向骨断端间施加聚和加压力,尤其是 NT-PC 的腰部,位于髌骨前表面,固定完全符合张力带原则,横行骨折可完全不用外固定,术后第 2 天可进行膝关节功能锻炼。对于粉碎性骨折,可结合使用钢丝环扎或配合应用克氏针固定。

7. 可吸收材料内固定 ①适应证:髌骨纵行骨折。②操作方法:随着材料力学的发展,一种新型的生物惰性的可吸收内固定材料——生物聚酯(人工材料)已经应用于临床,其优点是无毒害,抗张强度大,在体内可自行降解,有良好的组织相容性,避免了"应力遮挡,骨质疏松"现象,并有骨折愈合后不用二次手术取出内固定等优点。但是这些内植物仅仅用于不负重的骨折片而不用于机械张力较高的部位,其张力和金属钢丝的张力仍不能相比较。

8. 切除 ①适应证:有移位骨折中高度粉碎性骨折。②操作方法:若髌骨骨折后不可能再重建一个平滑的关节面,或一个大的髌骨骨折块合并粉碎的上、下极骨折不能采取内固定稳定时,可以考虑进行髌骨部分切除和伸膝装置修补术。应将保留下来的髌骨与伸膝装置进行紧密准确的缝合,以防止在屈膝活动中出现髌骨倾斜。但当髌骨切除后,其上骨折段与髌韧带缝合,势必造成保留的髌骨整体下移,所有髌股关节正常的载荷传导完全紊乱,而且通过瞬时运动中心测定方法,还会发现髌骨的滑动不与股骨髁的关节相切,而是出现了剪切应力。这种紊乱会迅速导致骨关节炎的发生。因此,治疗髌骨的目标应是尽可能保留髌骨,髌骨切除只能是不得已而为之。

对于严重粉碎性骨折,无法保留较大的髌骨骨折块时,可行全髌骨切除术。髌骨完全切除时,应将小的骨碎块彻底清除干净,而后将股四头肌肌腱与髌韧带重叠缝合或直接缝合。对吻合紧张度的判断标准是:术中将吻合口拉紧之前,膝关节至少能屈曲 90°;若术中屈曲达 120°会导致术后伸膝延缓无力。术后石膏后托固定 3~6 周,而后进行屈伸膝锻炼。但由于髌股关节软骨的适应性使其摩擦系数明显小于股四头肌或任何替代物,切除后必然减少伸膝的力距,股四头肌肌力需增加 30%才能代偿。

**(三)内服外用使用中医药物治疗**

药物治疗全部系我院自制经验方,按骨折三期分治原则实施。

1. 外敷 早期(骨折后 1~2 周)瘀滞较重,用红肿膏(组方:生大黄、芙蓉叶、泽兰等)外敷,如局部红肿热痛明显则可使用岐黄膏(芙蓉花叶、栀子、野菊花等)加黄连膏(黄连、黄柏、地黄等)。中期(骨折后 3~6 周)外敷活血化瘀膏(组方:当归、土鳖虫、三棱等)。后期(骨折 6 周后)予中药汤剂熏洗局部,方用上肢洗剂(桑枝、灵仙、伸筋草等)。皮肤过敏者,可使用消炎止痒粉(炉甘石、冰片等)外敷。

2. 内治 早期按气血辨证,骨断筋伤,血脉受损,气血瘀滞,内服活血化瘀消肿止痛之剂,代表方为初伤胶囊(组成:三七、大黄、红花等)。中期宜和营生新,接骨续筋、调和营卫与气血,代表方为中伤胶囊(组成:续断、骨碎补、当归等)为主,瘀肿疼痛明显者可使用养筋胶囊(制首乌、熟地黄、当归等)。后期:内治采用脏腑辨证,以肝、脾、肾为主,因肝主筋,肾主骨,脾主肉、化生气血,补益肝肾,代表方有补骨胶囊(组成:海螺蛸、熟地黄、鹿角胶等)、肝肾胶囊(组成:淫羊藿、肉苁蓉、补骨脂等),若出现正气损伤,骨质疏松者可配合疗骨胶囊(制草乌、制川乌、威灵仙等)治疗。

**(四)其他疗法**

1. 康复功能锻炼

(1)主动及被动的关节活动度训练:髌骨骨折为关节内骨折,由于部分患者术后早期制动导致股四头肌粘连,加之关节内积血机化后的关节内粘连等,对关节的预后功能影响较大,故初始就应注意膝关节的功能锻炼,即筋骨并重原则。术后早期锻炼应加强足踝部的屈伸活动及股四头肌的收缩,并及早实施被动活动髌股关节,预防髌股关节粘连,强调通过髌骨在股骨滑车关节面上滑动以模造残余或潜在的移位;整复固定 2 周后,开始做膝关节被动活动,活动范围不要超过 15°。术后 3 周即可在卧床保护下练习膝关节伸展运动,可嘱患者不负重扶双拐下地步行,既可减轻膝关节粘连,又能预防股四头肌萎缩;6~8 周后,根据骨折类型及对位稳定程度,结合 X 线片显示的骨折愈合情况,达到临床愈合后,可解除固定,逐步加大膝关节伸屈活动度,以患者自己不感觉疼痛为度。待骨折愈合牢固后,即进行床缘屈膝练习,继而下肢在保护下训练起蹲等。

(2)持续被动运动(CPM)

2. 物理疗法 ①电疗;②其他物理疗法,包括光疗、水疗、冷疗等,多结合具体药物,需康复专业技术人员参与执行。按骨折三期辨证施治,由专业康复师指导协助完成。

**(五)护理**

1. 骨折早期护理

(1)心理护理:护理应重点从心理上解除顾虑,与患者建立融洽友好的关系,取得患者信任,使其积极配合治疗。

(2)生活护理:给予安静舒适的环境,保证其充足的睡眠,给予易消化食物。

(3)外固定后护理:置患肢于功能位,保持有效的外固定。冬天应注意患肢末节的保暖,并观察患肢末梢的血液循环(温度和颜色)。

2. 骨折中期护理

(1)吃饭、穿衣等活动时,务必有家人保护,注意安全,以防跌倒后再次损伤。

(2)保持有效的外固定,用夹板固定者,应及时调整布带的松紧度,上下移动范围以 1cm 为宜。

(3)定期门诊复查,根据 X 线片显示,了解骨折对位及生长情况。

(4)观察伤肢疼痛及肿胀情况,发现局部出现异常疼痛和肿胀后,需要及时来院检查。

(5)加强营养,防治内科并发症。

3. 骨折后期护理

(1)吃饭、穿衣等活动时,务必有家人保护,注意安全,以防跌倒后再次损伤。

(2)坚持功能锻炼,预防肩-手综合征。

(3)平时注意营养,多晒太阳,逐渐达到日常生活自理。

(4)定期门诊复查,根据 X 线片显示骨折愈合情况,选择时机去除内固定。

## 五、疗效评价

**(一)疗效参照中华人民共和国中医药行业标准《中医病证诊断疗效标准》(ZY/T001.1~001.9-94)评定**

治愈:骨折对位满意,骨折愈合,行走无疼痛,膝关节功能完全或基本恢复。

好转:对位尚满意,骨折愈合,行走有疼痛,膝关节自主伸直受限 5°~10°,屈曲受限 45°以内。

未愈:行走疼痛,骨折对位差,膝关节伸直受限 10°以上,屈曲受限 45°以上。

**(二)临床评估标准**

改良 Bostman 法评估疗效:优 28~30 分;良 20~27 分;差<20 分。

**(三)评价方法**

1. 于术后 1 个月、3 个月、6 个月随访时行 X 线片检查,分别观察骨折愈合情况、膝关节功能恢复情况。

2. 参照国家中医药管理局制定的《中医病证诊断疗效标准》和改良 Bostman 法进行评价。

## 六、目前研究进展

1. 髌骨骨折中医治疗难点分析 高能量所致髌骨粉碎性骨折,中医手法复位困难。若关节面不平,日后给患者带来轻度外观畸形、创伤性关节炎、关节僵硬等并发症,严重影响髌骨骨折疗效水平的提高。固定时间过长后,膝关节功能恢复困难。

2. 针对难点的中医治疗应对思路及前瞻性分析 早期可行功能锻炼活动,克服和解决骨折后期关节僵硬、骨质疏松之弊。

3. 可行性研究 本疗法为传统疗法,有以下优点。

(1)操作简单易行,患者痛苦少。

(2)骨折愈合顺利,功能恢复快。

（3）经济节约,费用低,治疗时间短,患者易接受。

（漆 伟）

# 胫骨平台骨折

## 一、概述

胫骨平台骨折是复杂的关节内骨折,多由高能量创伤导致,易发生于青壮年,占小腿所有骨折的5%～8%,常伴半月板、神经、交叉韧带、侧副韧带等软组织损伤。由于胫骨平台为膝关节的组成部分,是人体重量的主要承担部位,若处理不当,将出现创伤性关节炎、感染等并发症,严重影响患者的行走功能。随着人们生活水平的提高以及科学技术的进步,临床上逐渐出现了一些新的技术,使胫骨平台骨折的治疗更加完善。

## 二、诊断

X线是诊断骨折最常用的影像学方法,其特点是机器普及,应用简单快捷且费用低,但其只能对胫骨平台骨折作出初步诊断,而不能对其准确分型,若发生漏诊将发展为严重的骨折。多层螺旋CT(MSCT)弥补了X线的不足,能帮助骨科医师对胫骨平台骨折进行准确诊断分型,但不能对软组织损伤作出准确判断;MRI由于费用高不作为第一选择,但遇到较严重的胫骨平台骨折时,需对骨折周围的软组织损伤情况作出准确评估则需要行MRI检查。MSCT联合MRI诊断胫骨平台骨折是公认最好的方法。江洁等将MSCT与MRI相结合诊断了36例胫骨平台骨折,不仅对骨折的分型准确,对其周围的软组织损伤清晰了解,还能对依据X线检查作出的治疗计划和手术方案进行改善;他们认为,对损伤严重的患者应做MRI检查,这样便于骨科医师术前选择最合理的治疗方案、手术入路及内固定方式。

## 三、骨折分型

现在临床上胫骨平台骨折的分类方法有AO/OTA分型、三柱分型、Hohl-Moore分型和Schatzker分型。Markhardt等根据CT和MRI成像特点对Schatzker分型进行改进,为了使医师对骨折情况更加了解,将SchatzkerⅢ型分为两个亚型,并将Ⅴ型双侧平台的劈裂骨折形象地描述为倒"Y"形。在此分型中,数字越大则损伤越严重,第Ⅰ、Ⅱ、Ⅲ型是低能量损伤,第Ⅳ、Ⅴ、Ⅵ型为高能量损伤。分型如图11-3-1所示。

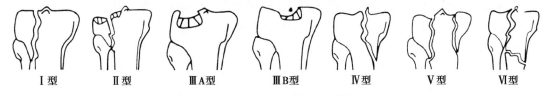

Ⅰ型　　　　Ⅱ型　　　　ⅢA型　　　　ⅢB型　　　　Ⅳ型　　　　Ⅴ型　　　　Ⅵ型

图11-3-1　Schatzker胫骨平台骨折分型

## 四、治疗

1. 非手术治疗　通常情况下,低能量损伤非手术治疗较易获得成功,而高能量损伤几乎不考虑非手术治疗,尤其以SchatzkerⅤ、Ⅵ型胫骨平台骨折为甚。由于高能量损伤常常造成关节面较为严重的塌陷或劈裂,软组织损伤较为严重,通常很难通过手法复位恢复关节面的平整,即使能够暂时恢复,也很难长时间维持复位后的关节面;若采用非手术治疗,由于关节面的极不平整、软组织的嵌插,极易因骨折非解剖复位造成不愈合或畸形愈合,促进创伤性关节炎的发生,从而严重影响关节功能。Moore等认为,非手术治疗胫骨平台骨折的主要适应证为:①无移位骨折或不完全骨折,合并半月板或交叉韧带损伤者除外;②轻度移位的外侧平台骨折;③老年骨质疏松患者的部分不稳定性骨折;④伴有严重内科疾患,不能耐受手术;⑤进行性骨质疏松症;⑥合并脊髓损伤;⑦严重污染的开放性骨折;⑧骨折部位合并感染;⑨部分枪击伤。对于非手术治疗的患者,强调在牵引下进行早期膝关节屈伸功能锻炼,以获得良好的远期疗效。

2. 手术治疗 胫骨平台骨折是关节内骨折,治疗应遵循关节内骨折的治疗原则。骨折断端解剖复位和恢复关节面原始平整形态一直是关节内骨折治疗的首要原则,而关节面的台阶则被认为是引起创伤性关节炎的最重要原因。对于胫骨平台骨折而言,恢复膝关节的稳定性和正常的下肢力线,术中充分植骨保证骨折的复位支撑和关节面的平整,尽可能少剥离软组织,正确处理半月板损伤,坚强有效的内固定及适时早期的无负重功能锻炼,均是取得满意疗效的基本保障。切开关节囊精确复位,支撑钢板内固定的手术方式治疗胫骨平台骨折曾经风靡一时,但时有报道术后并发症发生率高。Young 等报道了内、外双侧钢板治疗 8 例胫骨平台骨折,其中 7 例并发感染。由于术中较广泛的软组织剥离造成了感染及软组织并发症的高发生率,使这一经典术式不再风靡。近年来,由于经皮复位固定、关节镜辅助手术和外固定支架等技术的发展,对胫骨平台骨折的治疗有了新的选择,同时也迎来了新的挑战。此外,也开始出现一些有别于传统认识的观念。Watson 等认为,只要能够维持正常的下肢力线,即使存在关节面不平整,仍能获得较为良好的疗效及预后。Marsh 等认为,相对于关节面的解剖复位而言,膝关节的稳定性对于关节功能的恢复更加重要。国内汤旭日等同样认为,关节的稳定性及力线的恢复对于关节的保护起到更重要的力学作用,在恢复膝关节稳定性和下肢力线的基础上,对关节面进行解剖复位有益于患者的远期疗效。最近也有临床研究表明,由于膝关节中半月板的存在,起到负重的缓冲作用,对膝关节中未达到解剖复位而残留轻中度关节面的不平整对于膝关节的远期功能影响不大,术中保留半月板对于膝关节的功能有着至关重要的影响。

(1)手术入路:手术入路的选择与术中显露操作、手术疗效及术后并发症的发生均有很大关系。临床上,膝前正中切口较常采用,单切口避免了双切口间皮桥皮瓣的坏死概率,对于交叉韧带、半月板的显露较为方便,有利于术中进行软组织修复,另外也为后期必要时的关节置换手术提供了比较良好的软组织条件;但此切口由于皮下软组织剥离较为广泛,血运破坏,皮下组织液化感染和骨折不愈合时有发生,同时对于高能量胫骨平台骨折比较难以获得稳固的固定。膝前外侧入路是治疗外侧胫骨平台骨折最经典的入路,避免了胫前菲薄的皮瓣缺血区,但具有局限性,对于单纯前外侧关节面的复位往往非常满意,但对于内侧、后内侧及后外侧平台的显露效果一直不佳。近年来,LISS 技术在临床上也逐渐得到应用,具有微创和解剖固定的优点,但对于后内侧移位的支撑尚存在问题。膝内侧入路治疗 SchatzkerⅣ型胫骨平台骨折早已得到广泛认可,其对于内侧髁的显露充分,入路下无重要的血管及神经,常作为复杂胫骨平台骨折复位内侧髁的辅助入路。近年来,随着关节镜技术的不断应用与逐渐成熟,关节镜辅助复位结合内侧小切口治疗内侧胫骨平台骨折也已被大家所接受和采用。前外侧和后内侧双切口联合入路对于复杂胫骨平台骨折复位较为困难时可以采用,术中更易对内外侧平台进行准确复位,恢复关节面平整,并且由于胫骨近端解剖的特殊性,此入路对于前内侧软组织损伤的影响较小,也符合由 AO 解剖学固定到 BO 生物学固定的理论衍变,但仍须注意两切口间距离应>7cm,以免造成局部软组织过度剥离,皮桥缺血坏死。胫骨后外侧平台骨折,由于腓骨头的遮挡及神经、血管损伤风险,手术入路的选择较为困难。黄鹄等认为,常用的前外侧切口并不能很好地显露此类骨折部位,即便术中借助 C 臂机透视,也会因为胫骨平台关节面不规则导致难以判断关节面是否恢复平整。近年来,许多学者提出了改良入路,国内 Zhai 等采用多切口联合入路,后方小钢板斜行支撑固定,因该技术不必切除腓骨头,保护了腓总神经不受损伤,取得了满意的治疗效果;国外 Johnson 等报道了扩大 Tscherne-Johnson 入路,行 Gerdy 结节截骨外翻,良好地显露后外侧平台,同样取得了良好的治疗效果。

(2)内固定技术:传统手术方法为了追求骨折的绝对解剖复位,造成了过多的软组织剥离、广泛的血运破坏和软组织损伤,以至于切口及皮下组织感染、深部感染、骨折不愈合等术后并发症的发生率较高。随着现代医学的发展,胫骨平台骨折的治疗理念不断更新,手术固定方式已转换为生物学固定模式,术者们已经意识到需要更加注重韧带、半月板等软组织结构的保护和治疗,将骨损伤与软组织损伤治疗并重,手术的最终目的是恢复关节的解剖形态、正常的下肢力线、关节的稳定性和屈伸功能等。生物力学研究表明,胫骨平台外侧钢板联合内侧小钢板内固定术后,平台所能承受负荷最大量是通过单纯外侧支撑钢板内固定手术的 4 倍,相比较下平台稳固性明显增高,以便于术后进行早期无负重膝关节屈伸锻炼,促进功能恢复,故对于累及双髁的高能量胫骨平台骨折,此术式较为广泛采用。同时,也有研究发现,针对复杂胫骨平台骨折,外侧支撑钢板联合前侧抗滑动钢板内固定术也能与上述技术获得等效的生物力学效应,且相比较下所剥离的软组织更少,术后并发症发生率低。MIPPO 技术的出现进一步促进了手术操作中对骨折愈合的生物学保护,减少了软组织的剥离和骨折断端血运的破坏,取得了良好的手术疗效。Biggi 等对 58 例采用 MIPPO 技术的胫骨平台骨折患者进行了回顾性研究,结果显示骨折复位满意,取得了良好的手术疗效,同时还认为,老年患者是影响疗效的一个重要因素。而高道海等认为,可靠内固定器材的选取,对于骨质疏松患者而言,不仅能够更好地促进骨折断端的支撑,而且有利于骨折愈合,这对老年患者具有重要意义,而采用 L 形钢板治疗塌陷性骨折及防止术后平台高度丢失较为妥善。另外,恢复下肢的正常力线对于复杂胫骨平台骨折而言也是影响手术疗效的关键因素之一。Honkonen 随访研究了 131 例胫骨平台骨折患者,发现术后残留内翻畸形远期将严重影响关节功能;而对于 SchatzkerⅥ型胫骨平台骨折,罗从风等认为,想要将复位骨折块以后的支撑钢板置于最佳位置,只有通过采用后内侧切口才能实现。随着 MIPPO 技术的发展,LISS 技术也开始广泛应用于胫骨平台骨折的手术中,其结合了外固定支架、髓内钉和生物接骨板各自的优点,通过微创操作,经皮置入微型锁定钢板,对骨膜损伤小,且具有生物解剖形态,轴向负荷的情况下不会出现退钉,但 LISS 技术仍具有局限性,对于内侧髁的严重骨折,仍须外加支撑钢板协助固定。

(3)外固定支架固定技术:复杂胫骨平台骨折为高能量损伤所致,因骨折的同时常常伴有肌肉、皮肤等软组织的严重损伤,一期手术给骨折及切口愈合带来很多问题,须明确骨损伤与软组织损伤治疗并重的理念,故通常采用分期治疗的方式,先通过临时的跨越式外固定支架临时固定骨折断端,给予软组织损伤一定的修复时间,以利于后期进一步有限切开或微创治疗恢复骨折的解剖形态,重建下肢力线。Ilizarov 外固定架的临床治疗效果早已得到广泛证实,具有局部组织损伤小、保护骨折端血运、多平面加压、减少应力遮挡、促进微动、可早期进行功能锻炼等优点,但存在操作技术难度较大、术中耗时过多等问题;而单臂外固定支架操作简便,但对于较为粉碎的骨块把持力不够。组合式外固定支架的出现综合了 Ilizarov 外固定架和单臂外固定支架的优点,将半环形或环形克氏针与外固定支架相结合,通过单臂固定骨干,且采用细针固定关节周围骨块,加强了对细小骨块的把持力,具有多平面加压固定、保护骨膜血运、避免超关节固定从而有利于早期功能锻炼等优点,适用于软组织损伤较为严重的高能量胫骨平台骨折。Pugh 等对组合式外固定支架进行了生物力学研究,认为采用多平面固定的外固定支架固定关节周围骨块比任何单平面外固定方式更具有固定力。Malakasi 等将 60 例胫骨平台骨折患者平均分为两组,从手术时间、住院日、负重时间、并发症和术后功能等方面,比较了组合式外固定支架固定和切开复位内固定两种术式,证实切开复位内固定在负重时间上比组合式外固定支架早 21 天,其余方面无明显差异。此外,一些文献报道了有限内固定结合外固定支架的使用对复杂胫骨平台骨折有更好的疗效。Subasi 等回顾性研究了一组高能量开放性粉碎性胫骨平台骨折患者,认为有限内固定结合外固定支架的固定方式,进一步增加了骨折复位的稳定性,降低了复位失败的概率,尤其是针对合并冠状面骨折的患者。Kumar 等在对组合式外固定支架治疗复杂胫骨平台骨折的疗效评价中也认为,对于存在关节骨块严重坍塌的胫骨平台骨折,结合有限切开复位内固定和充分植骨,还会进一步提高手术疗效。

(4)关节镜技术:对于胫骨平台骨折而言,Chart 等认为,术中切开关节囊和游离的半月板是引起术后膝关节粘连、本体感觉障碍、残留关节疼痛的重要因素,同时增加了感染风险,对患者预后产生影响。近年来,关节镜辅助下的胫骨平台骨折复位术得到了发展和应用,取得了良好的手术疗效,减少了上述并发症的发生,同时也对直视下复位关节面、早期诊治关节内合并损伤(如半月板损伤、韧带损伤等)发挥了重要作用。关节镜辅助下手术治疗低能量损伤胫骨平台骨折,因避免了关节囊广泛切开、软组织大量剥离和大面积骨膜损伤,存在明显优势,疗效已经获得认可。SchatzkerⅤ、Ⅵ型胫骨平台骨折属高能量损伤,常常合并严重的软组织损伤,骨损伤亦较严重,通常通过切开复位多钢板支撑达到骨折复位。对于关节镜辅助治疗是否适用于此类型胫骨平台骨折,Siegler 等认为,由于存在广泛的关节囊破坏和软组织损伤,关节液大量渗出,加上关节镜下大量的灌注液冲洗,提高了骨筋膜室综合征的发生率,故而建议关节镜辅助手术不适用于此类高能量胫骨平台骨折。也有人报道,采用小腿中段加用驱血带的方法阻止液体向小腿各筋膜室流注,避免骨筋膜室综合征发生的效果满意。而实际上,除了 Kiefer 等报道的 2 例患者发生骨筋膜室综合征外,其余临床研究中均未见文献报道。结合我国医疗环境,防患于未然仍非常必要,应时刻警惕,同时术前充分查体,降低术中发生骨筋膜室综合征的可能性。

(5)球囊成形术:近年来,新型微创技术球囊成形术在其他部位的骨折治疗中已经得到应用,但在胫骨平台骨折的治疗中应用较少。从国内外文献看,球囊成形术已被证明在胫骨平台骨折的治疗中具有较高的实用性和安全性,且该技术主要应用于胫骨平台压缩性骨折。在球囊成形术中,应注意填入物的量,若填入过多会导致填入物溢出胫骨,进入关节囊内,造成关节感染、骨折不愈合等并发症。Mauffrey 等在术后总结得出,在行此术式时应控制气球的压力,不能为追求恢复平台的高度而将球囊的压力增大,否则容易造成球囊爆破的危险,最好将压力控制在 400psi 以内。Kleanthis 等认为,在治疗 Schatzker Ⅲ 型伴后关节面塌陷的骨折时应采用关节镜与球囊成形术相结合,既可以减小手术切口,还能随时监控关节面的恢复情况,避免关节面过高或过低,使医师准确操作。磷酸钙已成为球囊成形术中的首选填充物,其充入平台空腔中硬度强且不产生热量,且在愈后磷酸钙比自体骨移植压缩程度小,能保持关节面的平稳。球囊成形术虽然有抗压能力不足的缺点,但与传统治疗压缩性平台骨折相比,更能精确控制平台面的高度,与切开复位内固定相比,膝关节僵硬、感染、血栓等并发症的发生率显著降低。因此,球囊成形术还是应该在临床上推广使用,但需要训练过的医师操作。

(6)3D 打印技术:3D 打印技术在近年来发展迅速,在临床主要运用于重建颌面和牙科手术,并开始应用于复杂的胫骨平台骨折治疗中。在进行手术前,将 CT 扫描的信息导入 3D 重建软件中进行重建,然后输入 3D 打印机中打印出与实体 1∶1 等大的伤侧胫骨平台模型,再根据模型对其分型并进行手术模拟及方案确定。根据模型选择合适的钢板,确定钢板合适的放置位置及进行预弯塑形等预处理。运用 3D 打印技术能将患者胫骨平台模型打印出来,对其进行钢板的选择及预处理,确定手术入路,术中可与模拟的情况相比较。打印出的模型与患者骨折情况基本一致。Huang 等建议将胫骨平台手术所需的锁定钢板和螺钉以 0.5mm 的差别建立一个 3D 数据库,这样可以将骨折患者的数据输入后系统自动匹配合适的器械,以减少手术准备时间。在治疗复杂胫骨平台骨折时,运用 3D 打印技术能在术前更加直观地了解骨折情况,还能术前演练、预弯钢板以减少手术时间,同时还能提高年轻医师对复杂胫骨平台骨折的认识。但制作模型的过程所需时间较长,费用较高,且不能直接打印出与患者匹配的钢板,因此临床上还不能作为常规技术应用于胫骨平台骨折的治疗。若我国能建立一个公共 3D 打印模型库,将各种类型的骨折模型及对应的钢板模型储存其中,这样就能方便各地所有医师快速检索,不仅应用于骨科,其他科室也能从中受益,但实现这一目标困难较大,需要各界的合作。

## 五、目前研究进展

胫骨平台是膝关节的重要组成部分,承担着人体的主要重量,若治疗不当,将严重影响患者行走及心理健康。传统治疗方法在恢复过程中容易出现创伤性关节炎、骨折不愈合等多种并发症。随着技术的发展,诊断的方法将不断简化,微创技术在临床上的价值越来越显著。球囊成形术对人体的二次伤害小,不易发生并发症,虽然现在的球囊抗压能力较弱,但随着新材料的不断更新,抗压能力更强的球囊将会出现在临床,并在胫骨平台骨折的治疗中绽放光彩。3D 打印技术作为近年来的新型技术,在临床多种疾病中已经应用并且产生良好效果,能对胫骨平台骨折的诊断和治疗起到巨大作用,还能节省手术时间。随着技术的不断更新,未来制作出的 3D 模型将更加平整光滑,制作成本及时间也会更少。

(舒丛科 杨昊勇)

## 参 考 文 献

1. 张小栋,张婷. 导向器辅助内固定及传统内固定治疗胫骨平台 Schatzker Ⅲ 型骨折的对比[J]. 中国继续医学教育,2016,8(19):139-140.

2. 陈红卫,王子阳,李军,等. 扩展的前外侧入路治疗胫骨平台后外侧骨折[J]. 中国骨伤,2016,29(8):752-755.

3. 中华创伤骨科杂志编辑委员会. 胫骨平台骨折诊断与治疗的专家共识[J]. 中华创伤骨科杂志,2015,17(1):3-7.

4. 马炬雷,徐云钦,申屠刚,等. 创伤性胫骨平台骨折术后感染危险因素分析[J]. 中国骨与关节损伤杂志,2016,31(6):606-609.

5. 孙广江,姚啸生,李洪久,等. X 线平片与三维 CT 检查在胫骨平台骨折评估中的应用价值?[J]. CT 理论与应用研究,2016,25(4):485-491.

6. 苗炜宇. CT 三维重建与 MRI 对胫骨平台骨折的诊断价值[J]. 河南医学研究,2016,25(6):1115-1116.

7. 信瑞强,张双,张志鹏,等. 多层螺旋 CT 对胫骨平台隐匿性骨折的诊断价值[J]. 河北医药,2016,38(15):2313-2317.

8. 江洁,董道波,王晶,等. MSCT 后处理技术结合 MRI 在胫骨平台骨折诊断中的应用价值[J]. 医学影像学杂志,2016,26(7):1288-1291.

# 第四节 小腿骨折

## 胫腓骨干骨折

### 一、概述

胫腓骨干骨折中以胫骨干骨折居多,胫、腓骨双骨折次之,腓骨干骨折少见。发病于各种年龄段,以儿童和青壮年好发。

胫骨是重要的承重骨骼。胫骨干中上 1/3 段横断面呈三棱形,中下 1/3 交界处横断面呈四方形。胫骨中下 1/3 交界处最细,为骨折的好发部位。胫骨前侧整体位于皮下,骨折端容易穿破皮肤,常引起开放性骨折。胫骨的滋养血管主要位于胫骨干的中上 1/3 段,下 1/3 段软组织少,远端获得的血液循环很少。营养胫骨的血管由胫骨干上 1/3 的后方进入,在致密骨内下行,进入髓腔;胫骨下 1/3 缺乏肌肉附着,胫骨干下 1/3 段发生骨折后,营养动脉损伤,供应下 1/3 段的血液循环减少,发生延迟愈合或不愈合。在胫骨上段后面,有胫前和胫后动脉贴胫骨表面向下走行,故胫骨上 1/3 骨折移位,易发生动脉损伤,引起下肢严重血液循环障碍,甚至缺血坏死。骨折后均可因骨髓腔出血或肌肉、血管损伤出血,引起骨筋膜室高压,导致肌肉缺血性坏死,甚至后期纤维化,严重影响下肢功能。腓总神经经腓骨颈进入腓骨长、短肌及小腿前方肌群,有移位骨折可引起腓总神经损伤。胫腓骨的上下端是平行的膝关节和踝关节,若骨折对位对线不良,形成旋转或成角畸形,改变了关节的受力面,破坏了关节面的平行,易发生创伤性关节炎,导致下肢功能障碍。

### 二、病因病机

直接暴力或间接暴力均可导致胫腓骨干骨折。直接暴力多见压砸、冲撞、打击致伤,骨折线为同一平面的横行、短斜行或粉碎性骨折,软组织损伤常较严重,易造成开放性骨折。间接暴力多见于高处跌下,跑跳的扭伤或滑倒所致的骨折,骨折线常为斜行或螺旋形,胫骨与腓骨多不在同一平面骨折。

骨折的移位程度、方向与暴力作用的大小、方向及肌肉的收缩、肢体的重力等因素有关。胫腓骨干骨折的移位可出现重叠、成角或旋转畸形。

### 三、骨折分型

胫腓骨骨折的分型方法比较多,常用分型方法有两种。

1. 按骨折线形态分类 ①横行骨折;②短斜行骨折;③粉碎性骨折;④长斜行骨折;⑤螺旋形骨折。

2. 按骨折部位分类 ①胫骨干上 1/3 骨折;②胫骨干中 1/3 骨折;③胫骨干下 1/3 骨折。

### 四、诊断

1. 病史 有明显外伤史,如重物打击、挤压、高处跌伤、扭伤等。

2. 临床表现 伤后患肢肿胀、疼痛、功能丧失,患肢出现重叠、成角或旋转畸形,可扪及骨擦感和异常活动,骨传导音减弱或消失,患肢纵轴叩击痛阳性。

胫骨上 1/3 骨折有可能损伤腘动脉,腓骨近端骨折时易损伤腓总神经,血管神经损伤者会出现相应的临床表现。

3. 影像学及其他检查 正侧位 X 线片可明确诊断骨折的部位、类型和移位情况。X 线照片应包括胫、腓骨全长。合并血管损伤者可行超声或血管造影,合并腓总神经损伤者必要时行神经电生理检查。

**4. 鉴别诊断** 腓骨颈骨折时,有骨膜反应,在骨折处有很细的透亮区,要与恶性肿瘤、慢性骨髓炎等病理性骨折相鉴别。

## 五、治疗

胫腓骨骨折的治疗目的是恢复小腿的承重功能。因此,骨折端的成角畸形与旋转移位应该予以完全纠正,以免影响膝踝关节的负重功能和发生骨关节炎。除儿童病例外,虽可不强调恢复患肢与对侧等长,但成年病例仍应注意使患肢缩短不多于1cm,畸形弧度不超过10°,两骨折端对位至少应在2/3以上。

### (一)非手术治疗

无移位的胫腓骨干骨折采用夹板或石膏固定8~10周。有移位的骨折尽可能行非手术治疗,以保护骨折断端的血供,减少骨折迟缓愈合和不愈合的发生。

1. **手法复位** 硬膜外麻醉下进行复位。一助手站于患肢外侧上方,用靠近患者的手臂套住患者腘窝部。第二助手站于患者下方,以右手握持足跟,左手握住足背部,屈膝20°~30°位进行牵引。术者站患肢外侧,面向患者,先以手掌左右挤压,纠正侧方移位;再以双手环抱患肢,两手2~5指放在骨折远折端,两手拇指放在骨折近侧端前方,将远折端向前端提,将近折端向后按压,使断端复位。

上述复位完成后,术者用两手拇指和食指捏持胫骨的前嵴和内嵴,在骨折处应用对挤复位手法,矫正残余移位。然后触顶使断端紧密吻合,用夹板进行外固定。

2. **固定方法**

(1)夹板固定:适用于稳定性及部分不稳定性胫腓骨骨折、部分开放性骨折。胫腓骨上1/3骨折,夹板应用不超过踝关节,中、下部胫腓骨骨折用超踝关节夹板外固定。

(2)小腿石膏托外固定:适用于皮肤损伤,肌肉及骨裸露的二类、三类创口的骨折,以利于观察创口及换药。待伤口愈合后,再换为夹板固定。

(3)短腿石膏管型外固定:适用于有感染的开放创口,断端已骨连接者,将创口开窗,以利于换药和扶双拐下地进行功能锻炼。

### (二)手术治疗

不稳定的胫腓骨干双骨折,若手法复位失败,以及严重粉碎性骨折或污染不重且受伤时间较短的开放性骨折,建议切开复位内固定或外固定支架固定。

开放性胫腓骨干双骨折,若软组织损伤严重,先行清创术,再行复位,用加压钢板或髓内针内固定,同时做局部皮瓣或肌皮瓣转移覆盖创面,不使内固定物或骨质暴露。术中应尽量保护骨膜,避免剥离太多,预防骨折不愈合。另外,为了稳定骨折,便于术后换药,可在复位后不做内固定,而采用外固定器固定。

骨折畸形愈合或不愈合,若重叠移位2cm以上,前后成角畸形10°~15°以上,旋转畸形5°以上,骨端骨折关节面关系改变,关节功能障碍者,根据具体情况对症治疗:①6~8周以内的陈旧性骨折,采用手法折骨复位,夹板固定配合骨牵引治疗;②8~10周以上的陈旧性骨折或手法折骨未成功的横断骨折,采用钻孔折骨,行骨牵引,手法复位后,用夹板固定。牵引重量减至4~5kg,持续牵引至骨折愈合。

夹板固定配合骨牵引治疗效果不理想者,建议行小切口凿断折骨复位术,夹板外固定,持续骨牵引治疗,6~8周后解除骨牵引,加强功能锻炼。

重叠成角3cm以上,并血管、神经损伤,伴严重软组织损伤且骨折不愈合,行切开复位、植骨、钢板或Ender髓内针内固定。

### (三)药物治疗

按骨折三期辨证治疗。骨折早期,治宜活血祛瘀,利水消肿,方用活血止痛汤加金银花、连翘、木通、薏苡仁等;中期和营生新,接骨续筋,以促进筋骨愈合,方用和营止痛汤加红花、牛膝、牡丹皮、杜仲等;后期应补气血、养肝肾、壮筋骨为主,方用八珍汤或独活寄生汤。

### (四)功能锻炼

复位固定后,抬高患肢,屈曲膝关节呈20°~30°位,使肢体处于中立位。注意观察小夹板固定的松紧度、纸垫和小夹板的位置、牵引的重量、肢体的位置。术后指导患者进行股四头肌的收缩锻炼和踝关节屈伸活动。2周后,鼓励患者进行直腿抬举活动和屈膝活动。4~8周后,可逐渐负重下地活动。达到临床愈合标准后,解除小夹板固定,加强功能锻炼。

## 胫腓骨远端骨折

### 一、概述

Pilon 骨折是涉及负重关节面与干骺端的胫骨远端骨折,其典型特征是干骺端存在不同程度的压缩,干骺端的压缩粉碎性骨折、不稳定、原发性关节软骨损伤以及永久性关节面不平整导致预后不良。Pilon 骨折的发生率较低,约占下肢骨折的 1% 及胫骨骨折的 7%~10%。

Pilon 骨折缺乏一个明确的概念。1911 年,法国放射学家 Destot 首先提出"tibial Pilon"一词,他把胫骨远侧干骺端的形状描述为像药剂师的杵棒(Pilon)。胫骨远侧的关节面形似屋顶,1950 年 Bonin 称之为"tibial Plafond",因此 Pilon 骨折又称 Platfond 骨折。

### 二、病因病机

1. 解剖结构 胫骨远侧干骺端皮质骨很薄,并以松质骨为主。远侧干骺端前内侧面呈一半径约 20mm 的凹面,并向内侧旋转 25°。这种旋转,近端比远端明显,前方比后方明显。保持胫骨的力线与旋转取决于对其复杂解剖结构的理解。胫骨与腓骨通过许多附着于其骨突的韧带与骨间膜而坚强连接,任何骨突在损伤中均有可能骨折,其复位与固定对于保持踝关节的稳定性与重建胫骨远端是必需的。胫骨远端的关节面呈四边形,与距骨滑车形成关节,关节面在前方较宽,在冠状面与矢状面上呈上凹,与内踝关节面相延续,而内踝关节面与胫骨穹隆呈约 90°,并向远侧延续 1.5cm。腓骨与距骨外侧面形成关节。

2. 损伤机制 Pilon 骨折常发生于高处坠落、车祸骤停、滑雪及绊倒前摔等。损伤时足的位置与骨折类型密切相关,若损伤时足处于跖屈位,压缩暴力通常指向后方,胫骨后方形成较大骨折块;若损伤时足处于中立位,通常导致整个关节面的损伤或 Y 形骨折,胫骨前方与后方各形成较大骨折块;若损伤时足处于背屈位,胫骨前方通常形成较大骨折块。骨折的类型主要取决于两种暴力:轴向压缩暴力与旋转剪切暴力,两种暴力同时作用时会导致关节面的移位与压缩及干骺端的粉碎性骨折,常导致轴向对线不良。75%~80% 的 Pilon 骨折患者合并腓骨骨折,这通常是由外翻剪切暴力所致,常导致外侧关节面的损伤与外翻畸形,而开放性 Pilon 骨折常合并外翻畸形;若腓骨完整则表明是由内翻剪切暴力所致,常导致内侧关节面损伤和内翻成角。

### 三、骨折分型

有效的骨折分型系统可提示预后、指导治疗及加强治疗医师之间的相互交流。目前,已有许多学者对 Pilon 骨折提出不同分型。30 多年前,Ruedi 和 Allgower 根据关节面骨折移位程度分为 3 型:Ⅰ 型,简单劈裂骨折,关节面没有移位或轻度移位;Ⅱ 型,关节面移位明显,但粉碎程度较轻;Ⅲ 型,关节面明显移位与严重粉碎。这种分型仍广泛应用于临床。Ovidia 和 Beals 将 Pilon 骨折分为 5 型:Ⅰ 型,无移位的关节面骨折;Ⅱ 型,轻度移位的关节面骨折;Ⅲ 型,关节面骨折移位伴有几个大骨折块;Ⅳ 型,关节面骨折移位伴有几个大骨块,同时干骺端有较大骨缺损;Ⅴ 型,关节面明显移位与严重粉碎。Ovidia 和 Beals 的分型与 Ruedi 和 Allgower 的分型相比,Ruedi 和 Allgower 分型中的 Ⅱ 型又分为 3 型,也就是 Ovidia 和 Beals 的分型中 Ⅱ 型、Ⅲ 型及 Ⅳ 型。AO 将胫骨远端骨折分为 3 型:A 型,关节外型;B 型,部分关节内型;C 型,完全关节内型,每型又分为 3 个亚型。其中,Pilon 骨折是 B 型与 C 型。B 型分为 3 个亚型:B1 型,部分关节内简单劈裂骨折;B2 型,部分关节内劈裂-压缩性骨折;B3 型,部分关节内粉碎压缩性骨折。C 型也分为 3 个亚型:C1 型,简单的关节和干骺端骨折;C2 型,简单的关节骨折,干骺端粉碎骨折;C3 型,关节和干骺端均为粉碎性骨折。这种分型对 Pilon 骨折给予了详细描述。根据软组织有无开放性伤口,Pilon 骨折又可分为开放性骨折与闭合性骨折,其中开放性 Pilon 骨折可分为 Gustilo Ⅰ、Ⅱ、Ⅲ 型,或 Tscheme Ⅰ、Ⅱ、Ⅲ、Ⅳ 级。

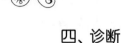

### 四、诊断

Pilon 骨折患者通常在损伤后不久足与踝关节发生不同程度的肿胀,必须仔细护理以确保皮肤的完整。开放性骨折患者的伤口一般在胫骨远端内侧或腓骨骨折平面。移位明显的闭合性骨折患者会引起皮肤的肿胀并影响其血供,因此必须仔细检查皮肤状况以判断是否发展为开放性骨折,若发展为开放性骨折,应及时复位以防止皮肤进一步坏死与骨折受到污染。对 Pilon 骨折患者应详细检查下肢的神经血管状况并做记录,以帮助了解是否出现骨筋膜室综合征,必须警惕是否出现骨筋膜室综合征,特别是高能量损伤所致的 Pilon 骨折。某些患者在转院治疗过程中,通常采用闭合复位与夹板固定,这样往往会导致组织肿胀与水疱形成,不同性质的水疱代表不同程度的皮肤损伤,含相对清澈液体的水疱的出现说明表皮损伤,而含血性液体的水疱的出现说明真皮损伤,水疱的大小、特征及位置最终影响骨折的治疗。为了解 Pilon 骨折状况,一般需拍摄踝关节正位片、侧位片、踝穴位及外旋 45°斜位 X 线片。CT 可使临床医师更加清楚地了解骨折状况,明确关节骨折块的数量、移位的程度及关节软骨的压缩情况。CT 扫描在评价骨折块的移位方面优于平片,可用于术前计划与指导手术治疗。

### 五、治疗

多数学者认为,Pilon 骨折治疗的目标是关节面解剖复位与早期功能锻炼。然而是否能达到上述目标与骨折的严重程度密切相关,同时是否累及骨干、移位或粉碎的程度、移植骨质量、软组织状况及是否为开放性骨折也影响治疗效果。Pilon 骨折治疗手段分为非手术治疗与手术治疗,非手术治疗包括石膏外固定、骨牵引,通常是跟骨牵引;手术治疗包括内固定、外固定或内固定与外固定相结合、分步延期切开复位内固定等。

#### (一) 非手术治疗

各种形式的骨牵引与石膏外固定应用于治疗 Pilon 骨折,这两种治疗手段都是通过韧带关节囊的整复作用使骨折块复位而维持胫骨力线,若内侧韧带没有损伤,可能传导足够的力以稳定胫骨内侧穹隆,然而相对松弛的前方与后方关节囊却很难复位相应的骨折块。非手术治疗指征为无移位骨折,或全身情况较差的患者,或作为手术治疗前暂时的治疗手段。石膏外固定时即使能达到解剖复位也很难维持胫骨力线,由于干骺端的骨缺损与粉碎性骨折,通常易发生再移位,同时石膏外固定限制关节活动,最终导致关节僵硬与骨营养不良。骨牵引可作为暂时的或最终的治疗方法,通常行跟骨牵引,若跟骨骨折,可行距骨颈牵引。

骨牵引操作较简单,便于护理与观察,并允许踝关节活动以防止肢体短缩或骨折块移位。当肢体长度恢复时,可促进静脉与淋巴回流,减少软组织肿胀,促进软组织愈合。然而严重的粉碎与压缩性关节骨折时,骨折块通常没有与关节囊相连,骨牵引不能使关节块复位,同时骨牵引会增加压缩的干骺端的空隙,若不植骨,很难愈合,可能会导致肢体的短缩或成角。

#### (二) 手术治疗

1. 手术治疗指征与原则

(1)治疗指征:关节骨折块移位大于 2mm;关节不稳定;轴向对线不良;开放性骨折;合并血管神经损伤需修复。手术治疗通过解剖重建关节面而保持关节正常负重功能,术后早期功能锻炼增加关节软骨营养,促进创口与韧带的愈合,减轻关节僵硬与肌肉萎缩。

(2)治疗原则:Ruedi 和 Allgower 最早提出 Pilon 骨折重建的 4 个原则:恢复肢体长度、重建干骺端、植骨、连接骨干与干骺端。有学者认为,Ruedi 和 Allgower 倡导的治疗原则主要适用于低能量损伤的切开复位内固定,而对于高能量损伤的复杂性和/或开放性骨折,提倡有限的内固定与外固定支架相结合的治疗方法。目前,生物接骨术的原理已应用于 Pilon 骨折,强调软组织有限剥离、保护附着于骨块的软组织、间接复位、早期功能锻炼、晚期负重等。

2. 手术治疗时机　降低切开复位内固定后软组织并发症的危险性主要取决于合适的手术时机。Varela 等报道,Pilon 骨折后水疱的发生率为 29.4%。水疱有两种类型:含清澈液体的水疱与含血性液体的水疱。Giordano 曾随访 53 例患者,发现出现并发症的 7 例均只与血性水疱有关,因此主张若手术部位有血性水疱则不宜手术直至水疱消失表皮愈合;表皮愈合通常需要 4~21 天,平均需 16 天。若软组织水肿明显,皮肤水疱形成,皮肤、皮下组织、肌肉挫伤,则需要推迟手术,但开放性骨折与出现骨筋膜间室综合征的患者例外。骨折后损伤局部软组织有一定程度的缺血,虽然缺血最明显的时间是损伤后 24 小时,但在损伤后 3~6 天内缺血仍有可能加重,若手术选择在这段时期,易出现并发症。手术应选择在软组织愈合与肿胀开始消退时,一般需要 7~10 天。若手术推迟超过 3 周,肉芽组织出现,血肿机化,骨端吸收,手术操作较为困难,很难解剖复位,远期疗效不佳。最佳的手术时机是损伤后 6 小时内与损伤后 6~12 天。

3. **手术治疗方法** Pilon 骨折的手术方法包括外固定支架外固定、有限的内固定与外固定支架相结合、切开复位内固定、经皮钢板内固定、踝关节融合、截肢。其中以先外固定支架固定后行切开复位内固定术应用最为广泛。

(1)外固定支架外固定:外固定支架应用的指征为关节面有较大骨折块可通过韧带整复作用而复位,同时干骺端严重粉碎性骨折;污染的开放性骨折。损伤后由于软组织肿胀明显不宜切开复位内固定,应用外固定支架可稳定骨折,使踝关节可早期活动,避免切开复位内固定的并发症,如创口裂开、感染、骨髓炎等。外固定支架放置的位置与切开复位内固定时钢板放置的位置相同,对抗变形的力量而维持下肢的长度、力线与旋转。应用外固定支架固定时,腓骨是否需钢板内固定还存在争议。Williams 等曾评估 53 例合并腓骨骨折的 Pilon 骨折患者,其中 22 例腓骨用钢板内固定,虽然两组在并发症的发生率上无统计学差异,但是腓骨用钢板固定后并发症发生的概率增加。腓骨用钢板固定后,胫骨远端可能会延迟愈合,因为腓骨固定后下肢恢复正常长度,胫骨远端的骨折块之间会存在空隙,骨折不容易愈合,最终有可能导致骨不愈合。

(2)切开复位内固定:切开复位内固定治疗 Pilon 骨折包括 4 个步骤:①固定腓骨,通常采用动力加压钢板。解剖复位腓骨与坚强内固定可保存外柱并经常使前外侧(Tillaux-Chaput)或后唇(Volkmann 三角)骨折块复位。目前,腓骨是否需要行复位与内固定存在较大争议,首先是腓骨粉碎性骨折很难解剖复位,并影响到胫骨远侧干骺端与关节面的重建;其次是腓骨的坚强固定可能引起外翻畸形并分离胫骨,导致延迟愈合或不愈合;再者,增加创口并发症的危险性并潜在延迟愈合。②重建胫骨干骺端与关节面,其中重点是复位内踝、前外侧与后唇骨折块。③干骺端植骨,Pilon 骨折均有不同程度的骨压缩,重建关节面后干骺端与关节面之间产生骨缺损,需植骨。自体髂骨植骨可增加骨折稳定性并促进骨折愈合,一期植骨可有效预防骨不愈合。④重新连接骨干与干骺端,通常是在胫骨内侧或前侧用苜蓿叶形钢板及松质骨螺钉固定。BaNs 等认为,切开复位内固定治疗Ⅲ型 Pilon 骨折满意度仅为 40%~45%,因此认为切开复位内固定只适用于低能量损伤的骨折。Ego 认为,切开复位内固定整复关节面,干骺端植骨,为功能恢复提供前提,同时用钢板坚强内固定,术后踝关节早期功能锻炼,减少或延缓骨关节炎的发生;高能量损伤应用切开复位内固定治疗时,虽然存在较多并发症,但是手术时机选择在损伤后 10~14 天,术中采用软组织无创技术,也能获得较好的远期疗效。

(3)有限的内固定结合外固定支架:首先重建腓骨,然后经皮或切开胫骨关节面,复位关节面骨折块,用克氏针或松质骨螺钉固定,后用外固定支架将干骺端与骨干固定,必要时植骨。目前,这种治疗方法主要应用于高能量损伤骨折与开放性骨折。手术中尽量少剥离软组织,使骨折块与关节囊韧带或骨膜相连,减少延迟愈合与不愈合的发生。这种手术方法具有以下优点:①手术操作简单,创口较小,同时内固定有限,避免过多剥离软组织影响骨折端血供,有利于创口与骨折的愈合;②利用外固定支架的牵开作用,软组织、肌腱及韧带可整复骨折块,即韧带整复作用;③术后 2~4 周可早期功能锻炼踝关节,增加关节软骨营养,减少术后骨关节炎的发生;④超关节功能位固定有利于关节囊与韧带的功能重建。Bonar 报道手术治疗 21 例,其中第一组(5 例)单纯用外固定支架治疗,第二组(16 例)用有限内固定结合外固定支架治疗,结果发现:第一组中 4 例发生关节僵硬,1 例最后截肢,而第二组均愈合且没有出现创口感染、皮肤坏死、骨髓炎等。他们认为有限的软组织切开减少感染、骨不愈合等并发症。

(4)分步延期切开复位内固定:对于严重的软组织损伤或粉碎性骨折,有学者主张分步延期切开复位内固定治疗。第一步,跟骨牵引或有限切开钢板固定腓骨并外固定支架固定,稳定软组织,维持下肢肢体的长度;第二步,行正规的胫骨切开复位内固定。这种治疗方法明显降低并发症的发生率,特别是感染与软组织的并发症明显降低。Patterson 报道,分步延期切开复位内固定治疗 21 例 Pilon 骨折,损伤后立即行腓骨固定并在胫骨内侧用跨关节外固定支架固定,平均 24 天后,拆除外固定支架,同时胫骨行正规的切开复位内固定,随访 22 个月,平均 4.2 个月骨折愈合,无感染及软组织并发症,踝关节功能优良率达 77%。

### (三) 并发症

Pilon 骨折并发症的发生率与损伤机制有关,高能量损伤的骨折高于低能量损伤的骨折,同时治疗方法也影响并发症的发生率(切开复位内固定高于外固定支架治疗)。软组织的并发症主要包括表皮坏死、全层皮肤坏死及深部感染。一期外固定支架治疗,二期切开复位内固定,可明显降低深部感染的发生率,有文献报道为 6%。骨不愈合通常被认为是创伤性血供破坏、手术中软组织过多的剥离、骨折端之间的分离与不稳定所致的结果。Bourne 等报道,用切开复位内固定治疗 Ruedi 和 Allgower Ⅱ 型骨折时,骨不愈合的发生率为 25%。骨不愈合的治疗方案是自体植骨与重新固定。固定不牢靠通常会导致干骺端或关节面的畸形愈合。固定不牢靠或植骨失败容易使远侧骨折端向内侧移位,内翻畸形会导致足的生物力学改变、疼痛,加速踝关节软骨退变。踝关节畸形会导致负重力量分布不均匀,加速创伤性关节炎的发生。关节骨折块的复位固定可有效避免踝关节畸形。踝关节周围软组织的损伤、关节内纤维组织形成、肌肉收缩及瘢痕的形成导致踝关节活动受限。BaNs 等报道,延期切开复位内固定治疗的患者,踝关节活动范围优于有限的内固定结合外固定治疗的患者。关节软骨的损伤、软骨下骨缺血性坏死、关节面的不连续会导致创伤性关节炎。许多文献指出,踝关节的功能与关节面整复的精确度密切相关。若关节面整复不满意,创伤性关节炎的发生率几乎是 100%。但必须指出,关节骨折块的解剖复位也不能有效防止创伤性关节炎的发生。

### 参 考 文 献

1. Joseph Borrelli Jr, Erik Ellis. Pilon fractures: assessment and treatment[J]. Orthop Clin North Am, 2002, 33(1): 231-245.
2. Egol KA, Wolinsky P, Koval KJ. Open reduction and internal fixation of tibial pilon fractures[J]. Foot Ankle Clin, 2000, 5(4): 873-885.

## 特殊类型的胫腓骨骨折

### 一、Maisonneuve 骨折

Maisonneuve 骨折是指由外旋暴力导致的腓骨中上段骨折,骨折常位于外踝上 7~8cm 以上,骨折线呈螺旋形,有骨间膜撕裂,踝关节不稳。常合并下胫腓分离、内踝骨折、三角韧带撕裂、距腓前韧带断裂、骨间韧带损伤、下胫腓韧带撕裂、后踝骨折等损伤。

损伤机制:Maisonneuve 骨折属于 Lauge-Hansen 分型旋前-外旋型 Ⅲ 度损伤,旋前指足受伤时处于旋前位,外旋指距骨受外旋伤力,以距骨后外为轴在踝穴内外旋。踝内侧先受张力损害,致内踝撕脱骨折或三角韧带断裂,暴力继续,依次致下胫腓前韧带断裂、外踝上方腓骨中段或上段骨折。

治疗:切开复位下胫腓联合,应用螺钉自腓骨正中固定于腓骨,把持 3 层骨皮质,一般不用拉力螺钉,避免下胫腓关节过度缩窄,致踝穴横径变窄、踝关节背屈活动受限。如后踝骨块较大(超过关节面 1/4),则复位内固定。内踝骨折应予以复位骨折,空心钉或锚钉固定。内侧副韧带深层如果断裂,应予以修补。

### 二、Dupuytren 骨折

Dupuytren 骨折是指腓骨远段骨折伴下胫腓联合分离。

损伤机制:相当于 Lauge-Hansen 分型旋前外旋型和旋后外旋型骨折。

治疗:腓骨骨折如位置较高,可不处理,复位固定下胫腓联合。如腓骨骨折位置低,影响踝关节的稳定及匹配关系,则需切开复位内固定,同时复位固定下胫腓联合。

### 三、Chaput 骨折或 Tillaux-Chaput 骨折

Chaput 骨折或 Tillaux-Chaput 骨折是指下胫腓韧带在胫骨的起点处发生的撕脱骨折。

损伤机制:距骨在踝穴内外旋或外翻导致下胫腓前韧带紧张,导致下胫腓前韧带在胫骨前结节附着处

的撕脱骨折。

治疗:移位小于 5mm,可考虑保守治疗;移位大于 5mm,可考虑手术切开复位螺钉固定或锚钉固定。

### 四、Volkman 骨折

Volkman 骨折也称后踝骨折,是下胫腓后韧带在胫骨止点处发生的撕脱骨折,骨块可累及或不累及踝关节面。

损伤机制:距骨在踝穴内外旋或外翻导致下胫腓后韧带紧张,导致下胫腓后韧带在后踝附着处的撕脱骨折。

治疗:如骨块小、移位小,可保守治疗;如后踝骨块较大(超过关节面 1/4),则切开复位,螺钉或后踝钢板固定。

### 五、目前治疗趋势

手术治疗 Maisonneuve 骨折、Dupuytren 骨折时,复位固定下胫腓联合是关键。

良好的下胫腓联合复位需要:①腓骨复位:恢复腓骨长度、3 个平面上的力线,纠正旋转;②腓骨切迹沟回纳复位,纠正前后及外侧移位。

固定下胫腓联合,可使用 AO 组织推荐的"位置固定螺钉"(positioning screw),即用 1~2 枚直径 3.5mm 的皮质骨螺钉在下胫腓联合近侧,水平方向、向前约成 45°角,由后外向前内固定下胫腓联合,螺钉不穿透对侧胫骨皮质(即穿过 3 层皮质)。另外,也有学者建议使用更粗的螺钉,螺钉尽量穿透 4 层骨皮质。为防止踝穴变窄,建议在固定下胫腓时将踝关节于轻度背伸位拧入皮质螺钉。下胫腓除了可以使用金属螺钉外,还可使用可吸收螺钉,也可以结合钢板、钩螺钉、下胫腓钩等,多枚螺钉可获得更坚强的固定。目前,除了上述下胫腓联合的"刚性固定",也有"弹性固定"。弹性固定下胫腓联合,包括使用缝线进行纽扣缝合、使用缝合锚或带祥纽扣钢板进行弹性固定等,临床最常用的固定方式为带祥纽扣钢板固定。Suture-Button 技术是较为成熟的下胫腓固定方式。弹性固定可在固定下胫腓联合的同时,保持其微动功能,以利于踝关节功能恢复,避免拉力螺钉松动、断裂及二次手术。除了刚性固定和弹性固定,韧带重建也是一种修复下胫腓联合损伤的方法。

下胫腓联合分离术后,下胫腓螺钉什么时候取出?不同的文献给出了不同的结论,但总的来说早期取出(术后 8~10 周取出)和骨折完全愈合后连同内外踝固定物一起取出,在疗效上无显著差别。早期取出有下胫腓联合再次分离的风险,晚期取出有螺钉断裂、退钉的风险。

Chaput 骨折、Volkman 骨折除手术切开复位螺钉或锚钉内固定外,还可经皮复位固定,或在关节镜下复位及固定。

(刘 强 黄文凭)

# 第五节 踝关节骨折

### 一、概述

踝关节是下肢重要的负重关节之一,当行走和跑步时可以承载相当于人体体重 5 倍的重量;其稳定性和灵活性在日常活动中起着重要的作用。踝关节骨折是最常见的骨折之一,发生率约 0.08%~0.13%,约占全身骨折的 3.92%。致伤原因多为摔伤、运动损伤、交通伤及建筑工地外伤等。患者通常因疼痛、不能行走或怀疑骨折而就诊于急诊。当发生踝关节骨折时,维持踝关节稳定的因素和结构遭受破坏,如果治疗不当会导致踝关节活动受限、疼痛及创伤性关节炎等,对日常生活产生严重影响。因此,踝关节骨折的良好预后取决于明确诊断和合理治疗。

### 二、病因病机

在正常人的移动中,踝关节活动度范围是 20°~36°,平均 24°。踝关节轴线的倾斜度范围相对于垂直线是 88°~100°,平均 93°。即使在最大倾斜度踝关节轴线和最大 36°踝关节活动度情况下,小腿围绕垂直轴线的旋转范围也只有 11°。这明显小于正常行走时单独测量小腿水平面上的平均旋转度数。平均踝关节倾斜度和平均跖屈、背伸程度所决定的小腿水平方向旋转程度要小于足部站立不动支撑体重时的小腿水平旋转活动。踝关节活动范围显示,在足跟着地时,踝关节迅速跖屈,在全足着地后,在步态周期的 7% 内达到最大值。接着,踝关节逐渐背伸,直到约在步态周期 49% 左右,再次出现踝关节跖屈,跖屈在足趾离地时达到最大。在摆动相,踝关节出现背伸。踝关节周围肌肉功能显示前间室肌肉群是作为整体来起作用的。跟骨着地后,前间室肌肉群的作用一直持续到跖屈活动结束后才停止,约占步态周期的 7%。在此期间,肌肉进行离心收缩(肌肉被拉长)。临床上,如果胫骨前方肌群无功能的话,在摆动相会出现跨域步态,即髋关节和膝关节增加屈曲度来代偿踝关节不能背伸的情况。如果在后跟着地后胫骨前方肌群失能的话,由于缺乏对跖屈的控制,将导致足底拍打地面。从步态周期的 55% 开始直至整个摆动相,前间室肌肉都会使踝关节背伸。通过前间室肌肉的向心性收缩产生踝关节背屈。虽然胫骨后肌和腓骨长肌通常在支撑相 10% 左右开始发挥作用,而其他小腿后方肌肉在支撑相 20% 发挥作用,但小腿后方肌群基本上也被认为是作为整体来发挥功能的。在刚开始阶段,踝关节逐渐背伸直到步态周期的 40% 左右停止,此时小腿后方肌群是离心性收缩,直到踝关节开始跖屈,小腿后方肌群才开始向心性收缩。有趣的是,在步态周期 50% 前,这些肌肉的肌电活动停止了,踝关节余下的跖屈活动是被动发生的。高速运动捕捉系统显示,在足趾离地时,足抬起离地后足趾并没有跖屈活动,因此我们认为稳态行走时不会发生主动推进。在跑步和变向运动、加速和减速运动时,足趾才会在主动推进中起到积极作用,但在稳态行走中作用极小。在支撑相中,小腿后方肌群的作用是控制足部固定后的胫骨向前移动。在这一阶段,身体向前通过固定的足部,此时控制胫骨的前移是至关重要的。这种对支撑小腿胫骨的前移控制有助于对侧小腿跨出更大一步。当小腿后方肌肉薄弱无力时,在足跟着地后踝关节开始背伸,因为这是稳定的位置。通过对踝关节作用力的观察可以发现作用力约在步态周期的 40% 时达最大值,也就是踝关节背伸向跖屈转化的时候。

踝关节是高度适配的鞍状负重关节,除骨性结构外,尚有 3 组主要韧带参与踝关节的稳定。20 世纪 60 年代,学者们认为内踝极其重要,是稳定的关键。Yablon 首先提出外踝在踝穴稳定中的关键作用。国内学者的实验及临床报告表明,切断外踝或切断外踝及下胫腓联合韧带,距骨明显不稳,可向外移,其关节面倾斜可达 15°,并指出下胫腓联合韧带、关节内外侧韧带均与外踝协同一致,保持踝关节的稳定。Close 实验证明,胫腓下联合韧带切断,不影响内外踝之间的距离,但若同时切断三角韧带,将出现胫腓下联合分离。近年来认识到,腓骨长度的完整性在踝关节稳定中的作用。Lambert 指出,腓骨约占下肢传导体重的 17%。有研究指出,腓骨部分切除后,腓骨上下移位和侧方移位明显增加,且随腓骨缺损长度增加,踝关节不稳定加重。在稳定距骨的韧带中,Hamilton 指出距腓前韧带是防止距骨向前脱位和不稳定的重要结构,而三角韧带深层是拮抗距骨外旋的重要结构。

## 三、诊断

参照中华人民共和国中医药行业标准《中医骨伤科病证诊断疗效标准》(ZY/T001.1~001.9~94)进行诊断。

1. 首先应根据外伤史。

2. 踝部肿胀、疼痛,压痛,皮下瘀斑;踝部可呈内翻或外翻畸形,可扪及骨擦音,活动功能障碍。

3. X 线摄片检查可明确诊断及移位情况。前后位及侧位 X 线片即可诊断踝关节骨折。借助下列投照方法可获得更明确的诊断。①Mortise 位:踝处于中立位,小腿内旋 20°,后位 X 线片,可明确诊断下胫腓分离;②外旋侧位:小腿外旋 50°,摄侧位 X 线片,可较好显示后踝移位程度。

4. MRI　主要用于诊断韧带损伤,如距腓前韧带、跟腓韧带损伤。

5. 螺旋 CT　三维图像可显示立体的、全面的骨折线走行及骨折移位程度,为制订术前计划、选择内固定物提供翔实的依据。

## 四、证候分型

### (一)中医证候分类

1. 外旋骨折　暴力使足部极度外旋所致。

2. 外翻骨折　暴力使足部极度外翻所致。

3. 内翻骨折　暴力使足部极度内翻所致。

4. 纵向挤压骨折　由高处跌落,足部着地所致。

5. 侧方挤压骨折　直接暴力打击或挤压踝部,造成双踝粉碎性骨折,骨折移位不大,常合并皮肤穿伤。

（二）Lauge-Hansen 分型

1. 旋后内收型-外侧韧带损伤(图 11-5-1)

（1）外踝撕脱骨折。

（2）内踝骨折/踝穴内上角关节软骨下压缩/损伤。

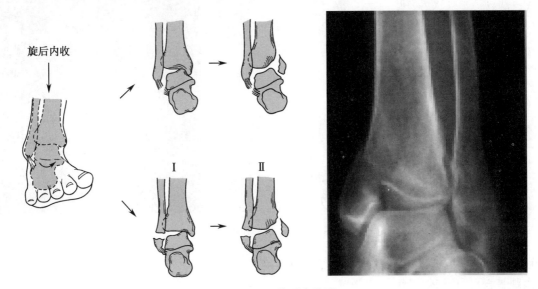

图 11-5-1　旋后内收型

2. 旋后外旋型(踝关节骨折的 40% ~ 70%,图 11-5-2)

（1）下胫腓前韧带损伤/胫骨前结节撕脱骨折(Tillaux 骨折)。

（2）外踝冠状面骨折。

（3）下胫腓后韧带损伤/后踝骨折。

（4）内踝骨折/三角韧带损伤。

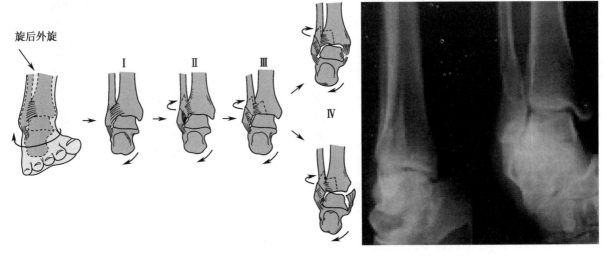

图 11-5-2　旋后外旋型

3. 旋前外展型(踝关节骨折的 5% ~ 20%,图 11-5-3)

（1）内踝骨折/三角韧带损伤。

（2）下胫腓前韧带损伤。

（3）外踝撕脱骨折。

外侧粉碎。

外侧踝穴压缩。

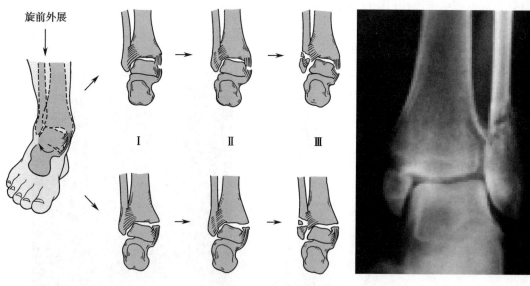

图 11-5-3 旋前外展型

4. 旋前外旋型（踝关节骨折的 7%～19%，图 11-5-4）

（1）内踝骨折/三角韧带损伤。

（2）下胫腓前韧带损伤。

（3）螺旋/斜形高位腓骨骨折。

（4）下胫腓后韧带损伤/后踝骨折。

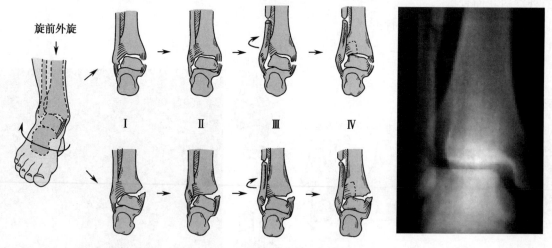

图 11-5-4 旋前外旋型

5. 垂直压缩型

（1）单纯垂直压缩：①背伸型损伤：胫骨远端前缘压缩性骨折；②跖屈型损伤：胫骨远端后缘压缩性骨折。

（2）复合外力垂直压缩：①外旋：旋后外旋型；②内收：胫骨远端内侧压缩性骨折/粉碎；③外展：胫骨远端外侧压缩性骨折，腓骨远端粉碎性骨折。

**（三）Weber 分型**

Weber 将踝关节骨折分为 3 型：

A 型：外踝骨折低于胫距关节水平间隙。

B 型：外踝骨折位于下胫腓联合水平。

C 型：腓骨骨折高于胫腓联合水平。

B、C 型可合并右下胫腓联合韧带损伤。

**（四）中医辨证**

1. 筋骨伤损早期　2 周以内，轻则影响经脉运行，使气结不散，重则损伤经脉，使恶血留滞，经脉壅塞，气血运行障碍。此期以气滞血瘀为主要病机。局部疼痛明显，压痛敏锐，X 线片可见骨折各型。

2. 筋骨伤损中期　3~4 周以内。此期损伤症状改善，肿胀瘀肿渐消退，但筋骨疲软，仍时有作痛，瘀血尚未化尽，经脉还未完全畅通，气血仍充旺，肿胀基本消退，骨折位置稳定，疼痛减轻；X 线片可见骨痂生长，有时见骨折端畸形生长。

3. 筋骨伤损后期　骨折在 1 个月后，虽瘀血祛除，筋骨续接，但筋骨尚未坚强，多伴有气血虚弱、肌肉萎缩、肢体乏力、关节僵硬等症状；X 线片可见较多骨痂生长。

## 五、治疗

**（一）无移位骨折**

用超踝夹板加直角托固定踝关节背伸 90° 中立位，1~2 周待肿胀消退后，可撤除直角托，继续超踝夹板固定，时间一般为 6~8 周。

**（二）有移位骨折**

1. 手法复位外固定　手法复位的原则是采取与受伤机制相反的方向，用手法推压移位的骨块使之复位。旋前外展型，手法整复则将足旋后，踝关节内收；旋前外旋型，足旋后，踝关节内旋；旋后内收型，足旋前，踝关节外展；旋后外旋型，足旋前，踝关节内旋。顺序依次为外踝、后踝、下胫腓联合、内踝。骨折复位后，超踝夹板加直角托固定踝关节背伸 90° 中立位，固定 6~8 周。

2. 手术复位内固定　踝关节骨折的治疗，应要求解剖复位，对手法复位不能达到治疗要求者，仍多主张手术治疗。

（1）适应证：①手法复位失败者；②内翻骨折，内踝骨折块较大，波及胫骨下关节面 1/2 以上者；③外翻外旋型内踝撕脱骨折，尤其内踝有软组织嵌入；④胫骨下关节面前缘大骨折块；⑤后踝骨折手法复位失败者；⑥三踝骨折；⑦陈旧性骨折，继发创伤性关节炎，影响功能者。

（2）手术原则：①踝穴要求解剖对位；②内固定必须坚强，以便早期功能锻炼；③须彻底清除关节内骨与软骨碎片；④手术应尽早施行。

（3）对不同部位骨折采用的方法：根据分型，对不稳定性踝部骨折运用不同中医手法进行复位和小夹板固定。对于复位不稳定及再次移位的病例进行经皮微创内固定或切开复位内固定，使用克氏针、空心螺钉、皮片钉、可吸收螺钉、普通皮质骨和松质骨螺钉、加压螺钉、腓骨交锁钉等内固定。

1）内踝撕脱骨折：用螺丝钉固定即可，如螺丝钉达不到固定要求，可用克氏针与钢丝行"8"字张力带加压固定。复位困难者，我们于断端间插入一克氏针撬拨，将嵌入的骨膜移出，再采用经皮钢针固定，同时通过螺钉的加压固定内踝，以获得稳定的固定。

2）外踝骨折：可用螺丝钉或交叉钢针固定，如腓骨骨折面高于下胫腓联合以及骨折面呈斜行者，可用钢板或加压钢板固定。

3）后踝骨折波及胫骨远端关节面的 1/4 或 1/3，手法复位较为困难，我们用钢针推顶后踝，使后踝骨折块达到更满意复位，再用 2 根钢针经皮固定后再行空心钉内固定。或开放复位，螺丝钉内固定。

4）Dupuytren 骨折：可用骨栓或金属螺钉/可吸收螺钉横行固定下胫腓关节，并同时修补三角韧带。

**（三）踝部骨折的药物治疗**

药物治疗全部系我院自制经验方，按骨折三期分治原则实施。

1. **外敷** 早期(骨折后1~2周)瘀滞较重,用红肿膏(组方:生大黄、芙蓉叶、泽兰、姜黄、天花粉、瓦楞子等);中期(骨折后3~6周)外敷活血化瘀膏(组方:当归、土鳖虫、三棱、莪术、红花、泽兰等);后期(骨折6周后)外敷活血活络膏。

2. **内治** 早期按气血辨证,骨断筋伤,血脉受损,气血瘀滞,内服活血化瘀消肿止痛之剂,代表方为初伤胶囊(组成:三七、大黄、红花、川芎、当归、泽兰等);中期宜和营生新,接骨续筋、调和营卫与气血,代表方为中伤胶囊(组成:续断、骨碎补、当归、三七、牡丹皮、泽兰等);后期:内治采用脏腑辨证,以肝、脾、肾为主,因肝主筋,肾主骨,脾主肉化生气血,补益肝肾,可用本院制剂补骨胶囊(组成:海螺蛸、熟地黄、鹿角胶、红参、当归、黄芪等)、肝肾胶囊(组成:淫羊藿、肉苁蓉、补骨脂、锁阳、核桃仁、鹿茸等)

3. **外用方** 下肢骨科洗方:宽筋藤30g,钩藤30g,忍冬藤30g,王不留行30g,刘寄奴15g,防风15g,大黄15g,荆芥10g。解除夹板固定后,煎水熏洗患肢。

## 六、疗效评定

**(一)参照中华人民共和国中医药行业标准《中医骨伤科病证诊断疗效标准》(ZY/T001.1~001.9~94)**

1. **治愈** 骨折解剖或接近解剖复位,有连续性骨痂通过骨折线,功能完全或基本恢复。

2. **好转** 对位良好,骨折线模糊,踝部轻微疼痛,劳累后加重,内外踝侧方移位在2mm以内,前后移位在2~4mm以内,后踝向后上移位在2~5mm。

3. **未愈** 踝关节畸形,骨折不愈合,经常疼痛,踝关节功能障碍。

**(二)根据Barid标准进行评定**

包括疼痛、踝关节稳定性、行走能力、跑步能力、工作能力、踝关节运动和踝关节X线检查结果等评价指标。

## 七、踝部骨折的练功活动

骨折整复固定后,鼓励患者进行足趾活动,并逐渐背伸踝部,但应禁止做重复受伤机制的活动。采用袜套牵引者,应多做踝关节的主动屈伸活动。解除固定后,积极锻炼踝关节,局部可进行按摩,理顺筋络。

## 八、目前研究进展

**(一)单踝骨折**

1. **内踝** 伴有距骨向外侧移位的内踝骨折(如旋前外展、旋前外旋型骨折),内踝骨折块外移到踝穴内,闭合复位难以成功,应行切开复位内固定。内踝骨折复位是以软骨面获得解剖对位为标准,但手术者在术中无法观察到软骨面对位,通常仅能以内踝内侧骨折线对位为依据。为获得内踝对位,首先应使向外侧脱位的距骨完全复位。处理内踝骨折断面的血肿或肉芽组织时,应用刀片锐性清除,忌用刮匙搔刮而破坏骨折原有断面,否则将导致骨折解剖对位困难、嵌插作用减弱。另外,也不要用器械挤压或撬拨内踝软骨面。骨折复位后,宜先临时固定,证实骨折对位后,再用松质骨螺钉固定。争取一次成功,忌反复钻孔或钳夹,否则将造成螺钉松动或内踝骨块碎裂。如骨折块较小,可使用2枚克氏针张力带固定。对延伸到干骺端的内踝垂直骨折可用小型弧形支撑钢板固定。近年来,有应用可吸收螺钉替代普通螺钉作内固定物的报道,其优点是免除再次手术取钉。

2. **外踝** 20世纪50年代以后,随着生物力学的发展,人们逐渐认识到外踝在踝关节运动中的重要作用。由于距骨在踝关节内前后转动类似圆锥体在踝穴中转动,而圆锥体底面朝向外踝,所以在踝关节活动中,距骨与外踝关节面之间的活动轨迹明显大于内踝。人体直立时,腓骨远端承受人体近1/6的载荷。Peter等证明,人体站立时腓骨远端有平均2.4mm的下移,踝关节背伸时腓骨有向外上2°左右的外旋活动。目前,腓骨作为植骨材料可任意截取的观念已被纠正。保持下胫腓联合以上5~7cm的腓骨完整及解剖对位,对踝关节稳定非常重要。对外踝无移位骨折或外踝尖部撕脱骨折,可采用非手术疗法,仅行外固定。对伴有内侧结构损坏的外踝骨折的治疗,将在双踝骨折中讨论。

### (二) 双踝骨折

双踝骨折常合并下胫腓联合韧带损伤而导致踝关节不稳。闭合复位及外固定不容易保持复位位置。Canale 做了 71 例双踝关节随机前瞻性研究,发现手术治疗优于非手术治疗。Nielsen 等认为,对双踝骨折宜行手术治疗。双踝骨折的手术过程是:首先将外踝骨折完全对位,并临时用钳夹固定,再用拉钩牵拉腓骨远端以检查下胫腓联合韧带的稳定程度。将距骨完全复位,确定无侧方及旋转移位后,将内踝复位及固定。然后再一次确认外踝骨折是否获得解剖对位。如外踝为斜行骨折,可用 2 枚拉力螺钉,由前向后拧入,针尖应穿透对侧皮质,以达到加压作用。如为横断骨折,可将腓跟韧带纵向劈开,由外踝尖部穿钉做髓内固定。因腓骨下段与外踝成 10°～15°外展,故髓内植入物应适应这种角度,否则会将外踝挤向内侧而使踝穴变窄。钢板及螺钉是内固定的常用器械,尤其适用于腓骨远端粉碎性骨折。对碎裂骨块可用螺钉穿入,或用可吸收线捆绑,使碎骨片复位及固定。钢板通常应放置在腓骨外侧并偏后,螺钉需穿过两侧皮质,不要穿入骨间隙或胫骨,更不要损伤关节软骨面。由于腓骨血运丰富,骨折不愈合极为少见,所以采用哪一种固定方法均可愈合。

### (三) 下胫腓关节分离

当下胫腓关节受到自下而上的冲击力和由于距骨强烈外旋或翻转而施加于踝穴内壁侧向挤压力时,很容易损伤下胫腓联合韧带。损伤程度和范围取决于挤压力和杠杆力的大小。下胫腓前韧带最坚强,但也最易受累而造成撕脱,其中 50% 发生于前结节。如扭转暴力继续作用,可造成下胫腓后韧带撕脱或后踝骨折(由胫骨下关节面的垂直冲击力、距骨扭转力及下胫腓后韧带牵拉力等复合应力造成)。如外力仍持续,可造成骨间韧带部分甚至完全撕脱(如 Maisonneuve 骨折),此时下胫腓关节将完全分离。体外切断联合韧带测定下胫腓分离的试验与临床实际情况不能完全吻合。下胫腓联合韧带损伤常伴有踝内、外结构损伤。下胫腓关节松弛或分离,取决于联合韧带和骨间韧带损伤的程度和范围。很多情况下,韧带撕脱以韧带抵止点撕脱形式出现,预后较单纯韧带撕裂好;下胫腓联合韧带撕脱及撕裂在普通正位 X 线片上难以辨别,可利用 MRI 辅助诊断。Ramsey 等证明,距骨向外移位 1cm,胫距关节接触面积将减少 42%～51%,平均压力峰值将呈线性上升。因此,对下胫腓关节分离应当早期诊断、早期治疗。

下胫腓关节分离可通过摄正侧位及 Mortise 位 X 线片来诊断。另外,通过 CT 扫描将患侧下胫腓关节间隙与正常侧对比,也可作出诊断。此外,在手术过程中,用拉钩向外拉腓骨(下分离试验),如腓骨向外移动大于 4mm,则表明联合韧带完全撕裂。另外,在术中做应力试验,即外旋距骨,观察下胫腓间隙的改变,也可辨别下胫腓韧带是否损伤。如下胫腓关节出现松弛或分离,则须做下胫腓关节临时固定,目的是使下胫腓韧带在正常张力下愈合,以恢复距骨在踝穴中的正常运动轨迹。固定方法:踝关节功能位(或背伸 5°),自腓骨下段外后侧,在胫骨下关节面上方约 2～3cm 处,保持与胫骨下关节面平行,自后外向前内 25°～30°穿入 1～2 枚松质骨螺钉,螺钉应穿透 3 层骨皮质(腓骨 2 层,胫骨 1 层),不主张穿透胫骨内层皮质骨,以防踝穴变窄。

### (四) 三踝骨折

三踝骨折是关节内骨折的一种复杂情况,应把握好手术治疗的时机,最佳的手术治疗时间是在骨折发生后 6～8 小时,因为这时候软组织的覆盖率低,踝部发生骨性突起,且皮下组织变得松软,在骨折早期中尚未形成具有张力性的水疱,也没有形成水肿,只有局部血肿。在这个时候采取手术干预,有利于抑制肿胀或水疱的形成,并有效清除血肿,简化手术操作。如果错过该时机,则要在软组织彻底消肿之后再采取手术治疗,这时候需要采用跟骨进行牵引或石膏固定制动,在 1 周后,骨折部位会发生不良的炎症反应,其关节面上会黏附肉芽组织,血肿纤维化,损伤的软骨或一些骨碎片会脱钙软化,患者复位困难。在复位过程中,三踝骨折需要显露内外和后踝关节,这三个地方在进行复位时,难免会发生相互作用。因此,应确定合理的手术先后顺序,但是其顺序目前还存在着较多争议,尤其是外踝和后踝的先后顺序。有研究证明,后踝应该在外踝固定之前先行固定,因为后踝骨折块和腓骨远端之间的连接是靠后关节囊和下胫腓韧带来起作用的,如果先固定外踝,那么后踝的显露和复位就会很难。也有研究显示,后踝撕脱骨折的时候,后踝骨折块的固定与采用螺钉进行下胫腓关节的固定相比,其促进踝穴稳定的效果更好。当后踝骨折块对胫骨关节面的影响在 1/4 以下的时候,即使不进行固定,也不会对关节的稳定产生较大影响,但是因为后踝骨折发生移位之后,其下胫腓后韧带会出现松弛现象,对踝穴重建稳定性产生不良影响。

(漆 伟)

## 参考文献

1. Høiness P,Strømsøe K. The influence of the timing of surgery on soft tissue complications and hospital stay:a review of 84 closed ankle fractures[J]. Ann Chir Gynaecol,2000,89(1):6-9.

2. Kabukcuoglu Y,Kucukkaya M,Eren Y,et al. The ANK device:a new approach in the treatment of the fractures of the lateral malleolus associated with the rupture of the syndesmosis[J]. Foot Ankle Int,2000,21(9):753-758.

3. Stöckle U,König B,Tempka A,et al. Cast immobilization versus vacuum stabilizing system. Early functional results after osteosynthesis of ankle joint fractures[J]. Unfallchirurg,2000,103(3):215-219.

# 第六节 足部骨折

## 跟骨骨折

### 一、概述

正常足底是三点负重,在跟骨、第1跖骨头和第5跖骨头三点组成的负重面上,跟骨和距骨组成纵弓的后壁,负担60%的重量。通过跟距关节可使足有内收、内翻或外展、外翻的作用,以适应在凹凸不平的道路上行走。跟骨结节为跟腱附着处,腓肠肌、比目鱼肌收缩,可做强有力的跖屈动作。跟骨结节上缘与跟距关节面成30°~45°结节关节角,为跟距关节的一个重要标志。

### 二、病因病机

跟骨骨折多由传达暴力造成。从高处坠下或跳下时,足跟先着地,身体重力从距骨下传至跟骨,地面反作用力从跟骨负重点上传至跟骨体,使跟骨被压缩或劈开,亦有少数因跟腱牵拉而致撕脱骨折。跟骨骨折后,常有足纵弓塌陷,结节关节角减小、消失或成负角,影响足弓后壁,从而减弱跖屈的力量及足纵弓的弹簧作用。根据骨折线的走向,可分为不波及跟距关节面骨折和波及跟距关节面骨折两类。前者预后较好,后者预后较差。

### 三、临床表现与诊断

伤后跟部肿胀、瘀斑、疼痛、压痛明显,足跟部横径增宽,严重者足弓变平。跟骨X线侧位、轴位照片可明确骨折类型、程度和移位方向。轴位照片还能显示距骨下关节和载距突。从高处坠下时,若冲击力量大,足跟部先着地,脊柱前屈,可引起脊椎压缩性骨折或脱位,甚至冲击力沿脊柱上传,引起颅底骨折和颅脑损伤,所以诊断跟骨骨折时,应常规询问和检查脊柱和颅脑的情况。根据受伤史、临床表现和X线检查可作出诊断。

### 四、治疗

跟骨骨折治疗的重点是恢复跟距关节的对位关系和结节关节角,并注意矫正跟骨体增宽。对无移位骨折,仅外敷活血化瘀、消肿止痛的中药加压包扎制动,3~4周后逐渐练功负重;有移位骨折应尽可能复位。

(一)整复方法

1. 不波及跟距关节面的跟骨骨折　跟骨结节纵行骨折的骨折块一般移位不大,予以挤按对位即可。跟骨结节横行骨折是一种撕脱性骨折,若骨折块大且向上移位,可在适当麻醉下,患者取俯卧位,屈膝,助手尽量使足跖屈,术者以两手拇指在跟腱两侧用力推挤骨折块,使其复位。骨折线不通过关节面的跟骨骨折,若跟骨体后部同跟骨结节向后向上移位,应予充分矫正。患者仰卧,屈膝90°,助手固定其小腿,术者两手指相交叉于足底,手掌紧扣跟骨两侧,用力矫正骨折的侧方移位和跟骨体的增宽,同时尽量向下牵引以恢复正常的结节关节角。

2. 波及跟距关节面的跟骨骨折　对有关节面塌陷、粉碎而移位较多者,可用手掌扣挤足跟,尽量矫正跟骨体增宽,手法宜稳,在摇晃足跟时,同时向下用力,以尽可能纠正结节关节角。

3. 针拨复位法 对于波及跟距关节的跟骨骨折,有时手法复位很难获得成功,可在 X 线监视下,用骨圆针撬拨复位。如为中部压缩塌陷,则可以骨圆针穿入塌陷下方撬起,将骨折块与距骨贯穿固定;如骨折块连于后部,则自后方沿跟骨纵轴穿针,利用杠杆作用将骨折块抬起,并向跟骨前部贯穿固定。

4. 跟骨结节牵引 适用于跟骨结节骨骺分离,骨折片明显上移,或跟骨体部冠状位骨折,后骨折段向上移位者。在常规无菌操作下,用一骨圆针,在跟骨结节部后上方穿入,做向后向下的牵引,使向上移位的跟骨结节得以复位,恢复跟骨结节关节角下部的正常位置。牵引时间 3~4 周,并早期进行功能锻炼。

**(二) 微创治疗**

1855 年,Clark 利用牵引装置修复跟骨的整体外形。1895 年,X 线应用于医疗,为微创技术的发展奠定了基础。20 世纪初期的分点方法广泛应用于跟骨关节内骨折。1934 年,德国 Westhues 等使用经皮矢状位穿针撬拨复位跟骨骨折;1947 年,Gissane 改良了此法,用粗克氏针在跟骨结节处进针,上抬克氏针,帮助骨折块复位,满意后继续进针固定骨折块。之后,Essex-Lopresti 在此基础上用手法轴向挤压骨折块,恢复跟骨宽度,术后用特殊石膏靴固定。此方法能使踝关节进行早期功能锻炼,但其最大的缺点就是对骨折块复位不理想,固定不牢固,易出现骨折移位,从而导致手术失败。1948 年,Palmer 首次报道跗骨窦小切口切开复位内固定术。1985 年,Parisien 和 Vangsness 介绍的距下关节镜入路被临床广泛采用。1993 年,Forgon 报告应用撬拨复位经皮螺钉内固定术治疗跟骨骨折。

1. 微创治疗适应证 对于跟骨周围软组织损伤严重、足跟外侧出现张力性水疱甚至伴有骨筋膜室综合征的患者,如果不及时进行手术治疗会出现神经、肌肉及皮肤坏死,严重者会因坏死组织产生的过多毒素导致中毒反应。对于开放性骨折,如果先行清创处理,待跟骨周围软组织愈合后再治疗骨折,常因骨折畸形愈合而导致复位困难,同时增加了术后发生创伤性关节炎及跟腓撞击综合征的风险。

2. 微创治疗方法

(1)闭合复位经皮撬拨内固定技术:闭合复位经皮撬拨内固定技术已广泛应用于临床。1953 年,Essex-Lopresti 首创的经皮撬拨复位术,经过演变发展如今已经成熟。闭合复位经皮撬拨内固定技术手术指征:存在大的移位骨折块、但骨折块不粉碎的舌形骨折,或者 Sanders II 型及部分 III 型跟骨骨折病例;对于开放性跟骨骨折,Thornton 等认为开放性跟骨骨折的处理及并发症的发生依赖于创口大小及位置的判定,大于 4cm 的创口或软组织条件差的创口不适合采用切开复位内固定的方法治疗;跟骨结节撕脱骨折;有基础病不能耐受切开复位手术的患者。

(2)经皮空心拉力螺钉固定:撬拨方法基本同上,复位满意后用 2 枚或多枚螺钉固定。此法的优点是切口微创,切口感染及坏死发生率低,内固定可靠,可以早期进行功能锻炼。但对于复杂跟骨骨折却未达到理想的复位和固定,效果欠佳,因此该法仅适用于部分有舌形骨折块的骨折或跟骨结节撕脱性骨折。Wang 等对跟骨骨折内固定治疗的生物力学研究表明,跟骨轴向拉力螺钉较之跟骨普通钢板螺钉内固定可以承受更大的应力,并且可以明显增加跟骨骨折块间的稳定性。Abdelgaid 采用撬拨复位经皮空心拉力螺钉内固定治疗跟骨骨折 60 例,其中 48 例患者疗效显著。目前,可吸收螺钉也在临床广泛应用,它具有与骨皮质相当的抗压力极限,而且随着新生骨组织的生长可逐步降解(生物降解时间约为 12 个月),可为骨折愈合提供有效支撑。

(3)外固定器固定术:外固定器可分为 2 种。一种是在钢针撬拨复位后安装反弹固定装置以保持骨折端的稳定,具体做法是用钢针于跟腱处沿距骨纵轴水平进针至距骨颈,再用钢针经皮撬拨复位,复位满意后配合跟骨夹纠正跟骨的高度和宽度,利用钢针间的弹力作用维持复位。

另一种为外固定支架,先通过手法或钢针撬拨使骨折复位,然后分别于胫骨远端、跟骨结节、跗骨 3 处用钢针横向穿透足部,并于跟骨内、外侧分别连接可调节的外固定支架,维持跟骨的长、宽、高及骨折端的稳定。外固定支架主要包括 Ilizarov 外固定架、环形外固定支架、U 形外固定支架等。Zgonis 等报道,采用微创复位环形支架进行开放性跟骨骨折的治疗,取得良好的临床效果。外固定支架治疗适用于开放性、严重粉碎性跟骨骨折不适合采用切开复位内固定者,Gustilol II 型开放性骨折、局部软组织缺损、严重烧伤等情况。但需注意的是,外固定支架治疗仍然存在钉道感染、固定钉断裂或松动、退针、骨折块松动、移位、复位失败等并发症的发生,因此术后应注意加强钉道护理,避免过早负重。张征石等采用可调式跟骨外固定器治疗跟骨骨折 30 例,术后通过生物力学测试,认为其复位准确、固定牢靠,能够促进骨折愈合及足部功能恢复。薛荣涛等研制的跟骨弹性复位固定器,利用跟骨夹板的弹性加压作用配合反弹固定器解决了跟骨横径增宽的问题,临床治疗 231 例,优良率达 96.1%。高质钢等将 U 形胫骨外固定支架应用于跟骨骨折,仅利用胫骨远端的固定点就可较好地维持复位效果,操作简便、疗效确切。余凯祥等通过对单侧外固定架治疗 Sanders Ⅱ型跟骨骨折进行有限元分析,结果表明单侧外固定架固定是治疗 Sanders Ⅱ型跟骨骨折的一种可靠、有效的固定方式。王集军等认为,应用外固定器固定术治疗简单类型的跟骨骨折,具有简、便、廉、效等优点,值得在临床推广应用。

(4)有限切开复位内固定:目前的手术方法包括后内侧小切口、U 形切口、Kocher 切口、Ollier 切口及跗骨窦小切口等,均获得一定效果。常采用经典的外侧 L 形切口,该切口有利于复位及固定,但术后易出现切口感染及皮缘坏死等并发症。因此,临床逐渐开始采用有限切开复位内固定术。Schepers 通过对外侧小切口治疗跟骨关节内骨折的文献进行回顾性研究,指出跟骨关节内骨折的 Sanders Ⅱ型或简单的 Sanders Ⅲ型才是小切口切开复位内固定术的最佳适应证。跟骨局部的肿胀和畸形是最具诊断价值的症状和体征。术前术者必须对局部软组织的情况进行细致评估,以降低术后软组织相关并发症的发生率(根据文献报道,发生率可高达 43%)。患者发生跟骨骨折后,通常局部皮肤会出现张力性水疱,若疱内清澈则术区安全,若疱内血性则暗示软组织损伤较重,这对制订手术计划有一定帮助。目前,临床多采用外侧小切口治疗跟骨关节内骨折。Mostafa 等采用跗骨窦入路切开复位内固定治疗跟骨关节内骨折患者 18 例,影像结果显示 Bohler 角由术前的平均 5.1°变为术后平均 34.6°,纠正率达到 91.4%;跟骨高度恢复到术前的 95.2%,术后关节炎的发生率 27.8%,评分优良率达到 77.8%。此入路通常选择跗骨窦间隙(即腓骨下方、腓骨长肌上缘之跗骨窦部位)的横行切口,可良好地暴露跟骨后关节面及跟骰关节面,在直视下进行复位,既满足了骨折显露和复位的要求,也减少了对周围软组织的剥离,降低了软组织并发症的发生率。其有无须大切口即可充分暴露距下关节面、失血少、创伤小、时间短、恢复好等优点,但是该入路有暴露有限、局限的手术适应证、对涉及跟骨内侧柱的骨折复位困难等缺点。

外侧小切口入路又分为 3 种:横行、纵行和"人"字切口。横行切口是在跗骨窦切口基础上发展而来的,取外踝下 2cm 处与后关节面平行切口 4cm,术后效果满意;纵行切口取外踝尖和跟腱的中点向下切开 4cm;"人"字切口取腓骨后缘向下至踝尖再至第 4 跖骨基底。Femino 等采用外侧小切口治疗跟骨关节内骨折患者 21 例,后关节面的优良复位率达 64%,跟骰关节优秀复位率达 68%,1 年后随访 86% 的患者 Bohler 角无变化。Park 等采用有限后方切口(改良 Gallie 方法)治疗跟骨关节内骨折 103 例,86% 的患者没有任何疼痛或只是偶尔疼痛,不需要用药,美国矫形外科足踝协会(AOFAS)后足评分优良率达 90%。虽然微创小切口具有很多优点,但其仍具有局限性:①不适用于多块骨折和复杂骨折,因其涉及多个关节面,小切口无法解决,经典术式仍是首选;②对于骨质疏松或粉碎性骨折患者,局部固定易出现跟骨高度丢失,畸形愈合;③螺钉位置不理想、固定不牢固等等。这在一定程度上限制了此技术的发展。

(5)微型钢板固定:对于 Sanders Ⅱ型及部分Ⅲ型骨折,也可以采用微型钢板固定。采用微型钢板内固定可以减少手术切口的暴露,减少周围软组织的剥离,保护了切口周围的血供,降低感染的发生率,降低了肌腱磨损、神经刺激及患者不适感的发生率,减少手术时间,方便内固定的取出。但微型钢板对于复杂、粉碎性或陈旧性骨折的处理显得不够充分,容易造成复位的丢失,并需要结合螺钉等其他固定方法进行固定。

(6)经皮球囊扩张术:经皮球囊扩张术属于新兴微创复位技术,术中自跟骨外侧缘经皮将球囊置入跟骨体丘部并对骨折块进行扩撑复位,复位成功后注入注射型可吸收人工骨或骨水泥以维持复位。Labbe 等运用此法治疗跟骨骨折 6 例,术后平均 3 个月恢复正常工作能力。Bano 等采用经皮球囊扩张术注射液态人工骨治疗跟骨骨折,术后即可行不完全负重的功能锻炼,经过 2 年随访未见骨折移位。Haugsdal 等对经皮球囊扩张术和切开复位内固定术治疗跟骨骨折进行了对比研究,发现前者能明显降低术后神经痛的发生率。王栋栋等对经皮球囊羟基磷灰石复合材料人工骨与植入自体骨治疗 Sanders Ⅱ、Ⅲ型跟骨骨折进行对比研究,平均随访 25 个月,疗效无明显差异。但此法报道较少,对于如何使关节面达到解剖复位、把握球囊大小的满意点等,有待于进一步研究和探索。

（7）关节镜辅助复位术：目前，有关采用关节镜辅助复位治疗跟骨关节内骨折的报道较多，均取得了不错的治疗效果。贾斌在关节镜辅助下用钢针撬拨复位跟骨骨折，再行经皮可吸收螺钉内固定，取得了满意的疗效。该方法的优势在于术者可通过关节镜在直视下对骨折端进行复位、清理关节内小骨片及评估后关节面的复位效果，较术中通过 X 线检查后关节面的复位情况具有更多的优越性。同时，如果术后跟骨的功能恢复欠佳也可行距下关节镜检查，观察关节软骨的情况、对关节周围的粘连进行松解、对关节腔内的纤维结缔组织及关节鼠进行清除等。

3. 微创治疗术中评价　骨折复位不满意及螺钉位置欠佳，术中单纯采用跟骨侧、轴位 X 线检查难以发现后关节面复位情况，在 Bohler 角恢复满意的跟骨骨折中也有不少存在后距下关节面的增宽或分离，而 Bro-den 位检查可以有效避免上述情况的发生。并且辅助采用 10°~40°Broden 位检查可以明确螺钉是否穿出后关节面。进行 Broden 位 X 线检查时，患小腿内旋 45°，以下胫腓联合为中心，进行摄片或透视，投射球管在矢状面上向头侧倾斜 10°、20°、30°、40°，其中 10°位片可以显示后关节面的后部，20°、30°位片可以显示后关节面的中间部分，40°位片可以显示后关节面的前部。或者直接在关节镜辅助下，了解关节面复位情况及螺钉是否穿透关节面。

微创治疗缺点：①手术适应证严格，不适用于粉碎性骨折和关节面严重塌陷骨折；②无法直视关节面复位情况，需要借助 X 线透视，有一定误差。③跟骨复位丢失及畸形愈合：对于骨质疏松的老年患者，尤其是骨折粉碎严重的 Sanders Ⅲ 型跟骨骨折患者，单纯采用微创内固定手术方法治疗容易出现术后 BOhler 角、Gissaner 角丢失，跟骨高度丢失，畸形愈合，固定针或螺钉松动等情况。因此，上述情况应当采用传统切开复位内固定方法治疗，并可以采用锁定螺钉系统，利用其角稳定性达到骨折的牢固稳定度。对于严重骨缺损的患者，需要进行切开复位内固定，并根据骨缺损情况进行相应的自体骨或其他植骨材料植骨。

（三）固定方法

无移位骨折一般不做固定。对有移位的跟骨结节横断骨折，接近跟距关节骨折和波及跟距关节面未用钢针固定者，可用夹板固定。即在跟骨两侧各置一棒形压垫，用小腿两侧弧形夹板做超踝关节固定，前面用一弓形夹板维持患足于跖屈位，小腿后侧弓形板下端抵于跟骨结节之上缘，足底放一平足垫，维持膝关节屈曲 30°位，一般固定 6~8 周。

（四）药物治疗

按骨折三期辨证用药，早期宜活血祛瘀，跟骨骨折夹板固定后药中加木通、防己、牛膝、木瓜等利水消肿之品。

（五）练功活动

骨折经复位固定后，即可做膝及足趾屈伸活动，待肿胀稍消减后，可扶双拐下地不负重行走，并在夹板固定下进行足部活动，关节面可自行模造而恢复部分关节功能，6~8 周后逐渐下地负重。骨折整复固定后，早期主动活动足趾与小腿肌肉，拆除固定后，再用弹力绷带包扎，并循序渐进增加活动量。累及跟距关节者，外固定拆除早期不可做过量的足背伸活动，后期以锻炼时无锐痛、活动后无不适为度。

## 五、目前研究进展

1. 切口坏死是跟骨骨折手术治疗最常见的并发症。浅表的坏死常可经换药、抗炎处理后愈合，创面大时可植皮。但深部坏死常可致内固定外露，甚至形成慢性骨髓炎，需取出内植物、行皮瓣转移、长期冲洗等。导致切口并发症的因素主要有四点：手术时机、无创操作、术后引流、高压氧治疗。

正确把握手术时机，对避免切口并发症很重要。由于跟骨周围软组织包裹较薄，骨折后软组织很快肿胀，除非伤后于软组织肿胀前立即手术，否则应在肿胀消退、皮肤出现皱褶后进行。Sanders 等认为，理想的手术时机在伤后 7~14 天。太早进行手术极易导致切口边缘坏死，本组 7 例切口并发症中，有 4 例是在伤后 3~5 天内手术的，包括 2 例深部坏死，此时软组织正处在水肿期，手术加重了软组织损伤，增加了切口边缘坏死、感染的风险。2 例浅表坏死换药后伤口愈合；2 例深部坏死；1 例扩创、腓肠皮瓣转移术后愈合；1 例皮瓣转移术后感染，取出内固定、置管冲洗后愈合。

手术操作是影响切口愈合的另一个重要因素。目前，大多学者主张取外侧 L 形入路，因为外侧入路能更好地显露距下关节。操作时应遵循 Tim 等推荐的方法,皮瓣应锐性全层切开、剥离,避免使用电刀,以免热灼伤加重血供危机。皮瓣应从骨膜下翻起,内应包含腓肠神经和腓骨肌腱,为减少牵拉皮瓣可用克氏针插入距下关节牵开皮瓣,这些措施有益于保护皮瓣血供,防止切口边缘发生坏死、感染。

术后负压引流及高压氧治疗对预防切口皮肤坏死意义重大。负压引流应常规留置 48～72 天。在术后和拔除引流管后必须持续加压包扎,保持皮瓣与骨面紧贴,以免皮瓣下积血。负压引流最好在外踝后侧另做切口,不应在原切口内,否则易引发切口边缘坏死、感染。本组有 1 例患者由于脑外伤术后 15 天再行跟骨手术,引流不到 24 小时患者自行拔除引流管,皮下积血,部分伤口敞开清除血肿后加压包扎,浅层坏死,换药后伤口愈合。

高压氧对预防切口皮肤坏死效果明显。高压氧辅助治疗的基本机制是改善创面的缺血、缺氧状态,能加快损伤血管的修复,减轻周围组织的水肿,改善创面毛细血管的通透性,改善组织细胞的供氧,减轻血管渗出、组织肿胀及肿胀组织对局部创面血液循环的压迫,促进侧支循环的建立和新血管的生成,从而促进伤口愈合。从 2004 年 5 月,我院对 36 例无高压氧禁忌证患者术后第 2 天行高压氧治疗,时间 1 周,无一例皮肤坏死;12 例患者因其他原因未行高压氧治疗,有 2 例浅表坏死,1 例换药后伤口愈合,1 例坏死面积大,换药、植皮后伤口愈合。

2. 腓肠神经损伤主要出现在早期手术时,由于对腓肠神经解剖行程不够熟悉,术中做切口时发生误伤,本组有 3 例。术前 G 臂机定位跟骨边缘后切开可以避免。腓骨肌腱损伤少见,本组有 1 例,主要原因是早期解剖不熟悉,显露距下关节时不慎切断。因此,正确掌握局部解剖和骨折后的解剖变化,对避免误伤腓肠神经和腓骨肌腱是必要的。

3. 跟骨骨折术后常见的远期并发症是创伤性关节炎。Rammelt 等认为,解剖复位关节内骨折块,特别是后关节面的骨折块,是取得优良疗效,避免创伤性关节炎的关键。本组有 6 例跟骨骨折术后出现疼痛等创伤性关节炎表现,2 例是早期行撬拨复位外固定患者,X 线片示Ⅳ型骨折,距下关节未能有效复位,疼痛严重,1 例行跟距关节融合术后疼痛缓解。1 例止痛治疗效果不佳,提示复杂距下关节骨折患者,撬拨复位外固定不能达到解剖复位,必须切开复位;其余 4 例药物止痛治疗效果好,1 例是Ⅳ型骨折,内侧骨折严重,单纯外侧切口,未能解剖复位,提示合并内侧的复杂骨折,须行内外侧切口,达到解剖复位,Rammelt 等主张后关节面骨折台阶<1mm 为可接受标准。3 例 X 线片发现骨折复位丢失。主要表现在 Bohler 角变小和后关节面下沉。其中有 2 例早期患者术中没有植骨,有 1 例因患者过早下地负重而出现复位丢失。

4. 关于跟骨骨折术中是否植骨一直有争议。Longino 等报告,植骨固定组与单纯固定组在复位质量和功能方面无统计学差异。Sanders 等认为一般无须植骨,因为跟骨血供丰富,愈合不成问题。从本组情况看,充填植骨对避免复位丢失、支撑塌陷的关节面和骨块,维持跟骨高度是有益的。跟骨为松质骨,早期负重易使距下关节再塌陷,术后必须遵循"早锻炼、晚负重"的原则,一般术后 3 个月部分负重。1 例骨折复位好,疼痛原因不明,考虑可能和骨折病变有关。

跟骨结构复杂,骨折类型多样,手术方法不一,术后并发症较多,严重影响患者的生活。微创技术应用于跟骨骨折,旨在降低传统手术后伤口或软组织相关并发症的发生率,但其在复位准确性方面弱于传统术式。术前对患者进行全面评估,制订详细手术计划,才能达到满意效果。微创手术的治疗,还需要总结大量的临床资料,积累一定的学习曲线。随着固定材料的改进,3D 技术的发展,微创手术治疗跟骨骨折将会有进一步的发展。

(漆 伟)

## 距 骨 骨 折

### 一、概述

距骨是连接下肢和足部的枢纽,肩负重力传递和运动的耦联,是足部重要的功能单位。距骨位于踝穴内,分别与胫骨远端关节面,跟骨前、中、后关节面和足舟骨形成胫距关节(踝关节)、距下关节和距舟关节,周围韧带附着众多,外形不规则,解剖结构相对复杂。其表面约超过 2/3 的区域为关节软骨所覆盖,血液供应主要来自内侧三角韧带、关节囊、跗骨窦、外侧距跟韧带及颈体交界处的踝关节前方关节囊。距骨骨折约占全身骨折的1%,足部骨折的3%~6%,发生率相对较低,临床上易漏诊和误治,因此对于骨科医师而言,距骨骨折的治疗具有一定的挑战性。对于移位的距骨骨折,手术治疗是目前的共识。手术治疗的原则为根据骨折的具体类型选择合理的手术入路,在保护血运的前提下解剖复位,稳定固定,从而获得快速良好的功能康复,以避免二期创伤性关节炎、缺血性坏死和功能障碍的发生。

## 二、病因病机

1. 骨性解剖 距骨表面2/3为关节软骨所覆盖,没有肌腱或肌肉附着。由前向后可将距骨分为距骨头、距骨颈和距骨体,后侧另外两个重要的解剖结构为距骨外侧突和距骨后突,后突被跛长屈肌腱沟分为内侧及外侧结节,在距骨后突外侧结节后方可发生距后三角骨。距骨头位于由跟骨前、中关节面,足舟骨和弹簧韧带所组成的关节复合体中。其内侧为胫骨后肌肌腱。相对于距骨体,距骨颈轴线有15°~20°的内倾,距骨颈部没有关节软骨覆盖,是血供进入的主要部位,同时也是容易发生骨折的部位。距骨颈底面构成跗骨窦和跗骨管的顶部。距骨体前宽后窄,下宽上窄,与踝穴紧密匹配,可分为上表面、内侧面、外侧面和底面。上表面和胫骨远端构成胫距关节,外侧面和内侧面分别与外踝和内踝相关节,底面则和跟骨后关节面相关节。距骨外侧突是距骨体外侧关节面的延伸,无关节软骨覆盖,是距跟外侧韧带的起点;距骨外侧突的前方则是距腓前韧带的附着点。距骨骨质致密,因此距骨骨折大多为高能量损伤。

2. 距骨血供解剖 距骨骨折脱位后可能发生距骨缺血性坏死,早期文献报道认为是由于距骨的血液供应较差并且脆弱易受损伤导致。但是最近的研究表明,距骨有丰富的骨外和骨内血液供应。距骨骨外血管系统包括胫后动脉、足背动脉及腓动脉的分支,这些血管相互交通在距骨周围形成丰富血管网。足背动脉发出内、外踝前动脉以及跗内、外侧动脉,由这些小动脉发出分支形成颈上支和跗骨窦动脉,前者是距骨颈背侧的重要血供来源。胫后动脉顺其走向从近端到远端依次发出后结节支、三角支及跗骨管动脉供应距骨。腓动脉从两个方面向距骨提供血供,包括距骨后结节支和腓动脉穿支,分别和胫后动脉跟骨分支吻合形成距骨后结节血管丛,以及和足背动脉外踝前动脉系统吻合形成跗骨窦动脉。血管吻合主要有三部分,包括由跗骨管动脉与跗骨窦动脉形成的吻合、由胫后动脉和腓动脉段各发出跟支形成的距骨后突动脉网、由胫上动脉与远端跗骨窦动脉和三角支连接而成的骨膜动脉网。另外,还有远端跗骨窦动脉与近端跗骨窦之间的吻合。跗骨窦动脉、跗骨管动脉和三角支是距骨最重要的血管来源。

距骨骨内血供包括距骨头、距骨体及交通支。足背动脉的分支营养距骨体内上部,跗骨窦和跗骨管动脉吻合形成的血管祥由跗骨窦前壁进入距骨滋养距骨头外下部。滋养血管进入距骨体内的5个部位:距骨颈上表面,距骨体前外侧,距骨颈底面(跗骨窦顶壁),距骨体内侧面(三角韧带)以及距骨后结节。距骨体外侧2/3的血供来源于跗骨管动脉,内侧1/3血供来源于三角支。距骨颈上表面进入的滋养血管则发出分支营养距骨体前上部分。

3. 受伤机制与分型 距骨骨折按部位分为距骨头骨折、距骨颈骨折、距骨体骨折和距骨周围突骨折。

距骨头骨折占全部距骨骨折的5%~10%,以压缩性骨折最为常见,主要是足背伸时胫骨远段前缘挤压距骨头或踝跖屈位时轴向压力造成距骨头内侧压缩性骨折,后者常合并足舟骨骨折及距舟关节脱位。

距骨颈骨折占距骨骨折的50%~80%,是临床最常见的距骨骨折类型,多发生于20~35岁男性。其损伤机制大致分为四步:①关节过度背伸致距下关节的后关节囊撕裂,距骨颈撞击胫骨远端前缘,产生沿距跟骨间韧带走行的距骨无移位骨折;②骨折移位将产生距下关节内翻或外翻的脱位、半脱位;③若背伸暴力继续,踝关节后关节囊及三角韧带后束断裂,距骨体脱位于内踝与跟腱间,距骨体骨折面将旋向外侧;④距骨体自踝穴中完全脱出的基础上,前足跖屈的反作用力造成距舟关节脱位。距骨颈骨折的分类目前常用Hawkin分型。Ⅰ型:距骨颈无移位骨折,文献报道骨折坏死率为0~13%。Ⅱ型:最常见,距骨颈移位骨折,骨折坏死率为20%~50%。Ⅲ型:距骨颈移位骨折,伴距下关节及胫距关节半脱位或全脱位,骨折坏死率可达80%~100%。Ⅳ型:距骨颈移位骨折,合并胫距、距下及距舟关节的半脱位或全脱位,骨折坏死发生率几乎100%。

距骨体骨折占距骨骨折的13%~23%,缺血性坏死发生率为25%~50%,创伤性关节炎发生率约为50%,致伤原因以高处坠落为主,此时距骨体常受到胫骨与跟骨间的轴向压力,并根据足跟位置的不同及跟骨内、外翻而形成不同类型的骨折。Sneppen 将距骨体骨折分为 5 型。Ⅰ型:距骨滑车关节面的经软骨骨折;Ⅱ型:距骨体冠状面、矢状面或水平面的骨折,距骨体无脱位者坏死率在 25% 左右,合并脱位则可高达 50%;Ⅲ型:距骨后突骨折,占距骨体骨折的 20%;Ⅳ型:距骨体外侧突骨折,占距骨体骨折的 24%;Ⅴ型:距骨体压缩、粉碎性骨折,粉碎较重者缺血性坏死及创伤性关节炎发生率很高。

Inokuchi 等提出距骨颈骨折和距骨体骨折的分界为:外侧骨折线位于距骨外侧突前方的为距骨颈骨折。

高处坠落伤和交通事故伤等高能量暴力或运动扭伤等低能量损伤都可导致距骨后突骨折,而暴力方向及受伤时足的位置与骨折类型密切相关。距骨后突的外侧结节骨折常由踝关节跖屈的直接暴力或踝关节内翻暴力所致,踝关节跖屈暴力常致距骨后突在后踝和跟骨之间受"胡桃夹子"损伤,而踝关节内翻暴力使距骨外侧结节连同距腓后韧带撕脱。

保守治疗仅适用于真正的无移位骨折。距骨周围突骨折由于极少见,且常规影像学检查往往不能发现轻微损伤,因此漏诊、误诊率较高,预后较差,临床诊断时必须对任何后足损伤提高警惕。对于距骨后突外侧结节骨折患者,体检可发现踝关节后外侧及腓骨肌腱内侧压痛,跚长屈肌腱刺激征阳性,而内侧结节部骨折移位和血肿形成,常会压迫跗管,如漏诊、误诊,二期可引起跗管综合征。需要强调的是,X 线片往往无法确定距骨后突骨折,特别是无移位轻微损伤的存在,且会把骨折块误认为是跗三角骨。作为关节内骨折,CT 扫描应作为常规检查,特别是冠状位 CT 有助于确定骨折块大小、粉碎及移位程度,有助于手术计划的制订。如内侧结节骨折常由背伸-旋前的高速暴力损伤所致,三角韧带高张力情况下造成了内侧结节撕脱骨折,即 Cedell 骨折,而高能量的内侧结节骨折常合并足部其他损伤,如距下关节脱位、距骨颈骨折和距骨完全脱位,距骨后内侧结节骨折常合并内侧距下关节脱位。距骨外侧突骨折(滑雪板骨折)的损伤机制为关节内翻损伤,常被误诊为关节扭伤,初诊漏诊率达 33%。

### 三、诊断

距骨骨折多为高能量损伤,致伤原因包括高处坠落、交通事故、重物压砸及运动损伤,骨折中 13% 为开放性骨折,合并踝部骨折者为 19%～28%,合并跟骨骨折者为 11%～18%,合并跖骨骨折者为 18%。骨折后局部肿胀、瘀血、压痛、踝关节活动受限。X 线检查应包括足踝部系列位片(踝关节正位、侧位和足部正斜位片),其中距骨侧位影像对于距骨骨折具有非常重要的诊断价值。Canale 位(拍摄方法:足内旋 15°,球管与水平夹角 75°)能消除跟骨和距骨的影像重叠,从而在足部正位摄片时获得距骨的清晰影像。Broden 位片常用来评估距下关节,摄片方法为足内旋 45°,球管向头端倾斜 10°～40°,直到获得后、中关节面的清晰显影。由于需要不断变动球管位置获得最佳影像,因此 Broden 位一般用于术中评估。距骨骨折为关节内骨折,建议常规行 CT 检查来了解骨折块粉碎、移位程度及与周围关节受累情况。在评估距骨颈或距骨体骨折时,需要注意的是平片检查具有一定的迷惑性。如果平片可见骨折线则通常为移位骨折,使用 CT 扫描进一步确诊。

### 四、治疗

运用中医骨伤理论辨证治疗距骨骨折,对促进骨折愈合,降低距骨骨折后缺血性坏死率,防止关节粘连等都有着积极意义。杨雄建等对 30 例距骨骨折患者术后运用中医的早、中、后三期辨证施治,早期予服桃红四物汤加减以活血化瘀,中期服用接骨紫金丹加减以接骨续筋,后期使用健步虎潜丸加减以养血舒筋,中后期辅以骨伤洗剂外洗和功能锻炼,治疗优良率达 80%。胡仕其等采用手术加中药外洗治疗距骨骨折或骨折伴脱位患者 19 例,经 18～24 个月的随访观察,疗效满意,优良率 84%。杨学迅等运用中药配合推拿按摩治疗距骨骨折,将 56 例距骨骨折患者随机分为治疗组和对照组,都采用手术及手法复位,治疗组加口服中药"接骨续筋汤",对照组加口服钙片,结果显示治疗组总有效率 96.43%,对照组总有效率 89.29%,中药"接骨续筋汤"有明显的促进骨膜、骨质修复作用。距骨骨折伴脱位患者容易出现距骨缺血性坏死和创伤性关节炎等并发症,且康复期长,严重影响患者的生活质量,早期行骨折脱位复位内固定术并尽早进行康复锻炼,对距骨坏死和骨关节炎的发生有很好的预防作用,在患者入院后即根据个体情况制订系统的康复训练计划和康复护理目标,早期消肿,使局部微环境向有利于关节软骨修复的方向发展,预防因踝、膝部持续制动导致关节周围软组织粘连、关节僵硬等并发症。

1. 距骨颈骨折　Hawkins Ⅰ型距骨颈骨折可考虑保守治疗,建议使用非负重石膏固定4~6周,而后使用行走支具保护下负重直至临床及影像学检查证实骨折愈合,其间应定期复查摄片,明确骨折愈合情况及有无移位,一旦发现骨折移位,则应及时切开复位内固定。此外,对于妨碍关节活动的小游离骨片,尤其是关节腔内的游离骨片或造成后方撞击的、无法复位固定的距骨后突骨块,可行关节镜或切开手术摘除。无移位距骨颈骨折如果长时间固定可能导致关节活动障碍,目前也有学者主张早期使用经皮螺钉固定以允许深关节早期功能锻炼而获得更好的预后。使用经皮螺钉技术时,必须使用Canale位或CT评估骨折的位置,如果骨折移位超过1mm或存在旋转则需使用切开复位内固定。经皮螺钉固定可选择前路或后路。

2. 距骨体骨折　距骨体骨折大多需手术切开复位内固定治疗,但是对于无法获得重建的距骨体严重粉碎性骨折则可采用保守治疗,待骨折愈合后使用后足或踝关节融合术来重建。前述治疗距骨颈骨折的内外侧双切口对于显露距骨体骨折具有一定的难度,对于距骨体中部的骨折可使用内踝截骨来显露治疗,显露内踝后首先使用4.0mm空心钉器械钻孔,以便后期复位固定内踝截骨块,然后使用摆锯和骨刀完成内踝截骨,术中应注意保护三角韧带,从而避免骨折块血运受损。对于距骨体外侧的骨折则需使用外踝截骨来显露,应注意下胫腓韧带的保护和修复。距骨体后部骨折则通过后内侧或后外侧入路显露。距骨体骨折常用的内植物为无头螺钉、可吸收螺钉及遗失克氏针技术,应在获得良好骨折显露的前提下力求恢复关节面的解剖,而关节面塌陷或骨缺损者则需植骨。

3. 距骨头骨折　小或无移位的距骨头骨折可保守治疗,短腿石膏固定4~6周后开始关节活动锻炼及逐步增加负重,患者负重后可考虑使用足弓支撑支具(直至临床症状缓解)来缓解距舟关节的应力。若骨折块移位、影响距舟关节的稳定性和完整性,或骨折块较大,则需手术切开复位内固定治疗。距骨头骨折的常用手术入路为前内侧入路,可根据骨折块的大小使用螺钉埋头固定。对于关节面塌陷则需植骨支撑,使用微型接骨板支撑固定。对于太小而无法固定的骨折块可将其切除。距骨头骨折复位固定后残留的距舟关节不稳定,可使用克氏针临时固定。对于距舟关节持续不稳定或二期创伤性关节炎,则可使用距舟关节融合来治疗。

4. 距骨周围突骨折　距骨后突相对较大,也是后足变异最大的解剖结构,由内侧结节、外侧结节和分割两者的踇长屈肌肌腱沟组成。对于移位不明显(移位<2mm)的距骨后突骨折,尚可采用非负重支具固定6周的保守治疗,但报道预后较差,骨不连及创伤性关节炎等并发症发生率仍较高,二期融合术发生率也较高。手术治疗采用后内侧或后外侧入路,显露踇长屈肌肌腱,游离并向后侧牵拉,即可暴露后侧关节囊,切开后就可清楚显露距骨后突骨折块,使用微型螺钉固定。小或移位不明显(<2mm)的外侧突骨折可使用短腿石膏保守治疗,并避免负重4~6周。移位或大的骨折块则需使用外侧切口行切开复位内固定治疗。对于粉碎的骨折块或慢性患者(超过4周),则需考虑行骨折块切除术。

## 五、目前研究进展

缺血性坏死研究:距骨颈骨折后4~8周,X线片上距骨滑车皮质下可见一横行透亮带,称霍金斯(Hawkins)征阳性。Tezval等对31例距骨骨折患者随访显示,5例Hawkins征阴性患者发生距骨缺血性坏死(AVN),余26例未发生距骨AVN患者中11例Hawkins征阳性,4例部分阳性,11例阴性。Hawkins征阳性是由于骨充血、骨吸收多于骨形成的缘故,因此距骨滑车软骨下透亮带的存在表明距骨维持着血供,不大可能发生AVN,而无完整血供时则不出现此征。此外,Hawkins征阴性也不能说明必然出现AVN,可通过组织学检查及MRI检查作出鉴定。

MRI是检测距骨AVN,特别是早期AVN的最敏感技术。若X线片高度怀疑距骨AVN,运用MRI可作出确诊。距骨坏死在MRI中的表现为,距骨颈承重部位或上方可见T1WI呈低信号,多条不规则条带状、裂隙样低信号病灶;T2WI及短时反转恢复序列(STIR)呈高信号,伴骨髓水肿的坏死病灶、骨皮质破坏或完整。

CT同样可运用于距骨AVN诊断。与MRI一样,CT可显示距骨AVN特异性表现并证实X线片的发现。CT可准确显示骨坏死面积、体积大小、与周围关节的改变。同时,冠状位CT扫描可见距骨滑车关节面,从而发现细小的压缩、塌陷和碎片。这些对术前评估均很有帮助。

(漆　伟)

## 参考文献

1. Prasarn ML,Miller AN,Dyke JP,et al. Arterial anatomy of the talus:a cadaver and gadolinium—enhanced MRI study[J]. Foot Ankle Int,2010,31(11):987-993.

2. Giuffrida AY,Lin SS,Abidi N,et al. Pseudo os trigonum sign:missed posteromedial talar facet fracture[J]. Foot Ankle Int,2003,24(8):642-649.

3. Berkowitz MJ,Kim DH. Process and tubercle fractures of the hindfoot[J]. J Am Acad Orthop Surg,2005,13(8):492-502.

4. von Knoch F,Reckord U,von Knoch M,et al. Fracture of the lateral process of the talus in snowboarders[J]. J Bone Joint Surg Br,2007,89(6):772-777.

5. 施忠民,顾文奇,梅国华,等. 双切口接骨板内固定治疗距骨颈粉碎性骨折的临床效果[J]. 中国骨与关节外科,2012,5(4):310-314.

6. Rammelt S,Zwipp H. Talar neck and body fractures[J]. Injury,2009,40(2):120-135.

7. Early JS. Talus fracture management[J]. Foot Ankle Clin,2008,13(4):635-657.

8. Ahmad J,Raikin SM. Current concepts review:talar fractures[J]. Foot Ankle Int,2006,27(6):475-482.

9. Shi Z,Zou J,Yi X. Posteromedial approach in treatment of talar posterior process fractures[J]. J Invest Surg,2013,26(4):204-209.

10. Bhanot A,Kaushal R,Bhan R,et al. Fracture of the posterior process of talus[J]. Injury,2004,35(12):1341-1344.

# Lisfranc 损伤

## 一、概述

Lisfranc 损伤即跗跖关节损伤。跗骭骨即指跗跖关节。中医骨伤认为,跗骭骨间包括暗硬骨 1 块,包骨筋 1 道。其中,暗硬骨为足背侧韧带,包骨筋为趾长伸肌肌腱与腱鞘。Lisfranc 损伤是指发生在跗跖关节,近侧跖骨间关节和前方跗骨间关节的损伤。《医宗金鉴·正骨心法要旨》指出:"跗者足背也,一名足跗,俗称脚面,其骨乃足趾本节之骨也。其受伤之因不一,或从陨坠,或被重物击压,或被车马踹砑,若仅伤筋肉,尚属易治;若骨体受伤,每多难治。"

法国人 Jaqcues Lisfranc(1790—1847)为一位在骑马时受伤,前足发生坏疽的士兵做截肢手术时发现,通过这个关节可以不需要截断骨骼,因此,跗跖关节的损伤就被称为 Lisfranc 损伤,约占全身骨折损伤的0.2%。随着现代社会的进步,车祸伤、高处坠落伤、各类运动损伤等的不断增加,Lisfranc 损伤的发生率有增高趋势。但由于跗跖关节解剖结构的复杂性,以及易与一般的前足扭伤相混淆,甚至被其他严重的合并损伤所掩盖,因此容易误诊,误诊率高达 20%。而漏诊或治疗不当则会导致足部慢性疼痛、创伤性关节炎、足部畸形,甚至残疾的不良转归。目前,Lisfranc 损伤的诊断治疗仍是具有较大争议的热点。本文对近几年Lisfranc 损伤的诊治进展做一综述,旨在充分认识对这一损伤早期诊断的重要性,以及总结综合考虑各种因素制订合理的手术及非手术治疗的处理方法。

## 二、病因病机

应用解剖学将足底第 2 跖骨基底部和内侧楔骨间跖侧一较强壮的韧带称之为 Lisfranc 韧带,其在足部尤其是在足内侧稳定中起着无可比拟的作用。发生在跗跖关节部位的损伤均可广义地称 Lisfranc 损伤。Lisfranc 损伤所包括的范围非常广泛,涉及跗跖关节的任何骨性或韧带组织的损伤。跗跖关节是由骨性及非骨性组织共同组成的一复杂多关节结构,因此 Castro 等报道提出跗跖关节复合体这一概念,其组成主要包括跗跖关节、近侧跖骨间关节和前跗骨间关节、韧带及周围软组织。跗跖关节是由前中足之间关节、第 1~3 跖骨及其相应楔骨形成关节、第 4~5 跖骨和骰骨相关节组成的足的横弓结构。该关节的骨和韧带结构特点使之具有相当的稳定性。Myerson 等报道,将整个跗跖关节结构划分为三柱,内侧柱由第 1 跖骨和内侧楔骨组成,中柱由第 2、3 跖骨和中、外侧楔骨组成,外侧柱由第 4、5 跖骨和骰骨组成。其中,第 2 跖骨基底部深入至3 个楔骨形成的马蹄形凹槽之中,在跗跖关节的稳定中起重要作用。跖骨基底及楔骨、骰骨形成一拱形结构,也有较好的稳定作用。在软组织稳定方面,跖骨颈部由骨间横韧带将相邻跖骨连接在一起,跖骨基底除第1、2 跖骨外亦有骨间横韧带相互连接。同时,侧副韧带、关节囊、腓骨长肌肌腱、胫骨前肌肌腱和胫骨后肌肌腱均协助提供动力稳定。需要特别注意的是,第1、2 跖骨基底间无韧带相连,使得第1 跖骨具有一定的活动度,也是一应力薄弱部位。在内中柱稳定中起决定性作用的 Lisfranc 韧带,由第2 跖骨与内侧楔骨骨间韧带、背侧韧带及跖肌间韧带组成。骨间韧带的高度、厚度及横断面积均为最大,2.5 倍于跖肌间韧带,4 倍于背侧韧带。Lisfranc 韧带复合体的强度主要取决于骨间韧带的强度。跖跗关节的跖侧有丰富的软组织保护,在结构上较牢固,而背侧仅有关节囊及韧带覆盖,在结构上较为薄弱,受到外力容易发生背侧损伤或脱位。

Lisfranc 损伤机制可分为直接暴力损伤及间接损伤。直接暴力损伤通常表现为足部重物压砸伤、碾压伤,该类损伤常常伴发严重的软组织损伤。间接外力造成的 Lisfranc 骨折脱位损伤机制往往比较复杂。最常见的损伤机制为前足外展损伤。当后足固定而前足受到强大的外展应力时,应力往往作用于第2 跖骨基底部内侧,该部位也是整个应力负荷传导的关键。第2 跖骨基底部深入至3 块楔骨形成的马蹄形凹槽中,形成一稳定的卯榫状骨结构,大部分情况下外展暴力无法造成第2 跖骨基底部骨折脱位,整个跖跗关节可相应地保持稳定。然而,当外展暴力足够强大,造成第2 跖骨基底部骨折脱位时,原本稳定的卯榫状骨结构同时遭受破坏,继而发生第2~5 跖骨骨折且向外侧脱位。由此可见,第2 跖骨骨折脱位是足外展暴力间接引起 Lisfranc 损伤的病理基础。另外,足跖屈暴力引起 Lisfranc 损伤也比较多见。第2 跖骨基底部,背侧的韧带、筋膜等软组织强度较差,为应力薄弱区。当踝关节及前足强力跖屈时,整个下肢的应力负荷作用于跖跗关节,容易造成该关节骨折脱位。

### 三、临床表现

除外伤史外,体格检查包括以下方面:①观察足底是否有以 Lisfranc 关节为中心的瘀斑;②中足足背是否有肿胀畸形及压痛;③检查者一手固定足跟,另一只手跖屈和背伸跖骨头,观察跖跗关节是否出现疼痛;④观察患者仅以患足的足跟着地、单足站立时是否会引起疼痛;⑤对血管神经损伤情况进行评估;⑥除包括常规的足部正斜位片外,还应摄侧位片、负重位片和前足内收或外展的应力位片,有时还需摄对侧足进行对照。测量距骨跖骨角、内侧楔骨与第2 跖骨间隙应成为常规测量方法。必要时可通过 CT 扫描三维重建进一步明确诊断。

### 四、影像学评价

Lisfranc 损伤约占所有骨折的 0.2%。但有学者认为,发病率较低是由于临床中常常被忽视或误诊,在多发性损伤患者中的发生率可高达 20%,首次就诊时的漏诊误诊率可高达 1/3。近年来,随着 CT、MRI 等检查手段的广泛应用,Lisfranc 损伤的确诊率明显增高。

常规 X 线片检查仍然是诊断 Lisfranc 损伤的重要手段。Rankine 等研究认为,足部斜位 X 线片能更好地显影整个跖跗关节,尤其是向足侧斜位的 28.9° 成角,能获得最佳的跖跗关节复合体形态特征。Raikin 等报道提出,跖跗关节复合体损伤有以下表现:①第1、2 跖骨基底间隙或2、3 跖骨基底间隙增宽;②第2 跖骨基底或内侧楔骨撕脱骨折;③第2 跖骨基底剪力骨折,骨折近端留于原位;④内侧楔骨、足舟骨和骰骨压缩或剪力骨折。Rammelt 等报道认为,患肢负重位、应力位 X 线检查对于有临床症状(如疼痛、肿胀、活动受限严重)而患肢正、侧、斜位 X 线片上未见明显异常的患者至关重要,它可以明确非典型或隐匿的 Lisfranc 损伤。CT 对于评价骨结构的完整性更为敏感,并且可进行三维多平面重建。Mayich 等最新研究表明,普通 X 线检查无法发现的隐匿性 Lisfranc 损伤可通过 CT 发现。Macmahon 等报道提示,MRI 在确诊韧带断裂方面有高达 94% 的灵敏度。与跖跗关节复合体损伤手术中所见比较,MRI 在评判韧带损伤程度方面有近 80% 的精确度。总之,患足的正、侧、斜位 X 线检查是诊断 Lisfranc 损伤的基础,而 CT 及 MRI 检查能更好地评价中足骨折及相关软组织韧带损伤。

### 五、损伤分型

Lisfranc 损伤的分类涉及力学损伤机制、骨折移位方向及病理形态学。经典的 Lisfranc 损伤分型由 Quenu 及 Kuss 于 1909 年提出,Hardcastle 于 1982 年作了进一步修改并沿用至今。通常将 Lisfranc 损伤分为

3型(图11-6-1):A型为同向型脱位,即所有5个跖骨同时向一个方向脱位;B型为单纯型脱位,仅为部分跖骨脱位,不累及所有跖骨(又可分为2个亚型,B1型为单纯第1跖骨脱位,B2型为外侧数个跖骨脱位);C型为分离型脱位,第1跖骨与其他跖骨向相反方向脱位(也可分为2个亚型,C1型仅累及部分跖骨,C2型波及全部跖骨)。

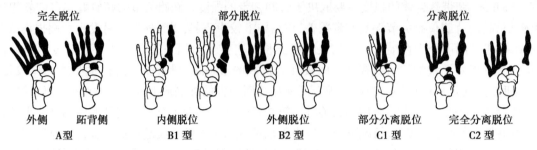

| 完全脱位 | | 部分脱位 | | 分离脱位 | |
|---|---|---|---|---|---|
| 外侧 | 跖背侧 | 内侧脱位 | 外侧脱位 | 部分分离脱位 | 完全分离脱位 |
| A型 | | B1型 | B2型 | C1型 | C2型 |

图11-6-1 Lisfranc损伤的分类

## 六、治疗

1. 非手术治疗 轻度Lisfranc损伤在中医骨伤科属"骨错缝,筋出槽"范畴。正确的手法治疗,可使错位之楔状骨复位,并使损伤之肌腱、韧带等组织理顺,以促进其修复。《医宗金鉴·正骨心法要旨》还指出:"先以手法轻轻搓摩,令其骨合筋舒,洗以海桐皮、八仙逍遥等汤。"准备动作时,患者足之重心在前足,向后欲坐时,重心必然后移,此时医者之足与患者足心之圆形木块(或绷带)形成挤压力,作用于足中跗跖部。此法将牵引、滚动、归挤几个力巧妙地融合在一起,且脚踩力量比手大,治疗效果良好。手法后加以固定,有利于关节的稳定性和受损软组织的修复。手法参考了《刘寿山正骨经验》一书中关于跗骱骨高挫(跖跗部软组织损伤)的治疗手法。①拔戳法:患者正坐床上,将足伸出床边。助手两手掌相对,双拇指在足背,食指在足底,余三指在后,兜住足跟,固定不动。医者双手拇指按住跖骨,余四指在足底拿住伤足。医者向足趾方向,助手向足跟方向稍用力相对拔伸,同时医者将足前部环转摇晃6~7次。在持续拔伸下,先使足跖屈,再使足背伸,同时医者双手拇指用力向下戳按。用揉捻法按摩舒筋。②踩法:用于陈旧性损伤。患者站立于床边,脱去伤足鞋袜,伤侧足心置于一半圆形绷带上。医者站在伤侧,将脱去鞋袜之同侧足,踩在伤足上,足心置于伤处。医者用手臂推患者之胸,使患者跌坐床上,同时足用力踩踏伤处。石膏或纸板绷带固定6周。

Arastu等研究认为,对于经应力位及负重位X线检查证实没有任何明显移位,仅靠患足MRI检查明确Lisfranc韧带有创伤的稳定型Lisfranc损伤,可以采取非手术治疗。通常推荐使用石膏固定,完全禁止负重6~12周;之后逐渐开始部分负重,加强功能锻炼;定期随访,复查患足正、侧、斜位X线片,以确认没有新的移位产生,预防部分分离脱位(C1型)、完全分离脱位(C2型)转变为非稳定性损伤。

2. 手术治疗 Nery等报道,将常规足正、侧、斜位X线片,应力位及负重位X线片显示跖跗关节较正常位置移位大于2mm,或侧位片显示距跖骨角超过15°者,称不稳定性损伤,具有绝对手术指征。对于存在移位的Lisfranc损伤,石膏外固定并不足以长期维持骨与软组织结构的稳定,均需要通过手术治疗去修复。解剖复位或近解剖复位对于改善Lisfranc骨折脱位患者足部功能的重要性,正在被临床广泛认可。Yu等报道,对47例Lisfranc损伤患者进行切开复位内固定手术治疗,短期随访分析结果提示,解剖复位坚强内固定对Lisfranc损伤患者的疗效是肯定的。Malovic等回顾性分析26例存在骨折移位的Lisfranc损伤患者,术前经AOFAS踝-后足功能评分评价显示,A型患者AOFAS评分为(74.0±9.1)分,B型患者为(72.0±5.2)分,而最为严重、复位最为困难的C型患者仅为(67.1±9.0)分;再次强调对所有不稳定性Lisfranc损伤均需要手术治疗,术后疗效和功能与患足正常解剖结构的恢复与否高度相关。

由于Lisfranc损伤表现的多样性,当前手术治疗Lisfranc损伤的方法有多种,主要包括闭合复位内固定、切开复位内固定、一期跖跗关节融合术、复位外固定等;骨折固定器械也种类繁多,包括最为普通的克氏针、空心螺钉、钢丝、微型跖骨接骨板、外固定支架等。尽管手术方式及固定方法多种多样,但是对于Lisfranc损伤的治疗目的均统一及唯一,即应重建整个跖跗关节的骨性及软组织稳定性。解剖学及影像学研究已明确提示,第 2 跖骨基底部是外在暴力的主要作用点和负荷传导关键,那么 Lisfranc 损伤手术治疗最关键处在于复位内侧楔骨与第 2 跖骨基底部的脱位,并维持其稳定性;通常完成该步操作后,外侧其他跖骨也随之复位。目前,公认的 Lisfranc 损伤骨折复位标准:C 臂 X 线机透视显示正、侧、斜位均为正常解剖复位,如复位后第 1、2 跖骨基底间隙和内、中楔骨间隙<2mm,跖跗骨轴线<15°,为近解剖复位,可以接受,超过这个范围的移位则无法接受。对于闭合复位还是切开复位的选择,Peruqia 等对 42 例接受闭合复位空心螺钉内固定手术治疗的 Lisfranc 损伤患者进行回顾性分析,显示近解剖复位内固定患者术后 AOFAS 踝-后足功能评分为(81.0±13.5)分,与达到解剖复位患者的术后疗效无显著差异;得出结论认为,若术中患者经 C 臂 X 线机透视显示闭合复位已达到解剖或近解剖复位预期,可以接受经皮穿刺空心螺钉固定的治疗方式。Wagner 等报道,采用闭合复位经皮穿刺空心螺钉固定方法治疗 22 例 Lisfranc 损伤患者,鼓励患者术后 3 周开始部分负重锻炼,取得很好疗效,平均 AOFAS 踝-后足功能评分达到 94 分。因此,对于不伴有明显跖骨骨折移位的各型 Lisfranc 损伤,可以首先尝试闭合复位治疗并早期负重功能锻炼,以减少切开复位造成的伤口感染、坏死等并发症,同时可加快患者术后恢复速度。

对于经 C 臂 X 线机辅助闭合复位而无法达到复位标准的 Lisfranc 损伤,采用切开复位内固定势在必行。在足背第 1、2 跖骨基底间做纵行切口,清除关节内任何妨碍复位的碎骨块、血肿、嵌入的关节囊、损伤的韧带等,将内、中柱跖跗关节复位至正常的卯榫状骨结构,使用复位钳或克氏针临时固定第 1、2 跖跗关节,通常此时外侧柱移位已同时被纠正,若仍存在明显移位,可在足背第 4、5 跖骨基底间隙再做一纵行切口进行复位和固定。鉴于重建 Lisfranc 韧带对稳定整个跖跗关节的重要性,Chaney 等建议使用 1 枚 3.5mm 空心螺钉或皮质骨螺钉由内侧楔骨向第 2 跖骨基底部进行固定,应替代 Lisfranc 韧带的作用;对第 1 跖跗关节,同样使用 1 枚空心螺钉从第 1 跖骨基底向内侧楔骨进行固定。Garcia-Renedo 等报道,内、中间楔骨关节面的移位对前中足稳定亦有一定影响,2 枚空心螺钉固定跖跗关节内、中柱后,若内侧楔骨与中间楔骨移位>2mm,建议再使用 1 枚空心螺钉由内侧楔骨向中间楔骨进行固定。实验研究表明,用螺钉固定跖跗关节的生物力学性能远比克氏针高,克氏针固定强度欠佳,长时间留置容易发生松动、断裂和感染,故不主张对中、内侧柱单独使用克氏针固定。重建中、内侧柱后,外侧柱仍不稳定者相对罕见,可用克氏针将第 4、5 跖骨与骰骨固定。复位固定跖跗关节脱位后,可使用接骨板再对有明显移位的跖骨骨折常规进行切口复位内固定。完全由 Lisfranc 韧带等软组织撕裂造成的 Lisfranc 脱位损伤的最佳治疗方式,一直有争议,主要有主张行常规切开复位内固定的学派和主张行一期跖跗关节融合的学派。切口复位内固定术式前文已提及,主要以内侧楔骨与第 2 跖骨基底的空心螺钉替代 Lisfranc 韧带功能;跖跗关节融合术中对患肢前中足的内侧及中间柱进行关节融合,即对相应跖跗关节融合,保留外侧柱活动。为了明确两种截然不同的治疗方式的利弊,Coetzee 等对 41 例仅伴有韧带损伤的 Lisfranc 损伤患者进行随机临床试验研究,其中 20 例接受切开复位螺钉内固定治疗,21 例接受跖跗关节融合手术治疗,平均随访 42.5 个月并经 AOFAS 踝-后足功能评分评价,结果显示融合组患者平均得分明显高于切口复位内固定组患者,切口复位内固定组 5 例发生创伤性关节炎,导致持续性患足疼痛,再行跖跗关节融合治疗。Heibani-Rad 等系统性回顾 193 例仅伴有韧带撕裂的 Lisfranc 损伤患者,同样证实跖跗关节融合术的疗效优于常规切口复位内固定术。

跖跗关节结构精细,骨性组织、韧带、软组织结构复杂,故 Lisfranc 损伤种类繁多。许多不典型的隐匿性 Lisfranc 损伤在骨科急诊可能会被漏诊、误诊。CT、MRI 等检查手段的应用可明显提高 Lisfranc 损伤的确诊率,对没有明显移位的稳定性 Lisfranc 损伤,可采取非手术治疗,不稳定性损伤具有绝对手术指征。尽管手术及固定方法多种多样,治疗目的均为重建整个跖跗关节的骨性及软组织稳定性。治疗中最关键之处,在于复位内侧楔骨与第 2 跖骨基底部的脱位,并维持其稳定性。单纯软组织撕裂造成的 Lisfranc 损伤,跖跗关节融合术优于常规切口复位内固定术。

(漆 伟)

## 参 考 文 献

1. Castro M, Melao L, Canella C, et al. Lisfranc joint ligamentous complex: MRI with anatomic correlation in cadavers[J]. AJR Am J

Roentgenol,2010,195(6):W447-W455.

2. Gaines RJ,Wright G,Stewart J. Injury to the tarsometatarsal joint complex during fixation of Lisfranc fracture dislocations:an anatomic study[J]. J Trauma,2009,66(4):1125-1128.

3. Haapamaki V,Kiuru M,Koskinen S. Lisfranc fracture-dislocation in patients with multiple trauma:diagnosis with multidetector computed tomography[J]. Foot Ankle Int,2004,25(9):614-619.

4. Sherief TI,Mucci B,Greiss M. Lisfranc injury:how frequently does it get missed? And how can we improve? [J]. Injury,2007,38(7):856-860.

5. Jordy van Rijn,Desirée MJ Dorleijn,Bastiaan Boetes,et al. Missing the Lisfranc fracture:a case report and review of the literature [J]. J Foot Ankle Surg,2012,51(2):270-274.

6. James J Rankine,Chris M Nicholas,Gareth Wells,et al. The diagnostic accuracy of radiographs in Lisfranc injury and the potential value of a craniocaudal projection[J]. AJR Am J Roentgenol,2012,198(4):W365-W369.

7. Raikin SM,Elias I,Dheer S,et al. Prediction of midfoot instability in the subtle Lisfranc injury. Comparison of magnetic resonance imaging with intraoperative findings[J]. J Bone Joint Surg Am,2009,91(4):892-899.

# 跖骨骨折

## 一、概述

跖骨作为前足较重要的组成部分,在行走活动中,5个跖骨组成的宽阔跖面可以分担重力作用,且还保证了前足在不平坦路面上的适应能力。该部位骨折是足部最常见的骨折,第1跖骨头与第5跖骨头是构成足内、外侧纵弓前方的负重点,与后方的足跟形成整个足部主要的3个负重点。5块跖骨之间又构成足的横弓。在足的5个跖骨中,第1跖骨最粗大,发生骨折的机会较少,第2~4跖骨发生骨折的机会最多。第5跖骨基底部由于是松质骨,常因腓骨短肌猛烈收缩而发生骨折。

## 二、病因病机

跖骨骨折多由重物直接打击造成,也可由于前足的旋转暴力等引起。长期慢性损伤可引起第2或第3跖骨干发生疲劳性骨折,是由于附着的肌肉过度疲劳,足弓下陷,局部负重增加,在加之外力等,积累超过了其负担,逐渐发生的骨折。跖骨骨折的部位可发生于基底部、骨干及颈部,以基底部为多见,干部次之,颈部最少。单根跖骨发生骨折的较少,多合并邻近的跖骨骨折或其他足部的骨折。

## 三、骨折分型

1. 跖骨干骨折 多因重物压伤或轧伤足背所致,为开放性和多发性骨折,常合并严重的软组织损伤和跖跗关节脱位。足部皮肤血供较差,很容易发生伤口感染和坏死。

2. 第5跖骨基底部撕脱骨折 因直接暴力的打击或踝关节突然跖屈足内翻,附着于其上的腓骨短肌及腓骨第三肌猛烈收缩所致。

3. 跖骨颈疲劳性骨折 多见于长途行军的战士,又名"行军骨折"。第2、3跖骨颈部多发,第2跖骨发病率高。由于肌肉过度疲劳,应力增大,足弓下陷,第2、3跖骨头负重增加,超出骨皮质与骨小梁的承受范围,而逐渐发生骨折。同时,骨折处骨膜产生新骨,骨折段不完全断离。

## 四、诊断

多有明确外伤史,伤后局部肿痛,压痛明显,足趾纵轴叩击痛阳性,活动功能障碍。足正、斜位X线片可明确骨折类型、程度和移位情况。

跖骨颈疲劳性骨折,无外伤史,前足痛劳累后加剧,休息后减轻,2~3周后局部可摸到有骨隆凸。早期X线检查为阴性,2~3周后可见局部有骨痂,骨折线多模糊,易与肿瘤混淆。

第5跖骨基底部骨折,应注意与腓骨长肌肌腱的籽骨相鉴别,儿童应与第5跖骨基底部的骨骺相鉴别,后两者局部无压痛、无肿胀,骨块光滑规则,且两足呈对称分布。

## 五、治疗

1. 非手术治疗　无移位或移位轻者,用夹板或石膏托或管型石膏包扎制动,4~6周后开始早期功能锻炼,局部症状消失后,逐渐负重行走。第5跖骨基底部骨折,若断端无明显分离,用绷带固定或石膏固定足于外翻位6~8周,有时可长达12周,仍不愈合且有疼痛症状者需手术治疗。对于皮肤完好无破损者,可应用我院自制活血消肿膏药外敷,以活血化瘀、消肿止痛。

2. 手术治疗

(1)切开复位后,用克氏针或钢板内固定,外用石膏托固定4~6周。目前,多选用微型锁定钢板固定,有利于骨折稳定生长以及患肢早期功能锻炼。陈旧性骨折,跖骨头向足底凸出而影响活动者,可行截骨矫形或跖骨头切除术。

(2)第5跖骨基底结节骨折,切开复位后,经跖骨头下方打入加压空心螺钉内固定。

(3)跖骨开放性骨折应急诊清创缝合,临时或最终用克氏针内固定,并给予石膏固定。

3. 药物治疗　按骨折三期辨证用药,早期重用活血化瘀、解毒消肿药物,中后期治宜补益肝肾、接骨续筋,后期局部可用我院自制下肢洗剂等药物熏洗。

### 参 考 文 献

1. 黄朱宋,高曦,关勇,等. 多发跖骨骨折钢板固定的疗效观察[J]. 中外医学研究,2017,15(1):3-5.

2. 范志刚,夏巍巍,潘森鑫,等. 某部新兵跖骨行军骨折风险因素的多元 logistic 回归分析[J]. 东南国防医药,2017,19(5):484-487.

# 趾 骨 骨 折

## 一、概述

足趾具有增强足抓地、向前推动的功能,防止运动中滑倒,辅助弹跳等。

## 二、病因病机

趾骨骨折多由直接暴力引起,如重物砸伤或踢撞硬物等造成,易合并皮肤或甲床的损伤,且开放性骨折居多,容易引起感染,故应保持清洁。

## 三、诊断

伤后足趾部疼痛、肿胀、皮下青紫瘀斑,或伴随皮肤和指甲损伤。足正、斜位 X 线片有助于明确趾骨骨折程度和移位情况。

## 四、治疗

趾骨骨折的治疗原则是恢复趾骨的解剖结构及稳定性,恢复跖趾关节活动的灵活性。无移位的趾骨骨折,石膏外固定,卧床休息2~3周,鼓励患者早期进行功能锻炼。移位的骨折也可选择手术治疗,采用克氏针、微型钢板、注射器针头等固定。在治疗趾骨骨折时,要特别注意矫正旋转或成角畸形,避免足趾因轴线改变而导致后期功能障碍。

(熊小天)

### 参 考 文 献

1. 李怀庆,张磊. 掌指(跖趾)骨骨折的治疗[J]. 新疆医学,2012,42(6):74-75.

2. 姜荣华,向进. 掌(跖)指(趾)骨骨折微型钢板与克氏针内固定治疗的对比[J]. 中国现代医学杂志,2011,21(17):2066-2067,2071.

# 第七节 足部疾病

## 姆外翻

### 一、概述

姆外翻是指姆趾向外偏斜超过正常生理角度的一种足部畸形,是前足最常见的病变之一。一般认为,姆趾向外偏斜超过15°就是姆外翻畸形。但一部分人姆趾外翻超过此角度而没有症状,而另一部分人姆趾外翻角度虽然达不到15°,却又有姆囊部位的疼痛。姆趾外翻后,第1跖骨头内侧骨赘形成,和鞋面摩擦,形成滑囊炎,称姆囊炎。在第1跖骨头背侧突出并伴有姆囊炎者,又称背侧姆囊炎。由于姆外翻后常伴有足的其他部位的病变,如锤状趾、跖骨痛、小趾滑囊炎、扁平足等,因此,又有人称姆外翻为姆外翻复合体或姆外翻综合征。姆外翻后,足的形态改变,影响足的美观,不宜选择到一双合适的鞋。但更为重要的是,姆外翻后足部结构的改变和继发的疼痛对足基本的负重和行走功能有较大的影响。随着生活水平的不断提高,越来越多的人希望有一双健康的脚去生活和工作,对姆外翻的治疗提出更高的要求,但姆外翻并不是一个简单的病变,不同程度的畸形和病理变化的多样性以及患者的不同要求,使我们在治疗姆外翻时会有多种选择。姆外翻手术不大,但如果手术方式选择不当或操作不当就不能获得良好的效果。在现有的百余种手术方法中,每一种手术方法都有治疗满意的病例,但没有一种手术可以解决姆外翻所有问题。因此,在治疗姆外翻时,需要认真检查每一位患者,仔细了解其病理改变,选择最合适的治疗方法,才能达到最好的临床效果。

### 二、病因

1. 穿鞋 穿鞋被认为与姆外翻的发生有密切关系。穿鞋,尤其是穿窄小鞋、高跟鞋,是引起姆外翻的重要外部原因之一。但在正常人中,患姆外翻的毕竟是少数。穿鞋并不是引起姆外翻的唯一原因,它可能加重了某些结构不良足的变化,是引起姆外翻的外部原因。姆外翻的发生还有其内在原因。

2. 遗传 很多姆外翻患者有家族史。温建民等对1 491例姆外翻患者进行调查,发现69.48%的患者有家族遗传史,其中55%的患者在20岁之前就出现了姆外翻畸形。

3. 足结构异常 扁平足与姆外翻的发生有着密切关系。Inman观察到,高弓足患者很少有姆外翻,从而推断扁平足可能易发生姆外翻。但以后的研究没有证实此观点。Kilmartin和Wallace使用足印测量了64位儿童,其中半数患有姆外翻,最后没有确定足弓高度和姆外翻有直接的关系。

4. 其他

(1)创伤:姆展肌肌腱附着部损伤和内侧关节囊的撕裂,造成跖趾关节内侧软组织结构松弛,关节肌力不平衡,引起姆外翻。

(2)全身性其他疾病:①炎症:如类风湿关节炎、痛风等病变破坏了足部软组织及骨关节的正常平衡结构,在内部因素及外部力量的作用下,发生姆外翻畸形;②脑瘫等神经肌肉性病变,引起足部肌力不平衡,可产生姆外翻。

(3)医源性:如第2趾切除后,姆趾无阻挡,在外力挤压下,可加重或引起姆外翻。内侧籽骨切除后,造成跖趾关节软组织肌力不平衡,也可引起姆外翻。

### 三、解剖特点

第1跖趾关节由2个关节构成。第1跖骨远端呈椭圆形,与近节趾骨基底的凹形关节面形成关节。跖骨头关节面延伸至跖骨头跖侧,并被一嵴分为两个斜形关节面分别与胫腓侧籽骨成关节。关节囊松弛,上薄下厚。关节两侧有扇形侧副韧带,起于跖骨头两侧的背侧结节,斜向前下止于结节趾骨基底部。而悬韧带从跖骨头两边的背侧结节向跖侧止于两边的籽骨。跖侧跖骨趾骨韧带分为两部分,即内、外侧跖骨趾骨韧带和跖骨籽骨韧带,经过籽骨从跖骨头到近节趾骨基底,两个籽骨由籽骨间韧带连接。跖侧有厚韧的足底韧带(又称跖板),参与构成关节囊并起到屈肌肌腱的滑行面作用。深部的跖横韧带连接着足底韧带及跖骨头的相连部分(图 11-7-1)。

　　拇趾籽骨是组成第 1 跖趾关节的重要结构,其背面覆盖关节软骨,滑动于跖骨头关节面上,起着保护拇长屈肌肌腱和跖骨头的作用,传递前足内侧负荷,同时类似一个滑车增加了拇长、短屈肌肌腱的力量。一般腓侧籽骨大于胫侧籽骨。拇趾跖趾关节周围有6 条肌腱通过或附着。拇长伸肌肌腱通过关节背侧止于远节趾骨基底背侧。拇短伸肌肌腱止于近节趾骨基底背侧。拇展肌肌腱止于近节趾骨基底内侧。在关节囊跖侧,拇长屈肌肌腱通过内、腓侧籽骨间沟,向远侧止于远节跖骨基底。拇短屈肌肌腱在跖趾关节跖侧分为内、外侧腱两部分,内侧腱与拇展肌相融合,外侧腱与拇收肌止点相融合,然后分别经趾骨止于近节趾骨基底内、外侧跖面。由此可见,这些肌腱均附着于近节趾骨基底,跖骨头却无肌腱附着,这种肌腱附着结构就像一个吊篮,控制着跖骨头。跖骨头易受外部应力的影响发生移位,尤其是鞋的

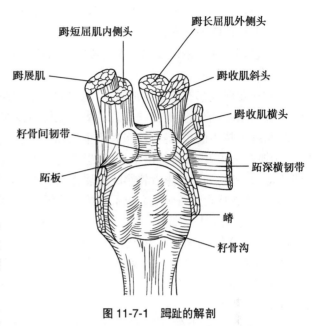

图 11-7-1　拇趾的解剖

挤压影响。一旦跖骨头移位,肌腱之间的平衡会被打破,这些稳定第 1 跖趾关节的肌腱就会成为促使关节脱位的力量,跖趾关节的畸形也会进一步加重。

## 四、病史、查体与影像学检查

　　1. 病史

　　(1)疼痛:拇外翻患者常常是以拇趾的疼痛和拇趾的外翻畸形就诊。约有 70% 的拇外翻患者合并疼痛,需要了解疼痛的部位。疼痛在拇囊,还是位于跖趾关节或籽骨部位,有无向拇趾放射;疼痛的严重程度,疼痛是否影响到运动、工作还是日常生活;疼痛缓解的方式,行走时疼痛还是静息时疼痛;疼痛和穿鞋的关系,如有些患者只能穿宽松的鞋,严重的患者甚至不能穿任何种类的鞋。疼痛开始的时间、持续的时间和进展的情况。外侧足趾疼痛的情况。

　　(2)拇趾外翻畸形和拇囊形成的时间,疾病加重的过程,对其他足趾的影响情况。

　　(3)既往穿鞋的情况,有无穿过窄小、高跟的鞋。现在穿鞋的变化。

　　(4)以前治疗的情况,使用过何种药物,用过何种矫形支具。既往手术的时间、手术方式和在何处做的手术等。

　　(5)既往拇趾是否受过创伤,有无类风湿关节炎、糖尿病和痛风性关节炎等疾病。遗传病史。

　　(6)家庭其他成员有无拇外翻。

　　2. 查体　拇外翻的物理检查可分为一般检查和局部检查。一般检查要观察足部皮肤的状态,足部的血运情况,感觉、肌肉的状态,步态。局部检查要在足非负重和负重状态下分别完成。

　　(1)非负重位检查

　　1)患者第 1 跖趾关节部位拇趾向外偏斜,跖骨头内侧和背内侧肿物突出,表面皮肤可有胼胝。

　　2)局部皮肤红肿常是拇囊炎的表现,但一般较为局限,较大范围红肿常常为痛风性关节炎的表现。有时拇囊破溃合并感染。跖骨头背内侧的突出可形成拇囊炎,也可为无痛性突出。整个关节的肿胀可能为骨关节炎或类风湿关节炎的表现。

　　3)拇囊部压痛最为多见,有时叩击跖骨头内侧突出部位刺激皮神经,可引起疼痛并向拇趾内侧放射,拇趾内侧皮肤感觉可能异常。关节周缘的压痛可能是骨关节炎或滑膜炎的表现。籽骨部位的压痛可能为籽骨软骨损伤或籽骨异常增生的刺激。

4)正常第 1 跖趾关节的最大被动背伸 65°~75°,最大被动跖屈 15°以上。最大被动背伸小于 65°一般为踇僵硬的表现。骨关节炎时,跖趾关节在活动过程中可有疼痛和骨擦感。

5)将外翻的踇趾内翻被动纠正畸形时,可以感觉到很多患者第 1 跖趾关节内侧较紧张,不易纠正,表面踇收肌紧张和外侧关节囊有挛缩。

6)比较踇趾在外翻位置和矫正位置的被动伸屈活动,判断跖趾关节面是否合适。

(2)负重位检查

1)如果足趾畸形在负重后加重,可能说明关节存在松弛和足趾不稳定。有些踇外翻患者足负重后出现内侧纵弓的塌陷,前足呈旋前状态。足垫的支持可以纠正前足的旋前,能很好地缓解症状。

2)踇趾抓持力的检查:可让患者负重位站立,将一纸片置于踇趾跖面,正常站立时,如不能轻易拉出纸片,说明抓持力很好;如可拉出纸片,让患者将踇趾跖屈用力,整个踇趾都可抓住纸片,不能轻易拉出纸片时,说明抓持力一般;如果让患者将踇趾跖屈用力,但只有踇趾末节可抓住纸片,用力拉出纸片时,说明抓持力差;如果让患者将踇趾跖屈用力也不能控制住纸片,说明没有踇趾抓持力。

3. 影像学检查与测量

(1)踇外翻角:在前后位 X 线片上,第 1 跖骨纵轴与第 1 趾骨纵轴之夹角。正常<20°。

(2)跖骨间角:在前后位 X 线片上,第 1、2 跖骨纵轴延长线之夹角。正常 6°~10°(也有报道 6°~12°)。

(3)趾骨间角:在前后位 X 线片上,第 1 趾近节趾骨和远节趾骨纵轴延长线之间的夹角。正常 11°~18°。

(4)近侧关节固定角:在前后位 X 线片上,第 1 跖骨远端关节面连线的垂线与该骨纵轴之间的夹角。正常 3°~8°。

(5)远侧关节固定角:在前后位 X 线片上,第 1 趾近节趾骨近侧关节面连线的垂线与该骨纵轴之间的夹角。正常 1°~7°。

(6)跖楔角:在前后位 X 线片上,第 1 跖骨近端实际关节面连线的垂线与其纵轴线之夹角。正常 6°~10°。

(7)关节适应性测量:在前后位 X 线片上分别将第 1 跖趾关节两侧的关节面做连线。A. 两条线平行,称关节适应;B. 两条线不平行,其交点交于关节之外,表现为关节倾斜,称不适应;C. 两条线不平行,交点交于关节内,称关节半脱位。

(8)第 1、2 跖骨远端长度:正常情况下,第 1 跖骨远端长于第 1 跖骨远端约 2mm。

(9)籽骨位置的测量:在前后位 X 线片上,可通过胫侧籽骨在第 1 跖骨平分线的位置确定胫侧籽骨的位置,共分为 7 种。有学者建议,当胫侧籽骨超过 4 达到 6、7 时应行腓侧籽骨切除术。

## 五、治疗

踇外翻手术前应进行 X 线平片检查,包括足在负重状态下的正位、斜位和侧位 X 线片。除此之外,摄取籽骨的图像来判断籽骨是否处于半脱位状态。若证实籽骨存在半脱位,那么就可判定存在退行性变化。特殊的测量包括:踇外翻角,第 1、2 跖骨间夹角,以及跖骨远端关节角。此外,第 1 跖趾关节适合度也应给予高度重视。根据这些测量结果将畸形的严重程度分级。轻度:踇外翻角 20°~30°,第 1、2 跖骨间夹角 11°~13°;中度:踇外翻角 30°~40°,第 1、2 跖骨间夹角 13°~16°;重度:踇外翻角>40°,第 1、2 跖骨间夹角>16°。

### (一)非手术治疗

对一些畸形较轻、疼痛较轻、不影响生活和工作,或合并较重系统疾病、有明显下肢循环障碍者,可以穿宽松的鞋,穿通过足底力学测量制作的鞋垫,理疗和应用非甾体消炎止痛药等。

### (二)手术治疗

踇外翻手术治疗指征:疼痛经非手术治疗无效则进行手术治疗。

1. 远端软组织手术(McBride 手术)  在第 1 跖骨头背侧踇长伸肌肌腱内侧做纵行切口,切开皮肤后,钝性分离达关节囊,保护好皮神经。显露第 1 跖趾关节间隙后,切开关节囊,做基底位于远侧的关节囊舌形瓣,切除第 1 跖骨头内侧骨赘。做第 1、2 跖骨头间第 2 切口,显露外侧跖趾关节间隙,切开关节囊。仔细分离,显露外侧的联合肌腱及籽骨,切除籽骨,切断联合肌腱在第 1 趾骨的止点,穿线备用。将跗趾内翻至正常位置后,将关节囊舌形瓣向近端拉紧缝合。在第 1 跖骨颈处穿孔,固定联合肌腱,此时完成 McBride 手术。

2. 截骨术  截骨术式和截骨平面的选择(近端、骨干、远端)大体上依照畸形的度数和所要矫正的量。较大的矫形可以通过接近近端基底处截骨获得,而远端截骨则适用于小角度畸形的治疗,它的特点是暴露小、愈合快。

(1)远端 Chevron 截骨:远端 Chevron 截骨术为通过跖骨头或跖骨颈处做 V 形截骨,矫正跖骨头侧方移位(5~6mm)。其优点包括:跖骨缩短少,稳定。此手术适用于跖骨远端关节角正常,而跗趾关节轻度或中度畸形;如果跖骨远端关节角超过 15°~20°,需要双平面截骨;60 岁后的患者满意度呈下降趋势;中度和重度畸形禁忌进行此手术。以第 1 跖趾关节内侧纵行切口切入,暴露跖骨头及颈部。于跖骨颈部内侧水平做一 V 形截骨。V 形开口向近端,远端距跖趾关节面约 1cm。由于骨赘的切除,跖骨头内侧有一平面,可在此面上先画好 V 形截骨面,方便截骨。截骨后予复位钳固定截骨面近端。推挤截骨远端向外侧移动 3~5cm。予克氏针或螺钉固定截骨面。修整截骨面,缝合关节囊。逐层缝合皮肤。

(2)骨干截骨(Scarf 截骨):该手术截骨的主要技术要求有:①纵向截骨根据跖骨宽度从内上至外下 20°~30°水平面成角(正对第 2 跖骨),使跖骨头在向外侧滑移的同时得到降低,截骨远端靠近背侧而近端靠近跖侧;②水平截骨与第 2 跖骨轴垂直,5°外侧张口,横向和纵向截骨线成 60°夹角;③远端水平截骨距关节面 10mm,近端截骨位置为干骺端,若需旋转矫正 DMAA,视旋转角度大小调整近端水平截骨位置;④跖骨头外移 4~7mm(至少重叠 1/3);⑤截骨处用 2 枚螺钉固定,双螺纹加压钉最好。

中度跗外翻推荐骨干截骨治疗,而且通常将内侧关节囊修补,外侧软组织松解。Scarf 截骨在生物力学上具有较高的稳定性,适用于中度到重度畸形,风险是关节僵硬。

(3)近极端截骨(新月形截骨):Crescentic 截骨术在第 1 跖楔关节远端 1cm 处行新月形截骨,凹面面向近端。其具有跖骨短缩少,风险包括背侧骨连接不正和转移性跖痛症。近极端截骨适用于中度或重度畸形。

(4)Akin 截骨术:①切口:近节跗趾背内侧切口,起自跖趾关节止于趾间关节近侧,长约 2.5cm;②截骨:在距近节趾骨基底关节面约 6mm 处,做一基底在内侧的楔形截骨;③矫形:以外侧相连的骨皮质为合页的闭合截骨面,观察跗外翻是否满意;④固定:保留外侧合页的截骨较为稳定,1 枚螺钉固定截骨面。Akin 截骨术常和远端 Chevron 截骨术联合用于矫正跗外翻导致的囊肿的治疗。Akin 截骨术是趾骨近端闭合 Wedge 截骨术的一种。对于第 1 跖趾关节吻合差的患者不作为主要治疗方法。

(5)第 1 跖趾关节成形术(Keller 术式):手术要点是,在切除第 1 跖骨头内侧跗囊及增生骨赘的同时,还要切除跗趾近节趾骨近端 1/3 以上。其缺点是,手术使跗趾短缩,肌肉、肌腱相对松弛无力,早期下地时,跗趾抓地力量减弱,有行走无力的感觉;由于跗趾近节趾骨被截除 1/3,使第 1 跖趾关节变得松动,并且加重了有些患者本来就存在的第 1、2 跖骨间的松动,当下地行走、负重时,削弱了第 1 跖骨头的负重能力,而使第 2 跖骨头负荷增加,又会加重原来已经存在的第 2 跖骨头足底部的胼胝,甚至使局部疼痛情况加重。

(6)Ludloff 截骨:从楔跖关节远侧 2mm 第 1 跖骨近端背侧向远端跖侧斜行截骨,截骨平面和跖骨纵轴呈约 30°角,从内上往外下约跖侧 10°~20°成角。截骨后,远端相对于近端外侧旋转约 8°~15°,旋转过程中可视第 1、2 跖骨长度差异和第 1 跖骨头高度等因素进行旋转角度和长度的调整。截骨面用双螺纹加压钉或皮质骨螺钉固定。

(7)关节融合术:第 1 跖趾关节融合术在严重关节病变、关节不稳时可考虑应用。良好的关节融合术必须是:①有良好的松质骨接触面;②跗趾固定在功能位;③有坚强的内固定,能早期负重;④功能恢复快。跖趾关节固定位置一般认为背屈 20°~30°最合适,大于 30°将产生跖痛症。另外,第 1 跖骨楔骨融合可在第 1 跖骨楔骨关节过度活动、足内旋畸形和足纵弓塌陷时考虑运用。

(8)第 1 跖趾关节 Swanson 人工假体置换术:手术采用跖趾关节内侧纵向微弧切口,然后做纵向舌状筋膜瓣,切开背侧关节囊显露出跖趾关节,自跗趾近节趾骨基底部关节面以远 2mm,第 1 跖骨头关节面之基底线为平面,保持 10°外翻角,分别切除趾骨近端及部分第 1 跖骨头,制造出足够的矩形关节间隙,用髓腔锉锉趾骨及趾骨髓腔,使之与要植入的假体大小相适应,人工关节柄不能与髓腔端挤压。植入适当大小的弹性硅胶假体和金属锁环。最后冲洗关节腔,紧缩缝合舌状瓣并闭合切口。术后用棉垫绷带固定患足趾于功能位约 3~4 周,术后第 3 天开始足趾早期锻炼,术后第 3 周进行负重锻炼。

目前,较常用的是骨与软组织相结合的术式。主要注意事项:①手术应尽量避免涉及跖趾关节;②任何改变跖趾关节软骨面接触的手术,必然会产生关节软骨退行性改变,出现跖趾关节疼痛与强直;③凡是能使第 1 跖骨相对增长的各种手术,均可产生第 1 跖趾关节强直,反之,相对短缩跖骨的各种手术均可产生第 2 或第 3 跖骨头下的胼胝;④在矫正踇外翻畸形时,必须同时矫正踇趾及跖骨的旋前畸形,踇外翻伴有第 2、3 趾锤状趾畸形时也必须同时矫正。

尽管踇外翻术式多达 130 余种,但从以上术式可以看出,踇外翻手术方式更多的是在第 1 跖骨上做一些手术,当然,具体采用哪一种手术方式应该对患者的各项指标认真分析,包括对患者一般情况(年龄、职业、工作性质等)、临床症状、体征以及足底生物力学等各个方面的认真研究,更重要的是对术前 X 线片的分析与测量。尤其对那些年轻的患者,或者一些特殊职业者,应该更加谨慎地选择最为恰当的手术方式。

# 扁 平 足

## 一、概述

扁平足是一种常见的足部畸形,主要临床表现为前足外展,后足外翻,足弓降低或消失,足部骨骼之间的正常作用和排列丢失。过去,扁平足多采取保守治疗,而随着人们的生活质量及重视程度的提高,扁平足的手术需求越来越高。

## 二、足弓解剖

足弓是由跗骨与跖骨借韧带、关节及辅助结构连结而成的穹隆结构。内侧纵弓由跟骨、距骨、足舟骨、3 块楔骨和前 3 个跖骨构成。外侧纵弓由跟骨、骰骨和第 4、5 跖骨构成。内侧足弓较外侧足弓高且更富有弹性。第 1 横弓由 5 个跖骨基底、骰骨和 3 块楔骨构成,位于前足和中足之间,在跖跗关节水平。第 2 弓由 5 个近节趾骨基底和 5 个跖骨头构成,与前足对应,在跖趾关节水平。正常足弓具有柔性,以便在足着地时适应不同的路面,又具有坚韧性,以便在足离开地面时具有一定的弹推力。它可使载荷由弓顶分散到前足及后足,并有减轻震荡等作用。

## 三、扁平足的分类

扁平足可根据其形成特点分为可塑性扁平足和僵硬性扁平足。可塑性扁平足是指在站立时,体质量的负荷使足弓塌陷或消失,而当没有体质量负荷时足弓正常。僵硬性扁平足则不管是负重还是不负重时,其足弓都存在塌陷或消失的现象,这种类型的扁平足主要是由于形成足弓的距骨、足舟骨、楔骨及它们之间的相互位置异常所致。此外,根据不同的分类标准还可以分为病理性扁平足和生理性扁平足,症状性扁平足和无症状性扁平足,先天性扁平足和后天性扁平足。

## 四、放射学判定

放射学判定标准主要是基于 4 种角度的测量结果。负重下侧面观的距骨-第 1 跖骨角(T1MT),侧面的距骨水平角(T-H),跟骨螺距角(cp)。根据 Mosca 的统计,各角度的正常值为:T1MT 平均 5°(2 SD;范围 -7°~20°),T-H 正常平均值为 27°(2 SD;范围 15°~37°),cp 正常平均值为 25°(2 SD;范围 15°~30°)。第 4 个角度是前后位下的距骨-第 1 跖骨角,用来显示距骨脱位的程度。正常情况下距骨与第 1 跖骨轴线是一致的。

## 五、扁平足的手术治疗

1. 趾长屈肌肌腱转移术 趾长屈肌肌腱转移术是将 FDL 固定于足舟骨或内侧楔骨上。其依据主要是:①可替代加强胫骨后肌肌腱的作用,恢复足弓的动力稳定性;②恢复软组织平衡。手术方法:在趾长屈肌肌腱分叉前跨过踇长屈肌肌腱与之交叉处将其离断,远端缝合在踇长屈肌肌腱之上。近端经骨隧道附丽于舟骨结节之上或直接与足舟骨周围的软组织缝合。术后需石膏固定8~10周。本手术最主要的缺点是没有获得解剖结构上的支持。该种转移手术虽不能直接矫正扁平足畸形,但是却可以减轻患者的疼痛并增强足内翻的肌力。

2. 跟骨内移截骨术 Koutsogiannis首次将跟骨内移截骨用于治疗后足外翻畸形。它是将跟骨后1/3横断截骨,截骨处在腓骨肌腱后约1cm,截骨平面与足底呈45°角并与跟骨垂直,将截下的跟骨结节部内移1~1.5cm,并可根据矫形的需要进行额面旋转,用松质骨螺钉垂直于截骨线固定。术后需行石膏固定。这个手术增加了后方肌群的旋后动作,导致了后足内翻。此外,由于地面对踝关节的反作用力,内移的跟骨产生一个使足旋后的力矩。当后足旋后时,则内侧纵弓得到维持,避免了中足塌陷。体外实验研究表明,只要将跟骨结节向内移动1cm,既可明显减轻弹簧韧带和内侧韧带的劳损,又可将踝关节的压力中心向内侧移动1.58cm。Catanzafiti等对24例患者术后随访证实,该手术方法可以明显改善后足外翻畸形、距舟关节覆盖,改善距骨-第1跖骨角。该手术最主要的术后并发症是腓肠神经炎、跟腱断裂等。Catanzariti认为,其产生的原因与手术入路的选择和手术技巧有关。

3. 关节融合术 单关节固定(包括距下、距舟、跟骰关节融合等)、双关节(跟骰+距舟)固定、三关节融合等,可纠正距舟和距下关节半脱位、后足外翻等畸形,使后足在一个相对合适的位置上融合。但是融合手术不可避免会导致中后足活动功能的丧失。Astion等认为,距舟关节融合会导致距下关节活动减少8%。距下关节融合会导致距舟关节活动减少74%。此外,还有证据证明,年轻时做的三关节融合手术,以后会继发严重的踝和中足的关节炎。

4. Giannin手术 Giannin介绍了一种用于治疗扁平足的手术技术,主要适用于儿童,推荐年龄为12岁。此技术是在跗骨窦处做切口,将植入装置经由距跟韧带前后束间置入跗骨窦,并由螺丝刀调节撑开大小以调整跟骨的位置,术后需负重下短腿石膏固定20天,但可在疼痛减轻后带石膏下地行走。Zatti等通过对25例40足的随访研究,发现这种手术方式可以明显改善临床症状,改善X线片上的测量角度(侧位下距骨-第1跖骨角,正位下跟骨-距骨角),中期疗效令人满意。并且其最大的特点是在取出内植物后对距下关节活动无任何影响。

5. 止动螺丝钉手术 Castaman也报道了一种专用于儿童的手术技术。该技术是将1枚改良过的松质骨螺丝钉由远至近地钻入距骨外侧突,其特点是接近圆锥形的部分是突出于距骨外的,通过调节进入距骨内螺丝钉来调节校正程度,并限制跟骨过度外翻。术后早期需行软固定,可在疼痛减轻后下地行走。Jerosch等报道了另一种改变后的止动螺丝钉技术,方法是患足内翻位下在X线引导下,于跗骨窦处由上而下向跟骨穿1枚克氏针,顺钉道扩孔后拧入6.5mm松质骨螺丝钉。螺丝钉钉尾可以从侧面影响距下关节活动,防止跟骨外翻。Jerosch等通过对21例患者手术前后进行评估,发现跟距关节角由术前的162°±8.9°改善到术后174°±5.8°,并且没有发现严重的术后并发症。

6. 外侧柱延长+跗骨间融合+胫骨前肌转移 El-Tayeby报道了一种联合手术,可用于治疗严重的可塑性扁平足。手术方法是暴露跟骰关节,于跟骨内侧面接近跟骰关节处做纵行截骨,将厚1~1.5cm的髂骨块植入其中,打压坚实,必要时也可用钢丝进一步固定,此时前足内收,足跟内翻。将距舟和舟楔关节部足底韧带做一组织瓣掀开,于第1舟楔关节处做楔形截骨,用钢丝将关节处捆扎融合,此时前足跖屈、旋前,内侧弓恢复。保持胫骨前肌正常走行,将足背伸10°~15°,将肌腱远端经由足底转移到第1舟楔关节融合处,将肌腱缝合于该处软组织或附丽于距骨,再将组织瓣覆盖缝合。

手术后需石膏固定8周。在此手术中,胫骨前肌的作用是用来悬吊距骨头,维持内侧弓稳定。El-Tayeby等对11例19足随访8~42个月的观察证实,该手术方法可以有效地改善足部外形,重建内侧弓,纠正跟骨位置。对于仅因纵弓长度不足引起的畸形,伴有距骨周围半脱位的病例,Fowble等认为可以仅使用外侧柱延长术治疗(LCL)。至于手术方式,Fowble等推荐在跟骨前突处截骨置入髂骨块,而不建议做跟骰关节植骨融合。该手术可以同时提高跖筋膜的张力。

扁平足手术治疗的原则是纠正足的畸形、恢复足弓的形态,以改善足部功能。手术方式多种多样,但是实际临床应用中单一使用一种方式的情况较少,多联合使用上述多种手术方式,部分患者还需行跟腱延长术。在对扁平足的治疗中,对骨科医师来说最大的挑战是怎样在纠正足部畸形的同时尽可能保留后足的运动功能。根据目前的报道看,扁平足术后远期的效果多不满意(如复发或继发关节炎),故仍需对扁平足的手术方法进行研究及改进,不断提高扁平足治疗的近期和远期疗效。

## 参考文献

1. Van Boerum DH,Sangeorzan BJ. Biomechanics and pathophysiology of flatfoot[J]. Foot Ankle Clin,2003,8(3):419-430.

2. 燕晓宇,俞光荣. 获得性扁平足的基础研究进展[J]. 中国矫形外科杂志,2004,12(21):1715-1717.

3. Blakemore LC, Cooperman DR, Thompson GH. The rigid flatfoot. Tarsal coalitions[J]. Clin Podiatr Med Surg, 2000, 17(3):531-555.

4. 陈雁西,俞光荣,梅炯. 扁平足外科治疗研究进展[J]. 国外医学:骨科学分册,2003,24(6):374-376.

5. Catanzariti AR,Lee MS,Mendicino RW. Posterior calcaneal displacement osteotomy for adult acquired flatfoot[J]. J Foot Ankle Surg,2000,39(1):2-14.

6. Jerosch J,Schunck J,Abdel-Aziz H. The stop screw technique—a simple and reliable method in treating flexible flatfoot in children[J]. Foot Ankle Surg,2009,15(4):174-178.

7. Fowble VA,Sands AK. Treatment of adult acquired pes plano abductovalgus(flatfoot deformity):procedures that preserve complex hindfoot motion[J]. Oper Tech Orthop,2004,14(1):13-20.

# 高 弓 足

## 一、概述

高弓足是指以足纵弓异常增高为主要改变的足部畸形。高弓足常合并其他1个或多个部位的复合畸形,如爪形趾,前足的旋转、内收,中足的跖屈、背侧骨性隆起,后足的内翻或轻度外翻,伴或不伴马蹄足等。爪状趾可单独出现,也可继发于高弓足,此时则称爪形足。临床上,治疗此类畸形多数需要手术干预,但术式繁多,且无统一标准。

## 二、病因

1. 神经肌肉性疾病 约80%病例是神经肌肉性疾病,致使足弓降低的动力性因素如胫骨前肌或/和小腿三头肌肌力减弱,以及足跖侧内在肌挛缩,从而造成足纵弓增高。这些神经肌肉性疾病可发生在大脑锥体系,以及脊髓皮质束、脊髓前角细胞、周围神经和肌肉等不同水平。常见疾病包括脊髓皮质炎、脑性瘫痪、脑脊髓脊膜膨出、神经管闭合不全。少见疾病如脊髓纵裂、脊髓拴系综合征、遗传性运动感觉神经病(HMSN)等。

2. 遗传因素 常有家族史。

3. 特发性 另一些病因至今还不明确的,称特发性高弓足,但也有研究指出其由神经功能紊乱造成。

4. 获得性 创伤性高弓足或先天性马蹄内翻足术后并发的高弓足则是骨折复位或手术矫形不当所致的继发性畸形。

## 三、临床表现

### (一)分型

1. 根据足弓增高的程度,是否伴发足的其他畸形,通常将高弓足分成4种类型。

(1)单纯性高弓足:主要是前足有固定性跖屈畸形,第1和第5跖骨均匀负重。足内外侧纵弓呈一致性增高,足跟仍保持中立位,或者有轻度外翻。

(2)内翻型高弓足:此型只有前足内侧列即第1、2跖骨的跖屈畸形,使足内纵弓增高,而外纵弓仍正常。在不负重时,第5跖骨很容易被抬高至中立位,而第1跖骨因固定性跖屈,则不能被动背伸至中立位,并有20°~30°的内旋畸形。初期后足多正常。站立和行走时,第1跖骨头所承受的压力明显增加。为减轻第1跖骨头的压力,患者往往采取足内翻姿势负重,晚期出现后足固定性内翻畸形。患者多有爪形趾,第1跖骨头向足底突出,足底负重区软组织增厚、胼胝体形成和疼痛。

（3）跟行型高弓足：常见于脊髓灰质炎、脊膜脊髓膨出。主要是小腿三头肌麻痹所致，其特点是跟骨处于背伸状态，前足固定在跖屈位。

（4）跖屈型高弓足：多继发于先天性马蹄内翻足手术治疗之后。此型除前足呈固定性跖屈畸形外，其后足、踝关节也有明显跖屈畸形。

各型高弓足的临床表现不尽一致，但前足均有固定性跖屈畸形。足趾早期多正常，随着病程进展，则逐渐出现足趾向后退缩，趾间关节跖屈，跖趾关节过度背伸，呈爪状趾畸形，严重者足趾不能触及地面。由于跖趾关节背伸畸形引起跖趾关节半脱位，使近节趾骨基底压在跖骨头的背侧，将加重跖骨的跖屈畸形，导致负重处皮肤增厚，胼胝体形成，甚则形成溃疡。

2. 按畸形节段可分为足前段畸形、足后段畸形及联合畸形。

（1）足前段畸形：包括前足或中足的过度跖屈和内收，这种屈曲状态可表现于整个前足或仅局限于第1跖列。

（2）足后段畸形：包括跟骨倾斜角>30°，以及后足内翻，这类畸形常见于脊髓灰质炎所致的腓肠肌肌力减弱所引起的继发性改变，但随着近年来脊髓灰质炎发病率的降低逐渐下降，其他如大脑麻痹、HMSN，甚至是医源性（跟腱延长术后）等原因显得越来越突出。

（3）联合畸形：包括足前段和足后段的复合畸形。

（二）影像学表现

X线检查包括足、踝的负重片及正、侧位片。完整的侧位片需包括胫腓骨下1/3段。临床常用的影像学评估方法主要有：①足侧位片。M'eary角：测量距骨中轴线与第1跖骨中轴线的夹角，正常0°，增大表示前、中足有跖屈畸形，表明足弓增高。M'eary角>20°常提示有严重的神经肌肉性高弓足；5°~10°常提示高弓足改变不明显。统计显示，HMSN患者平均18°。跟骨倾斜角：跟骨跖侧皮质旁线与水平线之角，正常30°，若<30°则表明存在前足马蹄畸形，反之则表明合并后足高弓足。Hibbs角：测量跟骨中轴线与第1跖骨中轴线所形成的夹角，正常值为150°~175°，角度减小表示存在跟骨背伸畸形。②足正位片。跟距角：跟骨与距骨之间的角度，正常为15°~30°。若跟距角变小甚至两线平行，则表示后足内翻。此外，高弓足越严重，则中足的宽度越窄。③正位踝关节片。对于严重或长期高弓足患者，其整个距骨内翻，可见边缘镶齿样改变。有时还需通过MRI检查是否存在腓骨肌肌腱的病变。

（三）物理检查

临床上，Coleman木块试验是确定高弓足患者前-后足关系及后足是否柔韧的一个重要方法。该法将患足的足跟和前足外侧置于2.54cm（1英寸）厚的木块上，让前足内侧从木块一侧自由垂下。从后面观察，如果足跟内翻可以矫正，则证明畸形是由前足导致的，且足后跟的畸形尚比较柔软，如此则手术可只限于前足的软组织手术、截骨术。如果足跟内翻不可矫正，说明后足畸形较僵硬，则还需考虑后足的骨性手术，包括关节融合术。

## 四、诊断

临床可根据患者步态异常、足纵弓增高伴或不伴爪形趾畸形，以及X线检查M'eary角增大、Hibbs角减小等明确诊断。足前段畸形包括前足（中足）的跖屈、内收，即M'eary角>0°，跟骨倾斜角<30°；足后段畸形指跟骨倾斜角>30°及内翻，即Hibbs角<150°，跟距角<20°。

## 五、治疗

大多数高弓足需要手术治疗，但对于轻度、关节活动度仍较灵活的患者可以先尝试规范的保守治疗，主要包括牵张运动训练、矫形鞋、矫形支具等。根据Coleman木块试验结果，可以选择针对不同部位（前足或后足）的矫形器。腓肠肌张力过高的患者可能会因此导致前足弓形足，可以有针对性地开展腓肠肌伸展锻炼。

保守治疗在一定程度上可以延缓病程发展、改善症状。但疗效往往暂时，复发率较高。长期使用矫形器和支具会导致肌力不平衡，会进行性加重畸形，甚至造成肌腱和关节不可逆的损害。所以，经过正规保守治疗无效，或僵硬高弓足患者仍需手术干预。

目前主要的手术方式包括:软组织手术、截骨矫形术和关节融合术等。复杂畸形有时需要联合使用多种术式进行多次治疗。针对畸形部位不同,可选术式也不尽相同。手术治疗的原则要求不仅要纠正现有畸形,还需兼顾抵抗其潜在的变形力,尽可能降低复发率。

**(一) 前足高弓足的手术治疗**

1. 柔性前足高弓足的手术治疗　对于柔性前足高弓足,可实行软组织手术,包括软组织松解术和腱转移术。跖腱膜松解术是最常用的软组织松解术之一,若该手术后跖腱膜仍然很紧张,则于第 1 跖骨头近侧 2cm 处另做切口切开跖腱膜内侧束。Gould 跖腱膜双重切断术,在跟骨外侧缘做切口,紧靠跟骨结节剪开跖腱膜,再沿足纵弓内侧缘做切口横断跖腱膜。此方法适用于足部骨骼发育成熟的特发性、创伤后或神经性高弓足畸形患者,也适用于进行性神经性腓骨肌萎缩患者的高弓足畸形。另外,尚需根据情况行腓骨长肌肌腱松解、延长或转位术。与 Jones 法相比,Gould 增加了对第 1 跖列的矫正并予以维持。"肌力不平衡"在高弓足的形成中有举足轻重的地位。足底内在肌的功能是屈跖趾关节和伸趾间关节。相对较弱的胫骨前肌与较强的腓骨长肌可导致前足的外翻、旋前。而相对较弱的腓骨短肌和较强的胫骨后肌可加重前足的马蹄畸形,还可导致后足的内翻。腱移植术被分为同相和异相移位,根据步态分析分为举步时相和站立时相。异相的肌腱移位被用于有下运动神经元病变的年轻患者(如胫骨后肌至胫骨前肌的移位)。对于中风患者,可行踇长屈肌和趾长屈肌向前移位。此外,有时还需松解脂肪层和筋膜层收缩的瘢痕。若距舟关节囊过紧,则需将其松解以矫正中足的高弓畸形。若恰当的软组织松解术后仍残留畸形,则需行截骨术或关节融合术。

2. 僵硬性前足高弓足的手术治疗　软组织手术仍未能矫正畸形,抑或对于僵硬的前足高弓足,需在软组织平衡的前提下采用骨性手术,包括截骨术或关节融合术。①跖骨截骨术:如第 1 跖骨固定性跖屈,则需采用第 1 跖骨闭合性背侧楔形截骨术。截骨在关节远端 1.5cm 处进行,根据畸形程度一般截除宽 5~7mm 的楔形骨块。其他跖骨固定性跖屈畸形截骨方法与第 1 跖骨的矫正手术相似。此手术还需辅以跖腱膜松解术,来削减因跖腱膜挛缩形成的弓背力和前足跖屈力。但此术式因截骨后固定困难,失败风险较大。术后可能继发跖痛症,原因可能与术后跖骨头的抬高不够或过分抬高以及术后骨不愈合有关。②跗跖关节背侧楔形截短融合术:Jahss 等提出了跗跖关节背侧的楔形截短融合术治疗前足马蹄畸形的手术方法,强调肌力平衡是前提条件。术中需在第 1 跖骨至外侧楔骨、第 3 跖骨至内侧楔骨、第 5 跖骨体至基底分别行约 3.8cm 的纵行切口,分别切除跖骨底至楔骨远端的楔形骨片。其适应证为:①前足马蹄畸形(马蹄足畸形角度常常超过 10°)伴有持续性跖骨痛和胼胝,保守治疗无效;②肌力平衡且无晚期跖底脂肪垫萎缩的高弓足患者;③足跟中立位或近中立位的前足马蹄内翻或马蹄内收内翻畸形等。但对于踝关节正常、距下关节活动疼痛或僵硬不伴疼痛,以及继发于神经病变肌力不平衡最终形成的高弓足患者,则需行三关节融合术及相关的肌腱转移术。Jahss 手术与多重跖骨截骨术相比有更好的稳定性,且不用关节内固定;有更好的畸形矫正作用,尤其对于减少足纵弓而言效果显著。若在锤状趾僵硬之前行该手术,可达到自行矫正的目的。

**(二) 中足高弓足的手术治疗**

中足的高弓畸形,多继发于跖腱膜和踇展肌腱膜的挛缩,其高弓足畸形可发生于中跗关节(距舟和跟骰关节)或舟楔关节,但最常见于前者。

1. 柔性中足高弓足的手术治疗　根据畸形的僵硬程度,一般对于柔软的中足高弓足,施行跖腱膜松解结合跟骨或距骨截骨术可以足够矫正畸形,形成跖行足。然而对于中足的轻、中度僵硬的高弓足畸形,需辅以中足骨性手术。

2. 僵硬中足高弓足的手术治疗　中足的截骨术需移除楔形骨片,然后关闭融合截骨处。截骨处可位于跗跖关节水平(Jahss 截骨术)或位于舟楔关节水平(Cole 和 Japas 截骨术)。由于 Jahss 手术同时可纠正前足畸形,故在前足高弓足手术中已介绍。①Cole 跗骨前侧楔形截骨术:在足舟骨和骰骨中点与远楔骨和骰骨之间做一楔形截骨,取出骨块,抬起前足,截骨面自然靠拢,畸形的足外观得到纠正。术中有时候需要行伸肌腱转位术,解除后足下垂的因素,这种情况下可将肌腱固定在足中线的截骨部位。虽然 Cole 跗骨前侧楔形截骨术很好地保留了距下关节和跗骨间关节的运动和功能,但中足截骨术在一定程度上造成了生物力学的改变与损害,部分患者可出现术后行走困难。②跗骨 V 形截骨术:Japas 等采用一期足跖侧软组织松解和跗骨 V 形截骨术治疗高弓足,效果满意。V 形截骨的顶点在高弓足最高点近侧,通常位于足舟骨上。术中不去除骨质,而是把远侧截骨块的近侧缘向跖侧压低,而把跖骨头抬起,这样既降低了增高的足弓,矫正前足内收、内旋,又增加了足底的长度。与跗骨前侧楔形截骨术相比较,Japas"V"形跗骨截骨不会出现足变短和相对增宽的改变,可校正顶端的变形,避免侵犯跗骨间关节。但此方法仅适用于 6 岁左右的非进展型中度畸形的高弓足患者,且该截骨术不能矫正后足或中跗关节的畸形。任何足中部截骨术后,不管截骨多少都将形成一个短、宽、外观不美的足。此外,在中足截骨术后可因为中足关节面的损害、假关节的形成、关节的缩短、遗留的畸形而继发性导致关节炎的产生。一旦形成了关节炎,则需要距舟关节、跟骰关节、舟楔关节、跗跖关节融合术。

除上述手术方法外,若中足残留外展畸形还可进行胫骨后肌肌腱 Z 形延长术。若存在软组织严重挛缩,则需要增加行中足关节囊松解术。若在中足手术后仍存在畸形,可辅以外侧柱缩短术,可通过骰骨、跟骨外侧部或跟骰关节来完成。

**(三) 后足高弓足的手术治疗**

在后足的矫正术式的选择上,Coleman 试验评估非常重要。该试验可以了解后足是否柔韧,并以此来决定术式。如果为柔韧性,手术则可只限于前足腓骨长肌肌腱松解、延长或转移术,第 1 跖骨背侧楔形截骨术,跖筋膜松解术,或以上几种手术的结合。若畸形仍未矫正,则需根据关节活动度,首先考虑保留关节的手术。手术需考虑复位距-跟轴线矫正足中柱、侧柱畸形,若仍留有后足内翻、内收畸形,则需对跟骨行截骨术。对于关节僵硬的患者,需考虑三关节固定术。

1. **关节灵活的后足高弓足的手术治疗** 若关节灵活,手术需首先考虑保留关节。足中柱的校正需要处理距舟关节。打开关节,需要跖腱膜松解,延长胫骨后肌肌腱。若畸形的本质是在距骨,距舟关节可通过距骨截骨术得到再适应。①跟骨截骨术:对于高弓内翻足畸形,跟骨的外移截骨可以在足跟着地时矫正足跟的内翻,而且在足趾推进时使跟腱的力矩外移。对于中足活动度较好的患者,在行跟骨外移截骨术后会在足趾离地时增加足内侧的负重,因而需要同时对跖屈的第 1 跖列行背伸截骨。对于还留有内翻、内收的后足畸形,距下关节不存在关节炎变化的,跟骨残留的内翻畸形可行跟骨截骨术,且这常常与距骨截骨术联合进行。Dwyer 跟骨外侧闭合性楔形截骨术可缩短跟腱的力矩,但不可单独完全矫正畸形,对于高弓内翻畸形,该手术可与内在肌和跖腱膜松解术结合使用。对于固定畸形的患者,有时需要辅以楔骨背侧的楔形截骨术。相比而言,跟骨后移截骨术可能更加简单实用,与跖腱膜松解术联合使用可有效降低足弓高度。此术式除了有良好矫形外,还能减少因行楔形截骨术而导致的足短缩问题。另外,对于固定性外翻畸形,可能需要在与腓骨肌肌腱平行的平面上行跟骨内移截骨术。有研究对接受 Dwyer 术式的 38 名患者进行平均 70 个月的随访,结果显示其中 50% 可以延缓年轻人的畸形进程,并且能长久保护距下关节的活动。Sammarco 等研究显示,采取跟骨截骨和第 1 跖骨或多个跖骨基底闭合楔形截骨治疗有症状的高弓后足内翻足,不仅能够有效减少足纵弓,改善踝关节稳定,且不牺牲足的活动功能,还能解除患足疼痛和达到跖侧完全负重。在后足中常见的畸形是全足高弓畸形和合并足跟内翻的高弓畸形,如果楔形截骨恰当,Dwyer 手术方法既可以矫正内翻,又可以矫正后足足跟的力线。②跟骨新月形截骨术:对可以行走有症状的跟骨高弓畸形患者,采用跟骨新月形截骨术进行治疗。该手术要求侧位 X 线片上跟骨需相对垂直,而且高弓畸形的最高点必须位于中跗关节之后。在距下关节后方,于跟骨行新月形截骨,并将游离的跟骨后结节沿截骨线向后上方滑动,用骑缝针或克氏针固定。此术式矫正的是后足高弓畸形(跟性高弓畸形),但不能矫正中跗或前足畸形。③其他手术:如果存在跟骰关节畸形则需校正足外侧柱。对于一个严重的畸形,跟骰关节缩短固定术可在不过度牺牲距跟舟关节复合体功能性活动度的基础上达到有效的校正畸形。对于还保留内翻、内收的后足畸形,可采用跟骨外移截骨,不需要为了达到形态学上的完全矫形而采取跟骨结节切除术。对于楔骨水平面的旋后畸形,需采用跖肌转移合并距骨截骨术、跖肌背侧转移合并跟骰关节融合术。在校正后足和中足后,前足可能仍存在内侧跖骨屈曲过度,即前足的旋前。处理这些畸形可通过在骨干水平选择性延长截骨术切口作为手术入路。根据畸形部位及特征还可选择距骨再适应截骨术、跟骰短缩截骨术、胫骨后肌肌腱延长切断术、胫骨前肌外移术及腓骨长肌至腓骨短肌转移术。

2. **关节僵硬的后足高弓足的手术治疗** 三关节融合术适用于关节僵硬的患者。对于一些肌肉无力或麻痹患者,肌腱移植术无法固定不稳定的关节链,此时需行三关节融合术。也有学者提出,踝关节正常但距下关节出现活动疼痛或僵硬不伴疼痛者,行三关节融合术可以纠正前足畸形,同时可纠正距下问题以及跟骨残留的畸形。若存在中度的后跟内翻畸形,无论关节稳定与否,三关节融合术并非适应证,此时需行跟骨截骨术。仅当距下关节疼痛或存在进行性病理变化时,才考虑行三关节融合术。有学者还提出,由于中足的矫正性截骨术只可最大限度校正中足背屈成角 20°~25°,而足跗肌本身可提供 10°可恢复跗行的角度,任何原因导致足跗肌功能缺失,而中足矫正性截骨术不足以矫正完全,则可能需要行三关节融合术。近年来,三关节融合术已经不作为首选治疗方式。相关研究认为,三关节融合术应该作为其他畸形矫正手术的补救手术,因为其术后有功能的局限性,限制足、踝的跗屈和背屈、关节旋前与旋后的功能活动,这对于任何仍拥有良好步态或留有跑步能力的患者都应避免使用。但也有研究表明,对于成人高弓足,软组织手术不能完全矫正足部畸形,尤其是对于特发性高弓足多采用三关节融合术治疗,才可恢复跗行。而对于儿童,通常三关节融合术只用于治疗 12 岁以上儿童的严重畸形,偶尔当 8~12 岁儿童有进行性无法控制的畸形时也可施行该手术。该术式还需要认真、客观和正确的评价,并指导临床。肌腱移位术可很好地避免高弓足的畸形复发。该术式对行关节保留手术的患者及行三关节固定术的患者都适用。

**（四）爪状趾的矫正手术**

爪形趾多由足内在肌肌力不平衡所导致。表现为跗趾关节过伸、近侧和远侧趾间关节屈曲畸形。较为松弛的爪形趾可因为足弓的展平而纠正,必要时可行趾伸肌肌腱延长、跗趾关节或趾间关节松解和/或趾长屈肌肌腱前置以矫正畸形。但对于趾间关节僵硬的患者,则需行关节成形术或融合术。

1. Jones 手术(跗长伸肌肌腱后置术) 该手术适用于矫正跗趾爪状畸形。1916 年,Jones 等首先报道高弓足(爪状趾)的手术治疗,在跗筋膜松解术基础上再将跗长伸肌肌腱止点后移至第 1 跖骨颈,从而举起下垂的第 1 跖骨并纠正跗趾的爪形趾畸形。但研究表明,Jones 手术可导致足过度旋后、踝关节背屈欠稳定的不良后果。有鉴于此,Giannini 等提出改良的 Jones 手术,将跗长伸肌肌腱固定于第 1 跖骨颈,并将其远侧头与近节趾骨背侧的软组织缝合,同时髓腔内穿入克氏针使趾间关节暂时固定于伸直位。

2. Hibbs 手术(趾总伸肌肌腱中间楔骨转位术) 趾长伸肌肌腱骨悬吊术及其改良术式,适用于第 2~5 趾的爪状畸形。有研究认为,附着在第 2~5 趾或者将跗长伸肌移位到外侧楔骨,可以提高腓骨前肌在踝关节背屈和外翻运动中的物理量。但 Hibbs 手术对于前足高度的改变无能为力。

（苏松川）

# 第十二章　儿童骨骼损伤

## 第一节　儿童骨骼损伤概论

### 一、引言

小儿骨骼最大的特点是骺板（又叫生长板）的存在，可提供小儿长骨的纵向生长。由于骺板在结构上更容易负重，骺板损伤常见于儿童骨骼损伤，在成年后则较常见干骺端或近关节的骨折。除创伤外，骺板可通过多种途径发生损伤。尽管骺板对永久损伤有一定的可恢复性，但是也会导致不可逆的损伤。

骨骺指的是长骨根部的位置，包括生长板及次级骨化中心，而"生长板"经常被称作骺板。

### 二、骺板解剖

1. 大体结构　长骨可以分为 5 个区域：两端的球形骨骺、关节软骨覆盖的骨骺逐渐变为漏斗形的干骺端及位于长骨中央的骨干。随着小儿的成长，骨骺和干骺端渐渐地被软骨骺板分开，骺板控制着骨的纵向生长。在较大的长骨中（锁骨、肱骨、桡骨、尺骨、股骨、胫骨、腓骨），在骨的两个末端均有骨骺，而小的管状骨（掌骨、跖骨、指骨）常常仅在一个末端存在骨骺。出生时，除股骨远端和部分胫骨近端外，所有上面提到的骨骺均为软骨。出生后随着生长和发育，在骨骺端出现二级骨化中心。二级骨化中心出现时 X 线片可观察到透亮骺板区域，此区域在骨骺发育成熟、骨骺闭合后消失。

2. 微观结构　骺板的显微结构是高度有序排列的，骺板的损伤与其结构有着密切的联系。传统定义中，骺板从骨骺中心到干骺端被分为 4 个区域：静止细胞层、增殖细胞层、肥大细胞层以及临时钙化层（软骨内骨化层）。静止细胞层和增殖细胞层主要为细胞增殖区域，而肥大细胞层和软骨内骨化层主要为基质生成、矿化及细胞肥大、凋亡区域。长骨的正常纵向生长依赖于多方面因素调控，主要的是激素和机械牵引。骺板的外周主要由两个特殊的区域组成，分别为 Ranvier 区和 Lacroix 软骨环，它们对骺板维持机械强度和骺板的外周生长有着重要作用。Ranvier 区在骺板的外周是一个微观的三角结构，其中包括成纤维细胞、成软骨细胞以及成骨细胞。Ranvier 区主要负责骺板的横向生长。Lacroix 软骨环是 Ranvier 区的一个显微结构，连接干骺端骨外膜和软骨骨骺，在骨骺端到干骺端的机械强度维持中发挥着重要作用。骨骺端和次级骨化中心需要血供维持其发育。

Dale 和 Harris 确定了两种主要的骨骺血供类型（图 12-1-1）：A 型骨骺（如肱骨近端和股骨近端）几乎完全覆盖关节软骨，此型的大多数血供从软骨外膜处进入；B 型骨骺（如胫骨的近端和远端以及桡骨远端）仅仅部分表面覆盖关节软骨，从理论上分析，发生骨骺端分离时不易发生缺血。

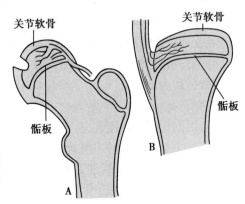

图 12-1-1　Dale-Harris 骨骺血供分类

### 三、骺板(生长板)损伤

骺板损伤约占儿童骨骼创伤的 1/3。此种骨折可能带来的问题有成角畸形、肢体不等长和关节面不相称。尽管骺板损伤会产生较严重的问题,但如果处置适当,修复结果还是很满意的。骺板损伤出现生长紊乱的原因有:①骺板缺血坏死;②骺板受压或感染;③骨骺和干骺端之间骨桥形成;④受伤充血导致局部过度生长。

预防骺板损伤产生的生长紊乱,关键是要对骺板的解剖和损伤修复机制有一个很好的了解。

### 四、骺板和骨骺损伤的修复过程

1. 软骨性骨骺 如果骨折面未能对合,分离的两个骨骺将各自独立生长,产生双末端骨。

2. 骨化的骨骺 如果骨折面未能对合,分离的两个骨骺可以生长一段时间,但是,最终在邻近骨折线位置发生生长停滞。如果骨折面只大致对齐,而不是解剖复位,那么将在骨骺和干骺端之间形成骨桥接,这种骨桥将对生长产生刹车作用。如果骨桥位于骨中部,两侧的骨骺保持生长,中间停滞,则骨端形成帐篷状。如果骨桥位于一侧,则产生成角畸形。如果骨折面准确对位,生长板接合良好,那么只在损伤的骺板位置形成小的瘢痕,并不会对生长产生影响。

3. 内固定器械对骺板的影响 细的克氏针穿过骺板中央并不干扰生长,而穿过骺板的边缘偶尔会影响生长。螺纹针或螺纹钉跨过骺板如空心钉则会抑制生长。

4. 关节表面的修复 关节内软骨的损伤常引发关节粘连。持续被动运动(CPM)不仅能防止关节粘连,而且能刺激受损关节内软骨更快和更好地修复。提倡活动而不是制动,对受损关节表面的修复而言更为明智。但是,很多情况下,早期关节活动会增加发生假关节的机会。因此,找到两者之间的合适的接合点是一种艺术。对儿童关节内骨折来说,经过适当的处理之后,很少再需要 CPM。

### 五、骨骺损伤的 Salter-Harris 分型

骨骺损伤的 Salter-Harris 分型是目前临床应用最为广泛和最适用的一种分类方法。该分类方法基于骨骺损伤的病理基础,分类描述详细准确,对临床治疗具有很好的指导作用。绝大多数骨骺骨折可以很容易地按照 Salter-Harris 分类方法予以分型,只有极少数存在争议。骨骺损伤的 Salter-Harris 分型是骨科学最为经典的论述之一。

Ⅰ型骨折:在Ⅰ型骨折当中,骨骺经骺板自干骺端完全分离,生发层细胞(增殖细胞)留在骨骺一侧,钙化层留在干骺端一侧。如果骨折周围的骨膜保持完整,骨折断端移位很小或无移位,这种情况放射科检查可显示正常,诊断应借助临床检查(图 12-1-2)。

多数家长会把这种骨骺骨折误认为是扭伤,因肿胀很轻,外观鲜有畸形。而医师对生长板周围的压痛应有足够的警惕而不为 X 线表现所忽略。如果要求确诊,可进行牵引照相。但是,现在已经很少做这样的检查(患者有痛苦,牵引力大小难以确定等等)。未骨化的骨骺分离骨折,在小的儿童诊断比较困难,只能靠临床症状,即软组织肿胀,或者拍 X 线片和超声检查发现可疑的骺板周围肿胀。Ⅰ型骨骺骨折常是由于局部受到剪力、扭力和撕脱力的作用所致。Ⅰ型骨折当中的骨突分离骨折也是基于撕脱力的作用(如第 5 跖骨基底骨折和内上髁骨折)。Ⅰ型骨折还可见于维生素 C 缺乏症(坏血病)、佝偻病、激素分泌失衡疾病以及骨髓炎的病例。

如果周围骨膜已经撕裂,移位骨折很容易复位,但骨折两个断端均覆盖软骨,很少能感到明显的骨擦音和复位感。Ⅰ型骨骺骨折 3 周就可达到初步愈合,很少有并发症。但例外的是,股骨近端骨骺的移位骨折合并股骨头缺血性坏死,预后非常糟糕。内上髁分离骨折骨不连并不少见,可引起关节不稳定。

生长板的Ⅰ型骨折和Ⅴ型骨折有时很难鉴别。前者通常预后良好,后者由于生长板受到挤压,而预后不良。Ⅴ型骨折是由于受到轴向压应力的作用,因此受伤病史可引导正确诊断。此型骨折应当密切随访,观察是否有骺板早闭。

Ⅱ型骨折:骨折线常常在骺板内走行较长段之后,才折向干骺端形成三角形骨块(图 12-1-3)。

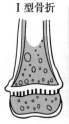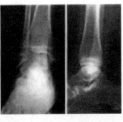

**图 12-1-2 腓骨远端典型 Salter-Harris Ⅰ 型骨折**
X 线显示正常,但是患儿骨骺线周围压痛
(而非邻近的韧带部)证实诊断

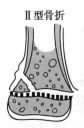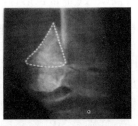

**图 12-1-3 股骨远端 Salter-Harris Ⅱ 型骨折**
虚线所示为三角形 Thurston-Holland 骨折块。即便解剖
复位,约有 40% 的股骨型骨折会发生断板早闭

此型骨折是由于受到侧向应力作用,一侧骨膜撕裂。相反,三角形骨折块的一侧骨膜完整。Ⅱ型骨折的三角形骨折块由放射学家 Thurston-Holland 首先描述而得名。

Ⅱ型骨折很容易复位,且由于一侧骨膜完整可防止过度复位。由于骨折断端有软骨覆盖,所以复位的感觉不明显。例如,桡骨头分离骨折,在临床上几乎不能判断是否复位成功。在Ⅱ型骨折当中,偶尔可以见到骨折的干骺端穿出撕裂的骨膜孔。这种情况最多见于肩关节,可见到大的干骺端骨折块通过小的骨膜孔穿出。如果移位程度不能接受,则需要切开复位。同样,股骨远端的Ⅱ型骨折也需要切开复位和克氏针固定(具有较高的骺板闭合风险)。

Ⅲ型骨折:最多见于已经部分闭合的生长板,如胫骨远端。骨折线在骺板内走行的距离不等,然后折向骨骺并进入关节内。此型骨折属于关节内骨折,要求精确复位,以防畸形愈合。

Ⅲ型骨折通常需要切开复位,但应避免损伤骨折片的血管。多见于近生长发育晚期的胫骨远端。生长板的内侧半已经闭合(Tillaux 骨折),所以很少干扰生长发育。另一个常见部位是内踝,但是常有一小 Thurston-Holland 骨折块,所以应当归到Ⅲ型还是Ⅳ型比较困难。(图 12-1-4)

Ⅳ型骨折:骨折线起自关节面,穿过生长板,进入干骺端(图 12-1-5)。最典型的是肱骨外髁骨折,胫骨远端内侧(内踝)骨折也比较常见(如前所述,也可以划分到Ⅲ型)。Ⅳ型骨折处理时需要认真对待。若任其发展,将会产生关节强直、畸形愈合所致的畸形、骨不连和生长发育紊乱。骨折断端要求精确复位,常需切开复位和内固定。两者都是为了保证关节面光滑和骨折间隙闭合。只有做到生长板的细胞-细胞的对位,才能不影响生长发育以及减少骨不连的危险。

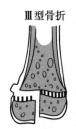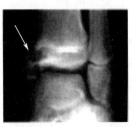

**图 12-1-4 典型的儿童内踝 Salter-Harris Ⅲ 型骨折**

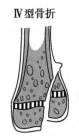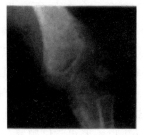

**图 12-1-5 典型的 Salter-Harris Ⅳ 型骨折**

Ⅴ型骨折:Salter 和 Harris 认为,Ⅴ型骨折指的是那些影像资料正常的但发生继发性骨骺早闭的压缩性损伤。Ⅴ型损伤最常见的是股骨远端或股骨骨骺骨折后,胫骨结节的闭合,常常伴有胫骨近端的膝外翻,但是这种骨折的机制仍然不清楚(可能是血管原因而非压缩创伤),以往认为此种损伤的发生是由于在胫骨近端牵引时无意的损伤造成的,导致存在这种损伤的一些病例没有被清楚地认识。还有部分文献报道,肢体损伤后骺板延迟闭合,但是影像学表现是正常的。在平片基础上,更精确的影像学检查(如 MRI)可以确诊这种骺板损伤。

Ⅵ型骨折:此型为 Peterson 发现,作为对 Salter-Harris 分型的补充,Peterson Ⅵ型是指部分骺板缺失(图 12-1-6)。这类损伤越来越常见,大多是由于除草机损伤而造成,常常伴随着软组织损伤、神经血管损伤以及局部骨骺缺失(常常包括骨骺,因此经常伴有关节损伤)等并发症。

## 六、骺板损伤的处理指南

1. 确认真正的骨折线 一般来说,骺板的骨折线比较明显,但是有时又难以确认。尤其是对那些骨骺没有骨化或少量骨化的年幼儿童。多种体位和健侧的对比照片有助于判断骨折线的真伪。关节造影对诊断有帮助。CT 扫描,特别是 MRI 检查提高了医师的诊断水平。对那些有要求的家长,特别是比较着急的家长,完全可以给其孩子进行 MRI 检查。个别情况下,就是做了 MRI 检查或关节造影检查,仍然怀疑关节内存在骨折,但却无法证实。遇到这种情况,应当鼓励手术探查。

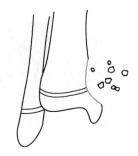

图 12-1-6　内踝切割损伤Ⅵ型,
常见于割草机的切割伤

2. 请示上级医师 遇到诊断上的疑问,可以向上级医师或放射科医师请教。任何人不能在确定诊断之前,就制订治疗方案。如前所述,对有疑问的骨骺损伤鼓励手术探查,最终会证明你的判断是正确的。

3. 其他问题 骨骺骨折应当尽早整复。手法要轻柔。骨骺骨折愈合很快,所以外伤后 7~10 天还试图复位无益处,只会对骺板产生损伤。对骨骺骨折反复尝试复位,会磨坏骺板。如果预计将来会发生问题,都应当在术前及时和家长沟通,但不应过分渲染。

4. 切开复位还是闭合复位 Ⅰ型和Ⅱ型骨骺骨折,一般来说,都能闭合复位。尽管可能完全解剖复位,但多不需要。通过再塑型可以自行纠正不满意的地方。偶因骨折间隙软组织嵌顿(如在踝关节)和骨折部位深陷(如在桡骨头)而需要手术切开复位。严重分离的内上髁骨折也需要切开复位。切开后简单缝合骨膜或螺钉固定,即可稳定复位。

Ⅲ型骨骺骨折需要切开复位,以确保关节面光滑。Ⅳ型骨骺骨折不稳定,所以必须实现精确复位,一方面保持关节面光滑,另一方面保证骺板在将来能正常生长。肱骨外髁骨折切开复位还是闭合复位存在争论,复位比较容易,但是很难保证复位后的位置稳定,屈肘位石膏固定尤甚。基于上述理由,肱骨外髁骨折采用切开复位和内固定更为安全。

5. 感染和软骨溶解 生长板可以因感染而受到破坏。这种危险存在于所有开放性骨骺骨折和少数需要切开复位的骨骺骨折。克氏针通常用来固定复位,但常穿过关节,因此可能引发关节感染、软骨溶解和骨髓炎。由于这个原因,建议克氏针埋入皮下,或尽早拔除,以将这种危险降到最低程度。

6. 制动时间 要遵守以下几项规则。肘关节固定超过 3~4 周有可能发生关节强直。对其他关节而言,骺分离骨折固定 4 周可以达到早期愈合。干骺端骨折和骨骺骨折需要固定 6 周。注意所说的是"早期愈合"。在骨折完全愈合之后,石膏才可以去掉,这一点必须向家长交待清楚。

石膏固定的时间也与儿童的活动量和性格有关。对活泼好动、注意力缺陷的患者,或者家长难以约束的孩子,制动的时间要长一些。制动时间超过通常规定时间,小儿也很少发生关节强直。去掉石膏的时候,骨折仅仅是部分愈合,这一点要向儿童讲清楚(是正在愈合,而不是已经愈合)。石膏去掉之后要用夹板再固定一段时间。这样对多动的孩子来说,可以防止再骨折(多数孩子需要这样处理)。

7. 延迟诊断病例的处理 Ⅰ型和Ⅱ型骨骺骨折 7~10 天以后诊断的病例为了避免加重生长板损伤,即使没完全复位,也不要再尝试整复,而是观察。如果自行修复失败,可在以后进行截骨矫形。

延迟诊断的Ⅲ型和Ⅳ型骨骺骨折最好切开复位,不能置之不理。但术中注意不要损伤骨折片的血运。

8. 骨桥(创伤性骺闭合) 如果在干骺端和骨骺之间形成骨桥,骺板将停止生长(很小的骨桥也会因骺板生长中的牵张力量而断开)。骨桥形成的早期表现就是出现 Harris 线,但患儿无不适和畸形。大多数病例需要数月时间才能确认是否发生骨桥。过早或过晚判断骺早闭都不恰当,骨桥的诊断需要做 CT 或 MRI 检查来确认,并且要确定骨桥的大小。

术前要用 CT 或 MRI 确定骨桥的大小和形状,术中可通过干骺端开窗找到骨桥。目前流行的是,在导航仪下操作,术中佩戴头灯可以使术野更清楚。骨桥呈苍白色,和正常的干骺端的红色骨质形成对比。骨桥可用刮匙或圆头磨钻切除,直到正常骺板。术中常发现骨桥实际上比术前想象的要大。骨桥切除之后的空隙要填以脂肪或甲基丙烯酸甲酯。

## 七、总结

骺板骨折是儿童矫形外科的一个独特部分。这些损伤是常见的,处理及时,通常没有长期后遗症,一般预后较好。骺板骨折治疗时必须轻柔,并确保正常肢体功能和轴向生长能力的最大恢复。鉴于骺板骨折的本质和严重性,长期随访以鉴别骺板生长紊乱是十分重要的。

(李 涛 王 尧)

# 第二节 儿童肱骨近端骨折

## 一、概述

肱骨,又称臑骨。《医宗金鉴·正骨心法要旨》云:"臑骨,即肩下肘上之骨也。自肩下至手腕,一名肱,俗名胳膊,乃上身两大支之通称也。"《证治准绳》云:"凡左右两肩骨跌坠失落,其骨又出在前,可用手巾系手腕在胸前,若出在后,用手巾系手腕于背后,若左出折向右肱,右出折向左肱,其骨即入。接左摸右鬓,接右摸左鬓,却以定痛膏、接骨膏敷之。"文中指出,凡是肩骨骨折(指代肱骨近端骨折等),骨突在前的,可用手巾系住手腕,固定在胸前,若向后突,将手腕系住,固定于背后,直到如今,临证仍遵循此法。

对无移位的裂纹骨折或嵌入骨折,仅用三角巾悬吊伤肢1~2周,即可开始活动。有移位骨折,可行手法整复治疗。对严重移位的不稳定性或内收外展型骨折;外科颈骨折合并肩关节脱位,经闭合整复失败者;或陈旧性骨折错位愈合的青少年患者,可行手术治疗。

肱骨近端骨折包括肱骨近端骨骺损伤和肱骨近端干骺端骨折;肱骨近端骨骺分离只见于婴幼儿,非常少见。儿童期与青春期的肱骨近端骨折绝大多数为S-H Ⅱ型骨骺损伤,少数为干骺端骨折,而且往往骨折线延伸至骨骺生长板,虽然骨折线延伸是否涉及骺生长板对于肱骨近端的生长发育影响有所区别,但是,总体而言肱骨近端骨骺损伤与肱骨近端干骺端骨折的损伤机制、治疗、预后都较为相似。对于肱骨近端骨骺损伤的发生率,Neer与Horowitz报道约为3%。

## 二、病因病机

胎儿第5周肱骨软骨原基形成,第6周到第7周,关节盂与肱骨之间腔化形成盂肱关节的雏形,第42周时B超可以显示肱骨近端骨化中心出现。至出生,约40%的新生儿可通过B超显示骨化中心出现。生后3个月以前普通X线片一般不能显示骨化中心。肱骨近端骨骺由三部分组成。肱骨头二次骨化中心于生后3~6个月出现,大结节骨骺二次骨化中心于生后7~9个月出现,2~3岁时完全出现;小结节骨骺二次骨化中心与大结节骨骺二次骨化中心同期呈现,甚至略早,但完全出现至4~5岁,5~7岁时大小结节骨骺二次骨化中心融合,7~14岁时与肱骨头骨骺二次骨化中心融合成完整的肱骨近端骨骺,至18岁与肱骨干融合。Dameron等报告,肱骨近端骺板闭合时间存在性别差异,男性是16~18岁,女性是14~17岁。(图12-2-1)

新生儿肱骨近端骨骺生长板的形状是盘状的,中央稍高。在发育过程中,内半侧原始肱骨头骨骺部受压力作用,发育快于外侧原始大小结节骨骺部分,外侧骨骺受拉应力的作用发育又要快于三部分骨骺融合的结合部,因此干骺端中央部分向近端隆起形成帐篷型,顶点位于肱骨头中心的后内侧。肩关节的关节囊在肱骨头内侧沿解剖颈附着,骺生长板的后侧部分位于关节囊内,使一部分干骺端也位于关节囊内,而外侧关节囊则附丽于三部分原始骨骺融合处的骺间沟骨骺上,所以肱骨近端倒V形骺生长板的外侧是在关节外,此种解剖特征,保证了肱骨近端骨骺损伤后,仍有充足的血供,有极好的愈合与再塑形能力,不会出现肱骨头缺血性坏死现象。

绝大部分肱骨近端骨折由间接暴力所致。最常见的机制是向后

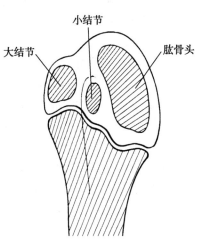

**图12-2-1 肱骨近端骨化中心**

跌倒时上肢处于内收后伸位,肘关节伸直,腕关节背伸,手掌撑地,或肘关节屈曲,肘部直接撞击地面,暴力沿肱骨干向近端传导,使干骺端(骨折远端)向前、向外及头侧移位,同时造成前外侧成角。来自肩部后外侧的直接撞击,由于肱骨近端附着肌肉的拉力相互作用,也可造成类似损伤。

肱骨近端损伤的病理改变和损伤机制决定了损伤的类型,临床上常用两种分型方法,即 Salter-Harris 分型和 Neer-Horowitz 分度。

Neer-Horowitz 分度根据骨折的移位程度将肱骨近端骨折分为 4 度,尤其适用于干骺端(外科颈)骨折,因干骺端骨折多为横行或小斜行。

Ⅰ度:骨折移位小于 5mm,包括青枝骨折。

Ⅱ度:骨折移位小于骨干宽度的 1/3。

Ⅲ度:骨折移位小于骨干宽度的 2/3。

Ⅳ度:骨折移位大于骨干宽度的 2/3 或者完全移位。

此外,肱骨近端的应力骨折很少见,常见伤因为反复投掷运动导致。肱骨近端是骨肿瘤的好发部位,最常见为骨囊肿。骨质破坏后,强度下降,微小的暴力甚至肢体正常活动即可造成骨折;此类骨折因致损伤暴力较小,软组织几乎无损伤,症状常较轻,较少发生成角移位。

### 三、临床表现与诊断

患儿伤后表现取决于骨折严重程度,疼痛、肿胀、肩关节活动受限均是完全骨折的典型表现。值得注意的是,一些大龄儿童的干骺端青枝骨折后可能仅有疼痛和轻压痛,甚至可有一定范围的主动活动,但绝不能抗阻力。对此类患儿应拍摄 X 线片,有时还需要与健侧拍片对照,以防止漏诊。

体征:①肿胀:因骨折位于关节外,局部肿胀较为明显,尤以内收型、粉碎型为甚。②疼痛和畸形:除外展型外,多较明显,尤以活动时明显且伴有环状压痛及叩痛。跌倒时上肢外展,使骨折远侧段外展,近侧段相应内收,形成两骨折端向外成角移位;跌倒时上肢内收,使骨折远侧段内收,近侧段相应外展,形成两骨折端向内成角移位,两骨折端内侧常有互相嵌插。错位明显者,患肢可出现短缩、成角畸形。③活动受限:以内收型骨折和肱骨近端骨折合并肩节前脱位为最严重,上肢外展外旋暴力导致肩关节前脱位。同时,体格检查时还应注意有无神经血管受压症状。

影像学检查:患儿出生后 6 个月或更大患儿,肱骨头骨化中心已显影,依据 X 线片可对大部分病例作出诊断。投照方法是:人体额状面与射线平行,患肩靠近片盒,健侧上肢上举,必要时应拍摄健侧做对比。对肱骨头尚未骨化的小婴儿可以采用 B 超帮助诊断。若合并肿瘤等疾病导致的病理性骨折,根据临床需要,可以考虑进一步行 MRI、健侧 PET-CT 检查,帮助明确诊断。

### 四、治疗

肱骨近端的生长塑形潜力巨大,骨折愈合能力非常强,故对此部位骨折的治疗并非不要求复位,但不必过分追求解剖对位对线,以闭合复位为主的措施是最主要的治疗手段。骨折对位对线可以接受的程度依照年龄不同而异。

1. 外展支具外固定(图 12-2-2) 首先制作外展支具,根据患儿实际大小用粗铅丝弯成,表面以绷带及石膏加固。外展支具制作完成后,准备好 C 臂机和手提式 X 线机,让患儿呈站立位或坐位。复位前,先将外展支具用石膏固定于患侧躯干,将患肢置于外展支具上,使肩关节呈外展 90°、屈曲 45°,并屈肘 90°。复位时,一助手握住患儿肘部沿肱骨干纵轴方向牵拉患肢前臂,并由另一助手固定肩关节以对抗,由于儿童上肢肌肉力量有限,经牵引后,断端重叠即可纠正,此时术者在 C 臂机或手提式 X 线机的帮助下,对骨折进行整复,根据远端凑

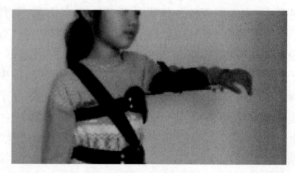

图 12-2-2 外展支架

近端的原则,纠正前后移位及侧向移位,并根据需要,在骨折近端或远端加用棉垫协助复位,在获得较满意复位后,即将患肢(包括肩关节及整个上肢)用石膏固定于外展支具上,并根据骨折的情况适当塑形,复位与固定同时进行。术后摄片,若骨折端对位 1/2 以上,成角>30°,复位即告成功。术后固定 1 个月,摄片示骨折愈合后,拆除支具,开始肩关节功能锻炼。

肱骨外科颈骨折的骨折线一般位于肱骨大、小结节与胸大肌及背阔肌的止点间,由于骨折近端受冈上肌、冈下肌及小圆肌的牵拉,处于轻度外展、外旋状态,而使用外展支具使肩关节处于外展位固定可使三角肌及冈上肌、冈下肌处于松弛状态,减少了骨折移位的内动力,充分纠正骨折的向外向前成角和远端向前向外移位,有效维持断端对位对线。外展位支具固定于患儿身侧,患肢搁于支具上,使肩关节由于肩托的作用,使骨折近端处于外展位置并向前屈,使肩部肌肉放松,为骨折的复位带来便利,同时,由于复位与固定几乎是同时进行,避免了复位后在固定中再移位。

2. Velpeau 躯干固定　对于无移位青枝骨折,采用颈腕吊带制动即可,多用于有自制能力可以配合治疗的大龄儿童。对于无自制能力或不能配合的较小龄儿童,可采用 Velpeau 躯干固定。

3. 移位骨折的保守治疗　若条件允许,最好在麻醉下进行,将患肩外展 90°、前屈 45°,适当外旋,屈肘位牵引。术者于肩前外侧触及移位的骨折断端,采用加压为主的手法,使骨折端复位。然后,在控制下将肩关节放至正常位,感觉是否稳定。对于稳定性骨折可再采用 Velpeau 躯干固定,对于仍然不稳定的骨折,可使患肩仍处于敬礼位,调整位置以外展支具或肩人字石膏固定。必要时可以采用鹰嘴牵引,患肢置于敬礼位,牵引力方向平行于肱骨干,维持 2 周左右,待纤维愈合后再改用其他固定方式。外固定一般维持 4 周即可见连续外骨痂形成,大龄儿童需要 6 周,可以去除外固定,适当保护下进行功能锻炼。

4. 手术治疗　有人认为,只要肱骨近端骺板还存在 1 年保持开放的时间,就有足够潜力使骨折愈合部位得到充分塑形。所以,在闭合性骨折中,即使肱二头肌嵌入骨折端,只要维持基本对线,也不必切开复位。唯一的手术指征就是开放性损伤中需要清创,同时行骨折复位固定术。多发骨折中,肱骨近端骨折不稳定影响其他骨折的治疗,是切开复位的相对适应证。近年来,越来越多的临床医师迫于各种社会压力,如家长对复位的强烈要求,避免成角愈合引起的不必要医疗纠纷,或由于某些经济利益的驱动,有盲目扩大手术适应证的趋势,也因此出现了一些本来不应该发生的医源性并发症,值得重视。对存在肱二头肌嵌入或骨折远端刺入三角肌,且延误了闭合复位最佳时机的病例,是切开复位内固定的绝对适应证。手术方法可采用麻醉下闭合复位,X 线透视下经皮穿入克氏针交叉固定,或经 Henry 切口复位,交叉克氏针内固定(图 12-2-3),对有较大干骺端骨块的Ⅱ型骺损伤也可采用干骺端拉力螺钉固定。

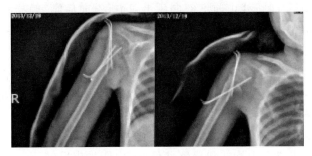

图 12-2-3　肱骨外科颈骨折内固定

5. 并发症　肱骨近端骨折不愈合的报道非常少见。儿童肱骨近端骨折畸形愈合后的再塑形能力是惊人的,直到 13 岁的儿童仍然可以通过再塑形能力完全矫正骨折畸形;对于角度畸形的塑形能力,在 13 岁以前不会小于 40°。由于肩关节有很大的代偿能力,即使有残留的成角畸形也不会导致活动受限,很少引起患儿或者家长的注意,其对日常生活的影响非常小。偶尔出现的并发症有:

肱内翻:可见于 5 岁以前的骺损伤或受虐儿童,可导致进行性加重的肩外展上举受限及肱骨短缩。需要手术矫正。

肢体不等长:肱骨骨折后可能有过度生长,但一般不超过 1cm。骨折重叠移位造成的肱骨短缩是导致上肢不等长的主要原因。但临床上所见不等长多为 1cm 左右,患儿家长很少主动发现,且无临床治疗意义。

若采用手术治疗,可能出现的并发症有关节活动受限、皮肤瘢痕、伤口感染、内固定物松动断裂移位、骨骺早闭等。

(李 涛 王 尧)

## 参考文献

1. 闫致岐. 上举位固定治疗肱骨外科颈骨折[J]. 实用医技杂志,2005,12(19):2787-2788.
2. 阳春玲,靳嘉昌,张孝勇. 上举石膏固定治疗内收型肱骨外科颈骨折疗效观察[J]. 中医正骨,2001,13(3):49.

# 第三节 儿童肱骨髁上骨折

## 一、概述

儿童肱骨髁上骨折为儿童最常见的肘部损伤,发生率较高,为儿童肘部骨折之首位,多发生于 10 岁以下,尤以 5~8 岁为发病高峰。此类损伤并发症较为常见,可原发或继发血管神经损伤,前臂肌肉缺血性挛缩,常因治疗不当容易导致肘部畸形或关节僵硬。据近年来国内文献报道,无论闭合正骨或手术切开治疗,其肘内翻发生率仍较高,前臂缺血性肌挛缩与关节僵硬等严重并发症仍时有发生。因此,这种损伤的治疗是每个骨科医师面临的一个严峻的课题,值得高度重视,不断探索改进加以提高。

有移位的肱骨髁上骨折进行闭合正骨复位小夹板(或石膏)固定治疗是临床中最常采用的治疗方法,常可获得较满意的临床功能结果,但早期的缺血性肌挛缩和后期残余的肘内翻畸形是主要的并发症。切开复位内固定适用于开放性骨折需血管神经探查者及闭合复位失败者,但肘内翻发生率并未因切开复位而降低,而且肘关节伸屈功能障碍也是其常见的并发症。尤以施行肘后侧入路者更为显著。近年来,国内多采用闭合复位经皮穿针内固定治疗此类骨折,取得较好的治疗效果,但此法需要有 C 臂 X 线机的配合方得实施。我院除采用闭合复位、夹板固定处理之外,常采用尺骨鹰嘴牵引闭合复位及夹板固定。

## 二、病因病机

1. 受伤机制

(1)伸直型:最常见,占 90% 以上。由于肘部过伸,手掌撑地跌倒致伤,尺骨鹰嘴向前施加杠杆应力而引起干骺端骨折,侧位像多为斜行,骨折线由前下斜向后上,远折端向后倾,近端向前下方移位。前侧骨膜断裂,后面近侧骨膜剥离。近端骨峰可刺破肘前端肌肉及神经血管。移位严重者常有肌肉或血管神经夹于两折端之间。如两骨端分离甚者(即Ⅲb 型),国内学者有"超伸直型"命名之议。

(2)屈曲型骨折:常为高处坠下,屈肘位尺骨鹰嘴部碰撞地面致伤,暴力经肱尺关节向上传,传致髁上而发生骨折,侧位像骨折线方向与伸直型相反,自后下斜向前上,远折端前倾或向前移位,两折端多呈向后内成角,近端可刺入肱三头肌内或挫伤尺神经。

(3)肱骨髁上骨折根据侧方受力不同分为尺偏(内收)型与桡偏(外展)型。尺偏型骨折外侧骨膜断裂,内侧骨膜大多保持完整;远折端常有内旋并向尺侧移位,因内侧骨皮质较薄,常有压缩塌陷及嵌插,容易于内翻位愈合。桡偏型骨折创伤病理与尺偏型相反,内侧骨膜断裂,远折端外旋向桡侧移位;外侧骨皮质较内侧坚固,压缩塌陷现象较少见。

2. 骨折形态 可分为横行、斜行和粉碎性。

3. 骨折移位程度 1959 年,Gartland 把伸直型骨折分为 3 型:Ⅰ 型骨折无移位;Ⅱ 型骨折远端后倾或同时有横向移位,后侧骨皮质仍完整;Ⅲ 型骨折断端完全移位,骨皮质无接触。1988 年,Pirone 等对此略加修改,把 Ⅱ 型骨折分为两个亚型:Ⅱa 型骨折单纯远折端后倾,后侧骨皮质完整;Ⅱb 型骨折有横向移位或兼有远折端倾斜,断端仍有接触。1959 年,Mclmtyre 对上述分型再作补充,每一型都分为 ab 两个亚型(表 12-3-1)。

通过上述分型,使每个临床医师更加重视那些原始移位不大,有潜在尺侧嵌插坍陷或有移位趋势的病例,因其后期易出现肘内翻畸形,应及早采取有效措施加以防止。

表 12-3-1 McImtyre 肱骨髁上骨折分类表

| 类型 | 移位 | 骨折远端倾斜(伸展型) |
|---|---|---|
| Ⅰa | 无移位 | 后倾<5° |
| Ⅰb | 无移位 | 后倾≤5°~20°,内(外)间隙≤1mm |
| Ⅱa | 移位 0~2mm | 后倾<5°~20°或内(外)皮质压缩或骨折间隙>1mm |
| Ⅱb | 移位 2~15mm,断端仍有接触 | 不同程度倾斜 |
| Ⅲa | 断端无接触,重叠<20mm 或旋转移位>15mm,断端尚有接触 | 不同程度倾斜 |
| Ⅲb | 断端距离增大或重叠>20mm 或旋转移位>15mm,断端无接触 | 不同程度倾斜 |

## 三、临床表现与诊断

伤后肘部呈弥漫性环形肿胀,或呈靴状双曲畸形,肱骨远端干骺部压痛明显,或有异常活动,患肢抬举与肘关节活动因疼痛而受限,移位显著者见肘前皮肤有局限性;皮下瘀紫斑或皮肤皱缩陷窝;后一体征为近折端骨峰穿破肱前肌肉与深筋膜进入真皮层尚未退出的表现。骨折移位大时可使神经血管挫伤或受卡压,伸直型骨折容易挫伤桡神经与正中神经,体征表现为腕下垂无力;屈曲型骨折易损伤尺神经。有移位的肱骨髁上骨折一般通过临床检查多能作出初步诊断,放射学检查有助于了解骨折类型和移位情况,裂纹骨折有时需照斜位片才能看清楚骨折线。在临床上,无移位的髁上青枝骨折,多见于 6 岁以下幼儿,因其骨质柔软,而损伤暴力不大,往往在初期 X 线片上未发现明确骨折线,从而导致误诊为软组织损伤或脱位,虽然不会产生不良后果,待 2 周以后 X 线片显示有骨膜反应再明确是骨折时,就极易产生医疗纠纷,所以值得我们重视。故笔者认为,凡是有跌摔史、肘部环形肿胀、髁上部压痛明显、伸屈功能受限者,除按常规外敷红肿膏外,均加用直角托板屈肘位固定,具有消肿止痛、功能恢复快的优点。

## 四、治疗

### (一)正骨复位方法(以伸直型骨折为例)

1. 矫正旋转移位　伸直尺偏型骨折一般远折端均有不同程度的旋前移位。经局部麻醉后,患者平卧,肩部轻度外展、掌心向上伸肘携带位,由两助手分别握持上臂中上段及前臂远端,徐徐对抗牵引患肢,开始为半屈位,随着牵引力的增大逐渐伸直,同时远端逐渐由中立位过渡至极度旋后位,一般轻度旋转移位可获得纠正,甚者尚需术者以两手分别握持骨折部两折端做反相旋转,使远端向外旋,近端向内旋。彻底矫正旋转移位,可避免以后因远端旋前移位而致两折端交叉改变而导致骨折端对位不稳定而发生再移位,以及后期出现肘内翻畸形。

2. 矫正内外移位　在两助手持续牵引下,术者以两手拇指叠压于肘部内侧远端骨折处,其余手指环抱肱骨远端前后,指尖交汇于远折端外侧,做有力的对相挤压或推拉,迫使两骨折端向中心轴线靠拢对齐,同时嘱助手在牵引下外展前臂,使肘部外展角加大,有时可使内侧骨膜断裂,达到尺侧分离、桡侧嵌插或少许桡偏为准。

3. 矫正前后移位　待内外移位矫正后,术者以两手拇指抵于尺骨鹰嘴上方,其余手指环抱肘部肱骨远端前方,在前后方对相挤压远折端向侧面中心对齐,同时令远端助手在牵引下屈肘90°,其间前臂由中立位逐渐转变为极度旋前位(这也是最后固定所需要的体位)。

4. 正骨复位术中应特别注意的问题　术前必须仔细阅看并了解骨折类型及移位方向,应作到心中有数,方能作到"法从心生,巧施于外"。矫正尺侧移位(包括尺侧嵌插、旋前移位)要尽力彻底纠正,不能以对正对齐为标准,如能达到桡侧移位少许及尺侧两端之间略有分离为最佳。

矫正桡偏型骨折,应有意识地遗留 1/5 或 1/4 桡侧移位为佳,如矫枉过度则产生尺侧移位或尺侧嵌插,后期必形成内翻畸形。

矫正伸直型骨折的前后移位不宜过度,往往因用力过大、过猛,易把远折端推向骨折近端前方,虽经手法再行矫正可达到骨折对位,但可使骨折的稳定性降低,给治疗增加了新的难度。如果前后移位矫正不彻底,仍有远端向后部分移位,即使前后重叠 1~2cm,但是在力线好的情况下,愈合后儿童生长过程中可通过生理塑形功能达到修正,也不会产生近期或远期的功能损害。如果向后成角畸形生长,则会产生功能性损害。

旋转移位矫正最困难,特别是两折端呈交叉骑乘状态,往往都不易彻底矫正,由于有旋转移位,虽然正位观正位对位较好,后期都有携带角消失,即有轻度肘内翻改变。

### (二) 对肘部旋前位固定的认识

1930 年,贝勒尔医师首先发现前臂旋转对髁上骨折所致肘内翻畸形有明显影响,提出尺偏型骨折复位后将前臂置于屈肘旋前位固定来避免肘内翻的发生。近年来,国内有关学者对此作了进一步的研究和发展。有关生物力学研究资料表明,当髁上部发生骨折后,如远端向尺侧移位则产生外侧骨膜或软组织"铰链"被撕裂,而内侧"铰链"则完整,复位后如将前臂置于屈曲旋前位时,远端外侧向上移动,产生一个力作用在近端侧面,同时也受到来自近端相反的作用力,形成了一对挤压力,使骨折面嵌顿,加上骨折面高低不平,使断面间摩擦力大大增加,有效地阻止断端移动。同时,在内侧远端随旋前产生了一个向下的力,作用在内侧"铰链"上引起一个向上的反作用力,使"铰链"拉紧,有效地阻止断端向"铰链"侧移动。这样,骨折端上下的"铰链"分别产生两个反作用力及对侧骨折面产生摩擦力,构成了一个利用"铰链"牢固的三点固定方法。同时,内侧拉紧的"铰链"关闭骨折线,阻止了该侧断端的分离。但是产生了一个"分离倾向"。在外侧由于断端间产生的压力,使骨折面挤压在一起,从而补偿了软组织"铰链"破坏的不足。这样为防止日后发生肘内翻畸形创造条件,如桡偏型则与此相反。

### (三) 固定方法及外敷药的应用

1. 临床上对有移位的尺偏型骨折经闭合手法正骨复位后多采用小夹板外固定来治疗,在固定期间常因肿胀的消退,易出现夹板松散,导致因固定欠牢固而尺偏移位再度出现,则肘内翻发生概率增大。笔者近 15 年来运用洛阳正骨医院研制的撬式架夹板治疗此类骨折,使因固定欠牢固的弊病得到基本消除,从而使肘内翻发生率大大地下降,仅有极少数病例因为旋转移位矫正不彻底,或因尺侧皮质塌陷致轻度内翻改变(携带角减小 5°~10°),肘外观无大碍。

附:撬式架夹板的作用原理

利用杠杆原理,在正确复位的基础上将撬式架放在骨折部,撬式架的压力端放在骨折远端内侧,上端作为阻力点,撬式架的撬柄放在骨折近端外侧,上端绳圈为动力点,撬柄本身是力臂,下端为支点,放在肘部外侧弧形夹板上(直形夹板的下 1/3 部向外折弯约 45°),以压迫近折端向内;加上利用杠杆的原理再在撬柄上加力,使其撬压远折端向外,同时由于加大了肘关节骨折部向外展,能持续使尺侧分离,桡侧嵌插或桡偏,达到控制骨折的对位,防止尺偏尺倾。

2. 在固定期间,每周应摄片观察骨折对位对线情况,如有尺偏移位应及时施行手法矫正,一般固定时间为 3~4 周,视骨痂形成情况,可拆除外固定。拆除夹板后,嘱患者做自主伸屈肘活动锻炼,并可配合中药外洗剂及轻手法按摩等治疗来帮助恢复患肘伸屈功能。此间尤应注意:切勿急于求成或操之过急,使用粗重的强力按摩或强力被动伸屈肘关节,使肘部周围组织受到新的创伤,导致骨化性肌炎或使尺骨鹰嘴产生骨折,给患肘带来永久性的僵硬而致残。

3. 外敷药 损伤初期复位后第 1 周,在患部外敷红肿软膏或岐黄软膏加黄连软膏,可改善损伤后产生的瘀肿,减少组织液的渗出积聚,避免张力性水疱的形成。第 2 周肿胀部分消退而皮温如常者,可采用活血化瘀软膏外敷,祛瘀散血生新。

### (四) 缺血性肌挛缩的预防

缺血性肌挛缩为初期最严重的并发症,因骨折原发者较少见,多见于因骨折复位夹板固定术后 1~2 天,如能及时发现、处理得当则可转危为安。如夹板固定过紧及屈肘角度不当,使前臂屈肌间室容积减少或无法扩张,是诱发缺血性肌挛缩的至关重要的因素。伤后出血和组织肿胀可使筋膜室压力增高,内压过高直接阻断组织微循环或刺激压力感受器,引起反射性血管痉挛而出现肌肉神经缺血症状,故又称骨筋膜室综合征。

前臂屈肌缺血性症状多在伤后或骨折复位固定后24~48小时出现,故此期间宜住院或门诊留查,以利密切观察,特别是移位显著的Ⅲ型骨折及伤肢肿胀广泛剧烈者。如患者家属因其他原因不能留查或住院者,术后应耐心教会家属观察循环,并预约6~12小时返诊复查,也可采用电话追踪查问肢端温度、运动情况。

骨筋膜室综合征的出现是肌肉缺血性肌挛缩的先兆,主要表现为指端疼痛难忍,指端及掌部温度降低、有冰凉感,手指呈屈状,被动伸指活动而引起剧痛症状,继而手指感觉减退,皮肤呈紫色(即5P征)。一旦出现以上症状应紧急处理,拆除外固定物,伸直肘部,抬高伤肢远端,观察30~60分钟,如无好转,应考虑切开减压处理。如单纯脉搏消失而指端无缺血症状,可能已有充足的侧支循环代偿,只需密切观察,无须手术处理。据笔者临床体会,大多数只要处置得当,观察仔细,此并发症是可以避免产生的。

**(五) 陈旧性髁上骨折、闭合折骨复位治疗**

肱骨髁上骨折后一般在2周左右即有少量骨痂形成。如系Ⅱ、Ⅲ型骨折在早期因诊治失误导致骨折部在异常位置连接生长,其后果必然会出现严重的肘内翻畸形或伸屈功能障碍。这种情况在临床上比较多见。如采取消极等待,让其在不良位置上畸形愈合后,再做切开截骨矫形治疗,势必带来愈合时间长、功能恢复慢的弊病,甚者会遗留永久性伸屈障碍,给患者及家属带来生活上和工作上的不便以及精神上的痛苦。

30多年来,笔者经过不断的探索研究,对于骨痂生长但连接不是非常牢固的这类骨折,施行闭合性折骨后再按新鲜骨折治疗,取得比较优良的治疗效果。

术前必须仔细分析,选定折骨着力点;患肢常规施行臂丛神经阻滞麻醉后,由两助手分别握持患臂中上段及前臂下段,徐徐做有力的对抗牵引约5~10分钟,其间远端助手在维持牵引下做前臂极度旋前、旋后并加内收外展晃动,使骨折部粘连得到松解,约5~10分钟后术者以两手分别握持骨折部两端做反向旋转、折晃,同时向内后及外方行加大成角折晃(不宜过分向前加大成角折晃),使骨折端已有骨痂折断。大多数患肢经上述手法后均可达到骨擦音及假关节软性活动感出现,此后再做有力的对抗牵引约5~10分钟后,术者再按新鲜骨折整复方法使骨折对位。术后固定方法、外敷药治疗方法同前。

**(六) 肱骨远端全骺分离和肘关节脱位的鉴别诊断和治疗**

儿童肱骨远端全骺分离在临床上不为常见的肘部损伤,多发生于幼儿(2~3岁)或较大儿童(7~8岁)。曾患过髁上骨折,因治疗不当后遗肘关节内翻畸形,当再次跌仆致肘部损伤而发生。

1. 损伤机制 常为伸(展)尺偏型损伤,由跌仆时患臂伸直(展)手掌撑地,躯体向患侧旋转、肘过伸,身体重心落于患臂,结果肘部承受强烈内旋内翻与过伸应力,因骺板软骨强度较关节囊韧带弱,因而发生全骺分离,而非肘关节脱位。

2. X线图像鉴别 肱骨远端全骺分离的临床表现与髁上骨折相似。X线检查常见分离的肱骨远端骨骺连同尺桡骨一并向后,内侧移位即尺偏型,反之则为桡偏型,桡偏型极其罕见。外髁骨骺与桡骨近端始终保持良好的对位关系,移位轻者易误诊,宜摄健肢肘部X线片进行对比。

临床阅片主要观察四点:肱骨外髁骨骺是一个重要标志。①外髁骨骺与肱骨干的对位关系;②外髁骨骺与桡骨近端的对位关系;③外髁骨骺有无旋转变位;④肱骨与尺桡骨长轴的对位关系。

3. 临床体征鉴别

(1)外髁骨骺骨折:肿胀压痛仅限于肘关节外侧,肘部无不稳定感,有移位者可能触及骨擦音及外髁异常活动感,X线片示外髁骨骺有不同程度的旋转变位及侧方移位,肱骨干与尺桡骨关系正常。而肱骨远端全骺分离恰恰相反,外髁骨骺无旋转移位,尺桡骨随同外髁骨骺向内移位。因多数病例侧位片两者均有向后旋转移位,临床上易把远端全骺分离误认为外髁骨骺骨折。外髁骨骺骨折3岁以下则罕见。

(2)肘关节脱位:幼儿时肘部骨突标志不容易触摸清楚,临床上难以依靠肘后三点关系进行诊断。其X线片表现与肱骨远端全骺分离鉴别,比较困难。肘关节脱位常见外侧脱位,肱骨远端全骺分离多向内移位,前者多发生于8岁以上儿童,常合并桡骨颈及尺骨近端骨折,或外髁骨折,后者多见于2~3岁幼儿。

4. 治疗方法  肱骨远端全骺分离的治疗与儿童肱骨髁上骨折的治疗原则和正骨方法相同,常规正骨复位,小夹板固定(或撬式架夹板固定),经常因尺侧移位矫正不彻底或固定过程中再移位而发生肘内翻,如采用牵引、闭合复位、伸肘位夹板固定效果较好,如有条件可于闭合复位后采用闭式钢针固定(需 C 臂 X 线机配合)。早期切开复位效果不满意;陈旧性骨折不宜强施手法或切开复位,以免损伤骺板,后期做肘内翻截骨矫形为较好的治疗方法。

## 五、目前研究进展

1. 肱骨髁上骨折闭合复位经皮克氏针固定  Ⅱ 型肱骨髁上骨折需要复位以防止肘关节过伸和成角畸形。Ⅱ 型损伤通常为单平面畸形,但仍需检查并纠正任何内翻成角或旋转畸形。虽然闭合复位后,可用石膏或支具的过屈位固定维持整复后的位置,但却增加患肢神经血管损伤的危险。现多采用闭合复位经皮克氏针固定。经皮克氏针固定后,允许在安全的体位用石膏固定屈曲<90°以维持复位。大部分肱骨髁上骨折后,内侧骨膜依然完整,可起铰链作用,协助复位。

Ⅲ 型肱骨髁上骨折通常可闭合复位经皮克氏针固定(图 12-3-1),但若软组织嵌入不能解剖对位或存在肱动脉损伤时,则需切开复位。患手缺血需按急症处理,桡动脉搏动消失但手指红润、伸指时无疼痛不是探查指征,此时可能为肱动脉痉挛,若复位后患肢血供充足,则严密观察即可。在对 Ⅲ 型骨折复位前,术者可试行沿上肢如挤牛奶般挤软组织,这可能会使嵌入的软组织脱离骨折断端。肘关节前方皮肤皱起提示有软组织嵌入断端,偶尔肱动脉也能嵌入断端。

| 外侧2枚针 | 3枚针 | 交叉针 | 交叉和外侧穿针 |

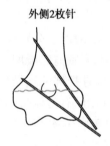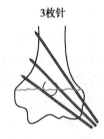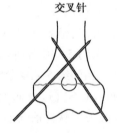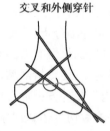

图 12-3-1  肱骨髁上骨折行不同的穿针方法

2. 治疗的目的  治疗的目的是安全地解剖对位,并预防肱骨髁上骨折后常见的肘内翻和过伸等并发症。肱骨髁上骨折后严重畸形愈合可导致枪托样畸形(图 12-3-2):内翻、内旋和过伸,患儿上肢伸直并平行地面时最为明显。畸形妨碍关节活动,即使功能锻炼也不能缓解。

肘畸形截骨矫形并不容易做好,一般在伤后 1 年关节功能恢复后矫形。矫正畸形比预防畸形愈合困难。目前认识到,肘内翻畸形容易使患肘发生继发骨折(尤其肱骨外髁骨折),从而改变了肘内翻畸形截骨的指征(图 12-3-3)。

过去,有学者认为,后遗肘内翻畸形仅为美观问题。现多反对这一观点,认为在小儿骨科不宜轻易使用有碍美观这一词语,因没有研究证实比正常少多少角度就有功能障碍危险。

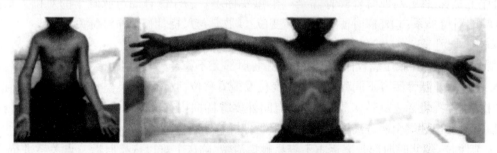

图 12-3-2  枪托样畸形:患儿右肱骨髁上骨折未经治疗,后遗肘内翻,过伸畸形

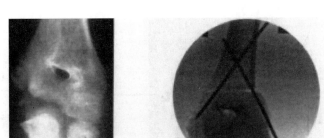

图 12-3-3　肱骨髁上骨折后遗左肘内翻畸形后 1 年行截骨矫正枪托畸形

（洪　波　李　涛）

# 第四节　肱骨外髁骨折

## 一、概述

肱骨外髁骨折又名"腯骨下端外歧骨骨折"，亦名儿童肱骨小头骨骺分离，是儿童肘部常见骨折之一，发生率小于肱骨髁上骨折，多见于 5~10 岁儿童。肱骨外上髁骨骺于 12~18 岁时出现，常与肱骨小头骨骺相连，15 岁以下的儿童肱骨外髁处于骨骺软骨阶段，若发生骨折，肱骨外髁骨折块在 X 线片上仅见到肱骨小头的骨化中心及部分骨骺的骨质显影。由于骨骺软骨不显影，故 X 线片显示的体积较实际骨折块小得多。肱骨小头向前倾，其纵轴与肱骨干交叉约呈 30°~50°角。骨骺前侧几乎全为关节面覆盖，外髁的后外侧为前臂伸肌群附着。这些肌肉的牵拉是骨折块移位的因素。由于是关节内骨折，且骨折块不易握持，移位亦较复杂，给骨折整复带来困难。如骨折块旋转移位明显，致肱骨远端外侧变形或缺损，而使肘关节结构紊乱，则严重影响肘关节功能。

## 二、病因病机

多为间接暴力所致。跌倒时，肘关节处于轻度屈曲外展位，前臂旋前，手掌着地，暴力沿前臂传导至尺、桡骨近端，由于肱骨远端遭受到桡骨头的撞击力和尺骨半月切迹的似斧刃样楔入，致使肱骨外髁产生骨折并将骨块推向后、外上方，骨折线由后、外上方并向下延伸到前、内下方。近端骨折面多朝向后、外下方，骨折块包括部分外上髁骨骺端（简称外上髁端）、肱骨小头骨骺，以及滑车骨骺的外侧部分（简称滑车）。由于暴力作用的大小不同和前臂伸肌群牵拉，骨折块可产生不同程度的移位。

按骨折移位程度分为 3 种类型（图 12-4-1）。

无移位型（Ⅰ度）：上述暴力作用较小而发生的骨折，为无移位的裂缝骨折或移位甚微的肱骨外髁骨折。

轻度移位型（Ⅱ度）：仅见骨折块向外移位，或有 45°以内的旋转移位，遭受暴力较轻，骨折块仍位于桡骨头和肱骨远端骨折面之间。它虽受前臂伸肌群的牵拉，亦不易产生过大的翻转移位。

翻转移位型（Ⅲ度）：遭受上述较严重暴力时，当产生骨折后，由前臂传来的暴力未减，肱骨外髁骨折块被桡骨头和尺骨半月切迹推向肱骨远端的后、外上方，由于肱骨远端扁平，受暴力的冲击使肘外、后侧部位软组织被撕裂呈一空隙处，无骨性阻碍，为骨折块的翻转移位打开通道，与此同时，前臂附于肱骨外髁后，受外侧的桡侧腕长、短伸肌和指总伸肌的牵拉，将肱骨外髁骨折块的后、外侧斜向下方偏内侧牵拉，加以肘关节呈半屈位致骨折块的外上髁端被牵拉移位到外下偏后方。以右上肢为例，形成的骨折块沿矢状轴的逆时针旋转，沿纵轴顺时针旋转，造成伸展型翻转移位，此型较多见。有少数病例为直接暴力所致，跌倒时，肘关节屈曲，肩关节内收，肘后外侧着地，暴力由后向前撞击肱骨外髁而发生骨折。骨折块向前移位，同时受前臂伸肌群的牵拉而沿矢状轴向外翻转和骨折块的外上髁端移向外下方，肱骨滑车端转向外上方。肱骨近骨折端的骨折面多向外、下方或稍偏前方，称屈曲型翻转移位。各型肱骨外髁骨折，合并血管神经损伤者较少见。

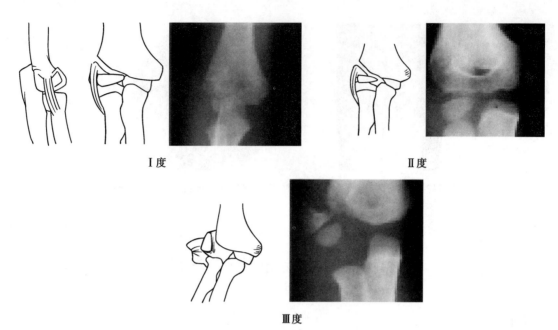

Ⅰ度　　　　　Ⅱ度

Ⅲ度

图 12-4-1　肱骨外髁骨折分型

### 三、临床表现与诊断

肘部肿胀,局部青紫、瘀斑、疼痛,以肘外侧为甚,肘关节功能障碍、呈半屈位(60°左右),局部压痛明显,骨折有移位者有轻度肘外翻,摸诊外髁部有畸形、异常活动和骨擦音,肿胀较轻时可以摸认出骨折块的骨折面及外上髁端和滑车端,做肘关节伸屈或外展活动时疼痛加剧,肘后三角形态有改变,X线检查有助于了解骨折移位情况。在正常的 X 线片上,正位肱骨小头骨骺略呈三角形,侧位略呈圆形,有旋转移位时正位 X 线片该骨骺变为圆形,侧位变为三角形;正常正侧位 X 线片上桡骨的纵轴线通过肱骨小头骨骺中心,骨折块有移位时骨骺中心偏离此线。

### 四、治疗

#### (一) 整复方法

以右侧为例,患者取仰卧位,用布带做对抗拔伸。伤肢屈肘 60°左右,前臂中立位,腕关节背伸使前臂肌群松弛,用局部麻醉或臂丛神经阻滞麻醉。如局部肿胀较重,可用挤压消肿法,术者两掌相对在患处施以缓和均匀的挤压力,使局部瘀滞向四周消散。如为翻转移位型,术者须仔细摸认出骨折块的肱骨外上髁端和滑车端及骨折块的骨折面和关节面位置。骨折块的骨折面较平坦,略粗糙,边缘锐利,关节面较光滑,呈圆形,术者手摸骨折块做伤肢腕关节大幅度屈伸时,肱骨外上髁有牵拉感。滑车端较尖,外上髁端稍圆。再摸准肱骨下段外侧骨嵴的位置。

1. 轻度移位型(图 12-4-2)　助手一手握住伤肢腕部,一手握住伤手,使腕关节背伸,在肘关节半屈位上,做轻拔伸。术者面对患者,用两拇指顶向外移位的骨折块,其余手指抱住肘关节内侧,并向外提拉,使伤肘呈内翻状,加大肘外侧间隙,为骨折块复位打开通路。两拇指用力将骨折块向内上推按,同时做肘关节外展、内收方向的摇晃法,使两骨折端的齿状突起相互吻合。整复后,两髁间距离和健侧相同,畸形消失。术者再用一手握住骨折块做临时固定,且将伤肘做轻度屈伸动作数次,名屈伸法,使两骨折端对准"合缝"。

2. 翻转移位型(图 12-4-3)　助手拔伸方法同轻度移位型。术者站

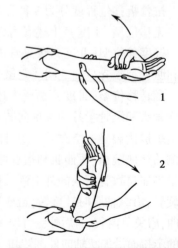

图 12-4-2　伸直挤捏和屈曲挤捏

立在患者外侧,如为伸展翻转移位型,术者用右手拇指先将骨折块向肘后方按压,使骨折块位于肱骨远端后方之空隙处,此时骨折面仍朝向伤肢外侧,术者再用左手拇指将骨折块的滑车端推向肱骨远端的外侧骨嵴近骨折面处,并将此端向内下方挤按、插入,同时右手拇、食指扣住骨折块的外上髁端,由外下方推向外上方,此时骨折块由翻转移位型转变为轻度移位型,可按轻度移位型骨折复位法进行整复。如为屈曲翻转移位型,助手拔伸方法同上,复位时可不必将骨折块推向肘后方,术者用右手拇指端将骨折块的滑车端推向肱骨远端外侧骨嵴处,由外上向内下挤按,使其插入肘关节外侧嵴下骨折端之空隙内,并用拇指端捏住,不使再滑出。滑车端若与近骨折面接触时,肱骨外上髁端在外、下会略翘起,术者再用左拇、食指扣住该端,由外下方向上内方推按,此时翻转移位型骨折转变为轻度移位型骨折,按轻度移位型骨折复位法整复。

3. 钢针撬拨整复法(图 12-4-4) 术者先摸准外髁滑车端,在严格无菌操作下,将钢针(针尖较圆钝)刺入,将滑车端推顶入肘外侧间隙内的近端骨折面处,肱骨外上髁端即向外翘起,再用手指将外上髁端向上翻转复位,复位成功后,再按轻度移位型骨折处理。翻转骨折复位成功时,骨折块之外上髁端与肱骨远端外侧骨嵴连续性已恢复。在肘后外侧可摸到由外上到内下的骨折线,用手指按住复位后的骨折块,做肘关节伸屈活动时,骨折块较稳定,无骨擦音,且骨折块亦不易滑脱。

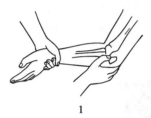 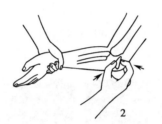

图 12-4-3

1. 将骨折块推向肘后方 2. 将骨折块向上翻转

图 12-4-4 钢针撬拨整复法

**(二)固定方法**

1. 小夹板固定 有移位骨折闭合整复后,术者手指按住整复后骨折块做临时固定,肘伸直,前臂旋后位,外髁处放固定垫(应注意垫的厚度要适宜,如一旦引起皮肤压迫坏死,复查骨对位又不满意时,就失去切开复位的条件),尺侧肘关节上、下各放一固定垫,4 块夹板从上臂中上段到前臂中下段,4 条布带缚扎,使肘关节在伸直而稍外翻位(或半屈位)固定 2 周,以后改屈肘 30°固定 1 周。亦可用超肘关节夹板固定于 90°位 3 周,骨折临床愈合后解除固定。

2. 经皮穿针固定 骨折整复后,术者以手指固定骨折块,在严格无菌操作下经皮肤穿入不锈钢针 1 枚,斜向上固定骨折块。或用 2 枚针交叉固定,将针尾弯成钩形留于皮外,亦可将针尾增粗如钉尾状,埋于皮下,用消毒纱布覆盖,再用肘直角托板加肘"8"字带固定 3 周。留于皮外者 3~4 周拔针。复位后拍摄 X 线片检查,一般固定时间 3~4 周。

**(三)手术治疗**

1. 制动 在 X 线片上骨折移位很微小(干骺端骨块在正位和侧位片上与近端位移小于 2mm),临床体征也提示软组织损伤小,基本完整,那么可以给予长臂石膏固定,前臂中立位,肘关节屈曲 60°~90°,3~5 天摄片复查,摄片时去除石膏、伸直肘关节。假如没有移位,则继续石膏固定,3~5 天再复查。如果此时骨折仍没有移位,这时更换另一个长臂石膏,戴 3~5 周,或者直到骨折有愈合迹象为止。在一些移位超过可以接受范围(2mm)的骨折(Ⅱ型损伤),而关节软骨面是完整的,对这个骨折的稳定性不确定,需要 MRI 检查或者在全麻下进行肢体检查。手臂旋后、肘关节伸直时,在内翻应力位片下看骨折是否有明显移位术前的 MRI 和术中的关节造影,对于判断肱骨滑车未骨化的关节软骨块是否稳定也有作用。

2. 经皮穿针固定 对于Ⅱ度移位的骨折(2~4mm),应在麻醉下,行内翻应力下 X 线片并且关节造影。假如骨折稳定,可同时在透视引导下经皮克氏针固定。

3. 开放复位 假如骨折很不稳定,则需要开放复位内固定治疗。在受伤后,尽早进行开放复位治疗很重要。采用标准的 Kocher 外侧切口充分暴露骨折端。通常在肱桡肌腱膜外侧撕裂处可以直接进入骨折端。在分离骨折块后侧部分的时候需要很小心,防止损伤在此进入肱骨外髁骨骺的血管。

通过观察骨折线是否沿着关节面的前部可以判断骨折复位的质量。通常可以在直视或触诊下判断。一般采用光滑克氏针斜穿至骨内侧固定骨折块维持复位。在靠近主切口的后方,克氏针通过另外的小切口穿过皮肤进入外髁骨块。前臂中立位或轻度旋前,肘关节屈曲 60°~90° 用长臂石膏固定。如果骨折处渐愈合并达到足够稳定,可以在 3 周后去除石膏和克氏针。同时开始早期功能锻炼。在年龄稍大的儿童,因为治疗的需要,克氏针也可再固定 1~2 周去除。

肱骨外髁骨折开放复位内固定技术(图 12-4-5):在肘关节外侧做 5~6cm 切口,2/3 位于肘关节上侧,1/3 位于关节下侧。于肱桡肌和肱三头肌之间进入,分离直至肱骨外髁。通过分离伸肌总腱纤维显露关节前方部分,将妨碍骨折块、骨折处和关节显露的软组织剥离,而后方的软组织保留。将肘前相关结构牵开暴露关节前方,检查肱骨滑车和骨折中间的部分。骨折块的移位和骨折块的尺寸一般要比 X 线片上的更大,因为骨块很多是软骨,在 X 线片上不显影,并且骨块还有旋转。冲洗关节去除血块和组织碎屑,准确复位骨块,对齐关节面,并通过检查关节面的平整特别是肱骨滑车的平整来判断复位的质量。用专用持骨器或巾钳维持骨折复位。当骨折块较大时,可以用 2 枚光滑克氏针斜穿骨块干部至内侧固定骨折块。但笔者常会遇见骨块很小,仅仅就是骨骺,这时可以将 2 枚克氏针直接穿入骨骺进入内侧干骺端并穿过对侧皮质固定。克氏针的方向为 45°~60°,在闭合伤口前行 X 线正侧位片检查骨折复位和内固定的情况。克氏针可以留在皮下,也可以留在皮外以方便去除。肘关节屈曲 60°~90°,后托支具固定。支具一般于术后戴 2~3 周,如果有骨折愈合迹象,可以在 3 周后去除克氏针,开始肘关节功能锻炼,逐步恢复全部的活动范围。

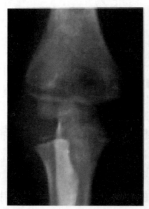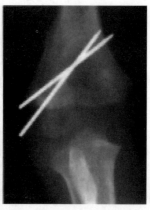

图 12-4-5　肱骨外髁骨折内固定

## 五、目前研究进展

目前,在很多医院,早期诊断并克氏针固定已成为常规。典型的严重并发症,如不愈合、晚期严重肘外翻和迟发性尺神经炎,已很少见。不少医院发生的并发症都很轻微。

若骨折端存在间隙,关节液从关节内渗入到骨折间隙,可影响愈合,导致延迟愈合。若术中未能清楚看见关节面,或采用闭合复位经皮克氏针固定治疗,则术中需行关节造影以证实骨折间隙内无造影剂填充。

Warsworth 观察到,即使是无移位的肱骨外髁骨折也会发生骺板早闭。这会导致肘外翻畸形,从而需要行肱骨髁上截骨术治疗。另一常见的并发症为肘内翻,可能为骨折区域血运增加导致骺板外侧过快生长所致。此畸形轻微且无进展。一个少见的并发症为骺板内侧 1/3 早闭导致肘内翻畸形,多见于骨折线十分靠近内侧者,即使伤后良好复位与穿针固定也会发生。因为肱骨外髁位于皮下,即使完美复位,外髁骨折愈合后也会在肘关节外侧形成包块。术中仔细缝合筋膜与肌肉,包块可减轻。此并发症并不影响功能,但有些患儿及其家属仍为此而困扰。

即便在良好复位和骨折愈合后,正位 X 线片仍会显示肱骨滑车切迹变深,这是局部缺血性坏死所致。对此应有所认识,但多无须治疗。

偶见漏诊病例,一患儿伤后数周才以移位的肱骨外髁骨折就诊。此类患儿是接受现状还是手术复位?手术疗效常因关节僵硬和缺血性坏死而不满意。但对于大多数病例,即使伤后 6 周就诊,也可小心切开骨折处,去除骨痂,穿针固定骨折。对骨折不愈合的病例,建议采用 Flynn 法行干骺端对干骺端螺钉固定,关节面不能完全复位。这可防止外髁骨块向近端移位以及肘外翻畸形,结果虽不理想但尚能满意。

总而言之,严重移位未经治疗的肱骨外髁骨折远期并发症会很严重,因此不管就诊时距受伤有多长时间,仍可手术治疗。因时间不同,手术方式不同,其结果均不如急性期处理者满意,结果难以预测。

骨坏死:肱骨外髁骨块坏死可能是医源性的,最可能的情况是为了骨折能有效地复位,而过多地剥离骨折周围软组织造成;也有可能是受伤时骨的血供就受到了影响。Wilson 报道了 1 例肱骨外髁骨骺骨折没有发生移位,但在 X 线片和临床症状上也出现了和分离性骨软骨炎相同的情况,其中 X 线片表现为部分骨坏死。如果肱骨外髁骨折接受的治疗干预越少,其发生骨坏死的情况就越少见,骨坏死最终会导致骨折不愈合。新鲜骨折周围软组织的过度剥离会导致外髁骨化中心或者是骨块干骺部分的坏死,最后会发生骨折不愈合。假如骨折愈合,那么外髁骨坏死部分再骨化的过程需要很多年,过程有点像髋关节的股骨头骨骺骨软骨病。任何残留的畸形都可能会引起肘关节活动度的减小。

鱼尾样畸形:有两种肱骨远端鱼尾样畸形。一是呈锐利角样的鱼尾样畸形,在外髁骨折比较常见,这种畸形的发生可能是因为外髁骨骺骨化中心与肱骨滑车内侧骨化核之间对位不好,存在缝隙引起的。因为缝隙的存在,肱骨滑车外侧发育不全,而肱骨远端骨骺看上去就像一根"小骨条"。尽管有很多报道称这种畸形会导致肘关节活动度丢失,但是大多数研究者还是认为这种仅仅是在 X 线片上发现的畸形,不会造成任何关节功能障碍。另一种鱼尾样畸形比较光滑平缓,通常认为是由内侧肱骨滑车嵴的外部骨坏死引起的。

(李　涛　漆　伟)

# 第五节　儿童尺桡骨骨折

## 一、概述

儿童尺桡骨干双骨折为幼儿、青少年多发性损伤,常见于中下段,上段则较少。一般多为间接暴力所致,直接暴力所致者较为少见,多产生于奔跑、追逐、耍闹或从高处坠跌下,以手掌撑地,造成桡骨或尺桡骨双骨折。骨折线可为横行或斜行;桡骨骨折水平高于尺骨或处于同一水平面。直接暴力者,则骨折线可表现为横行、碟形,骨折线多为同一水平面,甚者为多段骨折。

## 二、病因病机

1. 骨折程度　尺桡骨骨折可以同时涉及两骨或仅累及单一骨。按骨折损伤程度,可表现为双骨青枝骨折,或一骨为有重叠成角侧方移位的完全骨折,另一骨为青枝不全骨折(图 12-5-1),或两骨均为完全移位骨折(图 12-5-2)

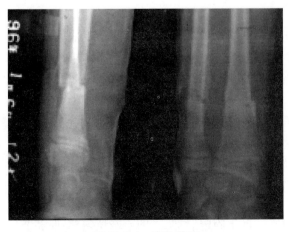

图 12-5-1　青枝骨折

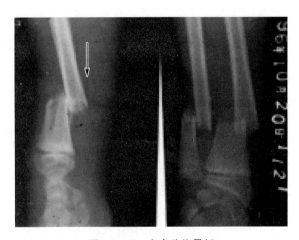

图 12-5-2　完全移位骨折

2. 骨折成角　尺桡骨骨折按骨折后成角畸形的方向可分为旋前型或旋后型。向掌侧成角为旋后型损伤(图 12-5-3),临床上多发;向背侧成角为旋前型损伤,较少见。

3. 骨折部位(图 12-5-4)　根据骨折部位可分为上 1/3 骨折、中 1/3 骨折、下 1/3 骨折。尺桡骨骨折除有成角畸形、侧方移位、重叠移位外,尚有不同程度的旋转移位。

4. 部分患者骨折断端刺破皮肤,皮肤有小的创口,为开放性骨折(图 12-5-5);也可以通过严格清创消毒,再牵引还纳后闭合正骨复位,小夹板固定治疗。

5. 当患者就诊时,必须摄 X 线正侧位片查看骨折移位情况(一般应包括肘腕两端关节),同时应注意查看有无血管、神经损伤。

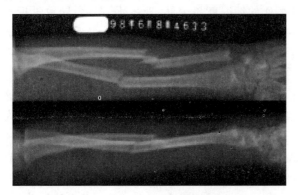

图 12-5-3　尺桡骨骨折(旋后型损伤)

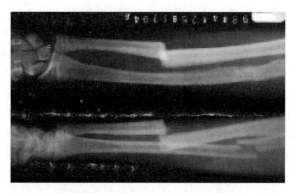

图 12-5-4　不同平面的尺桡骨骨折

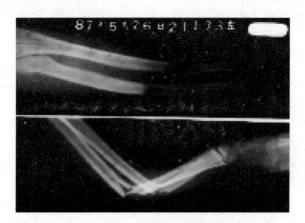

图 12-5-5　尺桡骨开放性骨折

## 三、治疗

### (一) 手法正骨复位

因前臂骨折的受伤机制比较复杂,骨折类型较多,又因桡、尺二骨相辅作用,功能要求灵活,对位要求严格,不但要有较好的接近正常解剖对位,且要求有较好的接近正常解剖对线。故在复位前应详细观察与分析 X 线片所示情况,根据不同节段的不同类型骨折,确定整复手法和步骤,安排好助手的分工和配合。必要时结合麻醉,在无痛情况下整复。

1. 正骨整复原则　因桡骨骨折后往往呈横断锯齿状,复位后比较稳定,故以桡骨为重点、桡尺骨并重、变二为一进行正骨复位,整复中 1/3 或下 1/3 骨折时一般应屈肘,前臂中立位。屈肘可使肌肉松弛,缓解对骨折端的牵拉;前臂中立位时,两骨之间距离最宽。只要掌握这两条原则,整复桡尺骨双骨折并不十分困难。一般桡骨骨折复位后(尺骨对位欠佳的情况下),骨折端比较稳定,在摇摆触碰的情况下亦不会再移位,此时也可再捏对尺骨或旋转提按尺骨使之对位。

2. 青枝骨折　采用牵拉按压复位法。患者仰卧或坐位,一助手固定肘部,一助手牵拉腕部,肘关节屈曲90°,前臂中立位,术者站于患侧,在助手上下牵拉的情况下(幼儿青枝骨折亦可采用两人法,术者以单手握持远端牵引后),术者双手或单手稳而准地按压突起成角部位,使其平复以形成凹侧或凸侧骨皮质断裂而骨折端不分离错移为最好。

因凹侧或凸侧骨皮质不断裂时,突起的成角畸形往往不能完全矫正,虽然当时感觉复位良好,但由于凹侧或凸侧骨皮质的弹性牵拉,以及骨折端的对顶作用,仍可逐渐形成成角畸形,故矫枉必须过正。但骤然间的猛力可使残余骨皮质完全绷断,易使骨折端呈相反方向反向移位,故宜缓慢、逐渐增加牵引力度为佳。

拔伸牵引为正骨手法之首,运用范围广泛,如果使用失当,轻者影响复位结果,重者导致骨折移位程度增加,特别是成角移位显著的病例,开始牵引时,不宜使用太猛之力。

3. 同一水平的尺桡骨双骨折　同一水平的尺桡骨中段或下段双骨折,桡骨骨折线多为横行。远折端正侧位移位方向一致者,牵拉后采用夹挤分骨、提按推挤复位法,或折顶复位法。

(1)患者仰卧,肩外展50°~70°,肘关节屈曲100°~120°,前臂中立位。一助手固定上臂下段(邻近肘部),一助手牵拉前臂远端(腕掌部)。术者站于患侧,先触摸清楚骨折断端,在上、下助手用力牵拉3~5分钟后,两骨折远端或近端有向桡侧或尺侧方向移位,术者以双手拇、食指做方向相对夹挤分骨后,把远端或近端向桡侧或尺侧推挤,使有向内或向外移位的尺桡骨两折端排列于同一轴线上;然后在维持夹挤分骨状态下,对掌背侧重叠移位施行端提挤按手法,使骨折对位。

(2)如患者年龄偏大、或肌肉较发达、或重叠移位较多者,单靠上述手法不能完全矫正重叠移位时,则需用三人折顶手法(图12-5-6):在维持牵拉状态下,术者以两手拇指置于骨折远端背侧骨端部,用力向下挤按突出的骨折端,并向下加大成角,远端助手由原先的平行牵拉改为斜向上提拉来配合术者向下施压加大成角,然后术者骤然反折,反折时术者环抱于骨折近端掌侧的四指将下陷的骨折近端猛向上提,在拇食指之间形成一种捻搓力(剪力),使骨折达到对位。用力大小,依原来重叠移位多少来定。

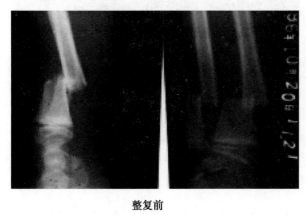

整复前　　　　　　　　　　　　　　　　整复后

**图 12-5-6　三人折顶手法**

(3)两人折顶法(图12-5-7):适用于学龄前幼儿患者,因其肌肉不发达,两远折端向背侧移位,两折端向掌侧成角移位。患者仰卧或坐位,一助手固定患肢前臂上段。术者站于患侧,令患肢掌心向下,双手持患腕,两拇指扣住尺、桡骨远折端的背侧,牵拉3~5分钟后,扩大向掌侧突起的成角畸形,使远折端在成角情况下接触近折端前缘,然后反折,同时拇指按远折端向前,食指提近折端向后使之复位。

4. 同一水平的尺桡骨中段或中下段骨折　骨折端为斜行,移位方向一致者,采用牵拉提按摇摆复位法:患者体位和助手同上。肘关节屈曲90°,术者以双手拇、食、中三指分持尺桡骨骨折端,进行分骨提按使之复位,再夹持骨折端加以上下摇摆,使复位落实并稍加嵌插。

5. 不同一水平的尺桡骨双骨折　两骨折端不在同一水平,多为桡骨骨折线在上,为横断或锯齿形骨折;尺骨骨折线在下,为斜行骨折;尺桡骨两骨折移位方向多不一致,呈桡骨远折端向前、尺骨远折端向后移位,或桡骨远折端向后、尺骨远折端向前移位(以前者多见)。或桡骨远折端向内、尺骨远折端向外移位,或桡骨远折端向外、尺骨远折端向内移位,此两种移位方向,亦以前种多见。笔者称"反向交叉移位型双骨折"。在上下两端助手牵拉后,术者以夹挤分骨手法使松弛的骨间隙变为紧张状态,旋转畸形得到部分纠正,同时配合侧向向内或向外推挤使尺桡骨两折端轴线序列重叠,此时远近骨折端形成相对稳定,并列双骨就像单骨一样,以桡骨为重点一起端提挤按使之复位。若桡骨骨折端为锯齿形,用上法不能复位时,可采用回旋端提

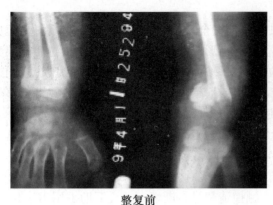

整复前　　　　　　　　　　　　整复后

图 12-5-7　两人折顶法

挤按法。

（1）牵拉推挤提按复位法（图 12-5-8）：患者体位及助手同上。肘关节屈曲 90°，前臂中立位。术者站于患侧，在上下用力牵拉的同时，术者先推按桡骨远折端使复位，然后以提按法捏对尺骨。若桡骨骨折端为锯齿形，用上法不能复位时，采用旋转配合牵拉推挤提按复位法或折顶复位法。

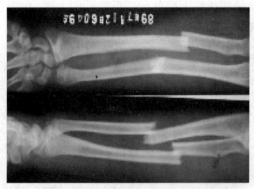
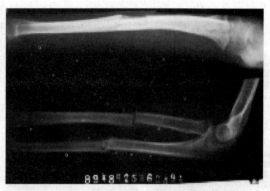

整复前　　　　　　　　　　　　整复后

图 12-5-8　牵拉推挤提按复位

（2）旋转推挤提按复位法（图 12-5-9）：患者体位同上，一助手固定上臂下段，一助手扶持患腕。术者一手持桡骨近折端，一手持远折端，在肌肉松弛的情况下，使远折端与近折端紧密靠拢。然后使远折端围绕近折端由外向后，或由内前向后旋转（一般由外前向后旋转易成功），当旋至外后侧或内后侧时，再进行牵拉推挤或提按复位。此型骨折复位后，骨折端比较稳定，一般在保持夹挤分骨的情况下施行上下摇摆亦不会再变位。

6. 开放性尺桡骨双骨折（创口较小的）　在臂丛麻醉下进行清创缝合后，以无菌纱布保护创面，再施行正骨复位，小夹板固定处理。

（二）陈旧性尺桡骨双骨折

骨折后由于误治或失治，超过 2~3 周以上者（小儿 2 周，成人 3 周），因时间较长，骨折端已有少量或中量骨痂形成，甚者骨折线已近完全消失，处理就比较复杂，难度亦大，可采用手法折骨复位或钢针撬拨复位。其重点是，要完全消除或基本消除正位和侧位成角畸形；其侧方移位可不过多重视，因侧方移位在生长发育中可通过生理塑形来调整（年龄越小，该功能就越强）。

1. 适应证的选择　①骨折后时间在 4 周以内或 4 周以上而尚未牢固愈合者；②单纯成角畸形者；③骨折端移位方向一致者。

2. 折骨复位法（图 12-5-10）　臂丛麻醉下进行。以向背侧成角畸形为例，患者取仰卧位，一助手固定上臂下段，一助手扶持腕部。术者站于患侧，令肘关节根据需要屈曲或伸直，将前臂突起成角处向上。术者两

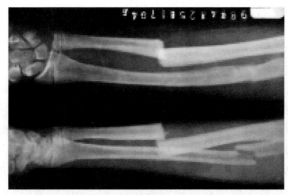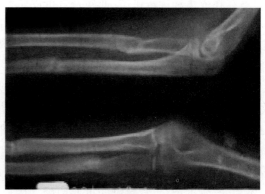

整复前　　　　　　　　　　　　　　　整复后

图 12-5-9　旋转推挤提按复位

手叠置其上,令牵拉远端的助手持前臂远端向上抬加以反折,力量要稳,待折骨后,按新鲜骨折进行整复。亦可术者一手握骨折端向下按压,另一手持前臂远段向上进行反折。(前法力量较大,后法力量较小)亦可将突起成角处放置于床缘(台缘),或以角形物置于突起成角骨折端下,上垫以软物。术者一手扶持骨折端,一手按压前臂远端进行折骨,然后进行整复。

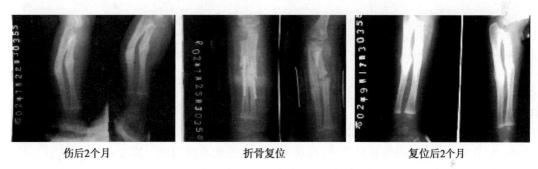

伤后2个月　　　　　　　　折骨复位　　　　　　　　复位后2个月

图 12-5-10　陈旧性尺桡骨双骨折折骨复位

（三）外治法

中医正骨外治法包括中药贴敷及夹板固定。

1. 中药贴敷　一般每周换药 2 次。

（1）损伤初期:伤病初起,瘀血阻滞,肿胀疼痛。此期邪实正盛,不宜使用温热药物贴敷。因创伤后脉络受损,血离经道外溢而阻滞;使用温热药物可助血行而增加肿胀,使疼痛更盛难忍。故宜选用清热凉血散瘀类的岐黄黄连膏贴敷。方中用生大黄、芙蓉花叶、栀子、山慈菇、黄连等药物。贴敷片刻后,患者即可感到清凉舒适感,疼痛亦有减轻。

（2）损伤中期:瘀血泛注而未尽,肿胀消而未除,局部筋肉僵凝,瘀斑青黄尚存,可用活血祛瘀膏贴敷。方中用红花、泽兰、土鳖虫、当归、三棱、莪术、紫苏等药物。

（3）后期:病程日久,骨折已初愈,筋肉消瘦,气血停滞,关节僵硬,可用活血祛瘀膏加止痛消炎膏贴敷。止痛消炎膏中用南星、生草乌、独活、皂荚等药物。

2. 夹板固定

（1）上段骨折,以前臂小夹板于携带位和超肘腕关节托板固定 6~8 周。

（2）中段或下段骨折,以小夹板和中立柱托板于前臂中立位固定 6~8 周。

（3）在此需特别指出:儿童生性活泼好动,固定时间宜长不宜短;一般需经 X 线摄片检查证实骨折线已消失,方可解除外固定夹板。以免因固定时间太短、骨折未完全愈合,当遭受外力作用时而产生再次骨折。

（四）体会

1. 儿童尺桡骨干双骨折在尽力矫正的前提下,顺生理弧度 15°~20° 成角是可以接受的。国外有学者提出,只要不存在成角和旋转错位,即使是骨折皮质背靠背位愈合,也是可以接受的。

2. 骨折复位、夹板固定术后,要密切随诊观察伤肢血液循环情况,应避免因夹板固定过紧而产生医源性循环障碍(图 12-5-11)。还应及时随着肿胀的消退情况进行适时调整。一般骨折复位后第 1~4 周应每周复查摄片,察看骨折对位情况。

3. 尺桡骨中段骨折,在正骨复位中要特别注意夹挤分骨,因前臂中立位时骨间膜最紧张,如不注意分骨易丧失桡骨干向桡侧的弓形弧线,而影响旋前肌肌力的发挥。

4. 尺桡骨完全骨折切开复位内固定的适用范围近年来有明显扩大趋势。其原因有以下两点:家长对解剖复位的要求越来越高,生活水平提高,经济承受能力提高;医师缺乏对小儿创伤特殊性的了解,不恰当地套用成人骨折的治疗标准。虽然随着内固定技术的改进,并发症有所减少,但是,应当切记切开复位仍是造成骨折不愈合、延迟愈合、骨感染的重要原因。因此,儿童尺桡骨双骨折的治疗首先应是闭合复位,小夹板(或石膏)固定;若闭合复位失败,对位对线较差,年龄偏大,塑形功能较弱者,可考虑选择切开复位。

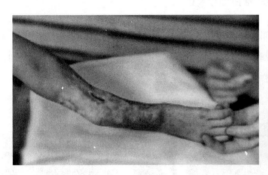
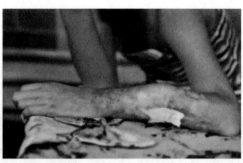

图 12-5-11 缺血性肌挛缩

### (五)手术治疗

小于 9 岁,合并 15°以内的成角,可以接受;大于 9 岁,不超过 10°成角,可以接受;小于 9 岁,45°旋转异常,可以接受;大于 9 岁,30°以内旋转异常,可以接受。短缩通常不成问题。需要重视的是,骨折的部位越靠近近端,骨折塑形校正的能力越差。但接近生长板的骨折与关节活动平面一致的有良好塑形能力,但旋转畸形得不到塑形。

传统钢板固定常用于成人骨折,但对绝大多数小儿并不适用。半管形板与加压钢板要在小胳膊上留一个很长的显露创面。日后还要去除钢板,又能诱发再骨折。对开放性骨折、不稳定性骨折或其他不能石膏或夹板固定的前臂骨折,主张用髓内针固定技术,用钛制弹性髓内针系统,或髓内克氏针或斯氏针进行内固定治疗。对于前臂双骨折是否对尺桡骨均行固定,目前还有争论。骨折复位稳定是成功的关键。如单骨固定加石膏就可以得到充分稳定,那么单骨固定都能省掉。

全身麻醉下,骨折在 X 线透视机下操作。如果是开放性骨折,骨折端需要进行标准清创。尽可能使骨折达到复位。有时候需要小切口,去除嵌入骨折端的肌肉组织或骨膜。不要试图多次反复复位,有些病例在反复多次闭合复位髓内固定后出现筋膜间隔区综合征。偶尔会出现两骨同时复位困难,这就会面对先用髓内固定哪处骨折的问题。通常要选择最难复位的骨折(常为桡骨)。位于干骺端和骨干连接部以远的骨折可以通过经皮穿针固定。因为髓内固定会导致尺骨骨折部位有明显成角畸形。这种骨折位于干骺端,愈合迅速,所以固定针可以在 3~4 周后去除。对更远侧的靠近生长板的骨折,如果需要,可以用交叉克氏针通过生长板进行固定。

骨干骨折经皮克氏针固定的效果差。去除克氏针 4 周后可能出现骨折再移位,或者因针尾露于皮外而并发骨髓炎。髓内固定适用于骨干骨折。尽可能将入针点接近桡骨远端骺板近端的桡侧。另外,还可选用桡骨远端背侧的 Lister 结节为入针点。小切口暴露,注意保护桡神经浅支。钻头稍粗于针的直径。针要预弯使其易于通过骨干。尖端弯曲的部分进入达对面皮质滑入髓腔。一个均匀的长 C 形,有助于三点接触,达到复位稳定。固定针通过桡骨的骨折线以后,就可以放置尺骨针。可以通过尺骨鹰嘴或鹰嘴稍远端的外侧入针。将针尾埋藏于皮内很重要,因为开放性骨折、切开复位骨折和骨干本身愈合时间都相对较长,仍要用肘上石膏固定 6 周。髓内针在 6 个月或者骨折完全愈合后取出。

## 四、骨折后的再塑形

小儿前臂骨折经过几个月塑形后,拍片显示可以有惊人的变化。桡骨远端骨折以每月 1°或每年 10°的速度按力线方向塑形。然而对骨干畸形愈合不能宽容,虽在 X 线片上骨已愈合,骨折线消失,但石膏去除后就可发现前臂弯曲畸形,并有旋转功能受限。这种情况只是"局部变圆"而不能说是"塑形"。

一些有用的规则:

(1)关于再塑形只能作粗略的推测。

(2)骨折对线良好才能有完美的功能。

(3)刺刀样畸形或重叠可能是不稳定的,但能达到可接受的对线。

(4)畸形愈合的骨折,通过骨骺生长进行调整。错位愈合不能变直。干骺端生长 1 年可以校正 10°成角畸形。

(5)骨干畸形愈合丧失旋转活动>50%,并且影响外观的,应行折断术后重新整复,而不能忽视。

(6)前臂中段骨折成角塑形能力差,并且影响旋转,应该尽一切努力使之复位,消除成角及旋转移位。

## 五、目前研究进展

1. 再骨折　儿童前臂骨干骨折比其他骨折更常发生再骨折。Tredwell 发现,前臂再骨折常发生在首次骨折后 6 个月内,更常见于男性和年长儿童(大约 12 岁)。已报道的儿童前臂骨干骨折的再骨折率为 4% ~ 8%,Bould 和 Bannister 报道,前臂骨干骨折的再骨折比干骺端骨折高 8 倍,甚至更高。Schwarz 等发现,在他们的研究中,84%(21/28)的前臂再骨折最初表现是青枝骨折。基于骨愈合的阶段,再骨折可能发生在最初骨折的部位,也可能既通过最初骨折区域又通过未受损区域,或者完全通过未受损部位,但大多数发生在最初的骨折部位。有些学者建议再骨折后内固定是必需的,但 Schwarz 报道,17 例再骨折中的 14 例患者通过再次闭合复位和石膏固定获得了良好结局。据报道,闭合复位对带着髓内针的前臂再骨折是有效的。再骨折最好的处理方法是预防,患者应该在最初的骨愈合后 2 个月在夹板保护下活动。夹板佩戴时期再骨折是很少的。家属也应质疑再骨折的发生,尽管在 X 线片上似乎有足够的骨愈合。钢板去除后的再骨折认为与钢板下的骨量减少有关。这使许多学者对儿童前臂骨干骨折常规使用钢板固定产生质疑。再骨折也被报道发生在儿童去除前臂髓内固定后。减少去除置入物后再骨折发生率的主要对策是在置入物去除前要有足够的骨愈合的证明,内固定去除后增加夹板保护的时间直到洞被填满。

2. 畸形愈合　儿童前臂骨折连接不良的评价必须按照已制订的连接不良的限定的标准,并考虑儿童再塑形的潜力。一个 30°的连接不正在随访期间可以变成小于 10°,也必须考虑连接不全骨折的平面,因为复位不良的结局多数依照骨折平面判定。靠近干骺端的骨折比骨干骨折在主要运动平面上能被接受更严重的畸形。尽管 X 线片上有永久的不正常,但正常的活动仍能被保持。桡骨和尺骨骨折的连接不正能引起外观畸形和活动丢失,然而明显的功能丢失仅发生在小比例的患者。一些学者推荐对前臂骨折连接不良采取更积极的矫正措施。早期连接不正(多到损伤后 4 ~ 5 周)能用麻醉下闭合折骨治疗。如果闭合折骨未能获得足够的骨折活动,能进行最小范围的钻孔折骨。在强力整复骨骼至对准前,使用小直径的钻头在连接不正的区域打孔。内固定很少需要。

一旦明显的骨痂出现,间接复位和用弹性髓内针内固定是困难或不可能的,因为骨折部位被骨痂阻塞。因此,不能用石膏足够控制的、确定的或迫切的连接不正可能需要正式的切开复位和钢板固定。许多超过已制订的标准的成角旋转畸形的骨折痊愈并恢复全部活动,有极好的外观结果。如果有足够的观察期仍不能塑形或不能恢复足够的活动,骨折可能需要矫正截骨。这种矫形截骨在远隔损伤期进行(最高到 27 年),附加的活动仍能恢复。小部分骨连接不正,未能再塑形的,有功能受限的(特别是当有有限的旋后畸形时),是截骨的候选者。

3. 神经麻痹　正中神经损伤是前臂骨干骨折(不论闭合还是开放的)最常见的神经损伤,但周围神经有时是多个神经都可能被损伤。大多数这种损伤是简单地发生于受伤时期的神经麻痹,能在数周到数个月内自行恢复。神经被骨折断端嵌压或刺穿,这种急性损伤也报道过,最常伴发于青枝骨折。骨痂和纤维组织收缩也可能引起神经麻痹,且在一段时间内仍未恢复正常神经功能的患者,应该考虑神经探查、减压和可能的神经修复。如果在损伤后第 3 个月末未出现渐进的神经恢复征象(如增加的 Tinel 征,功能恢复),应该采用进一步的诊断性检查(神经传导的电生理图)。延长的等待可能对长期的结果有害。内固定后的神经损伤是令人担心的。儿童前臂骨折的手术治疗,不管是直接复位内固定还是间接复位内固定,都需要对骨折处理和软组织牵拉,这都有可能(潜在的)加重现存的临床症状不明显的神经损伤或产生新的损伤。这种损伤少见并可能报告不全。儿童前臂骨折钢板固定后神经损伤也曾报道,但未广泛讨论过。Luhmann 等报道了 8%(2/25)的医源性神经损伤,发生在髓内克氏针或 Rush 钉固定后(2 例都是尺神经损伤,在 2~3 周恢复)。Cullen 等报道,在一组 20 例以克氏针或 Rush 钉治疗的患者中有 1 例尺神经损伤,到 3 个月时恢复。

前臂骨折手术治疗时有医源性损伤某些感觉神经的危险,特别是桡神经浅支。6 个研究的综合数据,包括 370 例弹性髓内钉,显示 2%(7/370)的桡神经浅支的损伤概率。这个感觉神经分支的结构是复杂的,在通过桡骨远端进入点插入髓内针时必须尽力保护它。

（洪 波 李 涛）

# 第六节 儿童孟氏骨折

## 一、概述

孟氏骨折脱位是一种较复杂的损伤,通常包括尺骨骨折和桡骨头脱位。由 Monteggia 命名。

## 二、病因病机

直接暴力和间接暴力引起尺骨骨折合并桡骨头脱位,而以间接暴力脱位者居多。

## 三、分型

标准的孟氏骨折按 Bado 分型分为 4 类。

Ⅰ型:桡骨头前脱位合并尺骨干任意水平的骨折。这是儿童最常见的孟氏骨折。

Ⅱ型:桡骨头后脱位合并尺骨干或干骺端骨折。这一类型在成人最常见,儿童少见。

Ⅲ型:桡骨头外侧脱位合并尺骨干骺端骨折。这是儿童第二常见的孟氏骨折类型。

如果尺骨鹰嘴骨折合并桡骨头外侧或前外侧移位,但没有上尺桡关节脱位,就不是标准的孟氏骨折。

Ⅳ型:桡骨头前脱位合并尺桡骨双骨折,最初的描述是桡骨在尺骨骨折同一水平或尺骨骨折水平以下骨折。这也是相对少见的损伤。

按以往中医骨伤传统的分型,分为伸直型、屈曲型、内收型。

## 四、临床表现与诊断

伤后肘部及前臂肿胀,移位明显者,可见尺骨成角畸形,在肘关节前、外或后方可摸到脱出的桡骨头,骨折和脱位处压痛明显。检查时应注意腕和手指的感觉和运动功能,以便明确是否因桡骨头向外脱位而合并桡神经损伤。对儿童的尺骨上 1/3 骨折,必须仔细检查桡骨头是否同时脱位。凡有移位的桡尺骨干单骨折的 X 线片需包括肘、腕关节,以免遗漏桡尺上下关节脱位的诊断。正常桡骨头与肱骨小头相对,桡骨干纵轴线向上延长,一定通过肱骨小头的中心。肱骨小头骨骺一般在 1~2 岁时出现,因此对 1 岁以内的患儿,最好同时摄患侧 X 线片以便对照。桡骨头脱位后可能自动还纳,X 线片仅见骨折而无脱位,若此时忽略对桡骨头的固定,可能发生再脱位。

### 五、治疗

#### （一）整复方法

原则上先整复桡骨头脱位,后整复尺骨骨折。患者平卧,前臂置中立位,两助手顺势拔伸,矫正重叠移位。对伸直型骨折,术者两拇指按在桡骨头外侧和前侧,向尺侧、背侧推挤,同时肘关节徐徐屈曲90°,使桡骨头复位,然后术者捏住骨折断端进行分骨,在骨折处向掌侧加大成角,再逐渐向背侧按压,使尺骨复位;对屈曲型骨折,两拇指放在桡骨头的外侧、背侧,向内侧、掌侧推按,同时肘关节徐徐伸直至0°位,使桡骨头复位,有时还可听到或感觉到桡骨头复位的滑动声,然后先向背侧加大成角,再逐渐向掌侧挤按,使尺骨复位;对内收型骨折,助手在拔伸牵引的同时,外展患侧的肘关节,术者拇指放在桡骨头外侧,向内侧推按桡骨头,使之还纳,尺骨向桡侧成角亦随之矫正(图12-6-1,图12-6-2)。

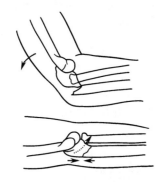

图 12-6-1　Ⅱ型孟氏骨折的复位

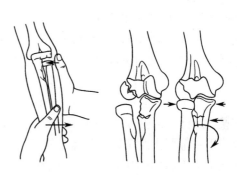

图 12-6-2　Ⅲ型孟氏骨折的复位

手法整复失败者,应早期切开整复内固定。对陈旧性骨折畸形愈合者,成人可行桡骨头切除术,儿童则须切开整复,将桡骨头整复,环状韧带重建,尺骨骨折复位内固定。

Ⅰ型孟氏骨折的复位固定:屈肘100°～110°位,使用管型石膏固定,7～10天复查关节对位情况。4～6周根据摄片情况,拆除石膏,逐渐进行功能锻炼。

Ⅱ型孟氏骨折的复位固定:前臂旋前,纵向牵引,石膏固定于屈肘60°或伸肘位。

Ⅲ型孟氏骨折的复位固定:骨折端施加外翻应力纠正移位,桡骨头自动复位。外翻位长臂石膏固定,通常外侧脱位屈肘90°～100°,后外侧脱位屈肘60°～80°。

Ⅳ型孟氏骨折的复位固定:屈肘100°～110°旋后位固定。此类型多不稳定。

#### （二）固定方法

夹板固定先以尺骨骨折平面为中心,在前臂的掌侧和背侧各置一分骨垫,在骨折的掌侧(伸直型)或背侧(屈曲型)置一平垫;在桡骨头的前外侧(伸直型)或后外侧(屈曲型)或外侧(内收型)放置葫芦垫;在尺骨内侧的上下端分别放一平垫用胶布固定。然后,在前臂掌、背侧与桡、尺侧分别放上长度适宜的夹板,用4道布带捆绑。伸直型骨折脱位应固定于屈肘位4～5周;屈曲型或内收型宜固定于伸肘位2～3周,改屈肘位固定2周。

#### （三）练功活动

复位固定后,即开始功能锻炼,练习握拳动作和肩关节的活动。应限制前臂旋转,待固定解除后,方可逐步锻炼肘的屈伸和前臂旋转。

#### （四）药物治疗

按初、中、末三期辨证用药,中后期配合药物熏洗。

#### （五）手术治疗

适应证:尺骨骨折和桡骨头脱位复位失败。较少见的情况是环状韧带卡住并阻碍桡骨头的复位。

尺骨复位的质量直接影响桡骨头是否能复位,这是非常重要的。如果尺骨斜行骨折无法维持复位,需要内固定。大多数儿童孟氏骨折使用髓内固定,在透视下经皮弹性钉或克氏针固定。进针点可根据骨折水平和手术医师经验,选择尺骨近端干骺端或近端隆起处。髓内固定主要用于横断和短斜行骨折,对于长斜行骨折可能引起再移位(钢板螺钉固定适合这些更少见的骨折)。

## 六、目前研究进展

未能诊断出轻微的桡骨头脱位会明显致残。晚期重建常较困难,而且效果不满意。对长期存在的桡骨头半脱位或延误诊断者,文献中有数种整复桡骨头的手术方法。Bell-Tawse 建议利用肱三头肌肌腱条重建环状韧带。其他医师曾使用肌纤维束、前臂深筋膜、掌长肌肌腱或阔筋膜重建环状韧带。可能需要尺骨截骨(伴或不伴环状韧带重建)以维持桡骨头复位。术后可能因关节僵硬而活动受限。应尽可能做到早期诊断。在阅上肢或肘关节 X 线片时,要先看肱桡关系是否正常。

前臂近端骨折在诊断与治疗方面十分复杂。轻微骨折容易漏诊并可导致远期功能障碍。即使在最好的医师手中,仍有许多前臂近端骨折导致关节僵硬和疼痛。

遵守下述几个基本原则有助于确保儿童孟氏骨折脱位的治疗取得好的结果。

1. 通过前臂 X 线前后位和真正的肘关节 X 线侧位摄片进行评价。所有前臂损伤在治疗前都要仔细评估上尺桡和肱桡关节对位情况。

2. 肱桡线必须在任何角度都是完整的。

3. 如果桡骨头脱位,要注意是否有尺骨骨折或弯曲。反之,如果尺骨骨折,要注意是否有桡骨头脱位或半脱位。

4. 尺骨复位稳定可保证桡骨头复位。稳定性取决于骨折类型(弯曲畸形或不全骨折),可通过内固定获得(髓内针固定短斜行和横断骨折;钢板螺钉固定长斜行和粉碎性骨折)。

5. 闭合或手术都要获得完好的肱桡关节对位。

6. 如果桡骨头无法复位或不稳定,需要韧带重建和/或去除嵌压的软组织。

7. 急性孟氏骨折要比陈旧性骨折治疗简单、效果好。

8. 陈旧性孟氏骨折重建手术需要有经验的医师操作。

(李 涛 漆 伟)

# 第七节 儿童胫腓骨骨折

## 一、概述

胫腓骨古称胻骨、胫胻骨。早在《史记》中就有"壮士斩其胻"的记载,《仙授理伤续断秘方》记载了胫腓骨干骨折。《医说》记载了一例胫骨多段骨折切开复位治疗。《证治准绳》对本病采用手法整复和夹板固定治疗。《医宗金鉴·正骨心法要旨》云:"胻骨,即膝下踝上之小腿骨,俗名臁胫骨者也。其骨二根,在前者名成骨,又名骭骨,其形粗;在后者名辅骨,其形细,又俗名劳堂骨。"胫骨是下肢的承重骨。胫骨干呈三菱柱形,前缘明显,称前嵴。胫骨内侧面光滑,无肌肉覆盖,直接位于皮下,容易发生开放性骨折。胫骨轴线向前、向外弯曲,形成胫骨的生理弧度。胫骨下 1/3 处,横截面变成四方形;中下 1/3 交界处比较细弱,成为骨折的好发部位。腓骨干细长,供小腿肌肉附着并加强胫骨作用,不直接负重。胫腓骨间有坚韧的骨间膜,并有胫前动脉通过,故上段骨折可能损伤血管。

胫腓骨干骨折很常见,以 10 岁以下儿童及青壮年为多,儿童多为青枝骨折或无移位骨折。《伤科汇纂》曰:"其断各有不同,或截断,或斜断,或碎断,或单断,或二根俱断。"其中又以胫骨干骨折最多见,胫腓骨干双骨折次之,腓骨干骨折少见。

儿童胫腓骨骨折较常见,约占儿童管状骨骨折的 15%,仅次于股骨、桡骨及尺骨骨折。胫骨骨折男女比例约 2∶1。1990 年,Bengner 对儿童胫腓骨骨折的流行病学统计发现,骨折的发生率呈现上升趋势。骨折好发于学龄前后。随着年龄的增大骨质愈加坚固,骨折发生率降低。30% 的胫骨骨折合并腓骨骨折。9% 的胫骨骨折是开放性损伤。单纯腓骨骨折通常是由直接暴力引起的。骨折部位:50% 的胫骨骨折发生在下 1/3,39% 发生在中 1/3。骨折类型:斜行骨折约占 35%,粉碎性骨折占 32%,横行骨折占 20%,螺旋形骨折占 13%。年龄小于 4 岁的儿童骨折多发生于中、下 1/3,以螺旋形骨折多见。年龄大的儿童骨折常见于踝关节。胫腓骨骨折可伴有踝和足部损伤,也可以同时伴有肱骨、尺骨、桡骨的多处骨折。

## 二、病因病机

### (一) 解剖

小儿的胫骨共有 3 个骨化中心。胫骨干初级骨化中心于胚胎 7 周时就已经出现,向近远端伸展而成骨干;胫骨近端的二次骨化中心于生后 2 个月内出现,16~18 岁闭合;胫骨远端的二次骨化中心于生后 4 个月~1 岁时出现,15~17 岁时闭合。有些个体,胫骨还可以有两个单独的骨化中心,即内踝副骨化中心;单独存在于胫骨近端的二次骨化中心不连续的胫骨结节骨化中心。腓骨也有 3 个骨化中心。腓骨干初级骨化中心于胚胎 8 周出现;腓骨远端的二次骨化中心于生后 2 岁左右出现,15~17 岁时闭合;近端的二次骨化中心约于生后 4 岁时出现,16~18 岁闭合。成人胫骨中下 1/3 骨折后容易出现延迟愈合、骨不连等并发症,儿童由于骨膜血运丰富,发生骨不连、延迟愈合的概率相较于成人为低。

### (二) 受伤机制

直接暴力、间接暴力或持续劳损均可导致胫腓骨干骨折,但是以直接暴力引起者多见。Buckey(1994)和 Karlsson(1993)等报道了儿童胫骨骨折 50% 是由于行人与机动车发生的交通事故,22% 是由于旋转暴力,17% 是摔伤,11% 是摩托车车祸伤,严重的创伤多发生于交通事故,如摩托车事故伤或 3m 以上高度的坠落伤;中度创伤多发生于运动伤、摔伤等。不同的年龄组可引起不同的骨折。1~4 岁的儿童摔伤及自行车辐条伤多见。4~8 岁的儿童运动伤以及交通事故伤相对多见。胫骨近端干骺端骨折指的是距离骺板 5cm 以内的骨折,常发生在 3~6 岁的小儿,最常见的损伤机制是膝部伸直位,暴力作用于小腿上段外侧面,胫骨内侧皮质张力加大,引起内侧皮质的青枝骨折、隆突骨折,一般很少出现完全性移位。腓骨偶尔可以发生形变,但一般不发生骨折。Goff 认为,胫骨近端外侧骺板受累导致胫骨生长不同步;1973 年,Rooker 和 Salter 认为是由于内侧骨膜破裂修复过程中刺激内侧骨骺加快生长,终会导致膝外翻畸形出现。

根据骨折情况分为闭合性骨折和开放性骨折。儿童小腿骨折中 70% 为单独胫骨骨折,30% 为胫腓骨双骨折。婴幼儿通常由于旋转暴力引起胫骨下 1/3 骨折,而腓骨无骨折。最常见的损伤机制是足部固定,身体旋转而跌倒。5~10 岁的儿童以直接暴力引起的胫骨横断骨折多见,骨折可以发生移位,常合并腓骨骨折。10~14 岁的儿童胫骨中下 1/3 螺旋形骨折常见,多见于间接暴力的损伤,如运动伤。中下 1/3 的骨折线从远端的前内下至近端的后外上,而上 1/3 的骨折线从远端的外下至近端的内上。胫腓骨完全骨折者,对线易于矫正,维持长度困难,由于小腿前外侧肌群的作用,一般容易发生胫骨的向内成角。

## 三、临床表现与诊断

伤后患肢肿胀、疼痛和功能障碍,可有骨擦音和异常活动,有移位者可有肢体短缩、成角畸形及足外旋畸形。《医宗金鉴·正骨心法要旨》曰:"若被跌打损伤,其骨尖斜突外出,肉破血流不止,疼痛呻吟声细,饮食少进,若其人更气血素弱,必致危亡。"胫骨上 1/3 骨折者,检查时应注意腘动脉损伤。小儿青枝骨折或裂纹骨折,临床症状可能很轻。

临床表现取决于创伤程度和受伤机制。儿童的年龄因素也很重要,婴幼儿因其不能用语言来描述症状,有些患儿缺乏明确的创伤史,故只能凭借临床发现和其家属提供的情况来作出诊断。以疼痛为主要症状的胫骨干或者腓骨干骨折,疼痛程度可能和其受伤严重程度不完全一致。单纯的腓骨干骨折疼痛往往比较轻微,而胫骨干骨折可合并较为严重的疼痛感。有些患儿表现为烦躁、哭闹、患肢拒绝步行和负重,但有些胫骨青枝骨折的儿童可能仍然能行走,仅仅表现为步态跛行。压力性骨折表现为负重时疼痛,休息时缓解。

儿童患肢伸入车轮扭转伤是间接暴力所致,可造成胫腓骨中下段骨折。儿童在坐车的过程中,其下肢不慎伸入正在转动的车轮内,导致身体不能随之移动,胫腓骨受到牵拉和向内弯曲,超过胫骨所能承受的负荷,造成骨折。初诊时往往被患儿局部症状,如外表皮肤碾挫伤、出血、肿胀等所掩盖。特别是检查一个不合作的受伤儿童,没有抓住特点,无法找到相应较隐蔽的骨折部位压痛点,患儿又不能正确提供敏锐的难以忍受的骨折部位,导致 X 线检查漏摄,部位错摄、少摄,造成漏诊。

体征:骨折后由于出血和软组织的反应,可以较快发生局部肿胀,并可以有超过解剖范围的疼痛以及压痛。长螺旋形骨折的患者疼痛可以比较弥漫。检查儿童的固定压痛点是十分重要的,不能用语言表达的患儿可以凭借其面部表情、哭声来辅助判断。骨折的患者通常可以有骨擦音,但一般不宜检查,因为其可能加重患儿的疼痛,并可能进一步损害软组织和加重畸形。神经损伤相对少见,腓骨颈骨折有时可引起腓总神经损伤。对于所有骨折的患者,都应检查足和足趾的背伸以及趾屈活动。骨干骨折合并血管损伤一般不常见,但胫骨近端骨折后出现的内外翻畸形,可以造成胫前动静脉的牵拉或者压迫。对于所有骨折的患者,检查足背动脉以及胫后动脉搏动、毛细血管反应、压趾充盈反应,感觉有无异常,以及疼痛的不同类型(应仔细观察),并且要有详细的记录。特别强调伤后 24～48 小时内的观察,非常重要。局部疼痛、肿胀、畸形较显著,表现成角和重叠移位,应注意是否伴有腓总神经损伤,胫前、胫后动脉损伤,胫前区和腓肠肌区肌张力是否增加。往往骨折引起的并发症比骨折本身所产生的后果更严重。

影像学检查:对于任何怀疑有胫骨骨折或腓骨骨折的患者均应拍摄 X 线片,应包括膝关节、踝关节、小腿正侧位,有时腓骨的可塑性畸形以及胫骨的隆突形骨折经常单从伤肢 X 线片难以发现,需要拍摄对侧 X 线片仔细对照比较。对于胫骨的压缩骨折,有时可能需要拍摄断层才能有助于诊断,这些以后还将讨论。复位后的 X 线片也必须包括膝、踝两个关节,以利于帮助判断膝部、踝部是否平齐。此外,在有良性或恶性肿瘤等情况下,或有骨萎缩,则容易发生病理性骨折,故诊断骨折时不可忽略病理状态。

对于怀疑可能有动脉损伤的病例要及时行血管彩超检查,因为多普勒超声血管检查为无创性检查手段,能在床旁进行,操作方便、快捷,并能明确各部位血管内的血流速度及方向,对肢体的血供范围及血管损伤的情况多能有大致了解,这对于急诊手术方案的及时制订具有重要意义。

对于仍不能明确诊断的患者必要时可行数字减影血管造影(DSA)检查,但 DSA 的临床应用仍有较多局限性,比如:属有创性检查手段;需反复搬动患者,对于全身多发伤患者较为不便及危险;费时,可能耽误救治时机。

## 四、治疗

胫腓骨是长管状骨中最常发生骨折的部位,约占全身骨折的 13.7%。10 岁以下儿童尤为多见,其中以胫腓骨双骨折最多,胫骨骨折次之,单纯腓骨骨折最少。胫腓骨由于部位的关系,遭受直接暴力打击、压轧的机会较多。又因胫骨前内侧紧贴皮肤,所以开放性骨折较多见。严重外伤,创口面积大,骨折粉碎、污染严重,组织遭受挫灭伤为本症的特点。用什么方法处理最好,一直是骨折治疗中争议最多的问题之一。儿童的胫腓骨骨折多数是无移位或轻微移位的较为稳定骨折,一般无须复位,可以单纯通过石膏外固定治疗。儿童小腿骨折多以无移位的青枝骨折多见,一般均可进行保守治疗。Weber 报道了 638 例胫骨骨折,只有4.6% 需要手术治疗。

对于有移位的闭合性骨折,既往多采用闭合复位,长腿前后石膏托固定。闭合复位可以在麻醉下进行,使肌肉松弛,在透视下进行复位。复位过程中要注意单独胫骨斜行骨折时,由于小腿三头肌和趾长屈肌在骨折端可造成旋转应力,使骨折出现向外成角;胫腓骨双骨折时出现短缩畸形,反屈或者向内成角畸形。复位标准:对位,骨折至少要达到 50% 以上的解剖对位;对线,任何方向的成角不能大于 5°～10°;胫骨骨折后,由于骨折的刺激而导致胫骨过度生长较少,所以复位时要注意维持其长度。对于年龄 10 岁以上的女孩更应该尽可能达到解剖复位。如要使双小腿达到完全等长,则任何形式的短缩畸形均应避免。儿童胫腓骨骨折闭合复位后可接受的短缩量一般为 1～5 岁 5～10mm,5～10 岁 0～5mm。

婴幼儿胫腓骨骨折,以手法整复,瓦形硬纸壳固定。复位整复方法:患者平卧,膝关节屈曲 20°～30°,一助手用肘关节套住患者腘窝部,另一助手握住足部,沿胫骨长轴拔伸牵引 3～5 分钟,矫正重叠及成交畸形。若近端向前向内移位,则术者两手环抱小腿远端并向前端提,一助手将近端向后按压,使之对位。如仍有左右侧移位,可同时推近端向外,推远端向内,一般即可复位。螺旋形、斜行骨折时,远端易向外侧移位,术者可用拇指置于胫腓骨间隙,将远端向内侧推挤,其余四指置于近端内侧,向外用力提拉,并嘱咐助手将远端稍稍内旋,即可完全对位。然后,在维持牵引下,术者两手握住骨折处,嘱咐助手徐徐摇摆骨折远端,使骨折端紧密相插。最后以拇指和食指沿胫骨前嵴及内侧面来回触摸骨折部位,检查对线对位情况。对于畸形愈

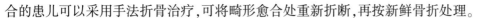

合的患儿可以采用手法折骨治疗,可将畸形愈合处重新折断,再按新鲜骨折处理。

复位后固定方法有小夹板固定、石膏固定、持续牵引固定等。

#### （一）小夹板固定

小夹板固定是中医骨伤科治疗骨折的特色之一,具有创伤小、费用低、恢复快等优势。小夹板治疗骨折的原理是从肢体生理功能要求出发,通过布带约束力、夹板弹性固定力、压垫防止或矫正骨折端成角畸形和侧方移位的效应力,以及肢体肌肉收缩活动时所产生的内在动力,在骨折断端形成生理性刺激,从而达到固定骨折、恢复肢体内部动力平衡的目的。

中国接骨术学派以小夹板为典型代表,其精髓被归纳为"动静结合,筋骨并重,内外兼治,医患合作"。中国接骨术提倡采用非手术或有限手术方法,根据肢体动力学原理,通过布带、夹板、压垫及机体的相互平衡作用,在早期功能活动和负重载荷时,骨断端有控制性活动,利于患肢静脉及淋巴回流,促进肿胀消退,同时使骨折断端承受生理应力刺激,促进骨折及周围组织的愈合。小夹板局部外固定是一种能动的固定方式,既充分体现中医"骨肉相连、筋可束骨"理论,又能有效控制骨折对位,同时在肌肉运动中借助骨折周围韧带、筋膜和肌腱的牵拉,使骨折保持对位或纠正残余移位。小夹板固定还能根据患肢肿胀情况随时调整夹板的松紧度,避免在炎症反应期肿胀明显时出现前臂筋膜间室综合征以及继发性缺血性肌挛缩。

#### （二）石膏固定

石膏固定的优点是可以按肢体的轮廓进行塑形,固定确切。但如包扎过紧,可造成肢体缺血甚至发生坏死;包扎过松或肿胀消退、肌肉萎缩,可使石膏松动,骨折必将发生移位。因此,固定期间要随时观察,包扎过紧应及时剖开,发生松动应及时更换。

石膏固定时,应使膝关节固定在45°屈曲位协助控制旋转,也有助于防止患儿早期负重。为了防止骨折向后成角,在石膏塑形过程中应始终在骨折部位保持有从后向前的力量,防止骨折反生理弧度成角。胫骨中下1/3骨折,要使踝关节固定于20°趾屈位;胫骨上1/3骨折,踝关节应固定于10°趾屈位。有时骨折复位石膏固定2~3周后仍可再次出现畸形,这是软组织肿胀消退后固定松动导致的,需要更换石膏。石膏固定时间:固定时间的长短取决于患儿年龄、骨折类型和软组织损伤情况。一般来讲,新生儿需要固定2~3周;学龄前儿童需要固定4~6周,6~10岁儿童需要固定6~12周;11岁以上的青少年需要固定8~16周。

## 五、手术方法

#### （一）外固定架

外固定架治疗骨折的技术已经成熟,使用单侧多平面金属外固定架对穿针要求不高,骨折复位可调性好。优点是可以不用过于干扰断端血运,不需要破坏骨折端骨膜,治疗复杂胫骨骨折时,手术切口小,操作简单,无须过多剥离骨膜和周围软组织,保证了骨折断端血运,有利于骨折愈合,减少了骨折并发症的发生,使许多难以内固定的复杂骨折变得简单化。而且单侧多平面金属外固定架体积小、重量轻,患儿容易接受治疗。由于骨折的两端距离骨骺线较近,手术只在远端和近端各使用1枚螺钉固定,穿钉时应远离骨骺线,而且尽量使用细钉固定,以保护骨骺,避免因受损伤而停止生长,或受到刺激而过度生长,不至于使患儿日后因患肢不等长而产生残疾。随着外固定架工艺的改进以及设计的复位工具的使用,使闭合复位后骨折达到解剖复位变得容易。但外固定架的外固定并发症较多,如针道感染、骨骺损伤、骨折延迟愈合、再骨折、肢体过度生长等。对合并严重软组织损伤或合并关节内骨折的胫腓骨骨折患儿应采用外固定架治疗,达到"骨科损伤控制"。在选用外固定架时应注意,必须遵守复位、穿针、固定这3个基本步骤,外固定架复位功能再完美也不能完全依赖,必须先行手法复位,如若将穿针放在手法复位之前,这可能因为钢针将骨与软组织固定,给骨折复位带来不必要的困难,同时也会加大钢针的应力;穿针时应避免通过胫骨嵴,防止针道感染诱发骨髓炎,同时还应避开骨骺;穿针的安全区域是骺板下1cm。外固定架的缺点是护理及个人卫生不方便,外固定架与钢板螺钉一样,都是偏心固定,均存在一定的应力遮挡。现外固定架常用于开放性骨折,有利于术后换药。

外固定架可以联合小夹板固定使用。单独使用外固定架时,由于在骨折的远端和近端各只有1枚固定钉固定,所以骨折断端的稳定性不够。对不稳定性骨折单独使用单侧外固定器在早期活动与负重时,骨折端产生剪、切、扭等有害应力,不能使骨折保持有效的力学稳定性。使用小夹板辅助外固定,既保证了骨折端的稳定性,使患儿能够减少患肢制动时间,能够早期进行局部和全身的功能锻炼,又能够避免不适当的活动或应力产生的骨折继发畸形,还避免了跨关节的外固定架对关节功能和骨骼生长的损伤。治疗过程中,我们使用外固定架将极不稳定的骨折转变为稳定的骨折,结合小夹板固有的弹性固定优势进行治疗,获得了较好的治疗效果。

### (二) 弹性髓内钉

弹性髓内钉具有良好的弹性,可以解决偏心固定应力遮挡问题,有利于骨折复位,通过髓腔的 3 个接触点来固定骨折,还可纠正骨折成角畸形、短缩及侧方移位,且采用闭合复位,不破坏骨折端骨膜,不影响断端血运,更有利于骨折的愈合。弹性髓内钉远离骺板 1.5~2.0cm 进钉,也不干扰儿童骨骺的正常生长发育。但应选择合适的型号,具备熟练的技术,拥有一定的硬件设备如 C 臂 X 线机。过程为:采用全身麻醉,患者仰卧位。开放性骨折者,先清创再行弹性髓内钉内固定。C 臂 X 线机透视下定位骨折端,在胫骨结节内、外侧下方 0.5cm 处各切一个 1.0cm 长的切口,血管钳钝性分离至胫骨,在切口远侧端垂直骨皮质插入开口锥,逐渐调整方向至与胫骨长轴成 45°角,穿透骨皮质,进入髓腔,开口略大于钉直径,并保证两侧开口位于同一水平。选用直径为胫骨髓腔最窄处直径 30% 左右的弹性髓内针,将弹性髓内钉预弯,弧度为髓腔直径的 3 倍,弧弓与钉头方向一致。将预弯好的弹性髓内钉装于插入器上,保持钉的顶端与骨皮质垂直插入髓腔,旋转 180°,使钉与髓腔保持平行,用打击器轻轻敲击使弹性髓内钉至骨折断端。以同样方法置入第 2 枚弹性髓内钉,使 2 枚髓内钉呈 X 形分布于髓腔。牵引下闭合复位骨折后,将 2 枚弹性髓内钉通过骨折线,弧顶位于骨折区域,钉头至胫骨远端骨骺近端 1.0cm 左右,完成交叉固定。C 臂 X 线机透视下证实骨折复位、弹性髓内钉位置满意后,剪断髓内钉,钉尾留约 1.0cm 位于深筋膜下,关闭切口。术后处理:术后下肢支具固定患肢于屈膝位 4~6 周。常规应用抗生素。麻醉作用消失后,即开始行足趾主动伸屈功能锻炼和下肢肌肉等长收缩锻炼。(图 12-7-1)

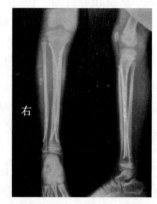

**图 12-7-1 弹性髓内钉内固定**

弹性髓内钉内固定治疗儿童胫骨骨折的注意事项:①严格把握适应证。弹性髓内钉内固定用于儿童长管状骨骨折,适用于年龄 3~15 岁、体重<50kg 或体重指数<95% 的患儿;②术前了解骨折的损伤机制和骨折类型,术中选择合适直径的弹性髓内钉,设计合理预弯的弧度及弧顶位置;③插入弹性髓内钉时不宜使用暴力,避免弹性髓内钉穿透骨皮质;④不要过度弯曲针尾,避免针尾激惹反应;⑤术后下肢支具固定可减轻胫骨周围肌肉对骨折端的牵拉,维持骨折端的稳定;⑥弹性髓内钉有良好的弹性,术后再骨折的风险小,但拔钉不宜过早,应在骨折完全愈合后取钉。

### (三) 并发症

1. **筋膜间隔区综合征** 儿童胫骨骨折后的筋膜间隔区综合征以胫前间隔多见,骨间膜破裂者,也可以造成小腿 4 个间室中的任何间室内的压力增高。Schrock 曾在行儿童胫骨旋转截骨术时对上述现象有过阐述。需要注意:小儿对疼痛表述不清,常表现为烦躁不安和哭闹。及时去除石膏发现触痛部位不在骨折,而是肌肉时,应该高度怀疑。

2. **血管损伤** 儿童胫骨干骨折后导致的血管损伤比较罕见,一旦合并血管损伤,预后一般很差。尤其是胫后动脉甚至是腘动脉损伤,预后很差。

3. **成角畸形** 儿童前臂和股骨骨折几个月后可见到明显塑形,但胫腓骨骨折较为严重的成角畸形多不能完全塑形矫正。Swaan 和 Oppers 报道了 86 例胫腓骨骨折患儿,平均随访 6 年,通过测量骨折愈合后及随访时 X 线片测量的角度,发现 8 岁以下的女孩、10 岁以下的男孩,骨折愈合后出现自发矫正,9~12 岁女孩和 11~12 岁仅仅可以矫正角度的 50%,而大于 13 岁的儿童仅有 25% 的角度可以矫正。Bennek 认为大于 10° 的反生理弧度的畸形不能完全自发矫正。

4. **延迟愈合和不愈合** 儿童胫骨骨折的延迟愈合和不愈合近几年不少见。常见原因包括医源性因素,如过度治疗、不正确治疗等,固定后骨折端仍有分离以及术后感染等。伴随骨折后广泛软组织损伤,导致骨折部位的血供减少,可能也是延迟愈合的一个重要因素。对于造成延迟愈合以及骨不连的原因需要认真分析,并加以解除,才能达到骨折愈合。

5. 小腿不等长　骨折、骨膜掀起和骨痂的形成均增加了局部血运,其可能刺激骺板的加速生长。Swaan 和 Oppers 报道年龄较大的儿童创伤后,当骨折复位不能达到端端对合时,最大的问题就是短缩畸形。开放性骨折复位后可引起过度生长,但单胫骨骨折中,很少见到过度生长。

(李　涛　王文博)

## 参考文献

1. Metaizeau JP. Stable elastic intramedullary nailing for fractures of the femur in children[J]. J Bone Joint Surg Br,2004,86(7): 954-957.

2. Kubiak EN,Egol KA,Scher D,et al. Operative treatment of tibial fractures in children:are elastic stable intramedullary nails an improvement over external fixation? [J]. J Bone Joint Surg Am,2005,87(8):1761-1768.

3. 高家义,张建立. 钛制弹性髓内钉治疗儿童尺桡骨骨折[J]. 中国骨与关节损伤杂志,2010,25(7):633-634.

4. Li Y,Stabile KJ,Shilt JS. Biomechanical analysis of Titanium elastic nail fixation in a pediatric femur fracture model[J]. J Pediatr Orthop,2008,28(8):874-878.

5. Weiss JM,Choi P,Ghatan C,et al. Complications with flexible nailing of femur fractures more than double with child obesity and weight>50kg[J]. J Child Orthop,2009,3(1):53-58.

6. 高家义,张亚奎,于振山,等. 钛制弹性髓内钉治疗儿童桡骨颈骨折观察[J]. 首都医药,2011,18(22):29-30.

7. 陈步俊,李桓毅,刘方刚,等. 外固定支架治疗胫腓骨骨折(附314例报告)[J]. 中国矫形外科杂志,2000,7(3):240-242.

8. 谭远超,闫虎,周纪平,等. 骨折愈合内固定技术的回归与分析[J]. 中国矫形外科杂志,2010,18(22):1934-1936.

9. 李瑛,费攀,邹季. 再议小夹板弹性固定骨折的先进性和科学性[J]. 中医外治杂志,2009,18(1):3-4.

# 第八节　儿童胫腓骨远端骨折

## 一、概述

儿童胫腓骨远端损伤大多为运动损伤,如蹦床、儿童滑板车、足球、篮球、滑冰及降落滑雪等。除了运动伤,儿童胫腓骨远端损伤多为高能量损伤,胫骨骺板骨折常发生于8~15岁儿童,而腓骨骨骺骨折常发生于8~14岁儿童。

小儿踝部骨折与成人有几点不同:①生长板作为一个薄弱的平面容易造成以骺板为走向的骨折;②韧带强度大于骨质,故小儿韧带损伤不常见;③某些损伤将影响正常生长;④骨折很少干扰胫距关节,故由于踝关节不吻合面引起的永久性残疾不常见;⑤自14~15岁以后,生长板闭合,开始出现成人类型的骨折。

## 二、病因病机

儿童的韧带比骺软骨更强,导致成人韧带损伤的外力却导致了儿童骺板骨折。当足部受外力作用而处于非正常位置时,张力和压力就会作用于踝部造成损伤。

## 三、分类

对于小儿踝部骨折,Salter-Harris分类法最常用(图12-8-1)。

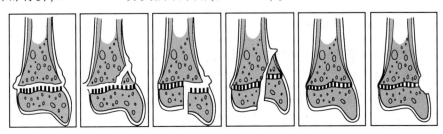

图 12-8-1　Salter-Harris 分类法

## 四、临床表现与诊断

无移位或移位很少的踝关节骨折的患肢外观常无畸形,很少肿胀,稍疼痛。如果没有拍摄 X 线片,此类骨折很容易漏诊。除了踝关节正侧位,还应该拍摄高质量的踝穴位。

CT 对于评估关节内骨折很有用,尤其是青少年 Tillaux 及三平面骨折。

MRI 在评估复杂的胫骨远端及踝关节骨折骨骺未闭患者中比较适合。

## 五、治疗

1. 胫骨远端 Salter-Harris Ⅰ 型和 Ⅱ 型骨折　首先用膝上管型石膏固定,伤后 2~4 周不负重。然后改为膝下行走石膏或石膏靴固定 2~3 周。每 6 个月复查 X 线片,随访 2 年或直至 X 线片显示平行于骺板的一条 Salter-Harris 生长停滞线已清晰可见和没有骨骺畸形的表现。

闭合复位失败,骨折移位不能接受时,可考虑切开复位,但应尽量避免内固定穿过骺板。若需穿骺板,则需选择光滑的骨圆针。

2. 胫骨远端 Salter-Harris Ⅲ 型和 Ⅳ 型骨折　无移位的 Salter-Harris Ⅲ 型和 Ⅳ 型骨折的治疗与无移位的 Ⅰ 型和 Ⅱ 型骨折的治疗方法是相同的。不同之处有三:①石膏固定后行 CT 扫描和 X 线检查来明确骨折碎片的复位情况;②石膏固定后,前 2~3 周频繁检查(每周 1 次)以确保碎片无移位;③这些患者拆除石膏 24~36 个月后,为发现骨生长异常,每 6~12 个月检查 1 次。

一般来说,只有真正的无移位的 Salter-Harris Ⅲ 型和 Ⅳ 型骨折,或那些移位 ≥1mm 的骨折,可以闭合治疗。移位 ≥2mm 的骨折需要切开复位。

3. Salter-Harris Ⅴ 型骨折　此型骨折较为少见,因直接损伤骺板生发层,有相当高的骺板早闭风险。应以微创技术复位关节和骺板面,避免伤及骺板和软骨膜环。此类损伤的预后较差,治疗重点在于治疗后期的成角畸形及骨骺早闭。

4. 青少年 Tillaux 骨折(图 12-8-2)　青少年 Tillaux 骨折是涉及胫骨远端前外侧的 Ⅲ 型骨折,骨折的骺板通常不涉及已闭合部分。常辅助 CT 检查,以明确诊断。

未移位或移位小于 2mm 的骨折,选择过膝的屈膝 30° 足部中立或内旋的膝上石膏管型制动。若移位超过 2mm,内旋患足于前外侧关节线处加压尝试复位。若复位不成功,则经前外侧切口开放复位或关节镜辅助下达到解剖复位。

5. 三平面骨折(图 12-8-3)　由 3 个主要的骨碎块组成:①胫骨远端骨骺前外侧 1/4;②骨骺内侧和后侧的部分连带干骺端后侧小骨片;③胫骨干骺端。

未移位或移位小于 2mm 的骨折,屈膝 30°~40° 长腿石膏管型制动。移位大于 2mm 常选用开放复位内固定。

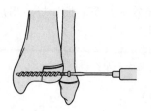
图 12-8-2　Tillaux 骨折

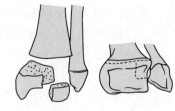
图 12-8-3　三平面骨折

6. 腓骨远端骨折　以膝下管型石膏制动 3~4 周。错位的 Ⅰ 型和 Ⅱ 型骨折可闭合复位,若复位不成功,生长潜力大的低龄儿童可接受 50% 的错位。对于塑形潜力不大的患儿,应尽可能解剖复位。

7. 外踝扭伤和外侧副韧带撕脱　外踝扭伤的诊断在年轻患者中很难成立,往往是腓骨远端无移位的骺板损伤。X 线片显示虽然正常,但是查体可见患儿腓骨远端骨骺线周围压痛,而非邻近的韧带部。由于儿童骺板的强度比周围韧带弱,这点和成人不同,有其特殊性,踝关节扭伤很多时候其实是"腓骨远端骨骺损伤"

（图 12-8-4），而不是"踝关节周围韧带损伤"。常选用行走石膏固定 2~3 周。

### 六、目前研究进展

#### （一）畸形愈合

旋转畸形愈合常发生在三平面骨折，或因复位不良或由早期膝下管型石膏制动引起。在 Salter-Harris Ⅰ型和Ⅱ型骨骺骨折中也有报道。若有症状或出现僵硬，可对关节外骨折行旋转截骨矫形术。

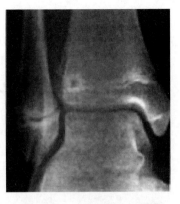

图 12-8-4　儿童腓骨远端骨骺损伤（常为 Salter-Harris Ⅰ型）

向前成角和跖屈畸形常常伴发于旋后跖屈型 Salter-Harris Ⅱ型骨折。理论上，若向前成角程度超过了踝关节骨折前的背伸范围，则有可能出现马蹄足畸形。但实际上这种情况十分少见，可能的原因是这种在踝关节运动平面上的畸形能够随着生长发育而被重新塑形。

外翻畸形最常见于外旋型Ⅱ型骨折后。外翻畸形可自发纠正或被塑形的角度目前仍存在争议。内翻畸形常常由异常生长所致，很少由单纯的畸形愈合引起。

如果生长发育结束时仍残留严重的成角畸形，可以行踝上截骨矫形术。Scheffer 和 Peterson 等推荐在骨骼发育成熟后若成角达 25°左右，肢体长度差异 25mm 左右，就可以行开放楔形截骨术。术前计划包括使用各种模板比对来决定何种截骨方法最有利于保持骨和踝关节的力线，同时不会导致过分的踝部突起。

Taylor 外固定架的应用仍在继续发展完善中。它具有纠正复杂畸形的功能，能进行多平面的矫正，包括旋转、长度和成角畸形。对于更复杂的畸形，此装置也能发挥矫形作用。

#### （二）骺板早闭和生长障碍

生长停滞造成的畸形通常发生于 Salter-Harris Ⅲ型和Ⅳ型骨折后，此时在骨折部位出现骺板骨桥，导致内翻畸形并随生长发育而进行性进展。

针对骺板阻滞和骨桥形成的图像技术包括 X 线片、断层摄像、CT 和磁共振成像。在多数放射科，标准的断层摄像已经被 CT 所替代。CT 扫描可以明确解剖结构，尤其是在有必要手术干预的时候。近年来的研究也采用磁共振扫描，磁共振的分辨率比较有限，但没有电离辐射是其相对 CT 的优点，但事实上踝关节对辐射并不怎么敏感。

胫骨干骨折后被报道出现胫骨远端骺板阻滞，但却没有明显的骺板损伤证据。

#### （三）争议和未来方向

在骨骼发育并未完全患者的最佳踝关节治疗方式上，仍存在很多问题有待回答。骺板错位和骺板阻滞之间的关系仍未明了。骨折端的骨膜嵌插可能在骺板阻滞中发挥作用，但这一观点并未得到动物实验或临床试验的验证。近年来的成人研究文献提示，胫骨远端的微小成角畸形都可以对胫距关节面压力产生明确影响。生长发育期儿童的骨折塑形限制和可接受的畸形程度仍无法有效界定。

影像学的发展进步有助于我们理解这些儿童骨折，并将在计算机辅助复位和其他微创外科中发挥愈来愈重要的作用。CT 扫描虽然有电离辐射，但可以提供高分辨率的重建。未来的磁共振模式将提供更高质量的图像资料，包括可进行三维重建，从而避免电离辐射。软骨细胞培养和基因治疗将最终对此类型的儿童骨折发挥作用，预防或治疗骺板阻滞难题。

（李　涛　执笔;洪　波　漆　伟　审校）

# 第十三章　胸部损伤

## 第一节　肋骨骨折

### 一、概述

《医宗金鉴·正骨心法要旨》云："胸骨即髑骭骨,乃胸胁众骨之统名也。一名膺骨,一名臆骨,俗名胸膛。其两侧自腋而下,至肋骨之尽处,统名曰胁。胁下小肋骨名曰季胁,俗名软肋;肋者,单条骨之谓也。""凫骨者,即胸下之边肋也。上下二条,易被损伤,左右皆然。自此以上,有肘臂护之,难以著伤。在下近腹者,用手提之易治,盖其肋近边可以著手,则断肋能复其位也,其人必低头偃腰,痛苦呻吟,惟侧卧不能仰卧,若立起五内皆痛,或头迷神昏,饮食少进。"凫骨相当于现在所说的浮肋,吴谦认为凫骨以上有肘臂的保护不容易受到损伤。

《伤科大成》云："肋骨断者,骨不能对,须捏骨平正。"凡断端移位凸起不平者应运用手法正骨。

### 二、病因病机

1. 肋骨及肋软骨的功能解剖　肋骨共 12 对,上 7 个肋骨借肋软骨附着于胸骨,称真肋。下 5 个肋骨中,第 8~10 肋骨借第 7 肋软骨间接附着于胸骨上,称假肋。末 2 个肋骨前缘游离,也称浮肋。

2. 致伤机制及生物力学改变　暴力直接作用于肋骨,可使肋骨向内弯曲折断,前后挤压暴力使肋骨腋段向外弯曲折断。第 1~3 肋骨粗短,且有锁骨、肩胛骨保护,不易发生骨折。一旦骨折说明致伤暴力巨大,常合并锁骨、肩胛骨骨折和颈部、腋部血管神经损伤。第 4~7 肋骨长而薄,最易折断。第 8~10 肋前端肋软骨形成肋弓与胸骨相连,第 11~12 肋前端游离,弹性都较大,均不易骨折。若发生骨折,应警惕腹内脏器和膈肌损伤。多根多处肋骨骨折将使局部胸壁失去完整肋骨支撑而软化,出现反常呼吸运动,即吸气时软化区胸壁内陷,呼气时外突,又称连枷胸。老年人肋骨骨质疏松,脆性较大,容易发生骨折。已有恶性肿瘤转移灶的肋骨,也容易发生病理性骨折。

### 三、临床表现

肋骨骨折断端可刺激肋间神经产生局部疼痛,在深呼吸、咳嗽或转动体位时加剧。胸痛使呼吸变浅、咳嗽无力,呼吸道分泌物增多、潴留,易致肺不张和肺部感染。胸壁可有畸形,局部明显压痛,挤压胸部疼痛加重,甚至产生骨擦音,即可与软组织挫伤鉴别。骨折断端向内移位可刺破胸膜、肋间血管和肺组织而产生血胸、气胸、皮下气肿或咯血。伤后晚期骨折断端移位发生的损伤可能造成迟发性血胸或血气胸。连枷胸的反常呼吸运动可使伤侧肺受到塌陷胸壁的压迫,呼吸时两侧胸腔压力的不均衡造成纵隔扑动,影响肺通气,导致体内缺氧和二氧化碳潴留,严重时可发生呼吸和循环衰竭。连枷胸常伴有广泛肺挫伤、挫伤区域的肺间质或肺泡水肿导致氧弥散障碍,出现低氧血症。胸部 X 线片可显示肋骨骨折断裂线和断端错位,但前胸肋软骨骨折并不显示 X 线征象。

### 四、诊断

肋骨骨折的诊断需结合外伤史,局部胸壁压痛等体征,以及影像学检查。常见的影像学检查为 X 线及胸部 CT。胸部正位片及肋骨的切线位片作为常规检查,可以了解骨折情况和胸腔脏器损伤情况,但受曝光程度、体位、血气胸等干扰较大,存在一定的漏诊率。胸部正位片及肋骨切线位片检出率可达 89.8% ～ 90.4%,胸部正位片加患侧肋骨多轴位点片检出率达 93.7% ～ 94.7%,三者联合诊断检出率可达 96.8%。Livingston 等研究表明,胸部 CT 能更准确地发现肋骨骨折的数量、部位及胸内脏器损伤,降低患者病死率。Cho 等认为,对于某些隐匿性骨折,通过冠状位 CT 扫描及多维重建可提高检出率。对于初次 CT 检查为阴性的漏诊患者,随访时,通过 CT 检查或骨扫描可以有阳性表现。

## 五、治疗

治疗处理的原则是镇痛、清理呼吸道分泌物、固定胸廓和防治并发症。镇痛的方法甚多,可酌情使用肠内或肠外给药的镇痛剂和镇静剂,或使用患者自控止痛装置、肋间神经阻滞,甚至硬膜外置管镇痛。鼓励患者咳嗽排痰,早期下床活动,以减少呼吸系统并发症。固定胸廓的方法因肋骨骨折的损伤程度与范围不同而异。

1. 闭合性单处肋骨骨折　骨折两断端因有上、下完整的肋骨和肋间肌支撑,较少有错位、活动和重叠,多能自行愈合。固定胸廓的目的主要为减少肋骨断端活动、减轻疼痛,可采用多带条胸布或弹性胸带固定胸廓。这种方法也适用于胸背部、胸侧壁多根多处肋骨骨折,胸壁软化范围小而反常呼吸运动不严重的患者。

2. 闭合性多根多处肋骨骨折　胸壁软化范围大、反常呼吸运动明显的连枷胸患者,需在伤侧胸壁放置牵引支架,在体表用毛巾钳或导入不锈钢丝,抓持住游离段肋骨,并固定在牵引支架上,消除胸壁反常呼吸运动。近年来也使用电视胸腔镜直视下导入钢丝的方法固定连枷胸。对咳嗽无力、不能有效排痰或呼吸衰竭者,需做气管插管或气管切开,以利抽吸痰液、给氧和施行辅助呼吸。具备其他手术适应证而开胸手术时,在肋骨两断端分别钻孔,贯穿不锈钢丝固定肋骨断端。

3. 开放性肋骨骨折　胸壁伤口需彻底清创,用不锈钢丝固定肋骨断端。如胸膜已穿破,尚需做胸膜腔引流术。手术后应用抗生素,预防感染。

目前,临床上肋骨骨折的手术治疗方式主要基于以下认识:①骨折断端移位不进行复位可造成骨折畸形愈合从而影响美观,甚至影响呼吸功能;②多发性肋骨骨折若不进行固定,常常由于镇痛效果不佳、不敢咳嗽而导致肺部感染;③需要呼吸维持的患者若不进行及时固定可引起呼吸机相关性肺炎的发生率上升,而且还可能遇到脱机困难等一系列问题。最近,国外的一项随机对照研究中,将 37 例多根多处肋骨骨折随机分为两组(其中应用固定器组 18 例、非手术组 19 例),经过治疗后最终手术组的机械通气时间、ICU 监护时间、肺炎发病率分别为(10.8±3.4)天、(16.5±7.4)天、24%,明显少于非手术组的(18.3±7.4)天、(26.8±13.2)天、77%($P<0.05$),且手术组的最大肺活量明显增加,其中 11 例可以正常工作,而非手术组中只有 1 例。在另一项随机对照研究中,肋骨骨折手术(克氏针、不锈钢板固定或联用)内固定的稳定率为 85%(17/20),明显高于非手术组 50%(10/20);手术组中 45%(9/20)需要机械通气,平均通气时间为 2 天,而非手术组患者中 35% 需要机械通气,平均通气时间为 12 天;且手术组的胸壁畸形、限制性呼吸功能不全的发生概率明显较对照组低。因此,越来越多的学者认为,早期进行肋骨手术内固定有很大的必要性。手术内固定适应证:①骨折端移位特别明显或多段骨折;②胸廓塌陷畸形明显,胸壁软化,发生反常呼吸、连枷胸;③胸壁有顽固性疼痛伴呼吸困难,且有血气胸的单纯性肋骨骨折;④合并胸内脏器损伤需开胸探查,止血时附带行肋骨固定;⑤骨折类型适合行手术内固定,且能达到固定效果;⑥固定部位荷重不大,局部无骨髓炎、化脓性感染;⑦患者无严重的骨质疏松和全身并发症;⑧无创机械通气治疗效果差或脱机困难;⑨患者年轻,对美观要求较高,经济条件许可等。

目前报道的肋骨骨折的手术固定器材与方法很多,但真正经典或经大量临床试验证实为可靠有效的固定方法并不多。

1. 接骨板　目前常用的材料为合金钛板,大部分骨科用合金钛板弯曲强度比肋骨大、生物相容性较好,应用较广泛。①AO 钢板:国外最常用的固定器械为 3.5mm 骨盆重建塑型钢板、微型钛板、U 型钢板等。有研究分别应用 3.5mm 厚骨盆重建塑型钢板与 2.4mm 厚下颌骨塑型钢板、1.0mm 牙钢板固定肋骨骨折,经比较差异发现,骨盆重建塑型钢板由于抗弯曲强度最大,可以牢固固定骨折断端,但也可引起术后患者的胸痛,需二次手术取出;此外,厚钢板固定有螺钉松动的可能;下颌骨塑型钢板、牙钢板均可在头端使用锁钉,因此被固定肋骨的骨膜几乎可保持完整,特别是下颌骨塑型钢板固定组。但牙钢板的抗弯曲强度低于肋骨本身,有可能引起固定不牢靠。有实验证明,U 型钢板抗弯曲能力较标准钢板强,且较常规钢板内固定器体积小很多,手术切口及创伤相对较小,将来有很大的应用前景。②特殊固定器:如 Judet、Vecsei、Labitzke、Rehm、Sanchez 固定器。这类固定器不需要螺钉固定,固定方法较简单,不伤及骨髓腔。若为骨折两断端完整的单纯性骨折,特别是斜行骨折可用 Judet 固定器;若为肋骨粉碎性骨折或胸壁完整性破坏,可用 Sanchez 固定器。但是,此类固定器生物力学强度不高,有可能形成骨折的不稳定愈合。综上所述,目前接骨板应用比较广泛、固定效果较好,但因肩胛骨阻挡很难固定位于背后的肋骨骨折,也无法牢固固定合并肋软骨的骨折,且不可降解材料的接骨板会引起患者的不适感或术后慢性肋间神经疼痛,需二次手术取出。

2. 钛镍记忆合金环抱器 国内有较多临床应用报道。镍钛记忆合金环抱器低温时可变形展开,在体温下自动恢复原状,使骨折固定简单方便。其优点在于减少手术时间,可用于急诊情况下的肋骨骨折内固定,降低手术本身对患者的不利影响;有良好的组织相容性,且可多点共同环绕肋骨产生环抱力,术后骨折端不易旋转移位。但是材料价格较高,且不易取出。

3. 髓内固定器械 常用的器械有克氏钢针、Rush 髓内针或 Jergesen 棒、Rehbein 钢板等。其优点在于切口相对较小,取出也较容易,且无须剥离过多骨膜,手术创伤相对较小;缺点在于可能会有肋骨断端的旋转移位和针体自身的移位,易发生骨折畸形愈合或骨不连。髓内固定器械可与其他方法联用达到比较理想的固定效果,有报道使用髓内固定器械与接骨板联用治疗合并肋软骨的骨折。

4. 垂直固定法 适用于多根多处肋骨骨折,内固定器械一般固定在第 1 根骨折肋骨的上一肋和最后 1 根骨折肋骨的下一肋,垂直于肋骨长轴。常用的器械有克氏针、骨水泥假体、肋骨撑杆等。此种方法能比较容易地植入与取出内固定器械,缺点是被固定的肋间隙不能随着呼吸运动而增宽,从而一定程度上影响术后患者肺功能的恢复,且不能用于未成年患者肋骨骨折固定,因其可影响患者胸廓的生长发育。近年来有报道可伸长的肋骨垂直固定器,有望用于小儿及未成年患者肋骨骨折固定。

5. 肋骨爪形钢板 采用纯钛制作,质地较软,自重 2~3g,不含铁离子,对胸部 CT、MRI 检查无影响;组织相容性好,如无特殊不适不必再次手术取出。适用于明显错位的单发或多发肋骨骨折,亦可用于开胸断肋后肋骨的对接。

6. 可吸收肋骨固定钉 国内外已有报道使用可吸收肋骨固定钉进行肋骨骨折手术内固定,起到了很好的效果。可吸收肋骨固定钉具有良好的组织相容性,抗弯曲强度略高于人体皮质,无不良作用,3~5 年可完全降解。还有以下优点:①完全可以支撑肋骨骨折断端而保持胸廓外形,避免为取出内固定物而进行的第二次手术;②肋骨固定钉通过骨髓内固定恢复断裂肋骨的解剖关系,避免了克氏针、钢丝等常规固定器械使用时可能出现的松动、滑脱现象,有利于骨折愈合,缩短住院时间;③无金属腐蚀作用,不干扰放射学或影像学检查,手术方法简便易掌握,并越来越倾向于简单操作和微创化。多发肋骨骨折固定第 4~10 肋骨即可,因第 1~3 肋靠近锁骨下动脉,而第 11、12 肋骨折对反常呼吸影响不大。如为连枷胸则在重点区域内固定数根肋骨,纠正反常呼吸运动即可,无须全部固定以减少手术创伤。除常规沿骨折线切口外,有学者据此特点拟定了经"听三象"作为入路进行连枷胸重点选择内固定术,达到了微创切口及减少手术损伤的目的。需注意的是,若患者合并重度肺挫伤则需暂缓,待肺挫伤好转后再进行手术,因重度肺挫伤患者接受手术后获益不大。但目前研究证实,胸外伤早期四肢接骨并不增加肺损害,严重胸外伤与肺挫伤并非早期接骨的禁忌证。早期接骨可减少失血、脂肪栓塞、血栓形成与压疮及感染的发生,进而可预防急性呼吸窘迫综合征(ARDS)与多器官功能衰竭(MOF)的发生,减少肌萎缩与关节僵硬,有助于功能恢复,减少疼痛和保持营养而使患者更舒适,并可方便护理,减少医疗费用与住院时间。

7. 钢丝、丝线 由于稳定性差,单独应用较少,多与其他方法联用。

## 六、调护

1. 急救护理 大多数多发性肋骨骨折合并血气胸患者入院均因受到严重外伤,病情对生命已经产生威肋,因此在接诊并确认病情后需立即采取对应干预措施。如患者有严重休克,使其保持平卧姿势,等到血压恢复平稳状态后可将床头适当抬高,一般在30°~45°,半卧体位进行胸部制动,另外协助医师在最短时间内确认病情程度并处理。存在开放性血气胸症状者,立即通过对应干预措施使其变为闭合性血气胸,对开放位置可选择油纱布或无菌敷料进行包扎,确定密封性和固定性,等病情得到改善后对其清创、缝合,如有必要可运用胸腔闭式引流术。存在严重凹陷畸形、大范围胸壁软化或呼吸困难严重者,需立即通过合理手段使呼吸功能得到改善,避免因纵隔摆动而导致呼吸窘迫或心跳骤停。对于胸廓畸形者,可用肋骨固定手段来达到改善呼吸的效果。对于呼吸困难严重甚至可发生窒息,一旦发现有反常呼吸、胸部皮下广泛气肿者,立即采取胸腔穿刺、胸腔闭式引流排气手段治疗。经诊断后,确认胸部存在大量积血者,采用胸腔闭式引流处理。

2. 密切观察患者生命体征的变化　病情严重的患者入住急救室给予心电监护,加强巡视,注意患者的生命体征及病情,观察尿量、血压、呼吸、瞳孔、神志等,持续监测患者的血氧饱和度,合理调整氧气流量。如果患者四肢发凉、面色苍白、呼吸困难、脉速快,则考虑张力性气胸,需及时汇报医师,采取有效措施。若患者情况基本保持稳定,则可将测量患者生命体征的频率调整为1次/4h,密切留意患者是否出现休克、继发性血气胸或迟发性血气胸。

3. 保持呼吸道通畅,预防窒息　鼓励和协助患者进行有效咳嗽、咳痰,促进肺复张并及时清除口腔、呼吸道内的血液、痰液及呕吐分泌物;如果肋骨骨折处剧痛,痰液黏稠,不能咳出时,可给予生理盐水8ml+α-糜蛋白酶4 000U+氨溴索60mg雾化吸入。也可用双掌压住患者胸壁两侧肋弓处,减少咳嗽时胸廓运动导致的疼痛,然后嘱患者深呼吸用力咳嗽,将痰咳出;鼓励患者做吹气球锻炼,6~8次/d,10~20min/次。上述手段仍不能有效排出痰液时,可采取经鼻导管吸痰法,确保患者呼吸畅通。

4. 并发症的护理　多发性肋骨骨折合并血气胸者,在早期阶段常见急性肺水肿、急性呼吸窘迫综合征等,如此类患者合并胸部软化纵隔摆动/移位情况则有一定概率出现心脏骤停。对上述并发症的预防措施可从以下几方面进行:①严格设置输液速度,不宜过快过多。②在进行氧气吸入治疗时,在湿化瓶内放置30%乙醇溶液,好处在于,能够缓解肺泡表面张力从而发挥预防、改善肺水肿效果。③对患者血压、心率、呼吸频率和脉搏等主要生命体征严密监测,如病情严重者可用心电监护。重视患者的尿量、尿色、尿比重情况,如出现少尿甚至无尿则需检查尿管情况,控制体液量,限制钠的摄入,给予利尿剂、脱水剂以降低心肾衰竭出现的概率。④多发性肋骨骨折合并血气胸者,一般受创情况严重,需长时间卧床,其间可能出现压疮、感染、肺不张或便秘等并发症,老年人还可出现坠积性肺炎,应根据卧床情况采取对应护理措施,预防由于长时间卧床引发的并发症。

5. 胸腔闭式引流护理　对此类患者的护理重点在于确认引流管通畅,常见引发堵塞原因为受压、折叠,护理人员需确认引流管固定以及衔接紧密,高度在床沿以下。另一方面,在进行各项护理干预前均需检查引流管是否通畅,避免由于不当操作使得管道出现脱落,一旦发生脱落需将引流管夹闭以免空气进入,报告医师后进行处理。同时,对引流量相关性质如量、颜色等密切观察和记录,对引流管定时清理,做好引流管处理工作。

## 七、目前研究进展

肋骨骨折的发生率很高,大部分患者经保守治疗可治愈,但临床试验表明选择性肋骨内固定更有利于患者的恢复。可吸收肋骨固定钉治疗肋骨骨折,术后胸痛轻微、护理方便、病程短,并发症少,不需二次手术,手术风险较低;治疗多发性肋骨骨折,方法简便,疗效可靠,是治疗肋骨骨折的有效方法,值得临床推广应用。现代组织工程技术的发展也为大面积肋骨骨折的治疗提供了新的治疗方向。综合治疗肋骨骨折,按照各种治疗方法的适应证并结合患者实际选择适当的治疗方案,可进一步提高肋骨骨折的疗效。

另外,肋骨骨折需要结合影像技术进行诊断和治疗,针对病情严重程度进行相应治疗。姜耀秋《外伤性肋骨骨折应用DR双能量减影技术骨组织像的诊断价值》提及,影像技术所取得的患者病情的精确度对治疗有明显帮助。现阶段研究重点还是集中体现在手术治疗肋骨骨折上。微创肋骨骨折手术在飞速发展,但由于手术过程较为复杂,一旦减少手术创口,会大幅度增加手术难度,所以微创手术可提升的空间非常大。结合多方资料发现,在手术路径和手术器械的选择上可提升微创手术的成功率,以取得更好的治疗效果。

## 参 考 文 献

1. 马诚文. 肋骨骨折X线检查漏诊分析[J]. 中国误诊学杂志,2012,12(17):212-213.

2. Livingston DH,Shogan B,John P,et al. CT diagnosis of rib fractures and the prediction of acute respiratory failure[J]. J Trauma,2008,64(4):905-911.

3. Cho SH,Sung YM,Kim MS. Missed rib fractures on evaluation of initial chest CT for trauma patients:pattern analysis and diagnostic value of coronal multiplanar reconstruction images with multidetector row CT[J]. Br J Radiol,2012,85(10):e845-e850.

4. Andreas Granetzny,Mohamad Abd El-Aal,Elrady Emam,et al. Surgical versus conservative treatment of flail chest. Evaluation of the pulmonary status[J]. Interact Cardiovasc Thorac Surg,2005,4(6):583-587.

5. Engel C,Krieg JC,Madey SM,et al. Operative chest wall fixation with osteosynthesis plates[J]. J Trauma,2005,58(1):181-186.

6. Sales JR,Ellis TJ,Gillard J,et al. Biomechanical testing of a novel,minimally invasive rib fracture plating system[J]. J Trauma,2008,64(5):1270-1274.

7. 肖接承,华菲,朱江,等. 镍钛合金环抱器肋骨内固定在合并连枷胸的多发伤救治中的应用价值[J]. 中国急救医学,2007,27(9):806-808.

8. 徐醒,冷祯文,李开信. 记忆合金环抱式接骨器治疗多发性肋骨骨折11例分析[J]. 实用医技杂志,2009,16(3):212-213.

9. Glavas M,Altarac S,Vukas D,et al. Flail chest stabilization with palacos prosthesis[J]. Acta Med Croatica,2001,55(2):91-95.

10. 李建华,赵林,夏鸿,等. 镍钛记忆合金肋骨爪治疗67例肋骨骨折[J]. 医学理论与实践,2009,22(2):181-183.

11. 韦春晖,谭勇明,邓滨,等. 可吸收肋骨固定钉在手术治疗肋骨骨折中的临床应用[J]. 微创医学,2009,4(3):244-246.

12. 韦春晖,谭勇明,邓滨,等. 应用可吸收肋骨固定钉手术治疗连枷胸的体会[J]. 现代医药卫生,2009,25(14):2127-2128.

13. 张方,王子军,武国栋,等. 可吸收肋骨钉治疗多根肋骨骨折28例[J]. 中华创伤杂志,2006,22(3):201.

14. 费军,余洪俊,黄显凯,等. 连枷胸手术内固定器械的选择和意义[J]. 创伤外科杂志,2003,5(4):310-311.

# 第二节　胸骨骨折

## 一、概述

"胸骨"在古代医学文献《黄帝内经》"骨度"篇中称髑骭骨,是胸前众骨的统名(包括肋骨在内)。后来,随着医学的发展,骨度名位又得到了各家注解和发挥,至宋代,《圣济总录》中对"胸骨"即有单独名称记载,并云"男子此骨大则好勇"。清《医宗金鉴·正骨心法要旨》亦有胸骨即髑骭的记载,并有附图,图中胸骨也是位居胸之中央,胸骨下端称鸠尾。近人谢利恒所著《中国医学大辞典》中对胸骨记载颇详,内云:胸骨是由三块连合为一,位于身体前部中央,两侧与肋骨相连,构成体腔,包藏脏腑,男子此骨大者好勇。综合上述,"胸骨"即系胸前中央之骨,它与现代解剖学上所指的"胸骨"一样,后者可能根据前者译名而来。

《医宗金鉴·正骨心法要旨》云:"凡胸骨被物从前面撞打跌仆者重,从后面撞仆者轻。"

《永类钤方》中有对胸骨骨折手法复位的记载:"凡胸前跌出骨不得入,令患人靠突处立,用两脚踏患人两脚,却以手于其肩掬起其胸脯,其骨自入。"说明了胸骨骨折后,可以看到骨折端移位后"跌出骨不得入"的较明显畸形状态。

## 二、病因病机

1. 胸骨的功能解剖　胸骨是一个扁平的松质骨,血供丰富,上端较厚,向下逐渐变薄,分为柄、体及剑突三部分,形成柄胸及剑胸结合。胸骨柄相当于两个胸椎椎体的高度,上缘甚厚,中部有一个浅而宽的切迹,称颈静脉切迹,胸锁乳突肌的胸骨头即附着其下方。切迹两侧有向外后方的卵圆形关节面,与锁骨的胸骨端相关节。

胸骨甚少发生骨折,胸骨柄与胸骨体交接处骨质较薄,如发生骨折,多在此处,上面有一层肌肉腱样组织覆盖,甚少穿破皮肤,引起纵隔撕裂的机会也很少。老年以后,胸骨及肋软骨完全骨化,骨折的机会甚多。

2. 致伤机制及生物力学改变　导致胸骨骨折或脱位的常见损伤机制是直接创伤。肋骨和肋软骨前部的伴发损伤很常见。胸部前下方在胸骨活动部位的挤压伤常伴有撞击部位上方的胸骨骨折,主要见于胸骨易弯部位和相对固定的胸骨柄之间的连接处;对胸骨上部的局部撞击可导致在撞击部位产生横断骨折。主动脉、其他动脉、气管、心脏和肺损伤是胸骨直接创伤的严重并发症。这些并发症会导致患者死亡。

导致胸骨骨折或脱位的间接损伤机制包括:对上段胸椎或颈椎的撞击(可能骨折)通过上部肋骨或锁骨将暴力传导至胸骨,导致胸骨应力骨折或塌陷。因为肋骨也是包括胸骨和胸椎在内的稳定机制的一部分,所以肋骨骨折也可见于胸椎过度后凸和胸骨骨折或塌陷的病例中。

### 三、临床表现

胸骨骨折是由于强力直接作用于胸骨所致,如汽车撞击、重物砸压、钝器打击;脊柱猛烈屈曲也可发生胸骨骨折。由于胸部所受外力极大,易合并心、肺、大血管损伤,甚至腹腔脏器破裂,若救治不及时可引起严重不良后果,死亡率可达 5%～15%。

### 四、诊断

临床诊断:根据胸部挤压伤、高处坠落伤、硬物撞击胸部伤等外伤史,胸骨区疼痛、肿胀、咳嗽及深吸气和变动体位时疼痛加剧等临床症状,体检时胸骨区压痛、骨擦音、胸前区畸形等体征,即考虑有胸骨骨折可能。

影像学诊断:根据胸部侧、斜位 X 线片,发现胸骨有移位、骨皮质断裂,即可诊断。CT 能清晰地观察到骨折的部位和断端移位情况,即可准确诊断。临床上,当患者有严重的胸部外伤史而不能主诉胸痛时,应重点观察胸骨情况,必要时采用 MPR 图像重组技术,进行确诊。一旦发生漏诊,患者未及时接受外科治疗会引起长期的胸骨疼痛及功能障碍,严重的胸骨骨折引起的复合型损伤易造成患者生命危险,因而及时而准确的诊断对临床治疗尤为关键。

### 五、手术方法

无明显移位的单纯胸骨骨折,一般不需手术,但应密切观察病情变化,以排除心脏损伤可能。此外,应积极处理合并伤,如合并多发肋骨骨折而采用肋骨内固定治疗,有助于稳定骨折的胸骨。对有明显移位的胸骨骨折患者,应积极采取手术治疗,采用手术固定较非手术方法更可靠,且有利于患者恢复。胸骨骨折有移位者,胸内器官损伤的发生率高,若延误治疗将带来严重的后果,而积极手术能尽快发现并处理合并伤。有连枷胸则同期固定肋骨断端以消除反常呼吸,可采用钢丝固定胸骨,同期固定肋骨。

经皮复位内固定:在局麻下,选 2.5mm 克氏针 2 根,在胸骨体下缘左侧旁开正中线约 10mm 处进针,X光机观察下,当针至骨折断端时,行手法复位良好后,继续进针约 25mm 即可;然后在胸骨下缘右侧旁开正中线约 10mm 处同法进针,剪去克氏针剩余部分,敷料包盖。

"井"字形钢丝内固定:气管插管全麻,在胸骨骨折处的正中做纵行切口,将骨折上下两端均暴露(保留骨膜),在骨折上下端处,用 8 号钛合金钢丝横行环绕扭紧钢丝;紧靠横行钢丝远端用骨钻分别等距钻 2 个孔,孔眼前后端均在横行钢丝外侧端穿出,以免受力不均引起胸骨撕裂,用 8 号钛合金钢丝分别穿过钻孔纵行固定,使纵行钢丝压紧横行钢丝,缝合肌层、皮下、皮肤。

### 六、调护

1. 保持呼吸道通畅,预防窒息　及时清理呼吸道、口腔内的痰液及呕吐物。护士在每次吸痰之前增加氧浓度,在吸痰过程中观察患者的心率、心律、血压、呼吸及血氧饱和度情况。护士做好气道的湿化,了解呼吸机的呼吸器加温湿化性能,每日添加规定量的蒸馏水,湿化液的温度调整为 32～35℃,吸痰前向气道内注入湿化液,观察患者痰液的量、色、性质及黏稠度。患者在脱机拔管后,护士要协助患者排痰,给予雾化吸入,指导患者做腹式呼吸和有效咳嗽、排痰,帮助患者翻身,协助患者做深呼吸运动。若患者为多根多处肋骨骨折,禁止护士用叩击法协助排痰。

2. 有效的氧气吸入　有效的用氧是提高胸部创伤患者治疗成功的关键。护士在患者用氧的过程中密切观察患者脉搏、呼吸、血压、皮肤颜色和精神状态,严密监测血氧饱和度,以判断氧疗效果,使氧饱和度维持在95%以上。

3. 选择正确的卧位,加强胸腔闭式引流管的护理　胸部损伤合并休克时采取平卧位,血压恢复正常后给予半坐位,有利于咳嗽、排痰、呼吸、引流和减轻伤口疼痛。患者双侧有4根胸腔闭式引流管,护士为患者翻身、协助排痰时,应保持管道通畅,无打折、扭曲,防止脱出。注意观察引出液的颜色、量、性质,观察患者胸腔内的出血量情况,做好应急抢救准备。

4. 疼痛的护理　疼痛是连枷胸合并肺挫伤患者的最突出症状,严重影响患者的有效咳嗽排痰,是引起肺部感染、肺不张的重要因素。适当给予止痛剂,对保持呼吸道通畅和预防肺功能不全具有重要作用。若患者早期出现强烈的挣扎动作,不能配合治疗,为使患者接受呼吸机治疗,渡过早期肋骨对位阶段,用单纯的止痛药效果不佳,则使用冬眠治疗。护士观察患者应用止痛镇静药物后的反应及使用效果,在冬眠治疗期间注意患者的呼吸情况,严密观察病情变化。患者脱机拔管后,协助患者在咳嗽过程中双手按压患侧胸壁,减少患者因疼痛而屏气,影响呼吸道通畅。

5. 营养支持　患者经口气管插管不能从口进食,为了保证足够的营养,可给予肠外、肠内营养支持。护士在配制时注意合适的温度,为使患者肠道适应鼻饲液,应由少到多、由慢到快滴入,注意观察有无胃肠不良反应等。

## 七、目前研究进展

强大的暴力造成胸骨骨折的同时,常可引起严重的胸内脏器损伤(心脏挫裂伤致心包积血、纵隔血肿、支气管断裂、肺挫裂伤等)或多发肋骨骨折,而胸骨骨折又为严重胸外伤的组成部分,易出现连枷胸、呼吸循环功能障碍、休克,病情进展迅速,病死率可达30%。由于肺挫裂伤、血气胸、多发性肋骨骨折等掩盖了胸骨骨折的症状,且胸骨在胸部正片上与纵隔影重叠而不能显示,故常易漏诊,无移位时更是如此。因此,凡遇重度胸外伤,救治时应考虑有胸骨骨折的可能。若查体发现局部有压痛、畸形或骨擦感,应行侧位或斜位摄片,以免漏诊。胸骨骨折一旦诊断,应及时行必要的辅助检查,以明确有无胸内并发伤。如出现心肌酶或心电图异常,应考虑心脏损伤的存在。对疑有心脏压塞者,应行床边B超检查,或行诊断性心包穿刺。对昏迷患者,应想到颅脑损伤的可能。胸骨骨折患者病死率高,主要是由于合并严重的胸内脏器损伤、连枷胸或其他部位损伤,而不是胸骨骨折本身。处理时应分清轻重缓急,对失血性休克、心脏压塞、张力性气胸、连枷胸、肺挫伤、颅脑伤等,应尽快采取有效措施抢救。连枷胸对呼吸循环功能影响较大,接诊时可暂时加压包扎或设法悬吊,以消除胸壁反常活动;及时安放胸腔闭式引流可了解胸内有无活动性出血、持续漏气,避免张力性气胸引起的致命危险;对有休克表现者,应在快速输液、输血,积极抗休克的同时急诊手术,探查止血;对于胸部伤不能解释的内出血,应考虑到腹腔出血可能;证实有心包积血者,应及时行心包穿刺或引流。

### 参 考 文 献

1. 唐健,冯磊. 胸骨骨折19例诊治体会[J]. 临床误诊误治,2004,17(10):699-700.

2. Popovici B,Goia A. Diagnostic,therapeutic and prognostic significance of sternal fractures[J]. Pneumologia,2007,56(4):190-193.

3. 王洪斌,张明,刘海林,等. 创伤性胸骨骨折的诊断与治疗[J]. 创伤外科杂志,2011,13(4):348.

4. 胡敏,潘铁成,魏翔,等. 创伤性胸骨骨折22例诊治分析[J]. 创伤外科杂志,2009,11(3):209-210.

5. 蓝惠兰,王首红,黄碧灵,等. 3种呼吸机湿化管道系统对人工气道湿化的效果比较[J]. 中国实用护理杂志,2008,24(1):1-3.

6. 张东伟,许书成,绳庆丽. 39例多发性肋骨骨折伴肺挫伤患者的呼吸道护理[J]. 河南外科学杂志,2006,12(3):78-79.

# 第三节　血 气 胸

## 一、概述

胸膜腔积血称血胸,与气胸同时存在称血气胸。《医宗金鉴·正骨心法要旨》云:"若伤重者,内干胸中,必通心、肺两脏,其人气乱昏迷,闭目、呕吐血水,呃逆战栗者,则危在旦夕,不可医治矣。"这是严重的胸胁损伤,骨折并发气、血胸和其他器官损伤、创伤性休克等,应急送医院抢救。若伤在两胁肝胆经脉,则气滞血瘀,郁结疼痛。

胸胁部受到外力作用导致胸胁内部气血、经络和肺脏脉络等损伤,伤后出现胸胁疼痛等一系列症状。《素问·缪刺论》云:"人有所堕坠,恶血留内,腹中满胀,不得前后……"跌打损伤,经气则乱,瘀血留内,胸胁上腹胀满,活动受制。其中又云:"此上伤厥阴之脉,下伤少阴之络。"说明胸胁外伤后,由外及内,经气不能正常运行,气滞血凝,累及脏腑,发为内伤。由于伤损部位的不同,外伤的轻重不同,临床表现症状亦不同。偏于后肋或外伤轻者,局部有固定痛处,或有肿胀,呼吸不畅,咳呛转侧症状加重。胸胁或外伤重者,局部剧痛,转动不利,呼吸困难。伤及内络则咳血、痰血,伤及内膜则皮下气肿。"左胁下伤透至内者"为伤科"十不治证"。肋骨骨折断端刺损内脏则属危急证矣。

《肘后备急方》介绍了危重创伤的早期处理,描写了颅脑损伤和外伤可导致大出血致死的部位。《外台秘要》卷二十九《金疮禁忌序》引葛洪:"凡金疮去血,其人若渴,当忍之。常用干食并肥脂之物以止渴,慎勿咸食,若多饮粥辈,则血溢出杀人,不可救也。又忌嗔怒大言笑,思想阴阳,行动作劳。勿多食酸咸,饮酒热羹臛辈,皆使疮痛肿发,甚者即死。"现代对创伤性休克及出血性休克的处理,仍然采取这些措施。葛洪认为:"凡金疮,伤天窗、眉角、脑户、臂里跳脉(肱动脉)、髀内阴股(股动脉)、两乳上下、心、鸠尾、小肠及五脏六腑输(位于胸背,去脊柱三横指),此皆是死处,不可疗也。"颅脑损伤、肱或股大动脉出血不止,或内脏破裂,肋骨骨折所致气血胸等,对现代医学来说也是严重的战伤。

## 二、病因病机

### (一)闭合性气胸

闭合性气胸的胸内压仍低于大气压。肺泡破裂、肺裂伤或胸壁穿透伤后,少量气体逸入胸膜腔,肺或胸壁的伤口自然闭合,不再有气体进入胸膜腔,就这样造成胸膜腔积气。胸膜腔积气量决定伤侧肺萎陷的程度。随着胸腔内积气与肺萎陷程度增加,肺表面裂口缩小,直至吸气时也不开放,气胸则可趋于稳定。伤侧肺萎陷使肺呼吸面积减少,将影响肺通气和换气功能,通气血流比率也失衡。伤侧胸内压增加可引起纵隔向健侧移位。根据胸膜腔内积气的量与速度,轻者可无症状表现,重者有明显呼吸困难。

### (二)开放性气胸

形成开放性气胸时,外界空气经胸壁伤口或软组织缺损处,随呼吸自由进出胸膜腔。空气出入量与胸壁伤口大小有密切关系,伤口大于气管口径时,空气出入量多,胸内压几乎等于大气压,伤侧肺将完全萎陷,丧失呼吸功能。伤侧胸内压显著高于健侧,纵隔向健侧移位,进一步使健侧肺扩张受限。呼、吸气时,两侧胸膜腔压力不均衡出现周期性变化,使纵隔在吸气时移向健侧,呼气时移向伤侧,称纵隔扑动。纵隔扑动和移位影响静脉回心血流,引起循环障碍。

### (三)张力性气胸

张力性气胸为气管、支气管或肺损伤处形成活瓣,气体随每次吸气进入胸膜腔并积累增多,导致胸膜腔压力高于大气压,又称高压性气胸。伤侧肺严重萎陷,纵隔显著向健侧移位,健侧肺受压,腔静脉回流障碍。高于大气压的胸内压,驱使气体经支气管、气管周围疏松结缔组织或壁胸膜裂伤处,进入纵隔或胸壁软组织,形成纵隔气肿或面、颈、胸部的皮下气肿。由于纵隔移位使上下腔静脉扭曲成角,以及胸膜腔内高压,均导致回心血量受阻,心排血量降低,最终导致循环衰竭。若不及时就治,可很快导致患者死亡。

### (四)血胸

胸腔积血主要来源于心脏,胸内大血管及分支、胸壁、肺组织、膈肌和心包血管出血。血胸发生后,不但因血容量丢失影响循环功能,还可压迫肺,减少呼吸面积。血胸推移纵隔,使健侧肺也受压,并影响腔静脉血回流。当胸腔内迅速积起大量血液,超过肺、膈肌和心包运动所引起的去纤维蛋白作用时,胸腔内积血发生凝固,形成凝固性血胸。凝血块机化后形成纤维板,限制肺与胸廓活动,损害呼吸功能。血液是良好的培养基,经伤口或肺进入的细菌,迅速繁殖,引起感染性血胸,最终导致脓胸。持续大量出血所致胸膜腔积血,称进行性血胸。少数患者因肋骨断端活动刺破肋间血管或血管破裂处血凝块脱落,发生延迟出现的胸腔内积血,称迟发性血胸。

### 三、临床表现

闭合性气胸:轻者可无症状表现,大量气胸时可有胸闷不适、气急、胸痛等症状;重者有明显呼吸困难。

开放性气胸:明显呼吸困难,鼻翼扇动,口唇发绀,颈静脉怒张。伤侧胸壁可见伴有气体进出胸腔发出吸吮样声音的伤口,称胸部吸吮伤口。

张力性气胸:表现为严重或极度呼吸困难、烦躁、意识障碍、大汗淋漓、发绀,部分患者血压下降,甚至休克。

血胸:临床表现与出血量、速度和个人体质有关。一般而言,成人出血量 0.5L 为少量血胸,0.5～1.0L 为中量血胸,>1.0L 为大量血胸。患者会出现不同程度的面色苍白、脉搏细速、血压下降和末梢血管充盈不良等低血容量休克表现,并有呼吸急促、肋间隙饱满、气管向健侧移位、伤侧叩诊浊音和呼吸音减低等胸腔积液的临床和胸部 X 线表现。胸膜腔穿刺抽出血液可明确诊断。

### 四、诊断

体检可能发现伤侧胸廓饱满,呼吸活动度降低,气管向健侧移位,伤侧胸部叩诊呈鼓音,呼吸音降低。胸部 X 线检查可显示不同程度的肺萎陷和胸膜腔积气,有时尚伴有少量胸腔积液。重者伤侧胸部叩诊鼓音,呼吸音消失,严重者伴有休克。胸部 X 线检查可见伤侧胸腔大量积气,肺萎陷,纵隔移向健侧。

张力性气胸:气管明显移向健侧,颈静脉怒张,多有皮下气肿。伤侧胸部饱满,叩诊呈鼓音,呼吸音消失。胸部 X 线检查显示胸腔严重积气,肺完全萎陷、纵隔移位,并可能有纵隔和皮下气肿。胸腔穿刺有高压气体外推针筒芯。不少患者有脉细快、血压降低等循环障碍表现。

具备以下征象则提示存在进行性血胸:①持续脉搏加快、血压降低,或虽经补充血容量,血压仍不稳定;②闭式胸腔引流量每小时超过 200ml,持续 3 小时;③血红蛋白量、红细胞计数和血细胞比容进行性降低,引流胸腔积血的血红蛋白量和红细胞计数与周围血相接近,且迅速凝固。具备以下情况应考虑感染性血胸:①有畏寒、高热等感染的全身表现;②抽出胸腔积血 1ml,加入 5ml 蒸馏水,无感染呈淡红透明状,出现混浊或絮状物提示感染;③胸腔积血无感染时,红细胞、白细胞计数比例应与周围血相似,即 500∶1,而感染时白细胞计数明显增加,比例达 100∶1 可确定为感染性血胸;④积血涂片和细菌培养发现致病菌有助于诊断,并可依此选择有效抗生素。当闭式胸腔引流量减少,而体格检查和放射学检查发现血胸持续存在的证据,应考虑凝固性血胸。

### 五、治疗

开放性气胸急救处理要点:将开放性气胸立即变为闭合性气胸,赢得挽救生命的时间,并迅速转送至医院。使用无菌敷料如凡士林纱布、纱布、棉垫或清洁器材如塑料袋、衣物、碗杯等制作不透气敷料和压迫物,在患者用力呼气末封盖吸吮伤口,并加压包扎。转运途中,如患者呼吸困难加重或有张力性气胸表现,应在患者呼气时开放密闭敷料,排出高压气体。送达医院进一步处理:给氧,补充血容量,纠正休克;清创、缝合胸壁伤口,并做闭式胸腔引流;给予抗生素,鼓励患者咳嗽排痰,预防感染;如疑有胸腔内脏器损伤或进行性出血,则需行开胸探查手术。

张力性气胸是可迅速致死的危急重症。入院前或院内急救需迅速使用粗针头穿刺胸膜腔减压,并外接单向活瓣装置;在紧急时可在针柄部外接剪有小口的柔软塑料袋、气球或避孕套等,使胸腔内高压气体易于排出,而外界空气不能进入胸腔。进一步处理时,应安置闭式胸腔引流,使用抗生素预防感染。闭式引流装置与外界相通的排气孔连接可适当调节恒定负压的吸引装置,以利于加快气体排出,促使肺膨胀。待漏气停止 24 小时后,X 线检查证实肺已膨胀,方可拔除插管。持续漏气而肺难以膨胀时,需考虑开胸探查手术或电视胸腔镜手术探查。

非进行性血胸可根据积血量多少,采用胸腔穿刺或闭式胸腔引流术治疗,及时排出积血,促使肺膨胀,改善呼吸功能,并使用抗生素预防感染。闭式胸腔引流术的指征应放宽,血胸持续存在会增加发生凝固性或感染性血胸的可能性。进行性血胸应及时开胸探查。凝固性血胸应待患者情况稳定后尽早手术,清除血块,并剥除胸膜表面血凝块机化而形成的包膜。开胸术可提早到伤后2~3天,更为积极地开胸引流则无益,但明显推迟手术时间可能使清除肺表面纤维蛋白膜变得困难,从而使简单手术复杂化。感染性血胸应及时改善胸腔引流,排尽感染性积血积脓。若效果不佳或肺复张不良,应尽早手术清除感染性积血,剥离脓性纤维膜。近年来,电视胸腔镜已用于凝固性血胸、感染性血胸的处理,具有创伤小、疗效好、住院时间短、费用低等优点。

## 六、手术方法

### (一)胸腔闭式引流术

闭式胸腔引流术的适应证:①中量气胸、大量气胸、开放性气胸、张力性气胸;②胸腔穿刺术治疗下肺无法复张者;③需使用机械通气或人工通气的气胸或血气胸者;④拔除胸腔引流管后,气胸或血胸复发者;⑤剖胸手术。方法:根据临床诊断确定插管部位,气胸引流一般在前胸壁锁骨中线第2肋间隙,血胸引流则在腋中线与腋后线间第6或第7肋间隙。消毒后在局部胸壁全层做局部浸润麻醉,切开皮肤,钝性分离肌层,经肋骨上缘置入带侧孔的胸腔引流管。引流管的侧孔应深入胸腔内2~3cm。引流管外接闭式引流装置,保证胸腔内气体、液体克服0.3~0.4kPa(3~4cmH$_2$O)的压力而能通畅引流出胸腔,同时外界空气、液体不会吸入胸腔。术后经常挤压引流管以保持管腔通畅,记录每小时或24小时引流液量。引流后肺膨胀良好,已无气体和液体排出,可在患者深吸气屏气时拔除引流管,并封闭伤口。

### (二)剖胸探查术

开放性气胸应迅速封闭伤口变为闭合性气胸,同时处理并发症,纠正休克及循环功能,根据病情需要行剖胸探查或闭式引流。

张力性气胸病情变化迅速,常危及生命,必须迅速处理。紧急处理原则为排气减压。方法:可用粗针头在伤侧第2肋间隙刺入胸腔内,达到暂时减压的目的。紧急处理后再行胸腔闭式引流,必要时负压吸引。肺组织裂伤一般于1周内自行闭合,肺重新复张。若闭式引流后呼吸困难无明显缓解,胸管持续大量漏气,肺不能有效膨胀,提示存在严重的肺裂伤或支气管断裂,需尽早剖胸探查。

进行性血胸在积极输血、补充纠正循环功能不全后,立即进行剖胸探查手术,止血。一般采用后外侧切口,经肋骨床或肋间隙进入胸腔,清除凝血块,迅速寻找出血处。术中寻找出血部位有困难时,可能与休克未纠正、血压低有关,可先补充血液,待血压回升后再寻找出血部位。若术中发现肋间血管或胸壁血管出血,予以缝合止血。肺裂伤出血予以严密缝合。大块肺组织撕裂伤,组织脆弱,缝合不能很好地止血,酌情行部分肺组织切除或肺叶切除。表浅轻度心脏、大血管破裂出血可行缝合修补,重度损伤需辅助循环下探查修补。术后仍严密观察,防止再次出血。应用大量抗生素预防感染。保持引流通畅,排出肺内分泌物,促进肺充分膨胀,消灭死腔。

凝固性血胸伤后无感染征象,病情稳定,2周左右行剖胸或电视胸腔镜外科手术(VATS),清除血凝块及附着在肺表面的纤维蛋白膜或纤维板,彻底冲洗,术毕置管引流。术后进行呼吸物理治疗,使肺尽快膨胀复苏。

感染性血胸可反复胸腔穿刺抽液,抽毕于胸腔内注入抗生素。穿刺效果不佳,需置放胸腔闭式引流,必要时行双管冲洗引流。全身使用大剂量敏感抗生素。凝固性血胸继发感染并分隔,形成多房或保守治疗效果不佳者,及时行清理手术。

## 七、调护

1. 治疗前的准备护理　对患者实施急救护理的主要目的之一即为促进急诊治疗能够及时、顺利进行。大部分创伤性血气胸患者的主要症状均表现为积气积液,因此对患者实施急救护理的过程中需加强对患者积气积液症状进行控制,最大限度降低患者积气积液发生率。同时,对于一些咳痰比较困难的患者,护理人员应进行吸痰处理。在急救护理过程中,护理人员还应做好相关治疗前准备,并及时通知麻醉科、治疗室做好准备工作。

2. 吸氧护理　创伤性血气胸患者一般合并不同程度的低氧血症,需要相关护理人员高度警惕以及给予鼻导管或面罩吸氧,维持 4~6L/min 的氧流量。吸氧期间,患者若出现血氧饱和度水平一直下降的情况,需要及时清理口腔与鼻腔中的异物,包括患者咳嗽时残留的分泌物和血液,在必要的时候需要连接气管和呼吸机,保证良好的吸氧效果,以免产生低氧血症。

3. 病情监测　间隔 20 分钟监测 1 次患者尿量、生命体征、意识与瞳孔情况,间隔 3 小时测量 1 次体温。如果患者体温比较高,护理人员应该用药物方式或物理方式进行处理。如果患者体温骤然降低,护理人员应该应用合适的保暖方式来提高患者体温。创伤性血气胸患者的末梢静脉一般存在内径变小、管腔扁缩与血管充盈不良等特点,也就容易致使穿刺失败。因此,护理人员需要在患者足部内踝静脉位置预留穿刺针,便于及时建立有效的静脉通道。

4. 一般护理　血气胸患者一般取半卧位,这样有利于患者呼吸。因为胸腔管会导致呼吸肌受到损害,影响呼吸功能,使支气管与肺泡容易积聚过多分泌物,而且分泌物比较黏稠、不容易咳出。因此,还要经常变换患者体位,同时轻叩患者背部,帮助患者咳痰。

5. 急救护理　当创伤性血气胸患者入院以后,需要立刻送到重症监护室,护理人员应密切观察患者各项生命体征,给予必要的心电监护,时刻关注患者心率、血压的变化。此外,护理人员还要迅速构建静脉通道,使用留置针,并保证患者静脉通道畅通。此外,因为部分患者心肌梗死范围较大,其心脏的排血量急剧下降,甚至会并发血管扩张或大出血而危及生命。因此,需要护理人员做好患者全方位的血压监测,并做好记录,给治疗过程提供有效的参考依据。

6. 胸腔闭式引流管护理　护理人员应保证引流管的畅通,防止引流管受压、折叠与曲折,影响引流效果。护理人员还要定期挤捏引流管,术后初期每隔 15~30 分钟挤捏 1 次,以便于凝血块排出;在挤捏时需要保证力量的均匀,不可以往下拖拉,避免皮管脱落,出现意外。护理人员需要妥善固定引流管,需要使用血管钳将近端引流管夹住,避免水封瓶液体倒流入胸腔或引流管脱落,翻身活动时要防止引流管的接头脱落,在瓶内液体更换时需要使用止血钳夹管,防止气体进入胸腔,导致人为气胸。护理人员还要对引流瓶、胸管与引流管有无漏气、是否固定好等情况进行检查。此外,护理人员还要认真观察引流管内水珠波动大小与气体排出多少,如果在 24 小时以后的时间内,引流管中大量的气体逸出,需要考虑是否存在肺组织破裂或支气管断裂的情况;如果咳嗽时没有气泡逸出,水柱的波动也不明显,听诊伤侧呼吸音清,证明伤侧肺组织膨胀比较好,可以拔管。

7. 并发症护理　护理人员要按照患者尿量、血压与中心静脉压等情况来分析病情,对输液量与输液速度进行调整。如果患者出现休克需要控制液体的入量,避免快速大量输液导致心力衰竭或水肿,可适当使用一些碱性药物,防止酸中毒。一些产生粉红色泡沫痰的患者,需要在氧气湿化瓶中加入 25%~35% 乙醇溶液,以降低肺泡表面张力。

8. 心理护理　突发意外伤害会导致患者身心处于高度应激状态,使患者紧张不安,感到绝望、愤怒、无助、沮丧与委屈,因此,强化心理护理至关重要。护理人员应保证病房环境的整洁、安静与适宜,多和患者进行交流沟通,一些呼吸困难患者需要尽可能陪伴,加强患者安全感。护理人员在检查患者生命体征时,需要做好解释工作,缓解患者紧张心理。此外,还要引导患者进行自我放松,如听音乐、深呼吸等,分散患者注意力。

## 八、目前研究进展

随着 CT 应用的增加,用传统仰卧前后位的胸片不能诊断的气胸和血胸通过 CT 可以诊断。对于症状较轻的气胸和血胸,是否有引流的必要性,目前仍没有简明的指导原则。在最近的回顾性分析中,338 例常规行胸部 X 线的患者在后来的 CT 检查中有 14.5% 患者发现隐匿性气胸。另一个类似的研究表明,在先前胸部 X 线不能诊断的 410 例患者中,CT 检查发现有 21.4% 的血胸发生率。47% 隐匿性气胸和 48% 隐匿性血胸的患者接受胸腔引流。在 Stafford 等的研究中,胸部插管的患者有较高的创伤严重度评分,并且与原先没有胸部插管的患者相比,伴随着隐匿性气胸。在这两组中,肺炎或脓胸的形成没有明显差别。在另一个 99

例隐匿性血胸的回顾性分析中,在随后的 CT 检查中血胸 1.5cm 或更多的患者与血胸少于 1.5cm 的相比,接受胸部置管的可能性,前者是后者的 4 倍。然而,未来需要进行前瞻性研究,以界定究竟 CT 发现的隐匿性气胸和血胸的量为多少才需要引流并从中受益。多数气胸可以用简单的胸腔插管处理。然而,由于置管不正确和肺实质的撕裂,在处理 72 小时后会引起肺气体渗漏封闭和再膨胀失败,从而导致持续性创伤后气胸。Carrillo 等描述了胸腔镜下应用表面封闭剂处理 13 例持续性创伤后气胸获得成功。虽然对这些患者采用开放性剖胸手术是有效的,但开放性剖胸手术伴随着明显的病残率。在过去 10 年间,在创伤后 48 小时内,开放性剖胸手术已越来越多被早期电视辅助胸腔镜所取代。在最近的研究中发现,通过胸膜内给予血栓溶解剂(链激酶和尿激酶),25 例患者中 23 例在 3.4 天内未引流出的血胸得以成功溶解。预防性抗生素的应用在胸部创伤和胸部插管的患者中仍存在着争议。根据 Sanabria 等的 5 个随机对照试验的荟萃分析,预防性抗生素应用减少创伤后脓胸和肺炎的发生率。然而,关于抗生素治疗的持续时间(24 小时或更长),在亚组分析中没有差别。

(康超荣　执笔;郭小慧　审校)

## 参 考 文 献

1. 谭淑英. 为创伤性血气胸患者进行系统院前救治与护理的效果分析[J]. 当代医药论丛,2015,5(3):83-84.

2. 孙小琴,廖巧聪,陈丽. 护理程序在创伤性血气胸急救护理中的应用[J]. 当代护士(专科版),2013,21(9):99-100.

3. 黄美玉. 创伤性血气胸患者胸腔闭式引流术的护理体会[J]. 中国保健营养,2013,23(1):188.

4. 刘小敏. 创伤性骨折患者行舒适护理的临床价值探析[J]. 大家健康(下旬版),2014,8(11):590-591.

5. 罗培刚. 疼痛控制护理对创伤性骨折患者术后康复的影响[J]. 医学信息,2015,29(20):81.

6. 岳树清. 中西结合对创伤性截瘫术后尿潴留的护理效果分析[J]. 中国医药导报,2013,10(13):113-115.

7. 吴淑芳,林娟,龚二秀. 肋骨骨折并发血气胸的临床护理研究[J]. 医学信息,2014,28(8):249.

8. 叶海琼. 全程优质护理在多发性肋骨骨折并血气胸患者护理质量与满意度的影响[J]. 世界最新医学信息文摘,2015,15(30):249.

9. 罗治川. 探讨肋骨骨折合并血气胸病人的临床护理研究[J]. 健康必读(中旬刊),2013,12(2):434.

10. 张荣丽. 交通伤肋骨骨折合并血气胸伴高血压术后的临床护理[J]. 中西医结合心血管病电子杂志,2015,24(5):158,160.

11. Plurad D,Green D,Demetriades D,et al. The increasing use of chest computed tomography for trauma:is it being overutilized?[J]. J Trauma,2007,62(3):631-635.

12. Ball CG,Kirkpatrick AW,Laupland KB,et al. Incidence,risk factors,and outcomes for occult pneumothoraces in victims of major trauma[J]. J Trauma,2005,59(4):917-924.

13. Stafford RE,Linn J,Washington L. Incidence and management of occult hemothoraces[J]. Am J Surg,2006,192(6):722-726.

14. Bilello JF,Davis JW,Lemaster DM. Occult traumatic hemothorax:when can sleeping dogs lie? [J]. Am J Surg,2005,190(6):841-844.

15. Carrillo EH,Kozloff M,Saridakis A,et al. Thoracoscopic application of a topical sealant for the management of persistent posttraumatic pneumothorax[J]. J Trauma,2006,60(1):111-114.

16. Kimbrell BJ,Yamzon J,Petrone P,et al. Intrapleural thrombolysis for the management of undrained traumatic hemothorax:a prospective observational study[J]. J Trauma,2007,62(5):1175-1178.

17. Sanabria A,Valdivieso E,Gomez G,et al. Prophylactic antibiotics in chest trauma:a meta-analysis of high-quality studies[J]. World J Surg,2006,30(10):1843-1847.

# 第十四章 骨盆髋臼骨折

## 第一节 骨盆髋臼骨折相关问题的研究

随着交通事故及工伤事故日益增多,骨盆髋臼骨折发病率逐年提升,目前已占全身骨折总数的1%~3%。尽管现代医疗技术已有很大提高,骨盆骨折病死率仍在5%~20%左右,致残率高达50%~60%。骨盆骨折多因巨大暴力直接作用、挤压或撞击骨盆所致,由于多数伤情严重,常合并大量出血,休克发生率很高,又常常合并腹腔、盆腔脏器和泌尿生殖道损伤,急诊处理及手术治疗均十分复杂。

### 一、骨盆骨折血管损伤的研究

血管损伤是骨盆骨折的严重并发症,往往引起大出血及休克,并且是患者死亡的主要原因。

#### (一) 骨盆骨折血管损伤的解剖学基础及临床

1. **骨盆结构特点** 骨盆呈环状,由3块骨组成,即1块骶骨及两侧髋骨。髋骨由髂骨、坐骨、耻骨组成。这个环的形成无内在稳定性,它需要韧带支持及骶髂关节加强稳定性。骨盆后环的稳定性主要由前后骶髂韧带及相连的骶髂关节维持,由骶棘韧带及骶结节韧带进一步加强。从力学上看,骨盆是一个弓,人体的体重以骶髂关节经骨盆后弓的骨质传导至髋关节,再传导至下肢,是人体负重的地方,因此也易损伤。

2. **骨盆血管与骨盆壁的关系** 供应骨盆壁及盆腔脏器的血管主要是髂内动脉发出的壁支及脏支。髂内动脉起自骶髂关节,到坐骨大孔上缘分为前后两干。髂总动脉长度,左侧:男(4.35±1.34)cm,女(4.30±0.19)cm;右侧:男(4.56±1.63)cm,女(4.05±0.22)cm。直径,左侧:男(11.2±0.15)mm,女(10.07±0.25)mm;右侧:男(11.5±0.17)mm,女(10.9±0.27)mm。髂总动脉在第5腰椎与腰大肌之间与闭孔神经及腰骶干相邻。前干主要分布至盆腔脏器,后干主要到盆壁。脏支主要有脐动脉、膀胱下动脉、输精管或子宫动脉、直肠下动脉、阴部内动脉;壁支主要有髂腰动脉、骶外侧动脉、闭孔动脉、臀上动脉、臀下动脉。髂腰动脉起于髂内动脉主干或后干,穿过闭孔神经与腰骶干之间至髂骨,分为髂支及腰支。骶外侧动脉由上下两支组成,多由髂内动脉分出,与臀上动脉吻合。闭孔动脉由前干分出,起于脐动脉下方沿骨盆侧壁下行,于盆壁筋膜与腹膜之间发出分支到髋臼及耻骨。臀上动脉由后干发出,多数从腰骶干与骶(S)神经根之间穿出,出梨状肌上孔到臀部,外径(3.14±0.08)mm。臀下动脉多数与阴部内动脉共干,自髂内动脉前干发出,在骶神经丛前下降穿梨状肌下孔至臀部。壁支的血管在其行程中紧贴盆壁,一旦骨盆骨折,常常引起这些血管损伤,如髂骨翼骨折常常引起髂总及髂外动脉损伤,耻骨支骨折引起闭孔动脉损伤。潘兵利用CT断层扫描4例骨盆8个髋关节,发现髂外动脉到髋臼顶的平均距离为15.6mm,髂外静脉9~7mm,闭孔动脉6.3mm,闭孔静脉3.9mm。李淑芬解剖了20具骨盆40侧盆壁动脉,发现髂腰动脉有1~5支腰支及髂支到髂骨翼,臀上动脉分浅、深2支,浅支发出分支到髂后下棘及尾骨,深支到髂后上棘、髂嵴及髂前上棘、髋臼上缘,臀下动脉有2~5个骨支到尾骨、坐骨及髋臼后缘。闭孔动脉有髋支[出现率(65±7.45)%],以及恒定的耻骨支。

3. **血管与韧带的关系** 骨盆的韧带与骨盆的血管关系密切。髂内动脉及其分支在其行程中均靠近骨并越过一个支持韧带,当这些韧带断裂时往往累及相关血管。当骶髂关节分离,骶髂前韧带断裂时,往往引起髂内及臀上动脉损伤,有时没有骨折也可引起严重的后腹膜血肿。Belley G报道1例车祸患者,颈、胸、腰椎及骨盆X线片均未见骨折,CT扫描显示左侧髂骨翼及臀大肌之间血肿。Barsdde PA等在10具尸体上解剖,观察到臀下动脉非常接近骶结节韧带及骶棘韧带,并在其行程中,逐渐从中央向两侧方偏移,进入坐骨大孔,横过骶结节韧带;中途位于坐骨棘与骶骨之间,仅在其中段受骶棘韧带保护,一旦骨盆骨折、骶棘韧带断裂时,臀下动脉也会损伤。髂总动脉在骶髂关节处分出髂内外动脉,周围与骶丛神经相邻,在此位置的髂总动脉受到骶髂前韧带保护;当骶髂前韧带断裂、骶髂关节分离时,髂内外动脉受到牵拉易损伤。Burgess AR报道,在开书样骨盆骨折Ⅱ、Ⅲ型中,骶髂韧带断裂,骶结节韧带及骶棘韧带断裂,使其周围的血管及骨盆床软组织受牵拉而撕裂,尤其是髂内动脉分支及骶丛神经易受损伤。

4. **血管与腰骶神经丛的关系** 骶丛神经由腰骶干($L_4$神经根前支一部分及神经根前支)和全部骶神经及尾神经的前支组成,其近端固定于椎管中,移动度很小,臀上动脉自髂内动脉分出后穿过腰骶干,经坐骨大切迹下方通过梨状肌上孔。臀下动脉多位于$S_2 \sim S_3$神经根之间,穿梨状肌下孔。姚家庆报道,臀上动脉由腰骶干与$S_1$神经根之间穿出者占$(79.83 \pm 3.67)\%$。钟世镇报道,臀下动脉在$S_2 \sim S_3$神经根之间者占$(66.67 \pm 4.47)\%$。李吉报道,臀下动脉经$S_1 \sim S_2$神经根之间者占26.3%,$S_2 \sim S_3$神经根之间者占$(21.1 \pm 4.68)\%$。

5. **骨盆的动脉** 骨盆的血供主要来自髂外动脉及髂内动脉诸分支,其中以髂内动脉分支为主。来自于髂外动脉的旋髂深动脉供应髂嵴前部分。髂内动脉的脏支有脐动脉、膀胱下动脉、直肠下动脉、阴部内动脉、输精管或子宫动脉,壁支有髂腰动脉、骶外侧动脉、闭孔动脉、臀上及臀下动脉,这些动脉之间及与股动脉分支有广泛的吻合。*Gray's Anatomy*描述了骨盆的血管及臀部的吻合支:①臀上动脉上支与骶外侧动脉及臀下动脉吻合;②骶外侧动脉与骶中动脉吻合;③臀下动脉分出6个支,其中2个支围绕骶棘韧带进行吻合,肌支与阴部内动脉、闭孔动脉后支及旋股外动脉升支吻合。有报道,通过解剖10具尸体骨盆,发现臀上动脉与臀下动脉间均有吻合支,臀下动脉与阴部内动脉间存在吻合支2例,骶中动脉与骶外侧动脉间存在吻合支3例,臀下、臀上与股深动脉存在侧支循环3例。

6. **骨盆的静脉** 盆腔内静脉主要为髂内静脉分支。盆腔脏器的静脉多先集为丛,而后形成数干与同名动脉伴行,然后汇入髂内静脉。位于盆腔前面的静脉及静脉丛较大,且比动脉更靠近骨面。骨折时静脉出血比动脉多见,骶骨内血供丰富,骶骨外侧部尤其骨折后可引起腹膜后血肿。除此之外,骨盆腔内还有丰富的静脉丛,为动脉面积的$10 \sim 15$倍,主要围绕盆腔内壁构成"血管湖",严重复杂的骶骨骨折可致数组血管同时受损。Baston指出,椎管内有一组复杂静脉,其管壁都很薄,通过椎间隙,这些静脉与盆腔、胸腹腔静脉相通,当骨盆静脉出血时,胸腹腔静脉血也可流至骨盆。

### (二) 骨盆骨折的出血来源

骨盆骨折的出血来源有:①骨折端松质骨出血;②骨折周围软组织中的微小动静脉损伤;③骨盆的中小动静脉(髂内的分支)损伤;④大的动静脉,指髂总、髂内、髂外动静脉损伤;⑤骨盆的静脉丛损伤。从临床观察及文献报道看,骨端出血、软组织微小动静脉和静脉丛的出血,通过外固定、抗休克裤治疗往往能收到良好的效果。一些大的动静脉出血,往往因出血凶猛,患者未等送到医院就已死亡。就中小静脉而言,当后腹膜腔压力达到一定程度时,出血多可停止。临床上也观察到,骨盆骨折出血后患者,只行动脉栓塞,而静脉不予处理,其血压就逐渐稳定并达到止血目的。中小动脉破裂出血通过一般的处理往往不能停止,而是需要动脉栓塞。因此,笔者认为,临床上意义最大的是中小动脉出血。

### (三) 骨盆骨折分类与骨盆骨折出血之间的关系

1938年,Vatsondones根据骨盆环损伤的解剖位置进行了分型,30年后Conolly和Hedberg以损伤骨折线为基础对骨盆骨折进行了分类。Huitfinen和Slatis强调了外伤冲力与骨折线的关系,介绍了高能量骨折与低能量骨折。Trurkey根据稳定性把骨盆骨折分为粉碎性、不稳定性、稳定性骨折。Loosel和Cronbic把骨盆骨折分为前环及后环骨折。1950年,Pennal创造性地将骨盆环骨折分为前后挤压型(APC)、侧方挤压型(LC)和垂直剪力(VS)损伤。该分型第一次将损伤力及方向作为分类依据,为以后分型及治疗奠定了基础。1988年,Tile在Pennal分型基础上增加了骨盆环稳定性的概念,将骨盆环损伤分为A、B、C型。Young对Pennal分型进行了修改,对前后压缩性骨折及侧方压缩性骨折又分了亚型,并增加了第4型——混合外力引起的骨盆骨折(CM)。Young分型有助于对易漏诊的骨盆后环损伤进行诊断,可以预测骨盆环的直接损伤和间接损伤,有助于选择最佳治疗方案,使病死率降低。目前,常用的是Tile及Young的分类方法。Burgess AR报道了210例骨盆骨折患者,平均输血5.9U,其中侧方挤压型骨折输血平均每人3.6U,前后挤压型骨骨折患者 14.8U,垂直剪力型骨盆骨折 9.2U,可见前后挤压型骨盆骨折出血最多。Henry M 报道 245 例患者,按照 Pennal 和 Sueherland 分类,50% ~ 69% 为稳定性骨折,平均每人输血需要 4U 以上;36% ~ 55% 为不稳定性骨折,每人需输血 10U 以上;6% ~ 8% 有骨盆动脉损伤。Yoraw Ben. Menache 认为,动脉的损伤直接与骨折损伤的机制及严重程度有关,很大程度上与骨盆环不稳定有关,与韧带断裂有关。最常见的易出血类型是前后挤压 II、III 型,最易损伤的血管是臀上动脉、阴部内动脉。不稳定性骨盆骨折包括所有开书样骨折及移位>0.5cm 的其他类型骨折;稳定性骨折指除开书样骨折外,其他未移位骨折。在 242 例患者中,输血大于 10U 的有 44 例,前后挤压型骨折 15 例,侧方挤压型骨折 20 例,垂直剪力型骨折 9 例;其中,不稳定性骨折 31 例,稳定性骨折 13 例。David JG 报道 110 例骨盆骨折患者,11 例因严重的动脉出血需要栓塞,其中前后挤压型骨折 4 例、侧方挤压型骨折 3 例、垂直剪力型骨折 2 例、髋白骨折 2 例。

**(四) 骨盆骨折大出血的诊断**

对于暴力大,X 线片证实有骶髂关节周围骨折伴脱位,骶骨翼粉碎性骨折或经髂耻隆起部位骨折者,其髂血管断裂的概率较大,可能会发生顽固性出血,要加以密切关注。骨盆骨折大出血的全身表现是创伤性失血性休克,其局部表现是腹膜后血肿的出现及增大。若合并其他区域损伤,将出现相应表现,腹腔内出血和/或腹膜炎最常见。如患者处于低血容量性休克,在积极抢救的同时必须立即及重复对出血源进行判断,也就是要分清是腹腔内出血,还是腹膜后血肿。鉴别诊断对选择治疗方案至关重要:腹腔内出血,必须行紧急开腹探查手术;腹膜后血肿,往往先行非手术治疗,根据患者对治疗的反应再进一步确定治疗方案。

1. 休克的诊断

(1)影像学表现:X 线片示骨盆骨折(尤其 Young-Burgess 分型 LC II、LC III、APC II、APC III 及 VS 型)。

(2)血压的改变:①收缩压<90mmHg(平素有低血压史者,应<80mmHg);或②脉压差≤20mmHg;或③高血压患者,收缩压下降 30% 以上。

(3)脑、心、肾、皮肤等功能的失常:以下 3 条中必须具备 2 条或 3 条。①意识障碍;②脉细速,>100 次/min 或不能触知;③尿量<30ml/h,四肢湿冷,皮肤花纹,结膜苍白或发绀,毛细血管再充盈时间>2 秒(胸骨部皮肤)。

2. 腹膜后血肿的诊断

(1)症状:腰背部及下腹部痛,伴腹膜刺激征,以下腹部为明显。

(2)体征:腹部不对称性膨隆,下腹、侧腰部肿胀且可能进行性增大,有时延及臀部。

(3)影像学表现:①骨盆 X 线片:腰大肌轮廓不清,有麻痹性肠胀气;②CT:腹膜后间隙增宽。急诊患者不强调做此项检查。

3. 腹腔内出血的诊断

(1)腹膜刺激征:弥漫全腹,移动性浊音(+)。

(2)腹穿阳性:一般在腹腔积血达 200ml 时即可获得阳性结果;积血达 500ml 时,可以很容易抽出 2ml 以上不凝血。

(3)腹部 X 线片:可以出现移位征,胃泡右移(脾破裂),右膈升高(肝破裂),小肠浮至腹中央且肠间隙增宽,充气的左、右结肠与腹脂线分离。

(4)B 超:显示 Morrison 陷凹(肝肾间隙)出现无回声带。

(5)腹腔灌洗:对诊断困难的病例可进行腹腔灌洗,当腹腔内出血达 25ml 时流出的灌洗液就可呈现肉眼混浊态。当镜下红细胞>$100×10^9$/L 时,即可判断为阳性。腹膜后血肿时,腹腔灌洗也常常呈阳性结果(假阳性),若与 CT 结合应用可提高诊断准确率。腹腔灌洗的操作比较简单。先在腹中线脐下做一皮肤小切口,以套管针穿刺入腹(也可用止血钳逐步剥离达腹膜,提起腹膜小心切开)向足侧方向置入多孔塑料管或腹膜透析管 20~30cm,保留在腹腔内,与三通管连接。经吊瓶向腹腔内灌入生理盐水或乳酸钠林格氏液 1L,再将三通管旋向地瓶管,令腹腔内液体自然流出。

一般情况下,腹部创伤,当诊断性腹腔灌洗阳性时,有开腹探查指征。但在骨盆骨折后腹膜血肿的患者,剖腹探查对血肿无效,而且增加患者的危险性。由于腹腔压力下降,可直接导致血液外渗,血肿增大。试图通过结扎髂内动脉或填塞止血往往无效,甚至出血死亡。而且,Hubbard 指出,腹腔灌洗在骨盆骨折中

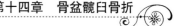

假阳性率为29%。所以,诊断性腹腔灌洗在骨盆骨折中不可信,除非有证据表明患者腹腔内有大量不凝血。

**(五)骨盆骨折大出血的治疗**

在制订和实施治疗方案时必须有一个科学的思路,除骨盆骨折大出血以外,是否还有更需先处理的问题及合并伤;骨盆骨折大出血的对策是迅速足量补充丢失的血容量及组织间液(功能性细胞外液)和控制失血。骨盆骨折大出血治疗的VIP模式。VIP有两层含义:①患者是 Very Important Person,即在急诊室或抢救室,患者是第一位的,一切服从患者的需要,而不是患者之外的任何人;②表示抢救顺序 V(ventilation)、I(infusion)、P(pulsation)。首先是 V(ventilation)。通过建立及维持通畅的气道,保持患者的正常通气及吸氧来排除患者的窒息、呼吸障碍。这包括口咽腔的清理、口咽通气道、气管插管、气管切开以及机械通气的应用。此外,胸穿及安放胸腔闭式引流管以引流胸腔积气、积血,恢复肺的膨胀;加垫胸部包扎,控制浮动胸壁的矛盾也都是该阶段排除机械性呼吸障碍的重要措施。V 程序是复苏休克不可逾越的前提。V 程序之后就是 I(infusion),即按一定要求灌注液体,扩容抗休克及控制失血。经 2 小时左右的紧急处理与液体补充,若休克不能初步复苏,则有两种可能:其一,仍有大量内出血未控制,如腹腔内出血、腹膜后血肿等,往往需要紧急手术处理;其二,存在心源性障碍,这是液体补充后,休克仍不能复苏的常见原因。此时,P(pulsation)程序需要立即实施。发现及排除心泵的机械障碍及纠正酸碱、电解质失衡等心肌收缩力的抑制因素,加强心排血能力。最紧急的问题是心包急性压塞。心包急性积血达 100ml 时,心室充盈将严重受限,心排量急剧减少,患者可在几分钟内死亡。心包穿刺和/或心包开窗刻不容缓。多发伤患者突然发生心跳骤停要立即行心肺复苏。与其他病因引起的心跳骤停后心肺复苏的最大区别是要更加积极地开胸,进行直接心脏按压,恢复自主心跳。I 程序是骨盆骨折大出血抢救的核心程序。

1. 失血量的估计 一般根据丢失血容量的 10% ~ 15%、20% ~ 25%、30% ~ 35% 及 40% 以上,分为轻度失血、中度失血、重度失血及严重失血 4 级,分别呈现休克前期、轻度休克、中度休克及重度休克(依据血压、心率、皮温、尿量、中心静脉压、神志以及血细胞比容)之临床征象。临床上有一个很简略的方法估计失血量,比较实用。休克指数=脉率/SBP(mmHg)。休克指数可代表失血量的升数。如患者脉率 120 次/min,收缩压(SBP)90mmHg,则休克指数为 1.33,失血量可估计为 1.33L。一般粉碎性骨盆骨折,或波及髂血管的后环不稳定性骨折,失血量为 1.5~3L。

2. 液体补充方案 液体补充方案可概括为快、足、稀,即开通 2 条或 2 条以上较大口径静脉,先快速(15~30 分钟)输入晶体液(指平衡盐液、乳酸钠林格氏液)2L,然后继续输入约为估计失血量 3 倍的液体(足);液体成分为 1 份胶体液(主要是全血),2 份晶体液(稀),使患者血细胞比容维持在相对低的水平(30%或以下),对降低血黏度、改善微循环有利。大量输血输液最好先将液体加温。全血应交叉配血。当前,成分输血逐渐取代全血,但用于创伤急救仍要使用全血。全血可同时补充红细胞(携氧成分)、血容量(含蛋白,有必需的胶体渗透压)和部分凝血因子(尤其是纤维蛋白原、纤维连接蛋白),而任何一种成分输血都代替不了全血。全血中缺乏的一些不稳定的凝血因子则需要另加补充,每 4U 全血要加输新鲜血浆或冷冻血浆 1U。濒死患者等不及交叉配血,若知道血型可以使用同型血,若不知血型又没有时间检验其血型,可使用低效价 O 型血 400~800ml。晶体液中生理盐水是高氯酸性液体,不适合使用,可以在 500ml 液体中加入5% 碳酸氢钠溶液 45ml。此时液体成分更接近细胞外液,可作为平衡盐液重复使用。葡萄糖溶液是禁止使用的液体,它可加重体内环境的紊乱,甚至造成脑水肿。胶体颗粒的清除需经网状内皮系统的吞噬,加重免疫系统负荷,故应限量使用胶体液(1~1.5L/d)。经快、足、稀的液体补充后,若周围循环稳定了(MBP>70mmHg,尿量≥50ml/h,意识好转及四肢湿冷缓解),则可认为骨盆骨折及其合并伤的活动出血已基本控制,可以进入"一日外科"阶段。否则,仍有快速活动失血,需再次评估有无腹腔内出血及髂血管动脉系统出血。此时要进行介入放射学的诊治或行髂内动脉结扎等手术治疗。

3. 控制出血

(1)生理止血:伤面渗血及小血管破裂出血将启动止、凝血生理过程而自行止血。当盆腔腹膜后间隙积存相当多的血液后,间隙内压升高也将起到压迫止血作用。大多数患者经液体补充可达休克复苏,说明自行止血是有效的。

(2)休克裤的使用:最早用于飞行员及军队,后来才推广至民间,故还可称 Military Antishock Trousers

（MAST）。这是控制下肢及骨盆骨折出血的最有效的非手术方法。该裤片由双腿及腹部3片组成。每片内各包有可充气的气囊1个。给患者包裹后,再给气囊充气至40mmHg以上。MAST将起到固定骨折及压迫止血的双重作用。不仅如此,MAST还把双下肢的静脉淤血驱赶至头、胸,相当于给休克患者进行了自体输血,有利于改善脑及心肌组织的灌流。当然,MAST使用时间不能太长,最好不超过8~12小时。否则将发生酸中毒、皮肤损伤、呼吸受限及骨筋膜室综合征等副作用。MAST不能用于高血压、颅脑外伤、胸部外伤及严重肺部疾患的患者。孕妇,尤其妊娠后期,MAST的腹部气囊不能充气。

（3）外固定架的应用:骨盆骨折患者如果当时没有生命危险,均应使用外固定架（而且应在入院后30分钟内应用）,在多数患者中有现实及长远意义,因骨盆固定后,可以使形成的凝血块在进一步就诊的搬动中不分散。外固定架的使用也帮助控制真骨盆容量,减少可能发生的血肿。高危的骨盆骨折往往使骨盆韧带断裂,造成了动静脉损伤而出血。韧带牵制作用的消失,扩大了真骨盆相对半径,扩大了真骨盆容积。而外固定的使用缩小了真骨盆容积。外固定之后,患者相对无痛,便于搬动及护理。外固定架的使用不影响血管造影。

（4）放射介入性治疗:经快速、大量液体补充2~3小时达4L以上,休克仍无明显改善时,往往意味着有腹腔内出血,或是腹膜后出血伴髂血管及其分支损伤性出血,或是出现了心源性障碍（如急性心脏压塞）。若是腹腔内出血,需立即开腹探查;若是心泵障碍则应做相应处理（如心包穿刺）。除此以外,就要对骨盆骨折出血做进一步处理。若有条件,此时应行放射介入性治疗。目前,放射介入性治疗是治疗骨盆骨折动脉出血最有效的方法。Velmahos、Lunldord报道的骨盆骨折动脉损伤行动脉栓塞获成功。刘开俊、陆凯分别报道了血管栓塞治疗骨盆骨折大出血获得成功。行动脉栓塞的原则:①控制出血范围而不产生缺血坏死;②如缺血坏死不可避免,尽量限制范围;③操作必须迅速。首先在健侧或轻伤侧行股动脉穿刺,以Seldinger法置入导管至腹主动脉分叉上方2cm,以>60ml/2s的压力注射器,每次快速注入非离子型造影剂40ml。透视观察血管及以快速换片机摄影。若有血管（动脉）损伤,可出现血管影像中断或造影剂外溢。将导管选择性推进至损伤处近侧或上一级动脉推注栓塞剂,每次5~6ml,重复5~6次,推力递减,直至将破裂血管栓塞,使出血停止。栓塞后需要再次血管造影,快速拍片加以证实。栓塞材料常用中效的明胶海绵碎块或微原纤维胶原。栓塞时间可达数日或数周。对于较大血管,如髂外动脉,可用球囊导管临时栓塞,控制出血。而后立即手术修复之。

（5）手术止血:手术止血的选择一定要非常慎重。起填塞压迫止血作用的腹膜后间隙一旦打开,汹涌的出血会造成严重后果。然而,非手术方法及放射介入治疗无效时,不做此一搏,只有束手待毙。解剖学资料表明,骨盆骨折大出血主要源于髂内动脉损伤,而髂内动脉的供血区有丰富的侧支循环,髂内动脉主干结扎后,即使双侧结扎后也不会发生内脏的缺血性坏死。结扎髂内动脉后可使盆腔周围脉压下降25%~75%,侧支循环供血减少50%,因而可有效控制出血。不少病例已取得满意效果。当然,争论并未停止。通常采取全麻,仰卧位。入路有二:下腹正中切口,经腹腔达腹膜后间隙,或下腹倒八字切口经腹膜外直接进入腹膜后间隙。显露时要保护输尿管,沿髂总动脉向足侧剥离。显露分叉处,确认不是髂外动脉后将髂内动脉干结扎。结扎后需再次检查股动脉、足背动脉搏动无异,证实髂外动脉未被误扎。血管探查时,若发现髂外动脉损伤不可结扎,要做相应的修复术。双侧髂内动脉结扎后仍有活跃出血时要继续探查及处理出血点。若患者情况不支持无条件继续探查,可用碘仿纱条类材料加压填塞盆壁,临时止血,迅速关闭切口。此方法虽为不得已之法,有时确有回生之效,尤其适用于那些接受大量输血而凝血因子缺乏性出血的患者。有人认为,急诊行骨盆骨折复位,可控制出血。这需要创伤医师和麻醉医师的通力配合。手术后的患者往往还需要再次使用MAST,直至休克复苏。

20世纪70年代,国外妇产科医师就开始使用结扎髂内动脉的方法治疗因手术中损伤盆腔血管而导致的后腹膜血肿。但由于盆腔血管侧支循环丰富,效果难以肯定。Cer等行动物试验发现,结扎髂内动脉后,髂内静压力并不下降。Burckell报道,结扎髂内动脉仅能减少48%的血流。因此,多数学者对结扎髂内动脉持否定态度。

## 二、骨盆骨折的腰骶丛神经损伤研究

腰骶丛由腰丛和骶丛组成。腰丛来源于$L_1$~$L_3$神经根前支、一部分$T_{12}$神经根和一部分$L_4$神经根,位于腰大肌深面、腰椎横突前方。腰丛的主要分支为股神经（$L_{2~4}$后股）、闭孔神经（$L_{2~4}$前股），还包括支配腰大肌、髂肌和腰方肌的肌支和股外侧皮神经（$L_{2~3}$）、髂腹下神经（$L_1$）、髂腹股沟神经（$L_1$）、生殖股神经（$L_{1~2}$）。骶丛来源于 $L_{4~5}$、$S_{1~3}$ 神经根前支和一部分 $S_4$ 神经根前支，其中 $L_{4~5}$ 神经根组成腰骶干，位于骶骨外侧和骨盆后外侧壁、梨状肌前面，髂内动脉的后方。骶丛的主要分支为坐骨神经，其中胫神经及腘绳肌支部分来源于 $L_{4~5}/S_{1~3}$ 的前股，腓神经来源于 $L_{4~5}$、$S_{1~2}$ 的后股；还包括臀上神经（$L_{4~5}$、$S_1$）、臀下神经（$L_5$、$S_{1~2}$）、阴部内神经（$S_{2~4}$）、股后皮神经（$S_{1~3}$）和支配梨状肌、闭孔内肌、股方肌等的肌支。

　　腰骶丛损伤的病因多为高速交通事故、高处坠落、塌方等致骨盆骨折、骨盆环破裂，尤其后环断裂移位，如骶骨骨折、骶髂关节骨折脱位时。正常时，腰骶丛在骨盆内的移动度极小，而腰骶丛损伤的机制常为骨盆后环骨折移位或合并关节脱位所造成的牵拉致伤，少数为压迫性损伤。病理性改变可以是神经失用、轴突断裂，严重者神经断裂，个别神经根撕脱。大宗骨盆骨折并发腰骶丛及主要分支损伤的发病率为 0.7% ~ 2.3%（Patterson 和 Morton，1973），也有报道骨盆骨折合并神经损伤的总发病率为 10% ~ 15%（Weis 等，1984），双侧骨盆骨折发生率为 23%（Majeed，1992）。儿童骨盆骨折的神经损伤发生率为 1.6%（Canale，1991）。神经损伤的发生率和骨折的部位及其严重程度有关。由于腰骶神经丛行经骶髂关节前方，因此半盆移位的垂直不稳定性骨盆骨折（Tile C 型骨折）并发神经损伤的发病率明显增高。早在 1972 年，Huittinen 和 Slatis 报道为 50%；近 10 年来，多宗报道为 46% ~ 64%（Conwey 等，1992；Vrahas 等，1992；Helfet 等，1995；Hlemann 等，1994；Reilly 等，1996）。而髋关节创伤性脱位或骨折并发脱位时，坐骨神经损伤的发生率成人为 10%，儿童为 5%（Cornwall 等，2000）。Denis 等（1988）报道，骶骨骨折、骨盆后环断裂的神经损伤并发率为 22%，其中骶骨翼（1 区）并发率为 5.9%，致 $L_5$ 神经根部分损伤（坐骨神经为主），功能障碍轻微；骶骨孔（2 区）为 28.4%，常致 $L_5$、S 神经腹侧根损伤（坐骨神经为主），部分患者有直肠和膀胱功能障碍，$L_5$ 神经根损伤在于移位的骨折锐利边缘牵拉、切割；骶骨孔内侧（3 区）最高，达 56.8%，其中近 80% 的神经损伤引起直肠、膀胱和/或性功能障碍。垂直不稳定性后环断裂很可能导致腹侧根的牵拉与撕脱；涉及中央管的骶骨骨折出现括约肌控制障碍最多见。不稳定性骨盆骨折并发的神经损伤，临床多数为 $L_5$ 或 $S_1$ 神经根损伤。Huttinen 和 Slatis（1992）报道，最常见损伤部位是腰骶干神经根，且多根联合损伤多于单根损伤。臀上神经损伤最常见于骶髂关节骨折患者；闭孔神经损伤少见，但仅见于后环断裂时，而不是见于闭孔平面的骨折。牵拉性、连续性存在的神经损伤多于神经断裂、撕脱。Huittenen（1972）进行 42 例骨盆骨折死后解剖研究，其中 38 例为不稳定垂直骨折，20 例尸解中发现有神经损伤的大体形态学改变，涉及 4 条神经，其中腰骶干和臀上神经最易受损伤。这两条神经损伤与半骨盆脱位伴向外旋转、向上移位有关。腰骶干损伤是由于半侧骨盆明显外旋与后上移位的牵拉所致。臀上神经损伤常因邻近骶髂关节处骨折碎片直接损伤所致。外侧骶骨体的粉碎骨折可压迫骶神经，骶髂关节粉碎骨折伴移位可致骶神经的硬膜损伤。有关腰骶丛神经结构与骶髂关节前方的解剖关系资料较少。Atlihan 等（2000）解剖了 60 具尸体，发现 $L_4$、$L_5$ 神经根从椎间孔发出后紧贴骶髂关节进入小骨盆入口。通过测量从骶髂关节近侧缘至骨盆边缘神经与骶髂关节间的距离，$L_4$ 神经根与腰骶干（非 $L_5$ 神经根）因其行程与骶髂关节的关系，神经与骶髂关节的距离小于 1cm，认为是最易受损的神经。腰骶丛根性撕脱损伤由 Nosik 于 1955 年首先报道。1992 年，Maillard 报道 2 例，并进行文献复习，均为个案报道，共 32 例，其中 26 例合并骨盆、骶骨骨折，3 例腰椎横突骨折，1 例第 3 腰椎部火器伤。1997 年，Chin 和 Chew 报道 3 例，均为高速道路交通事故所致骨盆垂直不稳定性骨折（Tile C 型骨折），同时合并其他严重创伤，伤后 1 个月才确诊腰骶丛根性撕脱。对于骨盆骨折发生膀胱、直肠或性功能障碍的机制，现在认为主要并非由于低位骶神经根的损伤所致。Gunterberg（1976）认为，只要保留单侧 $S_1$ 神经根，就足以维持括约肌功能和性功能。Fallon 等（1984）认为，骨盆骨折合并泌尿功能、性功能障碍主要由于前骨盆环骨折移位合并膀胱、尿道损伤所致。另外，除了骨盆骨折，腰骶丛也可由火器伤、刺伤等穿透性损伤致伤，常导致神经断裂，多合并腹、盆腔内脏器官与大血管多种损伤。腰骶丛损伤偶见于妊娠后期、分娩时受胎头或产钳压迫，或在骶前区受髂总动脉等变异的嵌压，还见于肿瘤切除、骨盆手术中的医源性损伤。Stoehr（1978）复习了 53 例腰骶神经损伤的患者，除 31 例为外源性创伤引起外，其余 22 例继发于髋关节手术。Baumgaertner（1999）报道，髋臼后壁骨折手术时坐骨神经损伤的发生率为 3% ~ 18%。女性继发于严重骨盆骨折手术的腰骶神经损伤发生率为 1.9%（Cardosi 等，1981）。

**（一）腰骶丛损伤的诊断**

不稳定性骨盆骨折时，腰骶丛损伤的早期临床诊断较为困难，原因在于患者多合并头、胸、腹及下肢损伤，神经损伤的临床表现常被其他伤情所掩盖，且多数患者不能配合医师做全身检查，到病情稳定后方才得到注意。因此，患者在早期复苏时及病情稳定后均应进行仔细的神经学检查，谨防漏诊。

1. 病史　有明确的外伤史，尤其存在不稳定性骨盆骨折、后环断裂时，有并发腰骶丛损伤的可能。

2. 临床检查　临床神经检查应注意 $L_4$ 神经根以下（会阴、臀部和下肢）运动、感觉的功能检查，注意直肠、膀胱、括约肌功能及肛周感觉检查。由于骨盆骨折时合并的神经损伤常因患者伴有头部损伤、插管和使用镇静或麻醉药物的影响难以评价，仔细检测评价直肠和膀胱功能可以排除骶丛损伤。神经损伤的重要表现是受损神经分布区的感觉和运动障碍。神经受损程度不一，从暂时性麻痹到运动和感觉完全丧失，这常和骨折脱位的严重程度有关。对腘绳肌、踝足伸屈肌无收缩和大腿后、小腿外后及足部痛觉迟钝、消失者，则诊为坐骨神经损伤；对股内收肌麻痹及大腿内侧痛觉减退者，则诊为闭孔神经损伤；对伤后膀胱功能障碍，远期遗有勃起功能障碍者，则诊为骶神经支或马尾损伤。但由于受损神经可以是盆内各神经（为闭孔、阴部内），也可发生在组成各神经的腰骶干或腰骶神经前支，此外神经损伤又多为挤压或牵拉所造成的不全损伤，故仅根据临床检查多难以确定神经定位和定性诊断。

3. 电生理学检查　肌电图检查既可确定神经损伤的有无，又可为神经损伤的定位和定性诊断提供依据。如 Weis 报告 28 例（包括髋臼骨折、骶骨骨折和骶髂关节脱位 3 类）骨盆骨折，临床未发现有神经损伤表现，经肌电图检查发现 11 例（40%）分别有腰骶丛、坐骨神经、腰 5 骶 1 神经根或股神经损害的肌电图改变。Majeed（1992）行术前肌电图检查，发现一组骨盆骨折病例神经损伤阳性率为 33%，而其中临床仅一半患者有明显神经损伤表现。Helfet（1995）报告，对 30 例半骨盆垂直不稳定性骨折，术前行体感诱发电位检查，发现同侧神经损伤者有 15 例，占 50%。因此，对涉及后环的骨盆骨折除应仔细进行临床神经学检查外，若有条件应考虑做肌电图、体感诱发电位（SEP）、运动诱发电位（MEP）检查，及早发现和确诊合并的神经损伤。

4. 影像学检查　Finney 和 Wulfman（1960）曾报道 1 例脊髓造影证实的腰段脊神经撕脱。一般在伤后 3 周行脊髓造影。但有学者认为，脊髓造影不宜作为常规检查，因与臂丛根性撕脱伤不同，骶段较少有造影剂溢出至椎间孔外侧，腰段即使有外溢也并不代表神经根完全撕脱。X 线片、CT、CTM、MRI 有助于了解骨盆骨折平面、骶骨垂直骨折、骶髂关节脱位、腰骶管断裂、椎间盘病变及节前根性撕脱等。

概括起来，腰骶丛损伤的诊断要点是：暴力损伤后，有下肢肌力减退、反射消失、感觉障碍，但不能用单一神经根或周围神经损伤所致解释，损伤平面位于骨盆内。所有涉及骶髂关节的骨盆骨折患者只要病情允许，均应进行全面的神经检查。电生理学、诊断性影像学检查在评价、确诊患者伤情中起着重要作用。MRI 是一种首选无创技术，脊髓造影仅用于 MRI 阴性时（Chin 和 Chew，1997）。另外，对于不稳定性骨盆骨折，包括已经骨折手术复位固定，或下肢截肢但仍存在顽固性疼痛的患者，要考虑有腰骶神经根撕脱的可能。

**（二）腰骶丛损伤的治疗**

由于腰骶丛损伤多系骨盆后环骨折移位或合并关节脱位所造成的牵拉性损伤，病理性改变从多见的神经失用、轴突断裂，到少见但严重的神经断裂、神经根撕脱，故腰骶丛损伤的治疗，要针对致伤病因和神经损伤后的病理过程——传导阻滞、变性与再生，创造一个适合神经成功再生的最佳条件，最大限度恢复损伤神经的功能。

1. 保守治疗为主　Helfet 等（1995）报道 79% 的患者能完全或部分恢复；Majeed（1992）报道 19 例恢复患者中，37% 完全恢复，63% 部分恢复，时间持续至伤后 2 年。无迹象表明常规神经探查能改善骨盆骨折合并神经损伤患者神经功能恢复。Reilly 等（1996）认为，只要骨盆后环解剖复位、牢固固定，损伤神经的恢复有了最佳局部环境，平均随访 2 年，93% 的患者能自行恢复功能，有一半患者神经功能完全恢复。Dujardin 等（1998）认为，神经损伤的恢复具有不可预知性，大多数神经损伤因牵拉所致，可以先行保守治疗，同时应用适宜的夹板或支具，防止畸形发生。

2. 手术探查、减压、神经修复慎用　骨盆骨折切开复位、内固定的同时是否要对损伤的腰骶丛进行手术探查、修复尚未定论。但对于骶骨骨折，术前 X 线显示骨性嵌压 1 个或多个神经根、单纯骨折复位不可能解除嵌压时，可行骶骨椎板切除、神经根减压术，不过对于神经根撕脱目前尚无有效的治疗方法。对于探查明确的神经根断裂可行神经缝合或移植术,但手术效果较差。Tolo(2000)认为,儿童骨盆环骨折所致腰骶丛损伤,无根性撕脱的影像学表现,伤后6~9个月无临床神经功能恢复与肌电图恢复征象,可以探查神经干,如坐骨神经。年龄越小,神经移植的结果越好,但坐骨神经近神经根段损伤或根性撕脱一般不推荐做神经修复,因为损伤修复部位与运动终板之间的距离太远,以至于功能恢复太差。Denis等认为,骶骨骨折合并神经损伤表现为足下垂者,应早期手术探查减压;有膀胱直肠障碍者,椎板切除减压较保守治疗效果好。坐骨神经修复或减压成功率低,股神经行程较坐骨神经为短,若神经撕裂,可以行神经修复。骶骨骨折的骨折线方向决定着神经损伤。骶骨垂直型骨折涉及骶神经损伤者,直肠与膀胱功能可以正常,仅遗留感觉障碍;而骶骨横行骨折伴移位者,几乎所有患者合并神经功能障碍。

有关腰骶丛探查手术入路,Aramburo(1986)报道腹膜外与腹膜内入路显露腰骶丛,常用肌旁侧腹切口、经腹膜后分离显露腰丛;经腹切口分离显露骶丛。Linarte和Gilbert(1986)报道,经骶骨入路显露骶丛:患者取俯卧位,像揭盖子一样提起骶骨以显露骶丛,同时可经旁切口探查修复臀区的坐骨神经与闭孔神经。Carlstedt(1998)曾报告4例手术确诊,3例进行手术修复,其中一例28岁士兵,挤压伤性骨盆骨折,伤后7个月右下肢肌力与感觉仍完全丧失。腰骶干与骶1神经根经腹膜内入路显露已被撕裂,缺损8cm,用10股神经移植修复。术后3年,髋部肌肉已有恢复,屈膝、屈踝、足部已有营养性保护性感觉。

3. 灼性神经痛的处理 灼性神经痛仍然是一个棘手的问题。腰5骶1神经根或坐骨神经损伤所致灼性神经痛,无论早期和晚期,药物难以控制疼痛。腰段交感神经阻滞有一定价值,可行交感神经丛切断。行背根进入区(DREZ)损害术也可治愈或缓解、减轻疼痛。

### 三、骨盆髋臼骨折周围神经损伤的研究

#### (一) 股神经损伤

骨盆骨折合并股神经损伤少见,多为暂时性传导功能障碍或不完全损伤,及时治疗,预后较好。若早期不重视或体格检查不仔细而漏诊股神经损伤,可能失去最佳治疗时机,甚至因持续受压致神经传导功能完全中断,转为永久性瘫痪,造成严重后果。单行非手术治疗效果不好。及时手术能将骨折复位固定,解除骨折断端、血肿或瘢痕组织对神经的压迫,必要时行神经松解术,不需做神经吻合即能从根本上消除病因。术后避免瘫痪肌肉过度牵拉,配合功能锻炼、神经营养治疗和理疗,股神经功能恢复满意。

手术方法:手术探查左股神经。显露途径:在腹股沟韧带中点偏外做切口,在腰大肌外缘,股动脉鞘外侧切开髂筋膜,在髂腰肌浅面见股神经呈爬坡状经过左耻骨上支骨折块外侧,外观呈苍白色、明显增粗,质地较硬,弹性差,有紧绷感。剥离骨膜后咬除骨折块尖端约1.0cm,股神经爬坡现象消失而变松弛。同时切开增厚的神经外膜,松解神经束。股神经系混合神经,发自腰丛,主干经腹股沟韧带深面、髂腰肌浅面,由肌腔隙入股三角,位于股动脉外侧,其本干行经极短的距离后,即分为许多似马尾的分支。皮支分布于股前部、小腿内侧的皮肤;肌支分布于缝匠肌、股四头肌和耻骨肌;关节支至髋、膝关节。股神经主干很短,很少受损伤,但在腹股沟部,因邻近髂腰肌,位于腹股沟韧带和髋臼所形成的狭窄间隙,切面呈扁平形,如同纤维性骨性隧道,是神经易受损伤的部位。

#### (二) 坐骨神经损伤

髋臼骨折合并坐骨神经损伤约占髋臼骨折总数的10%~33%,多为高能量暴力所致,伤情极为复杂,处理不当易遗留严重并发症。

1. 骨折类型与坐骨神经损伤的关系 髋臼骨折分型方法很多。Letournel-Judet分型是按解剖部位进行分类,简单、实用,便于比较,临床已广泛应用。坐骨神经损伤的发病率与该分类法有无联系,文献报道很少。本组资料可以看出累及髋臼后壁及后柱的骨折占本组病例的大多数,而无单纯前柱或前壁骨折病例。分析机制是:①暴力作用于髋臼后部,造成后部骨折,也同时导致神经受压或挫裂伤;②髋臼后部骨折后形成的骨折端(片)移位直接刺伤或压迫坐骨神经;③髋臼后壁及后柱等类型骨折本身发病率较高,因此合并坐骨神经损伤的例数也多;④引起髋臼前部损伤的作用力及骨折块很少伤及坐骨神经。所以,在处理髋臼后部骨折时更应注意坐骨神经的情况。文献报道,髋臼骨折合并坐骨神经损伤者多数伴股骨头脱位,其中以后脱位常见。股骨头脱位致伤坐骨神经主要有以下两种机制:其一,致伤力同时造成坐骨神经压迫损伤

与股骨头脱位,此时单纯行股骨头复位并不能解决坐骨神经的损伤问题,应及时手术探查处理。其二,股骨头脱位时直接或间接压迫坐骨神经,股骨头复位后坐骨神经压迫一般能解除,可以保守治疗。

2. 髋臼骨折合并坐骨神经损伤的治疗选择　髋臼骨折合并坐骨神经损伤是否需要手术治疗仍存在争议。本组资料结果显示,手术组骨折复位程度及神经恢复效果均优于保守治疗组,因此笔者认为,该类患者应尽量采取手术治疗。如果髋臼骨折本身需要切开复位,则应行针对骨折的复位固定术,同时探查坐骨神经;如果坐骨神经存在持续压迫或已经断裂需手术吻合,即使骨折本身手术指征不强,也应积极进行针对神经的手术,条件允许可同时复位固定骨折。该类患者常合并内出血、休克等,急性期应以抢救生命为前提,待病情稳定,应尽快进行手术,存在股骨头脱位时可行急症手术,将股骨头复位。

(1)手术入路:首选 K-I 入路。当 K-I 入路不能完成骨折复位固定时,加用髂腹股沟入路,这样便于以最小的创伤完成神经及骨折的手术。本组术中发现,坐骨神经损伤部位大多位于骨盆出口平面、梨状肌及坐骨大切迹附近,病变范围较局限(2~4cm),K-I 入路已显露充分,足够解决坐骨神经问题。

(2)骨折的处理:骨折尽量做到解剖复位,尤其要保证关节面及坐骨神经走行区平整。采用钢板螺钉可靠固定,螺钉不要进入关节,也避免向后内方突出压迫坐骨神经。

(3)防止坐骨神经损伤加重:这种手术应由经验丰富的医师主刀;骨折复位前先暴露坐骨神经,并由专人负责牵拉保护坐骨神经;骨折复位时可用手指置于神经与骨折之间,以掌握控制神经牵拉的力量;骨折复位固定后,再仔细探查神经及进行针对神经的相应手术。近年来,许多文献报道应用体感诱发电位(SSEP)术中监测可有效降低医源性坐骨神经损伤发生率。笔者认为,术中监测能增加手术安全性,但不具备应用条件时,只要认真对待,主刀医师及助手默契配合,轻柔操作,避免增加神经张力与压力,也能有效防止医源性神经损伤。

(4)损伤神经的手术处理:对于由血肿、软组织或束带卡压引起的神经受压,应松解神经,解除压迫;对有细碎骨折片嵌入神经干者,应仔细将骨折片一一剔除并缝合神经外膜;对于神经断裂者,予以仔细清创,切开神经外膜,行束膜吻合。

3. 影响坐骨神经预后的有关因素　据报道,坐骨神经损伤的预后差异很大,考虑与资料来源、随访时间等有关,并不完全具有可比性。手术组优于保守治疗组。结合文献,我们分析,坐骨神经的预后主要与以下因素有关:①损伤类型及损伤程度。神经挫伤、神经内血肿瘀斑者,恢复差;神经嵌夹在骨断端和股骨头之间或骨折片压迫者,手术解除压迫后一般能取得满意结果;神经被骨断端穿透或切割伤者,手术后常可获得部分功能恢复;神经根性撕脱者,治疗效果差;合并胫腓神经同时损伤者,胫神经损伤预后好,腓神经损伤预后差。②手术时间。早期手术,复位固定骨折,探查松解神经,早期功能锻炼,可促进坐骨神经功能恢复。③采用显微外科技术。对神经部分断裂者行神经束膜吻合,效果优于神经外膜吻合或不吻合。也有学者认为,坐骨神经的功能恢复程度与骨折类型有关,本组资料未发现有关证据,有待进一步观察。

对于无移位或移位不明显的稳定性骨折或经牵引复位的骨折,如果坐骨神经无压迫,可考虑保守治疗,但是闭合牵引对移位明显的髋臼骨折难以达到满意复位,而且有可能使坐骨神经受压加重,因此髋臼骨折合并坐骨神经损伤进行牵引治疗时一定要慎重。

### 四、骨盆骨折伴后尿道损伤的研究

骨盆骨折后尿道断裂是泌尿外科、骨科的常见急症,常合并多脏器损伤,病情危急,其预后很大程度上取决于早期处理。

骨盆骨折并发后尿道损伤的发生率达4%~25%。如何处理骨盆骨折所致后尿道断裂,一直是有争议的问题。准确判断后尿道断裂的部位及程度,确定有无其他脏器合并伤是术式选择及促进良好预后的关键。根据外伤史、典型的症状和体征,如骨盆骨折后排尿困难或不能排尿,尿道口有血迹或排尿有出血时,可初步诊断为尿道损伤。但明确诊断后尿道断裂还应注意几点:①骨盆 X 线片有骨盆骨折。②拟诊后尿道断裂应做导尿试验,若尿道完全断裂或尿道周围有大部分破损者,导尿管常不能插入膀胱,甚至误入假道而伴有尿道流血,切忌数次试插,更不要用金属导尿管,以免加重损伤。③直肠指检对后尿道断裂,尤其是合并骨盆骨折时,诊断意义更大。前列腺有浮动感,直肠前壁压痛明显,有时也可触及碎骨片。④尿道造影现有争议。⑤同时注意合并症的明确诊断及处理。

后尿道损伤的急诊处理方法：①耻骨后血肿清除,断端吻合;②尿道会师牵引;③单纯膀胱造瘘。第1种方法术后勃起功能障碍(ED)发生率高达50%~60%,尿失禁发生率20%~30%,有加重出血的危险,很少使用。国外学者多主张早期行单纯耻骨上膀胱造瘘,3~6周后行二期手术修复,但该方法增加了手术次数,延长了治疗时间,而且二期手术方法复杂,技术要求高,基层医院难以开展。有学者认为,后尿道断裂患者早期复位较延期开放成形治疗效果好,且并发症少。笔者认为,尿道会师牵引术方法简单,不需要特殊体位,创伤小,可以早期恢复尿道连续性,引流耻骨后血肿及尿液,并通过固定前列腺位置,缩短尿道损伤长度。只需操作轻柔,不过多分离耻骨后间隙,避免金属探子在尿道断裂处做较大活动,不会加重局部损伤,应为此类损伤患者理想的治疗方法。近期有学者对尿道会师术的方法、置管时间等进行改进,提高了治疗效果。笔者采用改良后的尿道会师牵引术,避免了由于气囊牵引引起的膀胱颈和球部尿道坏死等并发症,缩短了患者住院时间。尿道会师术后,留置气囊导尿管的时间推荐4周以上。尿道扩张,尤其是拔除导尿管后1个月内的尿道扩张是确保手术成功的关键。第1次,探子不宜过粗或过细,更不宜使用暴力,一般从F16或F18号开始,再根据情况增减。由于患者术后尿道断端可能存在轻度移位,每次尿道扩张的失败都有可能导致手术失败,所以最好由术者亲自操作。

目前,重度骨盆损伤的治疗均倾向于切开复位内固定治疗,部分患者需二次手术,原因与骨盆骨折有密切关系。骨折与移位对受损后尿道的治疗效果有直接影响,骨盆畸形愈合可致尿道行径改变,给以后尿道扩张带来困难,且部分患者尿道扩张时易形成假道,尿道狭窄,使再手术率增加。本组骨盆骨折内固定的患者,其后尿道瘢痕段长度明显短于骨折未经内固定者,且在改善尿道断端移位、变形和远期效果方面明显优于后者,说明骨盆复位和固定对尿道会师术具有协同作用。前者的优点有:①可减轻尿道断端的移位及分离,使尿道断端最大程度靠拢,缩短断端间的距离;②解除骨折端对尿道的挤压,保证修复后尿道的正常生理功能;③恢复骨盆的稳定性,有利于尿道的修复,减少后遗症的发生;④减轻前列腺移位,使尿道断端间距缩短,同时减轻对阴茎勃起神经的牵拉,降低ED发生率。骨盆骨折复位及固定中应尽可能不探查耻骨后间隙和清除血肿,以减少出血及并发症。

手术方法:在抗休克及处理其他严重损伤的同时,均行尿道会师术。取耻骨联合上正中切口,切开膀胱,在膀胱空虚或见血性液体时探查膀胱损伤之可能,以一食指经膀胱颈扩张直达前列腺尿道断裂处,同时经尿道外口插入气囊导尿管,在食指引导下将导尿管插入膀胱完成尿道会师。用2枚长直针穿1根10号丝线分别从膀胱颈周围4点、8点处缝向会阴,为避免丝线切割膀胱颈,可补片垫衬。术者用手按压膀胱颈及会阴缝线部即可紧密对合撕裂的尿道断端,缝线垫以橡皮圈在会阴部由助手打结。膀胱颈处针距约2.5cm。气囊导尿管注水约30ml,留置膀胱造瘘管,耻骨后放置乳胶管引流。术后导尿管不加牵引,保留导尿管4~6周。

### 五、骨盆骨折外固定架问题的研究

对于不稳定性骨盆骨折患者,尽快给予外固定对抢救极为有利。外固定可减少骨折面的相对活动,促进血凝块形成,从而大大降低出血量。采用外固定架后,还可在一定程度上稳定骨盆。患者可采取接近半坐位的体位,对心肺功能有利。Rierner等研究证实,对血流动力学不稳定的患者采用即刻外固定可使病死率由22%降至8%;另一组大量病例报道显示,紧急外固定可将病死率由41%降至21%。Burgess Flint L等报道,采用紧急外固定架后,可使复苏阶段的补液量大大减少。紧急使用外固定架时应遵循下列原则:①外固定架上插入髂嵴的钢针周围应有充分的皮肤覆盖;②钢针应与髂嵴垂直;③钢针直径应在5mm左右,长度超过180mm;④骨盆两侧的髂嵴各打入2~3根钢针;⑤患侧钢针应集中在髂嵴前1/3部分;⑥外固定架不能影响剖腹探查的手术操作;⑦骨盆两侧的外固定架结构应有利于骨盆骨折复位。

上外固定架后,针眼应用无菌敷料包扎,每日更换1次敷料。Liebernlan JM等主张,对骨盆骨折内出血的患者应先行骨盆暂时性外固定,后做剖腹探查。紧急使用外固定支架,可极大方便骨盆骨折患者的抢救工作,减少骨盆容量,控制出血,方便患者转运及接受各种检查,大大降低了骨折患者的病死率。但是,外固定架很少能够达到解剖复位。Ketlam等认为,骨盆环损伤的移位小于2cm才能接受。然而,使骨盆外固定支架的患者仅有80%达到这个极低的复位标准,若复位仍难以满意或难以维持,可在患者全身状况稳定后给予切开复位内固定治疗。

### 六、复杂髋臼骨折骨块移位形态分析

骨盆髋臼骨折是累及髋关节的严重损伤,因其位置深、解剖关系复杂,且多合并其他部位损伤,治疗难度较大。随着诊疗技术的不断提高及新内固定器材的出现,对于移位的骨盆髋臼骨折应行解剖复位并内固定已成为国内外多数学者的共识。骨盆髋臼骨折治疗过程中较为核心的问题包括手术时机、手术入路和骨折复位固定技术的选择。而骨折复位固定技术是治疗的难点和重点。达到解剖复位、恢复伤前状态是手术的最高目标。

髋臼骨折后形态变化研究,目前国内多从骨盆髋臼骨折的分型入手。采用最多的是 Letournel 分型,这种分型方法基于双柱理论。将髋臼骨折分为简单骨折和复杂骨折两大类共10种。简单骨折是指涉及1个柱或1个壁骨折或1个单一骨折线的骨折;其有5种骨折,即后壁骨折、后柱骨折、前柱骨折、前壁骨折及横行骨折。复杂骨折至少由2个简单骨折同时存在,其有5种骨折,即T形骨折、后柱伴后壁骨折、横行伴后壁骨折、前柱伴后横行骨折及双柱骨折。该分型几乎包括了所有骨折类型,易于掌握,并能指导和帮助临床医师制订手术方案和判断预后。AO分型将髋臼骨折分为A、B、C3型。A型是指仅波及髋臼1个柱的骨折;B型是指波及髋臼2个柱的骨折,臼顶与完整的髂骨保持一体的骨折;C型是指波及髋臼2个柱的骨折,臼顶与完整的髂骨不相连骨折。以上研究只停留在骨折后骨盆特别是髋臼的结构变化,缺乏损伤前后骨盆髋臼各个结构变化的研究,以及损伤后骨盆髋臼各个结构之间相互移位的研究,特别是旋转移位的研究。

髂骨翼按与内骨盆环的距离分为内、中、外三部分。内、外侧由于骨骼致密是内固定的常用部位。单纯外侧骨折较少,多由肌肉牵拉引起,移位的形态多向下、外旋移位。大多数外侧骨折块多见于严重损伤,由内侧骨折延伸而来。中份由于骨皮质薄,骨折形态多呈粉碎性,移位多不规律。内份骨骼致密,严重损伤骨折线多呈冠状面且粉碎性的多见,骨块移位形态向前排列与股骨头一致。

髂骨翼按前后分为前、中、后三部分。前份由于髂前、外肌肉的牵拉多向外前移位或旋转。中份由于构成髋臼,为直接暴力损伤多呈粉碎性,骨折块多依据外力作用的情况向前外旋转。后份由于与骶髂关节相连,骨骼致密,损伤时多完整,其出现移位的情况较少。骨折线多出现在中后交界处。

内骨盆环骨质致密,是骨盆和髋臼的重要组成部分,分为3段:坐骨大孔段、髋臼段、耻骨段。坐骨大孔段由于骨质致密,在垂直应力作用下,如完整多合并骶髂关节脱位,髂骨上移;如无骶髂关节脱位出现,则在坐骨大孔段上下移位,其近骶髂关节部分结构完整恒定。髋臼段多呈粉碎性,由于股骨头的撞击,此段多呈冠状面的骨折分离,分别向外、向内旋转。耻骨段多由髋臼段延续,多在耻骨梳部,多呈粉碎性冠状面的分离,内侧骨块内旋,外侧块外旋分离移位。

耻骨骨折块:单一骨折多无移位;多出现耻骨上下骨折。由于腹肌的牵拉呈现内陷和内旋。

坐骨骨折块:单一骨折多无移位;多出现坐骨上下骨折。由于盆底韧带和肌肉的附着,骨块多内移和外旋。

四边体:其形态分为部分完整和粉碎性,由股骨头暴力的方向和大小决定。部分完整的四边体髋臼后柱与四边体分离,多出现四边体向内侧移位并旋转。粉碎性四边体病例,多呈现四边体骨折块按股骨头的形态呈放射状分布。

髋臼顶:多为塌陷性,骨折块向上后移位。常隐迹于前侧髂骨块内,易漏诊。

骨盆髋臼复杂骨折特别是前后柱骨折,缺乏有效的支撑点及复位参照点是双柱骨折复位比较困难的主要原因。目前,通常的复位顺序为先行前柱复位固定。前柱达到解剖复位后,后柱就有了参照和固定支点,从而使后柱复位简单。当有股骨头内移时要先予以纠正,方法是用骨钩钩到大转子上方,向外下方牵拉,同时牵引同侧患肢,从而使内移的股骨头复位。前柱复位时,骨折端复位以未移位的髂骨部分作为参照点,尽量解剖复位。通常前柱复位后可以先用克氏针临时固定,后柱也复位后再使用接骨板或螺钉固定。后柱复位的方法常使用 Schanz 螺钉固定到坐骨结节上,向前外提拉,以此纠正后柱旋转移位及内移位。采用双钉复位钳或 Farabeuf 钳将骨折复位,此时可从后方触摸坐骨大切迹平整程度,也可以牵开股骨头观察关节面复

位情况。逐步复位法在复位困难时可采用,方法是先纠正明显的后柱移位特别是旋转移位,临时钳夹固定,再复位前柱;之后再进一步复位后柱,通过反复前后多次矫正,新鲜骨折最后一般都能达到满意复位。目前,缺乏髂骨移位部分与未移位髂骨部分的形态研究,而后柱移位特别是旋转移位的形态研究也缺乏。复位过程严重依赖手术医师的临床经验。反复复位手术时间延长,出血量增加。虽然可以在术中应用导航及3D打印技术,来提高操作的精确度,但费用昂贵、需要专门设备,3D打印需要一定的时间。延长手术等待的时间,且在3D打印模型使用中,大家多注意骨块结构变化复位,对其旋转变化多忽视。

钢板固定是目前治疗髋臼骨折应用最为广泛的方式,包括重建钢板、锁定钢板和弹性钢板。重建钢板被认为是目前治疗髋臼骨折的标准内固定方法,其优势主要体现在牢固的生物力学性能;韧性好,便于塑性预弯以适应髋臼形态;螺钉有较灵活的角度,避免误入关节等。锁定钢板是一种治疗髋臼骨折较好的新方法,由于其不需要和骨表面紧密接触,对钢板塑性要求相对略低,手术时间短,可进行单皮质固定,也可避免螺钉进入关节腔的风险,同时对骨质较差的老年患者有利,一定程度上解决了安全性和固定强度的矛盾性。但锁定钢板治疗髋臼骨折的临床结果差异较大,常规锁定钢板仍存在塑形困难、锁孔损坏等问题。有学者设计了相应的解剖型锁定钢板,还有学者应用螺钉可有一定范围的万向锁定钢板,但是这些研究也未见大样本临床研究。蔡贤华等提出了特殊塑性钛板加方形区螺钉"部分"表面固定的方法,既避免了误入关节腔的风险,又呈多点弹性固定,取得了满意的临床效果。其具体操作原理与传统的弹性钢板不同:传统的弹性钢板依赖其与重建钢板重叠处的单一支点发挥阻挡作用,而特殊塑形钛板加方形区螺钉的固定方法以3~5枚螺钉部分经过方形区表面骨质(螺钉的1/2~2/3裸露于骨表面),且由于连接螺钉的重建板经特殊塑形产生持续向外的扭矩力,使得该固定系统既能对骨块实现直接固定,又能实现多点固定和动力化持续固定。传统的前柱钢板放置位置是先塑形后再沿骨盆的界线放置,手术对钢板塑形要求高,要求钢板前后、侧方及旋转预弯,操作复杂。髋臼是一个复杂的几何体,具有各种曲线和弧度,特别是骨折后骨盆髋臼各个结构的变化导致原有的曲线和弧度混乱,复位过程中特别是旋转移位未恢复,塑形不良,钢板的稳定作用差,产生骨折再移位,骨盆环的形态恢复差,造成骨盆畸形影响下肢正常活动。

由于骨盆髋臼解剖结构特殊、损伤严重及骨折类型与移位方向特别是旋转移位的复杂性,目前仍无良好对策,是当前创伤骨科的处理难点之一,需要进一步深刻研究。

(漆　伟)

### 参 考 文 献

1. 蔡强强,熊力伟. 髋臼骨折的外科治疗研究进展[J]. 实用临床医学,2016,17(4):104-106.
2. 刘曦明,吴刚. 髋臼骨折前路内固定的研究进展[J]. 临床外科杂志,2016,24(5):392-395.
3. 相大勇,余斌. 如何快速进行髋臼骨折的Letournel-Judet分型[J]. 中华创伤骨科杂志,2015,17(5):458-460.
4. 苑芳昌,陈翠莉,管西亮,等. 微创髂腹股沟小切口联合后路K-L切口治疗髋臼双柱骨折[J]. 创伤外科杂志,2016,18(7):429-431.
5. 林冠林,陈庄洪,蔡贤华,等. 前路特殊塑形钛板加方形区螺钉治疗伴有对侧骨盆前环不稳定波及双柱的髋臼骨折[J]. 创伤外科杂志,2016,18(4):200-203.
6. 蔡贤华,刘曦明,汪国栋,等. 前路钛板结合方形区螺钉内固定治疗涉及方形区的髋臼骨折[J]. 中华创伤骨科杂志,2013,15(2):102-106.

# 第二节　骨　盆　骨　折

## 一、概述

骨盆是由骶骨、尾骨和两侧髋骨(髂骨、耻骨和坐骨)连接而成的坚固骨环,形如漏斗。两髂骨与骶骨构成骶髂关节,髋臼与股骨头构成髋关节;两侧耻骨借纤维软骨构成耻骨联合;三者均有坚强的韧带附着。骨盆上连脊柱,支持上身体重,同时又是连接躯干与下肢的桥梁。躯干的重量通过骨盆传达到下肢,下肢的运动必须通过骨盆才能传达到躯干。《普济方》:"凡臀盘左右跌出骨者,右入左,左入右,用脚踏进,搏按平正,用药。如跌入内,令患人盘脚,按其肩头,医用膝抵入,虽大痛一时无妨,整顿平正,却用贴药,只宜仰卧,未可翻卧,大动后恐成损患。"描述其复位方法和预后。

髂骨分为体和翼两部分。髂骨的下部构成了髋臼上缘。髂骨翼位于髂骨后上方、呈扇状,是一块宽阔的薄骨板;它的上缘较厚,呈S形,称髂嵴;髂嵴的前后端各有一骨性突起,前边的称髂前上棘,后方的称髂后上棘;在二棘的下方各有一骨性突出,称髂前下棘和髂后下棘;位于髂前下棘后方约5~7cm处的髂嵴上有一骨性隆起,称髂骨结节。髂骨、髂前上棘、髂后上棘和髂骨结节均系体表骨性标志,对临床的诊断和治疗有重要作用。髂骨翼的内面凹陷而光滑,称髂窝。髂窝的下界是钝圆的骨棘,叫弓状线;翼的后下部分为耳状面,与骶骨相连,组成了骶髂关节。坐骨分为体和支(上支和下支)两部分。坐骨体较粗壮,坐骨支较细薄,其上部构成了髋臼的后下部分,下端是肥厚粗糙的坐骨结节,体后缘的三角形突起是坐骨棘,它与髂后下棘间的大凹陷为坐骨大切迹,与坐骨结节之间的小凹陷为坐骨小切迹。坐骨结节向前、上、内伸出较细的骨板为坐骨支,支的前端与耻骨下支结合。

耻骨构成了髋骨的前下部,分为耻骨体和耻骨的上、下支三部分。耻骨体构成了髋臼的前下部,由体向前内移行为耻骨上支。上支的上缘较锐薄,名耻骨梳。耻骨梳向后移行于弓状线,向前终于一圆形突起,名耻骨结节。耻骨结节至中线粗隆的上缘为耻骨嵴。耻骨上下支相接处的内侧面为一卵圆形粗糙面,称耻骨联合面。耻骨上支的末端向下、后外伸出,与坐骨支结合。耻骨与坐骨围成的孔称闭孔。

髋臼由髂骨、坐骨和耻骨结合而成,臼内有半月形的关节面名月状面,窝的中央未形成关节面的部分称髋臼窝。髋臼缘下部的缺口,称髋臼切迹。

尾骨约呈一三角形,由4~5块尾椎连接而成,底在上并与骶骨相连,尖朝下,游离于肛门之后。尾椎无椎弓,故尾椎亦无椎管。

骶髂关节由骶骨和髂骨耳状关节软骨面连接而成。此关节具有一般关节结构,但较特殊,不是一个运动关节。其关节面方向,是由后内侧斜向前外侧,而且在髂骨侧关节面上有一纵行曲嵴,骶骨侧关节面上有一对应之曲沟,关节面凹凸不平,但彼此嵌合紧密。关节囊紧贴关节面,极为坚韧。关节周围共有6条纵横交错、坚韧有力的韧带加固,使关节更加稳定。前侧有扁平、坚韧的骶髂前韧带,横越骶骨与髂骨前面,并将其紧密连结在一起,以阻挡髂骨外旋和垂直剪式应力。在关节后面,有骶髂后长韧带、后短韧带,其主要作用为阻挡剪式应力及髂骨内旋。在关节后上方,骶骨粗隆与髂骨粗隆间的大骨缝内,有骶髂间韧带,此韧带为许多短而极为坚韧之纤维,将骶骨与髂骨紧密连结在一起。人体除卧位状态外,所承受大部分体重,不单纯依靠滑膜关节本身,而主要依靠骶髂关节的纤维部分——骶髂骨间韧带。在骶髂关节下部两侧还有2条重要的辅助韧带。前者从骶骨外侧至坐骨棘,为一坚韧之纤维带,其作用是限制髂骨内旋。后者从骶髂关节后面至坐骨结节,垂直于骶棘韧带,其主要作用是限制垂直剪式应力作用于半侧骨盆。在骶髂关节上部被后上方的骶髂韧带稳定后,此二韧带的共同作用是可防止负重时骶骨下端向后翘起,有助于骶髂关节稳定,对抗骶骨在矢状面上向前旋转。另外,骶髂关节的骨性结构也很特殊,骶椎上宽下窄,犹如一个楔子,并与二髂骨之间垂直安装,负重越大越保持紧密。总之,骶髂关节由于结构上的特殊,非常稳固,活动范围极微,仅有很少的旋转活动,以缓冲脊柱到下肢或由下肢至脊柱的冲击力及震荡。由于关节韧带极为坚强有力,故临床上单纯骶髂关节脱位也极为少见。

耻骨联合是由两侧耻骨联合面借助纤维软骨板连结而成。两侧耻骨联合表面粗糙,被覆一层透明软骨,其间由纤维软骨板将两骨紧密连结在一起。在纤维软骨板内部,有一矢状位狭窄的腔,名耻骨联合腔,但无关节滑膜衬于其内。除纤维软骨外,其周围还有坚强的韧带连结。其上方有耻骨上韧带,前面有纤维交叉致密的耻骨前韧带,下面有坚强有力的弓状韧带,将耻骨联合上、下方及两侧之耻骨紧密地联结在一起,使耻骨联合更加坚强,以适应负重时承受的张力、压力及剪式应力,在一般情况下,没有活动。故当遭受外力作用时,常可引起耻骨支骨折,而不易发生耻骨联合分离。骨盆环的后部包括骶骨、髂骨颈和坐骨结节,是坐弓和立弓的负重部分,骨质坚硬、不易骨折。骨盆环的前部包括耻骨上、下支,骨质比较薄弱,故容易发生骨折。骨盆分为大、小两部,两者以界线为界,界线由后面始于骶骨岬,向外经骶髂关节到髂骨的弓状线,再向前经过髂耻隆起到耻骨梳,最后经过耻骨结节至耻骨联合上缘,上者为大骨盆,下者为小骨盆。

骨盆上口直径为从耻骨联合上缘至骶骨正中的距离,横径为左右界线的最大距离;下口直径为耻骨联合下缘至尾骨尖的距离,横径为左右坐骨结节间的距离。骨盆有保护内脏和传导力的功能。骨盆对盆腔内的泌尿、生殖系统和消化系统的器官如膀胱、输尿管、性器官、直肠有着坚强的保护作用,并有相当的伸缩性。一旦骨盆骨折就很有可能合并上述内脏器官和盆内神经、血管的损伤。尤其大量出血会造成休克,甚至危及生命。

从生物力学角度来看,骨盆后部是承重的重要部分,有两个承重主弓。在站立位,重力通过骶髂关节、髂骨后部至两侧髋关节,为骶股弓。坐位时,重力经骶髂关节、髂骨后部传递至坐骨结节,为骶坐弓。在骨盆前部有两个联结副弓,一个经耻骨体及其水平支连接骶股弓,另一个经耻骨下支及坐骨支连接骶坐弓。副弓的主要作用是稳定与增强主弓。由于适应承重需要,主弓骨质粗厚坚实,副弓则较薄弱。骨盆受损伤时,副弓常首先折断,主弓仍可正常;主弓骨折时,副弓多同时发生骨折。骨盆的弓形结构发生骨折时,骨盆环的稳定性将遭受破坏,并影响承重功能。

骨盆外部是上身和下肢诸肌的起止点。如外后方有臀部肌肉(臀大肌、臀中肌和臀小肌)附着,坐骨结节处有股二头肌、半腱肌和半膜肌附着。缝匠肌起于髂前上棘,股直肌抵止于髂前下棘。耻骨支、坐骨支及坐骨结节处有内收肌群附着,骨盆上方前侧有股直肌、腹内斜肌、腹横肌分别止于耻骨联合及耻骨结节和髂嵴,后侧腰大肌抵止于髂嵴。如果这些肌肉急骤收缩,可造成相应附着点上的撕脱骨折,同时也可因这些肌肉的收缩而引起骨盆骨折的移位。

## 二、病因病机

骨盆骨折多为强大外力所致。严重者常并发失血性休克、腹膜后血肿、多发性骨折、泌尿系统及腹腔脏器等合并伤。伴有多系统损伤的严重骨盆骨折,伤势复杂而重,病情变化迅速,死亡率较高,应注意多科协同治疗。

1. 病因　骨盆骨折多由挤压外力而致,如车轮压轧伤、房屋倒塌、矿井塌方、土煤倾倒砸伤等,均可造成骨盆骨折。如跌倒时外力来自骨盆侧方,可造成耻骨单侧上下支骨折、耻骨联合分离、骶髂关节脱位、骶骨纵行骨折、髂骨翼骨折等。如外力来自骨盆前方,可造成耻骨上下支双侧骨折、耻骨联合分离,并发骶髂关节脱位、骶骨骨折和髂骨骨折等,并易引起膀胱和尿道损伤。如骨盆超过两处以上骨折,且骨盆环断裂,则骨折块会有较大的上下移位,引起骨盆腔内出血,均属重伤。如急骤跑跳,肌肉突然收缩,可引起肌肉附着处的骨块撕脱性骨折,常发生在髂前上下棘及坐骨结节处。

2. 病机　骨盆骨折由直接暴力所致者,骨折常发生于受力之处,轻者骨质仅出现裂纹或局部骨质内陷。这类骨折多无合并症,但压砸严重者,多合并内脏损伤。由传达暴力所引起的,骨折多发生在上、下力的交会之处,骨折块错位严重,甚至可引起相应处的关节或整个半侧骨盆错位。这类骨折合并内脏损伤的不多。

3. 分型　根据骨折后局部的骨块变位及骨盆环是否稳定,可分为稳定性骨折和不稳定性骨折。

(1)骨盆环稳定性骨折和脱位:即骨折与脱位后不影响骨盆环稳定者,如耻骨单支骨折、髂骨翼骨折、髂前上下棘骨折、坐骨结节骨折、髋臼底骨折、骶尾骨折、耻骨联合分离等,为轻伤。

(2)骨盆环不稳定性骨折和脱位:即骨折与脱位后骨盆变形,骨折片上下错位严重,影响了骨盆环稳定者,可并发脏器损伤、血管损伤,给治疗带来麻烦,如双侧耻骨上下支骨折、单侧耻骨上下支骨折并发骶髂关节脱位或骶骨骨折、耻骨联合分离并发骶髂关节脱位和骶骨骨折或髂骨骨折等,均属重伤。

## 三、临床表现

由于骨盆发生骨折的部位较多,所表现的临床症状、体征不同,现分述如下。

1. 稳定性骨盆骨折

(1)髂骨翼骨折

1)症状体征:骨折局部肿胀、疼痛,皮下青紫,有瘀斑,严重者可伴有伤侧腹壁强直与压痛,甚至出现麻痹性肠梗阻。检查伤侧下肢被动活动时疼痛加剧,局部压痛明显,骨盆分离及挤压试验呈阳性,有时可触及骨折异常活动及骨擦音。

2)X线检查:骨盆平片示髂骨翼骨折,骨片可为线形或粉碎性。

(2)撕脱骨折:包括髂前上、下棘撕脱骨折,坐骨结节撕脱骨折。

1)症状体征:在剧烈运动时,突然感到骨折相应部位疼痛、活动困难。其中,髂前上棘、下棘骨折可见向前迈步时举腿无力。坐骨结节骨折可见大腿后伸无力。检查髂前上下棘或坐骨结节压痛阳性。相应骨折处肌肉抗阻力试验阳性。

2)X线检查:对髂前上下棘骨折可拍侧位片,对坐骨结节骨折拍骨盆平片以明确诊断。

(3)耻骨支骨折(一侧)

1)症状体征:伤后骨盆前侧疼痛,不能站立或行走。检查伤侧骨盆关节活动受限,过伸、外展可使疼痛加剧,骨折局部明显压痛,骨盆分离及挤压试验阳性。

2)X线检查:耻骨上下支可见骨折,有时呈裂纹无移位,有时骨折块移位显著。

2. 不稳定性骨盆骨折

(1)双侧耻骨上下支骨折:多由骨盆侧方挤压所致。骨折都发生在耻骨段上,骨折端多有重叠或向后移位,常合并尿道损伤。

1)症状体征:伤后骨盆前侧疼痛,活动受限,髋关节伸展活动可使疼痛加重,患者多不能站立及行走,伴有尿道损伤者,可有排尿困难,或尿道外口有血迹。检查耻骨段明显压痛,骨盆分离及挤压试验阳性。

2)X线检查:显示双侧耻骨上下支骨折。

(2)骨盆环前后联合损伤:当较大暴力作用于骨盆环时,可导致骨盆环前侧段耻骨坐骨骨折或耻骨联合分离与后侧段骶髂关节脱位或关节附近骶骨或髂骨骨折。由于骨盆环前后两处断裂,使骨盆解体成两半,骨盆伤侧之一半连同下肢一起沿骨盆纵轴旋转,向上移位,使骨盆变形。

1)临床分型:根据变形情况,可分为3型。

分离型:又称开书型。多由骨盆前后方向挤压所致。当前后方向挤压骨盆时,外力首先作用于骨盆前侧及髂骨两翼部,致使耻骨骨折或耻骨联合分离。外力继续作用,由于骨盆环前宽后窄,致使髂骨翼像打开书本一样,外翻外旋,因而造成骨盆环后侧骨折脱位,骨盆向伤侧旋转变形。X线片示,由于伤侧髂骨外翻外旋,与对侧相比,伤侧髂骨翼变宽,闭孔变小,骨折端互相分离,骨盆横径加长,骨盆环呈张开变形状。

压缩型:当骨盆遭受侧方挤压时,髂骨翼处于骨盆环最高位置,首先受压,然后外力继续作用,沿骨盆环的前后向下传递;由于骨盆环前侧较后侧薄弱,易发生骨折。外力继续作用,压缩一侧髂骨向内(中线)移位,并内翻内旋,致使骨盆环后部受力,发生骶髂关节脱位或关节附近骶、髂骨骨折;因而将骨盆分为两半,失去了稳定性,致使髋骨向中线移位,髂骨翼内翻内旋,骨盆压缩变形。如前后断裂发生在同侧,半个骨盆连同下肢可因脊柱旁肌肉的牵拉向上移位。X线片显示,骨盆压缩变形,骨盆向健侧翻转,骨折端重叠,由于髋骨内翻内旋,伤侧髂骨翼影像变窄,闭孔变大,耻骨联合向健侧移位或骨折端相互重叠。

垂直型:多由于高处坠落,单足着地,地面反作用力从下肢向上传递到达骨盆和由上而下之重力,汇合于骨盆部,发生巨大剪力,致使骨盆前侧耻骨上下支骨折或耻骨联合分离与同侧或对侧骶髂关节脱位或骶骨髂骨同时骨折,伤侧半个骨盆连同下肢向上移位。

2)症状体征:此种损伤,一般暴力较大。骨及软组织损伤严重,骨折不稳定,内出血多,并发症较其他类型多1倍以上。因此,全身症状多较严重,常合并不同程度的休克,疼痛严重,翻身及肢体活动都比较困难,骨盆部及会阴部可出现瘀血斑及血肿,骨盆畸形明显,两侧有时不对称,伤侧髂骨嵴升高,下肢短缩,脐棘距(髂前上棘至脐的距离,正常两侧相等)不等长(分离型大于健侧,压缩型小于健侧);骨盆压痛明显,骨盆挤压及分离试验阳性,甚至可以触及异常活动及骨擦音。合并腹膜后血肿者,还常出现腹痛及腹膜刺激征。合并尿道或膀胱损伤者,有排尿困难及尿潴留。开放性损伤,出血猛烈,常合并严重失血性休克。

3)X线检查:一般除拍摄正位全身骨盆X线片外,必要时应加摄骨盆入口位(患者仰卧位,X线管球向尾侧倾斜呈60°角,对准骨盆正中,拍摄X线片,可显示骨盆向内、外旋转及向内移位程度与半侧骨盆向后移位及骶髂关节间隙)及骨盆出口位X线片(患者体位同上,管球向颅侧倾斜45°角,对准骨盆正中拍片,可清楚显示骶髂关节分离的间隙,骶骨骨折及前后面上的旋转畸形)。上述3张X线片,可以清楚了解骨盆环的变形情况。

分离型:骨盆张开,伤侧髂骨翼影像变宽,闭孔变小,耻骨联合或耻骨断端互相分离,坐骨棘突出变大,髂骨与骶骨影像重叠,坐骨结节异常隆突,股骨外旋,严重者半侧骨盆向上移位。

压缩型:骨盆环显示向中线压缩,髂骨内旋,影像较对侧变窄,闭孔变大,耻骨支骨折处发生重叠移位,耻骨联合向对侧移位。

垂直型:伤侧半骨盆向上向后移位,但无髂骨翼扭转变形。

## 四、诊断

1. 骨盆骨折的诊断　①多有外伤史;②骨盆骨折处疼痛,患侧肢体活动困难;③骨盆分离或挤压试验阳性;④X 线片可明确诊断。

2. 并发伤的诊断　骨盆不稳定性骨折,特别是骨盆环前后联合损伤常同时存在并发伤。这类患者伤势多较严重而复杂,应注意下列并发伤。

(1)出血与腹膜后血肿:骨盆骨折常因骨折端渗血,贴近盆壁的软组织与盆壁血管损伤而引起大量出血。盆腔内出血可沿腹膜后间隙向上蔓延而形成腹膜后血肿。巨大的腹膜后血肿含血量可超过 3 000ml,患者有失血性休克,同时有腹胀、腹痛、腹肌紧张、腹部压痛、肠鸣音减弱或消失等腹膜刺激症状。不易与腹腔内出血相鉴别时,腹腔穿刺抽出鲜血,腹腔灌洗的回流液含肠内容物或 10ml 以上凝固的血液,则需进行剖腹探查。

(2)尿道损伤:主要表现为排尿困难,尿道口有血迹或滴血,会阴部有血肿及尿外渗现象。导尿管不能插入膀胱亦是诊断尿道损伤的证据。

(3)膀胱损伤:据文献报道,约 9%~15% 的骨盆骨折患者合并膀胱破裂。膀胱破裂患者约 80% 为骨盆骨折所致。骨盆骨折合并腹膜外膀胱破裂多为骨折端刺破或附着膀胱颈韧带牵拽撕裂所致。腹膜内膀胱破裂多发生于膀胱充盈张力骤然增大之时,伤后不能排尿,可见下腹部疼痛、肿胀及尿外渗现象。导尿检查,由尿管注入无菌生理盐水 100~200ml 而不能抽出等量液体,是确诊膀胱损伤的简易方法。

(4)直肠损伤:这种并发症虽不多见,但诊治延误可导致盆腔严重感染或弥漫性腹膜炎,死亡率高。直肠刺破或撕裂者,有里急后重感及下腹痛。直肠指诊有压痛或可扪及破裂口,指套染有血迹。腹膜内破裂者,有早期腹膜刺激症状。

(5)鉴别诊断:骨盆骨折应与骶髂关节半脱位、耻骨联合分离、骶髂关节韧带损伤鉴别,除病变部位位置不同外,主要依靠 X 线片鉴别。

## 五、治疗

### (一) 外治法

1. 手法整复外固定　手法整复必须选好适应证。对骨盆环的稳定不产生影响的骨折,不需手法复位。对有昏厥的患者,必须解除导致昏厥的病因,待复苏后恢复一段时间,方能手法复位。复位时,因患者翻身困难和在翻身时容易加重损伤,故需在仰卧位进行复位。方法是,一助手用两手上提腋下,另一助手向下牵引下肢。在两助手相对牵引的情况下,医师用手轻轻活动骨盆两翼,将高突之处用手掌下压。待用手检查耻骨骨折端已觉平复时,即为复位完毕。复位后拍片,如复位未达到解剖位置,相差不足 1cm 者,不必再次复位,但为防止复位后位置不稳,可在患侧下肢做皮牵引或骨骼持续牵引。牵引重量 10~15kg,牵引时间 4~6 周。

2. 下肢骨牵引手法复位外固定　采用胫骨结节或股骨髁上持续骨牵引,使骨盆骨折逐渐复位,是最基本、常用和安全的方法。如需牵引力量较大,最好用双侧下肢牵引,可以更好地使骨盆固定,防止骨盆倾斜。牵引重量一般为体重的 1/7~1/5,注意开始时重量要足够大,3~4 天后拍摄 X 线片复查骨折复位情况,再根据骨折复位情况酌情调整,直至复位满意后为止。维持牵引至骨愈合,一般需 8~12 周,不宜过早去掉牵引或减重,以免骨折再移位。具体应用时,还需根据骨折类型,骨盆变位情况,给予相应牵引。垂直型骨盆骨折,半侧骨盆向上移位及轻微扭转变形者,可选用单纯持续骨牵引;骨盆变形属分离型者,可同时加一骨盆兜带悬吊骨盆,使外旋之骨盆合拢复位。但也需注意防止过度向中线挤压骨盆,造成相反的畸形。压缩型骨盆骨折,禁用骨盆兜带牵引,可在牵引的同时辅以手法整复,即用手掌自髂骨嵴内缘向外挤压,以矫正髂骨内旋畸形。少数内旋畸形严重者,必要时牵引前亦可先用"4"字形整复手法矫正,即髋关节屈曲、外展,膝关节屈曲使患侧足放置于对侧膝关节前面,两腿交叉呈"4"字形,术者一手固定骨盆,一手向下按压膝关节,使之向外旋转复位,然后行骨牵引。若半侧骨盆单纯外旋,同时向后位,亦可采用90°-90°-90°牵引法,即在双侧股骨远端做骨牵引,将髋膝和踝3个关节皆置于90°位,垂直向上牵引,利用臀肌做兜带,使骨折复位;此种方法的优点是便于护理,并可减少对骶部的压迫,避免发生压疮。对骨盆多发骨折,可根据X线片所示骨盆变形及骨折移位情况,给予相应牵引,力争较好的复位。一般牵引6周内不应减量,以防止再移位,直至骨愈合。一般12周左右,如位置理想,疼痛消失,可去除牵引。

3. 固定方法

(1)叠砖固定法:在骨盆两侧的褥子下面,各放4块砖,2块叠起,中如槽形,将褥子拉紧不使出现皱褶,以防压出压疮。3~4周可撤去固定。

(2)多头带固定法:用两层普通白布1块,长约120cm,宽约24~27cm,两端分别撕成3cm宽的布条,在中间钉上两条宽3cm、长33cm的布带,两带间距10cm。放在患者骨盆后方,将骨盆由后向前兜起,两端布条相对在骨盆前方结扎固定,兜布中间两条布带由大腿内侧绕至大腿前方与兜布下方的带条结扎,以防兜布上窜。松紧适度,过紧则骨折端容易重叠,导致骨盆狭窄;过松则骨折端尚未接触,会引起骨折愈合缓慢。固定时间同上。

(3)悬吊固定法:目前多主张用此法固定。它的优点是将骨盆悬吊离开床面,臀部离床不容易出现压疮,且有很大力量使骨盆周围向中间内聚,在固定期间应不断检查,以防内聚过度而发生骨盆狭窄。

4. 骨盆夹板外固定法 此法和多头带固定的原理相似,适用于骨盆骨折的分离型。它是用事先做好的2块木板,用弹性带相连而成。应用时,在患者髋部两侧垫以棉垫,再将2块木板夹于其上,靠弹性的紧缩、内聚使分离的骨折得以内聚合拢。

外固定架在骨盆损伤中起着非常重要的作用,不仅能在复苏抢救阶段起到临时固定骨折、有效减少骨盆出血、降低死亡率的作用,也能在部分骨折类型中单独或结合其他内固定作为最终的固定方法。外固定架控制出血的主要原理是通过复位固定骨折,不仅使骨折面渗血减少,同时也使盆腔容积减少并能保持恒定,从而有效发挥骨盆的填塞效应,阻止静脉和微小动脉的出血。骨折稳定后,不再因反常活动而破坏凝血块或刺伤血管,也起到了升压作用。对于不稳定性骨盆骨折,应尽早应用外固定架。尤其在血流动力学障碍的情况下,甚至可作为急诊常规应用。

5. 手术治疗 骨盆环内固定是最稳定的固定方式。经钢板系统治疗的不稳定性骨盆骨折中,下肢不等长、骨盆倾斜、下腰痛等并发症可有效得以避免。对不稳定剪力型骨盆骨折的早期复位和坚强固定,有利于早期活动并能减轻晚期后遗症的发生。内固定的方法很多,但关键要能准确复位。对于部分不稳定性骨盆骨折,单独前入路固定可获得满意结果;对于完全不稳定性骨盆骨折,前后路联合内固定较内固定结合外固定可获得更佳疗效。故前后路联合内固定技术可作为不稳定性骨盆骨折治疗的首选方法。

(二)内治法

按不同证候分类,临床上多分为气滞血瘀型和气血亏虚型。前者治疗以活血化瘀为主,方用血府逐瘀汤加减。后者辨证或以气虚为主,或以血虚为主。气虚者,宜补气为主,方用当归补血汤重用黄芪60g,并可加服人参等。血虚者,宜补血为主,方用四物汤加味,临床多加鹿角胶、阿胶等,同时应用少量入气分药物。

## 六、预防与护理

骨盆骨折临床上最常见的合并症是出血。出血原因包括四方面:①骨折断端出血,因骨盆为松质骨,一般出血较多;②骨盆内血管损伤;③盆腔静脉丛损伤;④贴近骨盆壁的肌肉及盆腔脏器可因骨折移位撕裂或刺伤而出血。因此,对骨盆骨折患者,特别是严重骨盆骨折合并出血较多者,应尽量减少不必要的搬动,卧硬板床,减少骨折端活动与出血,并最好能早期对休克患者使用休克裤。对卧床患者要注意压疮的发生。对合并盆腔脏器损伤者,要早期进行手术探查。对骨盆骨折牵引患者,一般牵引重量为体重的1/5并反复拍摄X线片。牵引时间在6~8周。牵引前3~4天重量宜大,骨折对位后,牵引重量不宜立即减少,要防止骨折再移位。

## 七、目前研究进展

有人对 100 例骨盆骨折并发症进行了回顾性分析,结果表明合并巨大腹膜后血肿伴休克者占 34%,合并下尿路损伤者占 64%,合并女性生殖器官损伤者 8%,合并直肠损伤者 6%,合并神经损伤者 4%。研究认为,髂内动脉结扎是抢救出血性休克的有效措施之一;结扎后仍有出血者,结合填塞止血仍可奏效;腹膜后血肿可采用非手术治疗,开腹探查仅在有严格指征下进行;尿道断裂患者以一期做膀胱造瘘,二期行尿道成形术为宜。直肠损伤在腹膜反折以上者,可经腹直肠修补,损伤近端结肠造瘘;在腹膜反折以下者,可行会阴伤口清创,直肠周围间隙引流,近端结肠造瘘。

王永福等对骨盆骨折合并休克采取以下抢救措施:①立即建立静脉输液通路,必要时可同时建立 3~4 条;②在 20 分钟内输入 2 000~2 500ml 液体后再补全血;③氢化可的松 20~50mg/kg,亦可达 50~150mg/kg;④经大剂量补液、补血不能纠正休克时,要积极考虑髂内动脉结扎术。对 129 例患者进行抢救,短期内死亡 2 例,抢救成功率 98.4%。

文献报道,血管栓塞疗法对骨盆骨折后的腹膜后血肿有效,可以减少输血量及并发症。Panetta 报道,成功率可达 87.1%。近年来,有人报道在数字减影 X 线下做动脉内阻塞止血,在严重骨盆骨折、左髂动脉破裂、失血性休克等病例中取得成功。

Latenser 认为,对有骨性不稳定的骨盆骨折用早期固定来改善疗效。早期固定骨盆骨折可减少住院时间、制动时间、并发症和输血量,而且存活率较高。

关于骨盆后环损伤后果:Watson-Jones 指出,儿童骨盆骨折,畸形愈合至成人后,很少会影响分娩;仅遇到 2 例因骨盆骨折畸形愈合而影响分娩。Wates 指出,少年女性骨盆骨折可能影响分娩。Sperr 与 Peltier 报道 1 例并复习文献中 51 例骨盆骨折对怀孕的影响时指出,骨盆骨折后怀孕者,约 1/2 可正常分娩,1/3 需剖宫产,多由骨盆前后环联合损伤所致,揭示出对骨盆骨折进行良好复位的重要性。

胥少汀通过对唐山地震导致骨盆后环损伤患者的检查,指出因复位不当而遗留的功能障碍主要有三:①疼痛跛行;②伤侧下肢短缩;③骨盆扭转变形。疼痛可以是暂时的,随着时间的推移将逐渐减轻;下肢短缩在脱位或骨折移位严重时可达 3cm 以上,并继发骨盆倾斜及下肢侧突;骨盆变形严重者可影响劳动,在育龄妇女可影响分娩。后两种障碍不易纠正。

Tle 等报道 218 例骨盆骨折,随诊 2~18 年,平均 5.6 年,结果显示,腿短超过 2.5cm 者 9 例,占 4.1%;不连接 8 例,占 3.7%;疼痛 88 例,占 40.4%。其中,前环 9 例,占 4.1%;后环 79 例,占 36.2%;以骶髂关节脱位为多,占 60%。因此,对骨盆骨折本身的治疗应强调良好而及时的复位,以使功能完全恢复。

为探讨对开放性骨盆骨折大出血患者行血管影像介入疗法的可行性,夏增兵等对 5 例开放性骨盆骨折施行选择性髂内动脉分支栓塞术,辅以盆腔内纱布填塞的综合止血措施。结果显示,除 1 例死于并发症外,4 例经此治疗后循环状态明显改善;表明针对开放性骨盆骨折患者在补充血容量的同时,施行选择性髂内动脉分支栓塞术能起到良好的止血效果。

为探讨三维 CT 成像在骨盆骨折治疗中的应用价值,马梦昆等对 8 例骨盆骨折的三维图像进行分析,并与平片对照。结果显示,骨盆骨折三维图像再现了骨盆骨折的病理解剖全貌,三维骨盆正位、入口位和出口位像能显示半骨盆空间移位方式和旋转畸形;表明骨盆骨折三维 CT 成像使术者更易理解复杂骨折的病理解剖关系,可为制订手术计划提供有价值的信息。

孙莹等对 57 例骨盆骨折多发伤患者的伤情采用简化 TRISS 计量法,得出患者的存活概率即 PS 值。结果发现,PS 值不同,护理的重点亦不同。PS 值 1.00~0.91,应以健康教育和心理疏导为主;PS 值 0.90~0.76,应在抗休克的同时严密观察病情,及时发现异常变化加以处理;PS 值 0.75~0.51,为重伤员,死亡率 33.3%,应转 ICU 监护或安排有经验的专业护师特别护理;PS 值<0.50,为危重伤,成活率低,应随时做好准备,配合医师抢救,并加强并发症的预防,提高救护成功率。结果表明,简化 TRISS 法用于指导骨盆骨折多发伤的护理,使伤情估计由粗略的经验判定提高到精确的量化水平,根据判定伤情严重度的 PS 值,对创伤患者实施有的放矢的施护,可提高创伤救治的质量和水平。

(邓　煜　向发松)

参 考 文 献

1. Cook RE,Keating JF,Gillespie L. The role of angiography in the management of haemorrhage from major fractures of the pelvis[J]. J Bone Joint Surg Br,2002,84(2):178-182.
2. 王大平,肖建德,熊建义. 严重骨盆骨折的救治及手术治疗[J]. 中华创伤骨科杂志,2002,4(2):100-103.
3. 周倬瑜,丁焕文. 不稳定型骨盆骨折的治疗[J]. 中国现代医学杂志,2003,13(11):94-96.

# 第三节 髋臼骨折

## 一、概述

髋臼骨折是指髋臼的前唇、后唇和髋臼底部骨折的总称。髋臼由3块骨骼组成,其中髂骨在上,耻骨在前下,坐骨在后下。至青春期以后,三骨的体部才融合为髋臼。髋臼是一个呈倒杯形的半球凹,其关节面部分呈马蹄形,上覆以关节软骨,窝内有半月形的关节面(名月状面),窝的中央未形成关节面的部分为髋臼窝;臼缘的下部有一切口,称髋臼切迹。其臼内容纳股骨头,组成人体髋关节。单纯的髋臼骨折,多见于臼的后缘、前唇缘,这类骨折较为少见。临床较为常见的是髋关节后脱位并发髋臼后缘骨折,而臼底部骨折往往合并髋关节中心性脱位。

《普济方》:"凡臀盘左右跌出骨者,右入左,左入右,用脚踏进,搏按平正,用药。如跌入内,令患人盘脚,按其肩头,医用膝抵入,虽大痛一时无妨,整顿平正,却用贴药,只宜仰卧,未可翻卧,大动后恐成损患。"描述其复位方法和预后。

## 二、病因病机

髋臼骨折多由间接暴力造成;因臀部肌肉丰厚,故直接暴力造成骨折者少见。当人体从高处跌下、坠落或弯腰工作时,重物砸于臀部造成骨折。当重物砸于人体臀部使髋部下沉,而股骨的反作用力上传至股骨头,这种剪力交汇于髋关节,股骨头强大的冲击力继续上传,冲破覆盖在股骨头上的髋臼后上缘,即造成髋臼上缘骨折(后唇骨折)。前唇骨折的作用力相反。另一类型为,患者跌倒时下肢呈外展状态,暴力沿下肢上传至股骨头,力量并不减弱,而继续上传,股骨头强大的外力冲击臼底而造成骨折,这种骨折合并股骨头中心性脱位。

## 三、诊断与分型

### (一)髋臼解剖结构

Letournel将髋臼分为前柱和后柱2个结构,同时包含前柱和前壁、后柱和后壁4个元素;将940例髋臼骨折患者分为单一元素的骨折(后壁型23.7%、后柱型3.2%、前壁型1.9%、前柱型4.5%和横断型7.4%)和至少包含2个元素的骨折(后柱加后壁型3.4%、T型7.0%、横断加后壁型19.5%、前柱加后半横型6.6%和双柱型22.7%)。

### (二)髋臼骨折诊断

髋臼骨折治疗的难点在于诊断、分型,只有明确的诊断、分型才能指导选择正确的手术入路并制订合理的内固定方案。髋臼骨折诊断主要依赖于影像学检查。

X线检查:包括骨盆前后位、髂骨斜位和闭孔斜位X线片。在骨盆前后位X线片上,需牢记6个标记,即髋臼顶、前壁、后壁、髂坐线(后柱)、髂耻线(前柱)和泪滴(图14-3-1)。

CT平扫:有助于了解骨折的个性化特点。CT平扫图像中,矢状位骨折线

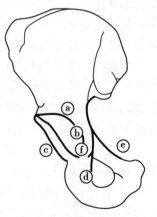

**图14-3-1 骨盆前后位X线片上髋臼相关标记**

a. 髋臼顶　b. 前壁　c. 后壁
d. 髂坐线　e. 髂耻线　f. 泪滴

在X线片上表现为横断骨折线;CT平扫图像中,冠状位骨折线在CT三维重建图像上表现为前后柱分离的骨折线(图14-3-2)。

CT三维重建:能直观地显现髋臼骨折形态及骨折块移位方向和程度,有助于认识骨折的特点,并制订切开复位内固定方案。但它只能呈现骨折表面情况,无法展示骨折和骨骼内在结构的改变,如压缩性骨折、关节内骨折块等,对于这些易被忽视的情况应予以注意。

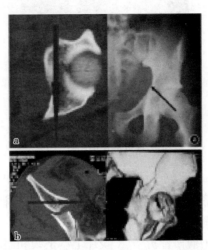

图14-3-2　髋臼骨折CT平扫图像与X线片及CT三维重建图像的对应关系

a. CT平扫图像(左)中,矢状位骨折线在骨盆前后位X线片(右)上表现为横行骨折线

b. CT平扫图像(左)中,冠状位骨折线在CT三维重建图像(右)上表现为髋臼前后柱分离

**(三) 髋臼骨折分型**

1. 后壁型　后壁型髋臼骨折最为常见,其X线片表现为后壁移位性骨折,常伴有髋关节脱位(图14-3-3)。由于该型髋臼骨折常为粉碎性骨折且伴有关节压缩,骨关节炎发生率很高。

2. 后柱型　后柱型髋臼骨折的骨盆前后位X线片上可见髂坐线不连续,但髂耻线、前壁、髋臼顶和泪滴均完整,可伴有耻骨支骨折(图14-3-4)。

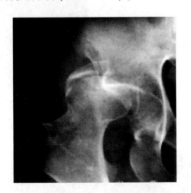

图14-3-3　髋臼后壁骨折伴髋关节后脱位

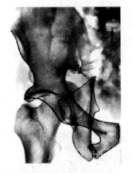

图14-3-4　髂坐线断裂、髋臼后柱移位性骨折

3. 前壁型　前壁型髋臼骨折多见于老年人,前壁不连续,髂耻线在两处不连续,髂坐线和后壁均完整,伴有髋臼顶压缩时可出现海鸥征(图14-3-5)。

4. 横断型　横断型髋臼骨折累及前后柱,X线片表现为髂坐线、髂耻线、前柱和后柱均不连续,但闭孔环完整(图14-3-6)。

5. 后柱加后壁型　后柱加后壁型髋臼骨折中,X线片上后柱和髂坐线不连续,但前柱和髂耻线仍完整,常伴有髋关节后脱位、后壁压缩(图14-3-7)。

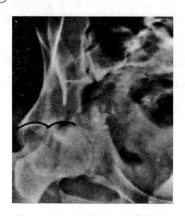

图 14-3-5 闭孔斜位 X 线片示
髋臼前壁骨折伴髋臼顶压缩、
出现海鸥征（如黑线所示）

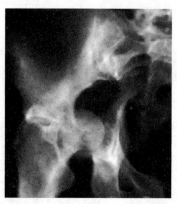

图 14-3-6 骨盆前后位 X 线片示髂
坐线、髂耻线均断裂，髋臼横行
骨折累及前后柱

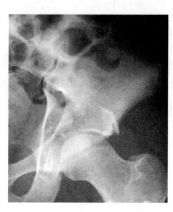

图 14-3-7 骨盆前后位 X 线片示髂
坐线断裂、髋臼后柱和后壁骨折、
前柱和髂耻线完整

6. T 型　即横断型髋臼骨折伴耻骨下支和坐骨支垂直骨折，X 线片上所有纵向标记线均不连续，但髋臼顶和髂骨翼连续。这类骨折有时需经联合入路手术。骨折线的 T 型柄可垂直于耻骨下支，也可斜向前方或后方，形成各自不同的 T 型骨折（图 14-3-8）。

7. 横断加后壁型　横断加后壁型髋臼骨折中，X 线片上髂坐线和髂耻线均不连续，闭孔环完整，髋臼顶与髂骨翼相连（图 14-3-9），常伴有关节软骨破坏和骨坏死，预后不佳。

8. 前柱加后半横型　前柱加后半横型髋臼骨折中，X 线片上髂坐线和髂耻线均不连续，前壁或前柱骨折伴有后柱横行骨折线，髋臼顶和部分后柱与髂骨相连；CT 平扫示前壁或前柱骨折线呈冠状位，后半横行骨折线呈矢状位（图 14-3-10）。

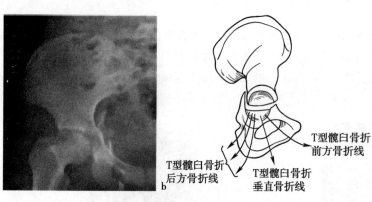

图 14-3-8 T 型髋臼骨折
a. X 线片　b. 骨折线 T 型柄方向示意图

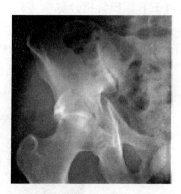

图 14-3-9 髋臼横行骨折伴后壁骨折、
髂坐线和髂耻线均断裂

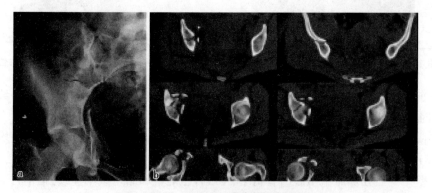

图 14-3-10 前柱加后半横型髋臼骨折
a. 骨盆前后位 X 线片示髂耻线和髂坐线均断裂、髋臼顶和后柱部分与髂骨相连
b. CT 平扫示前壁骨折线呈冠状位，后半横行骨折线呈矢状位

9. 双柱型　双柱型髋臼骨折常伴有髋关节中心性脱位,髂坐线不连续,后柱向内移位,髂耻线不连续,髂骨翼骨折,闭孔环骨折,前、后柱分离,所有垂直标记线均不连续(图14-3-11)。

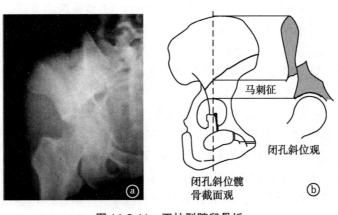

**图 14-3-11　双柱型髋臼骨折**
a. 骨盆前后位 X 线片　　b. 闭孔斜位马刺征示意图

## 四、治疗

### (一) 保守疗法

决定手术或非手术治疗,取决于损伤特性,患者的年龄、合并症、活动能力及内脏骨骼损伤情况,而手术团队的经验和手术器械也是重要因素。

一般来说,对于非移位骨折;髋关节保持稳定且保持同心圆结构;未累及负重区的臼顶部骨折;小块后壁骨折面积小于整个后壁40%,没有合并脱位且未累及髋臼后上部;低位前柱骨折(只限部分前壁骨折);低位横行骨折;双柱骨折单头臼匹配尚可,患者对功能要求不高,可保守治疗。骨牵引4~8周,半负重行走4~8周,然后负重行走。

### (二) 手术治疗

1. 经后路切开复位内固定(K-L 入路)(图 14-3-12)　牵开髋关节最好的办法是使用大的通用牵开器,这样可以显露关节,清理游离骨块,复位髋臼缘的塌陷骨折。放松牵引,则股骨头可作为髋臼关节面复位的模板。在大转子开一小窗,取自体骨松质移植支撑复位后的塌陷骨折。

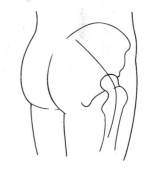

**图 14-3-12　K-L 入路示意图**

(1) A1 型骨折——后壁骨折:每个后壁骨折块都要将内侧面的软组织尽量清除,以便于精确复位,同时尽可能保留关节囊的附着,以保存对骨块的血液供应。将这些骨折块复位后用直的顶棒维持,然后用克氏针做临时固定。用3.5mm 重建钢板置于复位后的后壁做支撑固定,近端固定于髂骨,远端固定于坐骨。按照后壁的形态稍稍塑形钢板,有助于复位并对骨折产生加压固定作用。用 1 枚或多枚拉力螺钉穿过钢板,将后壁骨块固定于后柱,防止骨折移位。如果严重的粉碎骨折妨碍了拉力螺钉固定,可以使用弹簧钩钢板。钢板塑形后,参照股骨头对小碎骨块复位并做支撑。仔细确认钢板的钩端没有刺破髋臼缘,并要足够远离髋关节边缘,以免刮伤股骨头。关节面局部塌陷的,必须小心抬起这部分关节面,并以股骨头为模板塑形复位,复位后的骨缺损可以使用自体骨松质或骨替代物充填。后壁骨折复位,并用可吸收棒、克氏针或 3.5mm 螺钉固定。

(2) A2 型骨折——后柱骨折:髋臼后柱很典型地向后内侧移位并内旋。理解导致移位的旋转因素可以帮助精确地复位。复位时,将 4.5mm 双皮质螺钉拧入骨折两端主要的后柱骨块(某些骨盆器械配套采用 3.5mm 双皮质螺钉),使用持钉钳夹住螺钉复位。此外,还可用 5mm 的 Schanz 螺钉拧入坐骨或使用带阻挡的尖齿骨盆复位钳置于坐骨切迹,纠正后柱下部骨块的旋转移位。该操作过程容易损伤臀神经血管蒂,必须注意保护。骨折复位并用克氏针临时固定后,使用 3.5mm 重建钢板固定,从坐骨到髂骨。用 1 枚拉力螺钉越过骨折线拧入前柱,就能提供绝对的稳定。后柱骨折(A2型)很少单独发生,经常伴发后壁骨折。在这些病例中,最后要使用单独的支撑钢板来固定后壁骨块。

(3)B1型骨折——单纯横行骨折:术中使用的技术与治疗A2型骨折相类似。因为另有前柱骨折,因此复位更加困难。介绍一种操作技巧:先用1块钢板固定一侧骨块,用其作为复位工具,暂时固定并探查复位情况。然后改用3.5mm重建钢板和拉力螺钉固定髋臼后方。该钢板应在被拧紧贴近后柱的同时对前柱骨折块产生加压作用。在A1型后壁骨折中使用的钢板塑形方法在B1型单纯横行骨折中会导致前柱分离。髋臼横行骨折固定过程中,后方放置过度塑形的钢板会在骨折块前方产生加压力并有助于复位。相反,假如横行骨折复位时,后方放置塑形不佳的钢板,会导致骨折块前方发生分离。从后柱向前柱的拉力螺钉可防止前柱移位。该螺钉常被放置于后侧加压钢板孔内,必须平行于四边体表面,避免穿透进入关节腔,若螺钉位置过深,穿入关节腔,可以保留直至骨折愈合。如果有局部关节面压缩性骨折,必须解剖复位并用自体骨松质(或骨替代物)填充骨缺损。可以用可吸收钉、克氏针或螺钉做临时固定。

(4)B2型骨折——T型骨折:这部分是所有骨折类型中最难处理的,髋臼下方被垂直骨折线分为前后两部分骨块。

通过后路固定该类骨折,成功与否在于术者是否能通过坐骨大切迹触摸到前柱骨块和坐骨支的骨折线。要想通过对后柱骨块的操作来控制与之分离的前柱骨块是不可能的,因此术者必须熟悉如何将复位器械经坐骨切迹置入,并在后柱临时固定后用该器械来操控前柱骨块。仅有一种情况例外,那就是后柱的植入物绕向前柱,但复位也十分困难。如同治疗单纯的B1型横行骨折,最终使用后侧的加压钢板和拉力螺钉完成固定。

2. 经前路切开复位内固定(髂腹股沟入路,Stoppa入路)(图14-3-13) 屈曲髋关节以松弛跨越其前方的结构,有利于骨折复位。用Schanz螺钉于股骨外侧拧入股骨头进行手法牵引,可望通过韧带牵拉促进骨折复位。由于通过本入路无法直接显露关节面,手术的每一步骤,包括每一块骨折碎片的精确复位,对于最终复位的效果都是非常关键的。

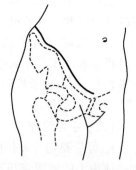

图14-3-13 髂腹股沟入路示意图

要仔细冲洗骨折块间的裂隙,清除血肿和小碎片。通过关节骨折的移位部分冲洗髋关节内并去除游离的碎骨片。先将髋臼周围的骨块复位,以获得骨盆的完整性,随后重建前柱或前壁骨折(A3型)、前柱加后半横行骨折(B3型)以及双柱骨折(C型)。从外周向关节面依次复位骨折块并做临时固定,整个操作需要术者的耐心以及对骨盆解剖要有三维立体概念上的理解。髂嵴可使用3.5mm拉力螺钉和/或3.5mm重建钢板固定。通常,前路的固定使用1块按骨盆内缘塑形的3.5mm重建钢板,至少各有2枚螺钉固定在耻骨和完整的髂骨翼,其他为双皮质螺钉或拉力螺钉固定。

通过髂腹股沟入路放置螺钉的危险区域:在闭孔斜位上,危险区域从髂耻隆起前缘到髂前下棘前缘,由于该区域内螺钉很容易穿入关节腔,因此仅在必要时应用,且螺钉必须保持与四边体板的平行或只穿透单层皮质。

对于A3型和B3型骨折,首先将前柱和未受损的髂骨进行复位,用克氏针或3.5mm拉力螺钉临时固定在坐骨支柱上,最后将所有的前壁和耻骨上支的骨块复位后临时固定。对于C型骨折,从髂嵴到耻骨联合的前柱重建必须十分完美,为随后的后柱向前柱的复位提供解剖模板。前柱骨块常发生典型的短缩和外旋,为了将其复位至未受损的髂骨上,常需纵向大力牵引。

大多数骨折的最终固定需要使用3.5mm重建钢板,塑形后沿髂窝、越过髂耻隆突直至耻骨支和耻骨结节。通常不越过耻骨联合,除非合并耻骨支骨折或骨盆损伤累及耻骨联合。钢板要很好地塑形,否则固定后会造成髋臼骨折的移位。使用3.5mm皮质骨螺钉,将钢板固定在髋臼上方的内侧髂窝及远端的耻骨结节或耻骨支上。螺钉要避免置于髂窝中央的薄层骨板,而邻近髋臼侧的坐骨支柱和四边体,可以为螺钉提供从前柱穿向后柱的最佳握持力。平行于四边体拧入螺钉,是防止螺钉穿入关节腔的最好方法。

对于B3型和C型骨折,先将前柱解剖复位并固定,然后再将旋转内移的后柱与之复位。该过程通常需要某些特殊设计的骨盆复位钳,以及利用股骨头内的Schanz螺钉做髋关节侧方或前方牵引。复位钳的一端尖齿通过小切口有限显露置于髂骨外侧面,另一端尖齿置于四边体骨板和/或后柱。再用一把小的骨钩,沿四边体骨板滑入坐骨棘,可以将后柱向前柱方向提拉,以利于复位。后柱复位后,用3.5mm拉力螺钉从髋臼上方骨盆内缘处拧入后柱。螺钉要平行于四边体表面,朝向坐骨棘。

3. 经扩展的髂骨入路的切开复位内固定　T形骨折(B2型)和更加粉碎的骨折,前柱可以先与完整的髂骨臼顶部分复位,然后用4.5mm皮质螺钉分别拧入后柱的远近端(某些骨盆器械系统应用3.5mm螺钉);Faraboeuf钳通过螺钉把持骨块,帮助牵引、清理骨折端表面并复位,使用骨撑开器对此也十分有效。将Schanz螺钉拧入坐骨,或将骨盆钳置于坐骨大切迹,可以协助把持骨块。正式复位前,在后柱的近侧部位由上至下钻一滑动孔,通过拧入4.5mm或3.5mm皮质骨拉力螺钉,有助于在后柱中段获得最佳复位。另外,可使用按后柱塑形的3.5mm重建钢板增加稳定性。拉力螺钉也可以自髂骨翼外侧拧入,从后上至前下直至耻骨上支,对前柱骨折加压复位。必须仔细确保螺钉在关节外,且没有穿入髂耻隆突处的耻骨上支前方,因该部位与股血管相邻很近。

双柱骨折(C型)需要有步骤地从外周向髋臼做骨块的复位。先用拉力螺钉和/或3.5mm重建钢板固定髂骨翼,然后在髋臼关节面直视下将后柱骨块与髂骨翼复位。随后,将前柱与未受损的后柱复位,用3.5mm或4.5mm拉力螺钉从髂前下棘拧入至坐骨支柱固定,和/或从髂骨翼外侧拧入至前柱固定。

## 五、复位和固定的评估

关闭切口前必须进行术中X线摄片(骨盆前后位、闭孔斜位、髂骨斜位),以确保骨折达到满意复位,且关节内没有内固定物。在95%的情况下,术中X线透视是可行的,并且具有十分重要的意义:可直接显示复位情况并确保螺钉位于关节外。按照入路的不同,可以用手指沿着四边体表面或穿过坐骨大、小切迹进行触摸,从而判断后柱相对于前柱的复位程度。也可以在活动髋关节的同时,用一个手指在四边体表面触摸,若感知到关节内有"咔嗒"声,则提示关节内有残留的骨块或内固定物。

总之,正确诊断和治疗髋臼骨折需做到:①熟悉髋臼解剖结构及其在X线片上的位置和形态;②根据不同位置的X线、CT平扫和CT三维重建等检查,明确髋臼骨折诊断;③掌握并应用Letournel分型方法,准确判断髋臼骨折类型,并据此选择治疗方法、制订手术计划;④根据相应手术适应证,选择髂腹股沟入路或K-L入路;⑤在治疗过程及康复训练中避免并发症发生。

(邓　煜　杨　涛)

# 第十五章　脱　位

## 第一节　下颌关节脱位

### 一、概述

下颌关节又称颞下颌关节,由颞骨的关节结节和关节窝与下颌骨的两侧髁状突,以及窝与突之间的关节盘构成。周围有关节韧带和肌肉包围。它是头面部唯一能活动的关节,能做屈伸运动(下颌上下运动),又能前后、左右滑动,以适应饮食、语言、表情等活动的需要。此关节虽小,但对人的生活极为重要。

古代医家对下颌关节脱位有精辟的阐述和丰富的治疗经验。如唐代孙思邈在《备急千金要方》中称之为"失欠颊车",陈实功在《外科正宗》中谓之"落下颏";清代吴谦在《医宗金鉴·正骨心法要旨》中称之"吊下巴";另外,清代顾世澄在《疡医大全》中名之"脱颏",清代胡廷光在《伤科汇纂》中谓之"颔颏脱下"等。

### 二、病因病机

下颌关节脱位是临床上很常见的脱位之一,好发于老年人或身体虚弱者。临床上根据脱位的时间和频次,分为新鲜性、陈旧性和习惯性3种;根据脱位的侧别分为单侧和双侧脱位;根据髁状突脱出时处于颞下颌关节窝的位置,分为前脱位和后脱位两种。日常最常见的是双侧前脱位。

1. 张口过大　当张口时,髁状突和关节盘向前方滑动至关节下方,此时颞下颌关节处于不稳定状态。如果再继续过度张口,髁状突和关节盘继续向前滑动,经过薄弱的前壁关节囊,越过关节结节最高峰,落入结节前窝,又因咀嚼肌痉挛,以及颞下颌韧带紧张,使髁状突交锁于关节结节前颧弓下的凹内,不能返回原位,即发生双侧髁状突前脱位。常见于大笑、呵欠、张大口拔牙、呕吐或全身麻醉时使用开口器等。

2. 暴力打击　当下颌骨遭受暴力打击时,特别是侧向暴力打击,或单侧咬硬物时,关节囊侧壁韧带和咀嚼肌张力失去平衡,可发生下颌骨向一方的扭动,而使受暴力侧产生单侧前脱位;如果暴力过大,也可发生双侧前脱位。平日常见的原因是拳击、汽车摇把打击、张大口咬啃硬物(如咬核桃)等。

3. 身体虚弱　以老年人、久病者多见,或气血不足、肝肾亏损、关节韧带过于松弛为常见原因;也可由于颞下颌关节各种病症、髁状突发育不良等导致。

### 三、临床表现与诊断

双侧前脱位时,患者下颌骨下垂、前突,下列齿突出于上列齿之前,口张呈半开合状,不能闭合,语言不清,流涎不止,吞咽困难,咬肌痉挛呈块状突出,颧弓下可触及高起的髁状突,耳屏前方有明显凹陷。患者呈痛苦貌,且以手掩口,或戴口罩就诊。

单侧脱位表现为口角歪斜,口呈半开合状,语言不甚清楚,有流涎和吞咽困难,下颌骨向健侧偏斜且低于健侧,患侧颧弓下能触及高起的髁状突,患侧耳屏前方有凹陷感。如为侧向直接暴力损伤,患侧面颊常有伤痕,或软组织肿胀、皮下瘀血等。

一般不需拍片检查,如为了确定是否合并骨折,或了解髁状突发育情况,或关节结节发育情况时,可拍特殊位 X 线片,以供参考。

## 四、治疗

### (一) 整复方法

1. 新鲜脱位

(1)口腔内复位法:古代医家早已积累了极其丰富的整复经验。《备急千金要方·七窍病》描述:"一人以手指牵其颐,以渐推之,则复入矣。推当疾出指,恐误咬伤人指也。"《伤科汇纂·颊车骨》描述:"令患人坐定,用手揉脸百十遍,将患人口张开,医者以两手托住下颏,用左右大指,入患人口内,将大牙撮住,用力往下一撅,复往里送上,即入臼矣。"现代医者施以口腔内复位法,与之原理相似。即患者坐位,助手立于后侧扶住头部,或患者坐凳依墙,头枕部靠墙固定好。嘱患者放松肌肉,术者站于患者正前方,先用纱布数层包住两拇指,伸入患者口内,分别按于双侧后臼齿咬合面上,其余各指在两侧托住下颌角及下颌体。开始复位时,先以两拇指向下后方按压,逐渐用力,当感到下颌骨有移动感时,表面髁状突已滑过关节结节,达到下颌关节窝前方,此时,余指把住下颌体向后上方端托,使髁状突滑入关节窝,可闻及短暂的入臼响声,两拇指迅速滑向臼齿两侧,随即抽出手指,避免被误咬伤。如果由于局部肌肉痉挛,复位数次不能成功,可局部用2%利多卡因注射液2~3ml封闭,或按摩局部后,再行复位。

单侧脱位时,复位法与上述基本相同,只是健侧稍用力,而患侧用力向后下按压,随之下颌体向后上端托,即可复位。

(2)口腔外复位法:对韧带松弛者,或年老体弱齿落者,可用口腔外复位法。患者坐位,头枕部靠墙。术者立于患者正前方,两手拇指分别置于两侧下颌体与下颌支前缘交界处,其余指托住下颌体,术者双手拇指由轻而重向下按压下颌支,并慢慢用力向后方推送,即可听到入臼响声,口即闭合。

2. 陈旧性脱位 即脱位超过3周以上未能整复者。常用方法是:在整复前局部热敷、按摩,或局麻下进行。常采用软木垫整复法,即先在第2、3臼齿咬合面上垫一软木,然后徐徐上抬颏部,应用杠杆作用,将髁状突向后下方牵拉,滑入下颌关节窝内。操作应轻柔,患者肌肉放松,否则容易引起并发症。

3. 习惯性脱位 常采用口腔外整复法,患者亦常自行手法端托复位,但复位后必须妥善固定。

### (二) 复位后检查

复位成功后,应检查下列各项表现:下颌上移,或偏斜已得到矫正,口闭合;颏部前突消失,上下齿列对齐。齿已脱落者,上下齿龈对齐;耳屏前方触诊无凹陷,颧弓下触不到高起髁状突;能做闭口、张口活动,患者自觉症状已恢复正常。

### (三) 固定方法

复位后,由于关节囊或韧带撕裂或拉长,应予以适当固定。常用绷带法,将普通绷带兜住下颏部,亦可将宽绷带兜住下颏区,顺绷带长袖剪开,其裂口部兜于下颏处,顶枕部打结固定,固定3~5天。绷带固定松紧要适度,以能张口1cm为准,并防止绷带向颈前滑移,以免引起呼吸困难。习惯性脱位者,应适当延长固定时间。

### (四) 药物治疗

局部用药较好,如局部外用舒筋活络药水、红花油、按摩乳等均可,以消除局部水肿;对年老体虚者,可用补中益气汤、补肾壮筋汤加减。

### (五) 练功疗法

固定期间嘱患者做闭口咬合动作,以增强咬肌肌力。固定期间不宜过度张口,或咬硬物,也应避免打呵欠、大笑等。

### (六) 其他疗法

1. 按摩 患者可自行按摩,以双拇指或食中指指腹,置于翳风穴上,按压揉摩,每日3次,每次按揉50~100次,直至痊愈。

2. 硬化剂注射法 常规局部消毒,关节区局部麻醉,于张口位在两侧关节囊内注射5%鱼肝油酸钠0.5ml,经过2~3次注射后,即有限制活动的效果。

3. 理疗 如局部蜡疗、电疗有较好效果。其他如离子透入等,也有良效。

(王 尧)

# 第二节  肩关节脱位

## 一、概述

祖国医学对肩关节脱位的认识源远流长,古称"肩胛骨出""肩胛上出臼""肩胛骨脱落""肩胛骨脱出""肩膊骨出臼""肩骨脱臼""肩髃落下""臂骨脱臼"等。肩关节脱位的最早文献记载可见诸唐代《仙授理伤续断秘方》:"凡肩甲骨出,相度如何整。"自唐代以来,历代医家对肩关节脱位的手法整复总结了丰富的经验并取得了良好的治疗效果。如《普济方·折伤门》记载:"肩胛骨脱落法:令患人服乌头散麻之,仰卧地上,左肩脱落者,用左脚登定,右肩落者,右脚登……拿病人手腕近肋,用力倒身扯拽,可再用手按其肩上,用力往下推之。如骨入臼,用软绢卷如拳大,垫于腋下。"详细记载手牵足蹬复位和拔伸托入法的步骤和固定方法。

肩关节脱位是骨伤科常见病、多发病,占全身关节脱位的40%以上;多发生于青壮年,男性多于女性。肩关节由肩胛骨的关节盂和半球形的肱骨头相连而成,是人体活动范围最大的球窝关节,也是全身极不稳定的关节。直接暴力或间接暴力作用于肱骨头,容易使肱骨头向前、后脱出而形成肩关节前脱位或后脱位。肩关节脱位通常采取手法整复,手法研究也较多。对大多数肩关节脱位来说,传统手法均能使之复位,包括手牵足蹬复位法(Hippocrates 法)、牵引回旋复位法(Kocher 法)、悬吊复位法(Stimson 法)、拔伸托入法、椅背整复法、膝顶推拉法等。手牵足蹬复位法(图 15-2-1)历史最为悠久,并得到普遍运用,但常常也存在复位困难或造成相关并发症的可能。因此,国内对肩关节脱位的整复手法及体位在继承前人的基础上又有所改良和创新。

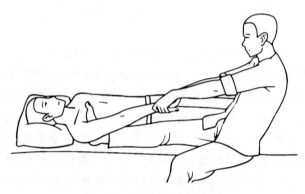

图 15-2-1  手牵足蹬复位法

## 二、病因病机

1. **肩关节的解剖因素**  人体的肩关节主要由肱骨头与关节盂共同构成,直接影响肩关节的正常活动。肩关节的稳定性受关节的动力和静力因素综合影响,作用机制相对复杂。肱骨头较大,但关节盂相对比较表浅。董旺超和王培民报道,关节盂的深度仅为 2.5mm,加上盂唇后的深度也仅有 5mm,肱骨头与关节盂的接触面很小。由此可见,肩关节的稳定性差,在外力作用下容易出现滑脱。

2. **肩关节的稳定因素**  肩关节周围有三角肌、胸大肌等肌群,且与关节囊有一定关联。这些肌肉起一定的稳定肩关节结构的作用,可机械性预防滑脱。肩胛下肌、盂肱下韧带交织形成对肩关节运动过程中的维护力。董旺超和王培民介绍了肩关节韧带在肩关节不同外展幅度中所发挥的稳定作用:当肩关节处于 0°外展时,主要依靠肩胛下肌防止肱骨头向前脱出;外展至 45°时,主要由盂肱中韧带与盂肱下韧带前束支共同作用来稳定肩关节前方;而外展至 90°时,盂肱下韧带复合体起主要稳定作用,特别是盂肱下韧带复合体的前束支。但由于肩关节结构的特殊性,关节接触点较薄弱,使肌群的损伤与滑脱的产生存在密切的关联性,一旦肌群出现变异或损伤,很可能出现肩关节脱出。还有,肩关节的关节囊相对松弛,尤其是囊下壁,相对于囊上部和囊后部缺少介入的纤维层和肌腱,因而肱骨头更易从下壁脱出。

3. **肩关节脱位手法复位的方法**  肩关节脱位后应尽快实施复位,以避免肱骨头因长时间脱出关节盂对肌群、神经、血管等产生损伤,同时脱位可引起患者剧烈疼痛,严重影响患者正常活动。肩关节脱位手法复位治疗,就是从物理学和生物解剖学角度采用外力形式将脱出关节盂的肱骨头顺利通过关节囊的破裂处,原路返回以实现复位,从而改善病痛,恢复患者正常的生理活动结构,减少组织损伤。临床进行肩关节脱位手法复位前,一般需实施全身麻醉或臂丛神经麻醉,促进患者关节周围肌肉松弛,同时确保复位在无痛下实施。而老年患者由于肌力下降,可使用止痛剂。按操作原理,肩关节脱位的复位手法可分为3种类型:①利用杠杆力学原理整复;②利用重力学原理整复;③利用牵引力学原理整复。其整体要求是动作轻柔,避免暴力,以免损伤患者肩胛骨、肱骨及周围神经血管组织。

### 三、临床表现与诊断

肩关节脱位时,患者常用健侧手握住患肢牵向胸前,使患肩向健侧倾斜,此为该损伤较特有的体位。由于肱骨头后移,患侧喙突会明显突出。侧面观察,伤肩前后径明显增宽,肩前平坦,肩后部隆起。压痛以肩后部明显,肩胛冈下方可能会触及肱骨头。休息时,患侧上臂呈内收、内旋畸形,肩外旋障碍而内旋受限不明显为特征性表现。

根据肱骨头位置,肩关节脱位可分为3型:①盂下型:肱骨头位于关节盂下方,此类少见;②冈下型:肱骨头位于肩胛冈下,此类亦少见;③肩峰下型:肱骨头仍位于肩峰下,但关节面朝后,位于肩胛盂后方,此类最常见。

X线检查:躯干平面前后位及肩胛骨平面前后位,由于后脱位肱骨头内旋,均可见肱骨颈消失而导致肱骨头呈灯泡状、肱骨头下移和Moloney线中断等征象。正常躯干平面正位片,肱骨头内缘与关节盂可见半月状重叠,称半月征。在肩关节后脱位时,由于肱骨头内旋,与关节盂重叠减少,导致半月征消失。正常肩胛骨平面正位片,可清楚显示盂肱关节间隙,当间隙<2mm时称关节间隙狭窄征,提示后脱位。腋窝位和Velpeau腋位,均可明确肱骨头和肩胛盂之间的相对位置关系,有诊断意义,但腋窝位摄片时常需移动患肢引起剧烈疼痛而难以进行。Velpeau腋位的摄片无须移动肢体,但有时因患者不能配合,以及过度的放大率而难以获得高质量图像。虽然X线检查能够发现肩关节后脱位,但迷惑性大。

CT和MRI:能准确解释肩关节各组成部分相对位置关系,有诊断意义,同时MRI能够进一步显示可能存在的肩部软组织损伤,对治疗方法的选择更具指导意义。故在临床上怀疑后脱位而普通X线难以明确时,需要行CT或MRI检查进一步明确。肩关节后脱位损伤时,往往因暴力较大,会合并肱骨外科颈骨折、大小结节撕脱骨折等,如果医师缺乏经验把肩关节疼痛归因于这些损伤,则可能会漏诊肩关节后脱位。总之,在某些特殊类型暴力或特殊患者群体中仍时有肩关节后脱位发生,临床需提高警惕,争取做到早期诊断,不漏诊不误诊,才能确保良好临床疗效。

### 四、手法治疗

关节复位总的原则需遵循“按其原路返回”,现尚无某一种方法能对所有脱位进行复位。随着对肩部解剖和创伤机制的进一步认识和临床实践,整复肩关节脱位的方法越来越多,但总的可以分为3种整复原理:①利用杠杆作用整复;②利用牵引整复;③利用重力整复。其实质均以对抗牵引为整复特点,或采用麻醉等方式使肌肉组织得到松弛。无论采用何种方法体位,均需注意腋部血管神经的保护,对于骨质疏松患者更应选用适当手法注意预防骨折。肩关节是活动度最大的关节,其稳定性主要依赖于肩袖、关节囊、盂唇;在肩关节脱位时也多伴有其损伤,绝大多数经复位、制动治疗后可自身修复。但习惯性脱位、肩袖严重损伤、盂唇撕裂等常成为以后肩关节疼痛、不稳的主要原因,必要时则需进一步采用关节镜手术进行修复治疗。

#### (一) 手法复位的体位

1. 仰卧位　临床中常用的复位体位,既能使患者处于休息位,也便于术者操作。

2. 俯卧位　俯卧位利用床板对肱骨的杠杆支点作用和上肢重量及附加重量,使肱骨头绕过喙突而向后从破裂的关节囊滑入关节。吴荣博对4例仰卧位不能复位的患者改用俯卧位后取得成功,认为对于锁骨下脱位的患者,由于仰卧位复位时喙突阻挡了肱骨头外移,并且此时肩袖的反向牵引使闭合复位更加困难。

3. 侧卧位　张艾民等认为,如果患者健侧卧位,肩关节周围肌肉、关节囊、韧带等最为松弛,肩关节前屈、内收移动过程中肱骨头自然向关节盂斜向移动,同时由于肩关节肌群及关节囊等自身张力作用,易使肱骨头自动滑入关节盂内。

4. 端坐位 主要适用于体格健壮,不伴其他严重损伤的肩关节脱位患者。通常认为它是利用重力整复的原理进行复位。虽然坐位下患者是否能够充分放松仍存在争议,但对于肩部及同侧胸壁损伤而致失去杠杆条件的患者来说,也不失为一可行体位。

**(二)常用复位方法**

1. 肩关节前脱位

(1)牵引推拿法:患者仰卧,用布带绕过胸部,一助手向健侧牵拉,另一助手用布带绕过腋下向上向外牵引,第三助手紧握患肢腕部向下牵引,向外旋转,并内收患肢。三助手同时徐缓、持续不断地牵引,可使肱骨头自动复位。若不能复位,术者可用一手拇指或手掌根部由前上向外下,将肱骨头推入关节盂内。第三助手在牵引时,应多做旋转活动,一般均可复位。

(2)手牵足蹬法:患者取仰卧位,以右肩为例,术者立于患侧,双手握住患肢腕部,右膝伸直用足蹬于患者腋下,顺势用力牵拉伤肢,持续1~3分钟,先外展、外旋,后内收、内旋,伤处有滑动感,即表明复位成功

(3)拔伸托入法:患者取坐位,第一助手立于患者健侧肩后,两手斜形环抱固定患者做反牵引;第二助手一手握肘部,一手握腕上,向外下方牵引,用力由轻而重,持续2~3分钟;术者立于患肩外侧,两拇指压其肩峰,其余手指插入腋窝内,在助手对抗牵引下,将肱骨头向外上方钩托,同时第二助手逐渐将患肢向内收、内旋位牵拉,直至肱骨头有回纳感觉,复位即告完成。

(4)牵引回旋法:患者取坐位,助手一人,立于其后,用手按住患者双肩。术者立于患侧,用一手臂从肩部后侧穿过腋下,屈肘90°,握住其腕部;用另一手握住患者肘部。术者两手臂协同用力,轻轻摆动患肢,然后术者握肘部之手先用力向下牵拉,当肱骨头被牵下时,置于腋下的手臂用力向外上拉肱骨近段,此时握肘部之手向上推送伤臂,当有滑动感时,即表明复位成功。

(5)椅背复位法:患者坐在靠背椅上,将患肢放在椅背外侧,腋肋紧靠椅背,用棉垫置于腋部,保护腋下血管、神经;一助手扶住患者和椅背;术者握住患肢,先外展、外旋牵引,再逐渐内收,并将患肢下垂,然后内旋屈肘,即可复位成功。此法是应用椅背作为杠杆支点整复肩关节脱位的方法,适用于肌力较弱的肩关节脱位者。

(6)悬吊复位法:患者俯卧床上,患肢悬垂于床旁,根据患者肌肉发达程度,在患肢腕部系布带并悬挂2~5kg重物(不要以手提重物),依其自然位持续牵引15分钟左右,多可自动复位。有时术者需内收患肩或以双手自腋窝向外上方轻推肱骨头,或轻轻旋转上臂,肱骨头即可复位。此方法安全有效,对于老年患者尤为适宜。

2. 肩关节后脱位

(1)外展上举法:以右肩为例。患者取卧位,术者立于患侧,左手握持患侧腕部,右手握持患侧肘部,由一助手扶住右侧胸壁固定躯干,术者先顺势牵引患肢,使肩部呈现一定的力后,徐徐将患肩外旋的同时外展上举,直至有明显入臼感,或患肩疼痛消失,可无阻力上举。

(2)顺势拔伸外旋法:患者取坐位,术者立于患侧,左手握持患侧腕部,右手握持患侧肘部行顺势拔伸,将一条布带自患侧腋下穿过,由一助手提住布带两头向上拔伸,术者在牵引的同时将肩关节外旋,当感觉肩关节阻力消失或有明显入臼感时,即复位成功。

(3)拔伸推顶法:患者取坐位,术者立于患肩后侧,先用手触及移位至肩峰后侧的肱骨头,一助手将一条布带自患侧腋下穿过,圈住右侧胸壁斜向对侧肩部行牵引,另一助手将患肢屈肘90°,患肢前臂放置于右前臂上,然后双手紧扣肱骨远端内外髁部行顺势对抗牵引,在术者向外下推顶肱骨头的同时将肱骨干外旋,感觉肱骨头在肩背侧消失或有明显入臼感时,即复位成功。

**(三)其他方法**

1. 屈肘外旋法 以右肩为例。患者端坐于凳上,可由一助手或患者家属扶持患者,术者与患者并排、立于患者右侧,以右手握其右腕,使其肘关节屈曲90°,再以左手掌按压于患者右前臂上,利用体重沿肱骨纵轴方向拔伸牵引右肩,维持牵引并轻柔匀缓地用右手外旋其上臂,一般持续约半分钟,个别需持续2~3分钟,

即可感觉到关节复位的入臼声或肱骨头的滑动感。若不能成功,在维持牵引的同时,再加内旋上臂,即可复位。若特别难以复位,可由一助手站立于患者健侧,伸双手环抱于患肩腋下,着力点为患者胸壁而非腋窝,做对抗牵引,即可使肩关节复位。

2. 外展上举牵引法　以右肩为例。患者端坐于凳上。术者面对患者,立于患者右侧,以双手握持右腕部稍做牵引后,即以左手维持牵引的同时逐渐外展并上举患肢,维持一定的向上牵引力,右手拇指放于右侧腋窝可扪及脱位的肱骨头,此时向上向关节窝内推挤肱骨头,同时左手保持一定的牵引力并逐渐将患肢内收放下,即能使关节得以复位。

技术操作要点:外展上举牵引法在内收放下时动作要轻柔、协调,左手保持一定的牵引力,不能使用暴力。若有阻力,可重新牵引上举,重复上述操作。个别病例需上述两种方法结合使用。

不良反应及处理:反复多次复位不成功的病例,多为肱二头肌肌腱阻挡,勿再复位,建议手术治疗;复位后肩部肿胀加重,考虑小血管损伤后血肿,给予加压包扎,3 日后抽去积血,外敷中药治疗。

**(四) 各种肩关节脱位复位手法的优缺点**

1. 杠杆法　杠杆法的优势在于简便、省力、快捷。但多数情况下需要多人协同操作,加大了工作量,同时配合的默契程度也直接影响到治疗效果。该方法必须寻得一个适当支点,而这一支点如借助其他工具进行操作,则需要做好充分的肢体保护,以免对皮肤及其他组织产生创伤。而该法的缺陷是,肱骨干与肩周局部软组织的应力较大,容易造成肱骨颈骨折和神经、血管损伤,因此该方法不适用于年老体弱骨质疏松及存在骨性交锁者,适用范围小。

2. 重力法　重力法治疗的优势在于无须寻找杠杆支点,一个人即可操作完成,省时省力。由于直接悬挂适当重物使患肢产生自然力而实现牵引作用,避免了暴力对患肢周围神经组织的损伤,疼痛小,甚至一些患者无须麻醉治疗,尤其适用于肌力下降及老年患者。而该方法一般较难达到足够的牵引力量使肱骨头经原路直接返回,且俯卧或侧卧体位下牵引所需时间过长易引起患者各种不适,甚至可能造成对肌肉或神经等的牵拉伤,同时对场地设备的要求较高,不适用于现场急救。

3. 牵拉法　牵拉法属于逆创伤机制复位方法,更加符合肩关节解剖及生物力学原理,经持续牵引使肩周肌肉松弛后,通过外旋方法可以使肱骨头更容易绕过肩盂缘的骨性阻挡回纳到关节盂内。Hoi 等比较上臂内旋和外旋法在肩关节脱位治疗中的应用,发现外旋时盂唇的分离和移位均明显低于内旋,对盂唇损伤程度更轻,关节脱位复发率也明显低于内旋。该方法一般单人操作即可,操作简便,对场地设备的要求低,适用于现场急救,相比杠杆法局部软组织应力较小,适用范围更广,适用于年老体弱骨质疏松或存在骨性交锁者。而该方法缺点是,一次性成功率相对较低,临床报道显示,尤其是手牵足蹬法的一次性成功率远远低于杠杆法和重力法,这可能与术者的临床经验和操作手法的熟练程度有关。

**(五) 陈旧性肩关节脱位的处理**

陈旧性肩关节脱位的治疗,因患者年龄、全身情况、脱位时间长短以及存在的症状和功能情况,而有很大不同。老年患者脱位常伴有严重骨质疏松,不宜盲目进行手法复位,以免引起肱骨近端骨折。脱位在 1~2 个月者,也偶有成功机会。复位时应采用全麻,以使肌肉完全松弛。复位时必须先用手法松动肱骨头周围粘连,一助手固定患者肩胛骨,另一助手握住患者前臂行牵引,术者握住患者上臂做轻轻摇动并旋转脱位的肱骨头,逐渐增大活动范围以松解肱骨头周围粘连,随着周围粘连组织撕裂的响声,肱骨头的活动范围逐渐增大;维持牵引下拍摄 X 线片证实脱位的肱骨头已接近肩胛盂,肱骨头与肩胛盂间无骨性阻挡时,方可试行复位。复位手法要轻柔,禁用暴力和杠杆应力,以免造成骨折。

**(六) 固定方法**

复位成功后,患者肩部症状顿时明显减轻,方肩畸形消失,此时让患者轻微活动患肩或被动活动患肩以解除关节囊等软组织的皱褶。检查患肢无弹性固定,搭肩试验(Dugas 征)阴性,末梢感觉及血液循环良好,患肢肘、腕、指间关节活动正常。用三角巾悬吊患肢,将患肢上臂内收内旋,肘关节屈曲 60°~90°,固定于胸壁 3~4 周。患肩可外敷消肿止痛中药,术后摄 X 线片证实复位成功,合并大结节撕脱骨折者,骨片也多随脱位的复位而随之复位。一般原则是年龄越小,制动时间越倾向于较长。

## 五、手术治疗

### (一) 适应证

1. 多数新鲜肩关节脱位,都能通过手法复位,但遇到下列情况者,可考虑切开复位:合并肱二头肌长头腱向后滑脱、肱骨外科颈骨折、关节盂大块骨折、肱骨大结节骨折等,手法复位不能成功者;或脱位合并血管、神经损伤,临床症状明显者。

2. 陈旧性脱位6个月以内的青壮年患者,或陈旧性脱位时间虽短,但合并肱骨大结节骨折、肱骨颈骨折、腋部神经损伤,以及闭合复位不成功的患者。

手术方法较多。手术方式有肩胛下肌关节囊重叠缝合术(Putti-Platt法)、肩胛下肌止点外移术(Magnuson法)、切开复位、肱骨头切除术、人工肱骨头置换术和肩关节融合术等。

### (二) 习惯性肩关节前脱位的治疗

习惯性肩关节前脱位多见于青壮年,究其原因,一般认为是首次外伤脱位后造成损伤,虽经复位,但未得到适当有效的固定和休息。由于关节囊撕裂或撕脱和软骨盂唇及盂缘损伤没有得到良好修复,肱骨头后外侧凹陷骨折变平等病理改变,关节变得松弛。以后在轻微外力下或某些动作,如上肢外展外旋和后伸动作时,可反复发生脱位。肩关节习惯性脱位诊断比较容易,X线检查时,除摄肩部前后位平片外,应另摄上臂60°~70°内旋位的前后X线片,如肱骨头后侧缺损可以明确显示。

对习惯性肩关节脱位,如脱位频繁宜用手术治疗,目的在于增强关节囊前壁,防止过分外旋外展活动,稳定关节,以避免再脱位。手术方法较多,较常用的有肩胛下肌关节囊重叠缝合术(Putti-Platt法)和肩胛下肌止点外移术(Magnuson法)。

## 六、药物治疗

新鲜脱位,早期宜活血祛瘀、消肿止痛,内服舒筋活血汤、活血止痛汤等,外敷活血散、消肿止痛膏;中期肿痛减轻,宜舒筋活血、强壮筋骨,可内服壮筋养血汤、补肾壮筋汤等,外敷舒筋活络膏;后期体质虚弱者,可内服八珍汤、补中益气汤等,外洗方可选用苏木煎、上肢损伤洗方等,煎水熏洗患处,促进肩关节功能的恢复。习惯性脱位,应内服补肝肾、壮筋骨的药物,如补肾壮筋汤、健步虎潜丸等。对于各种合并症,有骨折者,按骨折三期辨证用药;有合并神经损伤者,应加强祛风通络,用地龙、僵蚕、全蝎等,有合并血管损伤者,应加强活血祛瘀通络,可合用当归四逆汤加减。

## 七、预防和调护

制动期间可行肘、腕、手的功能锻炼以及上肢肌肉的舒缩活动。去除固定后,开始肩关节功能锻炼。6周内禁止做强力外旋动作。对青少年患者,当脱位复位后,应接受严格制动3~4周,并按一定康复要求进行功能锻炼,不要过早参加剧烈活动。

## 八、目前研究进展

肩关节脱位可合并肩袖撕裂及腋神经损伤,早期往往关注于肩关节脱位而忽略肩袖撕裂及神经损伤,从而延误了诊治,导致肩关节僵硬及功能障碍等不良后果的出现,若三者同时出现常称肩关节恐怖三联征或不幸三联征。

肩关节恐怖三联征在国外文献报道中时有出现,在肩关节脱位中发生率9%~18%,而国内目前尚未发现相关文献报道。1994年,Gtiven等报道了肩关节脱位合并肩袖损伤、腋神经损伤的病例并命名为"不幸三联征"。Groh等于1995年报道了2例肩关节脱位同时合并腋神经麻痹及肩袖损伤患者的诊治,并首次提出了肩关节"恐怖三联征"的概念。1995年,在Groh的文章发表后,Gtiven向肩肘外科杂志发信,讨论究竟是"恐怖三联征"还是"不幸三联征"并刊登。在此之前,也有肩关节脱位同时合并肩袖撕裂与臂丛神经损伤的病例报道。1988年,Nevaiser等报道了肩关节脱位合并肩袖损伤,同时会有7.8%的腋神经损伤发生率。1991年,Gonzales等也发现了三者同时出现的病例并报道。2003年,Simonich对6例肩关节恐怖三联征患者进行了早期肩袖损伤的修复,而神经损伤未进行常规探查,术后 4 例疗效优良。对于肩关节恐怖三联征,肩袖及神经损伤症状常常被肩关节脱位所掩盖,在初期常常无法得到明确诊断。2004 年,Goubier 等报道了 1 例年轻患者车祸伤后左肩关节脱位、冈上肌肌腱撕裂、冈下肌肌腱撕裂、锁骨上臂丛神经麻痹的病例;肩袖修复术后 3 周,肌电图检查发现锁骨上臂丛神经麻痹;作者认为,肩袖撕裂在初期肩关节复位后很难诊断,通常是 3 周后开始功能锻炼时才发现肩关节外展受限,从而发现肩袖撕裂或臂丛神经损伤。

2014 年,Takase 等报道了 1 例肩关节脱位合并腋神经损伤、肩袖损伤、关节盂缘骨折的病例,并将其命名为"恐怖四联征"。肩关节急性脱位后容易出现肩袖撕裂或神经损伤,其中肩袖撕裂比较常见。一项临床前瞻对照研究表明,肩关节脱位后肩袖全层撕裂的发生率为 31.7%,而当肩关节脱位 2 周后肩外展小于 90°应高度怀疑肩袖撕裂,其发生率可达 76.7%。肩关节脱位后肩袖撕裂的发生率与年龄密切相关,年龄越大发生率越高,而使用不同检查手段,其发生率报道不一。40 岁以后,肩袖撕裂的发生率从 14% 到 90% 不等。因此,当肩关节脱位后,患者有肩外展疼痛或力弱表现时,应进行 MRI 检查,以明确有无肩袖撕裂。肩袖撕裂后,肌肉萎缩和脂肪浸润等病变常常不可逆,早期干预具有重要意义。有学者认为,对中年以上肩关节脱位患者有必要早期行关节镜检查以明确伴随病变,并确认肩袖撕裂及行肩袖撕裂缝合以获得良好结果,同时有必要判断腋神经损伤以便估计预后。过去认为,腋神经损伤比较少,近年来相关报道显示有增多趋势。肩关节脱位、肱骨近端骨折和肩部挫伤等都很容易损伤肩袖和腋神经,但往往因为局部疼痛或骨折、脱位,很难检查出有腋神经损伤,再加上其损伤常常是挫伤,多数可自行恢复,故即使漏诊,也因日后多能恢复,而医患双方都未发现。三角肌萎缩往往被认为是固定后的失用性萎缩而忽略腋神经损伤的存在。肩关节外伤后,腋神经损伤容易漏诊,应予以重视。Visser 等报道肩部损伤患者 215 例,肌电图检查发现有腋神经损伤 133 例(61.9%),说明临床工作中应注意腋神经检查,防止漏诊。Degeorges 等报道手术治疗腋神经损伤患者 54 例,其中 5 例患者合并肩袖损伤(9.26%)。肩关节脱位后腋神经损伤的发生率约 9%~10%,而目前国内还缺乏相关报道。

对于肩关节恐怖四联征,早期肩袖修复术后患者的预后很大程度上取决于腋神经损伤的程度。国内有学者对肩袖损伤合并腋神经损伤的解剖学特征进行了相关研究,认为当肩关节突然过分外展,肩着地跌伤,可使四边孔周围的肩袖受到突然的牵张而受损;修复过程中的瘢痕形成,使四边孔容积相对减小,致使腋神经受压,甚至在跌伤时,即可造成不同程度的神经牵拉伤,以后的肩关节活动使腋神经在肩袖周围的肌肉中反复摩擦,局部组织充血、水肿,产生可能压迫神经血管的粘连,最终导致腋神经损伤。因此,临床上肩袖损伤经治疗后仍然未能恢复肩关节功能者,应考虑到有腋神经损伤的可能性。合并的腋神经损伤多数属于闭合性损伤,闭合性神经损伤发生神经完全断裂的机会较少,大部分病例因神经解剖连续性得以保持而有自行恢复可能,允许先观察 3 个月,经过一定时期观察无恢复迹象时,则考虑手术探查。当肩关节脱位后,外展功能受限,肩部外侧感觉障碍,应考虑腋神经损伤可能。但当患者(尤其老年患者)同时合并肩袖撕裂及肩关节冻结后会表现为肩外展功能丧失,冈上肌、冈下肌、三角肌均出现萎缩,查不到肌肉收缩,会表现为上臂丛神经损伤表现。肩胛上神经起源于上干,主要为颈 5、6 神经根支配;腋神经来自后束,主要为颈 5、6 神经根支配;单纯二者同时损伤的概率非常小,故常考虑上干损伤,同时也会累及上中干发出的支配肱肌、肱二头肌的肌皮神经(主要为颈 5、6 神经根支配)。患者会有上干损伤的表现:抬肩、屈肘功能障碍。对该类患者,临床查体应重视肌皮神经检查,注意检查肱肌、肱二头肌肌力;如发现肱肌、肱二头肌肌力正常,则应想到肩胛上神经损伤可能为误诊,其支配的肌肉可能出现损伤,应考虑腋神经合并肩袖损伤可能,应重视肩关节的 MRI 及肌电图检查以避免误诊。虽然肩袖撕裂表现较直观,但容易被肩关节脱位、腋神经损伤等其他肩部损伤所掩盖。当存在肩关节脱位、腋神经损伤,尤其二者同时存在时,肩袖损伤常常被忽略,应引起足够重视,避免漏诊。

(马 建 漆 伟)

## 参 考 文 献

1. 谷先光,谷静,孟庆山,等. 介绍肩关节前脱位的简易复位法[J]. 中华创伤骨科杂志,2004,6(5):593-594.

2. 文昌义,吴建. 手法复位治疗肩关节脱位[J]. 中医正骨,2009,21(8):59-60.

3. 高道海,刘军,白晋卓. 改良 Kocher 复位法整复肩关节脱位[J]. 中国骨伤,2009,22(2)109-110.
4. 苏士乐,刘浩,章宏志,等. 肩关节脱位医源性并发症失误分析[J]. 中国矫形外科杂志,2009,17(18):1433-1434.
5. 荣博. 肩关节脱位闭合复位的体位探讨[J]. 中国骨伤,2009,22(1):25-26.
6. 张艾民,张君哲,孙胜林. 健侧卧位自然复位法治疗肩关节脱位[J]. 中国骨伤,2003,16(1):54.
7. 马常青,丛海波. 肩关节脱位的整复手法及发展[J]. 中医正骨,2006,18(9):80-82.
8. 钟周中. 改良立位杠杆法治疗陈旧性肩关节脱位[J]. 世界中医骨伤科杂志,2001,3(2):134.
9. 景元伟,陆健祖,陆祖安,等. 坐位杠杆整复法治疗难复性肩关节前脱位 30 例[J]. 中国骨伤,2011,24(3):211-212.
10. 周泉,周忠礼. 改良 Kocher 法整复肩关节前脱位[J]. 中医正骨,2000,12(11):59.
11. 黄健林,何晖. 俯卧位悬吊牵引治疗肩关节难复性前脱位 47 例[J]. 中国骨伤,2009,22(9):708-709.
12. 李明远,潘良春,周太安. 重力悬吊牵引法治疗锁骨肩峰端骨折伴喙锁韧带断裂[J]. 中医正骨,2006,18(1):70.
13. 王晓宇,张树明,徐建强,等. 肩关节恐怖三联征的诊断[J]. 中华关节外科杂志(电子版),2015,9(2):161-164.

# 第三节 肘关节脱位

## 一、概述

肘关节可分为两部分——肱尺关节和肱桡关节,由肘部环状韧带、尺侧副韧带和桡侧副韧带等组织包裹,并有尺侧腕长伸肌、肱桡肌和肘部其他肌腱维护,使得肘关节互相吻合。关节内有滑膜,分泌关节液,使肘关节伸屈自如。

## 二、病因病机

1. 因跌仆时肘部伸直过度、手掌猛力触地,尺骨鹰嘴顶于鹰嘴窝,半月切迹离开滑车面,同时环状韧带以及肘关节筋、腱膜、韧带均被肱骨推动而移位时,尺桡骨近端移位于肱骨头后方,形成脱位。
2. 少数情况下,跌倒时肘关节位于屈曲位,鹰嘴着地,暴力使尺骨鹰嘴向肱骨滑车前方移位,导致脱位。
3. 儿童不慎跌倒,常兼肱骨外髁骨折。

## 三、临床表现与诊断

1. 肘关节后脱位 肘关节屈曲,鹰嘴于肘关节后方突出,肘后三角关系紊乱,肱骨滑车搭在尺桡骨头前侧,肉眼畸形明显。尺桡侧副韧带错位,后方肱三头肌紧张,前臂短缩,运动障碍。可扪及肘后空虚感,一般整复前肿胀较轻,复位后肿胀严重。
2. 肘关节前脱位 尺骨鹰嘴位于肱骨滑车前侧,前臂增长,肘关节周围肌肉紧张,肘关节屈曲,肘后三角关系紊乱。
3. 肘关节侧方脱位 多见于儿童,桡骨头外方位移,常合并肱骨外髁骨折。肘部摇摆,可触及外髁异常活动,常有骨擦感,并可扪及桡骨头。

## 四、治疗

### (一)手法复位
1. 肘关节后脱位 患者端坐,患肢自然放置。令助手握住患者右腕,徐徐向前牵引。术者双手紧扣尺骨鹰嘴,双手拇指对准肱骨滑车下并向后推动,其余手指向前拨动鹰嘴。若闻及弹响,则表示复位。复位后需行固定,伤肘位于功能位。
2. 肘关节前脱位 患者端坐。助手固定患者躯体,术者一手握住伤肢腕部,屈肘90°,另一手掌对准尺桡骨上段用力向下按压,当有骨滑感时,即复位。复位后,可局部轻轻按摩,使用活血消肿药物。
3. 肘关节侧方脱位 患者端坐。一助手固定躯干,另一助手握患肢前臂用力牵引,术者用手压迫骨折部和桡骨头,拇指向下压迫,其余指向上推挤,即可复位。复位后需外固定包扎,患肢肘关节处于功能位。

### (二)手术方法
1. 单纯肘关节脱位 手术麻醉后,肌肉、韧带松弛,复位方法类同于手法复位。

2. 肘关节脱位合并骨折　常见于小儿,如整复失败或复位后再移位不能复位时,应切开复位,用2枚克氏针内固定。

(1)骨折无移位型:屈肘90°,前臂旋后位石膏固定4周。

(2)侧方移位型:应进行闭合复位。肘伸直内翻位,使外侧间隙加大,前臂旋后、腕部伸直位,使伸肌群放松,用拇指将骨折块推移,如骨折块向外后方移位时,拇指将骨块向前内侧推移使之复位。

X线检查证实已复位者,可用长臂后石膏托或夹板固定4~6周,固定时间依据复位后稳定情况,取伸肘或屈肘位及前臂旋后位。此型骨折为不稳定性骨折。如整复失败或复位后再移位不能复位时,应切开复位,用2枚克氏针内固定。

(3)旋转移位型、骨折脱位型:采用闭合复位。要结合X线片摸清骨折块的方位,使肘关节处于内翻、前臂旋后位。用手指先矫正旋转移位的骨折块,然后推入关节内使之复位。伴有侧方或后方肘关节脱位者,应同时复位。或先将骨折块推向肘后,再矫正旋转后推入关节内,使之复位。固定方法及时间,同侧方移位型。

闭合复位不成功者,均应切开复位,矫正骨折块的旋转移位。尽可能保留骨折块上附着的软组织,以免发生缺血性坏死。用2枚克氏针固定,术后用石膏托固定4~6周后,拔除钢针,除去外固定,开始活动肘关节。

3. 陈旧性骨折脱位　一般都不主张手术。骨折有明显移位不愈合者,采用切开复位内固定治疗。只要术中复位满意,内固定牢靠,术后积极主动功能锻炼,绝大多数患者仍可获得较好的结果。即使术前肘关节已僵硬,手术后也能得到部分功能改善。

# 第四节　腕部脱位

## 一、概述

桡腕关节,又称腕关节,由桡骨的腕关节面和尺骨头下方的关节盘组成的关节窝与手舟骨、月骨和三角骨的近侧关节面组成的关节头构成。腕掌关节由远侧列腕骨的远侧面与5个掌骨底构成。桡腕关节和腕掌关节皆由关节囊和坚强韧带相连结,所以较稳定而灵活。腕部脱位主要指桡腕关节脱位和腕掌关节脱位两种,皆较少见。

## 二、病因病机

闭合性腕部脱位,早期治疗并不困难,且大多数可用闭合复位方法而获得成功;经过适当功能锻炼后,关节功能恢复良好。如果治不得法或治不及时,形成陈旧性关节脱位,虽经治疗和练功,其关节功能多不能得到理想恢复。

## 三、临床表现与诊断

临床症状以腕部疼痛、肿胀为主,常合并桡骨远端骨折或手舟骨骨折。(详见第十章第六节)

## 四、治疗

1. 桡腕关节脱位　新鲜脱位易复位,首先将移位的桡骨远端骨折复位后,桡腕关节即可恢复正常。用桡骨远端骨折的小夹板固定4周左右(详见桡骨远端骨折)。

陈旧性脱位往往造成关节活动障碍,如疼痛明显,可考虑行关节固定术。

2. 腕掌关节脱位　新鲜脱位给予牵引同时向掌侧挤压掌骨基底即可复位,且应背屈固定3周。

陈旧性脱位多无明显功能障碍,如影响手指屈伸活动,可切除突出的掌骨基底。

3. 手术方法　手术治疗的指征包括无愈合迹象的骨折延迟愈合、移位的手舟骨骨折,以及合并腕关节不稳定或韧带损伤的手舟骨骨折。目前,临床上用于手舟骨骨折的内固定物包括各种螺距的螺钉、呈圆柱形或锥形,拧入时可以产生加压作用。当延误诊治并有手舟骨塌陷时,需行骨移植以恢复手舟骨形态;可从髂嵴取骨,也可从桡骨远端取骨,但应注意勿损伤桡骨远端骨骺。

### 五、目前研究进展

对于腕部脱位(包括近腕关节部位骨折),目前还无文献报道对某一特定治疗方案提供足够的循证医学证据。尽管有长期研究结果指出腕关节功能不全与畸形相关,但其研究的相关性还未确定。大部分学者认为,骨折愈合后的形态和早期诊断、治疗伴发损伤是预测最终功能结果的重要指标。对关节外和关节内的骨折复位需要得到同等重视。

如今,外固定架具备多种功能,既可用于关节内骨折,也可在关节外骨折中使用,均预后良好。内固定与其相比无明显劣势,甚至在严重粉碎的关节内骨折中也可获得良好疗效。使用锁定钢板的情况下,掌侧入路间接复位和固定背侧移位的骨折块也显示了很好的临床效果。

# 第五节　掌指关节与指间关节脱位

### 一、概述

人体各部位中,手的解剖与功能的联系最为紧密。手部小关节稳定性的维持,内在肌群、外在肌群间力量的平衡,以及其复杂肌腱系统的运作,均需要稳定且力线良好的骨性支持。手部骨折或脱位后,预后的判定将更侧重于软组织结构功能的恢复,而不是单纯强调某一组织或关系愈合。

### 二、病因病机

掌骨:手掌由5根掌骨并排组成,第2、第3掌骨构成手掌坚强的中柱。远端掌横弓沿连接各掌骨头的掌深韧带走行。第1、第4、第5掌骨活动度较大。掌骨干凸向背侧,掌侧凹面骨皮质厚,为压力侧;背侧为张力侧。

腕掌关节:头状骨与3根掌骨相关节(第2~4掌骨),第2掌骨与3块腕骨相关节(大多角骨、小多角骨、头状骨)。第2、第3腕掌关节活动度较小。第4、第5腕掌关节可活动,为铰链式关节。第1腕掌关节为相互契合的双凹形鞍状关节,活动度大,包括某些旋转活动,但在承受压应力时关节的稳定性仍很强。

掌指关节:从矢状面看,掌骨头具有类似于膝关节的凸轮状外形。关节屈曲过程中,旋转轴向掌侧平移。掌指关节为髁状关节:掌骨头背侧狭窄,掌侧逐渐变宽;关节屈曲过程中,随着曲度增加,掌骨头与近节指骨基底部的接触面积逐渐增大。上述解剖形态,加上关节侧副韧带起点的偏心性,共同决定了侧副韧带在掌指关节屈曲位时紧张,伸直位时松弛。这也构成其关节脱位的解剖基础。

### 三、临床表现与诊断

1. 掌指关节脱位　患处疼痛、肿胀,功能丧失。指间关节屈曲、掌指关节过伸伴畸形,合并弹性固定。掌侧面隆起,在远侧掌横纹皮下可摸到脱位的掌骨头,手指缩短。X线片可清楚显示移位的掌骨头及近节指骨基底部。

2. 指间关节脱位　伤后关节呈梭形肿胀、畸形、疼痛,局部压痛,弹性固定,被动活动时疼痛加剧,若侧副韧带已断,则出现明显侧方活动。X线片示指间关节脱离正常关系,并可确定是否并发指骨基底部撕脱性骨折。

### 四、治疗

1. 复位要早,关节脱位的早期,局部肿胀不严重,整复容易,通过牵拉、推移,功能恢复快而好。
2. 复位需在麻醉下进行。
3. 手法复位时,要根据脱位关节的类型、关节脱位的机制,以及部位和局部解剖进行牵引与对抗牵引,

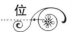

或借助杠杆,或借助旋转,或借助提拉(或加压)等作用,使关节脱位整复,随即进行关节各个方向的适度活动,使挤压于关节间隙的软组织恢复原位,有利于愈合。

4. 复位后,脱位整复的关节必须固定,一般固定3~4周,使撕裂的关节囊及软组织修复愈合,以免发生再脱位或习惯性脱位。

5. 加强伤肢功能锻炼。关节脱位整复固定后,在无痛情况下,随即开始伤肢功能锻炼,以防关节僵硬和肌肉萎缩。

6. 对手法复位困难者,要及时检查原因,给予适当处理;对合并骨折者,应将脱位骨折同时整复。

7. 手术方法 当掌指关节或指间关节脱位合并邻近韧带完全断裂时,断裂的韧带回缩、卷曲,内收肌腱膜嵌入回缩的韧带之间,使韧带两端不能接触,石膏固定失败率达50%,故宜早期手术,修复断裂的韧带。陈旧性完全断裂者,则需手术重建侧副韧带。有严重创伤性关节炎的晚期病例,只是在必要时做掌指关节融合术。

第2~5掌指关节侧副韧带损伤较少见,除急性期疼痛外,多无症状。因邻指及手内肌支持,无关节不稳定则不需手术。陈旧性损伤不需处理。

对第1掌指关节侧副韧带损伤,有学者采用掌长肌肌腱重建侧副韧带,疗效较好。

### 五、目前研究进展

对于功能占比最大的第1掌指关节脱位及韧带损伤问题,近年来有学者通过用2.5~3.5mm钻头从尺侧韧带附着点,分别在掌骨头和指骨基底部各钻一骨洞,从桡侧穿出骨皮质,取同侧掌长肌肌腱,穿入骨洞,在桡侧做重叠缝合或用拉出钢丝固定,取得较满意疗效。

(王 尧)

## 第六节 髋关节脱位

### 一、概述

凡构成关节的骨端关节面脱离正常位置,引起关节功能障碍者,均称脱位。髋关节脱位占四大关节(肘、肩、髋、膝)脱位的第3位。髋关节脱位常为强大暴力导致,如车祸、塌方或堕坠等引起,故患者多为活动力强的青壮年男性。此外,有部分患者因先天性髋关节发育不良引起。

髋关节脱位古代又称"胯骨出""臀腴出""脚大腿根出臼""大腿骨骺脱"等。蔺道人在《仙授理伤续断秘方》中首次描述了髋关节脱位,并将其分为"凡胯骨,从臀上出者,可用三两人,挺定腿拔抻,乃用脚捺入。如胯骨从裆内出,不可整",通过看胯骨是从臀上还是从裆内出,依据受伤局部形态的改变,将髋关节脱位分为前脱位、后脱位,并采用手牵足蹬法复位治疗。后来,危亦林《世医得效方·正骨兼金镞科·秘论》记载:"脚大腿根出臼,此处身上骨是臼,腿骨是杵。或出前,或出后,须用人把住患人身,一人拽脚,用手尽力搦归窠。或是挫开,又可用软绵绳从脚缚,倒吊起,用手整骨节,从上坠下,自然归窠。"将髋关节脱位分为前脱位、后脱位,继承了前人分类方法,但在解剖认识上较前人更进一步,并发明了悬吊复位法整复髋关节脱位。

《永类钤方·腰脚臀股两腿膝伤》:"凡辨腿胯骨出,以患人膝比并之,如不粘膝便是出向内;如粘膝不能开,便是出外。"从望局部形态、望畸形的表现,即现在骨伤科临床所谓的"黏膝征"来判断髋关节的脱位。对于髋关节脱位的诊断,《回回药方·折伤门》提出"若向前脱出,其足能伸而难缩……如要行,脚跟不能到地;若向后脱出,脚亦短了,不能收缩,其辖接处无力",利用患肢长度与健肢相比来判断前脱位还是后脱位,是量诊在承重关节脱位诊断中的运用。

关于髋关节脱位的治疗效果,古代主要以听到入臼声为原则。如《伤科补要》中"其骱若脱,手不能举"的症状与《医宗金鉴·正骨心法要旨》一致,在复位手法上也继承了前人经验,其创新之处在于"凡上骱时,骱内必有响声活动,其骱以上;若无响声活动者,其骱未上也,不可误人",开创了听"入臼声"来诊断复位成功与否。

古代文献在髋关节脱位治疗方面也有较为详细的阐述,其手段主要是手法复位。《伤科大成·接骨入骱(骨之小笋也)用手巧法》:"大腿骨骱脱者,一手擒住其膝,一手拿住其膀,上下拔直,将膝曲转,抵住臀瓣,骱内声,始为合拢。敷定痛散,服生血补髓药。腿骨折两段者,先煎宽筋散熏洗,令患者侧卧于床,患足拿与无患足齐,贴损伤膏。"《世医得效方·正骨兼金镞科·秘论》:"脚大腿根出臼,此处身上骨是臼,腿骨是杵。或出前,或出后,须用人把住患人身,一人拽脚,用手尽力搦归窠。或是挫开,又可用软绵绳从脚缚,倒吊起,用手整骨节,从上坠下,自然归窠。"

## 二、病因病机

1. 髋关节解剖特点 髋关节是人体最大的球窝关节,其骨性结构由髋臼和股骨头组成。髋臼位于髋骨外侧中部,朝向前外下方。髋臼下缘的缺口由位于髋臼切迹之间的横韧带填充,使之成为完整的球窝。圆韧带通过髋臼切迹与横韧带之间的小孔进入股骨头。髋臼及横韧带四周覆盖关节盂软骨,借以增加髋臼深度。股骨头呈球状,有 2/3 纳入髋臼内。除了骨性结构外,髋关节关节囊及周围肌肉、韧带等对维持关节的正常生理活动起着重要作用。关节囊坚韧,由浅层的纵行纤维及深层的横行纤维组成。关节囊的前后有诸多韧带紧密联系,如髂股韧带位于关节囊之前,呈倒 Y 形,行于股直肌深面,其尖端起于髂前下棘,向下分为两束,分别抵于转子间线的上部及下部。在伸髋及髋外旋时,该韧带紧张。髋关节脱位时,就是以此韧带作为支点,使患肢保持特有的姿势。

2. 损伤机制 髋关节脱位时常造成髋臼壁的骨折,偶有伴随股骨头、颈部的骨折;通常这些高能量创伤,会使关节囊及伴行的血管或圆韧带严重撕裂,同时头部血管受到损伤。因此,髋关节脱位后及时的复位,以及对伴随骨折的正确整复,显得尤为重要。其中,髋关节后脱位较前脱位常见,多为高能量创伤暴力所致。髋关节骨折脱位最常见的受伤机制被称为仪表盘损伤。在碰撞过程中,司机或乘客的膝关节碰撞仪表盘使力沿着股骨长轴方向传递,碰撞时髋关节的位置决定髋关节脱位是否合并股骨头或髋臼骨折,若髋关节处于屈曲内收位,股骨头上外侧已超越髋臼后缘,如有强大暴力撞击膝前方,便可使股骨头穿破关节囊后壁形成后脱位,如受伤时没有明显内收,即可造成髋关节后脱位合并髋臼后壁或股骨头骨折。受伤时髋关节处于屈髋屈膝位,受到来自前方的暴力,如此时髋关节处于中立位或外展位,常造成单纯后脱位。如处于轻度内收位,往往合并髋臼后上缘骨折。髋关节前脱位较少见。当膝关节受到外展暴力冲击时,股骨大转子与髂骨相碰,或股骨颈顶在髋臼前缘上,均构成力的支点。若外展暴力继续作用,股骨头可冲破前下方关节囊而发生前脱位。脱位后,股骨头位于闭孔处者,称闭孔脱位;股骨头位于耻骨处者,称耻骨脱位。

## 三、临床表现

根据脱位的方式不同,其临床表现也不同。一般来说,髋关节后脱位时,会出现患髋疼痛,患肢呈屈曲、内收、内旋及短缩畸形,大转子会向后上方移位,髋关节主动活动受限,被动活动时会出现疼痛加剧及保护性痉挛;前脱位时,患肢疼痛,常呈屈曲、外旋、外展畸形,很少出现短缩,而且大转子突出没有后脱位时那么明显;中心性脱位时,髋部肿胀及畸形常不显著,但疼痛较为明显,出现明显下肢功能障碍,大转子不易扪及,骨盆挤压及分离试验时出现疼痛,有轴向叩击痛。

## 四、诊断

除了以上临床表现,目前随着科技的日益成熟,影像学检查发挥着越来越重要的作用。常规 X 线检查应用最为广泛,而且相对来说更经济,可以较好地显示髋关节骨折脱位的全貌,但是细小的骨折线以及骨折旋转的程度不是特别清晰和准确。目前,大多数医师主张有条件应常规行 CT 检查,轴位 CT 可显示骨折线的方向、数目,骨折片的数目、位置、旋转的情况,股骨头脱位的方向、程度等。近年来,随着螺旋 CT 的普及,使用三维重建技术可获得更具体逼真的髋臼立体图,利用消隐技术可去除股骨头观察髋臼内面的结构,而使用多平面重建技术可更好地显示脱位的程度,骨折来源、旋转情况,显示臼顶及负重区破坏情况等。Brandser 等研究表明,CT 能准确地对游离于关节腔内的碎骨片进行诊断,并可测量骨块大小、判断其具体位置、推测骨片来源,为手术治疗提供指导。Brooks 等认为,CT 能准确地识别髋臼、股骨头骨折,显示关节腔内细小的骨与软骨碎片;在复位后,常规 X 线片不能正确显示髋关节是否真实地完全复位,而 CT 能分辨出残留达 2mm 的半脱位。MRI 对于创伤早期的诊断治疗意义不大,常用于创伤后股骨头坏死的早期诊断。Moorman 等则认为,对于髋关节不全脱位,MRI 能良好地显示患者存在的股骨头圆韧带断裂、关节盂唇撕裂或髋臼后唇骨折,有助于诊断及治疗。

髋关节脱位 X 线表现:①后脱位:正位片上可见股骨头向后上方移位,并略向外,和髋臼的上部重叠,股骨呈内收内旋,大粗隆突出,小粗隆消失,有时可见合并股骨头或髋臼后缘骨折;②前脱位:正位片上可见股骨头下移到髋臼下方,与坐骨结节重叠,股骨呈外展状态,有时可合并髋臼前缘骨折;③中心性脱位:可见髋臼底部粉碎性骨折,股骨头进入盆腔内。

### (一) 髋关节脱位分类

根据脱位病因可分为创伤性脱位、病理性脱位、习惯性脱位及先天发育性脱位。

根据脱位时间可分为新鲜脱位、陈旧性脱位。一般 2~3 周以内者为新鲜脱位,否则为陈旧性。

根据股骨头脱位方向,临床上一般将髋关节脱位分为后脱位、前脱位及中心性脱位,以后脱位最为常见(图 15-6-1),约占髋关节脱位的 85%~90%。

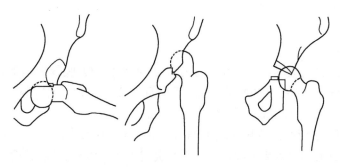

图 15-6-1　髋关节前脱位、后脱位、中心性脱位

按 Thompson-Epstein 分型,髋关节后脱位可分为 5 型:Ⅰ型:脱位伴或不伴微小骨折;Ⅱ型:脱位伴髋臼后缘的孤立大骨折;Ⅲ型:脱位伴髋臼后缘的粉碎性骨折;Ⅳ型:脱位伴髋臼底部骨折;Ⅴ型:脱位伴股骨头骨折。

此外,髋关节后脱位临床上也可使用 Levin 分型,主要分为 5 型:Ⅰ型:没有明显骨折,复位后没有不稳定;Ⅱ型:难复性脱位,没有明显的股骨头或髋臼骨折;Ⅲ型:复位后不稳定或嵌入骨片、软骨片或臼唇片;Ⅳ型:合并髋臼骨折,需要手术重建髋臼以恢复髋关节的稳定和对合;Ⅴ型:合并股骨头或股骨颈损伤。

创伤性髋关节脱位合并骨折,由于骨折的累及范围和损伤的程度变化多样,至今尚无完整分型。常见的有适用于髋关节后脱位的 Thompson-Epstein 分型,适用于髋关节脱位伴股骨头颈骨折的 Pipkin 分型,适用于髋关节中心性脱位的 Eichenholtz 分型。临床上,较多学者将髋关节脱位分为前脱位、后脱位及中心性脱位,而在合并髋臼骨折时,骨折的分类常以 Letournel 分类为标准。Letournel 分类提出两柱概念,并将骨折分为 5 个基本骨折型和 5 个复合骨折型,其中基本骨折型是指髋臼的一个柱的部分或全部损伤,而复合骨折型则含有 2 种以上基本骨折形式。叶应荣等将脱位分为 3 型:ⅠA 型为髋关节后脱位,ⅠB 型为髋关节前脱位;ⅡA 型为伴髋臼后缘或前缘骨折的脱位,ⅡB 型为伴股骨头、颈部骨折的脱位;ⅢA 型为伴髋臼底部骨折的部分股骨头脱位,ⅢB 型为伴髋臼底部粉碎性骨折的股骨头完全脱位。创伤机制导致的脱位并骨折,其表现出的多样化难以用一种分型方法概括。Moorman 等发现,一些能量相对较低的创伤如运动损伤可致髋关节不完全脱位。李嘉荣等提出,在髋关节强力外旋机制作用下,髋关节可呈现出一种特殊类型的脱位——外侧脱位。

### (二) 髋关节脱位常见并发症

1. 缺血性坏死　髋关节脱位后股骨头缺血性坏死发生率很高,若没有及时复位,则其缺血坏死概率大大增加。一般认为,其临界时间一般在 6~24 小时。临床上应注意及时避免此类并发症,否则后期会引起关节功能障碍,关节疼痛,甚至发展为退变性关节炎。创伤后缺血性坏死的治疗手段主要有限制负重的保守治疗、磁疗、电刺激,或手术治疗,包括钻孔减压、截骨、骨移植、关节融合或关节置换术。

2. 创伤性关节炎　髋关节脱位后最常见的远期并发症就是创伤性关节炎。当髋关节脱位伴髋臼骨折时,其发生率将大幅增加。据报道,脱位合并严重髋臼骨折的人群中,创伤性关节炎的发生率高达88%。髋关节脱位后若出现明显关节炎症状,可考虑行转子截骨术,目的是使相对完好的软骨变为负重区以减轻症状。

3. 复发脱位　髋关节脱位复位后虽然很少会出现复发脱位,但不排除后期发生的可能。因为所有的髋关节脱位患者在脱位的同时必然伴随关节囊破裂,前倾角小的患者可能对损伤后愈合的关节囊产生异常应力,从而导致关节囊松弛,后期再次发生髋关节脱位。

4. 漏诊及延迟诊断　多发创伤的患者应注意进行常规骨盆 X 线检查,必要时进一步行 CT 检查,避免发生漏诊。延迟诊断可能会导致患者发生缺血性坏死及关节僵硬和创伤性关节炎,影响后期疗效。

5. 坐骨神经损伤　坐骨神经损伤有时可伴随髋关节脱位发生,常常是因为股骨头后脱位或骨块移位压迫或牵拉坐骨神经所致。对于神经损伤的患者,我们必须注意护理,避免压疮或后期马蹄足畸形可能。患者可使用有垫的中立位踝关节夹板,并按时复查肌电图。

## 五、治疗

### (一) 治疗时机及预后

髋关节脱位需要立即复位,应尽可能在 6 小时内复位,否则将增大股骨头坏死的概率。多数前脱位和后脱位可采取闭合复位,但约有 2%~5% 的髋关节脱位无法闭合复位。现代研究强调,无论何种髋关节脱位均应急诊复位。Phillips 的研究发现,伤后 6 小时内复位者股骨头坏死发生率为 5%,而超过 6 小时坏死发生率高达 50%。国内学者认为,单纯髋关节脱位如在 24 小时内复位,其治疗预后一般都较好。而复杂的髋关节脱位合并骨折,国内外报道的治疗效果差异较大。毛宾尧等对 15 例髋关节脱位合并髋臼骨折患者进行了 6 个月~8 年 9 个月(平均 5 年 7 个月)的随访,结果显示,不论采取何种治疗方法,其晚期并发症的发生率高而严重,其中发生创伤性骨关节炎者 7 例,股骨头缺血性坏死者 3 例,神经损伤不全麻痹者 1 例,发生率高达 73.3%。卢汉生等对 53 例髋关节中心性脱位患者进行了长达 4~10 年(平均 6 年)的随访,其中优 37 例 (69.8%)、良 11 例(20.7%),且优的 37 例均在伤后 12 小时内采用双向牵引治疗,其后的 CT 及 MRI 检查发现一些髋臼内壁骨块对合相差在 0.5cm 内,认为早期积极的处理和正确的治疗是影响结果的关键因素,骨折块无须强调一定达到解剖复位,只要重建股骨头和髋臼负重面的吻合对应关系即可。而 Ragnarsson 等则认为,髋臼骨折的治疗结果与髋臼关节复位程度密切相关。近些年,随着开放复位内固定技术的成熟,髋臼骨折的远期疗效显著提高,愈来愈多的学者支持早期手术治疗,一般认为手术时机应掌握在伤后 3~7 天为宜。贾健的研究则表明,髋臼骨折的复位质量不是影响远期疗效的唯一因素,年龄、并发骨折的类型及复杂程度、牵引、早期活动等均可影响治疗效果。

### (二) 治疗方式

1. 保守治疗(手法整复)

(1)后脱位整复方法

1)屈髋拔伸法(图 15-6-2):患者仰卧于木板床上。助手以两手按压髂前上棘以固定骨盆。术者面向患者,弯腰站立,骑跨于患肢上,用双前臂、肘窝扣在患肢腘窝处,使其屈髋屈膝各 90°,先在内收内旋位顺势拔伸,然后垂直向上拔伸牵引,使股骨头接近关节囊裂口,略将患肢旋转,促使股骨头滑入髋臼,当听到入臼声,再将患肢伸直,即可复位。

2)回旋法:患者仰卧位。助手以双手按压双侧髂前上棘固定骨盆。术者一手握住患肢踝部,另一手以肘窝提托腘窝部,随后将大腿内收内旋,髋关节极度屈曲,使膝部贴近腹部,然后将患肢外展外旋伸直,在此过程中听到入臼声,提示复位成功。

3)拔伸足蹬法:患者仰卧位。术者两手握住患肢踝部,用一足外缘蹬于坐骨结节及腹股沟内侧,手拉足蹬,身体后仰,协同用力,即可复位。

4) 俯卧下垂法(图 15-6-3):患者俯卧于床缘,双下肢完全置于床外,一助手将健肢保持在水平位,患肢下垂,另一助手用两手固定骨盆。术者一手握住踝部,使屈膝 90°,利用患肢的重量向下牵引,另一只手加压于腘窝,增加牵引力,使其复位。

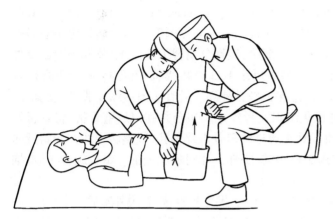

图 15-6-2　后脱位屈髋拔伸法

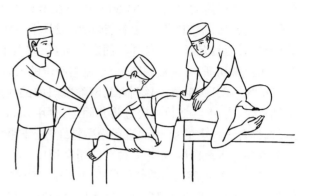

图 15-6-3　后脱位俯卧下垂法

有学者曾在传统手法基础上改良屈髋拔伸法为杠棒抬提牵引推移法,在两助手抬杠棒持续有力地拔伸牵引的同时,术者推移回旋股骨头,使之从破裂关节囊口滑入髋臼。

(2)前脱位整复方法

1)屈髋拔伸法:患者仰卧位。一助手将骨盆固定,另一助手将患肢屈髋屈膝,并在髋外展外旋位渐渐向上拔伸至屈髋 90°。术者双手环抱大腿根部,将大腿根部向后外方按压,即可复位。

2)侧牵复位法:患者仰卧位。一助手固定骨盆,另一助手用一宽布绕过大腿根部内侧,向外上方牵拉。术者两手分别扶住患膝及踝部,连续伸屈患髋,过程中可慢慢内收内旋患肢,感到腿部突然弹动,并听到响声,即可复位。

(3)中心性脱位整复方法

1)拔伸扳拉法(图 15-6-4):患者仰卧位。一助手握住患肢踝部,使足中立,髋外展约 30°,然后拔伸旋转;另一助手把持患者腋窝反向牵引。术者立于患侧,先用宽布绕过大腿根部,一手推骨盆向健侧,另一手抓住绕大腿的布带向外拔伸,可将股骨头拉出,两侧对比,对称即为复位成功。

2)牵引复位:适用于股骨头突入骨盆腔较严重的患者。患者仰卧位,患侧用股骨髁上牵引,重量 8~12kg,可逐步复位。若复位不成功,可在大转子前后位用骨圆针贯穿,或在大转子部钻入一带环螺钉,做侧方牵引,重量为 5~7kg;在向下、向外两个力同时作用下,可将股骨头牵出。确认拉出后,减轻牵引重量,继续牵引 8~10 周。符强等采用侧下方牵引治疗中

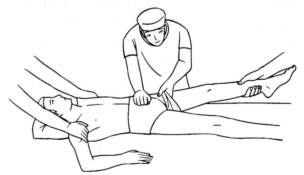

图 15-6-4　中心性脱位拔伸扳拉法

心性脱位,以大螺纹、宽螺距牵引钉由股骨转子部沿股骨颈轴线钻入,钉尾留于皮外 2cm,上套接器,接牵引绳,沿股骨颈轴向牵引,开始牵引重量为 15~20kg,反方向以骨盆牵引带固定骨盆,摄 X 线片证实复位后,牵引重量减至 5~8kg,维持 6~8 周。

2. 手术适应证　后脱位合并大块臼缘骨折,手法整复难以复位者,可行切开复位,螺钉或钢板固定骨折块,修补关节囊。对于中心性脱位,骨折块夹住股骨头难以脱出时,也可考虑手术。如果臼底呈粉碎性骨折,则不宜切开复位。若考虑到坐骨神经、闭孔神经、股动静脉受压,手法不能解除压迫时,可行手术,尽快解除压迫。陈旧性脱位时间在 3~6 个月以上的患者,可行手术切开复位。脱位时间已经超过 6 个小时以及上述不宜再复位者,首先考虑截骨术。对于髋关节脱位复位不成功或复位后仍呈半脱位状态者,Kasiwagi 等

采用关节镜技术清除关节腔内的软组织及小的骨碎片,以帮助复位。

3. 手术治疗

(1)后脱位:对于新鲜Ⅰ型髋关节后脱位,一般早期采取手法复位,即可取得满意疗效。Ⅱ~Ⅴ型髋关节后脱位合并骨折,一般应早期切开复位,一般采用后外侧入路(Kocher-Longenbeck 切口)。操作步骤:硬脊膜外麻醉或全身麻醉,体位为侧卧位,患肢在上。①入路:采用 Kocher-Longenbeck 切口,以大转子为中心做弧形切口,切口近端朝向髂后上棘,远端沿股骨干方向,切开皮肤筋膜,钝性分离臀大肌纤维,显露臀中肌及外旋肌群。②显露髋臼,复位并内固定骨折:于髋内旋位在大转子后缘 1cm 将梨状肌、闭孔内肌、上下孖肌及股方肌上端切断,并向后翻转牵开,显露脱位的股骨头,注意保护坐骨神经。沿着髋臼后缘及股骨头脱出的出口扩大,切开关节囊,显露髋臼,清除髋臼内的血肿机化组织及骨碎片。如合并髋臼后壁骨折,将骨折块解剖复位,先用 1~2 枚克氏针将其固定,再用 4mm 直径钻头通过髋臼骨折片钻孔,以髂棘中线方向斜行向上,选择合适长度的 4.5mm 直径松质骨螺钉,分别拧入 2 枚固定,使骨折片间加压嵌插。牵拉旋转患肢,推压股骨头进入髋臼内,稳定复位。③闭合切口。

(2)前脱位:髋关节前脱位较少见,约占髋关节脱位的 5%~10%。操作步骤:硬脊膜外麻醉或全身麻醉,体位为仰卧位,患侧臀部垫高。①入路:推荐使用前外侧或外侧入路,适合直视下复位骨折和固定股骨头骨折。前外侧切口利用缝匠肌和阔筋膜张肌间隙,并在股直肌与臀中肌间进入,显露髋关节前方的损伤结构及股骨头骨折。术中应妥善保护股神经和股外侧皮神经,以及旋股外侧动脉升支。外侧切口从阔筋膜张肌和臀中肌间进入,臀中肌和臀小肌的前 1/3 作为肌瓣而掀开,显露关节囊。②显露与复位:沿着裂口切开关节囊,清除髋臼内及股骨头颈周围的血肿及瘢痕组织,游离股骨头颈,采用问号法(回旋)进行复位,忌用暴力,以免发生股骨颈骨折。③闭合切口。

(3)中心性脱位:操作步骤:硬脊膜外麻醉或全身麻醉。①入路:做髋关节前外侧切口,起自髂嵴中部,沿髂嵴前行至髂前上棘,然后折向大腿上外侧向下延伸 10~12cm。②显露复位:在髂嵴上开始做髂骨内板骨膜下剥离,从外向内剥离软组织,进入髂前窝,将髂腰肌及髂肌向内侧牵开。如果髋臼底的骨折块卡住股骨头,则用骨膜剥离器轻轻剥离,移动骨折块,使股骨头能够回纳,手法将髋臼内板大骨块复位。③闭合切口。

这里需要注意的是,预防髋关节脱位手术并发症,随时关注患者术后恢复情况。并发症主要包括五方面:①感染:一般广泛骨折,其感染概率增加,可预防性使用抗生素,若有感染则应及时反复清创,做药敏培养,并延期闭合伤口;②坐骨神经损伤:通常为暂时性麻痹,治疗同伤后坐骨神经损伤,尤其是手术过程中一定要注意避免神经损伤;③迟发性坐骨神经麻痹:此类患者一般继发于瘢痕、血肿或异位骨化,可通过神经探查减压来缓解;④异位骨化:主要发生于髋关节脱位伴髋臼骨折的患者,极少发生于股骨头损伤,其临床治疗一般采取低剂量放疗和吲哚美辛;⑤血栓:包括深静脉血栓和肺栓塞,目前仍没有完全有效的手段来预防此类疾病的发生,现阶段治疗方法主要是应用低剂量华法林、低分子肝素及机械挤压。

4. 术后处理

(1)前脱位:患肢行下肢牵引 4~6 周。12 周后扶双拐逐步负重活动。

(2)后脱位:①术后 2 天拔除引流管;②术后皮肤或骨牵引 4~6 周;③6 周后行非负重髋关节主动活动练习;④12 周后患肢逐渐负重。

(3)中心性脱位:患肢行下肢牵引 4~6 周。12 周后开始扶双拐逐步负重活动。

5. 术后练功活动　整复后即可在牵引制动下,行股四头肌肌力训练及踝关节跖屈背伸活动。解除固定后,可先在床上做屈髋、屈膝、内收、外展及内外旋锻炼,之后逐步做扶拐不负重活动;3 个月后行影像学检查,见股骨头血供良好,方可下地做下蹲、行走等负重锻炼。对于中心性脱位,关节面因有破坏,床上练习可适当提前,而负重锻炼要相对推迟,以减少创伤性关节炎或股骨头缺血性坏死的发生率。

## 六、目前研究进展

髋关节的解剖结构决定了髋关节是一个稳定的关节。髋关节属典型的杵臼关节,由股骨头和髋臼组成;其形态特点是臼深,几乎容纳股骨头的 2/3,关节囊坚韧厚实,周围有强大的肌肉覆盖,因而具有较大的

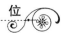

强度和稳定性,只有在强大暴力下才会发生骨折和脱位。创伤性髋关节脱位通常是高能创伤的结果,常见于交通事故伤,在损伤的同时通常伴有其他脏器损伤或骨盆损伤,从而导致出血和休克。同时,股骨头和髋臼移位可造成坐骨神经、股神经和闭孔神经损伤,常伴有同侧膝部损伤,尤其是髌骨骨折、膝关节半月板和韧带损伤。大多创伤性髋关节脱位患者属于复合伤,常合并其他脏器损伤,早期检查有困难,经常容易漏诊、误诊。在髋关节脱位的同时,关节囊及伴随血管和圆韧带的严重撕裂伤,使股骨头血供受到相应影响。股骨头的软骨溶解和变性的程度和脱位后复位的时间密切相关。因此,早期诊断和治疗为创伤性髋关节脱位的重要环节。对确诊后创伤性髋关节脱位患者,在生命体征稳定的前提下,应仔细分析髋关节脱位类型,尽量先闭合手法复位。如果出现创伤性髋关节后脱位伴股骨颈骨折、创伤性髋关节后脱位伴坐骨神经损伤或大血管损伤、开放性髋关节脱位,以及经过2次以上闭合复位不能成功的患者,均应急诊切开复位。手术一般采用髋关节后入路方法,由于髋关节脱位后正常的解剖关系已改变,术中注意暴露坐骨神经、保护股骨头残留的血液供应以及注意清除血肿、撕裂的盂唇及骨、软骨碎片。股骨头缺血性坏死是创伤性髋关节脱位的严重并发症,特别是在创伤性髋关节脱位12小时后复位的患者,以及手术切开复位的患者,股骨头缺血性坏死的发病率高。对此,建议创伤性髋关节脱位患者在半年内检查X线片,以后定期复查,如发生了缺血性坏死,首先应避免负重,防止血管再生期间骨质塌陷;截骨术可改善股骨头负重线,并促进血管再形成和静脉回流,可酌情选择。创伤性关节炎的发生,与髋关节腔内的碎片清理程度和关节软骨损伤的程度密切相关。在治疗创伤性髋关节脱位的同时,尽可能保持髋关节平整。对创伤性髋关节炎患者,通常采取保守治疗,对症状重、严重影响生活质量及年龄在50岁以上的患者,可采用全髋关节置换治疗。

研究认为,早期手术治疗能提高患者手术疗效,并降低手术后并发症的发生率,且一般认为手术时机应掌握在伤后3~7天为宜。随着现代影像学的进步,医务工作者对复杂髋关节脱位合并骨折的认识有了进一步提高,临床治疗水平也在不断提高。然而,髋关节脱位的损伤机制复杂,其早期的复合创伤增加了治疗难度,如何促进患肢功能康复,防治晚期并发症,仍是医务工作者工作的重点。

(谭季镰 执笔;郭小慧 审校)

## 参 考 文 献

1. 方斌. 创伤性髋关节脱位临床研究进展[J]. 中医正骨,2005,17(7):67-68.

2. Brooks RA,Ribbans WJ. Diagnosis and imaging studies of traumatic hip dislocations in the adult[J]. Clin Orthop Relat Res,2000(377):15-23.

3. Moorman CT,Warren RF,Hershman EB,et al. Traumatic posterior hip subluxation in American football[J]. J Bone Joint Surg Am,2003,85(7):1190-1196.

4. 叶应荣,聂长根,袁宏伟,等. 外伤性髋关节脱位的分型及治疗[J]. 骨与关节损伤杂志,2000,15(1):16-18.

5. Phillips AM,Konchwalla A. The pathologic features and mechanism of traumatic dislocation of the hip[J]. Clin Orthop Relat Res,2000(377):7-10.

6. 景吉苗,沈武俊. 俯卧反回旋法整复髋关节前脱位[J]. 浙江中医学院学报,2003,27(3):43.

7. 贾健. 影响髋臼骨折疗效的相关因素分析[J]. 中华骨科杂志,2000,20(12):715-719.

8. 李治安. 杠棒抬提牵引推移法治疗髋关节脱位24例报告[J]. 中医正骨,2003,15(2):27.

9. Kashiwagi N,Suzuki S,Seto Y. Arthroscopic treatment for traumatic hip dislocation with avulsion fracture of the ligamentum teres[J]. Arthroscopy,2001,17(1):67-69.

10. 李世和,吴迪,李骅,等. 髋臼骨折手术入路的选择[J]. 中华创伤骨科杂志,2004,6(11):99-102.

11. 黄建国,杨海波,袁海峰,等. 髋关节后脱位伴股骨头骨折的治疗[J]. 中华创伤骨科杂志,2003,5(5):10-14.

# 第十六章　脊柱创伤疾病

## 第一节　寰椎骨折

### 一、概述

寰椎骨折,又称第1颈椎骨折,是由各种外力损伤导致的寰椎的椎弓、侧块的骨小梁连续性中断。如暴力引起寰椎骨折块分离移位如爆裂状,则称寰椎爆裂性骨折,也称Jefferson骨折。

寰椎古称"旋台骨""天柱骨"。清代《伤科大成》记载:上颈椎为"天柱骨:与结喉骨相对,伤断者不治",下颈椎为"塞骨:即结喉下、横骨上,空陷处,打断者不治。……百劳穴:与塞骨相对,伤断者不治",认为颈椎骨折脱位为不治之症。《医宗金鉴·正骨心法要旨》记载:"旋台骨,又名玉柱骨,即头后颈骨三节也,一名天柱骨。此骨被伤,共分四证:一曰从高坠下,致颈骨插入腔内,而左右尚活动者,用提项法治之;一曰打伤,头低不起,用端法治之;一曰坠伤,左右歪邪,用整法治之;一曰仆伤,面仰头不能垂,或筋长骨错,或筋聚,或筋强骨随头低,用推、端、续、整四法治之。"提出上颈椎损伤的病变部位、不同受伤机制(垂直压缩、侧方压缩、过屈或过伸位损伤)和治疗方法。

《伤科汇纂》记载:"治颈骨缩进用汗巾提法图:颈骨缩入里,左右尚可动,发辫先解散,布巾下兜笼,两肩齐踏实,双手一把总,缓缓提拔出,安舒莫悾偬。""提颈骨歌诀:人登高处忽逢惊,首必先坠颈骨顷。面仰难垂惟伸续,头低不起则端擎。腔中插入须提拔,骨上歪斜要整平。再看有无他磕碰,临时斟酌度其情。"(图16-1-1)提出颈椎骨折脱位的受伤机制、临床症状、正骨复位方法。

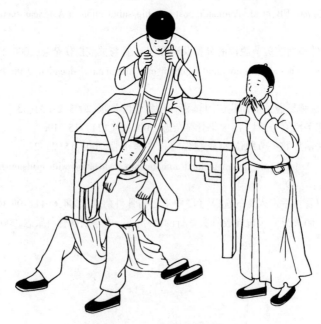

图 16-1-1　用汗巾提法图

《伤科汇纂》记载一病例："一七龄幼女从楼窗堕地,颈骨缩入腔中。众医不敢动手,最后请先君子往视。先君子急用右手兜其颏,左手握其发,徐徐拔而出之。内服鸡鸣散,外贴五香膏而愈,众医叹服。"说明古时亦有治疗成功的先例。

Cooper 在 1822 年首次报道在尸体解剖时发现了寰椎骨折。1908 年,Quercioli 最早报道了 1 例寰椎部分骨折。1920 年,Jefferson 首次报道了 4 例寰椎爆裂性骨折。后来,陆续有寰椎爆裂性骨折的报道,并将这种寰椎椎弓的特殊类型骨折称 Jefferson 骨折。当时,这种骨折被认为是致命性的。但随着对寰椎骨折认识的不断深入,人们逐渐认识到寰椎骨折的预后一般是比较好的。

寰椎骨折较少见,多发于成年人,约占整个颈椎损伤的 2%~4%。

## 二、病因病机

1. 寰椎及横韧带的功能解剖　寰椎属于特殊颈椎,是由前、后弓以及两侧块和横突所构成的骨环。前、后弓与侧块连接处的部分是寰椎的薄弱点,也是骨折的好发部位。寰椎的骨环与韧带形成的骨-韧带-骨连接对寰椎的稳定是至关重要的。寰椎的横韧带是维持寰枢关节稳定的主要结构,其他韧带仅起辅助作用。寰椎前弓与横韧带共同完成对枢椎齿突的运动限制,从而能够保持寰枢椎生物力学上的稳定性。横韧带的中部较宽,宽度大约为 7~8cm,两端附着处宽度变窄。横韧带主要由胶原纤维组成,而弹力纤维含量较少。胶原纤维在横韧带的中央部以 30°夹角相互交织形成网络,横韧带的这种排列方式决定了其钢度较高而弹性不足的力学特点。所以,横韧带承受外力时常突然断裂,原有强度和功能难以恢复。

2. 致伤机制及寰椎生物力学改变　当头部遭受突然屈曲暴力时,对寰椎侧块产生直接向外下的力,致使头部动能主要集中在横韧带上,齿突恰好位于其中部,形成一种剪切力,造成横韧带撕裂或断裂,而在横韧带的寰椎附着处,尽管宽度相对较窄,却很少发生损伤。另一种致伤机制为,头部受到垂直方向的暴力,致使寰椎发生爆裂性骨折,使得寰椎侧块和椎弓骨折段分离移位造成横韧带断裂。根据寰椎骨折的一般分型,Jefferson 骨折属于前、后弓双骨折。在这种损伤下,由于骨折端的移位及强大的致伤暴力作用,使寰椎横韧带损伤成为一种可能,通常此种横韧带的损伤多为其中部断裂或部分撕裂,属于 Dickmen 等提出的横韧带损伤分型的 Ⅰa 亚型。Jefferson 骨折后,寰枢复合体生物力学稳定性将受到极大影响,多数学者认为寰枢椎的稳定性主要取决于横韧带和翼状韧带是否完整,尤其是横韧带的完整性尤为重要。但有作者提出寰椎前弓骨折即使横韧带完整,也同样存在由于前弓不能限制齿突过度前移而引起寰椎向后脱位的可能性;无横韧带断裂的半环骨折,因韧带只能防止侧块发生过度的离心性分离移位,而不能控制以韧带附着点为支点的骨块旋转移位,也存在潜在脱位的可能,应属不稳定性骨折。

## 三、临床表现

Jefferson 骨折伴横韧带损伤的临床表现主要取决于韧带损伤后寰椎前脱位的程度和是否累及脊髓受压。轻者可表现为局部疼痛,活动受限;重者则由于脊髓损伤而发生瘫痪,甚至死亡。

## 四、诊断

Jefferson 在 1920 年提出寰椎骨折可以是爆裂性的,即前后弓各有 2 个断点,整个寰椎断为 4 块,因此这种骨折被称为 Jefferson 骨折。事实上,寰椎环 4 处断裂的典型 Jefferson 骨折极为少见,而少于 4 处的非典型(即变异性)Jefferson 骨折比较多见。目前较为常用的寰椎骨折分型有 2 种。①Landellis 等的分类:Ⅰ型,任何累及前弓或后弓的骨折,骨折线不经过寰椎侧块;Ⅱ型,包括前弓及后弓的骨折,骨折可同时累及寰椎侧块,典型 Jefferson 骨折属于此类;Ⅲ型,主要涉及侧块的骨折,多数累及一侧前弓或后弓。②Levine 等根据寰椎损伤机制将其分为 3 型:Ⅰ型,由于轴向载荷及过度后伸引起的后弓骨折,典型的 Ⅰ型寰椎骨折包括后弓双侧骨折;Ⅱ型,侧块骨折,骨折线位于涉及侧块的前半或后半,如进一步过伸,可以合并一侧后弓骨折;Ⅲ型,由于轴向压缩力造成的爆裂性骨折或 Jefferson 骨折。对于此类损伤的患者,能幸存下来往往无明显的脊髓和神经压迫症状,主要是枕颈区的疼痛及颈部活动受限,而治疗的关键就在于对骨折后稳定性的判断。

影像学检查主要通过测量寰齿间距(ADI)来进行诊断。在成人,ADI 一般不超过 3mm,并且伸屈位时无改变。当 ADI 在 3~5mm 时可以诊断为横韧带撕裂寰枢椎不稳,当 ADI 在 5~10mm 时则提示横韧带有断裂并有部分辅助韧带断裂,当 ADI 在 10~12mm 时则可确诊为横韧带全部断裂。此外,在开口位上,寰椎两侧块向外分离移位距离之和大于或等于 6.9mm 时,提示有韧带断裂寰枢椎不稳。在儿童,多以 ADI 超过 4mm 作为诊断寰枢椎不稳的标准。随着影像学的发展,CT 技术已经被广泛地应用于寰椎骨折伴横韧带断裂的诊断中,特别是 CT 三维重建能够非常直观地反映出寰椎骨折的类型和是否有横韧带断裂。此外,MRI 检查对确定骨折的稳定性及是否伴有脊髓的损伤也具有重要意义。另外,当椎前软组织阴影增宽时,对诊断也有一定价值。

## 五、治疗

一般认为,对于寰椎骨折治疗的关键在于对寰椎横韧带完整性的判断,单纯寰椎前弓或后弓骨折,由于没有影响寰椎横韧带的完整性,无论此种骨折是否愈合,寰枢关节均能保持稳定,应该采用保守治疗的方法。对于部分断裂,通常采用颅骨牵引或枕颌带牵引,重量不超过 3kg,牵引 3 周后行头颈胸石膏固定,也可行 Halo-Vest 支具外固定。

当寰椎前弓和后弓同时发生断裂时,侧块有可能发生分离,寰椎横韧带有可能在过度张力作用下断裂;ADI>5mm 时或在开口位上,寰椎两侧块向外分离移位距离之和>6.9mm 时提示有韧带断裂、寰枢椎不稳,作为诊断寰枢椎不稳的标准。如果出现横韧带断裂和/或齿突骨折,属于寰枢关节不稳定性骨折,常发生不同程度的寰枢关节移位。手术治疗主要是后路治疗。但有些学者认为,应首先通过评估寰椎骨折后寰枢椎的稳定性来确定治疗方法。对于寰椎前弓骨折,即使横韧带完整,也同样存在由于前弓不能约束齿突前移而引起寰椎向后脱位的可能性;无横韧带断裂的半环骨折,因韧带只能防止侧块发生过度的离心性分离移位,而不能控制以韧带附着点为支点的骨块旋转移位,所以也存在潜在脱位的可能,这些都属于不稳定性骨折。对于这类骨折患者,我们认为保守治疗容易失败,主张早期行手术治疗,以使寰枢椎能够获得即刻稳定性,从而避免寰枢椎长期不稳及迟发性颈神经损伤。

寰椎骨折(Jefferson 骨折)后路手术方式包括枕颈融合术、寰枢椎融合术、单纯复位固定寰椎 3 种。《成人急性寰椎骨折循证临床诊疗指南》的选择原则是:①对于寰椎前弓加后弓骨折、侧块劈裂骨折,可采用寰椎单椎节复位固定术;②对于颈椎制动未愈合或不宜行寰椎单椎节复位固定的病例,可行寰枢椎固定融合术;③导致寰枕关节破坏或不宜行上述手术者,建议行枕颈固定融合术;④对于行寰枢椎固定融合术者,固定方式宜选用寰枢椎经关节螺钉技术或寰枢椎钉棒固定技术,入路可选择前路或后路。

枕颈融合术适用于侧块多处骨折移位明显者。其方式较多,主要区别在于内固定器械的不同。近年来,随着内固定技术的普及,CCD、Cervifix 等系统有了广泛的应用。但是,枕颈融合术后,颈椎运动功能丧失太多,对患者生活质量影响较大。所以,在严格掌握手术适应证的同时,应根据患者具体情况适时选择手术方法。

寰枢椎融合术从生物力学角度来看,更为合理、有效,对颈部旋转功能限制相对较小。后入路手术显露容易,便于安置固定,其实际应用要明显多于前路。寰枢椎融合术包括寰枢椎后路钢丝固定,椎板夹、椎板钩固定,Magerl 经关节螺钉及寰椎侧块、椎弓根螺钉固定,枢椎椎弓根钉棒固定等。寰枢椎后路钢丝固定包括传统和改良的 Gallie、Brooks、fielding 手术。Magerl 经关节螺钉技术具有明显的生物力学优势,但其要求术前解剖复位,术中进钉角度较大,操作困难。由于后弓骨折的存在,前面 3 种方法显然不合适。后路寰枢椎经关节螺钉内固定术、寰枢间融合术不能用于寰椎新鲜骨折,必须等后弓及两侧块骨性愈合牢固后实施。

寰椎侧块、椎弓根螺钉和枢椎椎弓根钉棒寰枢椎融合术在 Jefferson 骨折的运用:尽管有学者将寰椎 Jefferson 骨折视为寰枢椎螺钉内固定的禁忌证,但是 Jefferson 骨折伴横韧带损伤或合并齿突骨折,造成寰枢关节不稳,给治疗带来困难。寰枢椎融合术安置寰椎和枢椎的螺钉时不需将寰枢椎充分复位,且在全麻下由于安装钉板后螺钉的提拉作用,多数术前难复位的患者也能达到很好的复位。

## 六、手术方法

1. 寰枢椎融合(后路)术 所有病例术前均进行枕颌带牵引复位,复查 X 线片了解复位情况和寰枢椎的稳定程度。手术在1周后进行,全麻插管下改为颅骨牵引,翻身俯卧位,取颈中立位或稍屈曲位,C臂透视下确定寰枢椎复位情况,恢复寰枢椎间高度,保持寰枢椎的稳定性。胶带固定,取后路枕颈正中切口。①从后正中线切入至枢椎棘突,于枢椎上方切开肌肉部分附着点,显露寰椎后部结构,在骨膜下锐性剥离寰椎后弓至两侧宽度各2.5cm。尽量保留寰椎上缘骨膜及寰枕筋膜,注意保护寰椎后弓上方椎动脉,避免损伤。②显露枢椎,骨膜下剥离显露枢椎侧块、峡部。在显露及置钉过程中注意保护寰枢椎之间的硬膜外静脉丛、$C_2$神经根。③根据术前CT个性化选择入钉点。若为后弓单侧寰椎骨折,先操作无骨折一侧,用神经剥离器探及寰椎椎弓根下壁和内侧壁,确定寰椎后弓上的入钉点及方向,用直径2mm球磨钻去皮质、准备入钉点,术中透视确定满意后,用直径2mm手钻缓慢钻入椎弓根,保持约10°内倾、5°尾倾。用椎弓根探子凭手感小心探查椎弓根内隧道的四壁和底部,确认钻孔在椎弓根内。若为双侧寰椎骨折,用持骨钳固定后弓。一般情况下,后弓骨折断端多位于椎弓根和后弓的联结处,依据后弓骨折位置,适当磨去骨折断端外侧皮质准备入钉点及方向。钻孔深约24mm,以免穿出椎体前方骨质,攻丝后沿钻孔方向置入直径3.5mm、长24~28mm螺钉。先固定一侧椎弓螺钉,用以稳定骨折并适当对抗,避免加重移位,有利于另一侧置钉。④枢椎椎弓根螺钉置钉时,用神经剥离子将$C_2$神经根和其后的静脉丛血管牵开,向内探测枢椎的椎弓根内侧壁和上壁,直视椎弓峡部下用手钻开路,通过椎弓根进入椎体。退出手钻,用椎弓根探子探查椎弓根底和四壁,确定骨性隧道完整后,置入直径3.5mm、长26~30mm的螺钉。⑤C臂透视下确定寰枢椎螺钉的位置和寰枢椎稳定情况。依靠螺钉提拉或维持复位保持后弓的对位准确性,寰枢椎螺钉选用合适的钛棒连接,横连接钛棒,在两侧螺钉帽起子的帮助下收紧横连接以帮助前弓间接复位。C臂透视下确定寰枢椎复位情况。将自体髂骨松质骨或异体骨,制备成颗粒骨植骨于寰椎后弓骨折处。

典型病例影像资料(图16-1-2):

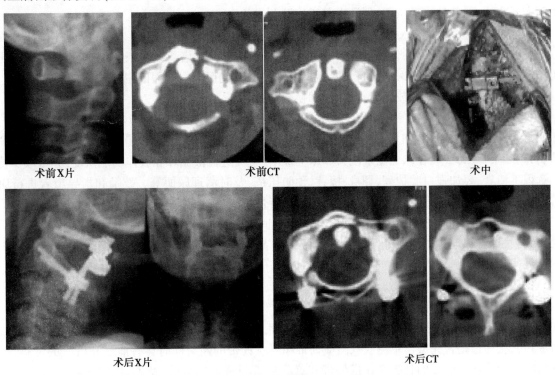

术前X片 术前CT 术中

术后X片 术后CT

**图16-1-2 典型病例**

2. 寰椎单椎节内固定术 郝定均在国内开展单节段内固定。患者行插管全麻,取俯卧位。手术消毒铺巾,于颈后正中做纵向切口,显露寰椎后弓和枢椎椎板。对于行寰枢椎融合内固定术者,依据术前设计好的进钉点及进钉方向,于寰椎及枢椎置入万向螺钉各2枚,然后用连接棒将两寰椎螺钉横向连接并部分锁定,再加压抱紧复位向两侧移位的寰椎侧块;复位成功后,取下横向连接棒,将同侧的寰椎螺钉和枢椎螺钉用连接棒连接起来,并加用横连接将左右两侧内固定装置连接成一个整体。对寰椎后弓和枢椎椎板进行充分去皮质,取自体髂骨进行植骨。关闭切口,完成手术。

3. 前路经口咽入路单节段固定　2004 年,Ruf 等率先介绍了口咽入路单节段固定治疗不稳定性寰椎骨折,通过一横棒将 2 枚前路侧块螺钉连接,完成了骨折块的直视下复位;术后颈椎动力位片显示颈椎活动度得以完整保留,短期与长期的随访均显示了良好临床效果。这一术式为寰椎骨折提供了一种全新的治疗方法。此后,陆续有学者经此入路到达寰椎前方,行寰椎骨折块的复位固定,均取得了不错的治疗结果。相对于传统后路手术,此术式对前弓的暴露和复位有着不可比拟的优越性。从运用上看,内固定装置分为棒钉系统和钉板系统,钉板系统包括 AXIS 钢板和 JeRP 钢板,JeRP 钢板自 2006 年已更新至第 2 代,其系统在前弓处设置 1 枚临时复位钉,通过专业的复位器钳夹复位。

我们认为需要注意的是:由于寰枢椎解剖结构的特殊性,稍有不慎就会酿成不可挽回的后果,因此充分的术前准备是必要的,包括开口位 X 线片、螺旋 CT 三维重建、MRI 等,以了解侧块旋转或移位情况,以及寰枢椎发育的个体差异,制订个性化的进钉点及进钉方向,结合术中 C 臂 X 线透视辅助确认置钉的位置和方向,进一步提高手术安全性。术中注意事项包括:①术中头颈位置固定牢靠,持续颅骨牵引,对于寰椎 Jefferson 骨折有利于两侧侧块复位并保持相对固定位置,便于置钉操作。同时,也避免了手术中寰枢椎移位引起脊髓压迫,造成严重后果。②确定正确的进钉点是关键,用神经剥离子探查寰椎侧块的内外缘,推测出侧块的中点,将穿刺点定位于此。③植骨床的处理和颗粒植骨,可以促进寰枢椎的融合。

## 七、调护

1. 术前护理优化　向患者家属详细介绍疾病知识和手术知识,协助医师进行病情告知和签署各项知情同意书。严格执行术前治疗医嘱和检查医嘱,保证患者处于术前最佳状态。护送并保障患者顺利进入手术室。将病历资料完善并整理好,与手术室工作人员进行床头交接,详细介绍术前情况、生命体征变化情况、术前用药方式方法、既往病史等资料,保证术前工作顺利进行。

2. 术后护理优化　术后进入重症观察室进行密切监护和优质化术后护理。进行合理外伤部位安排和固定,过伸位复位,定时检查牵引设施情况。对于实施气管插管的患者,保证气道通畅,定时安排雾化吸入和吸痰护理,注意维护呼吸机等医疗设备。术后患者需要长时间卧床,注重压疮防护,定时翻身、按摩,一旦发生皮肤湿疹、出血、瘀血、变薄或破溃,及时清理换药。

3. 康复护理优化　正确实施头颈胸石膏外固定,保证患者环境卫生,帮助患者进行个人卫生清洁,及时清理坏死组织、微生物、分泌物和其他污垢,定期进行躯干和四肢的按摩,刺激身体功能恢复。口腔护理注重协助刷牙和漱口。每 2 周在床上温水洗头和床上擦浴,可促进血液循环和肢体功能恢复,亦可减少传染病发生。意识不清者,要加强口腔护理、翻身、擦背、预防压疮、及时清理尿便等。鼓励和指导患者进行康复锻炼,制订合理的锻炼计划,劳逸结合,张弛有度,提高患者恢复进度。

4. 家庭护理指导　出院前进行护理工作交接,包括固定方法、复位操作、护理时间安排、康复计划安排、护理操作细则、日常护理注意事项等,耐心指导,帮助患者家属掌握一定家庭护理知识和技能,提高患者出院后的康复速度。

## 八、目前研究进展

寰枢椎的稳定取决于韧带结构和骨性结构的完整性。许多学者认为,寰椎骨折后的稳定程度主要取决于横韧带和翼状韧带是否完整。单侧或双侧横韧带和翼状韧带的断裂同时伴有前弓和后弓的骨折,引起单侧或双侧侧块的位移。前弓的骨折端在横韧带和翼状韧带附着点以外的,特别是涉及侧块的骨折,失去横韧带和翼状韧带的束缚作用,引起移位。Dickman 等提出,寰椎前弓骨折即使横韧带未断裂,也同样存在由于前弓不能束缚齿突前移而引起寰椎向后脱位的可能性;无横韧带断裂的半环骨折,因韧带只能防止侧块发生过度的离心性分离移位,而不能控制以韧带附着点为支点的骨块旋转移位,所以也存在潜在脱位的可能,应属不稳定性骨折。夏虹等认为,寰椎骨折后,除后弓骨折外,其他类型的骨折均会对上颈椎的稳定性产生明显影响。所以,恢复寰枢椎骨性结构的完整性是恢复 $C_{0-1}$、$C_{1-2}$ 稳定性的关键。

Li 等对单纯寰椎骨折提出了"浮标假说"理论,指出上颈椎韧带复合体包含横向纤维和纵向纤维韧带。当寰椎承受轴向暴力时,前后弓与侧块交界部发生骨折,侧块向外侧移位,横行韧带发生断裂,而 $C_{0-2}$ 间的纵行韧带由于相对短缩多得以保留。寰椎如同漂浮在水面上的浮标,随着水位升高,纵行韧带的作用如同缆绳被拉紧,浮标被固定在水面上,变得不再随波逐流。Haus 等也认为,残余的翼状韧带、关节囊、撕脱横韧带的瘢痕足以提供骨折愈合的早期稳定性。韩应超等通过研究,初步证实假说的可靠性。因此,对寰椎侧块进行有效复位,不仅可以恢复 $C_{0-1}$、$C_{1-2}$ 解剖序列,而且能够恢复寰枢椎间的正常高度,即恢复寰枢椎间纵行韧带的张力,而纵行韧带的张力提供有效维持生理载荷状态下寰枢椎的稳定性。术中通过牵引,在"浮标假说"理论指导下,提供寰椎侧块的稳定性,有利于后路螺钉的置入。

寰椎骨折(Jefferson 骨折)后路手术方式包括枕颈融合术、寰枢椎融合术、单纯复位固定寰椎 3 种。枕颈融合术虽然能够恢复 $C_{0-2}$ 的序列,重建枕寰枢的稳定性,但是牺牲了颈椎大部分运动功能,严重影响患者生活质量。目前,枕颈融合术仅建议对无法复位的陈旧性骨折、寰椎侧块粉碎性骨折无法置钉、寰枕关节严重破坏的患者采用。后路单纯寰椎侧块螺钉复位固定治疗寰椎骨折,目前有相关病例的报道,可获得满意疗效;手术恢复了寰枢椎间的稳定性,保留了寰枢椎正常的生理功能,无颈部僵硬、疼痛等症状。Koller 等对伴横韧带和单侧关节囊损伤的不稳定寰椎骨折的新鲜尸体标本用单纯寰椎侧块螺钉进行复位固定,通过生物力学测试证实,生理载荷下寰枢椎间的稳定性得以有效重建。徐荣明等认为,该手术有严格选择适应证,如孤立的寰椎后 3/4Jefferson 骨折、半环 Jefferson 骨折等。但该手术方法对其他类型的寰椎骨折治疗有一定的局限性。临床上更多采用的是寰枢椎融合术。Ringel 等报道,寰椎侧块螺钉结合枢椎椎弓根螺钉治疗 35 例寰椎骨折患者,取得良好效果,无并发症发生。Tan 等应用寰椎侧块螺钉+枢椎椎弓根螺钉+横连接加压技术治疗 17 例不稳定寰椎骨折,术后随访 3 个月,X 线片显示均达到骨性愈合,无明显不稳;认为通过横连接加压技术能够增加内固定的强度,实现解剖复位,并获得可靠的稳定性维持。但寰枢椎融合固定造成寰枢椎旋转功能丧失。总的来说,寰枢椎融合术主要适用于寰椎爆裂性骨折合并横韧带损伤、合并齿突骨折或 Hangman 骨折、合并神经损伤及潜在寰枢椎不稳的骨折,伴有持续性脱位及不稳的寰椎骨折患者,是目前寰椎骨折及横韧带损伤的首选手术方法。

寰椎骨折(Jefferson 骨折)的复位问题:对于寰椎后路钉棒系统有限内固定,如采用固定钉尾可以通过安装预弯的拱形连接棒,然后在双侧螺钉间加压复位来使分离侧块直接复位;如采用万向钉尾,其双侧螺钉间加压复位失败,同时由于后弓的加压,前弓的移位反而加大。后路寰枢椎椎弓根螺钉多采用万向钉尾,难以对寰椎骨折进行复位。因此,往往导致寰椎固定在非正常的位置,影响 $C_0$-$C_1$ 关节的功能,其临床效果通常以寰枢椎后路的融合来维持。我们通过置入寰椎螺钉保持约 10° 内倾,虽然采用万向钉尾但在钛棒置入螺帽固定后,钉与螺帽改锥形成一在改锥辅助稳定和调整侧块的位置,同时在横连接加压作用下完成前弓复位。通过钛棒与枢椎螺钉的连接固定,维持寰椎螺钉内倾应力和寰枢椎间的正常高度,恢复寰枢椎的稳定性。在寰椎骨折(Jefferson 骨折)骨性愈合后,取出内固定装置,恢复寰枢椎间的活动度。

(漆　伟)

## 参 考 文 献

1. 夏虹,赵卫东,黄文华,等. 寰椎不同类型骨折对上颈椎稳定性影响的生物力学研究[J]. 中国临床解剖学杂志,2003,21(5):495-497.

2. 胡勇,徐荣明. 寰椎骨折的研究进展[J]. 中华创伤杂志,2011,27(2):133-136.

3. 韩应超,李立钧,谭军. 寰椎骨折的研究进展[J]. 中国脊柱脊髓杂志,2013,23(1):77-80.

4. 中国医师协会骨科医师分会,中国医师协会骨科医师分会《成人急性寰椎骨折循证临床诊疗指南》编辑委员会. 中国医师协会骨科医师分会循证临床诊疗指南:成人急性寰椎骨折循证临床诊疗指南[J]. 中华外科杂志,2015,53(8):564-570.

5. Li L,Teng H,Pan J,et al. Direct posterior c1 lateral mass screws compression reduction and osteosynthesis in the treatment of unstable jefferson fractures[J]. Spine,2011,36(15):E1046-E1051.

6. 韩应超,杨明杰,潘杰,等. 单纯寰椎侧块螺钉固定选择性治疗不稳定寰椎骨折的生物力学分析[J]. 中国脊柱脊髓杂志,2014,24(1):68-72.

7. 黄江,李小峰,杨渊. 单节段固定治疗寰椎骨折的研究进展[J]. 微创医学,2015,10(4):475-477.

8. 陈诚,顾庆国,王占超,等. 后路板-棒内固定系统治疗不稳定性寰椎骨折的生物力学研究[J]. 中国脊柱脊髓杂志,2015,25(4):349-354.

9. 徐荣明,赵红勇,胡勇,等. 后路寰椎有限内固定治疗寰椎不稳定性骨折[J]. 中国脊柱脊髓杂志,2012,22(2):118-122.

10. 徐荣明,胡勇,马维虎,等. 寰枢椎后路三种组合固定技术治疗寰枢关节不稳的临床评估[J]. 中华创伤杂志,2010,26(6):516-522.

11. 郭翔,倪斌,谢宁,等. 寰枢椎椎弓根钉内固定植骨融合术治疗不稳定寰椎爆裂骨折[J]. 中国骨与关节损伤杂志,2013,28(1):10-12.

12. 覃海飚,韦蒙,刘义斌,等. 后路寰椎钉板系统内固定治疗不稳定型 Jefferson 骨折[J]. 中国脊柱脊髓杂志,2012,22(2):123-126.

13. 覃炜,权正学,刘洋,等. 寰枢椎椎弓根螺钉个体化导向模板的研制与实验研究[J]. 中国修复重建外科杂志,2010,24(10):1168-1173.

14. 常志强,张沛,刘斌,等. 寰枢椎椎弓根螺钉固定技术在上颈椎不稳的临床应用[J]. 中华临床医师杂志:电子版,2011,5(15):4534-4536.

15. 李菊根,黄彦,杨进顺,等. 寰枢椎后路短节段个体化内固定治疗上颈椎损伤[J]. 中华创伤杂志,2013,29(6):519-522.

16. 谭军,倪春鸿,李立钧,等. 不稳定性寰椎骨折有限内固定的研究[J]. 中华医学杂志,2006,86(25):1743-1747.

17. 田纪伟,夏天. 寰椎横韧带损伤的诊断与治疗[J]. 中国脊柱脊髓杂志,2013,23(5):393-395.

18. 陈诚,王新伟. 寰椎骨折的诊断与治疗进展[J]. 中国脊柱脊髓杂志,2017,27(1):75-78.

19. 王力冉,赵刘军,马维虎. 经口咽入路单节段固定治疗不稳定性寰椎骨折的研究进展[J]. 中国骨伤,2017,30(1):93-96.

20. 陈颖. 优质护理在枕骨骨折合并寰椎骨折患者中的应用效果观察[J]. 中国伤残医学,2017,25(6):83-85.

21. 黄大耿,贺宝荣,郝定均,等. 成人寰椎骨折的治疗策略[J]. 中国脊柱脊髓杂志,2017,27(5):399-405.

# 第二节  枢椎椎弓骨折

## 一、概述

枢椎椎弓骨折即 Hangman 骨折,又称创伤性枢椎滑脱(TSA),是指枢椎上、下关节突之间(涉及枢椎椎弓根、峡部关节突)的部分在暴力作用下发生的骨折,常伴周围韧带和椎间盘损伤,继而出现枢椎椎体不稳或脱位。

枢椎椎弓骨折在古时多见于"自缢"病例。我国最早的记载见《金匮要略·杂疗方》:"救自缢死,旦至暮,虽已冷,必可治;暮至旦,小难也。恐此当言阴气盛故也。然夏时夜短于昼,又热,犹应可治。又云:心下若微温者,一日以上,犹可治之。方:徐徐抱解,不得截绳,上下安被卧之。一人以脚踏其两肩,手少挽其发,常弦弦勿纵之。一人以手按据胸上,数动之。一人摩捋臂胫,屈伸之。若已僵,但渐渐强屈之,并按其腹。如此一炊顷,气从口出,呼吸眼开而犹引按莫置,亦勿苦劳之。须臾,可少桂汤及粥清含与之,令濡喉,渐渐能咽,乃稍止。若向令两人以管吹其两耳罙好。此法最善,无不活也。"清代《伤科补要·救自缢死》:"凡自缢者,不可割断其绳。一人抱起,解结放下,置平坦处仰卧;一人坐于头前,将两脚踏其肩上,揪住其发,要用力拔紧,不可使其头垂下;一人用二指捏正其喉脘。凡喉必扁,故气不得通耳,所以先正其脘,后吹通关散于两鼻孔内,得嚏则生。二人用芦管吹其两耳,不可住口。再得一人,以手抚摸其胸腹,二人将其手足屈伸活动,待一个时辰,呼吸之气出入,其人必苏。即磨再造紫金丹,灌其口内服之。若依此法,无不活者,即身虽僵冷,亦可救也。"文献中对于治疗时间、急救的方法、复位的方法、呼吸通道的建立、心肺复苏的记录,对后世有一定的指导意义。

1866 年,Haughton 在一名绞刑致死者身上发现有枢椎双侧椎弓根骨折、脱位。Wood 首先描述了被绞刑者枢椎椎弓(峡部)骨折的特点,即只要把绞索的绳结置于颏下,便可造成枢椎双侧椎弓根骨折。1965 年,Schneider 等处理交通事故造成的枢椎骨折病例时,注意到有一类枢椎骨折的影像学表现与绞刑所致枢椎骨折有相似之处,遂提出以"Hangman 骨折"命名,并对此进行了详尽描述。我国学者自 1987 年以来逐渐开始报道"枢椎椎弓骨折",但贾连顺等学者认为,枢椎椎弓骨折与 Hangman 骨折有一定区别,将 Hangman 骨折认定为"枢椎关节突间部骨折"的说法更恰当。

据统计,枢椎椎弓骨折约占颈椎骨折的 4%~7%,枢椎骨折的 23%~27%,颈椎骨折致死的 21%。目前,枢椎椎弓骨折主要由交通事故、高空坠落或头部撞击伤引起,Muller 等报道有神经功能损害者占 10.3%。

## 二、病因病机

1. 枢椎解剖及力学传递上的特殊性　典型脊椎上下终板之间为椎体,后方横突、上下关节突与椎板交汇在一处,下关节突、椎板通过上下关节突之间的狭窄区域即峡部与上关节突、横突及椎弓根连接,前后结构之间为椎弓根。传递轴向力时,前方通过椎体间连接传递,后方通过上关节突、峡部到下关节突再向下传递;椎弓根主要对抗水平外力。枢椎解剖结构特殊,其上终板在 6 岁左右与齿突融合,上关节突前移,椎体主体缩小为前下方的一三角形突起,椎弓根向前内移位成为椎体与上关节突之间的凹陷部分,原先椎弓根所在部位由上下关节突之间的连接区域所占据,横突后结节(即真正横突)与上关节突之间的区域延长,成为横突孔的内侧及内上界(壁);后结节与下关节突之间的狭窄区域即峡部也发生部分前移。有人根据枢椎各组分相对于典型颈椎所处的解剖部位对枢椎命名,导致枢椎命名比较混乱。在力学传导上,齿突几乎不传递轴向力,来自头部的力全部经前方的寰枢关节传递到枢椎上关节突,在上关节突处分解为前后两个分力,前分力通过枢椎椎弓根传递到椎体,再沿脊柱前结构向下传递,后分力沿上下关节突之间的连接传递到下关节突再顺脊柱后结构传递,上下关节突的相连区域兼起类似典型脊椎椎弓根和峡部的双重作用,承受的力的强度明显加大。

2. 枢椎的椎动脉球部和枢椎椎弓根的关系　Abumi 等观察发现,大部分枢椎的椎动脉球部主要位于椎弓根的外下方,并认为通过枢椎椎弓根置钉是安全的。但椎动脉存在变异时,椎动脉球部与椎弓根的关系可能变为内外关系,椎动脉可能严重挤压椎弓根,使置钉变得困难。由于椎动脉孔与椎弓根的外壁相邻,椎动脉孔的形态差异导致了椎弓根外壁的变异性。大部分枢椎椎弓根的上横径较宽,下横径较窄。其中,椎动脉入口距椎弓根的距离以及椎动脉球部的高度是影响两者位置关系的重要变量。我们根据椎动脉入口与椎管外壁的距离(相当于椎弓根下宽),将其区分为松散型和紧密型;根据椎动脉球部顶点距上关节面的距离,分为高拐和低拐型。这样枢椎椎动脉孔共分为 4 种类型:Ⅰ型,松散低拐型;Ⅱ型,紧密高拐型;Ⅲ型,紧密低拐型;Ⅳ型,松散高拐型。这 4 种类型的枢椎中,Ⅰ、Ⅳ型的椎动脉入口和上升段距离椎管外壁较远,枢椎椎弓根上、中、下宽均很宽大,适合置钉。Ⅱ型的枢椎椎动脉孔明显向内挤压椎弓根,并且其球部位置高,椎弓根的上、中、下宽均小于椎弓根螺钉的直径,难以寻找到螺钉的置钉空间,不适合置钉。Ⅲ型的枢椎椎动脉孔入口靠近椎管外壁,使得椎弓根下宽变窄,但其球部水平较低,椎动脉孔上升一小段距离后很快水平向外拐出。椎动脉球部位于椎弓根的外下方,椎弓根的上宽和中宽仍然较宽大。椎动脉球部内上方的置钉安全"三角区"仍有足够空间可以容纳螺钉,可以在合理掌握进钉方向的情况下实施置钉。

3. Hangman 骨折的受伤机制　绞刑犯人的 Hangman 骨折机制是过伸拉伸暴力,枢椎前结构和颅寰结构作为一个整体向上分离,后方的枢椎后结构与第 3 颈椎的连结完整,常造成脊髓横断而迅速死亡。随着时代发展,由交通事故或突然减速事故造成的类似骨性损伤的患者逐渐增多。这部分患者绝大多数仅有受伤局部的疼痛,很少脊髓或神经受损,且治疗效果理想。这逐步引起了医务界的兴趣。骨折治疗方式是综合受伤机制和损伤程度来选择的,受伤机制和骨折分型紧密相连。

受伤机制主要是轴向压缩和过伸暴力:轴向负荷到达枢椎上关节突后分为两个矢量,大部分通过前结构向下方传递,少部分将传递到后方的关节面上。轴向负荷抵消了作用于前部的过伸暴力,使其不受损伤;分向下关节突方向的矢量得到了加强,导致在侧弓的特定部位发生骨折即Ⅰ型骨折;一旦骨折发生,随之而来的前纵韧带和椎间盘前部的组织依次撕裂,导致椎体呈伸展位倾斜,$C_{2-3}$ 椎间盘前部空间增大,产生不稳定的Ⅱ型伸展亚型骨折;随之反弹的屈曲暴力使椎体变为屈曲或前移状态,造成屈曲或平移亚型骨折。原始放射片提供的多是最后暴力作用后椎体的损伤位置,对明确骨折亚型有帮助。Ⅲ型先由屈曲暴力造成前脱位,而后过伸和轴向压缩暴力造成上下关节突间骨折。骨折发生在脱位及交锁以后。

4. Hangman 骨折分类　主要有 Pepin-Hawkin 分类、Franccis 分类、Effendi 分类和 Levine-Edwards 分类等。前两种分类法没有对受伤机制的分析,对临床指导意义不大。后两种分类结合了受伤机制,但对受伤机制的理解却有明显区别,由此带来了治疗原则上的差别。由于尚未建立非绞刑 Hangman 骨折的理想模型,无法验证谁的分析更符合实际。

1981 年,Effendi 等对 131 例患者的侧位 X 线片进行观察,依据骨折移位的形态表现将 Hangman 骨折分为 3 种类型：Ⅰ型，单独的枢椎线性骨折，无明显移位，受伤机制为轴向载荷与过度后伸，为稳定性骨折。前结构没有发生移位(<1mm)，$C_2$-$C_3$ 椎体间结构正常。骨折线可以涉及椎弓的任何部位。Ⅱ型，枢椎椎体向前明显移位，常合并 $C_{2-3}$ 椎间盘的破坏，受伤机制为过度后伸及回弹屈曲，可进一步分为屈曲、伸展和平移 3 个亚型，多为不稳定性骨折。Ⅲ型，前结构向前移位并有屈曲，$C_2$-$C_3$ 小关节突关节发生脱位或交锁；该型伤情重，死亡率高。受伤机制为先屈曲然后回弹过伸。各型的发生率分别为 65%、28% 和 7%。

Mtiller 等基于椎间盘及韧带的病理变化将 Effendi Ⅱ型骨折划分为：①伸展型，前纵韧带及椎间盘损伤，而后纵韧带无损伤，骨折稳定，可行非手术治疗；②屈曲型，成角>11°，需手术行前路植骨融合；③滑脱型，前后纵韧带及椎间盘损伤，骨折极不稳定，需避免牵引，应行内固定治疗。

Levine-Edwards 分类及受伤机制分析：1985 年，Levine 和 Edwards 对 Effendi 分型予以修订，增加了Ⅱa 型——前纵韧带保持完好，骨折没有或中等位移，但有严重的成角畸形，受伤机制为屈曲牵张。Levine-Edwards 分类基于 Effendi 分类，同时参考了 Franccis 分类。骨折分为 Ⅰ、Ⅱ、Ⅱa 和Ⅲ型。Ⅰ型是过伸加轴向负荷造成枢椎侧弓在伸展位上断裂，外力强度不大，椎间盘和前后纵韧带没有明显破坏，包括没有移位或移位小于 1mm 但无成角的骨折。Ⅱ型损伤机制是复合性：过伸和轴向负荷先导致侧弓骨折，椎间盘和前后纵韧带完好，而后的向前屈曲和压缩力导致后纵韧带和椎间盘递次断裂，常伴第 3 颈椎前上缘压缩性骨折，暴力到达前纵韧带时已经明显减弱，使其很难发生完全断裂。骨折有超过 2mm 的前移和不显著的成角。Ⅱa 型是Ⅱ型的一种变型，$C_2$-$C_3$ 间显示严重的成角和轻度的前移，骨折的部位更靠近枢椎下关节突。骨折来自于屈曲占主要成分并伴有牵张成分的暴力，即在枢椎椎体前部受到屈曲暴力的同时，整个脊椎还受到一个向头端拉伸的外力。前纵韧带也没有完全断裂。Ⅲ型合并单侧或双侧小关节突脱位及交锁。骨折机制与Ⅱ型类似：骤然而至的屈曲暴力不仅导致枢椎上下关节突间骨折，而且破坏了 $C_2$-$C_3$ 后结构间的软组织的联系，导致 $C_2$-$C_3$ 关节突间发生脱位。

两种分类对受伤机制的分析各有千秋，现有的治疗大都依据这两种受伤机制进行。对骨折分类和受伤机制的分析建立在到医院就诊的患者基础上，不一定全面。Heller 等认为，Levine 和 Edwards 分型对于判断骨折稳定与否帮助不大，应做动力位 X 线及 MRI 检查予以明确。对现场死亡病例尸检发现，有相当量合并枢椎骨折。Bucholz 发现，6 例 Hangman 骨折死者中 3 例颈髓完全损伤，仅 2 例韧带结构无明显损伤，提示不稳定 Hangman 骨折可能是现场死亡的一个重要原因。

## 三、临床表现

Hangman 骨折一般有明确的外伤史，多见于交通事故、高处坠落头部着地及重物砸伤头部。多数患者有明显局部症状，如枕颈部疼痛，活动受限，颈部僵硬，喜欢用手托住头部以缓解疼痛。还可出现枕大神经激惹症状，表现为枕大神经支配区域麻木、疼痛。大多数患者有头面部挫伤，是诊断 Hangman 骨折的重要线索。Hangman 骨折常合并上颈椎其他部位骨折，最常见寰椎骨折和齿突骨折，尤其是寰椎后弓骨折。屈曲负荷是Ⅱ型和Ⅲ型骨折的主要致伤机制，也可导致寰椎和齿突骨折。合并齿突骨折的发生率为 2%~3%，合并寰椎骨折者占 6%~26%，合并寰枢椎骨折的 Hangman 骨折极不稳定，较单纯的 Hangman 骨折容易出现神经损伤的症状。发生 Hangman 骨折时，相应节段的椎动脉受到牵拉，可能造成单侧或双侧椎动脉内膜撕裂，继而血栓形成，血流中断，出现椎动脉闭塞；另外，椎动脉暂时性痉挛也可引发血栓，多见于Ⅱ型和Ⅲ型骨折，说明屈曲暴力是造成椎动脉损伤的重要因素。椎动脉血栓形成可导致脑部后循环血流减少和脑部栓塞，使原有的神经症状复杂和加重。单侧椎动脉栓塞导致的供血区血流减少可由对侧椎动脉逐渐代偿而不表现出症状或表现为一过性症状。如果脑部前循环无法及时代偿，突发的双侧椎动脉栓塞可造成猝死。

## 四、影像学表现

1.X 线检查　X 线检查是诊断 Hangman 骨折的主要手段，包括颈椎正侧位片和颈椎伸屈动态侧位片。Hangman 骨折的典型 X 线表现是双侧枢椎关节突间部骨折，骨折线呈垂直或斜形，枢椎椎体可有不同程度前方移位或成角畸形。摄片时，患者头颈部的位置对显示骨折非常重要。一般来说，仰卧位时颈椎处于轻度伸展位，可使不明显的骨折复位。这种自然条件下的复位使骨折线不易被发现，也可使移位程度较轻的

Ⅱ型骨折看上去接近Ⅰ型骨折,而给诊断、分型和治疗带来一定的困难和偏差。上颈椎椎前软组织宽度增加和 $C_3$ 椎体前上缘或枢椎椎体前下缘存在撕脱性骨折也是常见的征象。颈椎伸屈侧位摄片可进一步明确骨折的稳定性,但在骨折急性期应有骨科医师在场指导,或适当治疗2周待韧带组织初步愈合后再摄片。Ⅱ型和Ⅱa型骨折在伸屈侧位片上表现为移位和成角增加,而Ⅰ型骨折则无明显移位增加。Ⅲ型骨折根据 X 线表现容易诊断。对于Ⅰa型骨折,侧位 X 线片上由于骨折线不重叠而显示不清,但常见枢椎椎体宽度增加,有文献称之为"枢椎肥胖征"。应注意不能把枢椎先天性椎弓根缺如和椎弓软骨连接诊断为骨折。

2. CT、MRI、MRA 及血管造影　CT 扫描可以确定骨折线特点、是否累及横突孔,还能显示椎管的形态变化,应列为常规检查。CT 三维重建有助于对骨折形态做全面了解。MRI 不但能显示神经组织是否受压及致压物的形态和性质,而且可以提供受损节段椎间盘和韧带等软组织形态改变的客观资料,这些资料对治疗均有指导意义。椎动脉磁共振血管成像(MRA)能够明确是否存在椎动脉损伤。

## 五、诊断

Hangman 骨折的诊断程序包括:①明确骨折诊断;②分析致伤机制和确定骨折类型;③有无脊髓受压和椎动脉损伤;④有无其他重要脏器损伤;⑤是否合并邻近和远处骨折。根据患者主诉或头面部皮肤挫伤,对相应部位摄片,明确骨折的诊断和分型,结合病史分析相应的致伤机制。对存在神经症状的患者应行进一步检查,以寻找压迫脊髓或神经根的病因。对其他合并损伤,快速明确诊断对治疗至关重要。

## 六、治疗

Hangman 骨折的治疗目的是恢复伤椎节段的生理序列,通过适当的固定方法使骨折愈合。复位和固定的方法取决于骨折的稳定程度,包括闭合复位、手术开放复位及非刚性、刚性外固定和内固定。

传统治疗观念从认识 Hangman 骨折起,对其治疗就存在争议:一方面是对手术适应证的控制,另一方面是手术入路的选择。Hangman 骨折存活者很少合并脊髓或神经受压症状,随访发现 $C_{2-3}$ 椎间盘和骨折部位都有自发愈合倾向,Ⅰ型一般在伤后6周、Ⅱ型和Ⅲ型在伤后3个月都愈合牢固了。据此,20世纪80年代占统治地位的治疗观点是以保守治疗为主:Ⅰ型采用石膏固定12周,骨性愈合后改用颈托固定6周;Ⅱ型视稳定程度行石膏或 Halo 架固定,或行牵引复位后再行外固定,制动超过12周还有不稳定存在,则行前路 $C_2$-$C_3$ 融合;Ⅱa型(Levine-Edwards 分类)不能行牵引治疗,推荐 Halo 支具制动并在影像学监测下施行轻度加压,以取得和维持解剖复位;Ⅲ型如牵引能够复位,则按照Ⅱ型骨折处理,牵引复位失败则手术,使脱位并交锁的小关节突复位,对骨折本身并不做过多处理。在手术入路选择上,Effendi 认为,骨折的不稳定来自 $C_2$-$C_3$ 椎体间结构损伤,手术应行前路 $C_2$-$C_3$ 椎体间融合。Levine-Edwards 则认为,前纵韧带的连续性未彻底中断,仅以后路将脱位关节复位为佳。

现代医疗和社会现状对传统治疗方法的挑战。保守治疗存在如下弊端:周期长,患者需长时间外固定甚至卧床,固定不确切容易丢失复位位置,钉孔感染遗留瘢痕影响美观等。Tuite 发现,不稳定性骨折保守治疗50%以上残留颈痛、骨折复位不良及长期颈椎不稳。现在手术指征有放宽的迹象。这同脊柱外科水平的提高和科技的发展不无关系,而生活节奏加快,患者要求尽快康复也是一个重要因素。现在,越来越多的Ⅱ、Ⅱa 和Ⅲ型甚至部分Ⅰ型骨折在早期便接受了手术。早期手术具有以下优点:①即刻、更好、更稳定的复位;②较高的融合率;③较短的治疗期,更好的生活质量。

## 七、手术治疗

1. 前路手术　Goel 等的生物力学实验证实,颈椎轴向载荷的80%~85%是经前柱传导的,即前柱承担着脊柱稳定的大部分功能,特别是在上颈椎,保证前柱的稳定并最终达到融合为治疗的关键。主张前路手术者,除了认为骨折不稳定主要由 $C_2$-$C_3$ 椎体间结构引起外,早年后路手术多行枕颈或 $C_1$-$C_2$-$C_3$ 后路融合限制了头颈旋转也是一个原因。Mandel 等从形态学上研究了枢椎峡部,通过 CT 对205例患者枢椎峡部进行量度,发现约有11.7%的人枢椎峡部冠状面横截面直径<5mm。因而,在行后路枢椎椎弓根钉植入术时,约有1/10的人不可避免地因为狭小的枢椎峡部而使术中椎动脉及脊髓损伤概率增加。所以,部分病例枢椎侧

弓骨质宽度或高度过小,无法行后路螺钉固定,只能选择前路。后路手术后期发生 $C_2$-$C_3$ 不稳或屈颈畸形,也可以考虑再行前路 $C_2$-$C_3$ 融合。前路手术分为经口和不经口两种。单纯 $C_2$-$C_3$ 椎体间植骨融合骨折愈合时间为 13 周左右;加用前路钢板后可缩短为 6~8 周。钢板可分为带锁和不带锁,带锁钢板能够防止螺钉脱出,被认为效果更好。前路手术由于不是直接针对骨折部位治疗,骨折有时并不能做到解剖对位。对于绝对的手术适应证,Ⅲ型骨折单纯前路手术无法使脱位的小关节突复位是其最大不足。

2. 后路手术 主张后路者认为,前纵韧带连续性完好,不应破坏,且后路手术可使骨折得到解剖对位并矫正局部后突。即使前纵韧带断裂,单纯后路螺钉固定也可以取得满意效果。对于单纯的Ⅰ或Ⅱ型骨折,枢椎侧弓螺钉仅仅固定骨折本身,无生理功能破坏,被称为"恢复生理功能的手术"。Ⅲ型骨折合并 $C_2$-$C_3$ 关节囊的破坏,在脱位关节复位后行短节段钉棍系统固定并进行植骨融合,效果满意。后路固定可使骨折愈合时间缩短到 8 周。后路侧弓螺钉由单纯的皮质骨螺钉,发展到具有加压作用的拉力螺钉、干螺钉,手术效果逐渐越来越满意。但由于枢椎侧方椎弓外侧紧邻椎动脉、内侧紧邻颈髓,手术风险很大。Ebraheim 建议将进针方向选择在与侧方椎弓前部的内倾角和上倾角分别平行。Benzl 发现侧方椎弓前部及后部的内倾角与上倾角不等,建议进行 CT 三维重建来明确进针方向。在 CT 引导下,对骨折进行内固定时,可以对螺钉位置、加压强度、骨折复位情况及螺钉尖端钻透对侧皮质的情况做到即时监视,使成功率明显提高。红外线导航技术可实时显示进钉位置,该装置的临床应用,使得后路上下关节突间螺钉固定成功率提高。Birnbaum 等对脊椎标本进行计算机三维重建,模拟出最佳进针点、进针角度和进针距离及螺钉的合适直径,并利用数控机床制作出个体化定位装置来指导术中操作,且实验室操作取得了成功。该方法可使手术操作时间大为缩短。

3. 前后联合入路手术 对于 $C_2$-$C_3$ 椎体间结构完全破坏的病例,单纯的前路或后路手术并不能彻底解决问题;有学者提出进行前后联合固定,尚未见到系统随访结果。

尽管积极的手术干预较传统的保守治疗能够明显缩短康复进程,但目前的手术水平并未达到至善至美境界。Karaikovic 等认为,医师的操作技巧和对枢椎解剖结构的熟悉仍是保证操作安全的最好工具。Hangman 手术最好在有经验的脊柱专科进行,手术指征仍应严格控制,以保证治疗效果。

(漆 伟)

## 参 考 文 献

1. Müller EJ, Wick M, Muhr G. Traumatic spondylolisthesis of the axis: treatment rationale based on the stability of the different fracture types[J]. Eur Spine J, 2000, 9(2): 123-128.

2. 陈雄生, 贾连顺, 曹师锋, 等. Hangman 骨折伴椎间盘损伤的诊断与外科治疗[J]. 中华外科杂志, 2004, 42(12): 712-715.

3. Li XF, Dai LY, Lu H, et al. A systematic review of the management of hangman's fractures[J]. Eur Spine J, 2006, 15(9): 257-269.

4. Watanabe M, Nomura T, Toh E, et al. Residual neck pain after traumatic spondylolisthesis of the axis[J]. J Spinal Disord Tech, 2005, 18(2): 148-151.

5. 李红宇, 才志勇, 徐盛明, 等. $C_{2,3}$ 前路植骨融合内固定术治疗不稳定性 Hangman 骨折[J]. 脊柱外科杂志, 2005, 3(3): 151-153.

6. 李浩森, 刘少喻, 梁春祥, 等. 前路内固定治疗Ⅱ型及Ⅱa型 Hangman 骨折的疗效[J]. 中国脊柱脊髓杂志, 2007, 17(2): 107-110.

7. 任先军, 张峡, 王卫东, 等. Hangman 骨折的前路手术治疗[J]. 中华创伤杂志, 2005, 21(7): 496-498.

8. 李凭跃, 尹庆水, 夏虹, 等. $C_2$ 椎弓根螺钉内固定术治疗 Hangman 骨折的生物力学评价[J]. 中国骨与关节损伤杂志, 2005, 20(3): 175-177.

# 第三节 齿突骨折

## 一、概述

齿突骨折是颈椎的常见骨折,占脊柱骨折的 1%~2%。近几年来,随着交通事业、建筑业等的发展,年发生率呈增多趋势。由于齿突在枕颈部解剖结构和部位的特殊性,齿突骨折一直是颈椎骨折治疗的难点。齿突骨折可能导致脑干、脊髓或神经根的急性或慢性损伤；未经治疗或治疗不当，可引起寰枢椎不稳定；严重的引起四肢瘫痪、呼吸功能障碍，甚至死亡。齿突骨折不愈合率为41.7%~72.0%。

## 二、病因病机

寰枢关节的运动通常包括前屈、后伸、侧屈和轴向旋转等。

寰枢关节的运动特点：寰枢关节分为寰枢外侧关节和寰枢正中关节，后者又分为寰齿前关节和寰齿后关节，这种结构特点使得寰枢关节可产生较大范围的旋转和一定程度的屈伸运动。$C_0$-$C_1$关节和$C_1$-$C_2$关节前屈运动占枕颈部复合关节前屈运动的59.99%和40.11%；后伸运动占53.61%和46.39%。两者旋转运动分别占枕颈部旋转运动的12.62%和87.38%。枕颈部运动范围最大的是$C_1$-$C_2$。寰椎前弓、横韧带可防止前屈过程中齿突过度旋转。

由于齿突是寰枢椎关节的中轴骨性连结结构，加之寰枢关节的关节面相对后倾，当齿突骨折后，在载荷的作用下，寰枢关节易产生后伸和侧屈运动范围增大。

## 三、分型

Anderson 根据齿突骨折发生的部位，将其分为3型（图16-3-1）。

Ⅰ型：为较为稳定的齿尖骨折，发生率较低，约占齿突骨折的4%。

Ⅱ型：为齿突与枢椎椎体连接处的骨折，占齿突骨折的65%。

Ⅲ型：为枢椎体部骨折。

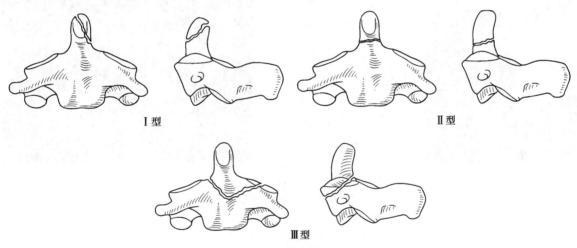

Ⅰ型　　　　Ⅱ型

Ⅲ型

图 16-3-1　齿突骨折分型

## 四、诊断

患者可因枕大神经损伤引起枕颈部疼痛。X线片开口位和侧位、CT或MRI的矢状面和冠状面断层图像有助于诊断。

齿突骨折的普通X线片容易漏诊，断层X线片和CT可以明确诊断（图16-3-2）。

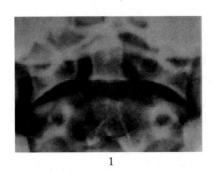
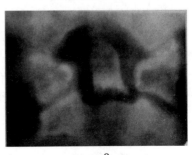

1　　　　　　　　　　　　　　2

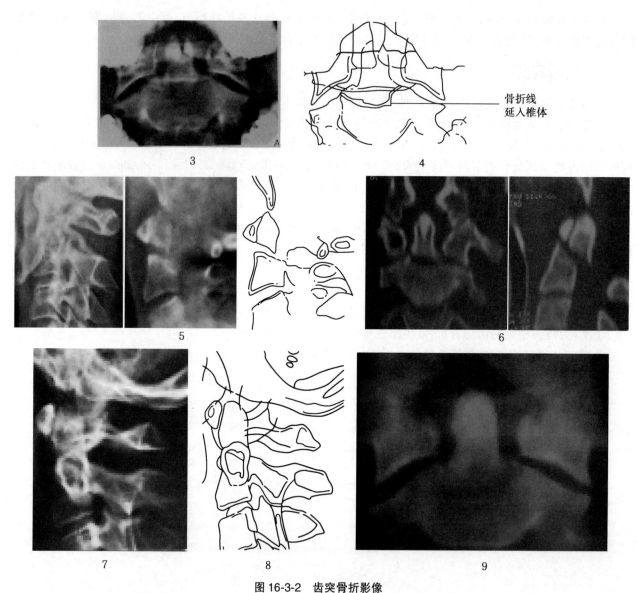

图 16-3-2 齿突骨折影像

1. 普通 X 线片正位无骨折　2. 断层 X 线片显示齿突骨折　3. 断层 X 线片显示齿突骨折　4. 线条图
5. 普通 X 线片侧位无骨折　6. 冠状位 CT 和矢状位 CT 证明齿突骨折　7. 普通 X 线片侧位无骨折
8. 线条图有透亮线　9. 冠状位 CT 证明齿突基底骨折

## 五、治疗

1. 治疗原则　①恢复齿突在枕颈部的枢轴作用;②恢复齿突骨折后结构的完整与寰枢关节稳定性;③齿突达到解剖复位,尤其是恢复齿突的倾角和齿突的轴线。

2. 非手术治疗　如颅骨牵引、Halo 装置等。

适应证:Ⅰ型骨折;多数Ⅲ型相对稳定的骨折。

3. 手术治疗　包括前路螺钉直接内固定术、后路寰枢椎融合术。目前,前路螺钉直接内固定术是齿突骨折手术治疗的首选。下面仅介绍前路螺钉直接内固定术。

1981 年,Bohler 首次报道采用螺钉直接内固定治疗齿突骨折。此技术不仅可以重建寰枢关节的稳定性,还能最大限度地保留寰枢关节的活动性,手术创伤小,骨折愈合率高,并明显改善患者愈后的生活质量。

前路手术适应证:①Anderson 分类的Ⅱ型;②基底部骨折侵入椎体的不稳定的浅Ⅲ型齿突骨折;③合并寰枢椎脱位。

多数生物力学研究已经表明,单枚和双枚螺钉固定的剪切(弯曲)刚度与扭转刚度无显著差异,二者均可达到相似的稳定性。杨双石等测量 45 具国人枢椎骨标本后统计出正常中国成人齿突颈部外径的最小矢状径和冠状径分别为 10.47mm 和 8.93mm，矢状径略大于冠状径，截面近似椭圆形；齿突高度为 20.1mm，齿突冠状径头颈部高度为 14.89mm，故认为国人齿突难以容纳 2 枚直径 3.0mm 或 3.5mm 螺钉，宜以单枚固定为好。

前路螺钉直接内固定术后，齿突抗水平剪力的强度仍未完全恢复，仅能提供 50% 正常状态下的稳定性，亦需再用围领固定 3~4 个月。金大地等对国人枢椎进行测量后认为，选择螺钉以直径 35~40mm，螺纹部长度在 12mm 以内为宜；进钉的理想角度为冠状位，单枚居齿突正中，双枚与中线呈 5° 角；而矢状位均呈向后上 15°。

术前准备：①术前均行颅骨牵引或枕颌带牵引；②对前移位和向后成角的骨折，宜在颈椎伸展位行颅骨牵引，颈下部垫高，使头枕部稍悬空；③对于后移位骨折，先在中立位，后改为屈曲位牵引，牵引下使颈部稍悬空，易使骨折复位；④隔日拍床头 X 线片，调整牵引方向和重量。

麻醉及体位：①采用经鼻腔气管内插管麻醉；②手术取仰卧位，肩部水平垫高，头颈尽量过伸，并保持头部位于正中及保持颅骨牵引。将一纱布球塞入患者口腔，便于术中 X 线透视。

术前的搬动和全麻过伸位插管，手术体位的摆放不恰当使术前的复位丧失，术中反复的复位和导针反复多次的打入将加重脊髓的损伤。

以颈椎 4~5 为中心通过过伸和抬高上部颈椎，使颈 3 椎体前缘延长线在胸骨柄前缘，如图 16-3-3 所示。

轻度前屈。通过寰枕关节前屈使寰椎前弓及齿突尖骨性接触，限制齿突前移。前屈时，寰枕关节超过中立位，覆膜拉紧而限制了寰枢关节的过度后伸，使齿突相对稳定。前屈角度通过术前 X 线片分析和麻醉及摆好体位后测量复位后齿突前缘与后缘延长线的夹角（12°~14°，平均 13.2°）来确定。

手术步骤：①左侧入路，于平 $C_3$、$C_4$ 椎间处做横行切口。逐层切开皮肤、皮下、颈阔肌、筋膜及气管前筋膜，结扎甲状腺上动、静脉，将气管及食管向右牵开，颈动脉鞘向左牵开，切开椎前筋膜，显露椎体前缘。②透视定位，确定 $C_2$、$C_3$ 间隙。③将椎体成型针于胸骨柄上斜向上在双侧颈长肌之间插入 $C_3$ 椎体前上缘，通过 $C_2$、$C_3$ 椎间进入 $C_2$ 椎体前份。④根据术前测得的角度（$C_2$ 椎体前缘延长线与齿突后缘延长线的夹角），正侧位透视，确定进针角度是否合适。⑤把一根直径 1.5mm、长 300mm 的导针穿过椎体成型针向齿突方向钻入约 15mm。透视确定进针角度是否合适。⑥拆卸椎体成型针，保留导针。理想的导针尖端应穿过齿突尖骨皮质 1mm。⑦用直接测量尺测量导针穿入的深度，去除牵引重量。用空心钻磨除 $C_3$ 椎体前上缘骨质到 $C_2$、$C_3$ 间隙。⑧最后沿导针拧入直径 4.5mm、长 3.6~3.8cm 的空心加压松质骨螺钉（拧入前精确测量长度）。

术后处理：术后在 ICU 病房观察 24 小时，禁食 1 天，密切观察患者的呼吸状况及伤口处有无血肿形成。用颈托固定 8~12 周，支具在洗澡和休息时取下。2 周后下地行走，术后 6 周、12 周和 24 周时复查并拍摄 X 线片了解愈合情况。

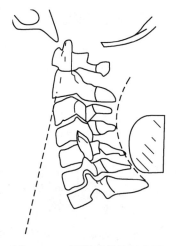

图 16-3-3　颈椎后伸位示意图

并发症：Axand 等报道，在齿突骨折直接螺钉内固定术前、术中及术后可发生一系列并发症，有的需要行二次手术，甚至危及生命。常见并发症有螺钉断裂、骨折移位、骨折不愈合或螺钉攻出齿突而伤及脊髓等；其中，以骨折移位和不愈合发生率最高，其原因是固定螺钉过短，术后未佩戴颈围或过早、过度行颈部功能锻炼等。

齿突前路螺钉禁忌证：①年幼及齿突较小或齿突尖部骨折；②横韧带断裂（寰齿间隙在成人>3mm，儿童>5mm）；③齿突骨折伴一侧或双侧寰枢关节粉碎性骨折；④前下到后上的斜行骨折（因内固定加压会导致骨折移位而压迫脊髓）；⑤骨折波及枢椎前下部（因枢椎无法承受骨折间压力）；⑥病理性骨折；⑦严重的骨质疏松；⑧齿突骨折不愈合（相对禁忌证，因骨折端有纤维瘢痕组织形成）；⑨合并不稳定的 Jefferson 骨折；⑩桶状胸、短颈或明显驼背畸形的患者，应采用后路寰枢椎融合术。

典型病例如图 16-3-4 所示。

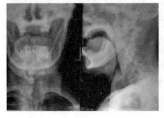 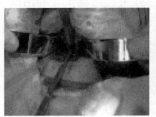 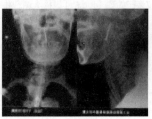 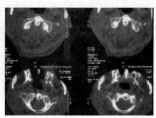

术前X线片　　　　　　　　术中　　　　　　　术后X线片　　　　　　术后CT

图 16-3-4　前路螺钉直接内固定术

## 第四节　寰枢椎不稳

### 一、概述

上颈椎(寰枢椎)不稳是指寰枢椎及其椎间关节和韧带结构遭受外伤、畸形、肿瘤、炎症等的破坏,丧失了正常的生理功能和稳定性,并导致寰枢椎脱位或半脱位,合并或继发脊髓和神经根刺激及压迫症状。依据复位情况,分为可复性、难复性和不可复性。除可造成高位瘫痪外,还可致中枢性呼吸功能障碍,危及患者生命。枕骨髁及寰枢椎间正常的韧带和骨性结构对维持局部功能至关重要。按寰枢椎损伤结构的不同,分为韧带结构不稳定和骨性结构不稳定。正常情况下,寰椎横韧带可维持寰椎的前稳定性,如寰椎横韧带损伤,寰椎将过度前移形成前脱位,造成韧带性结构不稳。骨性结构不稳定主要由寰椎椎弓骨折、齿突骨折、枕颈部发育畸形、齿突游离小骨、寰枢椎肿瘤和炎症等造成,它们破坏了寰枢椎复合体的骨性结构,直接导致寰枢椎不稳。其中,以Ⅱ型齿突骨折和畸形最为常见。暴力严重时,两种结构可同时受损,如齿突骨折可同时伴有寰椎横韧带撕裂,其不稳定性明显加剧,非手术治疗不可能获得愈合效果。此时,应早期行融合术。

寰枢椎椎弓根螺钉内固定技术由于操作简单、固定可靠、无论临时固定还是长期固定均可、无须术前解剖复位等优点,已在以下上颈椎疾病的治疗上广泛应用,并取得了满意的临床疗效:①齿突基底都不稳定性陈旧性骨折;②寰椎横韧带断裂;③其他原因所致的可复性寰枢椎失稳、脱位;④Ⅰ型和Ⅱ型 Hangman 骨折,不伴椎体骨折;⑤寰椎后弓缺如时重建寰枢椎稳定性。

### 二、病因病机

1. 寰、枢椎的应用解剖　寰椎为特殊颈椎(图 16-4-1),与 $C_2$ 及 $C_3 \sim C_7$ 有明显不同,无棘突、椎体及关节突,由前、后弓及两个侧块连接成环状。前弓约占寰椎的 1/5,为两侧块之间的弓形板,后弓约占寰椎的 2/5,从两侧块的后面连接两侧块,后弓比前弓大。前、后弓都较细,与侧块相接部位更为纤细,是力学上的薄弱环节,此处易发生骨折。寰椎不存在严格意义上的椎弓根与峡部,谭明生等学者认为寰椎椎动脉沟底部后弓骨质最薄弱,故将椎动脉沟处的后弓看作寰椎的椎弓根。

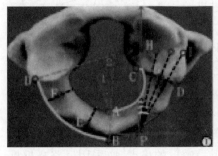 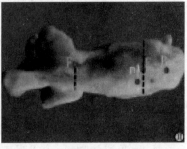 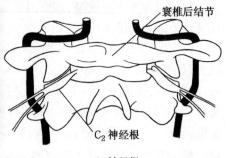

俯视位　　　　　　　　　　侧位　　　　　　　　　　　寰椎后结节

$C_2$ 神经根

$C_2$ 神经根

图 16-4-1　寰椎解剖

寰椎的解剖结构特殊、毗邻关系复杂,周围有重要的神经和血管,其重要性越来越受到重视,尤其是对进针点和进针角度的选择很难判断,在术中易导致脊髓、椎动脉及颈神经根的损伤。寰椎椎弓根螺钉内固定术,也有学者称寰椎经后弓侧块螺钉固定术,即螺钉经寰椎后弓、椎动脉沟、寰椎后弓狭部到寰椎侧块内的螺钉固定技术。行螺钉内固定,手术难度及危险性较大,所需精确度较高。手术操作的关键在于进钉点的选择、进钉方向及深度的掌握。随着影像学技术的飞速发展,内固定器材不断改进和应用,相关的寰椎应用解剖研究也不断深入。任绍东以电子游标卡尺测量40具干燥寰椎标本的相关解剖学数据,寰椎椎弓根平均宽度为(7.75+0.95)mm,高度为(5.87+0.74)mm,进钉点在寰椎椎弓根中线的外缘(2.38+0.46)mm处,椎动脉沟底的后弓高度为(4.57+0.53)mm,椎动脉沟底的后弓宽度为(8.05+1.53)mm;寰椎椎弓根螺钉内倾角度为(12.6+2.7)°,寰椎椎弓根螺钉上斜角度为(5.4+0.2)°。通过对寰椎标本的观察、测量和研究,可为术中定位寰椎椎弓根钉的进钉点、进钉的方向和角度提供参考。

枢椎椎体较小,椎体向上有一柱状突起,称齿突。齿突两侧各有圆形关节面,与寰椎下关节突构成关节。齿突原属于寰椎椎体的一部分,发育中又与其分离并与枢椎融合;该部位颈椎在发生和发育过程中畸形和变异较多,由此引起该区域不稳定而发生移位导致脊髓压迫。枢椎椎弓根和峡部的定义一直存在争议。Ebraheim提出枢椎椎弓根是位于上关节突下方和横突孔前内侧的狭长部分,峡部则是上下关节突之间的缩窄部分。Naderi等提出与此类似的观点,认为两者是独立的解剖结构,枢椎椎弓根不同于下颈椎,仅从下方可见,上方被上关节突和峡部遮盖,并与峡部相融合,可合称"枢椎椎弓根峡部复合体"。Yarbroush等认为,枢椎上下关节突之间的连接区域是椎弓根,即狭部。枢椎椎弓根螺钉的走行经下关节突、狭部进入椎弓根,最后固定于椎体。枢椎椎弓根狭部是椎弓根螺钉固定的必经通道且最狭细。

2. 寰枢椎椎弓根 CT 测量结果

(1)寰椎所测量数据:椎弓根的上下径为4.1~4.5mm,平均4.41mm;椎弓根的内外径为6.5~9.8mm,平均8.78mm;椎弓根的上倾角为7°~9°,平均7.7°;椎弓根的内倾角为7°~10°,平均9.1°;椎弓根的长度为25~29mm,平均27.8mm。

(2)枢椎所测量数据:椎弓根的上下径为4.5~5.6mm,平均5.09mm;椎弓根的内外径为6.4~6.9mm,平均6.62mm;椎弓根的上倾角为35°~43°,平均40.0°;椎弓根的内倾角为22°~30°,平均28.4°;椎弓根的长度为23~27mm,平均26.6mm

## 三、治疗

1. 后路寰枢椎固定技术

钢丝固定术:如 Gallie 和 Brooks 技术。近年来,钛缆的出现改善了组织相溶性,有利于术后 CT、MRI 的检查;当寰椎后弓完整时,可采用后路钢丝或椎板夹固定技术。钢丝固定技术包括从寰椎椎弓下穿过1根钢丝,而后穿过枢椎棘突的 Gallie 融合法,或继续从枢椎椎板下穿过的 Brooks 融合法。

经关节突螺钉固定术:Magerl 技术在生物力学稳定性上明显优于其他颈椎前路、后路固定以及前后路联合固定法。其操作简单、安全、固定效果可靠,是寰枢椎内固定的有效方法。目前,采用这种方法治疗寰枢椎不稳定的报告越来越多,但该术式在抗轴向移位方面并无优势。临床实践中我们还发现,寰枢椎后路手术的难易程度不仅与术式有关,还与下颈椎的曲度密切相关。如果在保持寰椎复位的前提下,下颈椎能处于屈曲状态,则内固定容易成功。但一些寰枢椎不稳定病程长的患者形成鹅颈畸形,使后路寰枢椎融合术变得很困难,尤其是 Magerl 术式。如果在实施 Magerl 术时下颈椎仍是前凸的,那么穿刺器械将难以经枢椎峡部,再由枢椎上关节面的后1/3部分穿出,螺钉难以在寰椎侧块内有足够长度的走行。而寰椎侧块螺钉结合枢椎椎弓根螺钉固定技术中,枢椎螺钉不需穿入寰椎侧块,对穿刺钻孔角度的要求不很高。另外,对于寰枢椎区域椎动脉行走异常者,应用关节突螺钉固定的安全性大大降低。

椎板夹技术:Pofix 法是采用椎板挂钩钩住寰枢椎椎板后连接固定的一种固定方法。

寰椎椎弓根螺钉和侧块螺钉结合枢椎椎弓根螺钉固定技术:寰椎椎弓根螺钉和侧块螺钉固定技术同为后路固定技术,两者的主要差别在于进针点选择的不同。

Goe 和 Harms 提出寰椎侧块螺钉技术,建议进钉点为寰椎侧块中心,钉道经寰椎后弓下缘与寰椎侧块后缘的移行处直接沿寰椎侧块矢状轴置入。进针点设在后弓后下缘。

寰椎椎弓根螺钉内固定技术:是指螺钉经寰椎后弓和后弓狭部(即椎弓根部)至寰椎侧块内的内固定技术,进钉点设计在寰椎后弓,与寰椎侧块螺钉固定技术不是等同的概念。由 Resnick 等于 2002 年首次提出,用于治疗齿突骨折引起的寰枢椎不稳。寰椎后弓处的毗邻关系复杂,椎动脉穿横突孔后紧贴椎动脉沟横行进入颅腔,后弓外缘有硕大的椎静脉丛,下方有 $C_2$ 神经通过,椎管内为延髓生命中枢。所以,对局部解剖结构的高度熟悉是寰椎椎弓根螺钉技术的基础,进钉点、进钉角度及选择合理的螺钉直径、长度是寰椎椎弓根螺钉技术的核心。

通过大量研究以及椎弓根螺钉的临床应用表明,进钉点处后弓、椎弓根和椎动脉沟处寰椎后弓高度<4mm者禁用寰椎椎弓根螺钉;由于个体化的差异,许多患者的后弓高度<4.0mm,这时再置入 3.5mm 椎弓根螺钉就会出现血管、神经损伤等严重并发症。这时我们就得想着去改变螺钉直径,让其顺利通过钉道,然而改变螺钉直径势必会降低固定的强度,但是对螺钉的固定效果不会有太大影响。

目前国内外有以下几种置钉技术:①马向阳等建立了以枢椎下关节突为解剖标志的寰椎椎弓根螺钉的置钉技术。在寰枢椎无旋转脱位或旋转脱位已复位的情况下,以经枢椎下关节突中点的垂线与寰椎后弓上缘交点的正下方 3.0mm 处为进钉点。进钉内倾角为 10°,上倾角为 5°。螺钉的最大进钉深度平均为 30.51mm,推荐用长 28mm 的螺钉,能刚好达到寰椎侧块前方骨皮质后缘。该技术的关键在于避免造成椎动脉损伤,进钉点与后弓上缘必须留足 3.0mm。对于后弓高度较大者,进钉点应适当下移。②校佰平等在直视下寻找寰枢椎椎弓根螺钉的进钉点。根据椎弓根上内侧骨面形成的三角,向后方延续部分确定寰枢椎椎弓根螺钉的进钉点。寰椎螺钉向上、向内倾斜 10°,穿入深度 22~32mm。③谭明生等以寰椎后结节中点旁开 18~20mm 的矢状面与后弓下缘上方 2mm 的交点作为进钉点,在冠状面上保持垂直,矢状面上螺钉朝头端倾斜 5°,螺钉长 24mm。手术中特别注意钉道起始 1cm 段的螺钉置入。④Resnick 等应用外科手术导航系统进行寰枢椎椎弓根螺钉的固定,先用导航系统确定进钉点,然后用高速钻将进钉点的骨皮质磨除,置钉的内倾角为 10°。⑤贾卫斗等对 200 例寰椎 CT 片利用 Pacs 进行测量,认为寰椎椎弓根安全进钉点为距寰椎后弓结节中点:左侧(19.93±1.32)mm,右侧(19.16±1.30)mm;进钉内倾角度为左侧(23.72±2.09)°,右侧(23.35±1.91)°;上倾角度为(9.00+1.20)°。并强调对每一个患者应采用个体化设计,术前行寰椎薄层 CT 检查,根据 CT 片测量确定进钉点及进钉角度。

寰椎椎弓根螺钉优势:螺钉不依靠后路钢丝技术,因此可以用于寰椎后弓缺损的情况。螺钉有较好的拔出力(即使使用单皮质螺钉),并且寰椎侧块螺钉和枢椎关节突间螺钉以及棒连接的结构与经关节螺钉后路钢丝植骨块结构一样稳定。寰椎侧块和椎弓根螺钉的应用将减少颈椎后路固定的节段,使得原本需要枕颈固定融合的病例可能仅需向上固定至寰椎,无须枕颈融合,保留寰枕关节的功能,而对于确实需要枕颈固定融合的病例,只需要向下固定至枢椎,无须固定第 3 颈椎,从而最大限度地保留颈椎的活动范围。

2. 侧块螺钉技术   2008 年,Rhee 等首次概括性地介绍了行寰椎侧块螺钉置钉时,降低枕大神经痛的发生率和严重程度的经验:①避免患者头部过伸,以避免由此引起的椎间孔高度减小;②尽量使钉头更靠背侧些,以减少其对椎间孔的侵犯;③使用光柄的部分螺纹螺钉,以避免螺纹对神经根的激惹;④更大程度地松解神经根使之可以在螺钉旁边有更大的移动度,以减轻螺钉对其压迫程度;⑤考虑选用位置更高的进钉点。

2010 年,Pan 等报道了一种在寰椎侧块螺钉置钉中,既避开椎动脉和 $C_2$ 神经根,同时又能保护寰枢椎椎间静脉丛和 $C_2$ 神经根的改良技术。他们将一个直径 3~5mm 的圆柱形柔软骨蜡块放在侧块后面来保护静脉丛,同时也保护了 $C_2$ 神经根。在他们的研究中,使用改良技术的 22 例患者、44 颗侧块螺钉,无一例出现 $C_2$ 神经功能障碍,而用 Harms 技术的 12 例患者、24 颗侧块螺钉,就有 4 例出现术后枕部麻木。

2013 年,Lee 等报道了用一种改良的置钉方法来避免术后枕神经痛。他们在标准后入路切开皮下组织后,于显微镜下进行寰枢椎的暴露以及其后的操作。与 Pan 的方法异曲同工的是,他们用梭形的明胶海绵显露和保护静脉丛,同时也保护了 $C_2$ 神经根。进钉点选择在侧块中点与寰椎后弓下面的连接处,在保护 $C_2$ 神经的情况下,用磨钻在后弓下缘磨出凹痕以便于置钉。与标准操作(Harms 技术)相比,这个凹痕使螺钉可以放置得更远离 $C_2$ 神经节背侧,而且使得螺钉与轴面的角度可以更小些,这也有利于降低 $C_2$ 神经根被压迫或激惹的风险。在其报道的 12 例患者中,仅有 1 例出现轻微术后单侧枕神经痛,并且在数周后完全缓解。

对于这个凹痕技术,Ma 等也报道过类似方法。

　　侧块螺钉技术(图 16-4-2)(手术操作):颈后正中纵行切口,显露寰椎后弓和枢椎侧块。进钉点选择在寰椎后结节中点旁 18~20mm 与后弓后下缘交点处。于后弓上下做骨膜下分离,使用神经剥离子在骨膜下将椎动脉横部向头侧牵开,将颈神经根和静脉丛向远侧牵开,完全暴露后弓。在后弓进针点处用磨钻去除少量皮质骨,将开路锥置于进针点,保持内倾 10°~15°、头倾 5°~15°制备钉道,深度控制在 30mm 左右,攻丝、置钉。对侧同样操作。

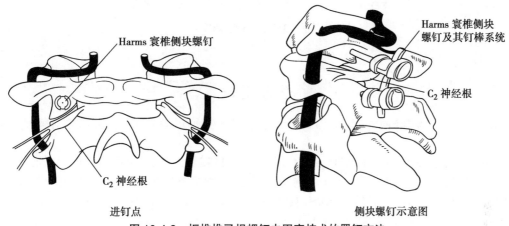

进钉点　　　　　　　　　　　　　　　　　侧块螺钉示意图

图 16-4-2　枢椎椎弓根螺钉内固定技术的置钉方法

　　枢椎椎弓根螺钉内固定技术是近年来迅速发展的一种后路内固定方法,是指螺钉经枢椎下关节突和狭部进入椎弓根,最后固定于椎体上的内固定技术。1964 年,Leconte 首先提出,用于枢椎创伤性滑脱的治疗。与寰椎椎弓根螺钉固定技术一样,对局部解剖结构的高度熟悉是枢椎椎弓根螺钉技术的基础,进钉点、进钉角度及选择合理的螺钉直径、长度是枢椎椎弓根螺钉技术的核心。

　　目前国内外有以下几种置钉技术:①吴增晖等研究提出,枢椎椎弓根螺钉进钉点为枢椎内上象限,显露枢椎椎弓根内缘直视下进针,内斜 25°、上斜 25°,螺钉直径一般选用 3.5mm 的皮质骨螺钉,螺钉长 24~28mm。②Howington 等以枢椎棘突中线和下关节突为标志进行定位。以棘突正中垂线外 26mm 和下关节突最下缘上方 9mm 的交点为进钉点。他们发现显露椎弓根的上缘和内缘后,按照新的进钉点,螺钉内倾 35.2°、上倾 38.8°。③马向阳等基于枢椎椎弓根的上缘宽度大于中部和下缘,内缘高度大于外缘的解剖研究结果,以枢椎下关节突为标志建立了两个进钉点:一是位于下关节突中心点的内、上各 2.0mm 处,螺钉内倾 32.1°、上倾 28.3°,平均最大螺钉长度为 26.89mm;二是位于枢椎下关节突内缘的纵垂线与枢椎下关节突中上 1/4 水平线的交点,螺钉内倾 16.5°、上倾 18.6°,平均最大螺钉长度为 25.23mm。两个进钉点均在下关节突的内上象限,并提出进钉点宜上不宜下,上倾角和内倾角宜大不宜小。

　　3. 术中注意事项　术前 X 线和 CT 测量寰枢椎椎弓根,提出采用个体化置钉方案。

　　术中剥离寰椎后弓的上下缘及枢椎的上缘时要在骨膜下进行,如有椎动脉及静脉丛出血时不要盲目钳夹及电凝止血,明胶海绵压迫止血是非常有效的方法。椎弓根钉道制作前要多参考术前 CT 扫描数据,并用神经剥离子探及寰椎后弓的上下缘、椎弓根内侧壁,枢椎椎弓根上内侧壁及上壁,以了解椎弓根走向。对于椎弓根狭小不能置入椎弓根螺钉的病例,可行侧块螺钉固定。

　　典型病例(图 16-4-3):邵某,女,72 岁,齿突骨折伴寰枢脱位 2 个月。手术时间:2014 年 9 月 2 日。

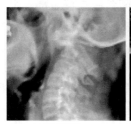
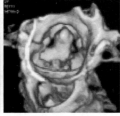
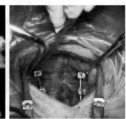
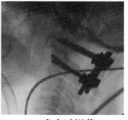

术前CR　　　　　　术前三维重建　　　　　术中休像　　　　　　术中透视像

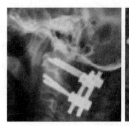
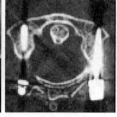
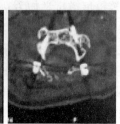

术后CR　　　　　　　术后CT（寰椎）　　　　　　枢椎

图16-4-3　典型病例

（漆　伟）

## 参考文献

1. 夏虹,赵卫东,黄文华,等.寰椎不同类型骨折对上颈椎稳定性影响的生物力学研究[J].中国临床解剖学杂志,2003,21(5)：495-497.
2. 解京明,王迎松,张颖,等.下颈椎椎弓根螺钉置钉技巧探讨[J].中国矫形外科杂志,2007,15(10)：745-748.
3. 解京明,王迎松,张颖,等.下颈椎椎弓根螺钉技术的临床应用[J].颈腰痛杂志,2008,29(3)：197-201.
4. 王迎松,刘路平,张颖,等.$C_{1,2}$椎弓根钉棒固定治疗寰椎骨折(Jefferson 骨折)疗效分析[J].脊柱外科杂志,2009,8(1)：1-3,14.
5. 张建华,杨明智,郭龙.CT测量寰枢椎椎弓根在椎弓根螺钉置入的临床应用[J].延安大学学报(医学科学版),2013,11(4)：37-38,42.
6. 钱立雄,郝定均,贺宝荣,等.寰椎椎弓根髓腔大小对椎弓根螺钉置入的影响[J].中国脊柱脊髓杂志,2013,23(5)：436-439.

# 第五节　下颈椎骨折脱位

## 一、概述

下颈椎是指第3~7颈椎,是颈椎损伤最多的部位,其范围较长且缺乏保护组织,活动度大、稳定性差,极易因伸展、屈曲、旋转等外力引发骨折脱位,好发部位为第2、3颈椎骨折及第3、4椎体脱位。下颈椎骨折脱位是一种严重的脊柱损伤,往往合并单侧或双侧关节突交锁,使治疗难度增大。患者不仅可出现颈肩部疼痛、脊髓神经功能障碍,也可能出现椎动脉损伤,严重者可因骨折脱位导致死亡。

## 二、病因病机

各种暴力,包括伸展、屈曲、旋转和压缩4个因素当中的单一因素和综合因素的结果。

1. 过伸　颈椎过度伸展时,颈椎椎管矢状径狭窄程度超过50%,而且在极度伸展状态下,造成椎管相对容量缩小,致颈髓受压。颈椎骤然过伸,必将引起椎体间前纵韧带自椎间盘和椎体附着处撕裂,有时可造成椎体下缘撕脱骨折;在损伤的刹那间发生该节段颈椎向后移位。过伸时,脊髓可能被椎管后部的黄韧带折皱,与前部的椎体后缘相互挤压致伤,导致以颈髓中央管为中心或脊髓前部的损伤,相应的临床表现为脊髓管中央综合征和前脊髓综合征。

2. 屈曲　当头颈部遭受屈曲暴力作用时,颈椎运动单元的支点位于椎间盘中央偏后部。由于颈椎的小关节突关节面平坦,且与水平面呈45°交角,骤然屈曲外力,引起上位颈椎的下关节突撕裂,关节囊翘起。随着外力的惯性和头颅的重力作用,使已移位的下关节突继续向前滑动移位,整个上位椎体也伴随前移。作用力消失后,因颈部肌肉收缩作用呈弹性固定,如果上脊椎的下关节突,超过了下位脊椎的上关节突,形成背靠背,即为"交锁"状态。由于过度屈曲性外伤,在损伤平面运动单元的全部韧带结构,包括前纵韧带、后纵韧带、棘间韧带等均遭撕裂,椎间盘也不例外。受累的椎体向前下方脱位,并可伴有关节突骨折。损伤节段的椎管形态严重破坏和容量变小,脊髓在脱位椎体的后部,或相邻脊椎后结构前部受到挤压或剪切等损

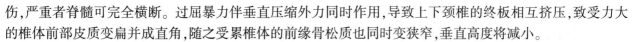

伤,严重者脊髓可完全横断。过屈暴力伴垂直压缩外力同时作用,导致上下颈椎的终板相互挤压,致受力大的椎体前部皮质变扁并成直角,随之受累椎体的前缘骨松质也同时变狭窄,垂直高度将减小。

3. 旋转　当屈曲和旋转外力同时作用于颈椎时,损伤节段形成向前下方扭曲的暴力,以椎间盘偏后中央为轴心,一侧的上位颈椎下关节突向后旋转,而另一侧下关节突向前方滑动,并可超越下位颈椎的上关节突至其前方,形成"交锁"现象,有时在上下关节突相互撞击时发生骨折。由于脱位的关节突位于上关节突的前方,使椎间孔变形或狭窄,容易发生神经根受压。这种脱位可以认为是"稳定"状态,但非脱位侧的关节突彼此分离,这种不对称性脱位,椎管也会变形,脊髓受压时有发生。

4. 压缩　颈椎受到来自垂直方向的暴力,通常从头顶传递到枕寰和下颈椎,可以造成下颈椎爆裂性骨折,暴力自上而下,垂直通过椎间盘,引起椎体破裂。骨折片可向四周分离移位,前后纵韧带破裂。如果周围韧带结构遭到破坏,骨折片向外分离,突出至椎体后缘,挤入椎管和椎间孔,并引起脊髓和神经根损伤;椎体高度变低,相应后结构也会发生骨折。

## 三、临床表现

1. 颈部疼痛,伸屈和旋转功能受限,强迫性头颈畸形,颈部肌肉痉挛,压痛广泛,但以骨折和脱位部位脊椎的棘突和前方的椎体压痛最明显,合并脊髓损伤者则伴有程度不同的瘫痪或伴有神经根痛;合并神经根刺激或压迫者,表现为该神经根分布区域皮肤过敏、疼痛或感觉减退;脊髓损伤者,表现为相应的四肢瘫、下肢瘫或部分瘫痪,损伤位置在 $C_4$ 以上者常合并呼吸窘迫。

2. 过伸性颈椎损伤　常见额面及鼻部皮肤擦裂伤,几乎所有病例都可发生,是判断颈椎过伸性损伤比较有价值的特征。

3. 脊髓震荡　是脊髓神经细胞遭受强烈刺激而发生的超限抑制,脊髓功能暂处于生理停滞状态,随着致伤外力的消失,神经功能得以恢复。无器质性改变,镜下也无神经细胞和神经纤维的破坏,或仅有少量渗出、出血。临床上表现为损伤平面以下运动、感觉和反射的完全丧失,一般伤后数十分钟感觉、运动开始逐渐恢复,数小时后即可完全恢复,不留任何后遗症。

4. 脊髓完全性横断损伤　由于与高级中枢的联系完全中断,失去中枢对脊髓神经元的控制作用,兴奋性极为低下,横断以下出现弛缓性瘫痪,感觉、肌张力消失,内脏和血管反射活动暂时丧失,进入无反应状态,称脊髓休克。脊髓休克过后,最先恢复的是球海绵体肌反射或肛门反射。当上述反射之一恢复,而损伤平面以下的深、浅感觉完全丧失,任一肌肉的运动收缩均不存在,其他深、浅反射消失,大、小便失去控制,预示为完全性脊髓损伤。伤后数月可由弛缓性瘫痪变为痉挛性瘫痪。

5. 前脊髓损伤综合征　损伤水平以下立即出现四肢瘫痪,浅感觉如痛觉、温觉减退或丧失,而位置觉、震动觉等深感觉存在。括约肌功能也有障碍。

6. 后脊髓损伤综合征　以感觉障碍和神经根刺激症状为主,损伤平面以下深感觉障碍,也可出现颈部、下肢对称性疼痛,少数病例可有锥体束征。

7. 脊髓管中央综合征　上下肢瘫痪严重程度不一样,上肢重于下肢,也可一侧上肢瘫,也可两下肢无瘫痪。上肢为 2~3 节段的支配区,为下运动神经元损伤表现;下肢为上运动神经元损伤表现。手部功能障碍多明显,严重者有手内在肌萎缩,恢复困难。损伤节段以下可能出现触觉和深感觉障碍,有时括约肌功能丧失。

8. 脊髓半侧损伤综合征　损伤平面以下同侧肢体完全性上运动神经元瘫痪和深感觉丧失,表现为该侧的痉挛性瘫痪,深反射亢进并有病理反射;而对侧的肢体痛觉、温度觉丧失,或于损伤略高节段水平有感觉过敏。

9. 神经根损伤综合征　损伤节段的 1~2 个神经根支配区功能障碍。症状可以很典型,也可以不典型,症状轻重也不一样,麻木、疼痛或感觉过敏;感觉和运动都可能有障碍。

## 四、诊断

颈椎骨折脱位较胸腰椎更为重要,因其对生命威胁严重,尤其是发生高位截瘫的患者。颈椎由于其特殊的解剖结构和功能特点可产生多种不同类型的骨折脱位,治疗骨折脱位时常根据颈椎运动单元损伤的解剖部位、骨质及韧带软组织损伤的范围及其对脊柱稳定性的影响和有无脊髓损伤等进行综合考虑。

1. 外伤史  高处坠落、重物落砸、车祸撞击、坍塌事故等发生后,均有发生下颈椎骨折脱位的可能,应详细了解暴力作用过程和部位、受伤时的姿势及搬运情况。在颅脑外伤、醉酒意识不清时,应特别注意排除颈椎损伤。

2. 影像学检查

(1)X 线检查:对确定下颈椎骨折脱位的部位、类型和程度,以及在指导治疗方面具有极为重要的价值,是诊断脊柱损伤的首选方法。应摄正侧位、双斜位 X 线片,必要时加做屈伸动力侧位片。

(2)CT:能清楚地显示椎体、椎骨附件和椎管等结构复杂的解剖关系和骨折移位情况。

(3)MRI:具有多平面成像及很高的软组织分辨力,能非常明确地显示脊髓和椎旁软组织是否损伤及损伤的具体细节,是脊髓损伤最有效的影像学检查手段,可通过观察脊髓内部信号改变来判断脊髓损伤程度。

诊断应当包括以下几点:①解剖部位:根据临床检查所怀疑的损伤部位进行必要的影像学检查,以确定具体损伤部位、范围和椎管内实际情况等。②损伤机制:根据病史及影像学资料,推测其为何种暴力而导致前屈、后伸、压缩及旋转移位等,根据暴力方向及骨折的变形,再推断哪些稳定结构遭受损伤。③骨折类型:从影像学所见骨质破坏的程度,可以判断其为单纯椎体楔形压缩、垂直压缩、爆裂性骨折、旋转脱位、椎弓及关节突骨折等。④脊髓损伤:有无脊髓损伤、完全或不完全型,可根据神经检查来判定。有脊髓神经损伤时,颈椎可表现为脱位也可基本正常,如伸展型损伤。⑤稳定性与不稳定性骨折:根据损伤部位,如附件骨折或轻度爆裂性骨折,轻度楔形压缩,无移位的椎体椎板水平骨折等,皆属稳定性骨折。而严重楔形、爆裂、骨折脱位、关节突跳跃、棘突间隙明显增宽合并背部血肿形成者,皆属不稳定性骨折。如怀疑为不稳定性骨折,又难以决定时,可加做屈伸动力侧位片,然后再根据 X 线片、暴力机制推断其稳定结构破坏的程度。

## 五、治疗

1. 基本原则  彻底减压、恢复椎间高度及颈椎正常序列、重建颈椎稳定性,是下颈椎骨折脱位的手术治疗原则。

对并发脊髓损伤的患者,若长期卧床,则可引起许多并发症,甚至威胁生命,治疗的目的主要是能尽快使骨折脱位获得即刻稳定,消除危害脊髓的因素,促进患者早日坐起或站立行走,既能改善患者的精神状态,也可减少并发症的发生。对于能够耐受长期卧床的患者,只要没有严重的神经损伤症状,即使稳定性受到较严重的破坏,我们也更加倾向于保守治疗。

脊柱三柱理论是选择治疗方式最重要的基本原理,大多数没有破坏颈椎结构完整性的颈椎损伤不需要手术治疗。单柱不伴神经功能障碍的损伤通常是稳定的,而且不会有进展的畸形,神经功能损害或创伤后疼痛;涉及三柱的损伤,即使没有神经功能障碍,是不稳定的,需要手术治疗;涉及两柱的损伤,一般认为是不稳定的,倾向于手术治疗,但是部分损伤也能通过制动来治疗,不完全或完全性损伤的患者一般采取手术治疗,对于神经系统检查正常或可能只存在单支神经根损伤的患者,可采用外固定治疗。

颈椎轻度损伤可用颈托或头颈胸支具制动,重者可先行牵引制动和复位,有脱位合并神经损伤者更需要紧急复位。

下颈椎的手术治疗可以是前路、后路或前后路联合。对于同样的患者,有很多种手术的方法都可以达到相同的治疗效果。最简单且直接的策略是以结构损伤最严重的区域为基础的手术方法。需要重建前柱支撑结构的损伤,行前路手术,而需要后部复位的损伤,则行后路手术。前路手术主要的优点:对神经结构的减压通过植骨支撑和前路钢板的利用,恢复脊柱轴向的负荷支持功能,这在两个或以上运动节段的损伤中效果更明显。

2. 急救处理  急救治疗并保持呼吸道通畅,在全身状况允许的条件下进行下一步检查和治疗,恰当的急救处理,对患者预后有重要意义。搬运过程中,应使脊柱保持平直,避免屈曲和扭转,可采用三人在患者一侧,动作一致地平托头、胸、腰、臀、腿的平卧式搬运,或采用同时扶住患者肩、腰、髋部的滚动方式,将患者移至担架上;宜由一人专门扶住头部和颈托临时固定,以防颈椎转动;搬运用的担架应为专用担架,切忌用被单提拉两端或一人抬肩、另一人抬腿的搬运法,因其不但会增加患者的痛苦,还可使骨折脱位移位加重,损伤脊髓。由于导致脊髓损伤的暴力往往巨大,在急救时应特别注意颅脑和重要脏器损伤、休克等的诊断并优先处理,以维持呼吸道通畅及生命体征的稳定。

选择治疗方法时,应充分考虑患者颈椎的损伤情况,包括神经损害和神经组织的受压情况,创伤导致的不稳定和移位情况,其他损伤和患者的全身情况;充分了解各种不同损伤的修复过程,并充分估计各类手术或闭合方法的可能治疗效果。

3. 非手术治疗 颅骨牵引和枕颌带牵引是最常用的复位方法。颅骨牵引是首选方法。对于牵引重量在 5kg 以下,拒绝行颅骨牵引的患者,可试行枕颌带牵引。牵引重量从 3kg 起,逐渐加重牵引重量,每隔 30～60 分钟床边拍摄颈椎侧位片,观察复位情况。同时密切注视患者生命体征,保持呼吸道通畅更为重要。在不加重神经症状的条件下,重量可加大至 10～15kg。对于双侧关节突关节"交锁的",开始时颈椎保持轻度屈曲位(约 20°),严防过伸,脱位的关节突牵开后,将牵引方向改为略后伸,一经复位,立即减轻牵引重量为 2～3kg,取略伸展位维持牵引,对于不能耐受手术或不愿意手术的患者,可以选择保守治疗,牵引 3～4 周后用头颈胸支具固定 3 个月,但保守治疗的效果相对较差,复位失败者手术治疗。

4. 手术治疗 适应证:不稳定性损伤;有致压物,有神经损伤症状;在非手术治疗时,脊髓损伤症状逐渐加重;骨折脱位经闭合复位失败;闭合复位后仍有明显椎管占位;不能耐受长时间卧床的患者。

手术方法:

(1)后路复位、减压和固定融合术:在颅骨牵引下,气管插管麻醉,俯卧位,头部置于头架上略屈曲。取后正中切口暴露棘突、椎板和脱位的关节突,将脱位关节突的上关节突做部分切除,用钝骨膜剥离器伸入下关节突的下方间隙,在牵引下缓慢撬拨使之复位。复位后颈椎伸展,用钢丝做棘突连环结扎固定并可植骨融合。合并脊髓损伤时,则同时做损伤节段椎板切除减压,再固定融合。

(2)前路复位、减压和融合术:准确定位后,将损伤节段的椎间盘切除,在持续颅骨牵引下,用骨膜剥离器伸入椎间隙,以下位椎体作为杠杆支点逐渐加大撬拨力量,用手指推按脱位的椎体使之复位。复位后,如有骨折片突入椎管,应细心加以取出,将自体髂骨植入间隙固定融合。手术复位后,卧床休息 3～5 天,改用头颈胸支具固定 3 个月,至骨性愈合。

5. 中医药治疗 对于合并脊髓损伤的患者,早期针灸和中药治疗非常重要。

(1)针灸治疗:术后 2 天,患者病情稳定后,即可行四肢部位的针灸治疗和康复训练;术后 1 周左右,即可行颈椎部位的针灸治疗。

(2)中药治疗:患者精神状态比较正常的情况下,即可辨证使用补阳还五汤加麝香加减。

## 六、调护

1. 术前护理 向患者家属详细介绍疾病知识和手术知识,协助医师进行病情告知和签署各项知情同意书。严格执行术前治疗医嘱和检查医嘱,保证患者处于术前最佳状态。护送并保障患者顺利进入手术室。将病历资料完善并整理好,与手术室工作人员进行床头交接,详细介绍术前情况、生命体征变化情况、术前用药方式方法、既往病史等资料,保证术前工作顺利进行。

2. 术后护理 术后进入重症观察室进行密切监护和优质化术后护理。进行合理外伤部位安排和固定,过伸位复位,定时检查牵引设施情况。对于实施气管插管的患者,保证气道通畅,定时安排雾化吸入和吸痰护理,注意维护呼吸机等医疗设备。术后患者需要长时间卧床,注重压疮防护,定时翻身、按摩,一旦发生皮肤湿疹、出血、瘀血、变薄或破溃,及时清理换药。

3. 康复护理 正确实施头颈胸支具外固定,保证患者环境卫生,帮助患者进行个人卫生清洁,及时清理坏死组织、微生物、分泌物和其他污垢,定期进行躯干和四肢的按摩,刺激身体功能恢复。口腔护理注重协助刷牙和漱口。每 2 周在床上温水洗头和床上擦浴,可促进血液循环和肢体功能恢复,亦可减少传染病的发生。意识不清者,要加强口腔护理、翻身、擦背、预防压疮、及时清理尿便等。鼓励和指导患者进行康复锻炼,鼓励患者及早下地活动,制订合理的锻炼计划表,劳逸结合,张弛有度,提高患者恢复进度。

4. 家庭护理指导 出院前进行护理工作交接,包括固定方法、复位操作、护理时间安排、康复计划安排、护理操作细则、日常护理注意事项等,耐心指导,帮助患者家属掌握一定家庭护理知识和技能,提高患者出院后的康复速度。

## 七、目前研究进展

1. 治疗原则　下颈椎骨折脱位的治疗原则是公认的,即尽早复位、神经减压和坚强内固定。治疗方法分为非手术治疗和手术治疗,现已被医师广泛接受的方案是先闭合复位,再根据闭合复位的成功与否及患者具体情况确定下一步诊疗计划。

2. 保守治疗　非手术治疗最常用的方法是颅骨牵引。渐进式轴向颅骨牵引是治疗颈椎关节脱位简便而安全的复位方法。大部分学者认为,应该在发生下颈椎关节脱位后尽早牵引,这样能恢复颈椎形态,减少对脊髓的压迫,起到明显减压的作用,为神经功能恢复提供条件。但也有学者认为,在牵引进行前应该先完善 CT 或 MRI 等影像学检查,否则易引起牵引过程中的脊髓损伤。Hart 等认为,患者下颈椎脱位超过 6 小时,就已经错过通过闭合快速复位而恢复神经功能的最佳时机,应先行 CT 或 MRI 等影像学检查,然后再行牵引复位。颅骨牵引的初始重量推荐为 5kg,然后逐渐加量,一般在头颈轻度屈曲位下进行牵引,这个姿势可以让脱位的关节面缓缓松开。

3. 手术治疗　闭合复位失败者,应行手术治疗。对于闭合复位成功、影像学提示无明显脊髓压迫损伤的患者,是否应手术治疗,目前尚无定论。Lambiris 等认为,下颈椎关节脱位的患者肯定会有颈椎关节之间的软组织损伤,颈椎不稳定肯定存在,而通过手术治疗可以稳定颈椎,避免过长时间的外固定,让患者早期进行功能锻炼,有利于颈椎功能恢复,因此主张所有患者都在颅骨牵引后行手术治疗。

赵宏等认为,没有脊髓压迫或仅有前方脊髓压迫的下颈椎关节脱位应选择前路手术治疗;仅有后方脊髓压迫的下颈椎关节脱位应先行后路减压融合固定,于术中评判颈椎稳定性,若认为后路手术后颈椎较稳定则不必再行前路融合术,若认为单纯后路手术后稳定性欠佳则应再行前路手术融合固定;若前后方均有脊髓压迫,则需行前后路联合手术。

(1)前路手术:前路手术有许多优势。①可对位于脊髓前方的压迫进行直接减压,效果良好;②手术时体位改变少,避免了由于手术时体位变动造成的脊髓损伤;③能相对简便地纠正脊柱序列,达到椎体间融合、恢复生理曲度的效果;④前路手术相对术式简单,出血少,术后恢复快,术后发生颈痛的概率低,相对而言对颈椎活动度影响小。前路手术可以清除突入椎管的椎间盘、韧带等组织,起到直接减压的作用,如患者术前影像学检查有椎间盘突出,适合采用前路手术。郝定均等认为,前路手术使用范围较广,可以用于无骨质疏松及后方脊髓压迫的各种骨折脱位,无论患者牵引复位成功与否。

(2)后路手术:适用于术前检查发现仅有后方脊髓压迫或患有骨质疏松症而无椎间盘突出及小关节或侧块骨折的患者。当合并单、双关节突交锁或医师认为前路手术治疗相对困难时,也可采取后路手术。相对于前路手术来说,后路手术在下颈椎关节脱位的患者中应用少,但也能取得良好的手术效果。相比前路手术,后路手术时医师可以比较方便地直接解除关节突交锁;可清楚看到侵入椎管内的骨块、组织,以进行彻底减压;给予更好的植骨融合内固定。但后路手术也有致命缺点:①不能清除压迫脊髓前方的椎间盘及韧带等组织;②不能重建颈椎前柱的稳定性;③后路手术复位时随着原来脱位椎体的复位,可能会使椎体下方已经失稳的椎间盘等组织进入椎管造成脊髓压迫,造成严重的手术并发症,该类患者可以先行前路手术减压,然后再行后路手术。

(3)前后路联合手术:前后路联合手术结合了前路手术与后路手术的优点,可以灵活变换手术方式,主要包括前-后路、后-前路、后-前-后路和前-后-前路。前后路联合手术的选择要根据患者关节脱位的具体情况灵活选择。根据实际需要从前路或后路进行减压、复位、固定和融合,手术相对单纯;前、后手术复杂,但疗效较好。前后路联合手术主要用于脊髓前后均有致压物、颈椎生理曲度明显异常、复杂严重的骨折脱位以及医师认为单纯行前路或后路手术难以达到治疗效果的患者。但前后路联合手术的手术顺序以及何时进行手术尚存争议。郝定均等认为,下述 3 种情况应行前后路联合手术:①当下颈椎关节脱位合并交锁的小关节突骨折,不能进行闭合复位时;②颈椎三柱都有损伤,严重失稳时;③脊髓前后方均有压迫以及单纯前、后路手术复位失败时。

如果前路手术(或后路手术)复位失败,可以暂时关闭切口,换体位改为后路手术(或前路手术)复位,然后再行前路手术(或后路手术)内固定。如前路手术时认为后柱破坏严重,会影响到颈椎稳定性,可以在前路复位后再行后路固定(前-后路)。当患者合并椎间小关节交锁及椎间盘损伤(无椎间盘脱出压迫脊髓)时,行前路复位困难,但患者需要前路手术切除椎间盘时,可以先行后路切开复位或复位固定,再行前路手术减压固定(后-前路)。当患者既有小关节交锁,又有椎间盘脱出压迫脊髓,或患者椎体严重骨折,大量骨块及软组织自前方压迫脊髓,也要行前后路联合手术。如果评估患者可以一期手术,则先行前路减压,去除侵入椎管的骨块、椎间盘组织及血肿等,然后变换体位行后路复位固定融合,最后再行前路固定(前-后-前路);若评估患者不能耐受整个手术,可以进行分期手术。

临床上,对下颈椎关节脱位的治疗方案尚存争论,已被医师广泛接受的方案是先闭合复位,再根据闭合复位的成功与否及患者具体情况确定下一步诊疗计划。手术治疗被认为是治疗颈椎小关节脱位的一种优良方法,手术入路包括前路、后路及前后联合入路。各种手术方式各有优缺点,需要根据关节脱位的特点、有无椎间盘突出及脊髓压迫、是否有骨质疏松、小关节交锁情况、颈椎三柱损伤情况、骨折程度、是否为陈旧性骨折等综合因素选择手术方案,以获得较为满意的临床效果。

(唐　勇)

## 参 考 文 献

1. Ngo LM,Aizawa T,Hoshikawa T,et al. Fracture and contralateral dislocation of the twin facet joints of the lower cervical spine[J]. Eur Spine J,2012,21(2):282-288.

2. Patel AA,Hurlbert RJ,Bono CM,et al. Classification and surgical decision making in acute subaxial cervical spine trauma[J]. Spine,2010,35(21 Suppl):S228-S234.

3. Sellin JN,Shaikh K,Ryan SL,et al. Clinical outcomes of the surgical treatment of isolated unilateral facet fractures,subluxations,and dislocations in the pediatric cervical spine:report of eight cases and review of the literature[J]. Childs Nerv Syst,2014,30(7):1233-1242.

4. Zhou F,Zou J,Gan M. Management of fracture-dislocation of the lower cervical spine with the cervical pedicle screw system[J]. Ann R Coll Surg Engl,2010,92(5):406-410.

5. 陈凤荣,贺永雄,刘斌. 下颈椎骨折脱位合并脊髓损伤早期急救治疗对预后的影响[J]. 生物医学工程与临床,2014,18(4):349-354.

6. 余成诚,郝定均. 下颈椎关节脱位治疗进展[J]. 中华骨与关节外科杂志,2015,8(3):269-272.

7. Del Curto D,Tamaoki MJ,Martins DE,et al. Surgical approaches for cervical spine facet dislocations in adults[J]. Cochrane Database Syst Rev,2014(10):CD008129.

8. Nockels RP. Nonoperative management of acute spinal cord injury[J]. Spine,2001,26(24 Suppl):S31-S37.

9. Hart RA. Cervical facet dislocation:when is magnetic resonance imaging indicated[J]. Spine,2002,27(1):116-117.

10. Keynan O,Dvorak M,Fisher C. Reduction techniques in cervical facet dislocations[J]. Techniques in Orthopaedics,2002,17(3):336-344.

11. Lambiris E,Zouboulis P,Tyllianakis M,et al. Anterior surgery for unstable lower cervical spine injuries[J]. Clin Orthop Relat Res,2003(411):61-69.

12. 赵宏,王杰,李纯志,等. 不同手术入路治疗无椎体骨折的下颈椎小关节脱位[J]. 脊柱外科杂志,2011,9(1):23-26,30.

13. 郝定均,贺宝荣,许正伟,等. 下颈椎骨折脱位并关节突交锁的手术方式选择[J]. 中华创伤杂志,2010,26(8):687-690.

14. Rasoulinejad P,McLachlin SD,Bailey SI,et al. The importance of the posterior osteoligamentous complex to subaxial cervical spine stability in relation to a unilateral facet injury[J]. Spine J,2012,12(7):590-595.

15. Mizuno J,Nakagawa H,Inoue T,et al. Spinal instrumentation for interfacet locking injuries of the subaxial cervical spine[J]. J Clin Neurosci,2007,14(1):49-52.

16. 王雷,柳超,田纪伟,等. 下颈椎骨折脱位的治疗术式选择[J]. 中国脊柱脊髓杂志,2013,23(7):610-616.

17. Song KJ,Lee KB. Anterior versus combined anterior and posterior fixation/fusion in the treatment of distraction-flexion injury in the lower cervical spine[J]. J Clin Neurosci,2008,15(1):36-42.

18. Nakashima H,Yukawa Y,Ito K,et al. Posterior approach for cervical fracture-dislocations with traumatic disc herniation[J]. Eur Spine J,2011,20(3):387-394.

## 第六节　胸 椎 骨 折

### 一、概述

胸椎骨折通常指 $T_1 \sim T_{10}$ 的骨折,而 $T_{11}$、$T_{12}$ 骨折一般归类于腰椎骨折。胸椎骨折是指因外力作用而出现的胸椎骨质连续性破坏,是临床常见的一种脊柱损伤。青年人胸椎骨折与车祸、坠落伤等高能事件有关,而老年人胸椎骨折与车祸、坠落伤、滑倒、跌倒等有关。随着我国人口老龄化越来越重,因骨质疏松导致椎体病理性骨折的患者越来越多。有研究显示,在 70 岁以上人群中,骨质疏松性椎体压缩性骨折(OVCF)的发生率已超过 20%。OVCF 可导致疼痛、活动受限等功能障碍及相关并发症,影响患者生活质量。由于胸椎的特殊解剖学特点,胸椎骨折相对少见,发生率约 2.5%,只有较高的暴力应力才足以破坏其骨结构;胸椎管相对狭窄,当骨性结构被破坏时,脊髓损伤发生率也相对较高。

元代危亦林首次记载了脊柱骨折,并使用悬吊过伸法复位和固定方法进行治疗。《世医得效方》云:"凡锉脊骨,不可用手整顿,须用软绳从脚吊起,坠下身直,其骨便自然归窠。未直则未归窠,须要坠下,待其骨直归窠,然后用大桑皮一片,放在背皮上,杉树皮两三片,安在桑皮上,用软物缠,夹定,莫令屈,用药治之。"指出脊柱骨折是由于锉伤,即间接暴力引起。这种间接暴力往往造成脊柱屈曲骨折,单纯手法整复是不可取的,所以采用悬吊过伸的复位方式,并强调要"身直"。"未直则未归窠"表明复位过程中脊柱必须过伸,否则骨折不能复位。骨折复位后用木板固定。在临床应用中,过伸复位法、石膏背心或支具过伸位固定方法治疗脊柱单纯压缩性骨折,与此同出一辙。危亦林的脊柱夹板固定法是脊柱骨折固定方法的起源,在其"未直则未归窠"的观点启发下,明清两代又产生多种过伸复位法治疗脊柱骨折。清代钱秀昌曾用"攀索踏砖法"利用体重整复屈曲型骨折,然后利用腰柱及通木固定。

### 二、病因病机

骨质疏松患者在轻微外伤甚至无外伤情况下,都可能发生骨折;由于骨折的椎体变形,椎体生理曲度发生异常改变,引起急性或慢性疼痛,活动受限,严重影响患者生活质量。

1. 压缩性骨折　胸椎压缩性骨折(A1、A2 型)表现为压应力所致的椎体前方破坏。单纯压缩性骨折椎体后方结构并未遭到破坏,亦没有骨性结构突入椎管。压缩性骨折是胸椎最常见骨折,尽管胸椎的各个节段均可发生压缩性骨折,但最常见于 $T_6 \sim T_8$ 水平,这是由于这一水平处于胸椎生理弯曲的顶点,其前柱所承受的轴向负荷最大。

2. 爆裂性骨折　与单纯压缩性骨折相比,胸椎爆裂性骨折(A3 型)表现为更严重的椎体轴向损伤,椎体后方皮质可突入椎管并造成神经损伤。胸椎的爆裂性骨折并不如胸腰段($T_{11} \sim L_2$)那样常见,这可归因于多方面因素。其中,主要是由于胸段脊柱的生理性后凸,使得应力作用于椎体前方;此外,周围的肋骨也对其提供了有力支撑。如果拍摄侧位片,可显示椎体后缘的连线中断,椎体高度丢失。与胸腰段和腰椎相比,胸段脊髓的体积近似而椎管容积相对较小,因此上胸椎的爆裂性骨折往往导致不同程度的脊髓损伤。

3. 屈曲-牵张型损伤　胸椎的屈曲-牵张型损伤,表现为在屈曲和牵张应力下,胸椎后方以韧带结构为主(B1 型)或以骨结构为主(B2 型)的损伤。屈曲-牵张型损伤实际上多见于胸腰段和腰椎,此处缺乏肋骨和胸骨的支撑,而胸椎少见。

4. 骨折-脱位　骨折-脱位(C 型)是胸椎损伤中最为严重的一种,表现为在压应力、张应力、旋转和剪切应力的联合作用下,脊柱的前方、后方结构均发生破坏,极度不稳定。胸椎骨折-脱位为高能量损伤造成,多合并神经损伤。X 线片检查往往显示椎体在冠状位或矢状位的水平或旋转移位,CT 检查易发现骨折。

5. 过伸型损伤　胸椎的过伸型损伤(B3)主要表现为前柱的破坏,由于胸骨、肋骨和前纵韧带的保护作用,这类型的损伤少见。通常见到的胸椎过伸型损伤中,明显的前柱损伤少见,而往往合并后柱的压缩。前方的椎间隙增宽、矢状面上的移位,以及椎体下终板的撕脱骨折是这类骨折的影像学特点。前方韧带的撕裂在 MRI 上显示得最为清晰。由于前纵韧带撕裂和后柱的压缩,这类骨折都是不稳定性骨折。手术固定时应避免过牵,亦不能单纯作为后方张力带来进行固定。椎弓根钉系统能提供节段性三维固定,特别适合这类不稳定性损伤。

## 三、临床表现

伤后背部疼痛及活动障碍为主要症状。棘突压痛,棘突后突,表明椎体压缩或骨折脱位;棘突周围软组织肿胀、皮下瘀血,说明韧带肌肉断裂;棘突间距增大,说明椎骨脱位或棘间韧带断裂;棘突排列不在一条直线上,表明脊柱有旋转或侧方移位。当椎体只有轻微压缩性骨折时,疼痛及功能障碍多不明显,应注意不要漏诊。对任何脊柱损伤患者,均应进行详细的神经系统检查,以排除是否伴有脊髓损伤;胸椎损伤伴神经功能损害,可并发呼吸、泌尿系统损害。

ASIA 脊髓损伤分级:

A 级:完全性损伤,骶部($S_{4\sim5}$)无任何感觉或运动。

B 级:不完全感觉损伤,神经平面以下有感觉无运动,并且包括骶部($S_{4\sim5}$)。

C 级:不完全运动损伤,神经平面以下有运动功能,且神经平面以下一半以上关键肌肌力<3 级。

D 级:不完全运动损伤,神经平面以下有运动功能,且神经平面以下至少一半关键肌肌力≥3 级。

E 级:正常。所有感觉、运动都正常。

## 四、诊断

对多发伤患者而言,诊断胸椎骨折比较困难,其临床表现往往难以鉴别,尤其是在合并肢体骨折、脑外伤,或胸部外伤需要辅助呼吸的患者。如果患者不伴有神经损伤,潜在的不稳定性骨折可能会被漏诊。对于高处坠伤等,当发现颈椎或腰椎骨折时,应对整个脊柱进行轴向评估,常规行全脊柱、胸部和骨盆 X 线片检查,也可以行全脊柱、胸廓和骨盆的三维重建 CT。

如果怀疑胸椎损伤,应先行正侧位 X 线片检查,但是 X 线片常常难以准确判断,或必要时也可做三维CT 或 MRI 检查。

CT 检查通常用于详细了解胸椎骨折的情况。随着成像技术的进步,CT 常用于替代 X 线检查。CT 检查应该用于那些反应迟钝或无意识的多发伤患者,或从受伤机制上可能导致胸椎骨折的患者。对于多发伤患者,CT 检查可以轻易诊断胸椎骨折。

MRI 正越来越多地被用于创伤的诊疗,可以准确判断椎体的水肿信号,对于软组织损伤和脊髓损伤的评估有重要意义。MRI 能够相对迅速地提供损伤区域的多种图像,包括脊髓、椎间盘、脑脊液、硬膜外腔、后方韧带结构和骨髓等结构。MRI 能够分辨水肿、出血以及脊髓的撕裂。对于存在骨质疏松,伴有多个椎体高度丢失的老年患者,建议常规行 MRI 检查。

## 五、治疗

判定胸椎骨折的稳定性对于确定治疗方案非常重要。胸椎不稳定的定义为:在生理载荷下,脊柱失去了维持正常位移方式(运动范围)的能力,以至于发生原发或继发的神经损害、明显畸形及影响工作和生活的疼痛。对于胸椎损伤不稳定的最终判定需要考虑损伤机制、暴力程度、骨的质量、影像学资料、神经症状等因素。任何后方结构的损伤,特别是合并前方韧带结构的损伤,都可能降低脊柱的稳定性。屈曲合并旋转的暴力可以损伤前纵韧带,从而破坏脊柱的稳定性。不能总是仅依据普通 X 线片来判定稳定性,相同的生物力学机制也可能导致不同的损伤,因此了解损伤机制也很重要。

治疗目标:①稳定脊柱;②早期下地活动;③神经症状恢复;④减轻疼痛;⑤降低费用。

### (一) 非手术治疗

大多数胸椎骨折都是相对稳定的,可以采用非手术治疗。压缩性骨折和大部分爆裂性骨折只要肋椎关节正常、肋骨结构完整,均可采用支具治疗 8~12 周。有越来越多的轻微压缩性骨折患者,早期行走且未接受支具治疗,亦取得了同样的治疗效果。腰背肌的功能锻炼可以让大多数患者获益匪浅。当屈曲-牵张型损伤仅表现为骨结构破坏时(B2 型),则可以通过支具获得很好的骨性愈合,但是 $T_6$ 以上的胸椎骨折,如果不限制颈部和头部活动,则难以仅通过矫形支具而获得良好固定,而如果使用颈胸支具则很多患者难以耐受。大多数不伴有神经损伤的爆裂性骨折,通过非手术治疗可以获得良好疗效,突入椎管内的骨折块大多能在 1 年以内得到较好的吸收重塑,而当后凸畸形超过 30° 和前柱压缩超过 50% 时,多提示预后不良。

**(二)手术治疗**

手术指征主要取决于损伤后脊柱的稳定性和神经情况。骨折-脱位(C 型)是最常见的需要手术复位、固定和融合的损伤类型。但是,如果压缩性骨折椎体高度丢失超过 50%,为了避免进行性的疼痛和后凸畸形,通常也采用手术治疗。

胸椎骨折的手术入路采用前路还是后路,不仅取决于对神经减压的考虑,还应考虑到骨折的特殊部位。前路手术需要重建前柱结构以恢复前柱的负荷承载能力,如果前柱的承载结构未发生粉碎骨折,那么可能只需要后路手术,特别是对于那些多发外伤的患者。

1. 椎体成形术(PVP)、后凸成形术(PKP) 近年来,椎体压缩性骨折尤其是合并骨质疏松的患者,接受椎体成形术或后凸成形术的数量明显增加。椎体成形术在 C 臂监视下进行,经皮行后路经椎弓根穿刺向骨折的椎体内注入聚甲基丙烯酸甲酯(骨水泥)。这种技术最初用于孤立椎体的转移肿瘤,但很快即用于非病理性压缩性骨折。后凸成形术与之类似,在注入骨水泥之前,在骨折的椎体内置入一个小球囊,理论上通过扩张球囊抬起塌陷的椎体终板,从而恢复损伤节段正常的矢状面形态;骨折复位后减压球囊并注入骨水泥,即可填充缺损并维持矫正的畸形。这一方法不但有助于增加椎体的强度,而且提高了胸椎后凸的矢状面稳定性。椎体成形术和后凸成形术可以减轻疼痛、缩短住院时间,并改善身心功能状态。然而,球囊的复位效果有时候也不太理想,甚至有造成椎板骨折的风险;球囊过度扩张可能造成新的椎体骨折,影响骨水泥的弥散。对于椎体压缩超过 30% 的患者,我们更加倾向于使用体位复位法于术前进行复位,球囊的扩张以 3～5ml 为宜,尽量避免造成新的椎体骨折。

2. 椎管减压 一般而言,椎管减压的手术指征是神经症状加重或不完全性神经损伤,并且伴有影像学所证实的软组织或骨造成的压迫。神经损伤的表现也有助于医师决定是否需行减压手术。完全性脊髓损伤可能提示严重的解剖结构破坏或脊髓的功能性横断。大多数胸椎骨折患者可以从前路去除突入椎管的骨块而获得良好减压,只是前路减压的创伤相对较大,后路减压的创伤相对较小;不完全性脊髓损伤可以通过骨折复位、恢复脊柱序列和重建脊柱稳定性手术来获得恢复。

(1)前路减压融合技术:前路手术适应证包括不稳定的爆裂性骨折伴神经损伤需急症减压和固定;后凸畸形需行手术矫正;重建承载前柱以预防后凸畸形的进行性加重,$T_4 \sim T_9$ 的前路手术需要开胸;$T_{10} \sim L_1$ 需胸腹联合切口,经胸入路时,对 $T_{10}$ 以上水平通常经右侧进入,以避开重要结构。手术节段的上 1～2 根肋骨需要切除以协助显露,随后显露壁层胸膜,并在椎间孔和前方椎体之间切开。

术中透视可协助确定正确的手术节段,分离并结扎节段血管,在胸膜和骨膜下分离,以放置拉钩并向前牵开前方的血管等组织,另一把窄拉钩置于椎管侧缘的椎间孔内,以利于向侧方牵开组织,切除椎体直至可见对侧椎弓根内侧缘,减压才达彻底;减压完成之后,即可行相应的前柱重建,并随之以前路或后路的固定。最后关闭胸腔,放置闭式引流。当不合并后方的骨或韧带结构破坏时,前方融合辅以双棒或钉-板系统固定即可,亦可使用结构性同种异体或自体植骨,或使用钛笼以重建承载前柱的稳定性。

(2)后路减压融合技术:自头端棘突至尾端棘突做后正中切口,电刀向下分离至棘突,将棘突从侧方剥离显露之后,可以巾钳夹住棘突行术中透视以协助术中定位,手术节段确定无误之后,以电刀仔细剥离棘突和椎板上附着的肌肉。如果没有计划融合减压的节段,则不应破坏小关节的关节囊。随后以咬骨钳彻底咬除棘间韧带,以骨剪完整切除棘突。接下来行椎管减压,首先行中央管减压,以高速磨钻打薄椎板,但须注意保持黄韧带的完整以保护硬脊膜。术者应仔细操作,不可破坏椎弓峡部。随后以椎板咬骨钳自头端向尾端咬除椎板,椎板切除之后,因爆裂性骨折而进入椎管内的碎片即可取出。如需行侧隐窝和神经根管减压,则要部分切除小关节内侧部。行侧隐窝和椎间孔减压与否,取决于骨折类型和详细的术前计划;切除 1 个或多个椎板之后,即可很好地显露椎管后部结构。椎弓根钉可以同时固定脊柱的三柱,满足三维矫正。椎弓根固定技术适用于处理骨折-脱位,常用于跨越多个节段的固定。所有后方内固定器械的使用,均须辅以仔细地进行后方去皮质和骨移植,首选自体骨移植。虽然新型内固定物不断出现,但融合技术均是其中重要的一环。

胸椎椎弓根钉的植入较为困难,术前需仔细研究影像学资料,以评估螺钉植入的可行性。上方的肋横关节和关节突关节可能会妨碍椎弓根的定位。此外,对胸段硬膜囊的处理无法像腰椎一样可以向内侧牵开以暴露椎弓根内壁。

### (三) 中医药治疗

对于合并脊髓损伤的患者,早期针灸和中药治疗非常重要。

(1)针灸治疗:术后2天,患者病情稳定后,即可行四肢部位的针灸治疗和康复训练,术后1周左右即可行颈椎部位的针灸治疗。

(2)中药治疗:患者精神状态比较正常的情况下,即可辨证使用补阳还五汤加麝香加减。

## 六、调护

1. 术前护理　向患者家属详细介绍疾病知识和手术知识,协助医师进行病情告知和签署各项知情同意书。严格执行术前治疗医嘱和检查医嘱,保证患者处于术前最佳状态。护送并保障患者顺利进入手术室。将病历资料完善并整理好,与手术室工作人员进行床头交接,详细介绍术前情况、生命体征变化情况、术前用药方式方法、既往病史等资料,保证术前工作顺利进行。

2. 术后护理　术后进入重症观察室进行密切监护和优质化术后护理。进行合理外伤部位安排和固定,过伸位复位,定时检查牵引设施情况。对于实施气管插管的患者,保证气道通畅,定时安排雾化吸入和吸痰护理,注意维护呼吸机等医疗设备。术后患者需要长时间卧床,注重压疮防护,定时翻身、按摩,一旦发生皮肤湿疹、出血、瘀血、变薄或破溃,及时清理换药。

3. 康复护理　正确实施支具外固定,保证患者环境卫生,帮助患者进行个人卫生清洁,及时清理坏死组织、微生物、分泌物和其他污垢,定期进行躯干和四肢的按摩,刺激身体功能恢复。口腔护理注重协助刷牙和漱口。每2周在床上温水洗头和床上擦浴,可促进血液循环和肢体功能恢复,亦可减少传染病发生。意识不清者要加强口腔护理、翻身、擦背、预防压疮、及时清理尿便等。鼓励和指导患者进行康复锻炼,鼓励患者及早下地活动,制订合理的锻炼计划表,劳逸结合,张弛有度,提高患者恢复进度。

4. 家庭护理指导　出院前进行护理工作交接,包括固定方法、复位操作、护理时间安排、康复计划安排、护理操作细则、日常护理注意事项等,耐心指导,帮助患者家属掌握一定家庭护理知识和技能,提高患者出院后的康复速度。

## 七、目前研究进展

1. 关于椎体成形术　Hanley 和 Eskay 研究发现,每8例采用保守治疗的压缩性骨折患者中,有6例会由于椎体塌陷和后凸畸形而遗留长时间站立后疼痛。

Coumans 等的经验表明,经后凸成形术治疗后患者的 SF-36 评分显著提高,且该结果可持续至术后1年。Mckiernan 等对46例接受椎体成形术的患者随访6个月,该前瞻性研究结果表明,术后疼痛迅速缓解,具有显著的统计学意义;而骨质疏松患者的生活质量结果显示,在整个6个月的观察期中,每个项目的每个评估指标结果均显著提高。由于上述两种方法都需将骨水泥注入至一个相对受限的空间内,因此如果椎体后方皮质受累则属相对禁忌证。如果椎体后部有骨折如爆裂性骨折,注入的液状骨水泥就可能渗入椎管。此外,如果挤压出的聚甲基丙烯酸甲酯突入椎旁组织,甚至可能导致远处脏器损伤,如心肌梗死或肺栓塞。

2. 关于手术入路　Danisa 等对于不稳定胸腰椎爆裂性骨折的手术治疗的回顾性分析研究显示,前路和后路手术对于神经的改善程度是等同的,但后路手术具有手术时间短、失血量少的优点。

3. 关于手术减压的时机　手术减压的时机目前仍存争议。至今尚没有证据支持,初始神经损伤的程度与椎管直径的狭窄程度之间具有显著相关性。因此,单纯椎管内占位病灶本身并不能成为椎管减压的指征。对急性脊髓损伤早期行手术治疗,并不像以往想象得那样会加重神经损害。回顾性群组研究表明,尽管最佳手术时机尚未获得验证,但是早期手术确可以改善神经功能的恢复,在得出结论之前有必要进行进一步的前瞻性研究,对于神经症状进行性加重的患者还是需要早期手术。另外一个影响胸腰段损伤患者手术时机的因素是患者的一般身体状况。由于缺乏临床对照研究,使得难以就手术减压时机和神经功能的恢复程度之间,给出一个准确的因果关系。但普遍认为,对于多发外伤患者早期行手术治疗,的确可以有效减少脊髓损伤的相关并发症,如肺炎、深静脉血栓形成、肺栓塞和皮肤破溃等。同时,住院时间、ICU 监护时间以及住院费用等亦均可获得有效控制。

4. 对于完全神经损伤的胸椎骨折患者,是否须行手术进行稳定,支持者认为手术可以缩短住院时间、降低费用、早期进行活动和功能康复,以及避免可能进行性加重的疼痛和后凸畸形。还有许多学者报道了延长胸椎融合节段后的相关并发症,包括截瘫平面上升、伤口感染、肺炎、脑脊液漏和假关节形成等。

(曹林虎)

## 参 考 文 献

1. 牟成林,黄晓松,沈向楠,等. 骨质疏松引发老年患者发生骨折的影响因素分析[J]. 中国矫形外科杂志,2015,23(4): 368-370.

2. 叶晓健,何海龙,谢宁,等. 上胸椎骨折脱位[J]. 脊柱外科杂志,2004,2(1):22-25.

3. Zoarski GH,Snow P,Olan WJ,et al. Percutaneous vertebroplasty for osteoporotic compression fractures:quantitative prospective evaluation of long-term outcomes[J]. J Vasc Interv Radiol,2002,13(2 Pt 1):139-148.

4. Fehlings MG,Sekhon LH,Tator C. The role and timing of decompression in acute spinal cord injury:what do we know? What should we do? [J]. Spine,2001,26(24 Suppl):S101-S110.

5. McKinley W,Meade MA,Kirshblum S,et al. Outcomes of early surgical management versus late or no surgical Intervention after acute spinal cord injury[J]. Arch Phys Med Rehabil,2004,85(11):1818-1825.

6. Rechtine GR,Bono PL,Cahill D,et al. Postoperative wound infection after instrumentation of thoracic and lumbar fractures[J]. J Orthop Trauma,2001,15(8):566-569.

# 第七节 腰 椎 骨 折

## 一、概述

腰椎骨折在脊柱骨折中最为常见,尤其容易发生在胸腰段,占脊柱骨折的 50% 以上。由于 $T_{11}$ 和 $T_{12}$ 位于胸腰交界段,与腰椎的情况较为相似,我们将其列入腰椎。

祖国医学对腰椎骨折早有认识,唐代《世医得效方》在世界上首次记载运用悬吊复位法治疗脊柱骨折,"凡锉脊骨,不可用手整顿,须用软绳从脚吊起,坠下身直,其骨便自然归窠。未直则未归窠,须要坠下,待其骨直归窠,然后用大桑皮一片,放在背皮上,杉树皮两三片,安在桑皮上,用软物缠,夹定,莫令屈,用药治之"。元代《回回药方》对于腰部垫枕法有了清晰的描述,"令病人仰卧,以一硬枕放脊背下"。明代《医宗金鉴·正骨心法要旨》对脊柱骨折的治疗有更深刻的认识——"但宜仰睡,不可俯卧、侧眠,腰下以枕垫之,勿令左右移动"。

## 二、病因病机

1. 屈曲型损伤  从高处坠落时,臀部触地、躯干前屈,或头枕部触地、颈椎前屈,使脊柱相应部位椎体前半部受到上下位椎体、椎间盘的挤压而发生压缩性骨折,其后部的棘上韧带、棘间韧带、关节突关节囊受到牵张应力而断裂,上位椎体向前下方移位,引起半脱位,甚至双侧关节突跳跃脱位,但椎体后侧皮质并未压缩断裂。活动范围较大的胸腰椎结合部最为多见。

2. 过伸型损伤  当患者从高处仰面摔下,背部或腰部撞击木架等物体,被冲击的部位形成杠杆支点,两端继续运动,使脊柱骤然过伸,造成前纵韧带断裂,椎体前下或前上缘撕脱骨折,上位椎体向后移位,棘突椎板相互挤压而断裂。

3. 垂直压缩型损伤  高处掉落的物体纵向打击头顶,或跳水时头顶垂直撞击地面,以及人从高处坠落时臀部触地,均可使椎体受到椎间盘挤压而发生粉碎性骨折,骨折块向四周"爆裂"移位,尤其是椎体后侧皮质断裂,骨折块突入椎管造成椎管变形、脊髓损伤。

4. 屈曲旋转型损伤　脊柱受到屈曲和旋转的两种复合暴力作用,造成棘上、棘间韧带牵拉损伤,旋转轴对侧的小关节囊撕裂、关节突关节脱位,椎管变形,脊髓受压。

5. 水平剪力型损伤　又称安全带型损伤,多属屈曲分离型剪力损伤。高速行驶的汽车在撞车瞬间,患者下半身被安全带固定,躯干上部由于惯性而急剧前移,以前柱为枢纽,后、中柱受到牵张力而破裂张开,造成经棘上棘间韧带-后纵韧带-椎间盘水平断裂;或经棘突-椎板-椎体水平骨折,往往移位较大,脊髓损伤多见。

### 三、临床表现

伤后腰部和背部疼痛及活动障碍为主要症状。患者常有翻身困难,站立行走困难,主要表现为下腰部胀痛;合并脊髓和神经损伤的患者,可有双下肢感觉、肌力、鞍区感觉和肛门括约肌功能的障碍。查体:可有棘突压痛和叩痛,当椎体只有轻微压缩性骨折时,疼痛及功能障碍多不明显,压痛和叩痛也可以不明显,应注意不要漏诊。胸腰段外伤的高发生率,主要原因在于胸椎的后凸到腰椎前凸的过渡,小关节面方向从冠状位到矢状位方向的改变,以及从腰椎到胸椎运动活动度的相对改变。

### 四、分型

无论是任何分型系统,都存在着几个基本的目的和要求:通俗易懂,便于沟通和探讨;便于了解损伤的严重程度;便于指导和选择治疗方案。

作为损伤分类标准的损伤机制:①压缩外力:引起压缩性和爆裂性损伤,并伴有损伤部分的短缩;②牵张外力:引起的损伤伴有横向的分裂和损伤部分的拉长;③轴向扭转外力:引起旋转性损伤,伴有拉长、短缩,或两者共同存在。

A 型:椎体压缩性骨折,后方结构完整。

A1 型:椎体的变形是由于松质骨的压缩而无骨折片。

A2 型:劈裂骨折,椎管无占位。

A3 型:爆裂性骨折,椎管有占位。

B 型:牵张性前后结构的损伤。

B1 型:后方韧带结构为主的损伤。

B2 型:后方骨性结构为主的损伤。

B3 型:经椎间盘的前方损伤。

C 型:前方及后方结构损伤伴旋转。

C1 型:A 型骨折伴旋转。

C2 型:B 型骨折伴旋转。

C3 型:旋转剪切损伤。

### 五、诊断

1. X 线检查　对确定脊柱损伤的部位、类型和程度,以及在指导治疗方面具有极为重要的价值,是诊断腰椎骨折的首选方法。常规摄正侧位片,或加照斜位片。阅读 X 线片时应明确以下内容:椎体压缩,椎体移位、成角和旋转畸形及其程度;椎管占位程度;棘突间距增大及椎板、关节突、横突、棘突骨折及其程度;判断陈旧性损伤有无不稳定,应拍摄屈伸动力侧位片。

2. CT　能清楚地显示椎体、椎骨附件和椎管等结构的解剖关系和骨折移位情况,不受自身阴影重叠及周围软组织掩盖影响,且对软组织具有很高的分辨率。对于椎管周围的附件损伤,如果 CT 扫描层面间距过大,可遗漏病变区域。普通 CT 检查不能发现多节段损伤,可以常规行三维重建 CT。

3. MRI　具有多平面成像及很高的软组织分辨力,能非常明确地显示脊髓和椎旁软组织是否损伤及损伤的具体细节,是脊髓损伤最有效的影像学检查手段。可通过观察脊髓内部信号改变和椎管内其他结构的创伤情况,来判断脊髓损伤程度。

4. 骨折损伤程度及稳定性的判断 根据损伤后骨折的稳定程度分为稳定性损伤与不稳定性损伤。无论是搬运或活动,骨折无移位趋向者,称稳定性损伤,如单纯椎体压缩性骨折不超过 1/3、单纯横突棘突骨折等。在严重外力作用下,除椎体、附件骨折外,还常伴有韧带、椎间盘损伤,使脊柱的稳定因素大部分被破坏,而在搬运中易发生移位,损伤脊髓或马尾神经,称不稳定性损伤,如骨折脱位、椎体爆裂性骨折、压缩性骨折超过 1/2 者。

5. 三柱损伤的判断 Denis 于 1983 年提出脊柱"三柱"概念,即前纵韧带、椎体及椎间盘前 2/3 为前柱;后纵韧带、椎体及椎间盘后 1/3 为中柱;椎弓、关节突关节、棘突、椎板、黄韧带、棘间韧带、棘上韧带为后柱。脊柱的稳定性主要依赖于中柱的完整,凡损伤累及两柱以上结构均为不稳定性损伤。如爆裂性骨折破坏前柱与中柱,屈曲型骨折脱位三柱结构尽遭破坏,均属不稳定性损伤。

## 六、治疗

腰椎骨折的治疗目的是恢复脊柱稳定性和脊柱序列,直到骨折愈合,为神经功能的恢复创造条件。

1. 非手术治疗 对于任何腰椎骨折,非手术治疗如果疗效显著且不伴有病死率的上升,则都是值得期待的。尽管非手术治疗已经证实对于某些类型的骨折切实有效,但对于其他一些类型的骨折则仍然存在较大争议。腰椎的稳定性是必须恢复的,以避免在治疗当中或治疗后发生新的或渐进性的神经损害。腰椎稳定性最重要的意义在于保护神经结构。

目前,保守治疗的常用方法为患者卧硬板床休息、过伸复位法等。其中,单纯卧硬板床休息主要运用于压缩程度不超过 20% 的患者,常留有腰椎后突畸形、腰腿疼痛等后遗症;胸腰垫枕及腰背肌功能锻炼复位较为常用,该方法的治疗原理主要是通过椎体前纵韧带的横向张力使椎体复位,但该方法在腰背部所垫高度有限,而且仅有横向复位力,特别是对于较为严重的椎体压缩性骨折,常效果不理想。

采用拔伸牵引悬吊复位法及腰椎动力悬吊牵引治疗胸腰椎骨折,其方法原理是骨折在纵向牵引时加过伸使前纵韧带绷紧复位,后采用动力悬吊牵引维持骨折复位,保持腰部过伸姿势,以达复位效果。拔伸牵引悬吊复位法及腰椎动力悬吊牵引,使患者脊柱过度后伸,前面的椎间隙增大,前柱产生较大的张应力,使前纵韧带伸展,与韧带附着在一起的被压缩的椎体前部得到张开和复位。复位后,脊柱仍然保持在过伸位状态,受伤的椎体持续得到悬吊物的动态顶压,从而保持复位效果。悬吊物的质地宜柔软,以避免局部组织受压缺血、坏死。动力悬吊具有弹性,既避免了组织过度受压,又达到锻炼的目的。随着患者的体位改变轻微变形,患者平卧,痛苦小,舒适。骨折复位后,进行有计划的腰背肌功能锻炼,通过间歇性的、主动的腰背部背伸运动使腰背肌力和前纵韧带张力不断加强,也有效预防了椎体骨质疏松的发生,使复位后的椎体高度得以保持、不再丢失,从而消除后遗症或更加减少了后遗症的发生。要注意手法复位力度和悬吊高度随患者的耐受性灵活变化,必要时可适当应用止痛药;注意及时指导和督促患者做腰背肌功能锻炼。治疗过程中,既要治疗受伤部位局部症状如疼痛等,又要考虑腹胀、不能站立、活动受限、头昏、全身困倦、食欲减退、大便不通等其他症状。恢复脊柱内在的生物力学平衡关系,解除脊柱周围软组织急慢性损伤的病理改变,达到调节其外在的生物力学平衡和气血、阴阳平衡。卧床休息 4~6 周后,需要佩戴胸腰支具 3~6 个月。

(1)压缩性骨折:A1、A2 型损伤都可以通过非手术治疗。从压缩性骨折的定义而言,其通常不伴有神经损害。手术适用于 20° 以上的后凸畸形,或者有进行性后凸加重、提示有后方韧带张力带结构性损伤的患者,此时通常伴有前方椎体的塌陷超过 50%。患者应该主动活动,避免长期卧床,过伸支具可以应用,但支具不能显著改善塌陷和后凸畸形。如果应用支具治疗,建议佩戴 3 个月。骨折应随访 6 个月。通过认真随访,进行性塌陷或不可接受的后凸畸形可以(早期)发现并进行手术固定。

(2)爆裂性骨折:关于非手术治疗争议最多的骨折类型是 A3 型骨折。非手术治疗适用于没有神经症状的患者或仅仅是单一神经根损害的爆裂性骨折患者。有神经损害的患者均具有手术指征,对于没有神经症状的骨折患者,如果仅根据椎管受累便决定手术治疗是不妥当的。

尽管非手术治疗可以确切地改善椎管占位,但非手术治疗对于后凸畸形和椎管占位不一定有效。椎管占位本身并不是手术治疗的绝对指征,其存在的主要问题是会最终导致脊柱的后凸畸形;非手术治疗不能有效改善后凸畸形,即使早期有所改善,最初改善的后凸畸形也往往丢失。小于 20° 的后凸畸形可以考虑非手术治疗。

（3）屈曲-牵张型损伤：B型骨折，包括Denis分型中的"安全带骨折"，不适合行非手术治疗。但是后柱和中柱横贯性骨折的患者，可以进行非手术治疗。由于是一种完全的骨性结构损伤，其预后良好。治疗过程中，应密切随访并拍摄站立位、负重位像，以及早发现复位丢失或进行性畸形的可能。支具或石膏需要连续制动12周，制动结束后拍摄屈曲和后伸位片，以确定是否获得了稳定的愈合。

（4）骨折-脱位：C型骨折采用保守治疗效果很差。由于是多柱损伤导致的整体不稳定，没有手术治疗的患者，搬动时无法保持脊柱序列。

2. 手术治疗　手术治疗的目的是行神经结构减压、恢复脊柱序列、固定脊柱不稳定节段，以最终使不稳定节段获得骨性融合。如果需要行节段融合，则融合的节段越少越好。手术治疗脊柱损伤的三大原则——复位、减压和固定。

（1）手术指征的变化：由于患者文化素质的提高，医学知识的普及，越来越多的患者会积极参与治疗方案的制订，甚至会左右治疗方案的确定；同时，由于材料技术的进步，医师手术技术的娴熟，再加上患者对治疗效果的期望值越来越高，近年来，手术指征有进一步扩大的趋势，越来越多可以保守的患者更加愿意选择微创手术甚至是开放手术。患者对制订治疗方案的参与度越来越高，导致临床上的实际手术指征与教科书的经典手术指征存在较大差异。

（2）压缩性骨折：A1、A2型骨折，很少需要手术治疗。这类骨折一般不会导致神经损害。手术适应证是胸腰段后凸畸形大于30°，或后凸较少但是有脊柱矢状面的失衡。最终的手术适应证是A2型，有不愈合的潜在可能。

（3）爆裂性骨折：A3型骨折是否符合手术指征仍存争议，如果存在神经损害则是手术绝对适应证。椎管占位程度、椎体压缩程度和脊柱畸形程度仅是相对指征，手术计划的制订还须充分考虑患者的个体情况和患者的意愿，后凸畸形或椎管占位也是手术适应证。不伴有神经症状时，公认的手术指征为后凸畸形大于20°、椎体压缩大于50%或椎管占位大于50%。最重要的决定手术治疗的因素是后凸程度。如果后凸畸形大于30°，或者是进行性加重的后凸畸形造成了矢状面的失平衡，就需首先考虑手术治疗。后凸小于20°的稳定骨折很少考虑手术治疗。爆裂性骨折如有广泛移位或者是骨折块有不愈合倾向，就要考虑手术治疗。压缩性骨折患者，MRI检查可用于评估后方韧带的情况。如果后方韧带存在损伤，意味着采用保守治疗可能有进一步加重椎管占位的可能，可以考虑手术。

（4）屈曲-牵张型损伤：B型骨折原则上需要手术治疗。非手术治疗仅限于那些单纯的骨性结构损伤、小关节完整并且不伴有神经损伤的少数患者。如果骨折可以通过改变体位得到复位并且可通过定制的支具固定得到维持，则其愈合通常没有悬念，因为骨折在过伸位上是稳定的。然而，24小时佩戴支具，患者大多难以耐受，而且必须严密随访以防止复位的丢失。经过椎间盘的屈曲-牵张型损伤均要求行手术治疗。在主要骨结构无法获得解剖复位或并发椎体损伤导致明显畸形时，也需行手术治疗。

（5）骨折-脱位：C型骨折通常是不稳定的，常伴有神经损害，由于损伤的内在不稳定，非手术治疗非常困难，难以维持脊柱的稳定和序列，因此通常需要手术治疗。非手术治疗仅适用于那些由于体质原因不能耐受手术的患者，如果必须使用非手术治疗，则患者须长时间卧床；但长期卧床导致住院时间延长和相关并发症增加，如深静脉血栓、压疮和肺部并发症等。对于骨折脱位的标准治疗是手术治疗和早期活动。

3. 解剖及手术入路　有3种入路可以选择，即前方入路、后方入路或前后联合入路。对合并神经损伤的患者，手术的第一目的是减压。最佳入路的选择，取决于受累的脊柱区域、神经压迫的程度，以及椎管内神经结构受压的具体部位。对于胸腰段和腰椎损伤而言，受压的神经结构包括脊髓、圆锥和马尾。圆锥的位置在胸腰段有所变化，但通常位于$L_1$椎体下缘或$L_{1-2}$椎间盘水平。脊髓圆锥的定位非常重要，在减压时绝不可对其进行直接操作。前方和后方入路均可处理前方的压迫，而对于后方的由于软组织或骨性撞击造成的压迫，则须行后方入路。在减压过程中，为了去除骨性或软组织块的压迫，可以对马尾神经进行轻微牵拉，对马尾神经的来自前方的压迫，通过前方或后方入路均可予以解除，而来自后方的压迫则最好通过后方入路进行减压。随着后方入路技术的进步，更多采用后方入路技术，前方入路手术的使用越来越少，而使用前后联合入路的做法更少。

(1)脊柱畸形的纠正:在选择手术入路时,另外一个必须考虑的因素是,所选入路是否有利于对损伤的复位。对于胸腰段骨折的固定均应直接重建损伤的骨性和韧带结构,包括纠正继发畸形和恢复稳定性。手术应该避免对任何残留的稳定结构的破坏。稳定性的恢复将使得应力作用于内固定物上,从而恢复脊柱序列,重获冠状面和矢状面的平衡。最终稳定性的恢复取决于固定节段的数目、复位后重建节段须承受的应力,以及初始的不稳定的程度。总之,应该尽量减少对运动节段的融合。最后,所选择的入路必须能够获得牢固的固定(融合),以能够维持最终的矫形效果和脊柱序列。单纯的后路植骨术,特别是在处理高能量损伤骨折时,其融合效果并不确定,与椎体间植骨相比,后者借助于椎体间丰富的血运可以大大提高融合的成功率。

(2)后方入路:后方入路在手术节段的棘突上方做纵行切口进行显露,当切至胸腰筋膜时,用电凝沿棘突劈开胸腰筋膜。将竖脊肌沿棘突、椎板和小关节囊自尾端向头端做骨膜下剥离,这一方向有利于充分撬起多裂肌,侧方显露至上关节突外侧。进行骨膜下剥离和在显露新的区域时,将已显露好的区域用纱布填塞,是止血的重要方法。

(3)前方入路:胸腰段以及以远的前方入路首选腹膜后入路,也可以采用侧方以病椎为中心的斜切口,或者是与腹直肌鞘外侧缘相平行的旁正中切口。旁正中切口最适用于 $L_4 \sim S_1$ 的显露。斜切口可以进行多节段显露,包括腰骶结合部,也可以切开膈、切除肋骨和显露下胸椎。上述两种入路均为经腹膜后显露。经腹腔入路可用于显露腰骶结合部,但是经腹膜后显露比经腹腔显露发生并发症的风险要低。切开皮肤、皮下后,平行于切口劈开3层斜肌。电刀切开腹内斜肌和腹外斜肌后,钝性分离腹横肌。腹膜从腹横筋膜上分离后,进入腹膜后间隙,此时需注意保护腹膜。进入腹膜后间隙后,分段分离和结扎节段动、静脉,这样即可显露椎体和椎间盘的前外侧。腰骶结合部可以通过触摸骶岬来确定节段,术中还要结合 C 臂透视来进行定位。在两根大的髂血管之间非常容易显露腰骶结合部,需仔细向外侧牵开同侧髂静脉。显露 $L_{4-5}$ 椎间盘及以上水平最好从大动脉侧方进行。

4. 手术技术

(1)后路切开复位椎弓根螺钉内固定术:A1 型骨折,采用后路内固定和融合以重建脊柱稳定性。采用后方入路时,过伸体位复位法可帮助骨折复位。后方入路可用于显露相关节段的后方结构,透视常用于术中定位,所有需固定节段的横突上关节突外缘均需显露。完成显露之后,需明确椎弓根钉置入的标记点。腰椎的进钉点以"人字迹"为佳,以开口器开口,并用椎弓根探子或开路器确定椎弓根。在植入椎弓根钉时可利用透视进行定位,但在有明确标记和手感良好的情况下则不需要。

钉植入后,需透视以证实椎弓根钉的位置;植入所有椎弓根钉后,即可对骨折进行复位和固定。连接棒在矢状面上进行轻微预弯后,可暂时拧紧近端螺钉,通过内固定物加压,是骨折的主要复位操作,而非通过杠杆力矫正;复位过程中的杠杆力矫正或原位弯曲,均可增加螺钉拔出的风险;连接棒放置完成后,取自体髂骨或人工骨于后侧植骨融合,最后上横连接棒以加强固定。

(2)前路切开复位内固定术:前方入路行减压、复位及固定,患者取右侧卧位于手术台上,肾区垫高,折叠手术床拉伸腹外斜肌以增加肋弓下缘与髂嵴间的距离。屈膝以维持体位,注意患肢下方加垫以保护腓总神经。前方腹膜后入路的显露应包括骨折上位椎体的上终板到下位椎体的下终板。术中透视定位以明确手术节段,注意不要损伤非融合或重建节段的椎间盘。用电刀对腰大肌行骨膜下剥离,以显露病椎及上下椎,显露范围应向外侧直至病椎椎弓根的基底部以及上下椎的椎弓根,以利于准确放置内固定物。

完成显露之后,首先切除病椎上下椎间盘,用剥离子和刮匙从软骨下骨分离软骨终板,非常有利于椎间盘的切除。椎间盘切除后即可确定病椎椎体的宽度并显露椎管。接下来就可进行椎体切除,在切除椎体之前应首先明确与椎管的关系,以尽量减少切除松质骨时的失血。沿病椎的上、下终板分离或切除病椎的椎弓根即可达椎管。一旦明确椎管的位置,即可用骨刀或咬骨钳将椎体前 2/3 迅速切除,骨蜡填塞或压迫以减少失血。术前应明确来自椎体的哪一部分的骨片突入了椎管,以便术中将其去除。

(3)椎体成形术(PVP)、后凸成形术(PKP):近年来,椎体压缩性骨折尤其是合并骨质疏松的患者,接受椎体成形术或后凸成形术的数量明显增加。椎体成形术在 C 臂监视下进行,经皮行后路经椎弓根穿刺向骨折的椎体内注入聚甲基丙烯酸甲酯(骨水泥)。后凸成形术与之类似,在注入骨水泥之前,在骨折的椎体内置入一个小球囊,理论上通过扩张球囊抬起塌陷的椎体终板,从而恢复损伤节段正常的矢状面形态;骨折复位后减压球囊并注入骨水泥,即可填充缺损并维持矫正的畸形。这一方法不但有助于增加椎体强度,而且提高了胸椎后凸的矢状面稳定性。椎体成形术和后凸成形术可以减轻疼痛、缩短住院时间,并改善身心功能状态。

(4)经皮椎弓根螺钉内固定术:后路切开复位椎弓根螺钉内固定术存在显著缺点,如过度剥离椎旁肌可能导致大量失血、肌肉去神经支配、肌肉萎缩、腰背部疼痛等。为了降低这些并发症的发生率,经皮穿刺椎弓根螺钉内固定技术被广泛使用,通过减少肌肉去神经损害,避免肌肉萎缩及减少肌肉引起的疼痛,为患者提供更好的近期和远期效果。在经皮椎弓根螺钉置入过程中,重要解剖标志的透视及操作过程中的触觉反馈对置钉的准确性起到重要作用,操作过程中避免置钉失误成为微创置钉关注的焦点。传统经皮椎弓根置钉过程需要在透视引导下完成,术者及患者均会接受较多射线辐射,反复调整 C 臂位置,可能增加手术时间和感染风险。我们自行设计穿刺"辅助工具",将传统中医"手摸心会"理论,运用到腰椎经皮椎弓根螺钉内固定手术中。

5. 中医药治疗

(1)针灸治疗:术后 2 天,患者病情稳定后,即可行四肢部位的针灸治疗和康复训练,术后 1 周左右即可行颈椎部位的针灸治疗。

(2)中药治疗:按照骨折三期辨证,使用初伤胶囊、中伤胶囊、补骨胶囊、复元活血汤等,辨证分期使用红肿膏、活血膏等局部外用药物,辨证使用针灸帮助患者恢复正常功能;合并脊髓损伤的患者,即可辨证使用补阳还五汤加麝香加减。

## 七、调护

1. 术前护理　向患者家属详细介绍疾病知识和手术知识,协助医师进行病情告知和签署各项知情同意书。严格执行术前治疗医嘱和检查医嘱,保证患者处于术前最佳状态。护送并保障患者顺利进入手术室。将病历资料完善并整理好,与手术室工作人员进行床头交接,详细介绍术前情况、生命体征变化情况、术前用药方式方法、既往病史等资料,保证术前工作顺利进行。

2. 术后护理　术后进入重症观察室进行密切监护和优质化术后护理。进行合理外伤部位安排和固定,过伸位复位,定时检查牵引设施情况。对于实施气管插管的患者,保证气道通畅,定时安排雾化吸入和吸痰护理,注意维护呼吸机等医疗设备。术后患者需要长时间卧床,注重压疮防护,定时翻身、按摩,一旦发生皮肤湿疹、出血、瘀血、变薄或破溃,及时清理换药。

3. 康复护理　正确实施支具外固定,保证患者环境卫生,帮助患者进行个人卫生清洁,及时清理坏死组织、微生物、分泌物和其他污垢,定期进行躯干和四肢的按摩,刺激身体功能恢复。口腔护理注重协助刷牙和漱口。每 2 周在床上温水洗头和床上擦浴,可促进血液循环和肢体功能恢复,亦可减少传染病发生。意识不清者要加强口腔护理、翻身、擦背、预防压疮、及时清理尿便等。鼓励和指导患者进行康复锻炼,鼓励患者及早下地活动,制订合理的锻炼计划表,劳逸结合,张弛有度,提高患者恢复进度。

4. 家庭护理指导　出院前进行护理工作交接,包括固定方法、复位操作、护理时间安排、康复计划安排、护理操作细则、日常护理注意事项等,耐心指导,帮助患者家属掌握一定家庭护理知识和技能,提高患者出院后的康复速度。

## 八、目前研究进展

1. 手术指征　适用于 20°以上的后凸畸形,或者有进行性后凸加重、提示有后方韧带张力带结构性损伤的患者,此时通常伴有前方椎体的塌陷超过 50%。近年来,MRI 已经用于评估后方韧带结构的完整性,以预测是否会因为保守治疗导致椎体进行性塌陷。然而,并不存在一个进行手术干预的绝对界限。其他一些必须考虑的因素还包括矢状面上脊柱的整体序列、疼痛以及损伤节段等。

关于非手术治疗争议最多的骨折类型是 A3 型骨折。非手术治疗适用于没有神经症状的患者或仅仅是单一神经根损害的爆裂性骨折患者。尽管没有Ⅰ级证据证明经过减压或稳定性手术后,患者的神经症状可以得到显著改善;但有确切神经损害的患者均具有手术指征。通常来讲,有 3 个因素是腰椎爆裂性骨折手术治疗的指征:椎管容积减小、椎管占位和后凸畸形。上述每项因素已经在非手术治疗的胸腰段爆裂性骨折患者身上得到了细致研究。有研究发现,经非手术治疗的患者,突入椎管内的骨块可以被吸收,偶有患者神经症状恶化,但其发生率较低,因此由于椎管受累的程度可以有效改善,且神经症状恶化的概率极低,对于没有神经症状的压缩性骨折患者,如果仅根据椎管受累便决定手术治疗是不妥当的。

尽管非手术治疗可以确切改善椎管容积,但不能说非手术治疗对于后凸畸形和椎管占位也同样有效。椎管占位本身并不是手术治疗的绝对指征,其存在的主要问题是会最终导致脊柱后凸畸形。很多学者已发现,非手术治疗不能改善后凸畸形,即使采用了坚强的石膏固定,最初改善的后凸畸形也往往丢失,因此,如果骨折后出现脊柱后凸畸形且需进行复位,就必须采用手术治疗。然而,何种程度的后凸畸形是可以接受的,还存在争论。有长期随访研究显示,在一组后凸畸形平均 20°~25° 的患者中,后凸的程度与疼痛和功能障碍并无关联,非手术治疗局部后凸畸形的效果有限,大于 30° 的 Denis 爆裂性骨折或 Magerl A3 型骨折都要行切开复位稳定脊柱。局部后凸畸形 20°~30° 就要考虑手术治疗,其他一些创伤相关的因素也需考虑在内,包括脊柱矢状位序列、继发损伤、并发症状和病情进展的情况。没有手术指征的患者需要佩戴胸腰骶椎支具(TLSO),以减轻站立位时的脊柱压力。

小于 20° 的后凸畸形可以考虑非手术治疗,这已经被对于没有神经损害的胸腰段骨折手术和非手术治疗的前瞻性随机对照研究所证实。该研究表明,对于没有神经损害的患者平均大于 10° 的后凸畸形,非手术治疗较手术治疗有优良的效果。据此,大量的胸腰段粉碎骨折的患者可以采用非手术治疗。而手术指征则应限定于患者至少有 20° 以上畸形,或者有进行性脊柱塌陷。下腰椎骨折($L_3$ 及以下)与胸腰段骨折相比,更多采用非手术治疗。有报道指出,单个神经根损害的患者尽管手术效果可能更好,但采用非手术治疗亦可改善。

Magerl B 型骨折,包括 Denis 分型中的"安全带骨折",不适合进行非手术治疗。根据定义,这类骨折至少累及脊柱的两柱,其在应力状态下是不稳定的,不能采用非手术治疗。由于这类骨折通常伴有软组织撕裂,非手术治疗是无效的。这类骨折要求恢复脊柱的稳定性。但是后柱和中柱横贯性骨折的患者,可以进行非手术治疗。这类骨折可归于 Magerl 的 B2.1 型或单节段的"安全带骨折"。Denis 认为,这类患者可以采用伸展复位,并使用 TLSO 或石膏固定。如果使用 TLSO,则必须全天佩戴。由于上述损伤是一种完全的骨性结构损伤,其预后良好。治疗过程中,应密切随访并拍摄站立位、负重位像,以及早发现复位丢失或进行性畸形的可能。支具或石膏需要连续制动 12 周,制动结束后拍摄屈曲和后伸位片,以确定是否获得了稳定的愈合。

胸腰支具的使用:患者应该主动活动,避免长期卧床,过伸支具可以应用,但不能通过支具来显著改善塌陷和后凸畸形。塌陷低于 30% 的患者尽管可以不使用支具治疗,但支具可以减轻疼痛,在出院之前和随访中均应拍摄站立负重位片,以早期发现脊柱不稳。如果应用支具治疗,建议佩戴 3 个月,骨折应随访 6 个月。通过随访,进行性塌陷或不可接受的后凸畸形可以早期发现,并进行手术治疗。

手术指征在于椎管占位的程度和所致的后凸畸形,但究竟何种程度需要行内固定治疗,目前尚无定论。不同的报道认为,骨折部位的后凸角度可接受的范围在 15°~50° 之间,将此问题进一步复杂化。目前研究尚未在最终的后凸畸形与遗留疼痛或功能障碍之间发现显著相关性,非手术治疗是否改善椎管占位和后凸畸形的程度仍不确定。过伸支具和石膏治疗可以改善后凸或塌陷,但随着时间推移,畸形又有复发倾向。

2. 手术入路　在选择手术入路时,另外一个必须考虑的因素是,所选入路是否有利于对损伤的复位。对某一既定的损伤,对其损伤类型和稳定性的理性的评估,有助于选择最佳手术入路。任何情况下,对于胸腰段骨折的固定均应直接重建损伤的骨性和韧带结构,包括纠正继发畸形和恢复稳定性。手术应该避免对任何残留的稳定结构的破坏。稳定性的恢复将使得应力作用于内固定物上,从而恢复脊柱序列,重获冠状面和矢状面的平衡。最终稳定性的恢复取决于固定节段的数目、复位后重建节段须承受的应力,以及初始的不稳定的程度。总之,应该尽量减少对运动节段的融合。最后,所选择的入路必须能够获得牢固的固定(融合),以能够维持最终的矫形效果和脊柱序列。

目前已有诸多研究比较了前方和后方入路的临床疗效,结果显示后方入路可以显著缩短手术时间和减少术中出血,但后方入路短节段固定治疗椎体粉碎的爆裂性骨折,已被证实失败率较高且易残留后凸畸形;前路手术的理想适应证是椎管压缩超过80%且伴有不完全性神经损害,严重的椎体爆裂性骨折,或后凸畸形超过30°。

3. 手术时机 目前,关于胸腰段损伤的手术时机尚没有统一意见,对于神经恢复的最佳手术时机亦没有定论。动物实验表明,早期减压有利于神经功能的恢复,减压手术必须在神经损伤后6小时以内完成,但上述结论迄今还没有在人体上得到验证。对急性脊髓损伤早期行手术治疗,并不像以往想象得那样会加重神经的损害。回顾性群组研究表明,尽管最佳手术时机尚未获得验证,但是早期手术确可以改善神经功能的恢复,在得出结论之前有必要进行进一步的前瞻性研究,对于神经症状进行性加重的患者还是需要早期手术。

(吴春宝　毛　凯)

## 参 考 文 献

1. Zoarski GH,Snow P,Olan WJ,et al. Percutaneous vertebroplasty for osteoporotic compression fractures:quantitative prospective evaluation of long-term outcomes[J]. J Vasc Interv Radiol,2002,13(2 Pt 1):139-148.

2. Boerger TO,Limb D,Dickson RA. Does 'canal clearance' affect neurological outcome after thoracolumbar burst fractures? [J]. J Bone Joint Surg Br,2000,82(5):629-635.

3. Shen WJ,Liu TJ,Shen YS. Nonoperative treatment versus posterior fixation for thoracolumbar junction burst fractures without neurologic deficit[J]. Spine,2001,26(9):1038-1045.

4. Wood K,Buttermann G,Mehbod A,et al. Operative compared with nonoperative treatment of a thoracolumbar burst fracture without neurological deficit. A prospective,randomized study[J]. J Bone Joint Surg Am,2003,85(5):773-781.

5. Aligizakis A,Katonis P,Stergiopoulos K,et al. Functional outcome of burst fractures of the thoracolumbar spine managed non-operatively,with early ambulation,evaluated using the load sharing classification[J]. Acta Orthop Belg,2002,68(3):279-287.

6. Stancić MF,Gregoroví E,Nozica E,et al. Anterior decompression and fixation versus posterior reposition and semirigid fixation in the treatment of unstable burst thoracolumbar fracture:prospective clinical trial[J]. Croat Med J,2001,42(1):49-53.

# 第八节　骶骨骨折

## 一、概述

骶骨骨折是由各种外力损伤导致骶骨骨小梁的连续性中断。骶骨骨折可单独发生,亦可与骨盆损伤同时出现;前者较少见,后者在骨盆骨折中约占30%~40%,因此其绝对发生率远较单发者为高,且以男性多见;在治疗上亦较复杂,需与骨盆骨折的治疗一并考虑。

## 二、解剖特点

骶骨呈三角形,由5块骶椎与退化的尾骨融合构成。骶骨将两侧骨盆与脊柱相连,通过附着的韧带在维持骨盆环的稳定性方面起重要作用。骶骨的腹侧是真性骨盆的后壁,同直肠相邻。骶骨有两排骶孔,每侧4个,$S_1$~$S_4$的前运动神经根由此穿出,$S_1$神经根加入$L_4$和$L_5$神经根,$S_2$~$S_4$神经根穿出后在梨状肌前方加入坐骨神经;盆底还包含骨盆内脏神经,属于混合型副交感神经。$S_1$和$S_2$神经根截面较粗,容易损伤。骶孔通过椎间孔同中央椎管相连,骶前孔比相应骶后孔要大。骶骨的背侧皮质较薄,表面粗糙,有3个较大的垂直走行的嵴。神经根的背侧支从后方骶神经根孔穿出。骶裂在$S_1$椎体水平接纳硬膜囊。上方3个骶椎的外侧面形成肾形关节面与髂骨翼的关节面形成关节,$S_1$椎体在中线处形成骶岬;在外侧,骶骨翼从后上斜向前下,与髂总血管和腰骶干相关。

骶髂关节前方有骶髂前韧带(薄弱)、骶骨间韧带(强有力)、骶髂后韧带(强壮)、髂腰韧带(连接第5腰椎横突和髂嵴后方)、骶棘韧带和骶结节韧带(限制水平面旋转)。

髂内血管沿腰骶干走行,骶正中动脉和自主神经的交感成分在骶骨结节区域,同骶骨前面关系密切;骶孔在骶骨体和骶骨翼交界处薄弱易骨折,尤其是在$S_1$~$S_2$水平。

### 三、致伤机制

与骨盆骨折伴发的骶骨骨折的发生机制与骨盆骨折一致,多因骨盆前后向同时受挤压所致,请参阅骨盆骨折章节。此处仅对单发骶骨骨折加以讨论。

1. 直接暴力　以从高处跌下、滑下或滚下时骶部着地为多见;其次为被重物击中,或因车辆等直接撞击局部所致。

2. 间接暴力　以从下方(骶尾椎远端)向上传导的暴力较多见,而暴力从上向下传导的机会则甚少;亦可因韧带牵拉引起撕脱骨折。在多见的合并损伤中,多系骨盆骨折时所致,大多由直接暴力引起;而骶骨骨折的并发伤主要涉及直肠、肛门。

### 四、临床表现

视受损程度不同,骶骨骨折的临床症状差别较大,检查时应注意以下几点:

1. 疼痛　对外伤后主诉骶骨处持续性疼痛者,应详细检查。清晰的条状压痛大多因骨折所致,并可沿压痛的走向来判定骨折线。传导叩痛较腰椎骨折轻,尤其是在站立位检查时。

2. 惧坐　坐位时重力直接作用于骶尾处而引起疼痛,因此患者喜取站位,或一侧臀部就座。

3. 皮下瘀血　因骶骨浅在,深部损伤易显露于皮下,因此在体检时可发现骨折处的血肿、皮下瘀血或皮肤挫伤、擦伤等。

4. 肛门指诊(图16-8-1)　肛门指诊时,可根据压痛部位、骨折处移位及有无出血,推测骨折线走行、有无明显错位及是否为开放性骨折等。但如果暴力过猛,则可引起骶椎上部随腰椎而向前移位,或下部骨折片向前移位,并因骶管狭窄可引起骶神经损伤,以致出现马鞍区症状。如骶2、3神经受累,则大小便功能可能出现障碍。有时远端骨折片亦可受到肛提肌作用而向前移位,同样可引起骶神经症状。本病最严重的并发症是直肠破裂、脑脊液漏及腹膜后血肿等。对横行骨折的判定除CT检查外,一般X线片亦可显示,尤以侧位片较为清晰;此时应注意观察骶骨前缘形态,正常骶骨前缘光滑、平整、锐利,而在骨折时则出现前缘皮质中断或皱褶、凸凹不平及重叠等异常所见。

5. 马鞍区感觉障碍　波及骶孔的骨折可刺激骶神经支而出现马鞍区感觉过敏、刺痛、麻木及感觉减退等各种异常现象。

6. 骶骨骨折分型(图16-8-2)

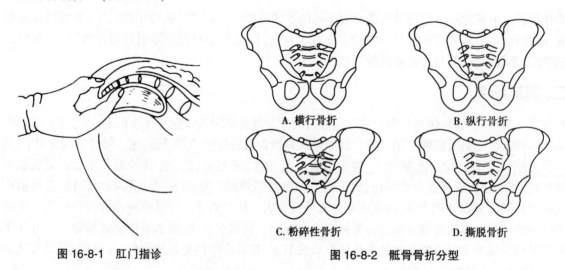

图16-8-1　肛门指诊

A.横行骨折　　B.纵行骨折　　C.粉碎性骨折　　D.撕脱骨折

图16-8-2　骶骨骨折分型

(1)横行骨折:可见于骶骨各个平面,但以中、下段为多见。

(2)纵行骨折:较横行骨折少见,均为强烈暴力所致,多与骨盆骨折同时发生,或出现一侧性骶髂关节分离。一般情况下,骨折线好发于侧方骶孔处。因该处解剖结构较薄弱,其移位方向及程度与整个骨盆骨折相一致,因此亦可将其视为骨盆骨折的一部分,而单独发生者则较少见。因该处有骶神经支穿出,故神经症状较多见。其局部及肢体症状视整个骨盆骨折的状态而轻重不一。严重者,伤侧半个骨盆及同侧下肢向上移位,并可出现膀胱、直肠症状和腹膜后血肿。

(3)粉碎性骨折:多系直接暴力作用于局部而引起的星状或不规则状的粉碎性骨折,移位多不明显;临床上如不注意检查,易漏诊,并应注意观察 X 线片。

(4)撕脱骨折:由于骶结节韧带所致的骶骨侧下缘附着点处撕脱,骨折易漏诊,应注意。

## 五、诊断

1. 外伤史　注意外伤时骶部所处的位置及暴力方向。绝大多数患者在外伤后立即出现明显的局部症状,常主诉臀部着地跌倒后即不敢坐下的特殊病史。

2. 临床表现　应仔细检查,一般不难诊断。邢台地震时,有多例此种患者,均经手指触诊拟诊为骶骨骨折并可确定骨折线及骨折类型,如横行骨折、粉碎性骨折等,后均经 X 线片证实。因此,对此种损伤只要认真按常规进行触诊,大多可获得及时诊断;同时应予以肛门指诊,以判定有无直肠损伤。

3. 辅助检查　①X 线片:同时拍摄正位及侧位 X 线片,疑及骶髂关节受累者,应加拍斜位片。除观察骨折线外,还需以此进行分型及决定治疗。因该处肠内容物较多,拍片前应常规清洁灌肠。②CT 及 MRI 检查:CT 检查较 X 线片更为清晰,尤其对判定骨折线及其移位方向较为理想;而对周围软组织的观察,则以MRI 检查为清晰。

## 六、治疗

1. 一般治疗原则

(1)无移位者:卧木板床休息 3~4 周后,上石膏短裤起床活动;坐位时,应垫以气垫或海绵等,以保护局部、缓解压力。

(2)轻度移位者:局部麻醉后,通过肛门指诊将其逐渐复位,2~3 天后再重复 1 次,以维持对位。

(3)重度移位:局部麻醉后,通过肛门指诊先施以手法复位,若无法还纳,或不能维持对位,可酌情行开放复位及内固定术。

(4)合并骨盆骨折者:应以骨盆骨折为主进行治疗,包括卧床(蛙式卧位)、双下肢胫骨结节牵引疗法、开放复位及内固定术等。

(5)骶神经受压者:可先行局部封闭疗法,无效时,则行手术减压。

2. 几种特殊类型的骨折及其处理

(1)伴有骶髂关节分离的骶骨纵行骨折:此种类型骨折或单侧骶髂关节分离通常是骨盆环的前、后部双重骨折的一部分,为前、后向同时遭受强大挤压暴力或车祸所致。一般均伴有明显移位,因此其治疗较为复杂。除少数病例可行开放复位及内固定外,大多数病例按以下顺序行非手术治疗。

1)牵引复位:即在移位侧行股骨髁部骨牵引,按体重的 1/13~1/7 重量持续牵引 5~10 天。在牵引 3~5天时应摄片观察复位情况,并调节牵引重量及床脚抬高高度,以保持人体平衡为原则。

2)骨盆兜带悬吊牵引:当 X 线片显示骨折(或脱位)完全复位后,即用兜带将骨盆悬吊,以使骨折靠拢。其牵引重量以使骨盆离开床面 5~10cm 距离为标准。

3)石膏短裤固定:骨盆兜带牵引 5~7 天,X 线片显示分离的骨折端(或关节间隙)已恢复原位时,即可在石膏铁架上行短裤石膏固定。

(2)骶骨上段横行骨折:大多为直接暴力所致的骶骨高位横行骨折,大多见于第 1~2 骶椎和第 3~4 骶椎处,其发生率在骶骨骨折中约占 5%,在骨盆骨折中约为 2%。其发生大多见于躯干及髋关节屈曲而膝关节伸直、双侧腘绳肌紧张、骨盆处于固定而不能向前旋转时,如骶骨上部被重物打击,即可造成骶骨横行骨折。如骨折线经过第 1~2 骶椎交界处,则第 1 骶椎和腰椎同时向前移位,一般称“创伤性骶骨滑脱”,由于骨折移位及骶管狭窄而可引起骶神经损伤,以致马鞍区感觉障碍和部分臀肌瘫痪;如第 2~3 骶神经受损,则出现大小便功能障碍。此种病例常伴有腰椎横突骨折(多为受伤时腰方肌剧烈收缩所致),如第 5 腰椎横突骨折则说明髂腰韧带断裂。其他并发症包括腹膜后血肿、直肠破裂、皮肤挫伤坏死及脑脊液漏等。此种损伤的治疗是依据骨折移位情况及骶神经是否受损而定,对伴发骶神经根损伤者,多需行手术治疗,术中切除骶骨椎板以求获得神经减压。对移位明显的骶椎骨折,可考虑通过撬拨复位。非手术疗法适用于无移位或可以手法复位的轻度移位病例。

(3)骶骨下段横行骨折:骶骨下段(骶4~5)骨折大多由于直接暴力打击或后仰跌倒坐于石块、水泥板缘上所致。因为暴力通常来自后方,因此远端骨折块大多向前移位。

1)无移位骨折:只需取蛙式位卧床休息2~3周,必要时可采用封闭疗法止痛或服用长效止痛剂。

2)有移位骨折:一般在局部麻醉下按肛门指检的方法,用食指将骨折块轻轻向后推压而使骨折端复位。对手法复位失败者,可考虑行切开复位和克氏针内固定术。

(4)合并腰骶关节脱位的骶骨横行骨折:此种损伤甚为少见,主要表现为第5腰椎椎板及腰骶小关节骨折,第5腰椎以上向前移位。此时除腰骶椎之间脱位(第5腰椎椎体前移)外,大多伴有第5腰椎的关节突及椎弓根骨折;腰5-骶1椎节的椎间盘亦同时撕裂。此种情况称急性创伤性腰骶椎节滑脱,可伴有马尾神经损伤。本型损伤的治疗应按"脊柱滑脱"施以手术疗法,大多选用后路椎弓根螺钉固定+椎体间 Cage 内固定术。

(5)合并骶骨骨折的双侧骶髂关节脱位:本型损伤亦由来自后方的直接强大暴力打击所致,一般多伴程度不同的骶骨骨折,甚至可有骨盆环断裂。此时受累的骶骨整块向前下方移位。在正位 X 线片上可见双侧髂骨升高而腰骶椎向下移位;对 X 线片模糊不清难以判定者,CT 检查可清晰显示骶骨向前移位的方向及程度。

本型损伤轻者仅需卧床休息数天后(蛙式位)以石膏短裤固定即可;但对移位明显且手法复位失败者,则需行开放复位及双侧骶髂关节融合术。

## 七、目前治疗现状

Schildhauer 等通过尸体标本制造 Tile C1~C3.2 骨折模型,实验对比三角固定与骶髂关节螺钉固定的稳定性。前环均采用 1 枚空心钉固定。实验结果表明,三角固定系统的稳定性优于 1 枚骶髂关节螺钉固定。此术式只能采用俯卧位切开复位的手术方式,并且目前尚无证据表明其在固定的稳定性上优于 2 枚骶髂关节螺钉固定。Toogood 等的生物力学研究认为,三角固定和传统贯穿固定强度差异无显著性。Tabaie 等对 Denis Ⅱ 区骨折采取不同固定方式进行研究,发现骶髂关节螺钉+骶骨锁定钢板固定的强度优于 2 枚传统骶髂关节螺钉固定。骶骨棒是在骶骨后方,经两侧髂骨进行固定,通过横向加压作用的方式,多适用于 Denis Ⅰ 型骨折。固定前须良好复位,多需与前环固定联合进行,不适用于骶骨双侧损伤。由于骶骨棒的横向加压作用,用于 Ⅱ、Ⅲ 型骨折可能引起或加重骶神经损伤,这是由于骶骨棒的原理是横向压缩固定。骶骨棒被认为是一种相对安全的固定方法,然而在骨折移位时,其固定的"安全区"很窄。Leggon 等报道 1 例骨盆后方内固定时骶骨棒无意中穿入马尾神经的病例。在固定前将骨折复位,术中除触诊骨折复位情况以外,使用包括入口位和骶骨侧位透视,可以有效避免这种并发症的发生。对于内植物植入失误的病例,即便是延期的压迫,直视下取出固定物也可减轻根性症状和较少影响运动功能。Fang 等认为,对于 AO 分型系统的 C 型不稳定性骨盆骨折,除涉及髂骨损伤而无法使用外固定支架和骶骨棒者,采用手术方法置入后方骶骨棒和前方外固定支架者即可以获得良好的影像学结果,并且手术并发症很少。Mostafa 等认为,对有马尾综合征的骶骨骨折,手术干预将促进马尾神经损伤的恢复。因为从神经生理学角度讲,早期行神经减压可为神经修复提供一个良好生理环境。一般来说,Ⅰ 区骨折进行骨折复位后,神经压迫多能自行解除;对于存在神经损伤的 Ⅱ 区或 Ⅲ 区骨折,应根据术前的神经系统检查和影像学资料,进行部分或全部骶骨椎板切除,探查相应损伤神经并充分减压;对于术前无神经损伤表现但影像学证实有骨折块压迫神经的患者,也主张行手术摘除责任骨折块,否则术中或术后骨块可能移位而损伤神经。针对手术时机,Schmidek 等认为,从神经生理学角度考虑,应尽早行神经减压,通常手术于伤后 24~72 小时内进行。多数学者认为,大部分骶骨骨折患者应在伤后 48 小时至 2 周内行有效手术治疗。手术过早会加重病情,同时也会增加术中失血量,加速软组织的分解和破坏,增加感染概率。然而,手术过迟会因骨痂和纤维瘢痕的形成而增加骨折复位和减压的难度,也不利于神经恢复。因此我们认为,伤后 48 小时至 2 周是比较科学、合理的治疗时间窗。神经减压的手术入路也存在较大争论。我们认为,经前路神经减压,因有较多重要的腹腔、盆腔脏器结构,术野显露困难,并发症多,若操作不当,有损伤血管、脏器的风险。而后路骶骨位置表浅,显露简单安全,损伤血管、脏器的风险小。同时,骶骨解剖表明,骶骨孔呈前大后小的"喇叭"样或"漏斗"样,因此在减压过程中扩大骶后孔的同时扩大了骶前孔,能达到神经减压的目的。所以,大多数骶骨骨折经后路均能获得满意疗效。

骶骨骨折的分型目前常用 Denis 分型。Ⅰ型:骨折线位于骶骨翼区,不累及骶神经孔及骶骨椎管;Ⅱ型:骨折线通过骶神经孔,但不累及骶骨椎管;Ⅲ型:骨折线位于骶神经孔内侧,常累及骶骨椎管,横行骨折因涉及骶管,也列于此型。骨盆后环损伤常常系高能量损伤所致,多合并内脏损伤,患者伤后常有失血性休克,生命体征不稳定,故初期治疗是以抢救生命、预防和治疗并发症为主,这势必影响骨折早期处理,也是影响预后的重要因素之一;$L_5$ 横突骨折或骶髂关节脱位,意味着骨盆垂直方向的稳定性差;而合并移位的骶骨骨折,易出现神经损伤,有神经损伤的骶骨骨折又是不稳定骨盆损伤的标志之一;骶骨骨折合并神经损伤者,多伤及 $S_2$、$S_3$ 神经根,早期积极减压、复位和固定,常能获得比较满意的疗效。

## 八、护理

1. 护理评估

(1)多为外伤导致。

(2)疼痛部位为骶尾部,疼痛程度与骨折严重情况有关,坐位时疼痛明显。

(3)一般无明显感觉及行走障碍。

(4)一般可生活自理,严重者可出现大便困难。

(5)CT可见明显骨折线或骨折移位。

2. 主要护理诊断

(1)疼痛:与外伤导致骨折有关。

(2)自理能力下降:与外伤导致疼痛有关。

(3)焦虑:害怕坐以及解大便。

(4)相关知识缺乏:担心骨折对身体影响较大。

3. 护理措施　一般尾椎骨折多选保守治疗,以卧床休息为主,骶尾部垫气圈或软垫。可适当做局部理疗,减轻疼痛,减少坐位,多吃易消化食物,避免便秘。

(1)采取合适卧姿:嘱患者卧床休息时应采取俯卧位或侧卧位,以患者感觉舒适为宜。禁止坐位及平卧位,避免压迫骶尾部引起疼痛,加重局部损伤。卧床期间注意骶尾、突出部位的血液循环状况,预防压疮发生。

(2)观察患者生命体征:在护理过程中尤应注意血压变化,骶椎骨折要注意观察是否合并其他损伤,如是否有盆腔脏器损伤、膀胱及尿道损伤等等,认真倾听并重视患者的每一个主诉。

(3)损伤局部护理:患者平卧时,应于患者骶尾部垫气圈或软垫,以减少活动及骶尾部受压。

(4)心理护理:骶尾椎骨折的治疗常常需要长时间卧床休息,患者容易产生急躁和恐惧心理,在护理措施实施过程中应向其讲解有关疾病的相关注意事项及卧床的必要性,帮助患者放松情绪,积极配合治疗和护理,使治疗和护理达到最大的疗效。

4. 健康教育　骶骨骨折约占脊柱骨折的1%,临床表现为骶部疼痛、不敢坐位、骶尾部压痛明显。严重时局部可有不同程度的肿胀、瘀血、擦伤,神经损伤是最常见并发症,发生率为20%~60%。目前,临床上多采用非手术治疗,以卧床休息为主,骶尾部垫气圈或软垫。3~4周疼痛症状逐渐消失。陈旧性尾骨骨折疼痛严重者,可于周围局部注射皮质激素解除症状。绝大部分患者经保守治疗可取得满意疗效。疼痛严重、持续不缓解或反复发作的,可以进行手术切开复位内固定,但要小心选择,有时效果并不理想。

## 九、预后

骶骨骨折的预后视损伤类型不同而差异甚大,单纯性无移位骶骨骨折预后均好,少有残留后遗症者;但伴有内脏或神经损伤者,则易残留后遗症,以局部残留痛为多见。此外,伴有骶髂关节脱位及腰骶椎节脱位者,视治疗情况而定。

（陈　举）

## 参考文献

1. Schildhauer TA, Ledoux WR, Chapman JR, et al. Triangular osteosynthesis and iliosacral screw fixation for unstable sacral fractures: a cadaveric and biomechanical evaluation under cyclic loads[J]. J Orthop Trauma, 2003, 17(1): 22-31.

2. Sagi HC. Technical aspects and recommended treatment algorithms in triangular osteosynthesis and spinopelvic fixation for vertical shear transforaminal sacral fractures[J]. J Orthop Trauma, 2009, 23(5): 354-360.

3. Toogood P, Mcdonald E, Pekmezci M. A biomechanical comparison of ipsilateral and contralateral pedicle screw placement for modified triangular osteosynthesis in unstable pelvic fractures[J]. J Orthop Trauma, 2013, 27(9): 515-520.

4. Tabaie SA, Bledsoe JG, Moed BR. Biomechanical comparison of standard iliosacral screw fixation to transsacral locked screw fixation in a Type C zone Ⅱ pelvic fracture model[J]. J Orthop Trauma, 2013, 27(9): 521-526.

5. 吴乃庆, 王青, 金正帅, 等. 骶骨骨折的手术治疗[J]. 骨与关节损伤杂志, 2002, 17(3): 186-187.

6. Leggon RE, Meister B, Lindsey RW, et al. Inadvertent sacral bar transfixation of the cauda equina[J]. J Orthop Trauma, 2002, 16(2): 127-130.

7. Chiu FY, Chuang TY, Lo WH, et al. Treatment of unstable pelvic fractures: use of a transiliac sacral rod for posterior lesions and an external fixator for anterior lesions[J]. J Trauma, 2004, 57(1): 144-144.

8. 许正伟, 郝定均, 郭华, 等. 骶管减压腰髂固定后外侧植骨融合治疗 Denis Ⅲ 型骶骨骨折伴腰盆分离[J]. 中国脊柱脊髓杂志, 2012, 22(5): 428-432.

9. 葛振新, 王奔, 张东正, 等. 影响 Tile C 型骨盆损伤髂腰固定术后疗效的相关因素分析[J]. 中国修复重建外科杂志, 2012, 26(11): 1285-1290.

10. 王尧, 权正学. 涉及腰骶关节的不稳定型骶骨骨折手术治疗[J]. 创伤外科杂志, 2015, 17(4): 327-329.

11. 陈光, 刘涛, 周晓永, 等. 腰椎-髂骨固定治疗合并腰椎-骨盆不稳型骶骨骨折体会[J]. 中国骨与关节损伤杂志, 2014, 29(11): 1152-1153.

12. 王雷, 柳超, 田纪伟. 腰骨盆重建术治疗涉及腰骶关节的粉碎性骶骨骨折[J]. 中国矫形外科杂志, 2013, 21(8): 819-823.

13. 吴鹏, 曾忠友, 裴斐, 等. 腰髂固定联合骶管减压治疗不稳定型骶骨 U 型骨折[J]. 临床骨科杂志, 2014, 17(3): 265-267.

14. 张东正, 葛振新, 王奔, 等. 应用髂腰固定术治疗垂直不稳 Denis Ⅱ 或 Ⅲ 型骶骨骨折[J]. 实用医学杂志, 2013, 29(8): 1296-1298.

15. 马江涛, 张剑, 全仁夫, 等. Ⅱ、Ⅲ区骶骨骨折合并神经损伤的手术治疗[J]. 中国矫形外科杂志, 2003, 11(3): 282-283.

16. 张彬, 王万垠, 周永福. 经腰-髂间椎弓根系统固定治疗骶骨骨折疗效分析[J]. 中国骨与关节损伤杂志, 2014, 29(11): 1150-1151.

# 第十七章　脊柱病理性疾病

## 第一节　颈　椎　病

### 一、概述

颈椎病是一种常见病和多发病,患病率约为 3.8% ~ 17.6%,男女之比约为 6:1。

颈椎病定义:颈椎椎间盘退行性改变及其继发病理改变累及周围组织结构(神经根、脊髓、椎动脉、交感神经等),出现相应的临床表现。仅有颈椎的退行性改变而无临床表现者,称颈椎退行性改变。

颈椎位于头部、胸部与上肢之间,又是脊柱椎骨中体积最小,但灵活性最大、活动频率最高、负重较大的节段,由于承受各种负荷、劳损,甚至外伤,所以极易发生退变。大约 30 岁之后,颈椎间盘就开始逐渐退化,含水量减少,并伴随年龄增长而更为明显,且诱发或促使颈椎其他部位组织退变。从生物力学角度来看,第 5~6、第 6~7 颈椎受力最大,因此,颈椎病的发生部位在这些节段较为多见。有统计表明,50 岁左右的人群中大约有 25% 的人患过或正患此病,60 岁左右则达 50%,70 岁左右几乎为 100%,可见此病是中、老年人的常见病和多发病。

随着现代伏案工作的人群增多,如电脑、空调的广泛使用,人们屈颈和遭受风寒湿的机会不断增加,造成颈椎病的患病率不断上升,且发病年龄有年轻化趋势。

颈椎病的症状非常丰富,多样而复杂,多数患者开始症状较轻,以后逐渐加重,也有部分症状较重者。主要症状是头、颈、肩、背、手臂酸痛,颈部僵硬,活动受限。颈肩酸痛可放射至头枕部和上肢,有的伴有头晕、视物旋转,重者伴有恶心呕吐、卧床不起,少数可有眩晕、猝倒。有的一侧面部发热,有时出汗异常。肩背部沉重感,上肢无力,手指发麻,肢体皮肤感觉减退,手握物无力,有时不自觉地握物落地。另一些患者下肢无力,行走不稳,双足麻木,行走时如踏棉花。当颈椎病累及交感神经时,可出现头晕、头痛、视物模糊,双眼发胀发干、双眼张不开、耳鸣、耳堵、平衡失调、心动过速、心慌、胸部紧束感,有的甚至出现胃肠胀气等症状。有少数人出现大、小便失控,性功能障碍,甚至四肢瘫痪。也有患者出现吞咽困难、发音困难等症状。这些症状与发病程度、发病时间长短、个人体质有一定关系。多数起病时轻且不被重视,多数能自行恢复,时轻时重,只有当症状继续加重而不能逆转,影响工作和生活时才引起重视。如果疾病久治不愈,会引起心理伤害,产生失眠、烦躁、发怒、焦虑、忧郁等症状。临床出现颈椎病的症状,但也要与非颈椎病引起的症状相鉴别。如同样有眩晕症状,应先排除耳源性眩晕、梅尼埃综合征、前庭功能紊乱、听神经瘤等。还有脑源性眩晕、眼源性眩晕。此外,同样是颈肩上肢痛,也要与诸如落枕、肩周炎、胸廓出口综合征、网球肘、腕管综合征、风湿性关节炎等相鉴别。

### 二、病因病机

#### (一) 颈椎的退行性变

颈椎病的基本病理变化是椎间盘的退行性变。颈椎位于头颅与胸廓之间,颈椎间盘在承重情况下要做频繁的活动,容易受到过多的细微创伤和劳损而发病。其主要病理改变是:早期为颈椎间盘变性,髓核的含水量减少和纤维环的纤维肿胀、变粗,继而发生玻璃样变性,甚至破裂。颈椎间盘变性后,耐压性能及耐牵拉性能降低。当受到头颅的重力和头胸间肌肉牵拉力的作用时,变性的椎间盘可以发生局限性或广泛性向四周隆突,使椎间盘间隙变窄,关节突重叠、错位,以及椎间孔纵径变小。由于椎间盘的耐牵拉力变弱,当颈椎活动时,相邻椎骨之间的稳定性减小而出现椎骨间不稳,椎体间的活动度加大和使椎体有轻度滑脱,继而出现后方小关节、钩椎关节和椎板的骨质增生,黄韧带和项韧带变性(软骨化和骨化)等改变。由于颈椎间盘向四周膨隆,可将其周围组织(如前、后纵韧带)及椎体骨膜掀起,而在椎体与突出的椎间盘及被掀起的韧带组织之间形成间隙,称"韧带间盘间隙",其中有组织液积聚,再加上微细损伤引起的出血,使这种血性液体发生机化,然后钙化、骨化,于是形成了骨赘。椎体前后韧带的松弛,又使颈椎不稳定,更增加了受创伤的机会,使骨赘逐渐增大。骨赘连同膨出的纤维环、后纵韧带和由于创伤反应引起的水肿或纤维瘢痕组织,在相当于椎间盘部位形成一个突向椎管内的混合物,就可能对脊神经或脊髓产生压迫作用。钩椎关节的骨赘可从前向后突入椎间孔压迫神经根及椎动脉。椎体前缘的骨赘一般不会引起症状,但文献上也有这种前骨赘影响吞咽或造成嘶哑的报告。脊髓及神经根受压后,开始时仅为功能上的改变,如不及时减轻压力,逐渐会产生不可逆的变化。因此,如果非手术治疗无效,应及时进行手术治疗。

**(二)发育性颈椎椎管狭窄**

近年来已明确颈椎管内径,尤其是矢状径,不仅对颈椎病的发生与发展,而且与颈椎病的诊断、治疗、手术方法选择及预后判定均有着十分密切的关系。有些人颈椎退变严重,骨赘增生明显,但并不发病,其主要原因是颈椎管矢状径较宽,椎管内有较大代偿间隙。而有些患者颈椎退变并不十分严重,但症状出现早而且比较严重。

**(三)慢性劳损**

慢性劳损是指超过正常生理活动范围最大限度或局部所能耐受时值的各种超限活动。因其有别于明显的外伤或生活、工作中的意外,因此易被忽视,但其对颈椎病的发生、发展、治疗及预后等都有着直接关系。此种劳损的产生与起因主要来自以下3种情况:

1. 不良的睡眠体位 不良的睡眠体位因其持续时间长及在大脑处于休息状态下不能及时调整,则必然造成椎旁肌肉、韧带及关节的平衡失调。

2. 不当的工作姿势 大量统计材料表明,某些工作量不大,强度不高,但处于坐位,尤其是低头工作者的颈椎病发病率特高,包括家务劳动者、刺绣女工、办公室人员、打字抄写者、仪表流水线上的装配工等等。

3. 不适当的体育锻炼 正常的体育锻炼有助于健康,但超过颈部耐量的活动或运动,如以头颈部为负重支撑点的人体倒立或翻筋斗等,均可加重颈椎的负荷,尤其在缺乏正确指导的情况下。

4. 颈椎的先天性畸形 在对正常人颈椎进行健康检查或作对比研究性摄片时,常发现颈椎段可有各种异常所见,其中骨骼明显畸形者约占5%。

## 三、临床表现与诊断

1. 颈椎病的分型 根据受累组织和结构的不同,颈椎病分为颈型(又称软组织型)、神经根型、脊髓型、交感型、椎动脉型、其他型(目前主要指食管压迫型)。如果两种以上类型同时存在,称混合型。

(1)颈型颈椎病:颈型颈椎病是在颈部肌肉、韧带、关节囊急慢性损伤,椎间盘退化变性,椎体不稳,小关节错位等的基础上,机体因风寒侵袭、感冒、疲劳、睡眠姿势不当或枕高不适宜,使颈椎过伸或过屈,颈项部某些肌肉、韧带、神经受到牵张或压迫所致。多在夜间或晨起时发病,有自然缓解和反复发作的倾向。30~40岁女性多见。

(2)神经根型颈椎病:神经根型颈椎病是由于椎间盘退变、突出、节段性不稳定、骨质增生或骨赘形成等,在椎管内或椎间孔处刺激和压迫颈神经根所致。在各型中发病率最高,约占60%~70%,是临床上最常见的类型。多为单侧、单根发病,但是也有双侧、多根发病者。多见于30~50岁者,一般起病缓慢,但是也有急性发病者。男性多于女性1倍。

(3)脊髓型颈椎病:脊髓型颈椎病的发病率占颈椎病的12%~20%,由于可造成肢体瘫痪,因而致残率高。通常起病缓慢,以40~60岁的中年人为多。合并发育性颈椎管狭窄时,患者的平均发病年龄比无椎管狭窄者小。多数患者无颈部外伤史。

(4)交感型颈椎病:由于椎间盘退变和节段性不稳定等因素,从而对颈椎周围的交感神经末梢造成刺激,产生交感神经功能紊乱。交感型颈椎病症状繁多,多数表现为交感神经兴奋症状,少数为交感神经抑制

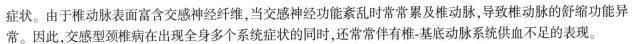

症状。由于椎动脉表面富含交感神经纤维,当交感神经功能紊乱时常常累及椎动脉,导致椎动脉的舒缩功能异常。因此,交感型颈椎病在出现全身多个系统症状的同时,还常常伴有椎-基底动脉系统供血不足的表现。

(5)椎动脉型颈椎病:正常人当头向一侧歪曲或扭动时,其同侧的椎动脉受挤压,使椎动脉的血流减少,但是对侧的椎动脉可以代偿,从而保证椎-基底动脉血流不受太大影响。当颈椎出现节段性不稳定和椎间隙狭窄时,可以造成椎动脉扭曲并受到挤压;椎体边缘以及钩椎关节等处的骨赘可以直接压迫椎动脉、或刺激椎动脉周围的交感神经纤维,使椎动脉痉挛而出现椎动脉血流瞬间变化,导致椎-基底动脉供血不全而出现症状,因此不伴有椎动脉系统以外的症状。

2. 颈椎病的临床表现

(1)颈型颈椎病:颈项强直、疼痛,可有整个肩背疼痛发僵,不能做点头、仰头及转头活动,呈斜颈姿势。需要转颈时,躯干必须同时转动,也可出现头晕症状。少数患者可出现反射性肩臂手疼痛、胀麻,咳嗽或打喷嚏时症状不加重。临床检查:急性期颈椎活动绝对受限,颈椎各方向活动范围近于0°。颈椎旁肌肉、胸1~胸7椎旁或斜方肌、胸锁乳突肌有压痛,冈上肌、冈下肌也可有压痛。如有继发性前斜角肌痉挛,可在胸锁乳突肌内侧,相当于颈3~颈6横突水平,扪到痉挛的肌肉,稍用力压迫,即可出现肩、臂、手部放射性疼痛。

(2)神经根型颈椎病:颈痛和颈部发僵,常常是最早出现的症状。有些患者还有肩部及肩胛骨内侧缘疼痛。上肢放射性疼痛或麻木。这种疼痛和麻木沿着受累神经根的走行和支配区放射,具有特征性,因此称根性疼痛。疼痛或麻木可以呈发作性,也可以呈持续性。有时症状的出现与缓解和患者颈部的位置和姿势有明显关系。颈部活动、咳嗽、喷嚏、用力及深呼吸等,可以造成症状加重。患侧上肢感觉沉重、握力减退,有时出现持物坠落。可有血管运动神经的症状,如手部肿胀等。晚期可出现肌肉萎缩。临床检查:颈部僵直、活动受限。患侧颈部肌肉紧张,棘突、棘突旁、肩胛骨内侧缘及受累神经根所支配的肌肉有压痛。椎间孔部位出现压痛并伴上肢放射性疼痛或麻木,或者使原有症状加重,具有定位意义。椎间孔挤压试验阳性,臂丛神经牵拉试验阳性。仔细、全面的神经系统检查有助于定位诊断。

(3)脊髓型颈椎病:多数患者首先出现一侧或双侧下肢麻木、沉重感,随后逐渐出现行走困难,下肢各组肌肉发紧、抬步慢,不能快走。继而出现上下楼梯时需要借助上肢扶着拉手才能登上台阶。严重者步态不稳、行走困难。患者双脚有踩棉感。有些患者起病隐匿,往往是自己想追赶即将驶离的公共汽车,却突然发现双腿不能快走。出现一侧或双侧上肢麻木、疼痛,双手无力、不灵活,写字、系扣、持筷等精细动作难以完成,持物易落。严重者,甚至不能自己进食。躯干部出现感觉异常,患者常感觉在胸部、腹部或双下肢有如皮带样的捆绑感,称"束带感"。同时下肢可有烧灼感、冰凉感。部分患者出现膀胱和直肠功能障碍。如排尿无力、尿频、尿急、尿不尽、尿失禁或尿潴留等排尿障碍,大便秘结。性功能减退。病情进一步发展,患者须拄拐或借助他人搀扶才能行走,直至出现双下肢呈痉挛性瘫痪,卧床不起,生活不能自理。临床检查:颈部多无体征。上肢或躯干部出现节段性分布的浅感觉障碍区,深感觉多正常,肌力下降,双手握力下降。四肢肌张力增高,可有折刀感;腱反射活跃或亢进,包括肱二头肌、肱三头肌、桡骨膜、膝腱、跟腱反射;髌阵挛和踝阵挛阳性。病理反射阳性,如上肢Hoffmann征、Rossolimo征、下肢Babinski征、Chaddock征。浅反射如腹壁反射、提睾反射减弱或消失。如果上肢腱反射减弱或消失,提示病损在该神经节段水平。

(4)交感型颈椎病:①头部症状:如头晕或眩晕、头痛或偏头痛、头沉、枕部痛,睡眠欠佳、记忆力减退、注意力不易集中等。偶有因头晕而跌倒者。②眼耳鼻喉部症状:眼胀、干涩或多泪、视力变化、视物不清、眼前好像有雾等;耳鸣、耳堵、听力下降;鼻塞、"过敏性鼻炎",咽部异物感、口干、声带疲劳等;味觉改变等。③胃肠道症状:恶心甚至呕吐、腹胀、腹泻、消化不良、嗳气以及咽部异物感等。④心血管症状:心悸、胸闷、心率变化、心律失常、血压变化等。⑤面部或某一肢体多汗、无汗、畏寒或发热,有时感觉疼痛、麻木但是又不按神经节段或走行分布。以上症状往往与颈部活动有明显关系,坐位或站立时加重,卧位时减轻或消失。颈部活动多、长时间低头、在电脑前工作时间过长或劳累时明显,休息后好转。⑥临床检查:颈部活动多正常,颈椎棘突间或椎旁小关节周围的软组织压痛。有时还可伴有心率、心律、血压等的变化。

(5)椎动脉型颈椎病:①发作性眩晕,复视伴有眼震。有时伴随恶心、呕吐、耳鸣或听力下降。这些症状与颈部位置改变有关。②下肢突然无力猝倒,但是意识清醒,多在头颈处于某一位置时发生。③偶有肢体麻木、感觉异常。可出现一过性瘫痪,发作性昏迷。

3. 临床诊断标准

（1）颈型：具有典型的落枕史及上述颈项部症状体征；影像学检查可正常或仅有生理曲度改变或轻度椎间隙狭窄，少有骨赘形成。

（2）神经根型：具有根性分布的症状（麻木、疼痛）和体征；椎间孔挤压试验或/和臂丛神经牵拉试验阳性；影像学所见与临床表现基本相符合；排除颈椎外病变（胸廓出口综合征、网球肘、腕管综合征、肘管综合征、肩周炎、肱二头肌长头腱腱鞘炎等）所致疼痛。

（3）脊髓型：出现颈脊髓损害的临床表现；影像学显示颈椎退行性改变、颈椎管狭窄，并证实存在与临床表现相符合的颈脊髓压迫；除外进行性肌萎缩性脊髓侧索硬化症、脊髓肿瘤、脊髓损伤、继发性粘连性蛛网膜炎、多发性末梢神经炎等。

（4）交感型：诊断较难，目前尚缺乏客观的诊断指标。出现交感神经功能紊乱的临床表现，影像学显示颈椎节段性不稳定。对部分症状不典型患者，如行星状神经节封闭或颈椎高位硬膜外封闭后，症状有所减轻，则有助于诊断。除外其他原因所致眩晕：①耳源性眩晕：由于内耳出现前庭功能障碍，导致眩晕。如梅尼埃综合征、耳内听动脉栓塞。②眼源性眩晕：屈光不正、青光眼等眼科疾患。③脑源性眩晕：因动脉粥样硬化造成椎-基底动脉供血不全、腔隙性脑梗死；脑部肿瘤；脑外伤后遗症等。④血管源性眩晕：椎动脉的 $V_1$ 和 $V_3$ 段狭窄导致椎-基底动脉供血不全；高血压、冠心病、嗜铬细胞瘤等。⑤其他原因：糖尿病、神经症、过度劳累、长期睡眠不足等。

（5）椎动脉型：曾有猝倒发作，并伴有颈性眩晕；旋颈试验阳性；影像学显示节段性不稳定或钩椎关节增生；除外其他原因导致的眩晕；颈部运动试验阳性。

4. 影像学及其他辅助检查 X线检查是颈椎损伤及某些疾患诊断的重要手段，也是颈部最基本最常用的检查技术，即使在影像学技术高度发展的条件下，也是不可忽视的一种重要检查方法。X线平片对于判断损伤的严重程度、治疗方法选择、治疗评价等，可提供影像学基础。常拍摄全颈椎正侧位片、颈椎伸屈动态侧位片、斜位片，必要时拍摄颈1~2开口位片和断层片。正位片可见钩椎关节变尖或横向增生、椎间隙狭窄；侧位片（图17-1-1~图17-1-7）见颈椎序列不佳、反曲、椎间隙狭窄、椎体前后缘骨赘形成、椎体上下缘（运动终板）骨质硬化、发育性颈椎管狭窄等；过屈、过伸侧位可有节段性不稳定；左、右斜位片可见椎间孔缩小、变形。有时还可见到在椎体后缘有高密度条状阴影——颈椎后纵韧带骨化（OPLL）。

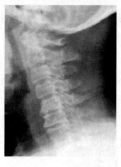
图17-1-1 曲度变直

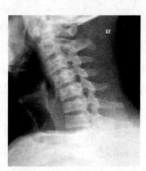
图17-1-2 曲度反张

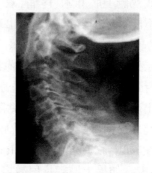
图17-1-3 骨桥、项韧带钙化

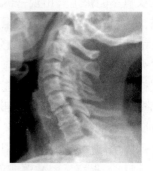
图17-1-4 椎间隙变窄

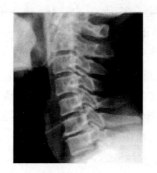
图17-1-5 后缘增生、椎管狭窄

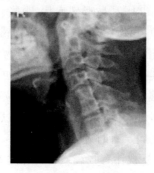
图17-1-6 椎体间融合

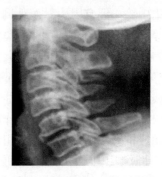
图17-1-7 前纵韧带及项韧带钙化

颈椎管测量方法:在颈椎侧位 X 线片上,C₃ 到 C₆ 任何一个椎节,椎管的中矢状径与椎体的中矢状径的比值如果小于或等于 0.75,即诊断为发育性颈椎管狭窄。节段性不稳定在交感型颈椎病的诊断上有重要意义。测量方法:在颈椎过屈过伸侧位片上,于椎体后缘连线延长线与滑移椎体下缘相交一点至同一椎体后缘之距离之和≥2mm;椎体间成角>11°,CT 可以显示出椎管的形状及 OPLL 的范围和对椎管的侵占程度;脊髓造影配合 CT 检查可显示硬膜囊、脊髓和神经根受压的情况。

颈部 MRI 可以清晰显示出椎管内、脊髓内部的改变及脊髓受压部位及形态改变,对于颈椎损伤、颈椎病及肿瘤的诊断具有重要价值。当颈椎间盘退变后,其信号强度亦随之降低,无论在矢状面或横断面,都能准确诊断椎间盘突出。MRI 在颈椎疾病诊断中,不仅能显示颈椎骨折与椎间盘突出向后压迫硬脊膜囊的范围和程度,而且尚可反映脊髓损伤后的病理变化。脊髓内出血或实质性损害一般在 T2 加权图像上表现为暗淡和灰暗影像。而脊髓水肿常以密度均匀的条索状或梭形信号出现。

经颅多普勒超声(TCD)、数字减影血管造影(DSA)、磁共振血管成像(MRA)可探查基底动脉血流、椎动脉颅内血流,推测椎动脉缺血情况,是检查椎动脉供血不足的有效手段,也是临床诊断颈椎病,尤其是椎动脉型颈椎病的常用检查手段。椎动脉造影和椎动脉 B 超对诊断有一定帮助。

## 四、治疗

颈椎病的治疗有手术和非手术之分。大部分颈椎病患者经非手术治疗效果优良,仅一小部分患者经非手术治疗无效或病情严重而需要手术治疗。

### (一) 非手术治疗

目前报道,90%~95%的颈椎病患者经过非手术治疗获得痊愈或缓解。非手术治疗目前主要采用中医、西医、中西医结合以及康复治疗等综合疗法。

1. 中医中药治疗

(1)颈型颈椎病:宜疏风解表、散寒通络,常用桂枝加葛根汤(桂枝、芍药、甘草、生姜、大枣、葛根)或葛根汤(葛根、麻黄、桂枝、芍药、生姜、大枣、甘草),伴有咽喉炎症者加玄参、板蓝根、金银花等。

(2)神经根型颈椎病:以疼痛为主,偏瘀阻寒凝,宜祛瘀通络,常用身痛逐瘀汤(当归、川芎、没药、桃仁、羌活、红花、五灵脂、秦艽、香附、牛膝、地龙、炙甘草);如偏湿热,宜清热利湿,用当归拈痛汤(当归、党参、苦参、苍术、白术、升麻、防己、羌活、葛根、知母、猪苓、茵陈、黄芩、泽泻、甘草、大枣);如伴有麻木,在上述方中加止痉散(蜈蚣、全蝎)。以麻木为主,伴有肌肉萎缩,取益气化瘀通络法,常用补阳还五汤(黄芪、当归、川芎、芍药、桃仁、红花、地龙)加蜈蚣、全蝎等。

(3)椎动脉型颈椎病:头晕伴头痛者,偏瘀血宜祛瘀通络、化湿平肝,常用血府逐瘀汤(当归、川芎、赤芍、生地黄、桃仁、红花、牛膝、柴胡、枳壳、桔梗、甘草);偏痰湿,宜半夏白术天麻汤(半夏、白术、天麻、茯苓、陈皮、甘草、大枣)等。头晕头胀如裹,胁痛、口苦、失眠者,属胆胃不和,痰热内扰,宜理气化痰、清胆和胃,常用温胆汤(半夏、茯苓、陈皮、竹茹、枳实、甘草)。头晕神疲乏力、面色少华者,取益气和营化湿法,常用益气聪明汤(黄芪、党参、白芍、黄柏、升麻、葛根、蔓荆子、甘草)。

(4)脊髓型颈椎病:肌张力增高,胸腹有束带感者,取祛瘀通腑法,用复元活血汤(大黄、柴胡、红花、桃仁、当归、天花粉、穿山甲、炙甘草)。如下肢无力、肌肉萎缩者,取补中益气、调养脾肾法,用地黄饮子(附子、桂枝、肉苁蓉、山茱萸、熟地黄、巴戟天、石菖蒲、远志、石斛、茯苓、麦冬、五味子)合圣愈汤(黄芪、党参、当归、赤芍、川芎、熟地黄、柴胡)。

(5)交感型颈椎病:症状较多,宜根据病情辨证施治。

2. 中药外治疗法　由行气散瘀、温经散寒、舒筋活络或清热解毒等不同作用的中药制成不同的剂型,应用在颈椎病患者的有关部位。颈椎病中药外治的常用治法有腾药、敷贴药、喷药等。

3. 推拿和正骨手法　具有调整内脏功能、平衡阴阳、促进气血生成、活血祛瘀、促进组织代谢、解除肌肉紧张、理筋复位的作用。基本手法有摩法、揉法、点法、按法与扳法。特别强调的是,推拿必须由专业医务人员施行。颈椎病手法治疗宜柔和,切忌暴力。椎动脉型、脊髓型患者不宜施用后关节整复手法。难以除外椎管内肿瘤等病变者,椎管发育性狭窄者,有脊髓受压症状者,椎体及附件有骨性破坏者,后纵韧带骨化或颈椎畸形者,咽、喉、颈、枕部有急性炎症者,有明显神经症者,以及诊断不明的情况下,禁止使用任何推拿和正骨手法。

4. 针灸疗法　包括针法与灸法。针法就是用精制的金属针刺入人体的一定部位中,用适当的手法进行刺激,而灸法则是用艾条或艾炷点燃后熏烤穴位进行刺激,通过刺激来达到调整人体经络脏腑气血功能、防治疾病的目的。

5. 康复治疗

(1)物理因子治疗:物理因子治疗的主要作用是扩张血管、改善局部血液循环,解除肌肉和血管的痉挛,消除神经根、脊髓及其周围软组织的炎症、水肿,减轻粘连,调节自主神经功能,促进神经和肌肉功能恢复。常用治疗方法:

1)直流电离子导入疗法:常用各种西药(冰乙酸、维生素 $B_1$、维生素 $B_{12}$、碘化钾、普鲁卡因等)或中药(乌头、威灵仙、红花等)置于颈背,按药物性能接阳极或阴极,与另一电极对置或斜对置,每次通电 20 分钟,适用于各型颈椎病。

2)低频调制的中频电疗法:一般用 2 000~8 000Hz 的中频电为载频,用 1~500Hz 的不同波形(方波、正弦波、三角波等)的低频电为调制波,以不同方式进行调制并编成不同的处方。使用时按不同病情选择处方,电极放置方法同直流电,每次治疗一般 20~30 分钟,适用于各型颈椎病。

3)超短波疗法:用波长 7m 左右的超短波进行治疗。一般用中号电极板 2 块,分别置于颈后与患肢前臂伸侧,或颈后单极放置。急性期无热量,每日 1 次,每次 12~15 分钟,慢性期用微热量,每次 15~20 分钟。10~15 次为 1 个疗程。适用于神经根型(急性期)和脊髓型(脊髓水肿期)。

4)高电位疗法:使用高电位治疗仪,患者坐于板状电极或治疗座椅上,脚踏绝缘垫,每次治疗 30~50 分钟。可同时用滚动电极在颈后领区或患区滚动 5~8 分钟,每日 1 次,每 12~15 天为 1 个疗程,可用于各型颈椎病,其中以交感神经型颈椎病效果为佳。

5)紫外线疗法:颈后上平发际下至第 2 胸椎,红斑量 3~4 生物量,隔日 1 次,3 次 1 个疗程,配合超短波治疗神经根型急性期。

6)红外线疗法:各种红外线仪器均可,颈后照射,20~30min/次。用于软组织型颈椎病,或配合颈椎牵引治疗(颈椎牵引前先做红外线治疗)。

(2)其他疗法:如磁疗、电兴奋疗法、音频电疗、干扰电疗、蜡疗、激光照射等,也是颈椎病物理治疗经常选用的方法,选择得当均能取得一定效果。

**(二) 手术治疗**

手术治疗主要是解除由于椎间盘突出、骨赘形成或韧带钙化所致的对脊髓或血管的严重压迫,以及重建颈椎的稳定性。脊髓型颈椎病一旦确诊,经非手术治疗无效且病情日益加重者,应当积极手术治疗;神经根型颈椎病症状重、影响患者生活和工作,或者出现了肌肉运动障碍者,以及保守治疗无效或疗效不巩固、反复发作的其他各型颈椎病,应考虑行手术治疗。必须严格掌握微创治疗[髓核溶解、经皮切吸、经皮激光椎间盘减压术(PLDD)、射频消融等]的适应证。手术术式分颈前路和颈后路。

1. 前路手术　经颈前入路切除病变的椎间盘和后骨刺并行椎体间植骨。其优点是脊髓获得直接减压、植骨块融合后颈椎获得永久性稳定。在植骨的同时采用钛质钢板内固定,可以提高植骨融合率、维持颈椎生理曲度。前路椎间盘切除椎体间植骨融合手术适应证:1~2 个节段的椎间盘突出或骨赘所致神经根或脊髓腹侧受压者;节段性不稳定者。植骨材料可以采用自体髂骨、同种异体骨、人工骨(如羟基磷灰石、磷酸钙、硫酸钙、珊瑚陶瓷)等。椎体间融合器(Cage)具有维持椎体间高度、增强局部稳定性、提高融合率等作用,同时由于其低切迹的优点,可以明显减少术后咽部异物感和吞咽困难;专用的髂骨取骨装置可以做到微创取骨。对于孤立型 OPLL、局限性椎管狭窄等可以采用椎体次全切除术、椎体间大块植骨、钛板内固定的方法。如果采用钛笼内填自体骨(切除的椎体)、钛板内固定则可避免取骨。对于椎间关节退变较轻、椎间隙未出现明显狭窄的患者,可以在切除病变的椎间盘后进行人工椎间盘置换术。

2. 后路手术　经颈后入路将颈椎管扩大,使脊髓获得减压。常用术式是单开门和双开门椎管扩大成形术。手术适应证:脊髓型颈椎病伴发育性或多节段退变性椎管狭窄者;多节段 OPLL;颈椎黄韧带肥厚或骨化所致脊髓腹背受压者。有节段性不稳定者,可以同时行侧块钛板螺钉或经椎弓根螺钉内固定、植骨融合术。

## 五、目前研究进展

中西医众多学者多年来对该病从病因病理到各种治疗方法等多方面进行的坚持不懈的研究,均已取得重大成果。然而颈椎病临床症状比较复杂,发病原因多种多样,各种治疗方法也各有千秋,始终没能找到一种统一的治疗模式。西医治疗该病最终采用手术方法,然而在临床上大多数患者并非需要手术治疗;保守治疗方面西医也没有专门针对该病的特效药物。颈椎病是一种慢性疾病,其特点是易反复发作,因此,临床上迫切需要一种操作简便、安全有效、患者易于接受的治疗方法。所以,中医治疗该病有其独特优势,弥补了西医在保守治疗该病方面的不足,在临床上为广大医务工作者所采用。

在各种保守治疗方法中,手法疗效肯定,简便易行,可以调整椎体关节的紊乱,解除肌肉紧张痉挛,改善颈椎各关节与椎动脉及周围神经的位置关系,消除了椎动脉及周围神经的压迫与刺激,是治疗颈椎病的首选方法;牵引治疗可解除肌肉痉挛,增宽颈椎间隙,使退变椎间盘髓核突出部得以还纳,从而减少对颈神经及椎动脉的刺激,也是治疗颈椎病的常用方法;针灸、中药辨证论治,疗效可靠,是重要的治疗方法。目前尚有理疗、小针刀、封闭、穴位注射等其他疗法,均有不同程度的治疗效果。而综合疗法的近期和远期疗效均高于单一疗法,是目前治疗椎动脉型颈椎病的发展趋势,值得进一步研究和推广。

(刘 颖)

## 参 考 文 献

1. 周健,吕强,张宏. 主动运动疗法对颈椎病的干预现状[J]. 中国医药导报,2016,13(4):49-52.

2. 罗勇骏,杨海源,唐鹏宇,等. 青年人颈椎病的临床特点及前路手术疗效观察[J]. 中国矫形外科杂志,2017,25(7):583-589.

3. 周施丽,鞠敏,黄海华,等. 彩色多普勒超声对青少年椎动脉型颈椎病的诊断价值[J]. 现代生物医学进展,2017,17(8):1461-1463,1497.

4. 李拓. 椎动脉型颈椎病的彩色多普勒超声影像学研究[J]. 中国医疗器械信息,2017,23(5):42-44.

5. 欧国峰,董博,刘继华,等. 神经根型颈椎病的中西医治疗进展[J]. 现代中西医结合杂志,2017,26(7):791-793.

6. 王晓东,朱立国,于杰. 椎动脉型颈椎病眩晕症状的临床研究概述[J]. 中国中医骨伤科杂志,2016,24(3):80-82.

7. 周红海,陆仕恒,田聪,等. 近年来中药方剂治疗颈椎病用药规律分析[J]. 广西中医药,2016,39(1):41-44.

8. 张玉民,胡零三,陈博,等. 中药外治法在神经根型颈椎病治疗中的应用[J]. 中医正骨,2017,29(2):17-19.

9. 丁心香,王爱国,郑昆仑,等. 基于无监督数据挖掘中药内服治疗颈性眩晕的组方用药规律分析[J]. 中国中药杂志,2016,41(5):955-959.

10. 郜志强. 核磁共振弥散张量成像诊断轻度脊髓型颈椎病的应用价值[J]. 首都食品与医药,2017,24(4):29-30.

11. 曾义雪,梁仕栋,黄健强,等. 彩色多普勒超声对颈椎病椎动脉供血不足的诊断价值[J]. 深圳中西医结合杂志,2017,27(3):67-68.

12. 余忠艳. 颈椎病影像技术的诊断标准及价值分析[J]. 世界最新医学信息文摘,2017,17(9):149-157.

13. 游景扬,郑勇,陈明,等. 颈椎前路与后路手术治疗多节段脊髓型颈椎病疗效的Meta分析[J]. 中国骨伤,2017,30(1):71-78.

14. 郑柳鹏. 中西医结合治疗椎动脉型颈椎病的临床研究[J]. 中医临床研究,2017(3):91-92.

15. 覃智斌,徐敏,唐福宇,等. 针刀治疗神经根型颈椎病的临床研究进展[J]. 医学综述,2017,23(2):340-343.

16. 袁娜,金秀均,魏戌,等. 常规疗法联合耳穴埋豆治疗急性期神经根型颈椎病[J]. 中医正骨,2017,29(1):71-73.

17. 项瑜,吴星,郭震浪,等. 中西医结合治疗神经根型颈椎病Meta分析[J]. 辽宁中医药大学学报,2017,19(3):128-132.

18. 鞠建平. 拨穴通络手法治疗颈椎病的临床效果观察[J]. 山西医药杂志,2017,46(1):56-58.

19. 吴永平. 针灸治疗椎动脉型颈椎病临床研究[J]. 四川中医,2017,35(1):195-198.

20. 蒋运兰,李颖馨,易银萍,等. 穴位按摩结合情志护理对颈椎病后抑郁病人康复效果的影响[J]. 全科护理,2017,15(1):29-32.

21. 贾峻,沙明波. 经方治疗颈椎病眩晕之临床心得[J]. 中华中医药杂志,2017,32(1):166-168.

22. 福嘉欣,江毅. 颈椎后路单开门椎管扩大成形术后相关并发症的研究进展[J]. 脊柱外科杂志,2016(1):58-61.

23. 杨瑜,潘路平,林咸明. 基于"颈腰同治"理论温针灸治疗颈型颈椎病临床疗效观察[J]. 中国针灸,2016,36(11):1147-1151.

24. 刘帅,车海.针灸治疗颈型颈椎病的研究进展[J].上海针灸杂志,2016,35(9):1136-1138.

25. 于杰,朱立国,洪毅,等.中医综合疗法治疗神经根型颈椎病的疗效评价与长期随访[J].中国中医骨伤科杂志,2016,24(9):11-13,17.

26. 王善金,潘福敏,麻彬,等.对颈椎病性眩晕的临床认识[J].中国矫形外科杂志,2016,24(17):1587-1589.

27. 景福权,汪秀梅,牛相来,等.针刺结合火龙灸法治疗肾虚督寒型神经根型颈椎病的疗效观察[J].针刺研究,2016,41(4):343-346.

28. 苏旻.颈型颈椎病的基础研究及其针灸治疗进展[J].中国医药指南,2016,14(23):34-36.

29. 李朝辉,徐展望,陈德强,等.非手术治疗椎动脉型颈椎病研究进展[J].亚太传统医药,2016,12(4):90-91.

30. 林金艳,杨军英.大学生颈椎病的引发因素及运动疗法的综合性研究[J].体育科技文献通报,2016,24(7):121-122.

31. 周娅妮,黄月莲,易光强,等.分经针灸治疗神经根型颈椎病:随机对照研究[J].中国针灸,2016,36(6):587-590.

32. 黄馨娴.青少年颈椎病的常见病因分析及对策研究[J].世界最新医学信息文摘,2016,16(48):66-67.

33. 陈颖.针刺加穴位注射疗法治疗神经根型颈椎病的临床研究[D].杭州:浙江中医药大学,2016.

34. 肖建鑫.葛根汤及其加减治疗颈椎病的系统评价与Meta分析[D].哈尔滨:黑龙江中医药大学,2016.

35. 杨龙,姚敏,孙悦礼,等.脊髓型颈椎病的自然病史研究现状[J].颈腰痛杂志,2016,37(1):58-61.

36. 王有科,覃兴乐,徐森明.颈椎曲度与颈椎病关系研究进展[J].右江医学,2016,44(2):214-217.

37. 陈威烨,王辉昊,梁飞凡,等.牵引治疗颈椎病的研究进展[J].中国康复医学杂志,2016,31(5):599-601.

38. 潘福敏,王善金,麻彬,等.颈椎病性眩晕的临床治疗[J].中国矫形外科杂志,2016,24(9):785-788.

39. 徐用亿,王守国,孙进,等.比较分析三种颈前路减压植骨融合术治疗多节段颈椎病疗效[J].中国矫形外科杂志,2015,23(23):2118-2122.

40. 张明明.中医推拿结合曲度牵引治疗颈椎病临床疗效观察[D].哈尔滨:黑龙江中医药大学,2016.

41. 白文博.手法整脊治疗对青少年颈椎生理曲度改变的研究进展[D].北京:北京中医药大学,2016.

42. 顾倩,石关桐,翁哲芳.颈型颈椎病中医外治法研究进展[J].上海医药,2016,37(8):35-37.

43. 齐彦春,魏臻,王佳,等.远程护理干预对颈椎病患者健康促进生活方式的影响[J].护士进修杂志,2016,31(8):711-714.

44. 唐勇,贾治伟,吴剑宏,等.脊髓型颈椎病预后相关因素的研究进展[J].中国骨伤,2016,29(3):216-219.

45. 王浩然,贾红玲,张永臣.针灸治疗椎动脉型颈椎病研究概况[J].山东中医药大学学报,2016,40(2):195-197.

46. 冯忠玉.X线平片、CT、MRI诊断颈椎病的临床应用价值研究[J].中国卫生标准管理,2015,6(33):152-153.

# 第二节 腰椎间盘突出症

## 一、概述

腰椎间盘突出症是由于腰椎间盘变性,纤维环破裂,髓核突出刺激或压迫神经根、马尾神经所表现出来的一系列临床症状和体征,俗称"腰突症",是临床常见病和引起腰腿痛最主要的原因,常给患者的生活和工作带来诸多痛苦,甚至造成残疾,丧失劳动能力。腰椎间盘突出症是腰腿痛的主要原因,为骨科临床最为多见的疾患之一,占骨科门诊下腰痛患者的10%~15%,和因腰腿痛住院病例的25%~40%。腰椎间盘突出症是当今多发病,而且康复难度较大,需要改变不合理的生活方式。

## 二、症状

腰椎间盘突出症患者最多见的症状为疼痛,可表现为腰背痛、坐骨神经痛;典型的坐骨神经痛表现为由臀部、大腿后侧、小腿外侧至跟部或足背的放射痛。据临床统计,95%的腰椎间盘突出症患者有不同程度的腰痛,80%的患者有下肢痛。特别是腰痛,不仅是腰椎间盘突出症最常见的症状,也是最早出现的症状之一。

疼痛的发生主要是由于突出、变性的髓核对邻近组织(主要为窦椎神经及脊神经根)的刺激与压迫,同时髓核内糖蛋白等生物物质溢出,释放组胺等引起局部化学性炎症,引起的化学性和机械性神经根炎所致(引起或轻或重的慢性腰腿痛)。而且腰椎的退变也往往同时发生在腰部的其他组织,如腰椎间小关节、韧带、腰部肌肉等,造成这些组织局部的慢性炎症,引起疼痛。两个因素相互作用,互相加重,使腰腿痛进行性发展。

### 三、疾病分类

腰椎间盘突出症突出的髓核止于后纵韧带前方称"突出"，而穿过后纵韧带进入椎管内的称"脱出"。根据髓核向后突出部位分为3型：

1. 后外侧方突出型 纤维环后方最弱的部位在椎间盘中线两侧，此处本身薄弱，同时缺乏后纵韧带的强力中部纤维的支持，因此是腰椎间盘突出最常见的部位。临床上最为多见，约占80%。

2. 中央突出型 指髓核通过纤维环后部中央突出，达到后纵韧带下。除引起坐骨神经症状外，还可刺激或压迫马尾神经，表现为会阴部麻痹及大小便障碍。

3. 椎间孔内突出 指髓核向后经后方的纤维环及后纵韧带突入椎管，进入椎间孔内，容易漏诊，但所幸其发生率低，仅1%左右。

### 四、病因

1. 退行性变 目前认为，其基本病因是腰椎间盘的退行性变。退行性变是一切生物生、长、衰、亡的客观规律。由于腰椎所承担的特殊生理功能，腰椎间盘的退行性变比其他组织器官要早，而且进展相对要快。这个过程是一个长期、复杂的过程。所谓腰椎间盘退行性改变，即由于椎间盘受体重的压迫，加上腰部又经常进行弯曲、后伸等活动，易造成椎间盘的挤压和磨损，尤其是下腰部椎间盘，从而产生退行性改变。腰椎间盘退行性改变是本病发生的基础。

2. 其他因素

(1)外力作用：在日常生活和工作中，部分人往往存在长期腰部用力不当、过度用力姿势或体位不正确等情况。如长期从事弯腰工作的煤矿工人和建筑工人，需经常弯腰提举重物。这些长期反复的外力日积月累地作用于椎间盘，加重了退变程度。

(2)椎间盘自身解剖因素的弱点：①椎间盘在成人之后逐渐缺乏血液循环，修复能力也较差，特别是在退变产生后，修复能力更加微弱；②椎间盘后外侧的纤维环较为薄弱，而后纵韧带在腰5、骶1平面时宽度显著减少，对纤维环的加强作用明显减弱；③腰骶段先天异常：腰骶段畸形可使发病率增高，这些异常造成椎间隙宽度不等，并常造成关节突出，关节受到更多的旋转劳损，使纤维环受到的压力不一，加速退变。

3. 种族、遗传因素 有色人种发病率较低，如印第安人和非洲黑人等发病率较其他民族明显要低。

### 五、病理

腰椎间盘突出症的病理变化过程大致可分为3个阶段：

1. 突出前期 髓核因退变和损伤可变成碎块状物，或呈瘢痕样结缔组织，变性的纤维环可因反复损伤而变薄变软或产生裂隙。此期患者可有腰部不适或疼痛，但无放射性下肢痛。也有的人原无病变，可因一次大的暴力引起髓核突出。

2. 突出期 外伤或正常的活动使椎间盘压力增加时，髓核从纤维环薄弱处或破裂处突出。突出物刺激或压迫神经根即发生放射性下肢痛，或压迫马尾神经发生大小便功能障碍。在老年患者，可因椎间盘退变，整个纤维环变得软弱松弛，椎间盘可呈弥漫性向周围膨出。

3. 突出晚期 腰椎间盘突出后，病程较长者，椎间盘本身和其他邻近结构均可发生各种继发性病理改变。

### 六、疾病诱发

腰椎间盘突出症的基本因素是椎间盘退变，但某些诱发因素可致椎间隙压力增高，引起髓核突出。此种诱发因素常与以下因素有关：

1. 年龄因素 腰椎间盘突出症的好发年龄在30~50岁，平均手术年龄在40岁，因此退变可能是其重要因素。

2. 身高与性别 有人认为身材过高也会易发腰椎间盘突出症，而男性发病率是女性的5倍。

3. 增加腹压　临床上有约 1/3 的患者在发病前有明确的增加腹压的因素,如剧烈的咳嗽、喷嚏、屏气、用力排便等,使腹压增高,破坏了椎节与椎管之间的平衡状态。

4. 不良体位　人在完成各种工作时,需要不断更换各种体位以缓解腰部压力,如长期处于某一体位不变,即可导致局部累积性损伤。特别是长期处于不良姿势,更容易诱发本病。

5. 职业因素　重体力劳动者发病率最高,白领劳动者最低。汽车驾驶员由于长期处于颠簸和振动状态,椎间盘承受的压力大且反复变化,也易诱发椎间盘突出。

6. 受寒受湿　寒冷或潮湿可引起小血管收缩、肌肉痉挛,使椎间盘的压力增加,可能造成退变的椎间盘破裂。

## 七、诊断要点

腰椎间盘突出症在青壮年人中常见,尤以体力劳动者或长时间坐立工作者多发,发病率男女无明显差别。当出现以下症状时,可怀疑出现腰椎间盘突出,配合影像学检查,不难作出诊断。

1. 有腰部以上在外伤后出现腰部疼痛或单侧下肢疼痛。

2. 腰痛部位多位于下腰部偏一侧,腿痛多为一侧由臀部向远端的放射性疼痛,可伴有麻木感。

3. 单侧鞍区(骑自行车与车座接触的部位)或一侧(双侧)小腿外侧、足背外侧或内侧疼痛或麻木,或疼痛和麻木同时存在。

4. 腰或腿疼痛,在卧床休息后多可缓解,下床活动一段时间后又出现疼痛。

## 八、辅助检查

1. X 线检查　腰椎间盘所包括的髓核、纤维环和软骨板密度均较低,在 X 线下并不显影,因此临床上腰椎间盘突出症患者的腰椎 X 线片可仅有一些非特异性变化,甚至无异常变化。因此,单纯腰椎平片并不能作为有无腰椎间盘突出症的直接依据,但 X 线检查能发现腰椎的退行性改变和结构异常,对提示椎间盘的退变有重要意义,并且能排除其他一些腰椎疾患,如腰椎结核、肿瘤和腰椎滑脱等。典型的腰椎间盘突出症患者通过病史、体征和 X 线片即能作出初步诊断。

2. CT 检查　腰椎 CT 可清楚显示椎间盘突出的部位、大小、形态和神经根、硬脊膜受压的情况,同时还可显示黄韧带肥厚、小关节增生、椎管和侧隐窝狭窄等情况,对腰椎间盘突出症诊断的准确率达 80%～92%。

3. 磁共振成像(MRI)　磁共振没有辐射,可以多方位成像(横断面、冠状面、矢状面和斜面),对解剖细节显示较好,对组织结构的细微病理变化更敏感(如骨髓的浸润),可以排除神经和脊柱肿瘤等。对于一些落到椎管的髓核组织也不会遗漏。

4. 脊髓造影　脊髓造影利用椎管内蛛网膜下腔的空隙,注入造影剂后在 X 线下摄片,显示椎管内部结构。目前,常用水溶性造影剂,能较清晰地显示硬膜腔、马尾神经和神经根鞘,对腰椎间盘突出症的诊断可达 90% 左右,主要 X 线表现为硬膜囊压迫征象和神经根鞘压迫征象。但由于 CT 和 MRI 在临床的广泛应用,无创伤且诊断率更高,脊髓造影在临床上的应用已经大大减少,而且由于其副作用较大,甚至可能造成截瘫等严重情况,目前主张慎重选用。

5. 肌电图　肌电图是针对周围神经与肌肉的电生理检查方法,可用于观察并记录肌肉在静止、主动收缩和支配其的周围神经受刺激时的电活动,同时也可用来测量周围神经的传导速度。在腰椎间盘突出症上,肌电图主要通过检查双下肢肌肉的兴奋性来反映相应神经根的状态,并根据异常电活动的分布范围来判断椎间盘突出和神经根受压的节段。在脊神经根和马尾神经受压的患者,肌电图阳性率可达 80%～90%,但与 CT 和 MRI 相比,并不是首选检查手段,可用于辅助诊断和判断神经根的受压情况,同时也可以作为判断治疗后神经根恢复情况的指标之一。

## 九、治疗

1. 非手术治疗　腰椎间盘突出症早期,症状轻微,一般不需要做特殊治疗。日常居家中,首先,注意卧床休息,避免腰椎受外力压迫,同时对于腰椎间盘突出使两侧肌肉缺血、缺氧造成的腰痛腰酸、腰肌劳损无力等症状要采用一些医疗器械如腰痛治疗带等,有通络活血、消炎镇痛、牵引固定的作用。其次,应用其他方法积极锻炼腰部肌肉力量,增加腰椎前韧带、后韧带及侧韧带的力量,避免椎间盘受压迫突破人体正常韧带、肌肉的保护。加强腰部肌肉的锻炼,可以预防和延缓腰椎病的发生和发展,并治疗早期腰椎间盘突出症。据调查,腰部肌肉韧带发达,力量大的人群中,腰椎间盘突出症继续发作发展的概率下降了80%,所以,腰部周围韧带、肌肉的锻炼强大,对于椎间盘突出的治疗恢复有着重要意义。

非手术疗法是治疗腰椎间盘突出症的基本疗法,约80%以上的患者经保守治疗均可得到缓解和痊愈。但保守疗法的判断对医师也提出了更高要求,不仅要全面询问患者病史、仔细检查身体和认真参照相关辅助检查,同时要对疾病有一个较全面的了解和掌握;不仅要采取恰当疗法,还要指导患者进行正确的康复锻炼;另外,要详细了解患者的心理状况,尤其是对长期患病或有心理恐惧的患者,要让其放下思想包袱,主动积极地配合治疗,才能取得良好的治疗效果

2. 手术治疗　临床诊断腰椎间盘突出症后,有10%~20%的患者需经手术治疗。一般认为,手术指征主要为:①腰椎间盘突出症病史超过半年,经过严格保守治疗无效,或保守治疗有效、经常复发且疼痛较重者;②首次发作的腰椎间盘突出症疼痛剧烈,尤以下肢症状为著者,患者因疼痛难以行动及入眠,被迫处于屈髋屈膝侧卧位,甚至跪位;③出现单根神经麻痹或马尾神经受压麻痹的症状和体征;④中年患者,病史较长,影响工作或生活;⑤病史虽不典型,经影像学检查,如CT、MRI或造影,证实椎间盘对神经或硬膜囊有明显严重压迫;⑥腰椎间盘突出症并有腰椎椎管狭窄。手术禁忌证:对工作、生活影响不明显者;首次或多次发作,未经保守治疗或有广泛纤维组织炎、风湿等症状者;临床疑为本病,但影像学检查无明显征象;高度神经衰弱、精神神经症状明显过敏者,应慎重考虑,作为相对禁忌证;心肺功能、肝肾功能障碍不能耐受手术者。

(1)微创手术治疗

1)髓核化学溶解疗法:经皮穿刺将木瓜凝乳蛋白酶或胶原酶注入椎间盘内,溶解髓核组织,消除髓核对神经根的压迫。这些药物存在如过敏反应神经炎等并发症,尤以胶原酶为重,应慎用。髓核化学溶解术是应用胶原酶的水解作用,导致髓核或突出物的降解,通过缓解神经根的刺激和压迫达到治疗目的。该技术主要用于突出型和脱出型腰椎间盘突出症。适应证:临床诊断明确、保守治疗无效的慢性腰椎间盘突出症;急性和亚急性腰椎间盘突出症;突出型和脱出型腰椎间盘突出症;突出物中央钙化、周围未钙化的腰椎间盘突出症;合并轻度骨性椎管狭窄未出现神经卡压和马尾神经综合征。禁忌证:合并骨性椎管狭窄出现神经卡压和马尾神经综合征;严重的双侧侧隐窝狭窄或病变同侧的侧隐窝狭窄;突出物严重钙化者;有严重药物过敏史者;存在明显忧虑;严重的代谢性疾病如肝硬化、活动性结核、重症糖尿病患者;孕妇及14岁以下儿童。

2)经皮穿刺椎间盘髓核切吸术:通过去除椎间盘组织降低椎间盘压力,从而减弱或消除神经根损害的张力机制。

3)经皮激光椎间盘减压术:它是利用激光产生热能,使椎间盘组织汽化、干燥脱水,从而减轻髓核组织对神经根产生的张力和压力,缓解根性症状。该手术同样为非直视微创手术,其安全性、有效性和价效比有待于进一步观察。

4)内镜下椎间盘切除术:按入路分3种类型。①后外侧经椎间孔入路椎间盘镜;②前路腹腔镜;③后路椎间盘镜。适用于单节段旁中央突出、脱出,并可同时进行侧隐窝扩大等椎管减压术。由于成像系统的良好监控,避免了盲目性,具有定位精确、可适量切除和有效减压、创伤小、恢复快、脊柱稳定性好、近期优良率高等优点。但因显露局限,技术要求高,难度大,难彻底切除,远期疗效有待于进一步观察。

(2)常规手术治疗

1)经椎板间开窗减压术:适用于腰痛伴单侧下肢痛,累及1个间隙者。

2)半椎板切除术:适用于腰痛伴单侧肢体疼痛,累及2个间隙者,或原诊断为某一间隙突出,术中发现该间隙的病理变化不足以解释术前症状而需要探查邻近间隙者。

3)全椎板切除术:适用于巨大的中央型椎间盘突出伴急性马尾神经损失者;髓核摘除术后复发,经保守治疗无效,需二次手术者;极外侧型或合并椎管狭窄者。

可采用关节突部分切除或关节突切除,达到椎管和神经根管,因为彻底减压是获得满意疗效的根本保

证。对腰椎间盘突出症及合并椎管狭窄者,大多可以单侧显露,可以半椎板(或开窗)切除,但要防止遗漏间盘突出及狭窄处减压不充分。对于有广泛多节段两侧的间盘突出和椎管神经根管狭窄或中央型突出、有括约肌功能障碍者,可采用多节段和两侧开窗或全椎板减压术根管扩大神经根探查松解术。对全椎板切除术,要求保留棘上韧带、棘间韧带和不破坏小关节突关节,仅切除造成狭窄的增生部分。对于高位腰椎间盘突出症、腰椎管狭窄症合并椎间盘突出需行全椎板切除并关节突切除者、3个节段以上的椎间盘突出、再次手术、极外侧型腰椎间盘突出经关节突切除入路、合并腰椎不稳或退行性滑脱者,可并行腰椎内固定植骨融合术,各种手术治疗效果的优良率报道为80%~98%。常见手术并发症可分为术中并发症(定位错误、神经根损伤、硬膜外血肿、硬膜破裂、大血管损伤及脏器损伤等)、术后短期并发症(椎间隙感染、脑脊液漏等)、远期并发症(腰椎失稳、神经根粘连、硬膜外假性囊肿、椎间盘突出复发与再发等)。

(3)重建技术:腰椎融合后相邻节段椎间盘退变加速,融合节段假关节形成等导致术后顽固性腰腿痛,已经引起关注。旨在重建椎间盘生理功能的异体椎间盘移植、人工椎间盘置换、人工髓核技术的尝试,以及干细胞及基因治疗用于延缓和逆转椎间盘退变的试验研究,是治疗椎间盘疾病的新课题。人工髓核及人工腰椎间盘置换术尚处于研究性试用阶段,应在严格掌握适应证的前提下,以科学谨慎的态度,采用循证医学的方法进行临床应用。一般来说,经过严格筛选的腰椎间盘突出症患者经手术治疗以后,绝大多数效果都很满意,疼痛立即解除,感觉很快好转,肌力逐渐恢复,但少数患者仍会残留部分症状体征。一方面,手术中对神经根的刺激可引起神经根水肿,使得解除压迫的效果短期内不能体现,所以术后一般短期应用激素和脱水剂以减少水肿。另一方面,如果突出的髓核块及其周围增生的组织没有去除干净,或合并神经根管狭窄而仅摘除了髓核,有时术后仍有一定程度的坐骨神经痛。另外,有部分患者同时存在脊柱不稳定因素,如单纯摘除髓核而不做植骨融合,术后可能坐骨神经痛消失但腰痛持续存在,甚至再次出现腿痛。还有部分患者神经受压时间很长,或压迫严重,耽搁了手术时机,神经已发生不可逆变性,这类患者术后容易出现神经功能恢复不全,肌肉力量无法恢复正常,麻木区也可能长期存在,疼痛麻木甚至加重。一些老年腰椎间盘突出症患者夹杂多种复杂的腰部病变,如腰椎间盘退变、腰椎小关节炎症、骨质疏松等,单纯摘除髓核并不能完全解决患者这些症状,术后还要依靠药物和物理疗法来治疗残余症状。此外,有些患者同时存在软组织劳损如腰肌劳损、腰背肌筋膜炎症等引起的症状体征,坐骨神经痛解决以后,患者的注意力转移到劳损引起的疼痛上,可以通过药物和局部封闭治疗软组织疼痛。患者还要注意的是,有些其他疾患如脊柱肿瘤、髋关节疾病的症状很像腰椎间盘突出症,碰巧影像学检查也有椎间盘突出,造成误诊和错误的治疗,这种情况虽然很少发生,但也常有所闻,如椎间盘术后症状不消失,就一定要到医院去诊治,不能听之任之。

## 十、并发症

1. 下肢疼痛未消失   可能患病时间太长,神经受压过久,或压迫太厉害,导致神经根炎症不能消退,功能难以恢复(术后给予充分的营养神经药物,大多患者会有较满意的好转)。或患者术后活动不当,或神经根管狭窄压迫未解除。若术后疼痛消失,一段时间以后复发,或健侧肢体出现疼痛,最常见的原因是继发退行性改变、不稳引起椎管或神经根管狭窄,或其他节段有新的突出或狭窄。

2. 腰痛未消失   尤其老年患者,大多合并骨质疏松和腰肌劳损,治疗好腰椎管狭窄后,仅仅解决了导致腰痛的一个病因,其他疾病仍然存在。所以,手术后腰痛还会存在,骨质疏松需要长期药物治疗,腰肌劳损需要坚持不懈的锻炼才会见效。

3. 硬膜外血肿   较大血肿会造成神经根及马尾受压,应及早手术清除。

4. 腰椎间隙感染   如术后1周左右出现剧烈腰痛及腰肌痉挛,伴低热、白细胞计数升高,应考虑腰椎间隙感染。给予抗生素治疗和石膏固定。

5. 其他   还可能有一些远期并发症,如脊柱融合失败、内固定器械松动断裂、脊柱不稳定、脊柱畸形、神经根粘连等。

## 十一、术后康复

1. 卧床休息   休息是术后治疗的一个重要组成部分。术后一段时间内要卧床休息,手术后的患者常规卧床两三天。一般来说,内固定术后的患者下床早,由于有了内固定的保护;单纯髓核摘除下床晚,因为纤维环的瘢痕形成需要较长时间。具体时间由每一家医院、每一位主刀医师的习惯而定,短则三五天,长则几个月。床铺最好是特硬席梦思或硬板床,上面铺厚垫。卧床期间,翻身应该由别人协助,肩膀和臀部要同时翻过去,腰部不能扭转,以免影响腰部肌肉、韧带等的愈合。使用尿壶和一次性尿布,在床上解大小便,尽量不要抬高臀部。卧床休息阶段结束后,可开始逐渐下地在室内活动,但一开始仍需佩戴腰围大约 6 周,以对腰部进行保护。

2. 功能锻炼 从术后拔除引流管开始,患者就应该逐步加强腰背肌肉锻炼,恢复日常活动后更应坚持不懈。可以朝天躺着,用双侧足跟和肩背部作支点,收缩腰背部肌肉,将臀部抬离床面,屏住几秒后再缓慢放下,反复练习。也可以趴在床上,利用腹部作为支点,双腿伸直,双手抱在脑后,主动收缩腰骶部肌肉,努力将头部和腿部同时抬离床面,屏住几秒再缓慢放下。或者侧卧在床,伸直下肢,用力将其朝上抬高,屏住一会儿后再放下,反复多次,可以加强肌肉力量,有利于早日康复。

3. 日常生活 戒烟非常重要,尤其对于做腰椎融合手术的患者,可以饮少量红酒。室内活动没有问题后,可以转向室外活动,到小区和附近的街道走走。术后 2~3 个月左右,可以恢复坐办公室等非体力劳动。术后 3~4 个月左右,可以酌情恢复部分体力劳动,但始终要避免弯腰搬运重物、肩挑手提重物等活动。日常生活中要避免弯腰弓背等不良姿势,避免剧烈的体育运动。对于年轻尚未生育的妇女,应在术后完全恢复一段时间(如术后 1 年)再考虑怀孕,否则易导致术前症状的复发,甚至加重。

4. 护理方法 术后最初 24 小时应保持平卧位,腰部垫小枕,可以压迫切口减少出血。注意观察患者一般情况,如呼吸、血压、脉搏等。

注意保持引流管通畅,不要使引流管受重压或折弯,维持其负压和无菌状态。同时注意观察伤口渗血、渗液情况,观察引流液的颜色、成分和总的引流量等。术后 24 小时内应反复检查患者会阴部及双下肢感觉运动变化情况,如神经受压不见好转反而进行性加重。同时引流管不够通畅引流量很少,说明椎管内出血量较多,局部形成血肿,导致神经受压。应立即手术探查,避免神经受压过久而出现不可逆性瘫痪。

## 十二、锻炼要点

康复锻炼对腰椎间盘突出症患者非常重要,而且是必不可少的。腰椎间盘突出的根本原因就是长期的不合理姿势,所以矫正姿势是核心和根本。康复锻炼是最基本的保守治疗方法,通过矫正姿势减小腰椎曲度,使腰部保持直立挺拔,可以减轻突出物对神经和脊髓的压迫,使症状减轻或消失,如症状消失,就达到了临床治愈的标准,但仍要继续坚持康复锻炼,巩固和强化正确的姿势,避免复发。即便手术后,也要通过康复锻炼来巩固效果,避免腰椎不稳而复发。正确姿势是要让腰部和脊柱保持挺拔,减小腰椎前凸。倒走锻炼是一种行之有效的方法。倒走时,人体重心向后移动,有利于脊柱尤其是腰椎的挺拔,因为脊柱就是在人体背后侧,所以重心后移是矫正姿势的有效方法。站立时也一样,双脚前脚掌踩一本厚书,只要让脚跟低于脚掌,重心后移,就可以减小腰椎曲度,矫正姿势;只是运用了外部强制性力量,该方法在舞蹈形体训练教学中,针对初学者较为常用。有条件的,可以使用负跟鞋,鞋底前高后低,随时强制重心后移,减小腰椎曲度,在日常生活中使用可以替代倒走,更安全,更容易坚持。

## 十三、康复锻炼注意事项

康复锻炼也须注意不要过量运动,稍微感到疲劳就需要休息,保持低强度的温和锻炼。只要人体重心向后移动,就可以矫正姿势,有利于脊柱的挺拔,减小腰椎曲度;也许当时感觉不到,但只要坚持下去就能慢慢减缓症状,有益无害,矫正一点是一点;症状减轻后,仍然要坚持一段时间作为巩固;巩固期内可能没有什么感觉,但巩固期是必需的,防止复发是患者特别需要注意的。同时要注意温和锻炼、康复锻炼原则,切忌急躁和急于求成,不要追求立竿见影的主观感受效果,防止过量运动超过自身耐受,否则会适得其反。在众多体育运动项目中,游泳运动较为适合腰椎间盘突出症患者。但应注意运用正确的游泳姿势,且游泳池水温不宜过低,并在游泳前要进行充分的准备活动,游泳的时间不宜过长,运动中有一定的时间间歇,以避免腰部过度疲劳。

(吴春宝)

参 考 文 献

1. 夏仁云,俞猛,夏侃,等. 腰椎间盘退变的机制及基因治疗[J]. 继续医学教育,2007,21(14):25-28.
2. 李金光,杨惠林,牛国旗. 腰骶部移行椎与腰椎间盘突出症的关系探讨[J]. 中华外科杂志,2006,44(8):556-558.
3. 郭炯炯,唐天驷,杨惠林. 开窗腰椎间盘切除再手术的远期疗效[J]. 中华外科杂志,2005,43(8):1075-1079.
4. 杨惠林,马宏庆,王根林,等. 全国腰椎退行性疾患座谈会会议纪要[J]. 中华骨科杂志,2006,26(10):711-716.
5. 吴健,唐天驷,王根林,等. 针刺抽吸法诱导建立椎间盘退行性变的动物模型[J]. 中国组织工程研究与临床康复,2007,11(45):9116-9119.
6. 高金亮,孙刚,刘新宇. 腰椎管狭窄症的解剖学基础与病理机制研究[J]. 医学综述,2007,13(4):285-287.

# 第三节　腰椎管狭窄症

## 一、概述

腰椎管狭窄症(LSS)的概念是由英国人 Verbiest 在 1949 年首先提出的,是指各种原因引起的腰椎骨质增生或纤维组织增生肥厚导致中央椎管、侧隐窝、神经孔狭窄,导致椎管各径线缩短,刺激或压迫硬膜囊、脊髓或神经根,从而引起相应神经功能障碍的一类疾病。腰椎管狭窄症包括中央型狭窄、侧隐窝型狭窄、神经孔狭窄,是导致腰痛及腰腿痛等常见腰椎病的病因之一,又称腰椎椎管狭窄综合征,多发于 40 岁以上中年人。常见原因包括退行性、创伤性、肿瘤性等,其中退行性 LSS 最常见;60~70 岁老年人是高发人群,女性多于男性;$L_4$ 椎管狭窄症在 5 个腰椎中最多见,近年来发病率逐渐增高。

## 二、病因病机

腰椎管狭窄症是骨科常见病,依据其病因可分为先天性椎管狭窄、发育性椎管狭窄和继发性椎管狭窄。其中,继发性椎管狭窄包括退行性变引起的椎体后缘增生、黄韧带肥厚、纤维环膨出、小关节增生及关节囊肥厚、退变性滑脱或椎弓峡部裂滑脱,以及医源性、创伤性和其他疾病所致椎管狭窄。

原发性腰椎管狭窄:单纯由先天性骨发育异常引起的,临床较少见。

继发性腰椎管狭窄:由椎间盘椎体、关节退化变性或脊椎滑脱、外伤性骨折脱位、畸形性骨炎等导致。其中,最常见的是退行性椎管狭窄症。

## 三、临床表现

1. 腰腿痛　长期多次反复的腰痛,有时可放射到下肢。
2. 间歇性跛行　当患者站立或行走时,出现腰酸痛、腿痛或麻木、无力、抽筋,并逐渐加重以至不能继续行走。坐下或蹲下几分钟后上述症状消失并可继续步行,因有间歇期,故名间歇性跛行。
3. 部分患者可有下肢麻木、冷感、乏力、某些肌肉萎缩以及鞍区麻木、大小便失禁或尿急或排尿困难等症状。
4. 做腰部过伸动作可引起下肢麻痛加重,此为过伸试验阳性,是诊断椎管狭窄症的重要体征。

## 四、诊断

临床表现结合体征和影像学检查可作出诊断。体征方面可以有椎旁压痛,严重者可有下肢感觉、肌力、肌腱反射改变,弯腰和/或腰过伸试验阳性,直腿抬高试验多为阴性。

影像学检查方面主要有 X 线、CT 或 MRI 显示腰椎退行性病变,椎管中央矢径<13mm,侧隐窝<3mm。

## 五、治疗

### (一) 保守治疗

1. 中医辨证治疗　中医学对腰痛的治疗原则,历代医家已有较为详细的论述。如《证治汇补·腰胁门·腰痛》指出："治惟补肾为先,而后随邪之所见者以施治,标急则治标,本急则治本,初痛宜疏邪滞,理经隧,久痛宜补真元,养血气。"《医学衷中参西录·论腰疼治法》说:"治斯证者,当用补肾之剂,而引以入督之品。"目前,临床上多在辨证论治的基础上,根据标本缓急随症加减进行治疗。如刘光明等将腰椎管狭窄症急性期分为寒湿型、风湿型和瘀血型进行辨治,且尤注重运用破血药进行治疗,其中寒湿型以地龙舒腰汤(麻黄 3g,独活 5g,秦艽 9g,当归 9g,赤芍 9g,川芎 5g 等)加减进行治疗;风湿型以和营活血汤(防风 9g,防己 12g,独活 5g,秦艽 9g,当归 9g,赤芍 9g 等)加减进行治疗;瘀血型以化瘀通络汤(当归 9g,赤芍 9g,川芎 9g,红花 5g,川牛膝 9g,三七 9g 等)加减进行治疗。对于缓解期则分阳虚、阴虚型进行辨治,其中阳虚型治以温补肾阳、养血健腰,方用补肾健腰汤(党参 9g,黄芪 9g,当归 9g,白芍 9g,川芎 9g,肉苁蓉 9g 等)加减治疗;阴虚型治以育阴壮水、养血固腰,方用育阴健腰汤(生地黄 9g,怀山药 9g,枸杞子 9g,炙龟甲 12g,当归 9g,白芍 9g 等)加减治疗,取得满意疗效。杨诗辉将腰椎管狭窄症分为肾亏体虚型、气滞血瘀型、寒湿型 3 型进行辨证治疗,其中偏阳虚者以右归汤加减,偏阴虚者以左归汤加减,气滞血瘀型以身痛逐瘀汤加减,寒湿型以甘姜苓术汤加减,皆取得了良好疗效。

2. 专病专方治疗　随着对本病病因病机认识的逐步深入,近年来越来越多的学者在辨病基础上选用特定的成方或经验方为基础进行加减治疗,甚至由此开发出治疗腰椎管狭窄症的中成药,广泛运用于临床。独活寄生汤、补阳还五汤及身痛逐瘀汤是临床报道中治疗本病最广为选用的成方。如高春梅等运用独活寄生汤(独活 15g,桑寄生 10g,杜仲 15g,牛膝 15g,细辛 3g,秦艽 10g 等)治疗腰椎管狭窄症 45 例,每日 1 剂,3 周为 1 个疗程,结果总有效率为 93.33%。有关身痛逐瘀汤用于治疗腰椎管狭窄症的临床报道相对较少,但临床运用亦可取得较好临床疗效。如康世林等运用身痛逐瘀汤加减(生黄芪 50g,当归 12g,赤芍 15g,地龙 10g,川芎 15g,桃仁 10g 等,腰痛明显者加台乌药 12g,延胡索 12g,下肢麻痛者加土鳖虫 10g,木瓜 15g,下腰及双腿常有冰冷感者加制川乌 9g)治疗本病,每日 1 剂,连用 2 周,结果治疗 73 例,总有效率为 97%。

3. 中成药治疗　随着专方在临床运用中的不断成熟及为了适应现代人们生活方式的要求,目前临床已有不少用于治疗腰椎管狭窄症的中成药,不仅使用方便,而且运用得当亦能取得相当好的治疗效果。如沙里泉等运用腰痛宁胶囊(龙骨、熟地黄、鸡血藤、骨碎补、狗脊)治疗腰椎管狭窄症 420 例,并另取 420 例作为对照组,以骨仙片(熟地黄、黑豆、菟丝子、防己、牛膝、仙茅、女贞子、骨碎补、枸杞子)进行治疗,结果治疗组总有效率为 88.10%,优于对照组的 68.10%。

4. 手法治疗　手法是中医治疗腰椎管狭窄症的重要方法,一般认为通过松解及调整复位类手法不仅可以改善局部血液循环,而且可以改变神经根于椎管内的相对位置,缓解神经压迫,无论是单用还是配合其他治疗方法联合使用都能取得良好疗效。单用手法治疗者,如王明杰等运用韦贵康教授摇摆法整治腰椎管狭窄症 68 例,总有效率达 82.4%。韦以宗等运用调曲整脊法,以四维牵引调曲为主,辅以理筋、正脊骨和练功,治疗腰椎管狭窄症 90 例,临床治愈率为 83.3%,总有效率达 98.9%。

5. 针灸治疗　近年来,针灸治疗腰椎管狭窄症取得不少进展,尤其是运用特殊针刺方法进行治疗的临床报道较多。如张玉和等运用针刺脊神经触激术治疗腰椎管狭窄症,以针尖直接触及脊神经,激发患者有突发放电感为度,总优良率为 93.3%;且对治愈时间达 5 年的患者随机随访了 5 例,均无复发。李伟等运用银质针斜透刺次髎穴为主治疗退行性腰椎管狭窄症,总有效率为 93.8%,疗效明显优于常规温针治疗(对照组)的 73.3%。倪菁琳等运用温通针法,选择大椎、命门、夹脊穴、秩边、阳陵泉、悬钟为主治疗腰椎管狭窄症,并与普通针刺组对照,结果显示治疗组和对照组都可以明显改善患者的症状、体征,治疗组总有效率达 90%,对照组为 80%,但治疗组患者的脊髓功能、生活质量均较对照组改善更满意,且治疗组患者腰腿疼痛症状缓解更明显、远期疗效满意。景绘涛等采用圆利针深刺夹脊穴进入椎管刺激脊神经根的方法,治疗腰椎管狭窄症,选用狭窄节段对应的夹脊穴为进针点,严格按照无菌原则操作,垂直皮肤进针,经皮肤、皮下组织、胸腰筋膜浅层、竖脊肌(骶棘肌)、关节突关节间隙、黄韧带、侧隐窝进入椎间盘,当患者有触电样放射感或臀腿部有酸胀感即可,结果显示深刺组治疗后、随访时总有效率分别为 100.0%(75/75)、96.0%(72/75),均优于常规针刺组的 92.0%(69/75)、84.0%(63/75)(均 $P<0.05$)。林廷樾运用齐刺温针法治疗本病,穴取双侧腰阳关、阿是穴,采用齐刺针法,得气后行捻转提插补法,再用长约 2~3cm 艾段插在针柄上,点燃施灸,

待艾段烧完后去除灰烬,将针取出,每日 1 次,结果治疗 48 例,总有效率为 97.92%。

**(二) 手术治疗**

1. 手术指征　①日常活动受限或疼痛无法忍受,保守治疗无效者;②进行性神经系统症状,如股四头肌无力、膝关节屈曲、踝关节不能背伸、坐骨神经痛、马尾综合征、膀胱功能损害等,经过正规非手术治疗无效者;③进行性加重的滑脱、侧凸伴相应临床症状和体征者。

2. 手术方式

(1) 开放减压术:减压是治疗腰椎管狭窄症的有效手术方式。腰椎管狭窄手术干预的主要目标是解除被侵犯的神经结构,从而缓解症状和改善功能。减压方式包括全椎板切除术、半椎板切除术、单侧椎板间开窗术、经关节突减压术、经棘突劈开椎管减压术以及不同形式的椎管扩大成形术。对于减压方式,应根据狭窄位置、受累节段、脊柱畸形或脊柱不稳情况来选择。各种减压方式的优劣尚存在争议,没有证据表明某种减压手术方式或减压范围是最有效的。一项系统回顾提示,3 种新减压手术方式与传统减压手术在腰腿痛改善方面的差异无统计学意义。因此,对于不同的患者,在达到减压目的的前提下,应尽可能地采取创伤和并发症最少的减压方式。腰椎管狭窄症患者实行个体化手术减压策略能有效扩大椎管,改善临床症状,并能有效保护椎管周围的骨组织和软组织,最大化地提高患者生活质量。

(2) 融合术:单纯减压术后的脊柱节段不稳促使融合技术的发展。融合术可以使那些不稳定的腰椎得以稳定,并且可以消除由椎间盘和关节面疾病引起的疼痛。脊柱融合术的目的是重建脊柱的稳定性。目前常用的融合术式大致分为前路椎体间融合、后路椎体间融合、后外侧椎体间融合及后路椎间孔椎体间融合等。如果减压术切除的骨质过多而损害了脊柱的稳定,或者出现了峡部裂或退行性腰椎滑脱,或者伴有后凸畸形时,就需要进行脊柱融合术。目前有研究表明,过小的骨盆入射角值(股骨头中心和骶骨上终板中点的连线与骶骨上终板中点垂线之间的夹角)可能是导致腰椎融合术后相邻节段退变的重要因素。融合术的首要目的为稳定脊柱结构,并将病变的椎间关节运动融合固定以消除症状。行椎板减压术后,是否附加融合术,争议颇多。

(3) 非融合性固定:融合术后,相邻节段退变加速、症状不缓解导致动态固定技术应运而生。非融合固定系统能够减少手术节段所受应力,有助于减少邻近节段的退变。随着研究的深入,各种动力性固定装置不断出现。动态固定系统可大致分为椎弓根螺钉动态固定系统和棘突间固定系统。其中,椎弓根螺钉动态固定系统又分为经椎弓根弹性固定系统和经椎弓根半坚强金属内固定系统;棘突间固定系统又分为静态固定系统和动态固定系统。目前研究表明,K-Rod 系统可以取得良好的近期临床疗效。Dynesys系统中远期临床疗效满意,能保留部分椎间活动度,对邻近节段影响小。Wallis 系统动态固定治疗单节段腰椎管狭窄症的疗效取得显著成果。但此类研究病例数量少,随访时间尚短,仍需要长期随访和更多病例来评估其远期临床效果,且因动态固定技术长期随访有较高的再手术率和较高成本,所以手术前应慎重考虑。

(4) 微创减压术:随着技术的不断创新,微创在腰椎管狭窄症的治疗中亦占据了重要地位,且微创手术具有创伤小、术中出血少、术后恢复较快、住院时间较短等优势。微创减压手术方式包括椎间盘镜、微创经椎间孔腰椎椎体间融合术、经皮椎间孔镜、极外侧入路椎体间融合术等。如今,微创减压是一种常用的手术治疗策略,虽然这些新技术相比传统手术有较低的侵入性,但有研究表明微创减压仍可导致一系列并发症,且微创手术治疗的作用和是否减少医疗资源的利用是不清楚的。一项系统回顾提示,微创减压治疗腰椎管狭窄症的相对安全证据是非常低的且存在偏倚风险。目前使用的微创手术多种多样,但都有其优势及缺陷,不能因为过度追求微创而放弃彻底减压的机会,新技术的发展需要探索、研究、实践和检验。随着科学技术的发展,微创手术具有广泛的前景,未来的研究是必要的,可为治疗腰椎管狭窄症提供更多选择。

## 六、目前研究进展

目前,腰椎管狭窄症患者行减压术后是否增加脊柱融合术仍然是有争议的。腰椎管狭窄可合并退变滑脱,很多脊柱外科医师视其为融合的绝对适应证。脊柱手术过程中的操作可能造成退行性滑脱的高风险,所以实施减压加融合术被认为是最好的方法,然而到目前为止没有证据表明在无滑脱腰椎管狭窄患者中有附加融合的效益。如今大量的研究寻求治疗腰椎管狭窄症的最佳手术方式,许多至少 5 年随访的前瞻性研究表明,手术后没有融合的腰椎有更好的临床效果。目前认为脊柱融合可能增加邻近节段退变而导致较高的翻修率,然而目前该问题仍处于争论中。Forsth 等进行了回顾性专题研究,值得注意的是此研究将术前伴有和不伴有腰椎滑脱的患者均纳入,术后随访时再次评估各项指标,经过 2 年随访,无论术前是否存在腰椎滑脱,减压组和融合组相比,各项临床指标的评价结果均没有明显差异;需要再次手术的患者比例在两组中也类似,由于术后再发椎管狭窄或不稳而行二次手术者,减压组为 7%,融合组为 8.1%。此研究中 8 785 例患者符合研究标准,然而剔除失访以及随访时间不足 2 年的患者,共 5 390 例患者最终纳入,失随访比例高达 40%,文中并没有说明减压加融合组与单纯减压组失随访病例数及各自的比例关系,单就总数来说失随访比例偏大可能会影响最终结果。Lad 等进行了一项回顾性队列分析研究,结果表明减压加融合病例的并发症率在初次住院期间的 90 天时明显高于单纯减压者,而就长期随访 5 年以上翻修率而言,单纯减压和减压加融合差异无统计学意义(17.3% 和 16.0%)。当然应对这些研究的结论持谨慎态度,Forsth 等和 Lad 等的研究,仅说明纳入合并腰椎退变性滑脱病例,但并未给出滑脱程度的分级数据,毕竟这是影响术者是否选择内固定融合的重要依据,因而在手术方式选择上存在偏倚,其次研究者并未给出附加融合组具体采用的融合技术和方式,更重要的是术后融合率不得而知,术后假关节形成以及融合技术都是影响附加融合术后疗效的重要因素。Sigmundsson 等进行了一项大样本回顾性研究,结果提示腰椎退变滑脱患者单纯减压与减压加融合效果相当,术后 2 年随访,单纯减压与减压加融合相比,腰痛或腿痛患者差异并无统计学意义。但是,此研究中减压加融合组患者随访的失访数量较多,可能使结果造成偏差。Forsth 等进行了一项随机对照临床试验研究,结果提示腰椎管狭窄无论是否有滑脱,减压加融合与单纯减压在术后 2 年,两组间平均 ODI 差异无统计学意义(融合组 27 分,单纯减压组 24 分),6 分钟步行试验差异亦无统计学意义(融合组 397m,单纯减压组 405m),随访 5 年两组间临床疗效差异亦无统计学意义;随访 6.5 年时,融合组 22% 的病例因邻近节段退变和假关节需翻修,单纯减压组 21% 的病例因原节段再狭窄需翻修。该研究中退变滑脱定义为上位椎体相对于下位椎体前移>3mm,最后得出无论是否合并退变滑脱,减压加融合与单纯减压在术后 2 年和 5 年的临床效果方面差异无统计学意义,然而值得关注的是,减压加融合使得住院时间长、出血多、花费高。Ghogawala 等进行了一项随机临床试验,比较腰椎减压加融合与单纯减压在治疗腰椎 I 度退变滑脱合并椎管狭窄方面的疗效,术后 2 年,融合组 SF-36 得分高于单纯组(15.2 分对 9.5 分),维持至术后 3 年和 4 年;两组间术后 2 年 ODI 差异无统计学意义,然而融合组出血量和住院时间均高于单纯组,值得注意的是,融合组再手术率为 14%,单纯组再手术率为 34%。Ghogawala 等的研究提示,单纯减压后再手术率高,有学者称这可能归因于美国关于翻修手术的临床决策,单纯减压后如效果欠佳美国医师更倾向于加上固定而翻修,而对于做过固定融合的病例美国医师再做翻修的门槛较高。荷兰莱顿大学的 Peul 等指出,融合治疗腰椎管狭窄症中的最常见类型,对患者无附加价值或可视为过虑和不必要的治疗。融合或许不再是腰椎管狭窄症的最佳治疗,为了保险起见而采用内固定。

(赵　军)

## 参 考 文 献

1. Binder DK,Schmidt MH,Weinstein PR. Lumbar spinal stenosis[J]. Semin Neurol,2002,22(2):157-166.

2. Siebert E,Prüess H,Klingebiel R,et al. Lumbar spinal stenosis:syndrome,diagnostics and treatment[J]. Nat Rev Neurol,2009,5(7):392-403.

3. Kaftandziev I,Trpeski S,Filipce V,et al. Operative treatment of degenerative lumbar spine spondylolisthesis[J]. Pril,2015,36(1):129-135.

4. 袁仕国. 退行性腰椎管狭窄和侧凸的影像学表现及临床相关性[D]. 广州:南方医科大学,2016.

5. 刘光明,吴云定. 吴云定治疗腰椎管狭窄症经验[J]. 上海中医药杂志,2009,43(12):18-19.

6. 杨诗辉. 辨证治疗腰椎管狭窄症 36 例[J]. 河南中医,2012,32(2):208.

7. 刘金浪. 中药专方治疗腰椎管狭窄的 Meta 分析[J]. 江西中医药,2012,43(8):14-16.

8. 高春梅. 独活寄生汤治疗退行性腰椎管狭窄症 45 例[J]. 河北中医,2009,31(7):1018.

9. 康世林. 补阳还五汤治疗退变性腰椎管狭窄 73 例[J]. 中医杂志,2010,51(增刊2):195-196.

10. 沙里泉. 中药腰腿痛宁治疗腰椎管狭窄的临床研究[J]. 中国医药指南,2011,9(35):166-168.

11. 王明杰,廖康兴,兰小春. 采用韦贵康教授摇摆法整治腰椎管狭窄症 68 例[J]. 广西中医药,2010,33(4):42-43.

12. 韦以宗,王秀光,潘东华,等. 调曲整脊法治疗腰椎管狭窄症 90 例疗效报告[J]. 中华中医药杂志,2012,27(2):498-503.

13. 张玉和,张春燕. 针刺脊神经触激术治疗腰椎管狭窄症 60 例[J]. 上海针灸,2009,28(1):52.

14. 李伟,王慧芳,徐洪亮,等. 银质针斜透刺次髎穴为主治疗退行性腰椎管狭窄症疗效观察[J]. 上海针灸,2012,31(5):332-334.

15. 倪菁琳,口锁堂,陆伟峰. 温通针法治疗腰椎管狭窄症临床疗效观察[J]. 中华中医药学刊,2012,30(3):612-614.

16. 景绘涛,彭易雨,陈敏,等. 夹脊穴深刺治疗腰椎管狭窄症疗效观察[J]. 中国针灸,2011,31(9):791-794.

17. 林廷樾. 齐刺温针法治疗腰椎管狭窄症 48 例疗效观察[J]. 河北中医,2010,32(3):404-405.

18. 高春雨,高景华,朱立国,等. 综合保守疗法治疗退行性腰椎管狭窄症的临床研究[J]. 北京中医药,2011,30(5):380-383.

19. 李志强. 中药熏洗治疗退行性腰椎管狭窄症临床分析[J]. 中国现代药物应用,2010,4(5):129.

20. 杨晓莲,徐振奇,姜贵云. 骨痹散熏蒸配合低周波治疗退行性腰椎管狭窄症 200 例临床观察[J]. 河北中医,2009,31(1):78-80.

21. 张贺民. 150 例腰椎管狭窄症中药内服外敷疗效观察[J]. 中华中医药杂志,2008,23(1):75-77.

22. 覃惠,林桂权. 通脉活血汤结合烫熨治疗腰椎椎管狭窄症 70 例[J]. 光明中医,2010,25(2):242-243.

23. 王玉祥. 手法治疗腰椎管狭窄症 32 例临床报告[J]. 世界中医骨科杂志,2008,10(1):61.

24. 朱金华,鲍自立,徐涛. 督脉经手法结合骶管注射治疗退变性腰椎管狭窄症临床研究[J]. 吉林中医药,2009,29(10):867-869.

25. 柴俊飞,袁幸芳. 通督调脊手法结合中药、牵引治疗老年退行性腰椎管狭窄症 61 例[J]. 福建中医药,2012,43(2):24-25.

26. 杨光,古恩鹏,李苗,等. 中医综合疗法治疗退变性腰椎管狭窄症的临床研究[J]. 天津中医药大学学报,2010,29(2):69-71.

27. 纪岳军,王雷. 中药结合针刺治疗腰椎管狭窄症 64 例[J]. 光明中医,2010,25(11):2058-2060.

28. 王建,钱振福,陈光,等. 针刺加拔罐治疗腰椎管狭窄症的临床研究[J]. 中国医药导报,2013,10(8):114-116.

29. 刘海永. 火针结合正骨疗法治疗腰椎管狭窄症 86 例[J]. 河北中医,2011,33(8):1196-1197.

30. 望庐山. 夹脊电针配合当归注射液椎管内注射治疗腰椎管狭窄临床疗效观察[C]//中国针灸学会. 2011 中国针灸学会年会论文集. 北京:中国针灸学会,2011:362-367.

31. 陈肖云,朱英,黄小珊. 电针结合放血疗法治疗退行性腰椎管狭窄症 30 例[J]. 海南医学院学报,2009,15(9):1075-1077.

32. 钟鹏程. 骶管注射联合针刺治疗退行性腰椎管狭窄症 32 例[J]. 中国中医药信息杂志,2013,20(2):72-73.

33. 刘新宇,原所茂,田永昊,等. 棘突劈开、单侧进入双侧减压与椎板切除减压治疗退变性腰椎管狭窄症的比较[J]. 中华骨科杂志,2013,33(10):984-989.

34. Jacobs WC,Rubinstein SM,Koes B,et al. Evidence for surgery in degenerative lumbar spine disorders[J]. Best Pract Res Clin Rheumatol,2013,27(5):673-684.

35. Overdevest GM,Jacobs W,Vleggeert-Lankamp C,et al. Effectiveness of posterior decompression techniques compared with conventional laminectomy for lumbar stenosis[J]. Cochrane Database Syst Rev,2015(3):CD010036.

36. 钱宇,徐国健,金聪,等. 腰椎管狭窄症致压因素与减压方式关系的研究[J]. 中华骨科杂志,2016,36(22):1417-1425.

37. 黄觅,于淼,刘晓光,等. 腰椎融合术后相邻节段退变的相关因素分析[J]. 中国脊柱脊髓杂志,2014,24(3):199-203.

38. 岳兵,蒋国强,卢斌,等. K-Rod 脊柱动态稳定系统在多节段腰椎退行性疾病中的临床应用[J]. 中国骨伤,2015,28(11):988-993.

39. 吴海挺,蒋国强,卢斌,等. Dynesys 动态稳定系统治疗多节段腰椎退变性疾病的中远期临床疗效观察[J]. 中国骨伤,2015,28(11):1000-1005.

40. 李华,王立涛. 经椎板间入路椎管扩大减压 Wallis 系统动态固定治疗单节段腰椎管狭窄症的疗效[J]. 中国脊柱脊髓杂志,2016,26(6):562-564.

41. 胡德新,郑琦,朱博,等. 经皮椎间孔镜下选择性减压治疗老年性腰椎管狭窄症的疗效分析[J]. 中国骨伤,2014,27(3):194-198.

42. 蒋毅,吴磊,左如俊,等. 经皮椎间孔及椎板间联合入路内窥镜下行腰椎管狭窄减压术的初步报告[J]. 中国脊柱脊髓杂志,2016,26(5):428-433.

43. 朱晓龙,王建,周跃,等. 微创经椎间孔腰椎体间融合术的围手术期并发症[J]. 中国脊柱脊髓杂志,2016,26(4):304-309.

# 第四节　腰椎滑脱症

## 退行性腰椎滑脱

### 一、概述

退行性腰椎滑脱是指因腰椎退变引起损害节段的上位椎体向前或向后滑动;若伴有神经根压迫症状,称退行性腰椎滑脱症。退行性腰椎滑脱是临床上最常见的脊椎滑脱。1930 年,Junghanns 首先描述椎弓完整的滑脱并命名为假性滑脱。1955 年,Newman 发现 Macnab 所称的椎弓完整的脊柱滑脱与脊柱退变有关,并结合其病理变化将这种滑脱命名为退行性脊柱滑脱症。随着年龄增长,本病的发病率增高,女性多于男性。

### 二、病因病机

退行性腰椎滑脱与峡部裂型腰椎滑脱的区别在于其椎弓峡部完好。由于椎弓完好,随着 L$_4$ 椎体向前滑移,因此除了小关节突的退行性改变外,还逐渐出现椎管狭窄。退行性腰椎滑脱的畸形并不只表现为单纯的滑移,同时还有旋转畸形,这可使硬膜囊及其内的神经结构发生扭曲,并夸大了椎管狭窄的程度。目前,解释退行性腰椎滑脱的理论包括:首先出现小关节突呈矢状位及椎间盘退变,随后由于椎体向前滑移导致关节突出现继发改变。矢状位关节突理论提示由于关节突的方向不能有效抵抗滑移势能,导致椎体出现滑移趋势,随着时间推移,最终导致退行性腰椎滑脱。至于椎间盘退变的理论提出,首先是椎间盘狭窄,随后出现关节突过度负载,导致小关节突关节炎性病变加速,继发出现关节突重新塑形和椎体向前滑移。

现在看来,小关节突的关节炎性改变要比椎间隙的狭窄严重得多,随着出现最严重的脊椎向前滑移,椎间隙的狭窄才会更加明显。随着退行性变的进展,似乎存在这样一个连续的病理变化过程。此外,小关节突的方向越接近矢状位,给受累节段提供的稳定性就越少,但是,关于是否由于这些变化还是由于原发解剖性变异导致腰椎慢性不稳,还存在争议。Boden 等的研究显示,L$_{4,5}$关节突在矢状位方向上超过 45°,那么发生退行性腰椎滑脱的可能性就要增加 25 倍。尽管女性中退行性腰椎滑脱的发病率要高,但小关节突的方向并未显示出性别上的差异,因此,这给矢状位小关突是退行性腰椎滑脱原发性原因的理论提出了疑问。现已发现,小关节突呈矢状位方向与椎间隙狭窄有关,这提示椎间隙狭窄可增加小关节突载荷,从而导致继发性小关节突改变。即便不考虑是否存在原发性小关节突矢状位改变,这种脊柱不稳导致的小关节突关节炎、椎间盘退变和韧带增生均可造成症状。在对一个患者进行术前评估,尤其是进行单纯椎管减压术时,考虑小关节突的方向可能是导致脊柱潜在性不稳的因素之一。

### 三、临床表现与诊断

退行性腰椎滑脱的症状包括腰背疼痛、神经性跛行、神经根病变表现,以及偶有大、小便功能障碍。椎管狭窄的症状更为常见,其中腿痛和跛行占 68% ,32% 的患者仅有腰背疼痛。神经根病变表现的发生率是32% ,马尾综合征较少见(3% )。神经性跛行和血管性跛行的症状会出现相互重叠,需进行仔细的评估。在鉴别诊断中,还应考虑到周围神经病变的可能。

X 线片是诊断退行性腰椎滑脱和脊柱侧凸的一项简单易行的方法。典型的腰椎向前滑脱见于 L$_{4,5}$,不伴椎弓峡部缺损。由于有 15% 的腰椎滑移在仰卧位影像上出现自发复位,因此需要拍摄站立位 X 线片。不同程度的椎间隙狭窄均提示存在退行性变。屈-伸位侧位影像可显示腰椎不稳,表现为出现 4~5mm 的滑移或超过 10°~15°的矢状位旋转。退行性脊柱侧凸是很明确的,伴有孤立性腰椎侧弯和椎间盘退行性变。在一些患者中可出现正常腰椎前凸的减小和明显的腰椎旋转半脱位,并伴有不同程度的椎体侧方移位。

脊髓造影后 CT 检查(CTM)及磁共振检查(MRI)都用于诊断椎管狭窄,可显示关节突过度增生、黄韧带肥厚,以及较少见的椎间盘突出。由于关节炎性物质对小关节突的影响,可以出现滑液囊肿。如确诊有滑液囊肿,那么可能需要改变治疗计划,术中需要进行更广泛的减压,减压范围要到椎间孔区域。

## 四、治疗

机械性腰背部疼痛通常与姿势和日常活动有关,包括下腰痛及牵涉性疼痛,可能产生于椎间盘和关节突关节退变。Matsunaga 等对脊柱退变自然转归进行 10 年随访,发现椎间隙塌陷和椎体滑脱的患者仅占30%,在初始没有神经症状的椎体滑脱患者中,症状长期不加重者高达 76%。对本组患者根据疼痛诱发因素,予以加强腰背肌或腹肌功能锻炼,可减少疼痛发生。再予以非甾体类镇痛药物,疼痛基本消失。同时进行抗骨质疏松治疗以及局部理疗,减缓退变进展。69.3%的患者疗效满意,仅 30.7%的患者滑脱程度加重,出现间歇性跛行或神经根性疼痛,予以手术治疗。标准的治疗方案应包括短期休息,口服消炎镇痛药,并在少数情况下使用支具。特殊康复锻炼方法的疗效尚未明确,但躯干稳定性锻炼和低对抗性有氧运动似乎对患者有益。

硬膜外激素注射治疗已被推荐使用,但迄今为止仍缺乏随机或与安慰对照组比较研究的资料,因此无法确定其在椎管狭窄方面的疗效。皮质激素的抗炎作用是将其用于硬膜外的基础。长期疗效可能是局麻药与激素共同作用的结果。硬膜外激素注射对有神经根症状的患者疗效最好。由于可能存在背侧中间间隔,限制了药物弥散,因此穿刺时采用透视引导可有帮助。没有文献支持进行系列的 3 次硬膜外激素注射,除非是症状在第一次注射后部分缓解。如果第一次注射没有在透视引导下进行且无效,那么第二次注射使用透视引导,以确保穿刺准确并使药物得以弥散。如果在进行了一次准确的穿刺注射后没有取得满意疗效,那么不建议进行更多穿刺。如果硬膜外激素注射成功,那么可开始物理治疗。

## 五、手术方法

患者经适当的非手术治疗后仍有持续性腰腿疼痛,就是手术治疗的适应证。退行性腰椎滑脱患者中,只有 10%～15%的人需要手术治疗。对于仅有腰背疼痛的患者,在考虑手术时要非常谨慎,因为其症状可能由相邻节段病变引起。

1. 单纯椎管减压  单纯减压术旨在解除神经根管狭窄及神经根受压,从而缓解症状。以往学术界认为,椎板切除减压后不必再行脊柱稳定性治疗,但其后众多研究表明,单纯减压可能会进一步加重节段性不稳,其长期疗效不确定,减压术与双侧后外侧融合术联合治疗的临床效果明显优于单纯减压术。因此,对退行性腰椎滑脱引起的椎管狭窄,在椎管减压的同时须行植骨融合术;对伴有脊柱不稳定的患者若单纯施行减压术,将导致术后腰腿痛症状复发且远期疗效不满意。单纯椎管减压术主要用于年龄较大、身体条件差而不宜行大范围减压术或有麻醉风险的患者。

2. 减压加后路植骨融合  后路植骨融合术包括无须内固定器械的后侧、后外侧及关节突关节融合术;如果加用内固定器械,则较多使用经椎弓根固定系统或经关节突关节螺钉。该术式适用于治疗退行性腰椎滑脱导致的节段性不稳,或广泛减压后急性或潜在的不稳定,手术相对容易,能在减压的同时避免损伤内脏和血管,其缺点是术后可能出现持续腰部疼痛和广泛软组织剥离所致局部肌肉功能障碍。减压加后外侧植骨融合术治疗退行性腰椎滑脱伴椎管狭窄的总体疗效满意。Park 等采用减压、关节突关节间植骨融合加椎弓根螺钉系统治疗 6 例退行性腰椎滑脱,其中 I 度或 II 度患者 44 例,总体治疗效果满意;认为该术式手术时间短、失血量少,术后症状缓解率高,但融合成功率偏低,可能会对疗效产生一定影响。

3. 减压加椎体间融合  椎管减压加椎体间融合是退行性腰椎滑脱手术治疗中经常采用的术式。按手术入路不同可分为后路椎体间融合术(PLIF)、经椎间孔椎体间融合术(TLIF)、前路椎体间融合术(ALIF)。椎体间融合术较后外侧融合术具有更好的生物力学优势:移植物覆盖了 90%的椎间隙;软骨下终板的暴露和部分移除,使移植物有更多血供;移植物靠近运动轴可获得有效压缩力;恢复了椎间隙高度;维持了良好的矢状位平衡。椎体间融合术常与后外侧融合术联合使用,即所谓的“360°融合”。有学者认为,该术式能获得更好融合,可有效恢复脊柱生理弧度,降低再次手术率。“360°融合”术式主要用于治疗较为复杂的病变,简单地认为它优于后外侧融合术则缺乏科学根据。术式的选择主要由患者自身的病情决定。如果患者既往有后路脊柱手术史,神经根有可能已由瘢痕包围,对椎间盘的显露将受限,在这种情况下选择 ALIF 或

TLIF 则较为安全。Salehi 等采用 TLIF 治疗 24 例退行性腰椎滑脱症患者,结果表明该术式安全有效、融合率高且减压更彻底,并可避免牵拉及损伤神经根。后路或经椎间孔椎体间融合术在一定程度上破坏了脊柱后方结构的稳定,通常需联合使用内固定器械取得脊柱稳定;内固定器械多采用经椎弓根固定系统或经关节突关节螺钉固定,植骨融合材料主要来源于自体骨、同种异体骨或各种人工生物材料。后路椎体间融合术需牵拉神经根及硬膜囊,有神经损伤及脑脊液漏的风险;采用的融合材料易出现植骨吸收、椎间隙塌陷等并发症。因此,有学者倡导使用椎体间融合器(Cage)。

4. 动力固定技术　动力固定技术又称非融合技术,是为了解决传统融合固定所致融合水平上、下的应力集中,进而导致邻近节段退变及运动节段运动范围丧失的问题。其目的是,在稳定脊柱的同时保留一定运动范围。目前,非融合技术在临床上的应用有一定局限性。该技术多用于椎体滑脱<25%、冠状位两侧小关节面切线之间夹角>60°、椎间盘压缩程度较小等。Kanayama 等报道的 Graf 人工韧带稳定系统包括钛制椎弓根螺钉和聚酯带编制的环带状人工韧带,由人工韧带连接上下椎弓根螺钉提供压缩力而达到稳定手术节段、保持该节段生理性前凸的作用;该人工韧带通过“弹性稳定”机制发挥作用,即以前凸位制动、由结合小关节提供稳定、改变纤维环和终板负荷支点、具有夹板样作用等来促进损伤组织愈合;对 64 例退行性腰椎滑脱症患者的疗效观察显示,该人工韧带能有效缓解症状,保持手术节段的前凸角及椎间盘高度的稳定,具有手术损伤小、更符合生理情况、有助于神经肌肉功能恢复、缩短手术时间、减少术中出血、术后恢复快、无须加用外固定等优点。Schnake 等应用 Dynesys system 动力固定系统结合减压术治疗退行性腰椎滑脱,术后至少 2 年随访发现,26 例(平均 71 岁)患者中仅 5 例仍然具有间歇性跛行,其余 21 例疼痛消失、无滑脱加重,临床疗效与坚强固定无显著差异。在维持脊柱稳定性、防止滑脱加重的同时,可阻止邻近节段退变。

# 峡部裂型腰椎滑脱

## 一、病因病机

峡部裂型腰椎滑脱不出现于新生儿,但发生于青少年,到 18 岁成人时发生率可达 5%~8%。直立行走和负重是峡部裂型腰椎滑脱的必要条件,因为本病在不能行走的患者中从未见报道。男性发生率是女性的 2 倍。峡部裂型腰椎滑脱的危险因素包括体操、足球和撑竿跳。其他有危险的运动包括举重、舞蹈、羽毛球,以及其他可造成腰椎过度前凸或过度屈曲的运动。运动多的职业人群,尤其是军队新兵,出现有症状或无症状的峡部骨折的发生率很高(据报道在 1 598 名士兵中的发生率为 9.7%)。遗传性因素似乎存在,并可能与疾病形成有关。

在峡部裂型腰椎滑脱患者中,$L_5$ 受累者占 89%,$L_4$ 受累者占 11%,$L_3$ 受累者占 3%。在成人患者中,腰椎滑移通常少于 50%,并通常可导致峡部断裂节段椎间盘退变加速。峡部发生断裂后,受累脊柱运动节段的骨性阻挡机制发生破坏,最终导致椎体滑脱。骨性阻挡机制包括椎弓根、峡部、头侧椎体的下关节突及尾侧椎体的上关节突。这一联系结构破坏的结果就是脊椎滑脱,且不能抵抗脊椎的平移性不稳。脊椎后弓的结构最终在峡部骨折处与椎体发生分离,只留下小关节突在原先位置上,而整个椎体在骶骨或尾侧椎体之上向前滑移。由于严重滑脱可导致躯体的重力线向前移动,因此可严重影响整体矢状面上的平衡。但高度的腰椎滑脱在成人中很少见。

成人的 $L_5$ 峡部裂型滑脱很少出现进展,除非先前接受过减压术,使脊椎后弓结构的稳定性受到破坏。病变进展的限制性因素包括髂腰韧带坚强、$L_5$ 横突较大、椎间盘和纤维环完好。如果 $L_5$ 低于髂峰间线,呈现“深坐”状态,则可提供进一步保护作用。$L_{4,5}$ 椎间盘与不活动的骨盆和稳定的 $L_5$ 相连接,必然出现应力的进一步增加,这就解释了 $L_{4,5}$ 水平不稳和滑移增加的原因。在临床上,有许多因素似乎有助于增加椎间稳定并防止脊椎滑脱出现。对于少数成人 $L_{4,5}$ 峡部型腰椎滑脱患者,应警惕有腰椎不稳增加的可能,并可出现某种程度上滑脱的进展。

在有峡部骨折时,在椎间盘间可产生剪切应力,体重的 100% 可以产生一个向前的作用力,而在峡部完整、小关节突分担载荷的情况下,椎间盘只承担 80% 的身体重量。这种应力的增加可加速成人椎间盘退行性变,并可造成椎间孔狭窄,最终导致神经根病变。但峡部形成骨痂时,骨质可形成一个向前的突起,同时可有上关节突增生肥大,两者均可造成神经根孔狭窄。由于组织自我修复峡部应力性骨折的努力失败,因此在峡部骨折处形成纤维软骨组织。在 $L_5$-$S_1$ 腰椎滑脱患者中,这一病理解剖的变化通常会对 $L_5$ 神经根造成影响。一旦 $L_5$ 神经根在神经根孔内形成拴系固定,那么腰椎滑移可进一步对跨越过骶骨的神经根产生机械性牵拉,最终可导致神经根病变。

## 二、临床表现与诊断

腰椎峡部裂、腰椎下部局部骨缺损,终会导致该节段腰椎单侧或双侧椎弓的裂隙。长此以往,致患腰椎双侧峡部完全缺损时,椎弓崩裂会导致腰椎滑脱,此时椎体、椎弓根、横突和上关节突一起与椎板、棘突和下关节突间发生分离。目前,确诊主要依赖于影像学检查,包括腰椎正侧位、斜位 X 线片,腰椎 CT 及腰椎 MRI。屈国林等通过研究显示,传统 X 线正侧位摄片很难清晰显示峡部断裂处,而腰椎左右斜位片一度被认为峡部裂的确诊标准,因 45°左右斜位片可清楚显示腰椎峡部的纵行或斜行裂隙。但因左右斜位片在拍摄时达不到与峡部切线平行,继而导致左右侧斜位片只能显示约 15% 的峡部缺损及骨折,漏诊率最高可达85%。正侧位片出现腰椎峡部上下缘连续性中断及低密度影时,可作为判断腰椎峡部裂的重要证据。正侧位片显示椎弓根下出现原有结构的改变及高密度影,以及正位片出现"裂隙征"时,可作为诊断腰椎峡部裂的重要原则。相比左右斜位片检查,CT 由于除外了邻近肌肉组织对骨性结构显影的影响,能更加清楚地显示腰椎峡部裂的具体细节,因此显著降低了腰椎峡部裂的漏诊率。有研究论证了 CT 较平片更能提供关于腰椎峡部形态上的改变和病因的情况。而腰椎 MRI 可以较早探测峡部信号的改变,其优势在于无创伤、无辐射,是青少年患者和孕期妇女的首选检查;此外,MRI 可进行多方位、多平面的影像学成像,提高了针对软组织的分辨率,最大限度弥补 X 线、CT 单一断面成像为主的不足;同时 MRI 具有良好的空间分辨率,矢状位成像可更加直观地显示椎弓峡部、上下关节突及椎板的损伤情况,尤其是针对腰椎峡部裂常见的椎弓后部移位,MRI 可更加清晰地显示上下椎体间的位置关系。腰椎峡部裂患者治疗的目的在于缓解疼痛和恢复功能。因此,对于仅有影像学改变却无明显临床症状的腰椎峡部裂患者,无须特殊处理。

## 三、治疗

1. 非手术治疗 非手术治疗对绝大多数成人峡部裂型腰椎滑脱患者都有效。初期治疗包括短时间的休息及使用对乙酰氨基酚(扑热息痛)或非甾体消炎镇痛药以控制疼痛症状。由于肌松药和麻醉药有潜在药物依赖性,同时缺乏资料证实它们又比非处方药有更好的疗效,因此它们的使用已很少。推拿和理疗,诸如热疗、冷疗、超声波和经皮电神经刺激,都是短期治疗方法,并可能有效。但是,还应考虑采用更具有预防作用的治疗方法。对于症状不改善的患者,要考虑早期进行运动疗法。躯干稳定性锻炼(但应避免过伸)在改善姿势及增强伸肌力量方面很有帮助,并可防止症状在后期突发加剧。O'Sullivan 等已报道指导患者进行正确的躯干稳定肌群的等长收缩锻炼,经过 30 个月随访,采用疼痛视觉模拟评分和 Oswestry 功能障碍评分来对治疗效果进行评价,与对照组相比,治疗组可获得持久的疼痛症状减轻和功能改善。对接受伸展性锻炼治疗的脊椎滑脱患者进行 3 年随访后,发现有 62% 的患者有中到重度疼痛,有 61% 的患者不能参加工作或对其职业有限制。在对人群基本情况相似的脊椎滑脱患者采用腹部屈曲锻炼,并进行 3 年疗效随访时,只有 19% 的患者有中到重度疼痛,有 24% 的患者不能参加工作或对其职业有限制。综上所述,单纯伸展性锻炼的疗效不如肌肉等长收缩的稳定性锻炼及腹部屈曲性锻炼那么好。有氧健身锻炼在治疗腰背痛方面也有效,并且应考虑早期进行。静养休息应减少,因为这种方法可造成身体虚弱无力和精神抑郁,这两方面因素都可导致出现慢性疼痛症状。

支具保护对一些患者来说是一项疼痛治疗的方法,但是如果不带大腿管型支架的话,没有一种支具对低于 $L_3$ 的腰椎制动特别有效。由于成人峡部骨折不能愈合,因此支具只能改善症状。支具可能通过限制活动而获得非直接的积极疗效,但这种限制也可导致躯干肌肉萎缩及停止支具保护后疼痛的加重,这可导致患者产生对支具的依赖。如果使用支具治疗,那么只能使用至症状减轻时,随后开始躯干稳定性锻炼,只要患者在进行腰背伸展动作时能维持无痛状态。如果症状允许,那么可以在穿戴支具的情况下进行肌肉等长收缩锻炼,直至停止使用支具。

非手术治疗可对腰背疼痛和神经根症状有效。在成人患者中,对患者而言,现实的诊断可能是全新的,但病变可能已在没有症状的情况下存在了数十年。因此,如有可能,应采取一切非手术治疗手段来控制症状。

2. 手术治疗

(1)峡部修复术:适用于青壮年有症状不伴有退行性椎间盘疾病的滑脱患者。峡部关节缺损部位直接修复植骨,一般在 6 个月时出现骨性融合,同时可以早期促进正常腰椎活动。Ivanic 利用钩螺钉对 113 名腰椎滑脱患者行峡部关节处直接修复,平均随访 11 年,发现小于 14 岁的患者融合率明显高于 20 岁以上的患者,认为该手术更适用于年轻滑脱患者。理论上,对于年轻患者,过早实施融合术会降低脊柱活动度,加速相邻节段退变,Ekmanr 等通过前瞻性随机对照试验,研究了 111 例峡部裂型腰椎滑脱患者,分成体育锻炼和后外侧融合术两组,通过平均 12 年的随访,发现融合术会明显加速相邻节段椎间盘高度等指标的退变。峡部修复术能最大限度地保留脊柱节段的活动性,降低融合术导致的相邻节段退变的加速。

(2)椎板减压术:适用于合并椎管狭窄引起神经受压的病例。腰椎滑脱椎体前后移位、椎间盘退变导致椎间隙变窄,以及腰椎不稳峡部增生,都能引起神经根出口狭窄,从而出现临床症状。这时椎板减压就十分有必要了。如果进行了广泛的椎板切除,有可能发生医源性滑脱加重。因此,椎板减压多数需配合融合手术。Sairyo 等建议应用内镜辅助下行微创椎板减压,其生物力学研究发现可以有效减轻神经根疼痛,同时不会破坏脊柱稳定性。

(3)脊柱融合术:峡部裂型腰椎滑脱的主要发病机制是脊柱不稳定,若合并椎管狭窄,经彻底减压和滑脱复位内固定后,症状得到缓解,脊柱可获得即时稳定性。但是,这种稳定性必须靠脊柱融合来保持,否则在各种应力作用下,可能出现螺丝钉松动、断钉或断棒等情况,已获得的椎体复位又将丢失,再次导致神经根受压。脊柱融合术用于治疗感染、创伤、畸形、退变及脊柱肿瘤切除后等各类疾病,已有近 1 个世纪了。典型的融合术是后路、后外侧及前路椎体间融合,伴随外科解剖学理解的增强的新技术的到来,微创脊柱融合术也得到了飞速发展。

后外侧融合术(PLF)主要适用于:①老年患者以及由于骨质疏松或其他并发症致不能耐受长时间手术的患者;②大于两个以上节段的固定;③腰椎不稳引起的疼痛。禁用于以椎间盘源性腰背痛为主要症状的患者。Girardo 等通过对 49 例Ⅰ、Ⅱ度峡部裂型腰椎滑脱患者平均 19 年的随访发现,脊柱融合率达 87.7%,满意度 94%,证明该式式可以取得较好的远期疗效。

椎体间融合术:近年来,椎体间融合术的应用越来越多。从生物力学角度来看,尤其是中重度滑脱,如果单纯进行后外侧融合,内固定承受很大剪切力,容易出现断钉及滑脱继续加重,导致融合失败。并且根据脊柱三柱理论,椎体前中柱承担负荷的 80%,后柱仅 20%。植骨或放置椎体间融合器(Cage)的椎体间融合术可恢复椎间盘高度,优化矢状面平衡,调整冠状面排列。典型的椎体间融合术分为前路椎体间融合术(ALIF)、后路椎体间融合术(PLIF)及经椎间孔椎体间融合术(TLIF);其他还有近年来提出的极外侧椎体间融合术(XLIF)及轴向腰椎间融合术(AxiaLIF)。

ALIF 能更好地维持腰椎生理前凸,椎旁肌肉不受干扰,缺点是逆向射精、血管损伤、内脏损伤、肾静脉血栓形成及无法进行椎管减压。1932 年,Capener 首次将 ALIF 用于治疗脊椎滑脱。ALIF 主要适应证:①椎间高度塌陷;②椎间盘源性腰背痛;③PLF 术后假关节形成;④骨质疏松致椎弓根螺钉内固定存在问题,前路支撑以提供额外稳定;⑤畸形矫正。主要禁忌证:①绝对禁忌证:严重的骨质疏松,Ⅱ度以上椎体滑脱;②相对禁忌证:肥胖,腹部手术史以及年轻男性(不愿冒射精障碍风险)。Kimu 对 63 例峡部裂型腰椎滑脱患者行mini-ALIF 配合经皮椎弓根钉技术,通过平均 72 个月的随访,发现 88.9%的病例取得了非常好的效果,并且相邻节段退变发生率很低。

PLIF 指通过后路切除椎板后牵开硬膜囊及神经根,然后行椎体间融合。该术式可同时行神经根管减压及后路内固定,但需对脊髓和神经根进行明显牵拉,有术后神经损伤的可能。PLIF 主要适应证:①需要广泛减压的椎管狭窄;②椎间盘源性腰背痛和椎间盘突出;③椎间盘摘除术后复发;④腰椎不稳;⑤轻度腰椎滑脱;⑥不适合 ALIF 的患者(腹部手术史、过度肥胖、年轻男性等)。禁忌证:①严重骨质疏松,容易引起植骨融合物塌陷;②多节段固定,对神经根牵拉过度易导致严重并发症;③重度椎体滑脱,椎体终板接触面不足;④腰椎高位水平($L_2$ 以上)病变,对神经根、脊髓牵拉易导致严重并发症。微创 PLIF 是指通过管状牵开器进行牵开,在显微镜或目镜辅助下进行减压融合植骨。也可以配合小切口或经皮内固定术,具有创伤小、切口小、恢复快等优点。Tsutsumimoto 等通过对传统的开放入路和小切口 PLIF 对比研究发现,每组 10 组病例,术后两组在 JOA 评分、腰椎前凸角及融合率方面没有差别,但是通过 MRI 对比发现小切口组术后椎旁肌肥大要明显轻于开放手术组,从而证明小切口组对椎旁肌肉的影响更小。

TLIF 克服了 PLIF 手术过度牵拉神经根硬膜囊的弊端,可在中线旁 4~5cm 做小切口,在显露后切除一侧小关节进入椎间盘后外侧。TLIF 的主要适应证:①椎间盘突出术后翻修,尤以单侧椎板开窗间盘摘除术后的翻修为宜;②Ⅰ~Ⅱ度轻度椎体滑脱;③退变性椎间盘病变、椎间盘源性腰背痛;④单侧受压的椎间盘突出症或椎管狭窄症;⑤高位腰椎。需要特别强调的是,TLIF 不适用于需要双侧广泛减压的病例,否则即使取得良好融合效果,也无助于临床症状的解决。

微创 TLIF 的具体操作方法类似微创 PLIF。Dhall 等对比了小切口 TLIF 与开放式 TLIF 的效果,随访 24个月,结果显示小切口较开放手术在失血量及住院时间方面有明显优势。Wu 等通过 meta 分析得出结论,小切口 TLIF 与开放 TLIF 在融合率方面一样令人满意,并且并发症发生率更低。对于滑脱复位,PanJ 等认为,通过充分环形松解,配合小切口 TLIF 能够达到轻度峡部裂型滑脱的自动复位,取得与开放手术等同的满意效果。

XLIF 是腹膜后前方椎体间融合入路的改良,切口在棘突旁肌肉外侧缘,穿过腰大肌进入椎间盘,由Ozgur 等在 2006 年报道,优点是避免了 ALIF 血管损伤逆行射精等并发症,但是无法实施椎管减压。Rodgers等对 600 例实施 XLIF 的患者进行研究,认为和传统的开放手术相比,XLIF 的并发症发生率更低,住院时间更短,证明该技术有较好的近期效果。AxiaLIF 是一种经皮或骶骨前入路到达腰椎前部的方法,2004 年由Cragg 等首先报道;该技术避免切开脊柱的前、后及外侧,不会引起后方肌肉、韧带等结构的损伤及破坏,无须进入腹腔,不用牵拉血管及腹腔内脏器;该入路缺点是,对脊柱外科医师来说比较陌生,不能用于椎管内病变,或直视下切除椎间盘。

(4)微创脊柱融合术:传统的开放脊柱手术需要进行广泛的肌肉剥离及软组织牵拉。近年来,各种微创技术取得了很大进展,可以明显减少椎旁软组织的损伤,出血少,恢复快,住院时间短,临床疗效较好。微创手术得益于设备和器械的飞速发展,包括微创牵开器、微创椎体间融合器和内固定器械等。微创牵开器已经由管状工作通道发展到可扩张的牵开器,使用这些器械可以采用小切口来完成减压融合内固定手术,对患者创伤更小。为了配合微创手术,很多公司设计了微创脊柱融合器。微创行脊柱内固定是脊柱微创手术的又一大发展,避免了传统手术对腰背肌肉剥离多、出血多、椎旁组织稳定性遭破坏等缺点。Kim 等通过对经皮椎弓根钉与开放椎弓根置入术后椎旁肌肉进行对比,发现经皮椎弓根钉避免了开放手术术后椎旁肌肉萎缩、肌力下降的缺点,并且经皮椎弓根钉置入在减少出血量及减少使用镇痛药方面优势明显。

总而言之,轻度峡部裂型腰椎滑脱预后较好,首选保守治疗。不论滑脱轻重、年龄大小、不同手术入路,坚强的融合是产生较好临床疗效的前提。由于复位有引起神经损伤的风险,只有患者有明显矢状面失衡和明显腰骶部畸形时,才考虑进行复位。部分复位相对更安全,如果进行复位,复位前应对神经根进行彻底减压,术中进行脊髓监测,行唤醒试验,这些都能降低神经损伤风险。微创手术能减少周围组织损伤,在住院时间、出血量等方面都具有明显优势,值得推广。但是,对术者技术要求较高,需要严格选择适应证,谨慎开展。

(蒋仁伟)

## 参 考 文 献

1. 金大地,张忠民. 退行性腰椎滑脱症的治疗进展[C]//中华医学会骨科学分会. 2007 全国腰椎退行性疾患学术论坛论文集. 北京:中华医学会骨科学分会,2007:83-85.

2. 屈国林,金青松,腾树春,等. 腰椎峡部裂 X 线诊断的新征象——腰椎峡部上下缘连续性中断[J]. 海南医学,2011,22(6):14-17.

3. 张红辰,王艳芝,李国新,等. 滑脱前期腰椎峡部裂的常规 X 线、CT 和 MRI 检查的诊断价值比较[J]. 河北医药,2014,36(14):2146-2147.

4. 董玉雷. 峡部裂型腰椎滑脱的治疗进展[J]. 中国骨与关节外科,2011,12(4):495-500.

# 第五节 脊柱侧弯

## 一、概述

脊柱侧弯是一种病理状态。当脊柱的一段或几段出现侧方弯曲,可逐渐加重,不仅可累及脊柱、胸廓、肋骨、骨盆,严重者影响到心肺功能,甚至累及脊髓,造成截瘫。国际脊柱侧弯研究学会定义:应用 Cobb 法测量站立位 X 线片的脊柱侧方弯曲,大于 10°则为脊柱侧弯。

## 二、病因病机

目前,对脊柱侧弯的病因大多尚不够明确,对于侧弯的形成及发展的认识也很肤浅。脊柱侧弯不是一种单一疾病,而是某种疾病的表现,许多因素都能引起这种畸形。外来因素对脊椎或邻近组织的影响是造成脊柱侧弯的重要原因。长期坐姿不正确,脊柱两侧肌力不平衡,脊柱附近的瘢痕挛缩作用,均可导致脊柱侧弯。如在切断家兔一侧肋间神经或脊神经实验中,使该神经所支配的肌肉瘫痪,引起脊柱两侧肌力不平衡,可使家兔产生脊柱侧弯;若切断一侧韧带,如肋骨横韧带、棘间韧带及横韧带,也能造成侧弯。大量研究表明,许多因素能使某些动物产生脊柱侧弯,但对于人类却不一定能造成脊柱侧弯。人类脊柱侧弯的致病原因很多,其真正的发病机制目前还没有搞清楚。现在认为,先天性脊柱侧弯是一种受遗传、环境及发育因素共同影响的复杂疾病,DLL3、HES7、TBX6 等致病基因突变在先天性脊柱侧弯的形成中发挥重要作用。

## 三、分类

1. 根据脊柱解剖结构有无改变,脊柱侧弯分为非结构性脊柱侧弯和结构性脊柱侧弯

(1)非结构性脊柱侧弯:也称功能性脊柱侧弯,脊柱及其支持组织无内在固定改变,脊柱弯曲程度轻微,外观侧弯不明显,脊柱活动正常。如为姿势性或椎间盘引起的侧弯,针对病因治疗后,脊柱侧弯即可消除。

(2)结构性脊柱侧弯:为不可逆性,侧弯程度较严重,外观畸形明显,多数出现症状,侧弯不能通过平卧或侧方弯曲自行矫正,或矫正无法维持。

2. 根据病因不同,脊柱侧弯又可分为下列几种类型

(1)特发性脊柱侧弯:这是最多见的一种,占整个脊柱侧弯的 75%~80%。特发性脊柱侧弯是指脊柱结构基本没有异常,由于神经肌力量的失平衡,导致脊柱原来应有生理弯曲变成了病理弯曲,即原有的胸椎后凸变成了侧凸等。临床常见,多由于长期不良姿势、不良生活习惯引起,多数可以通过康复治疗取得理想效果。根据年龄,又分为婴儿型(0~3 岁)、幼儿型(3~10 岁)及青少年型(10 岁后)。

(2)先天性脊柱侧弯:是指脊柱结构发生异常,即出生后有三角形半椎体、蝶形椎、融合椎,还有肋骨发育异常,导致脊柱发生倾斜,产生侧弯或后凸畸形。临床较少见,多需要手术矫正。

(3)神经肌肉型脊柱侧弯:是由一组肌神经性疾病引起的冠状面脊柱畸形。这些疾病可发生于大脑、脊髓、周围神经、神经-肌肉连接和肌肉等部位,导致头部失控、颈部和躯干的失平衡及不协调等。最常见疾病是脑性麻痹、脊髓肌肉萎缩症、进行性假肥大性肌营养不良、小儿麻痹症和创伤疾病。成人脊柱裂也可以发展为不同的脊柱畸形,取决于涉及的节段和部位。对于成年人的畸形可能在早些时候就有表现,这是常见的,在成年时期会持续或进展。对于在老年出现的神经系统疾病,如帕金森病和多发性硬化也可导致脊柱畸形。

(4)神经纤维瘤病合并脊柱侧弯:有高度遗传性,约占总数的 2%,特点是皮肤有 6 个以上咖啡斑,可有局限性象皮病性神经瘤。畸形持续进展,甚至术后仍可进展。假关节发生率高,往往需要多次植骨融合,治疗困难。

(5)间质形成障碍合并脊柱侧弯:常见于马方综合征、埃勒斯-当洛综合征,特点是侧弯严重,常有疼痛和肺功能障碍。

(6)骨软骨营养不良合并脊柱侧弯:包括畸形性侏儒症、黏多糖类疾病(如黏多糖贮积症Ⅳ型)、脊椎骨

骺发育不良、多发性骨骺发育不良等。

(7)代谢性障碍合并脊柱侧弯:如佝偻病、成骨不全、高胱氨酸尿症等。

(8)脊柱外组织挛缩导致脊柱侧弯:如脓胸或烧伤后的瘢痕所致侧弯等。

(9)其他原因引起的脊柱侧弯:外伤如骨折、手术,急、慢性骨感染,肿瘤等。

## 四、临床表现与诊断

1. 病史　对于首次就诊患者,要详细询问病史。了解患者母亲妊娠情况、生产情况,妊娠头 3 个月有无潜在致胎儿畸形的影响;家族中同胞兄弟姐妹有无同样患者,有无糖尿病患者。对脊柱侧弯出现的年龄,弯曲进展情况,有无接受过治疗及何种方式的治疗;现在主要的症状是什么,如易疲劳,运动后气短、呼吸困难、心悸、下肢麻木,走路不便,大小便困难等,应予以详细询问。轻度脊柱侧弯,可以毫无症状,特别在好发的青春期少女,胸背不易裸露,畸形常被忽略。故群体普查,认真查体是早期发现的关键。

2. 体格检查　包括测身高、体重、坐高、双臂外展位双中指尖间距等有关项目。然后被检查者裸露整个腰背部,自然站立,双足与双肩等宽、双目平视,手臂自然下垂,掌心向内。观察被检查者双肩是否对称,双肩胛下角是否在同一水平,两侧腰凹是否对称,两侧髂嵴是否等高,棘突联线是否偏离中轴。5 项中如有 1 项以上不正常,列为躯干不对称。然后做脊柱 Adam 前屈试验,被检者双膝伸直,使躯干由颈至腰徐徐前弯,检查者从背部中央切线方向观察上胸段、胸段、胸腰段及腰段两侧是否等高、对称。不对称者为前屈试验阳性,疑为脊柱侧弯。

注意事项:包括前屈试验在内的物理检查是脊柱侧弯体检的基本检查方法,特别是前屈试验是公认的脊柱侧弯体检初测中简易、灵敏而实用的方法,但在具体应用中必须注意以下几点:①被检查者站立的地面要平坦,若有双下肢不等长,应将患肢垫高,使骨盆摆平;②被检查者脊背必须完全裸露,并嘱其全身放松;③被检查者应背对光源,侧光在脊背造成阴影易产生假象;④前屈试验时,双手掌相对合拢或手持横棍,使双上肢自然下垂,然后缓慢前屈,以了解脊柱全长情况。

3. 放射学检查　在脊柱前屈试验检查的同时,检查者可用脊柱侧弯角度测量尺或水平仪等测量被检者背部各段倾斜度,或 Hump 角,记录其最大倾斜角及其部位。若背部不对称倾斜超过4°,疑为脊柱侧弯。

(1)普通 X 线检查:它和物理检查一样,是脊柱侧弯诊断治疗的基本依据。借助 X 线片可了解侧弯的病因、类型、位置、大小、范围和可屈性等。根据不同需要,可做其他特殊 X 线检查。通过放射学检查,可以确立诊断,观察畸形进展,寻找并发畸形,制订治疗计划,或作疗效评价。

1)直立位检查:立位与坐位像是 X 线检查的基本姿势。能站立的取立位像,如下肢缺乏站立功能或年龄过小取坐位像,采用标准姿势,即患者双足并齐、双腿伸直、躯干伸直,防止旋转,投照后前位片,前臂向前90°平伸(或放在支架上)投照侧位片,尽量一张片子能包括脊柱全长。

2)可屈性检查:侧弯经直立位 X 线片证实后,可拍侧屈位片,以了解脊柱每个弯度的可屈性。使患者仰卧,靠自己肌肉的主动收缩力最大限度地向凸侧屈曲矫正畸形,有的患者为神经肌肉性侧弯,肌肉无自主收缩能力,有时采用"推压法"拍片,以了解其可屈性。

3)牵引下摄片:患者取仰卧位,在用枕颌带与骨盆带向上、下同时牵引下拍片。目前以悬吊牵引下拍片更为标准和常用,即在枕颌带直立牵引下(使患者双足刚刚离地为准)拍正、侧位片,以了解侧弯的可屈性。

4)脊柱去旋转位摄片(Stagnara 位相):结构性脊柱侧弯,特别是严重侧弯(100°以上者)多伴有脊柱旋转,普通后前位 X 线片不能真实地反映畸形的确切度数,有时也不能显示椎体的真正畸形,因此,理想的方法是在荧光屏下透视,旋转脊柱,直至脊柱侧弯达到最大限度时摄片,或旋转到侧弯的顶椎呈真正的正位时摄片,以显示脊柱弯曲的真正度数,或椎体的真实形态。

5)骨龄的评估:脊柱侧弯的治疗,患者年龄是重要参考因素之一。了解骨龄,可以评估骨骼是否继续生长。女孩生长发育成熟期为 16 岁左右,男孩比女孩晚 1~1(1/2)年。因此,拍患者左手及腕的正位 X 线片,以了解其骨龄。目前常用 Risser 法,即拍髂骨嵴骨骺片,了解其骨骺成熟情况,把髂前上棘到髂后上棘的总长度分为 4 段。由前向后数,前1/4 有骨骺出现时为 1 度,前1/2 有骨骺生长时为 2 度,3/4 者为 3 度,全长为 4 度,骨骺完全闭合者为 5 度。其闭合年龄约在 24 岁,为全身闭合最晚的一个骨骺。此时骨骼生长发育已经停止,侧弯畸形也相对趋于稳定。有时亦可参考清晰的胸、腰椎 X 线片。观察椎体软骨骺,若骺呈断续状,表明骨生长尚未完成;若已融合,则脊柱发育生长已完成。

(2)断层照相:平片断层能在特定部位较清晰地提供有关畸形、病变的范围和性质,如骨不连,或假关节形成,普通平片可能观察不清,而断层则可显示。

(3)脊髓造影:脊柱侧弯不仅要了解脊柱或椎骨畸形,同时要了解椎管内有无并存的畸形。对于先天性脊柱侧弯,几乎把脊髓造影作为常规检查。其目的是了解与骨性畸形同时存在的神经系统畸形。造影剂目前大多选用 Amipaque 或 Wmnipaque,因其对比性能好,安全,反应轻微。成人剂量为 10~20ml。一般采用腰椎穿刺法,如上行检查,采取足高头低位;下行检查采取头高足低位,但头低时,在荧光屏显示下需防止造影剂进入脑室。

(4)计算机体层成像(CT):CT 在脊椎、脊髓、神经根病变的诊断上具有明显优越性,尤其对普通 X 线片显示不清的部位(枕颈、颈胸段等)更为突出。由于它比普通 X 线密度分辨高 20 倍,故能清晰显示椎骨、椎管内、椎旁组织的细微结构。特别是做脊髓造影 CT 扫描,对了解椎管内真实情况,了解骨与神经成分的关系,以及为手术治疗,可提供宝贵资料。

(5)磁共振成像(MRI):MRI 是一种新的无损伤性多平面成像检查,对椎管内病变分辨力强,不仅提供病变部位、范围,对其性质如水肿、压迫、血肿、脊髓变性等分辨力优于 CT,但尚不能代替 CT 或脊髓造影,各有其适应证。

4. 电生理检查　对了解脊柱侧弯患者有无并存的神经、肌肉系统障碍有着重要意义。

(1)肌电图检查:肌电图利用横纹肌收缩发生的生物电活动,通过电极加以检拾、放大,显示在阴极射线示波器上,并描绘在记录纸上;根据肌电位单个或整体的图形进行分析,以了解运动单元的状态,评定及判断神经肌肉功能。检查时患者取平卧位。受检部位的皮肤消毒,将灭菌的针电极插入被检肌肉,分别观察在插针时的插入电位,肌肉完全松弛时的静止电位及肌肉收缩时出现的运动单元电位。如有纤颤电位、正锐波或正相电位、束颤电位,或双相电位等,均为异常肌电图。

(2)神经传导速度测定:可分为运动传导速度与感觉传导速度。运动传导速度测定是利用电流刺激、记录肌肉电位,计算兴奋沿运动神经传导的速度。即:

$$运动神经传导速度(m/s) = 两点间距(mm)/两点潜伏时差(ms)$$

感觉神经传导速度测定,是以一点顺向刺激手指或足趾,在近体端记录激发电位,也可逆向刺激神经干,在指或趾端记录激发电位,计算方法同上。传导速度测定影响因素较多,如为单侧病变,以健侧对照为宜。

(3)诱发电位检查:体感诱发电位(SEP)对判断脊髓神经损伤程度,估计预后或观察治疗效果有一定实用价值。近年来,我们在脊柱外科手术中采用直接将刺激和记录电极放置在蛛网膜腔或硬膜外记录脊髓诱发电位(SCEP),对脊髓进行节段性监测。波形稳定清晰,不受麻醉及药物影响,可为脊柱外科提供较好的监测工具。

5. 肺功能测定　脊柱侧弯由于椎体旋转,引起胸廓畸形及呼吸肌疲劳,同时肺的扩张也相应受限。因此,脊柱侧弯常伴有肺功能障碍;侧弯愈重,肺功能障碍愈重。通过对 105 例脊柱侧弯患者术前肺功能检查测定,发现全组除 2 例外,均有不同程度的肺功能障碍,肺活量低于 50% 者占 16%,用力呼气肺活量低于50% 者占 30%。正常胸或背部手术由于术后疼痛,其肺活量可降低 10% ~ 15%。因此,肺活量低于 40% 的严重脊柱畸形患者,术前应先行扩大肺功能练习,待肺功能改善后再进行脊柱矫形手术。

6. 脊柱侧弯的 X 线片测量

(1)侧弯角度测量

1)Cobb 法:在正位 X 线片上,先确定侧弯的上终椎及下终椎,在主弯上端其上、下终板线向凹侧倾斜度最大者为上终椎,主弯下端者为下终椎。在上终椎椎体上缘及下终椎椎体下缘各画一平线,对此两横线各做一垂直线,这两条垂线的交角即为 Cobb 角。用量角器可测出其具体度数。

2)Ferguson 法:在正位 X 线片上,从上终椎的中心点向顶椎中心点引线,再从下终椎中心点向顶椎中心点引线,两线相交的补角即为 Ferguson 角。

上述两种方法中,以 Cobb 法常用,几乎为国际所统一。但须注意的是,在诊断治疗随诊中,同一患者的同一侧弯应用同一终椎画线测量,否则条件不一,难以比较。

(2)脊椎旋转测量:在结构性脊柱侧弯中,常伴有脊椎旋转。测定旋转的方法有:

1)以棘突为标记点:即在正位 X 线片上,棘突位于椎体中央为正常。如将椎体中线至椎体侧方边缘分为 3 等份,脊椎旋转则棘突向凹侧偏移,偏移 1 等份为Ⅰ度偏移,偏移 2 等份为Ⅱ度,偏移 3 等份为Ⅲ度,超过椎体边缘为Ⅳ度。如将顶椎棘突偏离椎体中线的多少换算成度数,即棘突偏离中线若为半个椎体的 1/3,其旋转度数为 15°,2/3 为 30°,棘突投影在椎体边缘为 45°。

2)以椎弓根为标记点(Moe 法):在正位 X 线片上,观察双侧椎弓根的位置,同样将半侧椎体分成 3 等份。正常椎弓根两侧对称,位于外 1/3。若椎体旋转,椎弓根位于中 1/3 为Ⅰ度旋转,位于内 1/3 为Ⅱ度旋转,位于中线为Ⅲ度旋转,超过中线至另一侧为Ⅳ度旋转。有学者对脊柱侧弯患者及正常人的 328 个椎体做了旋转定量测定,并与其相应 X 线片上 Nash-Moe 旋转度作了对照,即 Nash-Moe Ⅰ度旋转时椎体实际旋转角度为(10.42±2.14)°,Ⅱ度为(24.03±3.91)°,Ⅲ度为(32.94±4.51)°,Ⅳ度为 50°以上。

3)椎体楔形改变的测量:脊柱侧弯患者随着侧弯的加重,而产生椎体两侧高度不等,即楔形改变,椎体凹侧高度减少。将正常正位 X 线片的椎体高度分为 4 度,如椎体一侧高度减少 0~1/6 为Ⅰ度,1/6~1/3 为Ⅱ度,1/3~1/2 为Ⅲ度,超过 1/2 为Ⅳ度。

## 五、治疗

脊柱侧弯的治疗目的是矫正侧弯,阻止其进一步发展,恢复脊柱生理弯曲,切除"剃刀背"以改变外观畸形,通过行脊柱融合减轻或解除腰背疼痛,最大限度地改善和维持心肺及消化功能,消除其悲观情绪和压抑心理。早期病例多采用非手术治疗,包括体操疗法、电刺激疗法、牵引疗法、石膏矫形治疗及支具治疗等。而侧弯在青春期发展较快,Cobb 角在 40°以上的特发性侧弯,或非手术治疗无效的僵硬型先天性侧弯,均应早期手术治疗。现重点将非手术治疗和常用手术治疗介绍如下。

### (一) 非手术治疗

1. 矫正体操疗法　矫正体操对脊柱侧弯的疗效尚有争议。但有学者对 20°以内的特发性脊柱侧弯采用矫正体操治疗,结果显示,治疗组侧弯消退率为 29.6%,比没有治疗、单纯观察组的消退率明显高。矫正体操的作用原理是有选择地增强脊柱维持姿势的肌肉。通过凸侧的竖脊肌、腹肌、腰大肌、腰方肌,调整两侧肌力平衡。牵引凹侧挛缩的肌肉、韧带和其他软组织,以达到矫形目的。矫正体操对不同发展阶段和不同类型的脊柱侧弯有不同效果,特别对少儿或青春前期轻度特发性侧弯、可屈性好尚无明显结构性改变者,体操疗法可达到良好治疗效果。而对结构性改变明显及先天性侧弯,很难单独通过矫正体操矫形,需与其他非手术治疗特别是支具治疗结合应用。因此,体操疗法仍为一种必要的辅助疗法,可防止肌肉萎缩及其他因制动引起的失用性改变。下面介绍一套矫形体操,根据患者不同情况可选择其中几节重点练习。全套体操共 9 节:

(1)前、后爬行:患者肘膝卧位,用肘膝向前及向后爬行。

(2)左、右偏坐:患者跪位,双手上举,先臀部向右侧偏坐(a),然后再向左侧偏坐(b、c),反复交替练习。

(3)头顶触壁:患者俯卧,鼻朝地,双肩外展,双肘屈曲,双手向前,使头尽力前伸,用头顶触墙壁,然后头缩回,再以头顶触壁,反复练习。

(4)双臂平伸:患者俯卧,双手枕于额前,双手臂渐渐抬起离开地面,向前伸直,然后双手再回额前,如此反复练习。

(5)仰卧起坐:患者仰卧,双臂上伸平放垫上,然后仰卧起坐,躯体屈曲,双臂前伸,双手触及趾尖,然后再慢慢双臂上举回至仰卧位。

(6)下肢后伸:患者俯卧,双肩外展,双肘半屈曲,双手掌平放垫上,双下肢后伸,从垫上抬起,左右腿上下交叉呈剪式运动。

(7)双腿上举:患者仰卧,双手枕于头下,双下肢半屈曲,双足平放垫上,然后双下肢上举,两腿前后交替做剪式运动。

(8)深吸慢呼:患者仰卧,双上肢平放身体两侧,手掌向上,双下肢半屈曲,双足掌平放垫上,用鼻孔深吸气,使胸廓扩展,然后做轻呼声,将气慢慢由口吐出。

(9)挺拔站立:患者双足平行靠墙站立,使双肩及髋部紧贴墙壁,使头颈及脊柱尽力向上挺拔。

2. 电刺激疗法　支具是控制脊柱侧弯加重的较好方法。但由于支具限制患者的日常活动,外形臃肿,在炎热地区患者无法耐受透气不佳的支具,常使患儿或家长中途放弃治疗,而愿意接受电刺激治疗。目前常用的电刺激多为双通道体表电刺激器。两组电极分别放置在侧弯凸侧的体表特定位置,两通道交替输出的矩形电刺激波,使两组椎旁肌轮替收缩与舒张,而使侧弯脊柱获得持续矫正力,以期达到防止侧弯加重的目的。较好的适应证是年龄较小的、可屈性较好的、40°以下的特发性侧弯及神经肌肉型侧弯。具体治疗方法:

(1)定位:治疗前摄站立前后位脊柱 X 线片,根据 X 线片找出侧弯的顶椎及与其相连的肋骨,以此肋骨与患者腋后线、腋中线的相交点 A、B 为参考中心,在参考中心上、下各 5~6cm 处的腋后线及腋中线上作标志点,为放电极板位置,同一组电极板的距离不要小于 10cm。

(2)有效强度的确定:电刺激需要有足够的强度才能达到治疗目的。一般电刺激强度通过以下方法来估计:①电刺激肌肉收缩时,肉眼观察脊柱侧弯有无改善或变直。②肌肉收缩时触摸患儿棘突有无移动。③拍片观察有电刺激与无电刺激时侧弯角度有无 10°以上的减小。如未达到以上要求,应向前或向后调整电极板位置,或略增大同一组两电极板间距,找到最佳刺激点,并使电流强度逐渐增大到 60~70mA。

(3)治疗处方:第 1 周第 1 天刺激半小时、每日 2 次,第 2 天刺激 1 小时、每日 2 次,第 3 天刺激 3 小时、每日 1 次,以后每日 1 次,每次递增 1 小时,至第 7 天刺激 7 小时。电流量由第 1 天 30mA 到第 7 的 70mA。经 1 周白天治疗使患儿逐渐适应,并同时教会家长如何正确使用电刺激器和放置电极板,以后改为晚上治疗。小儿入睡后开动仪器,使电流强度由 30mA 开始,几分钟后逐渐调到 60~70mA,以免刺激太强,将患儿弄醒。

在开始治疗阶段,注意避免发生皮疹。要经常核对刺激点,防止刺激强度及刺激时间不足。电刺激法需持之以恒。为达到好的治疗效果,也可与支具治疗联合应用。

3. 支具疗法　在脊柱侧弯非手术治疗中,支具治疗占重要地位。Winter 等曾对 95 例 Cobb 角在 30°~39°的特发性脊柱侧弯用 Milwaukee 支具治疗,骨生长成熟后停止使用,其后经过 2 年半的随诊,84%的侧弯无变化或有减轻。有人对 215 例平均 Cobb 角 28°的特发性侧弯患者,颈胸段及胸段侧弯采用 Milwaukee 支具,胸腰段及腰段侧弯采用 Boston 支具治疗,经平均 26 个月随诊,侧弯无变化或减轻的有效率为 82%。支具疗法适用于少年期和青春期的特发性侧弯,而对先天性侧弯或骨发育成熟期的侧弯无效。常用治疗脊柱侧弯的支具有两大类——CTLSO 和 TLSO。

(1)CTLSO:固定范围包括颈椎、胸椎、腰椎和骶椎。Milwaukee 支具是其代表,包绕骨盆的部分由塑料制成,外面附有 3 个立柱,一前二后。3 根立柱在颈部与颈圈相连,圈的后方为枕托,前方紧贴喉前托住下颌。CTLSO 适用于顶椎在 T8 以上的侧弯。根据需要在立柱上补加压力垫或吊带,主垫应安放在侧弯顶椎的水平。压垫位置应尽量偏向外侧,以增加水平分力。

(2)TLSO:固定范围包括中下胸椎、腰椎和骶椎。Boston 支具是其代表。TLSO 适用于侧弯顶椎在 T8 以下的患者。支具由塑料制成,上端至腋下,下端包绕骨盆。该类支具可被衣服遮盖,不影响美观,患者容易接受。但这种支具必须用石膏取样,甚至在牵引下或加压垫下取样做成阴模,后制成阳模,再用塑料在阳模上做成支具,才有较好的矫形作用。

(3)穿戴时间:支具穿戴时间每日不少于 23 小时,1 小时留作洗澡、体操等活动练习。支具治疗需持之以恒,若无禁忌,支具使用应至骨生长发育成熟。停用支具的指标:①4 个月内身高未见增长;②Risser 征 4~5 级(髂嵴骨骺长全及融合)。取下支具后 4 小时摄片,Cobb 角达到上述指标,支具穿戴时间每日可为 20 小时。4 个月后复查无变化,减为 16 小时。如再复查仍稳定改为 12 小时。再隔 3 个月,去除支具 24 小时后拍脊柱正位片,Cobb 角仍无变化,即停止使用。在此期间如有畸形加重,仍需恢复每日 23 小时穿戴支具。

4. 牵引疗法　牵引可防止或减缓脊柱侧弯的进一步加重,或使侧弯得到一定程度的改善。牵引疗法,目前更重要的是用作脊柱侧弯的术前准备,使手术达到最大限度的矫正,防止手术一次性牵张,避免或减少脊髓神经损伤并发症的发生。牵引方法很多,如颈牵引、斜台颈牵引、颈-骨盆套牵引、头颅-骨盆环牵引、卧位反悬吊牵引等。现将后两种介绍如下。

(1)头颅-骨盆环牵引:该装置首先由 Dewald 和 Ray 于1970年设计并应用于临床。它由头颅环、骨盆环和4根支撑杆组成。头颅环由特制螺钉固定在头颅,骨盆环可由斯氏针、特制螺钉、皮围腰或腰部石膏固定。

1)头颅环安装:患者头发剃光,仰卧,头由助手扶持并固定于床缘之外。皮肤常规消毒,局麻下操作。头颅环应套在头颅最大径线下方,位于眉弓上和耳尖上各1cm。头颅环至头皮的距离为1~1.5cm,以4枚特制的颅骨螺钉将头颅环与颅骨连接固定。前方2枚颅钉在眉弓外1/3点上方1cm处刺入皮肤,后方2枚颅钉与前方颅钉呈对角线拧入,直至扭力为6kg左右(3个手指拧不动)为止,将颅钉拧入颅骨外板。

2)骨盆环安装:全麻或局麻后,患者取侧卧位,手术侧在上。由助手在后侧髂后上棘处放一斯氏针作导向,术者在前侧自髂前上棘下0.5cm向导针方向穿入斯氏针,理想的穿出点应在髂后上棘中心。一侧穿针完毕,翻身操作对侧。斯氏针操作法困难,并发症多。目前大多采用螺钉固定法,即患者平卧于骨科手术床,使骨盆悬空,由一助手把持骨盆环,由两位术者自两侧髂前上棘后下方各0.5cm处,由前向后每隔1.5~2.0cm同时由两侧对抗地各拧入3枚特制螺钉,直到骨盆环牢固为止。术后2~3天暂不牵引,待针眼疼痛消失后,安装支撑杆。术后3天应每天拧紧固定螺钉,并每天拧调节螺丝1~2圈,直至达到理想的矫正度。

(2)卧位反悬吊牵引:该装置由牵引带、滑车、绳索及重锤组成。患者侧卧在牵引带中,侧弯凸侧向下,重量由10kg逐渐加大到40kg使凸侧顶点离床5~8cm,以患者最大耐受度为限。若仅为术前准备,一般牵引时间2周左右。通过牵引,使凹侧软组织得到松解,使脊柱凹侧得到有效伸展。该方法简单、方便,并发症少,力学合理,效果也较确切。患者可自由出入牵引装置,不需特殊护理。可在医院中牵引,也可在家中或临时病房中应用。

**(二)手术治疗**

1. 手术适应证

(1)病因:特发性侧弯,青春期发展较快,Cobb 角大于40°者,应当手术治疗。先天性侧弯,特别是僵硬型,或神经肌肉型侧弯致脊柱塌陷者,应早期手术。因病程越长,发展愈严重,矫正愈难。

(2)年龄:一般器械矫形固定融合术在12岁以后施行。对先天性侧弯,为防止侧弯加重的局部融合,应早期手术。

(3)侧弯程度:目前国内外一般规定 Cobb 角40°以上者行手术治疗,40°以下者行非手术治疗。

(4)侧弯部位:旋转较重的胸椎侧弯,伴有明显胸廓畸形或驼背(hump 角大)畸形者,比腰椎侧弯要提前手术,以防影响呼吸功能加重。

(5)侧弯并有早期截瘫者应早期手术,进行减压解除截瘫因素,矫正和防止畸形进一步加重。

(6)对年龄较大的成年人侧弯,由于畸形部位椎骨增生所致腰背痛,或脊椎不稳,亦可考虑固定融合术。

2. 常用手术

(1)Harrington 手术:Harrington 于1962年首先报告用金属内固定装置支撑或/和加压来矫正侧弯畸形。其装置主要由两部分组成,一为棒,二为钩。放在侧弯凹侧用撑开棒,放在凸侧用加压棒。撑开棒的近段为棘齿状,以便放在钩子内只允许撑开,不允许返回;尾端为方形,以防插入下钩后旋转。加压棒较细,富有弹性;全长有螺纹。撑开棒的上钩为圆孔,尾端钩为方孔。加压棒的 Rochester 型,钩背面有槽,容易使加压棒及垫圈放入。撑开棒的上钩一般放在胸椎小关节间,下钩放在腰椎椎板上缘。加压棒上钩放在肋骨横突关节,下钩放在腰椎椎板下缘。Harrington 器械有较好的纵向支撑性能,对 Cobb 角大于50°者效果较小,即角度小,矫正力差,而过大的角度可用2根撑开棒,或与加压棒合并应用。

Harrington 手术操作方法目前已经国际标准化。患者全麻后俯卧于 Hall-Relton 手术支架上。皮肤灭菌,覆盖无菌薄膜后,切皮前在皮下、肌肉内注入1:400 000 肾上腺素溶液,以减少出血。在拟行融合节段的上一棘突及下一棘突做直线切口。骨膜下剥离棘突及两侧椎板的软组织,直至显露出两侧小关节或肋骨横突关节。用自动撑开器撑开两侧肌肉。在侧弯的凹侧找到上终椎上一小关节,将其切开,放置上钩。在下终椎的下一椎板上缘放置下钩。在上、下钩之上各放一间钩。将脊柱外固定撑开器放在上、下两间钩之间。旋转撑开器螺钮,从凹侧将侧弯撑开,选择长度合适的撑开棒,使其穿入上、下钩的孔。取掉外撑开器,用撑钩器使上钩在撑开棒上段棘齿状台阶上向上再撑开 1~2 棘齿，使达到最大限度的矫正。然后做术中唤醒试验，或诱发电位监测。证明无过度矫正后，再将拟融合节段棘突、椎板及小关节去皮质作植骨床。然后行髂骨取骨或合并应用异体骨行植骨融合。闭合伤口前，放置 1~2 根负压引流管，以减少血肿，防止感染。

若 Harrington 撑开棒与加压棒合并应用时，应先放置加压棒。目前，Harrington 撑开器械矫形，多与 Luque 节段性椎板下钢丝固定联合应用，以减少单纯 Harrington 手术后的脱钩、断棍等并发症。

（2）Luque 手术：于 1976 年由墨西哥 Luque 首先报告。他将 2 根 L 形金属棒置于侧弯节段的两侧椎板，其中 1 根金属棒短臂插入侧弯上终椎上一棘突中，另一金属棒短臂插入侧弯下终椎下一棘突中。如此使两棒呈一长方形，控制金属棒上、下滑动或旋转，切除需要固定节段的所有棘间韧带、黄韧带，打开椎板间孔。自每一椎板间孔穿入钢丝，通过椎板下，从相邻椎板间孔穿出。把每一节段椎板下穿过的钢丝拧紧在每侧金属棒上，使椎板和金属棒完全固定在一起。

（3）Harri-Luque 棘突基底骨扣钢丝固定法：有学者自 1985 年采用 Harrington 与 Luque 联合器械，但不是椎板下钢丝固定，而是在椎骨最厚的部位棘突基底用打孔器平行椎板钻 2 个并行的 1.5mm 直径的孔，分别由一侧向对侧通过两钻孔将带有骨扣的钢丝两端穿出（骨扣预先制备好），用穿过来的钢丝将该侧 Harrington 棒或 Luque 棒固定。这样，使钢丝通过骨扣对棘突由 Wisconsin 法的横向拉力，变成对棘突为大小相等方向相反的对峙压力，因而大大增强了钢丝的固定能力。

（4）Dwyer 手术：1969 年，澳大利亚的 Dwyer 采用从椎体前方矫正脊柱侧弯的手术方法。该手术主要适用于 $L_1$ 以下的侧弯畸形，特别对椎板有严重缺如或畸形，不能置钩的病例更为适合。手术一般从凸侧做胸腹联合切口，切除第 10 肋进入胸腔，在腹膜外显露 $T_{11}$~$L_5$ 脊椎前外侧。结扎各横行于椎体的血管，纵行切开前纵韧带及骨膜，并向两侧做骨膜剥离，显露出椎体。切除侧弯范围内的各椎间盘，每一椎体上钉入一带孔螺钉，钢索从孔中通过，抽紧钢索，使椎体靠近。凸侧切除后的椎间隙消失，使脊柱变直。压扁螺丝使钢索不能回缩，使侧弯得到矫正。该方法矫形满意，但并发症多。

（5）Zielke 手术：Zielke 装置实际是改良的 Dwyer 器械，其途径也是前方入路。本方法最大优点是矫正度大，能够去旋转；固定节段少，对畸形节段只有加压而没有撑开作用，因而对神经牵拉损伤的机会少。

（6）C-D 手术：法国的 Cotrel 和 Dubousset 于 1984 年报告了他们的新型脊柱侧弯矫形固定器械（C-D 手术），主要适用于少年期特发性脊柱侧弯，是目前脊柱后路矫形手术中最有效的固定器械之一。但方法复杂，并发症较多

（蒋仁伟）

## 参 考 文 献

1. Pourquié O. Vertebrate segmentation：from cyclic gene networks to scoliosis［J］. Cell，2011，145（5）：650-663.

2. Maisenbacher MK，Han JS，O'Brien ML，et al. Molecular analysis of congenital scoliosis：a candidate gene approach［J］. Hum Genet，2005，116（5）：416-419.

3. Sparrow DB，Chapman G，Smith AJ，et al. A mechanism for gene-environment interaction in the etiology of congenital scoliosis［J］. Cell，2012，149（2）：295-306.

# 第十八章　髋、膝关节疾病

## 第一节　髋骨关节炎

### 一、概述

髋骨关节炎是一种慢性进行性骨关节病,也是骨科常见疾患,多见于老年人,发病率随年龄增大而增高;是以慢性进行性软骨变性和软骨下及关节周围新骨形成为主要特点的退行性疾病。随着人口老龄化,越来越多的人患有髋骨关节炎。其可分原发性和继发性两种类型,原发性发病机制目前尚不十分清楚;继发性是指在发病前髋关节有其他病变存在。虽然这两种类型髋骨关节炎的病因有明显区别,但后期的临床表现及病理改变都相同,治疗方法在后期也基本相同。

### 二、病因病机

痹,是阻塞不通的意思。骨关节痹证是指外邪稽留经络,发生骨关节疼痛、肿胀、重着的病证。祖国医学有关痹证的记载,首见于《黄帝内经》。《素问·痹论》指出:"风寒湿三气杂至,合而为痹也。"同时认为,由于三气感受有所偏胜,表现的症状也不一致,因此有行痹、痛痹、着痹之分。除三痹外,还谈到"痹热",后世称热痹。现代医学的风湿性关节炎、类风湿关节炎、强直性脊柱炎、痛风性关节炎等骨关节病属于痹证范畴,均可参照痹证辨证施治。

### 三、临床表现

原发性和继发性髋骨关节炎在症状和体征方面无明显差异。

主要症状有3个方面。①疼痛:早期在过度活动后出现,休息后缓解,随病情进展,休息也不能缓解。疼痛常伴有跛行,部位可在髋关节的前方或侧方,或大腿内侧。②晨僵:典型的僵硬感常出现在清晨,持续时间一般不超过15分钟,而髋关节活动后疼痛减轻。③功能障碍:关节僵硬,关节屈曲、外旋和内收畸形。

体征主要为2点。①压痛:早期大多数没有特殊体征,晚期关节压痛出现在关节线上,髋关节内旋时疼痛加剧,内旋角度越大疼痛越重。②活动受限:疼痛、僵硬及肌萎缩无力等都可引起关节活动受限。

### 四、诊断

1. 诊断标准　①近1个月反复髋关节疼痛;②红细胞沉降率≤20mm/h;③X线片示骨赘形成,髋臼缘增生;④X线片示髋关节间隙变窄。其中,满足①+②+③条,或①+②+④条,或①+③+④条,可诊断髋骨关节炎。

2. 临床分期　髋骨关节炎临床一般可分为4期。①前期:髋关节在活动后伴有不适,随髋关节活动增强后伴有关节疼痛,髋关节X线及CT检查无明显软骨损害表现。②早期:髋关节活动后明显疼痛,休息后缓解。髋关节X线片上改变较少,CT检查可见软骨轻度损害表现。MRI可直接显示软骨,能更早显示早期骨关节炎的软骨损害。③进展期:髋关节活动后疼痛明显,伴髋关节功能部分丧失及畸形。X线片可见髋关节间隙变窄,关节周围骨囊性变,有时可见关节内游离体。④晚期:髋关节功能严重丧失,畸形明显。X线片可见髋关节间隙明显变窄,关节周围骨增生严重,可见股骨头塌陷。

## 五、治疗

治疗目的以减轻或消除疼痛,矫正畸形,改善或恢复关节功能,提高生活质量为主。两种类型的髋骨关节炎在晚期虽然表现一样,但原发性髋骨关节炎病变进展慢且轻,并有可能保持很长一段时间的无症状静止期;而继发性髋骨关节炎无论采用何种非手术方式治疗,病变却持续进展,因此在治疗之前严格区分两种不同类型的髋骨关节炎,对选择治疗方法有绝对指导意义。治疗原则为考虑个体化因素,非药物治疗与药物治疗相结合,必要时果断采取外科手术治疗。

1. 非药物治疗

(1)健康教育:对患者进行健康教育,提供治疗及康复信息,如适量活动,减少不合理运动,避免暴走及长时间跑、跳、蹲。同时也应对患者进行心理治疗,因疼痛很大程度上受心理因素影响,有的患者可能长期处于抑郁状态,应让患者认识疾病的性质和预后,在此基础上积极配合其他治疗。

(2)减轻体重:肥胖者减轻体重,能部分改善髋关节的疼痛及功能。

(3)运动疗法:训练髋关节在非负重位下屈伸活动,以保持关节最大活动度;水中运动能缓解髋关节疼痛。

(4)物理治疗:主要增加局部血液循环,减轻炎症反应,可通过热疗、超声波、针灸等治疗缓解髋关节疼痛。

2. 药物治疗 如非药物治疗无效,可根据关节疼痛情况分阶梯式用药。治疗髋骨关节炎的药物主要分3类:①控制症状药物,包括镇痛药、非甾体抗炎药(NSAID)、糖皮质激素及透明质酸钠;②改善病情药物;③软骨保护药。

(1)控制症状药物

1)局部镇痛药物:选择局部外用药物,包括 NSAID 的乳胶剂、膏剂、贴剂和非 NSAID 擦剂(辣椒碱等),是治疗症状性髋骨关节炎的推荐方案。对中、重度疼痛可联合使用局部药物和口服药物,同时也可选择关节腔局部用药。关节腔局部注射药物分2类:①透明质酸钠:口服药物治疗效果不佳者,可联合关节腔注射透明质酸钠,通常每周1次,连续5次为1个疗程,每半年使用1个疗程。研究发现,在注射1个疗程后2周,局部关节疼痛大多明显缓解。②糖皮质激素:仅适用于对 NSAID 治疗 4~6 周无效的严重骨关节炎,或不能耐受 NSAID 治疗、持续疼痛、积液明显者。系统回顾研究发现,首次接受关节腔注射糖皮质激素者,疼痛缓解率相对高。

2)全身药物:全身用药要注意用药安全性,尤其是非选择性 NSAID 的消化道出血风险及选择性环氧化酶2抑制剂的心血管风险。①解热镇痛抗炎药:美国风湿病协会用药指导推荐乙酰氨基酚为治疗骨关节炎的一线药物,但有学者认为乙酰氨基酚的胃肠道毒性远比以前所认为的更严重,越来越多的证据表明,用药超过每日 3g 将显著增加胃出血、溃疡或穿孔的风险,故临床上对中、重度骨关节炎患者选择 NSAID 作为一线药更合适。②NSAID:在控制疼痛方面较乙酰氨基酚更有效,而且患者依从性更好。非选择性 NSAID 的胃肠道副作用较选择性 NSAID 高 2 倍以上,故对有消化道出血史的高危患者,在应用非选择性 NSAID 的同时,应口服或静脉滴注质子泵抑制剂。③其他镇痛药物:NSAID 治疗无效或不耐受或需长期使用全身药物的患者,可使用曲马多、阿片类镇痛药,但要注意成瘾性问题。

(2)改善病情药物及软骨保护药:包括氨基葡萄糖、硫酸软骨素、双醋瑞因等。研究表明,氨基葡萄糖可以帮助修复和维护软骨,并能刺激软骨细胞的生长。随着年龄的增长,人体内的氨基葡萄糖缺乏越来越严重,关节软骨不断退化和磨损。外源性摄入氨基葡萄糖使关节内氨基葡萄糖含量恢复平衡状态,刺激软骨细胞合成蛋白多糖和胶原纤维,生成软骨基质,修复破损软骨,使关节软骨自身修复能力提高,从而修复关节软骨、催生关节滑液,理论上可对骨关节炎起到根本性治疗作用。临床常使用硫酸氨基葡萄糖,口服 2 周可改善关节症状,疗程 8 周或以上,能部分修复软骨早期病变,可每半年重复 1 个疗程。硫酸软骨素是提取于动物软骨的黏多糖类物质,能将水分吸入蛋白多糖分子内,使软骨变厚并增加关节内滑液量,同时也能作为输送管道,为软骨输送重要的氧供和营养素。有研究表明,接受硫酸软骨素治疗的患者,关节间隙狭窄的发展速度较对照组明显变缓,在缓解疼痛方面具有中度作用。双醋瑞因是骨关节炎白细胞介素-1 的重要抑制剂,通过抑制金属蛋白酶的活性及稳定溶酶体膜,从而达到抗炎及保护关节软骨的作用,并可诱导软骨生成,对骨关节炎有延缓疾病进程的作用。

3. 外科治疗 对于保守治疗无效的严重髋骨关节炎患者,日常活动明显受限时,可按需要行手术治疗。手术治疗目的:①减轻或消除髋关节疼痛;②防止或矫正髋关节畸形;③防止髋关节破坏进一步加重;④改善髋关节功能。手术方法的选择一般根据患者年龄、职业、生活习惯及个人意愿而定。手术方法可分2类:一是保留患者髋关节的手术,如关节镜下冲洗和游离体摘除术、骨赘切除术、髋臼囊肿刮除植骨术、截骨术、闭孔神经切断术等;另一类是髋关节重建术,如髋关节融合术、半髋置换术和全髋置换术。目前,由于全髋关节置换技术的广泛应用及髋关节假体材料和工艺的迅速发展,对髋骨关节炎晚期且年龄较大患者大多首选全髋置换术,术后患者髋关节疼痛几乎能消失,关节功能明显改善,生活质量大大提高。

(赵　智　白新文)

# 第二节　股骨头缺血性坏死

## 一、概述

中医认为与股骨头坏死病变关系最为密切的为肝、脾、肾三脏。肾为先天之本,主骨生髓,肾健则髓充,髓满则骨坚;反之,则髓枯骨萎,失去应用的再生能力。肝主筋藏血,与肾同源,两脏荣衰与共,若肝脏受累,藏血失司,则不能正常调节血量。"肝藏血,心行之,人动则血运于诸经,人静则血归于肝脏。"若血液藏运不周,营养不济,亦是造成股骨头缺血性坏死的重要因素。脾胃为后天之本,万物生化之源,若脾健胃和,则五谷腐熟,化气化血,以行营卫;若脾胃失健运,生化气血无源,则筋骨肌肉皆无气以生。

## 二、病因病机

1. 病因学及病理改变 骨缺血性坏死是骨科常见病,可发生于股骨头、股骨髁、距骨、肱骨头、手舟骨、跖骨、胫骨平台等部位。其中,由于解剖学等因素,股骨头缺血性坏死(ANFH)最为多见。ANFH是由于多种病因破坏股骨头血供,使骨的活性成分(包括骨细胞、骨髓造血细胞和脂肪细胞)死亡及随后修复的一种病理过程。由于骨细胞死亡导致的股骨头结构改变,ANFH晚期可致股骨头塌陷,致残率极高。目前仍缺乏有效防治方法,是骨科领域的一项世界性难题。

2. 病因与风险因素 虽然某些ANFH患者(创伤、辐射、减压病)有明确的致病原因,但大多数患者的致病原因仍不明确。最近对其病因的研究主要集中于与其发生有关的潜在遗传易感性方面,这种遗传易感性可在环境因素激发下致病。研究热点主要集中于基因突变所致的血液高凝状态的研究上,这种高凝血状态在环境因素(后天因素)的激发下会导致血管内微血栓形成,最终导致骨坏死的发生。

(1)创伤性股骨头缺血性坏死:创伤性ANFH主要由股骨颈移位骨折或髋关节脱位所致。研究表明,髋关节脱位所致ANFH的发病率为10%~25%。这与脱位时间有很大关系。脱位超过12小时的患者,ANFH的发病率是迅速复位患者的2倍。股骨颈移位骨折所致ANFH的发病率为15%~50%,这与骨折类型、骨折后复位时间及复位质量有关。上述两种情况是导致股骨头血供机械性终断的主要因素。

(2)非创伤性股骨头缺血性坏死:非创伤性ANFH主要累及30~50岁中青年。与非创伤性ANFH相关的风险因素包括激素、酒精、吸烟等。与其相关的疾病有血红蛋白病、减压病、戈谢病、骨内脂质沉积、超敏反应、Shwartzman反应、恶性肿瘤、炎性肠病、怀孕所致凝血酶原释放等。

1)激素的应用:是导致ANFH的常见风险因素。研究表明,激素诱导的ANFH患者的发病在激素应用后的3个月内,如6个月以内不发生坏死,以后再发生的机会是罕见的。横断面研究表明激素相关的ANFH患者占10%~30%,而少量的前瞻性研究显示激素相关的ANFH患者仅占8%~10%。这主要是由于在一些疾病中,很难将激素与一些并存疾病(肾、肝衰竭所致骨质疏松和去矿化)对骨或血管(全身性红斑狼疮所致血管炎)的作用区分开来。研究也表明,激素相关的ANFH在呼吸系统疾病、风湿病、器官移植和库欣病患者中呈高发。

激素诱导ANFH的确切剂量尚不清楚。研究表明,ANFH的发生与激素平均日用量( $\geq 20mg/d$ )或峰值有关,而与累积剂量或应用时间无关。Felson 等对 22 篇与激素相关的 ANFH 的文章行 meta 分析表明,对于每日增加 10mg 日用量的患者,其发病率增加 4.6 倍。

2)过度饮酒:是导致 ANFH 的另一常见风险因素,但对"过度"的定义仍很困难,因为大部分研究均为横断面研究。少量前瞻性研究表明,周饮酒量>400ml/w,发病率增加 9.8 倍。年饮酒量(周饮酒量×饮酒年限)<4 000ml 与 10 000ml 比较,发病的相对危险度由 2.7 上升至 9.0。Hirota 等对 118 例 ANFH 患者和 236 例饮酒患者行对照研究,结果显示间断性饮酒者(<8ml/w,但不是每天)发生 ANFH 的相对危险度(RR)为 3.2,经常性饮酒者(≥8ml/d)的 RR 为 13.1;同时发现 ANFH 的发生率与饮酒量有明显量效关系,每周饮酒<320g、320～790g 和≥800g 的 RR 分别为 2.8、9.4 和 14.8。

3)遗传易感因素:近年来的研究表明,非创伤性 ANFH 患者的发病不仅与上述高风险因素(激素、酒精、吸烟等)有关,还与某些遗传易感因素有关。这些遗传易感因素与高风险因素间的交互作用可能导致 ANFH 的发生。研究热点主要集中于基因突变所致的血液高凝状态的研究上,这种高凝血状态在环境因素(后天因素)的激发下会导致血管内微血栓形成,最终导致骨坏死的发生。研究表明,有血栓形成倾向和低纤溶能力的人群中,ANFH 的发生率要高于正常人群,而某些基因的多态性是导致这些人群血液出现高凝-低纤溶状态的主要遗传因素。Jones 等对 45 位不同原因 ANFH 患者中 9 种凝血因子进行检测发现,至少有 1 个凝血因子异常的患者占 82%,2 个及 2 个以上凝血因子异常的患者占 47%,其中以 PAI(纤溶酶原激活物抑制物)活性或抗心肌磷脂抗体(IgG)升高的患者最常见,分别占 42% 和 34%。

虽然,许多学者报道了非创伤性 ANFH 的发生与患者的血栓形成倾向和低纤溶能力有关,但另一些学者的研究却得出相反的结果。Lee 等的研究表明,韩国的非创伤性 ANFH 患者与健康对照组间的血栓形成因子和溶解纤维蛋白因子的水平无明显差异,也认为这主要是种族差异所致。Asano 等对 31 位肾移植后 ANFH 的日本患者与 106 位健康人群的研究表明,PAI-1 4G/5G 基因的多态性和 MTHFR C677T 基因多态性与肾移植后 ANFH 的发病率并不相关,同时其对血浆内这两种基因的产物 PAI-1 抗原(Ag)、总体同型半胱氨酸(t-Hcy)的水平进行检测,亦没有发现与 ANFH 的发病率有相关性。最近,Celik 等首次同时检测了莱顿 V 因子、纤维蛋白原基因 G20210A 和四甲基四氢叶酸还原酶基因 MYHFR C677T 的变异和土耳其肾移植后骨坏死患者的相关性,但均未得到阳性结果。

Liu 等对 3 个常染色体显性遗传的股骨头缺血性坏死家庭的研究中,发现 3 个家庭均存在 Ⅱ 型胶原基因(COL2A1)的突变。作者认为,对家族性股骨头缺血性坏死的发病,通过对 Ⅱ 型胶原基因的检测可有助于早期发现并采取相应治疗措施阻止或延缓疾病的发展。有研究表明,股骨头缺血性坏死与某些基因的多态性相关,如酒精代谢酶基因和药物转载蛋白(P-糖蛋白)基因的多态性。近几年的研究表明,人类免疫缺陷病毒(HIV)阳性患者中股骨头缺血性坏死呈上升趋势,但是致病原因是 HIV 本身还是相应治疗(抗反转录病毒药如蛋白酶抑制剂、皮质激素、化疗药物),尚存在争议。

对与股骨头缺血性坏死相关的遗传易感因素的研究,可以更好地帮助了解该病的发生机制,有助于对有遗传倾向的高危人群在出现临床症状前进行基因筛选,在发病早期进行有效干预,延缓疾病进程。如对有家族性高脂血症的患者可通过 MRI 进行早期诊断性筛选,并应用降脂药进行治疗。近年来,已有用脂质清除剂(如洛伐他汀)预防激素导致的骨质疏松、骨坏死的报道。由于基因分布频度受地域、种群等多种因素影响,会造成研究结果的不同,但也应认识到这可能与其他遗传性危险因素或后天获得始动因素有关。进行病因与风险因素的探询,有助于对股骨头缺血性坏死的危险分级,并有助于治疗和预防策略的选择,会增加治疗这种疾病的能力。上述任何一种可导致血液高凝、低纤溶的情况,都意味着潜在导致微血管血栓形成和股骨头坏死的遗传易感性。然而,但应注意其发生不是单一因素的结果,而是多因素共同作用的结果。遗传因素也许需要结合 1 个或多个后天因素才能表现出临床症状。

## 三、组织病理学

无论何种原因造成的缺血性骨坏死,其组织病理学改变大致相同。但由于骨组织缺血持续的时间、丧失供血的范围和程度不同,所发生骨坏死的病理变化进程也有所不同。早期病变表现为静脉窦充血、外渗,组织间隙内出血;继之发生脂髓坏死,脂肪细胞核消失、破碎,这种脂肪细胞不再是真正的细胞,脂滴聚于巨细胞之内，称泡沫细胞。造血髓组织坏死，红髓呈现颗粒状坏死，造血组织消失。髓坏死后再生，表现为纤维血管增生。病变进一步发展，则静脉窦扩张，动脉壁增厚并有栓塞。多数骨小梁显示有骨陷窝空虚，骨细胞核消失。晚期病变指 ANFH≥Ⅲ期，从其额状面切开，可分为 5 层：关节软骨坏死；软骨下坏死区或中心梗死区；纤维组织区；硬化区或反应新骨形成区；正常骨小梁区。

## 四、发病机制

到目前为止，非创伤性股骨头缺血性坏死的发病机制仍未明了，且其发病机制一直是争论的焦点。以前学者们提出了许多学说，如脂肪栓塞学说、骨细胞脂肪变性坏死学说、骨内高压及静脉淤滞学说、微血管损伤学说，以及骨质疏松及负重学说等。

1. 对股骨头缺血性坏死病理生理的研究　主要集中于股骨头脆弱的微循环和微血管闭塞所致局部缺血两方面。血管内的栓子和血管外的压力增高均会造成股骨头脆弱的微血管闭塞。研究表明，股骨头局部血供减少 1.6 倍就会使其局部的 $PO_2$ 减少 1/3。虽然，局部缺血 24~72 小时后，组织学会发现明显的骨细胞坏死，其实局部缺血 2~3 小时后，骨细胞就已开始发生坏死。骨细胞发生坏死前，脂肪细胞与骨髓内造血细胞已发生坏死。

目前，得到众多学者公认的发病机制如下。这个机制强调了血管闭塞和局部缺血导致骨髓细胞和骨细胞坏死的中心作用。血管闭塞可由以下因素引起：骨折或脱位造成机械性阻断、血管内的血栓或脂肪栓子阻断、血管外的骨内压增高阻断。高剂量的放、化疗会导致骨细胞直接死亡。

对于非创伤性股骨头缺血性坏死，最有可能的共同病理生理机制就是，血管内凝血和微循环的栓塞。研究表明，在坏死骨组织的切片上，动、静脉均可发生血栓和脂肪栓子形成，并伴随骨细胞的坏死。

2. 骨内血管外因素　随着进一步的分子生物学实验研究，近年来人们注意到了骨内血管外因素对发生 ANFH 的重要性。对最常见的两种高风险因素（酒精、激素）引起的股骨头缺血性坏死，脂肪代谢紊乱学说近来被广泛接受。

以往的动物实验及临床研究表明，激素、酒精均可导致股骨头骨髓内脂肪细胞增殖肥大、脂肪聚集和骨细胞内脂质沉积变性死亡。而骨髓内脂肪堆积会导致股骨头的骨内压升高，静脉回流障碍，动脉血供减少，股骨头缺血，最终导致骨坏死，这就证明了骨内高压及静脉淤滞学说。进一步研究表明，这种现象主要是由于激素、酒精诱导骨髓内干细胞系向脂肪形成的通路转化，而抑制其向成骨转化造成的。

最近的研究进一步阐明了激素、酒精影响骨髓干细胞分化的机制是通过影响转录因子实现的。Li 研究发现，激素、酒精可上调脂肪细胞特异性转录因子（PPARγ2）的表达，而同时下调成骨细胞的特异性转录因子（Cbfa1/Runx2）的表达，导致骨髓干细胞向成脂细胞系分化。由于成骨细胞与脂肪细胞来源于共同的祖细胞库，当外源性刺激导致髓腔内干细胞向成脂细胞系分化，骨祖细胞库就不会提供足够的成骨细胞来参与骨重塑、坏死骨组织的修复。另外，激素还会使已分化的骨细胞凋亡，并且由于高表达 PPARγ2 还会使已分化的成骨细胞向脂肪细胞转化，从而导致成骨细胞生成减少，凋亡增加，而髓腔内黄骨髓体积增加导致骨内压增加，使得骨间室内血供减少，最终导致骨坏死。

各种原因对骨血供的干扰在骨坏死的发病机制中也占有重要作用。研究表明，糖皮质激素会直接导致血管内皮生长因子（VEGF）表达的下调，从而造成血管生成障碍，导致股骨头血供减少，造成骨坏死。

综上所述，激素、酒精所致骨坏死的发病机制至少应包括两方面：首先，糖皮质激素和酒精可通过影响脂肪细胞和成骨细胞的特异性转录因子的表达，从而导致骨髓干细胞向成脂细胞系分化；其次，糖皮质激素通过抑制 VEGF 的表达，减少血管的生成。

因此，骨髓内多功能干细胞向脂肪细胞的转化，极可能在股骨头缺血性坏死的发生及发展过程中起到决定性作用。所以，如果能在骨坏死早期抑制骨髓内多能干细胞向脂肪细胞的转化，并刺激其向成骨细胞分化，则极有可能阻断该病变进程。

3. 股骨头坏死的修复　股骨头坏死后，塌陷发生在坏死的修复期，而非坏死的早期。近几年对修复与塌陷的关系的研究表明，股骨头坏死后并不立即发生明显的骨结构和力学性能改变，修复过程启动后才出现骨结构损害和力学性能降低，最终发生塌陷。股骨头坏死后，一般自死骨边缘和周围活组织结合部开始修复,表现为以血管再生、新骨形成和死骨吸收为特征的自然修复。在自发修复过程中,随着修复向死骨中央推进,存在血管发生和新骨形成缓慢,而坏死骨小梁吸收迅速这一矛盾,从而造成关节面的塌陷和应力的失稳,最终导致 ANFH 晚期继发性关节破坏。因此,修复过程中促进微血管的增生和新骨的形成显得特别重要。

骨的形成、重塑与修复依靠足够的新生微血管的生成。新生血管形成可能与多种生长因子诱导有关,包括碱性成纤维细胞生长因子(bFGF)、转化生长因子-β(TGF-β)、骨形态发生蛋白质(BMP)和血管内皮生长因子(VEGF)、前列腺素 $E_2$(PGE$_2$)等。其中,VEGF 的优势在于既可刺激血管形成又可促进骨的形成和改建。另外,VEGF 可介导其他因子的作用,最近的研究表明多数骨诱导因子促进骨修复可能是通过刺激 VEGF 的产生来实现的。以往认为,VEGF 受体只表达在内皮细胞上,事实上成骨细胞也表达 VEGF 受体。成骨细胞不但产生,同时也应答 VEGF。VEGF 可实现对成骨细胞的趋化和分化并促进基质的矿化。

股骨头缺血性坏死的多种病因学说的共同点是股骨头血液供应的减少,使股骨头缺血缺氧而发生坏死。缺氧是 VEGF 表达最主要的调节因素之一,因此 VEGF 在受损的坏死股骨头内似应受缺氧及压力增加等诱导而表达水平较高。Vadasz 等采用切断鼠股骨颈骨膜和圆韧带的 FHN 模型进行研究,发现股骨头内 VEGF 早期为高表达。而激素相关性股骨头缺血性坏死中 VEGF 的表达反而降低,组织修复能力下降。Li 等的研究发现,糖皮质激素(地塞米松,DEX)可使 VEGF 表达降低 55%,说明激素相关性股骨头缺血性坏死中 VEGF mRNA 的表达受到显著抑制,血管再生极慢,使骨修复能力明显下降,新骨形成也明显减慢减弱。

因此,如何能在股骨头塌陷之前增强 VEGF 的表达来改善血供,重新建立骨内微循环,也是治愈骨缺血性坏死的关键。

## 五、股骨头缺血性坏死分期

骨坏死的分期方法不一,Ficat 和 Arlet 首先将已有临床症状且经组织活检证实的股骨头缺血性坏死分为 4 期(该分型系统包括骨内静脉造影和对骨内压的测量);当 MRI 用于诊断股骨头缺血性坏死后,Hungerford 及 Lennox 结合 MRI 增加了 0 期(临床上无症状而且 X 线片无改变,但 MRI 显示有双线征)。随后,许多学者又提出了不同的分期方法,如松野五期分法、Marcus 六期分法、日本骨坏死研究学会分期、1997 年世界骨循环研究学会的 ARCO 分期、宾夕法尼亚分期等,但各有其局限性。

股骨头缺血性坏死一经确诊,则应作出分期;科学的分期可为治疗和诊断提供指导,准确判断预后,使疗效有可比性。虽然目前有多种分期方法,但对股骨头和髋臼坏死面积的范围和部位的确定尚没有统一的分期,而这是决定正确治疗方案的关键。由于改良的宾夕法尼亚分期包括 MRI 表现及股骨头坏死的范围,因此具有较多优点。现将常用的 3 种分期列表如下(表 18-2-1)。

表 18-2-1　股骨头缺血性坏死的分期方法及依据的影像学标准

| 分期系统 | 标准 |
| --- | --- |
| Ficat 和 Arlet 分期 | |
| Ⅰ期 | X 线片表现正常 |
| Ⅱ期 | 股骨头外形正常,但有明显的骨修复表现(囊性变及骨硬化) |
| Ⅲ期 | 软骨下骨塌陷(股骨头变扁) |
| Ⅳ期 | 关节间隙狭窄、关节塌陷及髋臼继发性退行性改变(囊性变、边缘骨赘形成、软骨破坏) |
| ARCO 分期 | |
| 0 期 | 病理检查阳性,其他检查阴性 |
| Ⅰ期 | 骨扫描和/或 MRI 阳性,其他阴性 |
| ⅠA | <15% 股骨头受累 |
| ⅠB | 15%～30% 股骨头受累 |

| 分期系统 | 标准 |
| --- | --- |
| Ⅰ C | >30%股骨头受累 |
| Ⅱ期 | X线检查阳性,股骨头无塌陷 |
| Ⅱ A | MRI检查,<15%股骨头受累 |
| Ⅱ B | MRI检查,15%~30%股骨头受累 |
| Ⅱ C | MRI检查,>30%股骨头受累 |
| Ⅲ期 | 半月征和/或股骨头塌陷,未涉及髋臼 |
| Ⅲ A | 半月征小于股骨头15%,或塌陷<2mm(正侧位X线片) |
| Ⅲ B | 半月征占股骨头15%~30%,或塌陷2~4mm(正侧位X线片) |
| Ⅲ C | 半月征大于股骨头30%,或塌陷4mm以上(正侧位X线片) |
| Ⅳ期 | 股骨头扁平或塌陷,关节间隙变窄,骨关节炎改变 |
| 宾夕法尼亚分期 | |
| 0期 | X线片正常/不能诊断,骨扫描和MRI正常 |
| Ⅰ期 | X线片正常,骨扫描和/或MRI异常 |
| Ⅰ A | 轻度,<15%股骨头受累 |
| Ⅰ B | 中度,15%~30%股骨头受累 |
| Ⅰ C | 重度,>30%股骨头受累 |
| Ⅱ期 | X线片显示囊性变和硬化 |
| Ⅱ A | 轻度,<15%股骨头受累 |
| Ⅱ B | 中度,15%~30%股骨头受累 |
| Ⅱ C | 重度,>30%股骨头受累 |
| Ⅲ期 | 软骨下骨塌陷(新月征)但无头变扁 |
| Ⅲ A | 轻度,<15%股骨头受累 |
| Ⅲ B | 中度,15%~30%股骨头受累 |
| Ⅲ C | 重度,>30%股骨头受累 |
| Ⅳ期 | 股骨头扁平 |
| Ⅳ A | 轻度,<15%股骨头受累 |
| Ⅳ B | 中度,15%~30%股骨头受累 |
| Ⅳ C | 重度,>30%股骨头受累 |
| Ⅴ期 | 骨关节间隙变窄和/或髋臼软骨发生改变 |
| Ⅴ A;Ⅴ B;Ⅴ C | 轻度;中度;重度 |
| Ⅵ期 | 晚期退行性改变 |

## 六、诊断进展

股骨头缺血性坏死的诊断依赖于病史、体格检查、X线片,以及骨功能检查、放射性核素骨扫描、CT和MRI等。晚期病例X线片表现已很明显,容易诊断。但是早期(0~Ⅰ期)诊断常有困难,可行骨功能检查(包括骨内压测定、骨内静脉造影、核心活检)确诊。成人股骨头的骨内压为2.67~4.00kPa(20~30mmHg),

股骨头缺血性坏死时的骨内压>4.00kPa(30mmHg)。其中,股骨头核心活检结果最为准确,是经组织病理学检查证实骨坏死。但由于这些方法的有创性及MRI技术的发展,骨功能检查的应用并不广泛。

以往曾认为骨扫描可用于诊断影像检查阴性的高风险患者。然而,近几年的研究显示,应用此法有25%~45%可由MRI或组织学再次诊断为阳性的假阴性率,因此认为其诊断价值有限并可产生误诊。许多研究均显示,骨扫描对诊断股骨头缺血性坏死不敏感。Scheiber等比较了120位非创伤导致的髋部疼痛患者与23位对照组的三相骨扫描与MRI结果,发现30位骨扫描阴性的患者,22位MRI显示出阳性结果;认为骨扫描不能用于诊断已有股骨头缺血性坏死患者对侧髋关节的诊断(图18-2-1)。

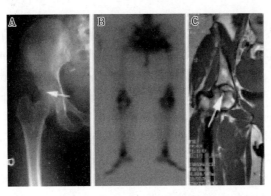

**图18-2-1　骨扫描对诊断股骨头缺血性坏死缺少敏感性**

A. 平片显示早期骨坏死区(箭头所指)　　B. 骨扫描显示双髋未见明显异常　　C. MRI显示软骨下坏死区(箭头所指)

如果标准的正侧位平片显示明显的股骨头缺血性坏死,就没必要再进行MRI检查。然而,由于MRI对这种疾病诊断的敏感性及特异性为98%~99%,因此对于平片显示阴性或不明显的早期(0~Ⅰ期)病例,MRI是最好的检测方法。应用快速扫描的诊断方法可减少花费和缩短检查时间。May等发现,应用快速扫描(成像<1分钟)与常规方法(成像>5分钟)的诊断结果无差别。最近Stevens等发现,对于鉴定坏死股骨头的软骨下骨折,应用螺旋CT扫描,比MRI、普通CT或X线平片更敏感。而Cherian发现,通过MRI鉴定坏死股骨头的范围,可明显提前预测股骨头塌陷时间。

定量(股骨头受累面积的百分比、半月征长度、股骨头表面塌陷的百分比以及股骨头圆顶压低)和定位(内、中或外侧)是判断股骨头缺血性坏死预后的重要依据。随着MRI技术的发展,应用三维梯度回波MRI,不仅能更精确和详细地分析坏死面积及体积,而且能节省时间及花费。应用系列重复的T2加权动态MRI评估股骨头血流灌注情况,可在早期检测骨坏死的发生。Schedel与Hirata等认为,Gd-DTPA注射后动态扫描及坏死区信号强度的动态变化对ANFH的诊断非常重要。信号强度变化曲线对判断股骨头的生命力、血管的再生与毛细血管的灌注是非常有效的方法。ANFH坏死区在早期信号增强较正常区域慢,峰值较低,到达高峰后,信号下降也较慢,晚期几乎不强化。

## 七、股骨头缺血性坏死的分期治疗及远期疗效

1. 介入治疗　股骨头缺血性坏死的核心问题是各种原因引起股骨头血液循环障碍。介入治疗的原理是经导管直接将大剂量溶栓药和扩血管药注入到股骨头供血动脉内,较长时间维持局部药物高浓度,使病变血管再通,应急血管开放,血供增多,继而增加侧支循环和疏通股骨头营养血管,并促进代谢产物的清除,使坏死骨质逐渐被吸收,新骨形成,股骨头得以修复,疼痛缓解,症状改善。

骨坏死程度不同,介入疗效差异显著。确诊越早,病程越短、疗效越好。当病变处于Ⅰ、Ⅱ期时,病程较短,骨缺血坏死程度较轻,患区血管壁完整性相对较好,只是受压或血栓形成而阻塞。通过减压、活血化瘀、扩血管、溶栓治疗,使闭塞血管再通,侧支循环形成,血供增加明显,因而临床症状迅速改善。在Ⅲ、Ⅳ期,骨坏死较严重,使血管扭曲、移位、纤维化闭塞或中断,血管完整性严重破坏,周边新生的纤细低效血管已建立,股骨头已变形,关节内有液体渗出,此时介入治疗,原有血管恢复差,新增加血管数目少,坏死物质不能及时有效地清除,修复速度慢,因此Ⅲ、Ⅳ期患者症状改善差,骨质变化慢。由上可知,股骨头缺血性坏死介

入治疗的最佳适应证是病变处于 X 线片表现 I、II 期。虽然国内一些文章报道介入治疗股骨头缺血性坏死取得了可喜成效,开辟了一条新的治疗途径,但仍处在一种初步探索阶段,尚存在诸多问题需做深入探讨和研究,长期疗效有待于进一步随访。

2. 髓芯减压　髓芯减压是现今治疗早期股骨头缺血性坏死最常用的方法。虽然已应用了 30 多年并有大量有关其疗效的报道,但目前对其适应证的选择及获得满意疗效技术的应用尚未达成一致意见。髓芯减压的目的是通过从股骨头、颈取出 8~10mm 直径的骨芯来降低股骨头髓内压,部分恢复血供,并同时缓解髋部疼痛。髓芯减压适用于 I、II 期病例,其预后与症状出现时间长短、是否有新月征和塌陷出现、病变范围大小、病变周围有无硬化边有关。

在一项纳入了 42 个研究共 2 025 例髋的 meta 分析中发现,髓芯减压的有效率为 63.5%,明显高于非手术治疗 22.7% 的有效率。但髓芯减压仅对早期病变有良好疗效:Ficat 和 Arlet I 期的有效率为 84%,II 期的有效率为 65%。许多研究表明,对术前已有股骨头塌陷的患者行髓芯减压,效果并不理想。Smith 回顾性分析了 114 例行髓芯减压的髋关节,发现当存在新月征时,手术的有效率明显下降。Ficat 和 Arlet I 期的有效率为 81%,而有新月征和塌陷的有效率分别为 20% 和 0。

Yoon 发现,髓芯减压的效果还与坏死区域有关,当坏死范围在 15% 以下时,14 位患者中 12 位有效;坏死范围在 15%~30% 时,7 位患者中 3 位有效;而坏死范围大于 30% 时,19 位患者中仅 3 位有效。Simank 比较了髓芯减压与转子间截骨术的疗效差异,发现在无塌陷的早期病变中,两者的有效率无显著性差异,但存在塌陷时转子间截骨术更优。

髓芯减压的并发症有股骨粗隆下骨折、股骨颈骨折、股骨血栓性静脉炎等。Steinberg 报道,其并发症的发病率约为 1.2%。

3. 游离植骨　当关节软骨无明显破坏时,游离植骨在治疗塌陷前和早期塌陷患者方面存在许多理论上的优势。此手术能减压股骨头,移除坏死骨,并提供结构上的支撑,以利于软骨下骨的修复。目前主要有 3 种植骨途径:①髓芯减压后用皮质骨条植入通过股骨头或颈建立的骨隧道;②从股骨头软骨面开活瓣进行坏死骨刮除并植入骨松质和/或皮质骨;③从股骨头颈交界处开窗刮除坏死骨并植骨。其中,Phemister 提倡的髓芯减压后皮质骨支撑移植因远期疗效较差,现今已应用较少。

Steinberg 应用髓芯减压后松质骨移植治疗 312 例髋,经至少 2 年随访后,65 例 UP I 期(X 线片上正常,骨扫描或 MRI 异常)的有效率为 72%,133 例 UP II 期(囊性变或硬化带)的有效率为 66%,13 例 UP III 期(软骨下塌陷)的有效率为 77%,92 例 UP IV 期(股骨头变平)的有效率为 51%。Itoman 通过股骨颈开窗的方式治疗 38 例 Ficat II、III 期患者,经过平均 9 年的随访,有效率为 61%。Mont 从股骨头软骨面开 2cm$^2$ 活瓣进行坏死骨搔刮并植入骨松质和皮质骨,平均随访约 5 年后,Ficat III 期患者的有效率为 83%,而 Ficat IV 期仅约为 33%。Lieberman 主张植骨的同时局部加用骨形态发生蛋白质以促进新骨形成,取得了较好疗效。然而 Steinberg 等发现,游离植骨时加用电刺激组与对照组相比,并没有显著性差异。

目前,还没有应用游离植骨术统一的指征,有人主张其适用于股骨头塌陷小于 2mm 或髓芯减压术后失败且髋臼无病变的病例。一些研究显示,游离植骨对存在塌陷的股骨头也有较好疗效,但是这方面的研究纳入的患者数较少。在股骨颈开窗和在软骨面掀起活瓣均需要广泛暴露,这些技术还需要更大宗的随机对照试验以了解其确切疗效。但是,随着加入生长因子和移植骨替代物的研究的进展,游离植骨术的指征可能会变宽。

4. 带蒂植骨　带蒂植骨的目的主要是防止股骨头塌陷和恢复血供。带蒂植骨术有以下优点:对股骨头减压;去除坏死骨;植入自体松质骨;用有活性的坚固的骨支架支撑软骨下骨;促进股骨头血管再生和新骨形成。多年来,人们采用了多种带血运的植骨术,如带旋髂深血管蒂髂骨瓣、横支大转子骨瓣、带缝匠肌蒂骨瓣、带股直肌蒂骨瓣、带股方肌蒂骨瓣、吻合血管的游离腓骨移植等,各有其优缺点。其中,研究最多的是带蒂腓骨移植。

最近,Berend 等报道了 118 例(224 髋)应用带蒂腓骨移植治疗的股骨头坏死患者,术前所有股骨头均已存在塌陷,随访 3 年的有效率为 75%,5 年的有效率降到 65%。虽然发现坏死的区域越大、塌陷的程度越重,最终需接受全髋置换术的可能性越大,但是此研究显示此种方法可成功应用于术前股骨头有塌陷的患者。

Scully 等比较了髓芯减压(98 例髋;72 位患者)与带蒂腓骨移植(614 例髋;480 位患者)的疗效。随访 50 个月后,发现两者在 Ficat 和 Arlet Ⅰ 和 ⅡA 期的疗效无显著差异,认为由于髓芯减压操作更简单,并发症更少,适用于早期的股骨头缺血性坏死患者,但与髓芯减压相比带蒂腓骨移植更适用于股骨头塌陷前但有较大坏死区域的病例。而对于 Ⅲ 期患者,带蒂腓骨移植治疗组的有效率为 81%,而髓芯减压治疗组的有效率仅为 21%,并认为这主要是由于腓骨移植可延缓或阻止股骨头塌陷。对小于 50 岁且没有股骨头塌陷的患者,可选择带蒂腓骨移植。但如果存在股骨头塌陷时,是否应用此手术存在争议,需同时考虑患者年龄、疾病进展程度和具体诊断。如患者大于 40 岁、股骨头广泛受累且股骨头塌陷,就应考虑其他治疗手段。而患者小于 20 岁并存在 2mm 或 3mm 的塌陷,就可考虑行带蒂腓骨移植。

带蒂腓骨植骨也存在缺点。首先,存在与获取移植腓骨有关的并发症。在一篇纳入 198 位患者(共 247 例髋行带蒂腓骨移植)的研究中,包括肌无力、踝关节主观不适、感觉异常等并发症的发生率高达 19%。而且踝和下肢疼痛的发生率逐年增加,术后 5 年随访为 11.5%。因此,术后早期应使用拐杖保持部分负重。其次,带蒂腓骨移植可能改变股骨颈、股骨矩处的骨结构,从而可能使全髋置换术操作更困难。但迄今为止,并不明确其是否影响置换假体的寿命。另外,异位骨化为常见的并发症。

除了带蒂腓骨移植,带蒂植骨还可取自于髂骨或大转子。Hasegawa 发现,带蒂髂骨移植的 5 年和 10 年有效率分别为 85% 和 67%,比应用经转子旋转截骨术的对照组疗效好(分别为 71%、61%)。

5. 截骨术　此手术的目的是将股骨头坏死部分从髋关节的主要负重区移开,由有健康骨支撑的软骨面来承担负重。一些学者认为,截骨术可通过降低静脉压和髓内压起作用。但截骨术并不是治疗股骨头缺血性坏死的标准手术,这主要是由于其疗效多变,且失败后使全髋置换术操作困难。

Benke 报道了 105 例截骨术后再行全髋置换的患者,发现其远期疗效并没有受影响。但术中并发症高达 17%。术中可能遇到的问题包括难以取出钢板和螺钉,股骨侧开髓或扩髓的困难,股骨干、股骨矩、大转子的骨折和螺钉的断裂。另外,一些研究表明,截骨术后再行全髋置换的患者术中失血量增加,术后感染率增加。

行截骨术的患者需满足:小于 45 岁且髋部疼痛;塌陷前晚期或塌陷后早期病变,无关节间隙变窄,无髋臼侧病变;小到中度的坏死区(坏死角度总和≤200°);未长期服用高剂量激素。术式主要分为以下两种:

(1)经转子旋转截骨术:研究发现,许多患者的坏死区局限在股骨头前上方。此截骨术可使坏死区转向前下方,由股骨头后侧无病变部位来负重。迄今为止,有关此手术的最佳疗效是由日本的 Sugioka 报道的,经平均 11 年随访有 78% 的患者效果良好。但其他学者均未获得如此好的疗效。

Kerboul 等在对 71 例(83 髋)使用此法治疗股骨头缺血性坏死患者的研究中发现,当患者只有轻微的骨关节炎改变或较小的坏死角度总和时,此手术的效果最佳(坏死角度指在正片上股骨头表面坏死区的弧度加上侧位片上的弧度之和。分为 3 级:度数≤150°为较小;度数>150°且≤200°为中等;度数>200°为较大)。虽然旋转截骨术可能在一些特定患者中有用,但其操作困难并且有较高的并发症发生率,包括截骨处骨不连和股骨颈骨折等。

(2)转子间内翻或外翻截骨术:本手术相对操作简单、安全。Kerboul 强调术前仔细阅片,确定坏死区的部位和范围,以明确将股骨头坏死部分从髋关节的最大负重区移开是否可行。例如,如果要行内翻截骨术就需要外侧 20° 弧度的股骨头没有坏死灶。当患者年龄小于 45 岁且坏死角度总和≤200°时,预后较好。Maistrelli 报道,经此手术后随访 2 年的有效率为 71%,8 年的有效率为 58%。

6. 股骨头重建术

(1)股骨头表面重建术:股骨头表面重建术对于那些股骨头坏死面积不大且髋臼没有受到波及的年轻患者来说,是一个可行的治疗方案。股骨头表面重建术的优点在于:①去除了股骨头表面坏死的软骨;②保留了股骨头和股骨颈的骨量;③便于以后做进一步的全髋关节置换术。但是,如果股骨头已经发生了中到重度的坏死,那全髋关节置换术可能就是唯一选择了。虽然表面重建术的长期疗效还有待于进一步随访,但因骨坏死通常发生于 20~60 岁(平均发病年龄 36 岁),如果股骨头表面置换能推迟这些患者做全髋关节置换术的时间的话,那这一方案就是可行的。

股骨头表面重建术的原理源于 Aufranc 等所报道的 Smith-Petersen 关节成形模型。Townley 还设计了一种全髋关节表面置换的模型(TARA,DePuy,Warsaw,Indiana),这种假体的设计是在用金属材料重建股骨头表面的基础上,再用骨水泥将较薄的塑料外壳固定在髋臼中来重建髋臼。但由于其髋臼侧较高的失败率,这种假体没有被继续应用。随后的研究发现,单独应用股骨头的金属帽而不用重建髋臼侧,则可以减少髋臼聚乙烯假体的松动和磨损。Scott 等对 25 个患者进行了平均 37 个月(25~60 个月)的随访,22 人(88%)的效果为良/优。Krackow 等对 19 个术前 Ficat Ⅲ 期患者进行了平均 3 年(2~6 年)的随访,16 人(84%)的效果为良/优。Hungerford 等对上述两个研究中的患者继续进行了 5 年和 10.5 年随访后,效果为优的分别占 91% 和 61%。Nelson 等报道,在用钛合金外壳的 21 髋中,随访平均 6.2 年,效果为良/优的占 86%(18 髋)。Beaule 等通过对 37 髋 2~18 年的随访(平均随访 6.5 年),发现效果为良/优的,在术后 5 年为 79%,在术后 10 年为 62%。Beaule 等认为,术前病程较长的患者通常伴随髋臼较严重的病变,这些患者在股骨头表面重建术后会在较短时间内需要做进一步的全髋关节置换术。

股骨头表面重建术后由于不会发生髋臼侧聚乙烯的磨损,所以不会发生由于碎屑而导致的骨融解,这就使今后如需做全髋关节置换术时,手术操作如初次手术一样容易。Hungerford 等对 13 髋先期行股骨头表面重建,又行全髋关节置换术的患者进行平均 30 个月(24~72 个月)的随访,结果表明 13 髋 Harris 评分都在 80 分以上。Ash 等报道,做了股骨头表面置换的 58 髋在进一步做了全髋关节置换术后,术后 10 年和 20 年的临床效果满意度分别为 92% 和 74%,并且没有假体松动的发生。

今后还需要进一步的研究来明确股骨头表面置换术的指征。现在的观点是,在病变还没有累及髋臼侧关节软骨时做股骨头表面置换术较好。可考虑做股骨头表面置换术的病例包括:①髋臼关节软骨没有受累或受累程度较轻,且股骨头没有出现新月征和塌陷的较年轻患者;②股骨头没有塌陷,但坏死范围较大(坏死角度总和大于 200° 或坏死范围超过股骨头的 50%)的较年轻患者。但是,对于这类患者需要注意的是,股骨头表面置换术对于疼痛的缓解没有全髋关节置换术的效果好;如果患者的年龄大于 50 岁,就要直接做全髋关节置换术。

(2)双动头半髋置换术:双动头半髋置换术的指征和半髋表面置换术的指征是一样的。现有的研究对这一手术方式治疗股骨头坏死的疗效报道不一。Grevitt 等报道,在 22 例股骨头缺血性坏死行双动头半髋关节置换术的患者中,术后平均 40 个月(24~71 个月)的随访结果显示,有 21 名患者有较好的临床疗效(没有再次接受全髋关节置换术)。Chan 等对半髋置换术和非骨水泥全髋关节置换术的疗效进行了比较,发现术后平均 6.4 年(4~14 年)内,双动头半髋置换术的 28 髋中有 24 髋疗效满意(不需要做全髋关节置换术);非骨水泥全髋关节置换术的 28 髋中有 23 髋疗效满意。还有一些研究显示,股骨头缺血性坏死患者行双动头半髋置换术后发生并发症的危险性较高。Sanjay 等报道了 21 名股骨头缺血性坏死患者接受双动头半髋置换术后,平均 4.6 年(2.1~7 年)内发生了 17 起术后并发症。Takaoka 等发现,双动头半髋置换术后平均 11.4 年,48 髋中有 42% 发生了 X 线片上的假体松动和髋臼退变。Yamano 等对 29 例非骨水泥型压配双动头假体植入后患者进行了平均 12 年的随访,发现 6 例出现股骨柄松动,5 例出现髋臼退变以及 7 例出现骨融解。有研究表明,双动头半髋置换术有较高的松动率和术后并发症,主要原因与较高程度的聚乙烯磨损有关。基于以上结果,双动头半髋置换术的应用已减少。

7. 全髋关节置换术 据统计,在应用全髋关节置换术治疗的髋关节疾患中,股骨头缺血性坏死的治疗占 5%~12%。在众多治疗股骨头缺血性坏死的手术中,全髋关节置换术是最能在短期解除患者疼痛和恢复生理功能的手术方式。但是与这些突出优点相对应的是,全髋关节置换术会使患者丢失较多骨量,并使今后的手术操作难度增大。现在较统一的全髋关节置换术的手术指征:①股骨头坏死,且病变已经继发关节退行性改变;②年龄较大的或活动能力要求不高的股骨头大范围坏死或塌陷的患者,或症状显著的患者。对于这些患者而言,全髋关节置换术能很好地一次性缓解疼痛和恢复生理功能。全髋关节置换术的反指征包括:①年轻患者较早期的股骨头缺血性坏死,对于这些患者保留股骨头的治疗方案更适合;②有较高术后并发症危险性的患者(如严重酒精依赖的患者,这些患者在全髋关节置换术后有很高的人工关节脱位发生率)。另外,还有一些相对不适合接受全髋关节置换术的患者,特别是中年患者,对这些患者而言,全髋关节置换术只是一个备选治疗方案,其他方案还应包括半髋表面置换术。

　　一些学者认为,全髋关节置换术对于解除股骨头坏死患者疼痛的疗效要比半髋关节置换术好。Ito 等对做了双动头股骨头置换术的股骨头缺血性坏死患者做了平均 11.4 年的随访后,发现 42% 的患者存在大腿痛。Cabanela 的报道也指出,对于股骨头缺血性坏死患者,双动头股骨头置换术的疗效比全髋关节置换术差。半髋置换术的疗效比全髋关节置换术差的原因可能与半髋关节置换术后疼痛缓解不理想有关(特别是那些较年轻的活动量大的患者)。对此可能的解释是,在股骨头缺血性坏死后,髋臼侧关节软骨发生组织学改变要早于影像学上关节间隙变窄的出现。因此,尽管换了股骨头或是对股骨头做了表面置换,但髋臼关节软骨的病变还是会进一步恶化。而且髋臼关节软骨退变的程度与股骨头塌陷的程度是呈正相关的。

　　股骨头缺血性坏死全髋关节置换术疗效的最大争议,在于置换术后假体寿命是否与其他髋关节疾病(如骨关节炎)行全髋关节置换术后一样。有研究表明,股骨头缺血性坏死行全髋关节置换术病例的假体寿命要比全髋关节置换术总体病例的假体寿命要短。然而,另外又有研究表明,股骨头缺血性坏死本身并不是导致全髋关节置换术失败的危险因素。Ritter 和 Meding 发现,股骨头缺血性坏死的 64 髋行全髋关节置换术后的长期疗效,与骨关节炎的 65 髋比较,并没有统计学上的差异。Xenalis 等对股骨头缺血性坏死的 29 髋和骨关节炎的 29 髋行全髋关节置换术后做了平均 6~8 年的疗效评价,也没有发现统计学意义上的差异,两组患者在术后疼痛、功能和髋关节评分方面的改善情况都没有差别。然而,Sarmiento 等在对大量骨水泥型假体进行长期疗效评价后发现,股骨头缺血性坏死会对疗效造成负面影响。Saito 等比较了 29 例股骨头缺血性坏死和 36 例骨关节炎全髋关节置换术后的疗效,发现股骨头坏死组有较高失败率,但股骨头坏死组的性别构成、平均体重与骨关节炎组的不同。最终,Ortiguere 等将 178 例股骨头缺血性坏死患者,与同年龄、性别、手术医师、假体类型相匹配的对照组比较发现,在术后平均 17.8 年,两组之间大于 50 岁的患者假体寿命没有统计学上的差异;然而,对于剩下的 35 例年龄小于 50 岁的患者而言,股骨头坏死组比匹配的骨关节炎组有较高的假体机械性失败的危险性($P<0.05$)。

　　一些与髋关节疾病相伴随的诊断对假体寿命也会造成影响。Chiu 等将做了全髋关节置换术的 36 例股骨头缺血性坏死患者与做了全髋关节置换术的 36 例骨关节炎病例进行了比较,发现那些激素或酒精导致股骨头缺血性坏死的病例,行全髋关节置换术后,假体寿命要比骨关节炎组的差;而创伤后和特发性股骨头缺血性坏死患者,行全髋关节置换术后,假体寿命与骨关节炎组没有统计学上的差异。Brinker 等对 90 例股骨头缺血性坏死年轻患者(平均年龄 39.9 岁)的全髋关节置换术的疗效进行了评价,发现在 35 岁之前进行全髋关节置换术的患者有较高失败率,且疗效与伴随诊断有关。由于很难处理好一些伴随诊断对假体寿命的影响,因此很难明确股骨头缺血性坏死对全髋关节置换术疗效的影响。大多数研究中,股骨头缺血性坏死病例都混杂一些对假体不利的因素,另外股骨头缺血性坏死患者通常都较年轻且活动量大,而且由于一些其他疾病需要激素治疗或患者有酒依赖等情况,都会导致这些病例的骨质量下降,从而影响全髋关节置换术的疗效。股骨头缺血性坏死本身是否会造成髋关节周围骨质的改变,从而影响假体寿命,现在还不明确。然而,从现有研究中可以看出,造成股骨头缺血性坏死全髋关节置换术疗效较差的原因,很可能是与股骨头缺血性坏死有关的一些伴随因素,而不是股骨头缺血性坏死本身。

　　现有的对于骨水泥或非骨水泥全髋关节置换术治疗股骨头缺血性坏死的报道,其疗效根据使用假体的类型和患者情况的不同而不同。尽管这些研究之间存在许多不同点,但从中还是可以得到一些共同结论。对于髋臼侧而言,骨水泥髋臼的松动和非骨水泥髋臼聚乙烯衬垫的磨损以及假体周围骨融解是最大的问题。对股骨侧而言,使用一代骨技术的骨水泥型假体治疗股骨头缺血性坏死患者有较高失败率;随着现代骨水泥技术的应用,明显提高了手术成功率。Garino 和 Steinberg 对 123 例应用二代骨水泥技术的骨水泥型和混合型假体行全髋关节置换术的股骨头缺血性坏死患者进行了疗效评价,在 2~10 年的随访中,总翻修率仅为 4%。Kantor 等对 24 髋应用二代骨水泥技术的骨水泥型假体行全髋关节置换术的股骨头缺血性坏死患者进行了疗效评价,在平均术后 7.7 年中,3 髋因松动进行了翻修,10 年假体成功率为 85.7%。因此,二代骨水泥技术虽然能提高疗效,但是仍然有较高失败率。为了延长假体生存率,许多学者将目光投向了非骨水泥假体。

　　随着非骨水泥假体的应用,许多对非骨水泥型假体的研究表明其有很好的稳定性和远期疗效。Fye 等对应用非骨水泥股骨柄行全髋关节置换术治疗年轻股骨头缺血性坏死患者的大宗研究表明,术后 10 年的临床满意度为94%,假体生存率为98%。Xenakis等对29例股骨头缺血性坏死后行非骨水泥股骨柄型全髋关节置换术的患者进行平均7.1年的随访,发现只有1例发生了假体松动。Piston等报道,35例股骨头缺血性坏死患者行多孔涂层非骨水泥型股骨假体全髋关节置换后7.5年(5~10年),94%的假体周围都发生了骨长入,只有1例假体进行了翻修。D'Antonio等发现,35髋因股骨头缺血性坏死而做羟基磷灰石涂层非骨水泥型全髋关节置换术后,在至少5年的随访中没有出现假体的失败。股骨头缺血性坏死病例几乎都可以通过设计合理的非骨水泥型假体来取得全髋关节置换术后很好的疗效,其他病例做非骨水泥型全髋关节置换术后的疗效也同样很好。

股骨头缺血性坏死患者或其中一些亚组患者行全髋关节置换术后,可能会有较多并发症的危险性。有免疫抑制的患者(如长期接受激素治疗或器官移植后),在全髋关节置换术后可能会有较高的感染危险性。有证据表明,股骨头缺血性坏死患者在全髋关节置换术后可能有较高的关节脱位发生率。这其中的原因可能是,股骨头缺血性坏死患者中有一些亚组(如酗酒者)发生人工关节脱位的概率较大,而且股骨头缺血性坏死患者通常关节囊和软组织的条件都较骨关节炎患者差,这对稳定人工关节以防脱位是不利的。

当考虑为股骨头缺血性坏死患者做全髋关节置换术时,一些特殊的措施和技术是很重要的。对有较高术后人工关节脱位发生率的患者如酗酒者,应对其做一些特殊处理,如采用后侧入路进入后加强对关节后方软组织的修复,或采用前外侧入路。虽然假体的选择基于手术医师的偏爱和经验,但是还应考虑到患者自身的一些特殊情况,如年龄、活动量大且骨条件较高的身体情况不错的患者就应考虑用非骨水泥型假体;而对于较老的、骨质条件不好的患者就应考虑用骨水泥型或混合型假体。当股骨头缺血性坏死的病变还没有影响到髋臼侧时,髋臼就不会像大多数骨关节炎患者那样会有骨质硬化和囊性变。当植入髋臼杯时,术者就应考虑到其硬度较低的髋臼可能会有较高的骨折发生率。股骨侧的解剖结构可能会因以往的截骨术、钻孔减压术或植骨术而发生很大改变。以往做的股骨头和股骨颈的植骨术可能会造成骨硬化,使得术中对骨进行打磨较难,从而还会影响假体安放的位置。Fehrle等报道,以前做过胫骨皮质骨移植术的13髋中,有10髋在全髋关节置换时出现冠状位上的假体位置不良。碾磨技术和高速骨钻有助于安全去除硬化骨,术中X线照片可用来监测假体对线情况。

总的来看,全髋关节置换对于缓解股骨头缺血性坏死患者的疼痛和恢复其功能是很有效的。股骨头缺血性坏死患者全髋关节置换术后,假体寿命似乎比一般患者全髋关节置换术后要短,其原因可能在一定程度上与股骨头缺血性坏死患者的身体情况、生活习惯和骨质条件有关。规范熟练的手术技术和合理的假体选择,能够最大限度降低股骨头缺血性坏死对全髋关节置换术的不良影响,从而延长假体寿命。股骨头缺血性坏死患者各自的病变程度、并存疾病情况、活动量及生活方式等情况都因人而异,因此在考虑手术时应按照个体化方案选择手术方法和假体类型,从而最大限度提高全髋关节置换术的疗效和降低术后并发症的发生率。

8. 其他治疗

(1)股骨头骨水泥填充成形术:1993年,Hernigou等首次报道了先将死骨去除(死骨清除术),再用骨水泥填充来治疗股骨头缺血性坏死的手术方式,并评价了其对于治疗镰状细胞贫血患者股骨头缺血性坏死的疗效;16髋用骨水泥注入填充股骨头的坏死部分以抬高软骨面,术后患者立即完全负重;术后平均随访5年(3~7年),16髋中有14髋疗效稳定(只有轻微疼痛,X线片没有显示病变进展)。Wood等采用切开去除坏死骨、以异丁烯酸甲酯水泥填充治疗了19例(20髋)股骨头缺血性坏死患者,随访了0.5~2年,结果显示3个患者接受了全髋关节置换术。这一治疗方法的长期疗效现在还不明确。

(2)高压氧治疗:吸入高压氧(HBO)可以使组织发生氧合作用,且能提高胶原合成、成纤维细胞增生及毛细血管形成。虽然先前的研究大多针对高压氧对放射性下颌骨坏死或是对儿童的治疗,但是现有研究结果已能说明高压氧疗对骨坏死是有远期疗效的。Reis等报道,对12例(16髋)Steinberg I期的股骨头缺血性坏死患者行高压氧治疗100天,复查MRI显示13例(81%)的病变消失。通过氧疗能够治愈或阻止病程进展(12.5),而16位接受高压氧疗的患者中只有1位最终出现了股骨头塌陷。但高压氧治疗的疗效并不肯定,且价格昂贵(约10 000美金),还需花费大量时间。

(3)药物治疗:对药物治疗骨坏死的研究旨在从骨坏死的机制上阻断病程的发生发展。这包括减轻髓腔内高压,减少脂肪细胞形成或解除凝血紊乱。

Cui 等和 Wang 等的研究指出,降脂药洛伐他汀能有效治疗骨坏死。为了评价洛伐他汀治疗骨坏死的机制,Li 等用添加了地塞米松和洛伐他汀的培养液来培养有多能分化功能的细胞株 D1,发现骨细胞转录因子 Cbfa1/Runx2 的表达、降钙素启动子活性增加,并伴随脂肪细胞转录因子 PPAR2 的表达下降。这些发现表明,洛伐他汀可以对抗地塞米松诱导骨髓间充质细胞向脂肪细胞分化的作用,并能促进间充质细胞向成骨细胞的分化。洛伐他汀可能减少激素所致股骨头缺血性坏死患者脂肪细胞增生和骨丢失。

为了研究凝血功能紊乱对股骨头缺血性坏死的作用,Glueck 等评价了的低分子量肝素(依诺肝素,60mg/d,用 12 周)对于治疗已经诊断为遗传性血栓形成倾向和纤溶不良的 23 名早期股骨头缺血性坏死患者的作用。经过最少 2 年的随访,有 9 名患者在 108 周之前治疗失败,有 9 名患者病变没有进展。剩下的 5 名患者随访时间较短(72 周,n=1;36 周,n=2),没有发现病变进展。在这一研究中,患者只接受药物治疗后病程的变化差异较大,且药物副作用的危险性也较突出,因此还需要用更大的样本量、更长的随访时间和设对照组来进一步开展此项研究。

(4)细胞和基因治疗:如同其他骨骼肌肉疾病一样,股骨头缺血性坏死的治疗也会应用组织工程的方法。这包括接种了细胞的支架、控释支架或基因治疗。用这些技术治疗骨坏死,还处在开始阶段。

研究表明,间充质干细胞也可能对股骨头缺血性坏死的治疗起作用。Lee 等报道,他们能够从 2 名股骨头缺血性坏死患者全髋关节置换术中得到骨髓,并分离出具有多能分化潜能的间充质细胞(MSC)。通过连续培养 1~2 周,能得到超过 20 个 $\beta_1$-整联蛋白阳性的梭形成纤维细胞集落。根据培养条件的不同,这些培养得到的细胞有向成软骨分化或向成骨分化的能力。Lee 等的结论是,这些从股骨近端分离得到的多能间充质细胞,能够通过直接自体移植,或通过与有生物相容性的载体结合应用,起到修复骨软骨缺损的治疗作用。Gangji 等将 13 名股骨头已经塌陷的患者(18 髋)随机分为 2 组,一组采用 3mm 钻头进行钻孔减压,另一组钻孔加压后再植入自体骨髓单核细胞。术后 24 个月后,自体骨髓植入组的疼痛和关节症状较单纯钻孔组有显著改善(P=0.021)。单纯钻孔组的 8 髋中有 5 髋在 X 线片上表现出病变进一步发展,而钻孔加骨髓移植组的 10 髋中仅有 1 髋出现上述改变(P=0.016)。Hernigou 和 Beaujean 对做了钻孔加压联合取自体髂骨骨髓移植的 116 名股骨头缺血性坏死患者(189 髋)进行 5~10 年的随访,发现在术前股骨头没有塌陷的 145 髋中有 136 髋(94%)避免了全髋关节置换术,而在术前已有股骨头塌陷的 44 髋中只有 19 髋(43%)避免了全髋关节置换术。

生长因子也能在治疗骨坏死中发挥作用。其中,血管内皮生长因子(VEGF)能够刺激血管形成和促进组织愈合。随着生长因子和细胞因子在临床上的应用,人们开始关注它们的生物活性、有效半衰期以及如何用载体将其诱导或定位到感兴趣的部位。基因转染技术是将活性因子定位到感兴趣部位的一种新方法。Yang 等研究了重组质粒载体 pCD-hVEGF165 与胶原混合治疗骨坏死的动物模型。整个股骨头缺血性坏死模型是通过冷冻技术来完成的。pCD-hVEGF165 胶原混合物通过股骨头钻孔导入股骨头中。股骨头中的 VEGF mRNA 在 2 周后测定。同对照组相比,治疗组股骨头中有更多新生血管和新骨形成。在质粒治疗组中,除了在死骨/存活骨交界带中的坏死组织自然修复外,在钻孔隧道中和坏死骨小梁表面还发现了新骨形成。这一令人鼓舞的结果激发人们进一步研究以明确治疗的最佳剂量、对更小范围坏死的疗效和长期疗效。用生物制剂(骨形态发生蛋白质和血管生长因子)治疗股骨头缺血性坏死和避免全髋关节置换术的方法,至今还在实验研究阶段。今后,随着重组因子的发展,这些制剂很可能用于治疗股骨头缺血性坏死,并能修复骨和软骨组织,从而可以保留股骨头。

(5)电磁刺激、体外冲击波治疗:一些研究证实,电磁刺激对治疗股骨头缺血性坏死可能有效,但其未能通过美国食品药品监督管理局(FDA)的认证。体外冲击波治疗在欧洲应用于早期病变。Wang 比较了其与无血管蒂腓骨移植的疗效差异,平均随访 25 个月后,79% 的体外冲击波治疗组患者的髋关节 Harris 评分有改善,而无血管蒂腓骨移植组仅有 29%。

(6)治疗方法的选择及展望:根据病变程度来选择对患者伤害最小并能取得最大好处的治疗方法。最近 Mont 等提出了一个基于影像学改变的股骨头缺血性坏死的治疗策略(表 18-2-2),可以作为股骨头缺血性坏死治疗的指南。

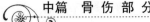

表 18-2-2　股骨头缺血性坏死的分级治疗

| 分期 | 治疗措施 |
|---|---|
| Ⅰ(无 X 线片的改变) | 髓芯减压,经皮钻孔 |
| Ⅱ(塌陷前) | 髓芯减压,经皮钻孔,骨移植,截骨术 |
| Ⅲ(新月征) | 骨移植,半髋置换,全髋置换 |
| Ⅳ(关节变形,累及髋臼) | 全髋置换,可应用金属-金属的表面置换 |

（邓　煜　杨　涛）

# 第三节　髋关节发育不良

## 一、概述

青少年及成人髋关节发育不良是常见髋部疾病,也是髋关节炎的常见原因之一。由于发育不良造成髋关节负重时应力集中或异常应力,是导致关节炎的重要病因。新生儿发生率约为 1/1 000,女性多见,男女之比为 1∶5,而且第一胎发病率高,白人比黑人发病率高,中国人发病率相对较低。晚期关节炎常表现为进行性疼痛及活动受限,最终结果需行人工髋关节置换术以改善功能。对于发育较差的关节而出现的骨关节畸形,会给关节置换术带来很大困难并增加手术风险,影响术后功能改善。因此,早期纠正髋臼发育不良是预防由此导致的关节炎的主要手段。一直以来,对于髋关节炎的成因存在不同观点,有人认为是原发因素,但是近年来更多学者认为真正原发的骨关节炎十分罕见,或者说根本就不存在。原发髋关节炎多与髋关节创伤、髋臼盂唇损伤、髋臼发育不良、股骨头骨骺滑脱、佩尔特斯(Perthes)病、多发骨骺发育不良、髋臼撞击或其他髋关节结构异常有关。

## 二、病理改变

通常将髋关节发育不良分为髋臼发育不良、髋关节半脱位和完全脱位。近年来,趋向于将关节半脱位与完全脱位统一归为髋臼发育不良的不同阶段。一般认为,髋臼发育不良的典型表现为髋臼对股骨头的覆盖减少,导致股骨头与髋臼对应关系不良。由于缺乏正常应力刺激,会出现继发股骨颈前倾角与颈干角异常改变、股骨髓腔变窄等,而股骨侧的变化更加重了发育过程中髋臼的畸形。发育不良导致应力异常分布于髋臼外上方,髋臼后倾导致髋臼与股骨颈发生撞击,而应力分布异常是导致继发骨关节炎的原因。股骨头骨骺损伤会导致股骨头形态发育异常。撞击会导致髋关节盂唇损伤及股骨头颈交界前外侧增生,继而加重髋关节不稳和退变。这些结构上的变化最终会导致关节一系列继发改变,包括股骨颈周围滑膜增生、股骨头颈交界区前外侧增生、关节内粘连、关节积液、关节两侧软骨下骨硬化、囊性变、髋臼缘以前内侧壁增生为主的骨赘形成、卵圆窝内纤维脂肪组织增生骨化使之变浅、关节囊增厚、关节盂唇损伤等,并可出现骨盆形态异常改变,直至最终形成痛性关节炎及髋关节活动受限。对于早期单纯髋臼发育畸形形成的发育不良,X 线片上表现较为隐匿,需要有经验的关节医师才能作出正确判断。股骨头在半脱位时常呈扁平,髋臼外上受到应力作用变形明显,软骨下骨囊性变或硬化,髋关节中心外移。对于完全脱位患者,髋臼明显变浅、变小,甚至呈锥形。在髋臼上方形成假臼。关节囊由于脱位导致增厚,脱位上移使关节囊冗长呈葫芦状,神经血管亦有短缩,臀中肌失效导致行走时髋关节摆动。

## 三、临床表现

青少年早期髋关节发育不良多无临床症状,或仅有轻度不适感。运动或负重活动后症状加重,休息后缓解,或久坐、持续应力作用时出现症状,活动后减轻。多在 20~40 岁症状逐渐加重,表现为形式各异、程度不等的疼痛。疼痛多位于腹股沟内侧,以旋转活动时明显。如快速下楼梯,特别是旋转时加重,髋臼后倾或盂唇损伤患者常于活动时关节弹响、刺痛。疼痛可以放射至膝关节前内侧,表现为膝关节疼痛,并不能找到膝关节压痛部位。症状明显时会有不同程度的关节活动受限。查体注意检查步态、下肢长度、股部是否存在肌肉萎缩及关节活动度,双侧结构是否对称。更重要的是检查受累关节的稳定性及是否存在撞击。常用的检查有 Trendelenburg 试验、撞击试验和 Apprehension 试验。Trendelenburg 试验主要检查臀中肌肌力,对于髋关节稳定性的判断十分重要;撞击试验阳性表现为腹股沟区锐痛。Apprehension 试验用于检查髋臼前方不稳,外展外旋髋关节并伸髋患者感不适或不稳定感,前壁缺损呈阳性表现。临床检查早期髋臼发育不良多无关节活动受限表现。

## 四、辅助检查

模型显示不同的髋臼壁发育形态均是髋臼发育不良的表现形式。常规检查骨盆正位及蛙式位 X 线片,了解髋臼与股骨头的对应关系是诊断髋臼发育不良及判断严重度,为选择术式提供依据的最基础影像检查手段。在成年后骨骺闭合,X 线片上应测量 Sharp 角及臼头指数,对于进一步了解头臼关系及髋臼发育不良程度亦有帮助。

Sharp 角:对于成年人 Y 形软骨闭合患者,无法测量髋臼指数,本角度的测量可以有效替代了解髋臼对股骨头的覆盖情况和判断髋臼发育情况。正常情况下应该小于 45°。女性亦不应该超过 50°。

臼头指数(AHI):是反映髋臼对股骨头覆盖情况的重要参数,对于髋臼发育不良的影像分析较为直接。臼头指数是股骨头内缘到髋臼外缘垂线的距离(A)与股骨头最大横径(B)的比值[AHI=A/B×100%],正常范围为 84~85。

MRI 检查有利于发现关节盂唇继发损伤及关节囊改变、骨内信号改变等。CT 及影像重建对于分型与髋臼形态分析、前后壁缺损判断及髋臼边缘唇样增生程度与形态认识有帮助,对于术式选择及术中正确处理增生骨赘、减少手术后关节撞击的发生也有帮助。

## 五、分型

尽管髋关节发育不良(DDH)的分型种类较多,但以 Hartofilakidis 分型及 Crowe 分型最为常见。

Hartofilakidis 分型(图 18-3-1)根据股骨头脱位的程度将 DDH 分为 3 型:髋关节发育不良,低位髋关节脱位,高位髋关节脱位。

Crowe 分型(图 18-3-2)通过两种方法对髋关节发育不良进行量化。一种是通过比较股骨头上移程度分型(Ⅰ型,上移<50%;Ⅱ型,上移 50%~74%;Ⅲ型,上移 75%~100%;Ⅳ型,上移>100%),一种是通过泪滴线-头颈交接线间距与坐骨结节线-髂骨翼顶点线间距比值分型(Ⅰ型,比值<0.10;Ⅱ型,比值为 0.10~0.15;Ⅲ型,比值为 0.16~0.20;Ⅳ型,比值>0.20)。

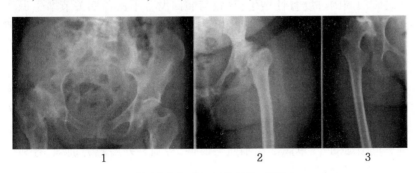
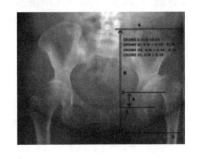

图 18-3-1 Hartofilakidis 分型　　　　　　图 18-3-2 Crowe 分型
1. 髋关节发育不良　2. 低位髋关节脱位　3. 高位髋关节脱位

两种分型均可靠且可重复。在一项研究中,3 位工作于不同组织的经验丰富的医师分别对 145 例 DDH 患者进行 Crowe 分型和 Hartofilakidis 分型,两种分型的观察者间误差 Kappa 值分别为 0.90~0.92 和 0.85~0.93。同样,两种分型的观察者自身误差也相似。但是,Crowe 分型存在需要全骨盆平片、头颈交界位置各异、股骨头近端移位判断的主观性等缺点,而影响其准确性。同样,在运用 Hartofilakidis 分型时也存在判断边界性异常困难的缺点,这种分型可以在术前洞悉术中可能遇到的解剖结构异常。两种分型分别从不同角度对 DDH 进行分型,其中 Crowe 分型为定量分型,Hartofilakidis 分型为定性分型,都可用在临床及研究中。

## 六、诊断

成人 DDH 主要表现为腹股沟区疼痛,活动后疼痛加重。年轻患者也可表现为髋关节外侧疼痛,患肢翘二郎腿及拉伸髋外展肌时疼痛加重。盂唇撕裂或软骨病理改变时可表现为髋关节交锁、黏滞感或无力感。当髂腰肌跨过股骨头前方未被覆盖的区域时,可产生无痛性髋关节弹响。如无明显的半脱位及继发性骨关节炎表现,髋关节活动范围往往可以保留。年轻患者往往因股骨过度前倾而表现为髋关节内旋活动范围增大,而内旋活动范围减小则往往暗示发生继发性骨关节炎。采用碰撞试验(屈髋、内旋、内收髋关节)对于检测盂唇病理性改变或盂唇与股骨头颈交界处撞击有较高的敏感性。髋关节查体时伸直,外展、外旋髋关节可检测髋关节不稳。通过临床及 X 线片精确测量出每一患者的下肢长度并检查下肢血管神经状况都至关重要。必要的影像学检查包括髋关节侧位及站立时骨盆正位片,并测量 Tönnis 角(图 18-3-3)及侧位 CE 角。侧位 CE 角>25°表示髋关节发育正常,20°～25°为边界正常,<20°为发育异常。关于骨关节炎和 DDH 的关系,Murphy 认为,中到重度 DDH(CE 角<15°)患者在 70 岁之后均会发生骨关节炎。Tönnis 角主要用于测量臼顶负重区域的倾斜程度(<10°为正常)。正位 CE 角与侧位 CE 角的测量方法类似,正常情况下应在 20°～25°或在骨盆侧斜位片大于 25°,正位 CE 角小于 20°表示髋臼前方股骨头覆盖不全。CT 对于髋臼截骨治疗 DDH 的帮助有限,MRI 对于诊断因盂唇撕裂或软骨损伤引起的髋部症状有效,这些损伤在 X 线检查中往往无结构性异常。对于怀疑存在髋关节的关节内病变,但影像学异常不明显时,可考虑行髋关节镜检查。

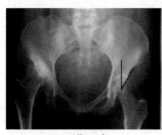 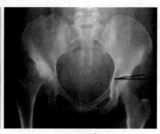

正位CE角　　　　　　　　Tönnis角

**图 18-3-3　正位 CE 角和 Tönnis 角**

鉴别诊断:需要与股骨头缺血性坏死、髋关节近关节骨囊肿、外伤后继发髋关节炎、股骨头骨骺滑脱后继发关节炎、关节盂唇损伤、关节原发关节炎及关节内滑膜增生性病变等鉴别。这些疾病均可导致头臼关系的改变,或呈现髋臼晚期继发病变,加之髋臼周围过度骨性增生,导致与髋臼发育不良各期关节增生退变相近的病理及影像变化、相似的临床症状。鉴别的目的也有利于手术方法的选择及术中正确纠正关节病理状态,提高手术效果。

## 七、治疗

治疗原则:非手术治疗、功能锻炼对于早期并无明显症状的髋臼发育不良有较好效果,可以延缓甚至免于手术治疗。功能锻炼提倡不负重功能锻炼与保护下负重活动相结合,不做关节过度的负重活动,特别是扭转应力下的负重活动。减少髋关节过大范围活动,注重髋部周围肌力锻炼,特别是外展肌力训练,有利于稳定关节,即使今后需要手术,也为术后功能康复奠定基础。

### (一)保守治疗

3 岁以下患者主要采取保守治疗为主,如 Pavlik 吊带、支具固定及牵引闭合复位石膏固定等,所有方法都是为了使股骨头能很好地回归髋臼窝从而刺激髋关节正常发育,同时也尽可能保证股骨头血供不受影响。对于保守治疗失败的患儿,或年龄>3 岁,则采取手术治疗。目前最常用的仍是 Pavlik 吊带,它不仅能有效维持髋关节屈曲外展位,同时使婴儿髋关节有一定活动度,股骨头刺激髋臼中心,并在髋臼窝内旋转研磨,促进髋臼窝加深与塑形,同时减少股骨头缺血性坏死的发生。

### (二)手术治疗

对于已经存在轻度临床症状,或虽然无症状,关节影像检查已经存在明显病理变化及发展趋势的关节,应采用手术治疗。手术目的是改变髋关节的异常应力环境,恢复髋臼与股骨头正常的对应关系。

1. Chiari 骨盆截骨术 各种不同类型的骨盆截骨术用以增加髋臼对股骨头的覆盖,经典的手术之一便是 Chiari 骨盆截骨术。该手术在 1955 年由奥地利骨科医师 Chiari 首先报道,其目的在于增加股骨头在髋臼前后及侧方的覆盖,消除髋臼半脱位的畸形状态,减小髋关节负荷,分散过小的髋臼负重区应力,使截骨与股骨头之间的关节囊向纤维软骨转化。但髋臼盂唇仍然位于主要负重区,承受慢性剪力。主要用于 Crowe 分期 Ⅰ 型或 Ⅱ 型,且无明显髋臼前后壁发育异常者。该手术使髋关节轴心至身体中心间的杠杆臂减小,增加了臀肌力臂,减轻了髋关节异常负载,纠正异常的偏心距,使症状缓解,步态改善。

2. 股骨粗隆下截骨术 Crowe 分期 Ⅲ 型患者,均存在不同程度的关节脱位,股骨头上移,单纯髋臼截骨手术均不能恢复正常头臼关系。因此,均应采取股骨粗隆下截骨。根据股骨侧存在的畸形不同,可采用内翻、旋转和短缩截骨,截骨后可用 LCP 钢板或钛质接骨板固定,并需要将接骨板预塑形以利截骨后角度的维持。在髋臼侧,采用再定位手术,改变髋臼关节面位置的同时注意纠正髋臼前后倾畸形;在绝大多数患者中,髋臼前下象限有足够的关节面允许再定位手术,提供更多负重关节面,以维持关节稳定。这类手术包块单相、双相及三相截骨术和髋周截骨术。单相截骨术的代表术式为 Salter 截骨术,多用于 5 岁以下儿童。双相截骨术如 Greenfield 术式,还包括了耻骨联合截骨,但是应用较少。LeCoeur 三相截骨术在髋臼顶截骨的同时进行耻坐骨截骨,使髋臼失稳,有利于髋臼角度的改变,但是受到肌肉韧带,特别是骶骨骨盆韧带的限制。

3. 关节置换

(1)术前计划:术前计划对于明确手术技术及手术入路、评估骨量、明确假体位置及型号等都十分必要。选用高质量带有比例的 X 线片以明确假体型号及假体位置,以上步骤可以通过传统模板或电子模板进行。术前需明确股骨近段截骨的入路、方式及长度;选择何种假体类型及型号;是否植骨(自体骨、同种异体骨或骨移植替代物);肢体延长(>3cm)后进行唤醒试验的可行性。

(2)手术入路:采用大转子截骨或滑移截骨可以有效暴露髋关节上方区域,并可通过下移大转子重建外展肌力。注意在近端截骨过程中使用冲洗液,以防止热坏死的发生。我们通常采用钢丝环扎技术固定截骨骨块,并使用自体骨植骨,尤其是骨块远端。术中尽可能避免大范围剥离骨块上的软组织以免发生缺血性坏死。使用改良滑移截骨可完整保留外旋肌群及后侧关节囊,并通过保留完整的股外侧肌-大转子截骨骨块-髋外展肌结构以减少脱位风险。如果操作得当,大转子截骨可以在原来截骨平面重复进行且效果良好。后侧入路在较轻的 DDH 病例中也较为常用,同时如果短外旋肌群能获得良好的重建,则髋关节脱位的风险与采用经臀肌入路或大转子截骨入路的风险相当。

如需要进行转子下短缩去旋转截骨时,同时采用大转子截骨会影响股骨近端袖套的完整,进而影响假体柄的稳定性。而且,采用转子下去旋转截骨允许在插入股骨假体时对股骨近端后侧区域进行纠正,进而增加转子下截骨的稳定性。

对于严重的 DDH 患者,采用 S-P 入路可有效暴露关节,但据报道显示采用此入路有较高的股神经麻痹风险。尽管髂股入路亦可获得良好暴露,但因需要大面积剥离髋周肌肉,因此与其他入路相比并无明显优势。大面积剥离髂骨翼的肌肉至髋关节中心的入路也有报道,但假体置入所需剥离范围尚未明确,因此可能造成髋周无力或髋关节不稳。

4. 髋臼重建 髋臼重建非常关键。髋臼假体理想的安装位置应位于真臼内,但高位且不外偏位也可以接受。高位髋臼可充分利用宿主骨而减少对植骨的需求,且手术技术较确定真臼简单。但是高位臼杯存在下肢跛行及高脱位率的风险,也有报道显示高位臼杯能产生更高的剪力和假体松动率。松动主要预测因素包括臼顶外侧缺少骨性支撑、术前脱位程度、臼杯相对真臼高度。如果髋臼假体前方及后方骨量充足,保证 75%~80% 的髋臼假体覆盖即可。

最近一项研究对 53 例采用生物性髋臼假体治疗的 DDH 患者进行最短 10 年的随访,发现当髋臼假体外翻>45°($P=0.045$)或臼杯外移>25mm($P=0.001$)时,聚乙烯内衬磨损率明显增大。另外,当臼杯高度高于泪滴线>25mm 时,股骨假体发生无菌性松动率更高($P=0.049$)。

髋臼假体的安放需获得 75%~80% 的骨性覆盖,因为骨量缺失和为了保证高位髋臼稳定,往往需要选择小号髋臼假体。选用小号臼杯往往导致头颈比率和摩擦性能降低。高位臼杯往往无法获得正常肢体长度,且翻修时因骨量丢失而极为困难。不理想的头颈比、高剪切力及肢体长度纠正受限,共同导致小转子与坐骨可能存在撞击而造成较高的髋关节脱位率。

解剖异常往往使得术中定位真臼较为困难,可选用坐骨与耻骨交汇处作为参考水平。术中需保证充分暴露骨性标志、彻底清除髋臼内软组织,以便评估臼底深度,并于术中透视确定髋臼高度及深度。

髋臼假体适度内移的同时需避免过度磨挫髋臼、臼杯过分内移、骨量过度缺失、髋臼位置改变及髋臼疲劳骨折,这些往往使得此步骤较为困难。如已经确定真臼的高度,则可在开始磨挫臼底前在臼底钻孔,并用测深器测出臼底骨质深度,一般需磨挫至距髋臼内壁 3~4mm,以便为翻修提供足够骨量。使用髋臼试模假体覆盖面积大于 70%,如无法获得足够的覆盖,则需进行植骨。

生物性髋臼假体骨长入后抗拉应力及宿主骨-髋臼假体间的剪切力效果良好,从而能增强远期固定效果。现代髋臼假体多采用金属微孔技术,以增强骨长入的效果和降低对假体覆盖面积的要求。

5. 骨量重建 DDH 患者行全髋关节置换时前外侧髋臼骨量缺损最为常见。临床上有多种不同的手术解决方案,如高位臼杯、臼杯内移或内陷位置入、前外侧结构性植骨(又称植骨造盖)等。

6. 植骨造盖术 髋臼植骨造盖可以提供髋臼外侧支撑,并可为翻修提供一定骨量。文献研究显示有良好的早期和远期效果。取自体股骨头(极少选用异体骨)保留软骨下骨行髋臼造盖,骨块需位于髋臼缺损区域上缘或髋臼内(图 18-3-4)。使用 3.2mm 钻头通过植骨块垂直及斜向钻入骨盆,并用 4.5mm AO 松质骨螺钉固定。使用髋臼锉使植骨块磨挫至与真臼匹配后植入髋臼假体,对植骨块与宿主骨之间的间隙进行颗粒样植骨,以提高骨块愈合率。

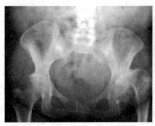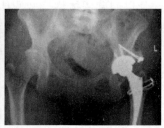

图 18-3-4　植骨造盖术

Morsi 等对 33 髋使用生物型臼杯联合自体或异体骨进行结构性植骨,平均随访 6.6 年,成功率为 94%,所有骨块均与宿主骨间愈合,因此建议使用生物型臼杯,并保证植骨块覆盖假体面积小于 50%。在对此系列病例平均随访 14 年时,骨块与宿主骨愈合率为 93%,10 髋因髋臼假体发生松动而进行翻修。所有病例中,仅有 2 例患者翻修时因骨量不够而采取同种异体骨结构性植骨,说明使用自体骨结构性植骨可为翻修提供可靠的骨量。同样的结果也被其他学者所印证。

7. 骨水泥强化及加强环 骨水泥填充髋臼上方缺损早期的疗效令人鼓舞。在 Gill 等的两项研究中使用加强环或钛笼重建骨质,早期共有 87 例严重 DDH 患者使用 Müller 加强环(又称有顶加强环)重建骨质,其中超过 40 例采用颗粒样自体股骨头植骨;提倡使用有顶加强环以解剖重建髋关节中心,并对髋臼内侧和上方植骨。Gill 认为,骨水泥无法替代植骨,并会导致假体无菌性松动的发生。随后,Gill 对 33 髋(因无菌性松动翻修 2 髋)使用带有下翼能勾住闭孔的 Ganz 加强环固定,效果良好。总的来说,DDH 患者髋臼假体置于真臼水平并保证合适的倾斜角度,要明显好于将髋臼假体置于外上方的立位假臼内。当髋臼假体覆盖不全时,可选择结构性植骨、骨水泥强化或加强环等。

8. 股骨重建 对于严重的 DDH 患者,因其股骨髓腔较小、发育异常、前倾过大、大转子位置偏后、可能进行过截骨治疗等,均干扰股骨假体的植入。术中如行旋转中心下移,则可能需要进行股骨短缩截骨,以防过分牵拉而造成血管神经损伤,尤其是对坐骨神经的损伤。扩髓时可使用导针定位,以避免穿透股骨皮质。

对于轻度 DDH 患者可选择小号标准股骨假体,对于严重的 DDH 患者可选用内侧弧度小且较窄的直柄假体,因为这些患者在股骨颈截骨后往往保留的股骨距极少。当股骨前倾角度>40°时,往往需要股骨旋转截骨,并可能需要定制型或组配型股骨假体以调整股骨前倾角。

目前,选用小号直型锥度柄可以在髓腔内旋转假体,以获得合适的前倾角度,从而可以较少进行股骨旋转截骨。Silber 和 Engh 最早认识到使用组配型股骨假体的重要性,在他们的报道中,19 例患者中有 16 例因股骨形态变异和干骺端增大呈喇叭口状改变等,而需使用组配型假体。

一般认为,如需行转子下截骨,则建议使用生物型股骨假体,以免因骨水泥造成截骨平面的骨不连,然而 Charity 等使用抛光水泥柄联合转子下截骨仍然获得了良好临床结果。

9. 股骨截骨　当髋关节中心位于真臼水平时,如肢体延长长度大于 4cm 时,往往易导致坐骨神经麻痹。术中有多种办法可以测量下肢长度,但是至今仍未证实哪种方法更加优秀。股骨所需短缩的长度由术前下肢长度和术中测量的下肢长度确定。

股骨短缩常使用股骨近端或转子下截骨术截骨。转子下截骨可选用水平、阶梯、斜行或双波浪式截骨,以便在短缩股骨的同时纠正成角或旋转畸形,一些临床报道也支持使用以上截骨方式。

总的来说,DDH 患者股骨近端形态的变异往往会干扰股骨假体的植入;使用现代组配型假体获益良多;充分的术前计划有利于确定股骨重建方案和可能需要的股骨截骨。

## 八、疗效评定和并发症

DDH 患者关节置换的并发症发生率一般均高于骨关节炎患者,且此差异并非因 DDH 患者年龄较小所造成。关节置换后坐骨神经麻痹的发生率约为非 DDH 患者的 10 倍。Garvin 认为肢体延长小于 2cm 往往是安全的,Edwards 认为当肢体延长超过 4cm 时会大大增加坐骨神经麻痹的风险。因此,可借鉴脊柱侧弯矫形方法进行肌电图检测和唤醒试验,以防损伤坐骨神经;术中仍需彻底暴露和触诊坐骨神经,并保持膝关节屈曲和极度后伸髋关节。如术中发现神经过紧则需进行唤醒试验,以确定坐骨神经是否损伤。唤醒试验即降低麻醉平面后,指导患者背伸踝关节以检测坐骨神经功能状况。术前需和患者充分沟通,向患者讲明此检查的必要性。同时,肢体延长后同侧膝关节应保持屈曲状态以降低坐骨神经的紧张程度。以往有报道显示,DDH 患者关节置换脱位率较高,主要原因为大转子骨不连(即所谓的大转子逃逸)及髋关节屈曲内旋时股骨假体撞击髋臼前柱。撞击的风险在高位和内移髋臼时最大,但可通过增加股骨偏心距来降低撞击风险。严重的 DDH 患者,术中易发生股骨骨折,因此在髓腔准备时需特别注意并使用导针定位髓腔位置,以免穿出股骨皮质。如术中发现已穿出股骨皮质,则假体长度应超过穿出区域 2 倍股骨直径,并使用同种异体皮质骨板固定。行关节置换的肥胖年轻患者越来越多,但是最近的数据证实,病态肥胖并不会影响术后结果,因此拒绝对仅存在高体重指数的 DDH 患者行关节置换是不当的。但有报道显示,肥胖是发生假体周围感染的风险因素之一。有报道显示,DDH 患者较骨关节炎患者行髋关节置换更易发生感染。手术时间长、暴露范围大、软组织剥离多、往往需植骨等多种因素共同造成以上结果。

因 DDH 造成的解剖变异各不相同,术前必须进行全面的术前计划,以确定合适的假体、手术入路、骨缺损重建方式等。目前,长期的临床结果支持使用金属对聚乙烯摩擦界面。然而患者和医师的喜好和习惯,均会影响成年 DDH 患者髋关节置换的疗效。

(邓　煜　向发松)

# 第四节　膝骨关节炎

## 一、概述

骨关节炎(OA)指由机械性和生物性等多种因素所引起的,关节软骨细胞、细胞外基质和软骨下骨合成与降解进行性失去平衡,导致关节软骨纤维化、皲裂、溃疡、脱失,临床表现相同或相似的关节内紊乱综合征。其病理特点为关节软骨变性破坏、软骨下骨硬化或囊性变、关节边缘骨赘形成、滑膜增生、关节囊挛缩、韧带松弛或痉挛、肌肉萎软无力等。

骨关节炎可分为原发性和继发性两种。原发性骨关节炎病因尚不明晰,继发性骨关节炎继发于代谢性疾病、解剖畸形、创伤等疾病。骨关节炎作为关节炎最常见的一种,是引起慢性残疾的首要因素。膝关节是较为常见的受累部位,膝骨关节炎也是研究较多的疾病。

膝骨关节炎的中医病名为"膝痹病",是指人体正气不足,风寒湿热等外邪侵袭,或内生痰、瘀,痹阻骨节、经脉,出现以膝关节疼痛、重着、麻木、肿胀、屈伸不利,甚则关节变形、失用、肌肉萎缩为特征的一类病证。

## 二、病因病机

1. 六淫致瘀   在疾病的病理变化过程中,六淫邪气侵犯人体后,影响气血的正常运行,可引起瘀血的产生。包括:①寒邪致瘀:寒为阴邪,其性凝滞,侵入人体后会导致血液凝滞,或引起经脉收缩牵引,致使血流缓慢而形成瘀血。《灵枢·痈疽》:"寒邪客于经络之中则血泣,血泣则不通。"②热邪致瘀:热为阳邪,入血后可煎耗血中津液,凝聚致瘀,或迫血妄行,致离经之血不散而成瘀。《金匮要略》:"热之所过,血为之凝滞。"③湿浊致瘀:湿为阴邪,侵犯人体后易阻遏气机,引起气行不畅,进而影响血行而致瘀。如《格致余论·痛风论》:"血受湿热,久必凝浊。"④风邪致瘀:风为阳邪,其性升散而善行,若入血中,与血搏结,则可致瘀。如清代尤怡言:"风气虽微,得以直入血中而为痹。"⑤暑邪致瘀:暑为阳邪,乃火热化生,暑多夹湿,易伤津耗气。暑邪侵袭人体,热伤津液,脉道干涩,气耗无力推动血行,湿阻血行不畅,可致瘀血的发生。⑥燥邪致瘀:燥性干涩,侵犯人体,最易伤耗津液。津液亏耗可致血液滞涩不畅,从而产生瘀血。

2. 七情致瘀   七情乃人体对客观外界事物刺激所产生的不同情志反应。当情志活动异常,超过人体本身正常生理活动范围后,影响到脏腑功能活动及气血运行,便会导致瘀血的产生。

3. 饮食致瘀   饮食是人体赖以生存的必要条件,若饮食失去节制,或有所偏嗜,则会影响脏腑功能,引起气机紊乱,血行异常,产生瘀血。

4. 劳倦致瘀   劳动与休息是生命活动的重要组成部分。劳逸得当,有助于气血流通;劳逸失调,如过度劳累伤气,气虚无力推动血行,或过度安逸,则气血流行不畅,引起瘀血发生。

5. 外伤致瘀   外伤包括枪弹、金刃伤,跌打损伤,持重努伤,烧烫伤,冻伤和虫兽伤等。外伤是致瘀血的常见原因。

6. 其他因素   如久病致瘀,凡病日久不愈,邪气循经入于经络,或痰浊留滞,使脉络闭阻;或病久不愈,正气大亏,无力推动血行,均可成瘀。

## 三、诊断

参照中华医学会骨科学分会《骨关节炎诊治指南》(2007 年版)。

1. 临床表现   膝关节的疼痛及压痛、关节僵硬、关节肿大、骨擦音(感)、关节无力、活动障碍。

2. 影像学检查   X 线片表现为非对称性关节间隙变窄,软骨下骨硬化和囊性变,关节边缘骨质增生和骨赘形成;关节内游离体,关节变形及半脱位。

3. 实验室检查   血常规、蛋白电泳、免疫复合物及血清补体等指征一般在正常范围。伴有滑膜炎者可见 C 反应蛋白(CRP)及血沉(ESR)轻度升高,类风湿因子及抗核抗体阴性

4. 诊断标准   见表 18-4-1。

表 18-4-1  骨关节炎诊断标准

| 序号 | 条件 |
| --- | --- |
| ① | 近 1 个月内反复膝关节疼痛 |
| ② | X 线片(站立或负重位)示关节间隙变窄、软骨下骨硬化和/或囊性变、关节边缘骨赘形成 |
| ③ | 关节液(至少 2 次)清亮、黏稠,WBC<2 000 个/ml |
| ④ | 中老年患者(≥40 岁) |
| ⑤ | 晨僵≤3 分钟 |
| ⑥ | 活动时有骨擦音(感) |

综合临床、实验室及 X 线检查,符合表 18-4-1 中的①+②条或①+③+⑤+⑥条或①+④+⑤+⑥条,可诊断膝骨关节炎。

5. 骨关节炎的分级　根据 Kellgren 和 Lawrecne 的放射学诊断标准,骨关节炎分为 5 级(表 18-4-2)。

表 18-4-2　Kellgren 和 Lawrecne 分级

| 分级 | 放射学改变 |
| --- | --- |
| 0 级 | 正常 |
| Ⅰ级 | 关节间隙可疑变窄,可能有骨赘 |
| Ⅱ级 | 有明显骨赘,关节间隙轻度变窄 |
| Ⅲ级 | 中等量骨赘,关节间隙变窄较明确,软骨下骨质轻度硬化改变,范围较小 |
| Ⅳ级 | 大量骨赘形成,可波及软骨面,关节间隙明显变窄,硬化改变极为明显,关节肥大及明显畸形 |

## 四、分期

根据临床表现与放射学改变,可分为以下 3 期:

早期:症状与体征表现为膝关节疼痛,多见于内侧,上下楼或站起时尤重,无明显畸形,关节间隙及周围压痛,髌骨研磨试验(+),关节活动可。X 线表现 0~Ⅰ级。

中期:疼痛较重,可合并肿胀,内翻畸形,有屈膝畸形及活动受限,压痛,髌骨研磨试验(+),关节不稳。X线表现Ⅱ~Ⅲ级。

晚期:疼痛严重,行走需支具或不能行走,内翻及屈膝畸形明显,压痛,髌骨研磨试验(+),关节活动度明显缩小,严重不稳。X 线表现Ⅳ级。

## 五、鉴别诊断

1. 类风湿关节炎　两者都累及膝关节等,然而类风湿关节炎以近节指间关节和掌指关节的病变为突出,且关节肿痛,滑膜炎症远较骨关节炎明显,很少出现赫伯登(Heberden)结节,且类风湿因子阳性,血沉增快。

2. 银屑病关节炎　可累及膝关节,但 X 线片表现与骨关节炎不同。患者皮肤有银屑病皮疹。

3. 假性痛风　由焦磷酸钙晶体沉着于关节软骨、滑膜、包膜、韧带而引起的局部关节(以膝关节受累多见)肿痛;X 线片显示关节软骨面有钙化线,关节液中可找到焦磷酸钙结晶。后两者可与骨关节炎鉴别。

4. 膝关节骨内囊肿　以软骨下 X 线透亮区出现骨内囊腔变为特征。这种病损好发于中年人,临床症状轻微,无损伤病史,X 线片可见骨骺部位或扁平骨、关节软骨面下区域出现囊腔变,往往呈孤立性,囊腔边缘清晰,病损边缘有硬化骨,特别是在关节非负重区更为明显。病理特征表现为单房性或多房性囊腔结构,腔内含有白色或黄色胶状物质,边缘有纤维组织衬垫所包裹。囊腔好发于关节非负重区,往往单发,病灶范围较大,相对症状较轻,具有较正常的关节活动等,可与退行性骨关节炎相鉴别。

## 六、治疗

1. 运动疗法　以轻微的肌肉活动为主,包括肌力训练和关节活动度训练。当患者关节发炎、肿胀时,为了避免关节挛缩,可以采用主动辅助性运动。由于患者运动时可以控制自己的关节,不会引起肌肉痉挛,对关节亦无伤害。应鼓励患者在白天进行每小时 2~3 分钟的肌肉等长收缩练习,以防肌萎缩。这种部分辅助运动练习方法可减少发生拉伤的可能,而促进在被动活动时不能被激发的本体感受反射。医师必须仔细观察患者的耐受性,控制活动量。如在运动后疼痛和痉挛时间超过 1 小时,就意味着运动过度,在下次治疗时必须减少运动强度。

(1)股四头肌等长收缩功能锻炼:直腿抬高(约 30°),用力将腿伸直,尽可能坚持,双腿交替进行。每次15~20 分钟,每天 3~5 次。

(2)提踵训练:扶墙站立,脚跟抬起,脚尖站立,坚持 20~30 秒,双腿交替进行。每次 10~15 分钟,每天3~5 次。

(3)抱膝锻炼:仰卧位,将一侧膝关节屈曲,尽量贴向胸部,用双手将膝关节固定 15~30 秒,然后逐渐伸直。两腿交替进行。重复进行 30~50 次,每天 3 次。

(4)坐位伸膝:坐在椅子上,逐渐将一侧膝关节伸直,并保持直腿姿势,双腿交替进行。重复练习 30~50 次,每天 3 次。

(5)跪压法:跪坐床上,自行向后跪压以增加屈膝角度,以感觉小腿稍有麻胀感为度。每次 1~3 分钟,每天 60 次。

2. 手术治疗

(1)关节腔内注射药物:最常用药物是透明质酸钠(玻璃酸钠)。透明质酸钠为关节液的主要成分,在关节腔内起润滑、扩散、屏障和缓冲应力作用,使软骨退行性变化及破坏得到修复及保护,从而使病情得到控制及改善。这类药物临床使用较多,报道也很多。也有学者在关节腔内注射皮质激素。

(2)关节腔内冲洗:关节腔内冲洗可以去除炎症介质、变性软骨和小的半月板碎片,适用于早、中期 OA 患者。关节冲洗术是最"微创"的手术,只需经皮肤向关节内建立两个通道,然后利用不同冲洗液来改善膝关节内环境,使其向良性循环发展。此方法对关节的影响轻微,术后配合各种综合保守治疗可加快关节功能恢复。但由于疗效有限,目前临床上较少采用此法。亦有冲洗后关节内注射透明质酸钠的报道。

(3)关节镜下清理术:关节镜下清理术对骨关节炎的治疗价值在于通过对退变的关节面、破损半月板及骨赘的修整切除,对粘连的松解,可恢复关节内活动结构表面的平整,从而阻断关节病变的恶性循环。对退变关节软骨的清除,还能刺激具有分化潜能的骨原细胞向软骨分化,使软骨面再生修复。通过灌洗,可清除关节腔内的炎症介质及组织碎屑,改善关节内环境,有利于滑膜炎症消退,从而使疼痛减轻,关节功能在一定程度上恢复。在关节清理术的同时行微骨折术(软骨下骨钻孔),使局部形成纤维血凝块,来自骨髓的干细胞首先转化为未分化的间充质干细胞,然后分化为成软骨细胞和软骨细胞,术后在关节面避免过度负重情况下,就会在表面形成一软骨样修复组织。

(4)胫骨内侧高位钻孔减压术:根据骨关节炎骨内血流阻力增加,导致循环障碍,骨内压增加压迫周围神经引起疼痛的学说,采用胫骨上段钻孔减压,去除部分瘀血,使骨内压力减小,微循环改善,从而达到疼痛减轻、功能改善的目的。

(5)胫骨高位截骨术:胫骨高位截骨治疗膝 OA 是以生物力学原理为指导的。膝关节在冠状面上内翻畸形,股骨髁和胫骨平台之间机械性应力产生偏移,导致膝关节出现以单侧间隙为主的一系列退行性改变。因此,只有矫正膝关节冠状面上的畸形,改善异常的负重轴线,使胫骨平台的压应力均衡散布,才可达到减缓疼痛的目的。

(6)人工全膝关节置换术/单髁置换术:人工膝关节置换是近年来在矫形外科领域投入大、发展快的治疗技术。由于新材料的出现,假体设计的改进,外科技术的发展,人工关节置换术开展得很广泛,在消除关节疼痛、矫正关节畸形、改善关节功能等方面的效果亦十分肯定。

(7)软骨组织和软骨细胞移植:是近年来公认的治疗骨关节炎非常有前途的方法。自体骨软骨移植的优点在于,它能将完整的正常关节软骨移植于软骨缺损处,提供完整的关节软骨基质和有活力的软骨细胞,通过内固定、紧压配合、镶嵌等多种方法固定。目前,骨软骨移植物能与受区良好愈合,其形态学、生物化学、细胞生物学等变化可以完全达到宿主要求,其力学性能有待于进一步改善。移植物来自于自体非负重软骨,但因取材来源有限而限制了此方法的临床应用。异体骨软骨移植解决了自体骨软骨移植来源不足的问题,应用前景广阔,但它仍存在免疫排斥、软骨下骨塌陷、移植软骨被吸收等并发症,早、中期疗效满意,而远期则有不同程度的退变。因此,有一些学者把目光转向了冷冻异体软骨,通过低温保护剂、降温速度及复温速度等各方面的改进,可提高异体骨软骨移植物的成活率。软骨细胞移植是先用关节镜获取正常软骨,使软骨细胞在特殊实验室中增殖,数周后在软骨缺损处用软骨悬浊液填充并用骨膜覆盖。该方法国外已初步用于临床,是一种有希望的治疗方法。

(8)基因及生物治疗:白细胞介素几乎参与病理过程的各个方面,如何在病程中终止或减弱其生物学效应是生物治疗的研究方向。许多学者用基因工程方法,在关节软骨局部输入一些能促进软骨生长或抑制软骨降解的细胞因子的基因。可以应用基因转染补充一些骨关节炎中缺乏或不足的蛋白分子。应用病毒载体可有效转染大量基因,且持续作用很长时间。目前,IL-IRa 基因治疗骨关节炎是研究热点,这主要因为该受体拮抗剂在体外抑制软骨降解并且减缓 OA 实验进程。

## 七、调护

1. 耐心细致向患者讲述疾病治疗及康复的过程、注意事项,介绍同种疾病不同个体成功的案例,消除紧张和顾虑,积极配合治疗和护理。

2. 注意休息,适当进行一些活动,以保持关节活动功能。疼痛严重者,应卧床休息,膝关节制动,用软枕抬高下肢。

3. 膝关节注意保暖,勿受寒冷刺激,戴护膝保暖,保护膝关节。

4. 进行必要的锻炼,如练气功、游泳、散步等,以维持肌力和保持关节活动,但应注意避免过度活动引起损伤。

5. 患者因体位改变,出现剧烈疼痛和功能障碍,应立即扶患者平躺,协助医师帮助患者松解关节,减轻疼痛。

6. 患者行走不便,卧床期间要做好生活护理,定时洗头抹身、修剪指甲胡须,整理床单位,使患者舒适。

7. 饮食宜清淡易消化,多吃蔬菜水果,忌生冷、发物及煎炸品。

8. 膝关节肿胀较甚,疼痛加重,应警惕关节内积液。及时报告医师,在局麻下抽出积液,并常规送检,加压包扎。

## 八、目前研究进展

在中医药理论指导下,综合运用生物学、数学、化学、物理学和信息科学等学科提供的新理论、新技术、新方法,围绕膝骨关节炎的预防、诊断、治疗、保健等关键问题,开展现代科学研究,揭示其科学内涵,注重理论创新,以期为中医药防治膝骨关节炎的作用机制及优化临床诊疗方案提供科学的理论依据。

1. 膝骨关节炎预防新模式的建立　预防膝骨关节炎的新模式应该具备以下特征:①有充分的循证医学证据支持,确定有效;②最大限度满足易患人群的顺应性,使其能够长期坚持;③有高质量、标准化的指导规范,易于推广;④符合卫生经济学"成本-效益"原则。

2. 膝骨关节炎证候标准的建立　文献研究是膝骨关节炎证候研究的基础,临床调研是构建膝骨关节炎证候标准的重要环节,专家问卷调查能提高膝骨关节炎证候标准的指导性,对症状/体征进行量化是建立膝骨关节炎证候标准的关键。计算智能方法的介入,为膝骨关节炎证候诊断研究提供了技术平台。基于计算智能理论、技术与方法,构建证候诊断信息处理系统,以及与之相关的方法选择、模型建立、算法设计与分析、样本预处理、数据挖掘等关键技术的研究和应用,将是证候标准研究的关键问题;对计算智能所得结果的论证及如何解决结果与临床实践结合的问题,将是证候研究的根本问题。

3. 方药治疗膝骨关节炎的机制研究　研究治疗膝骨关节炎的方药,可采用传统模式和现代模式相结合的方法。从传统有效复方中寻找最佳药物配伍,从成分清楚的组分中按中医药理论优化配伍组合,建立新的多成(组)分配伍模式和优化组合研究方法,将有可能使膝骨关节炎方药从饮片层次上升到组分层次,并可能获得成分和作用靶点明确、作用环节及机制清楚的新组方,使膝骨关节炎的方药研究获得突破性进展。

4. 针灸治疗膝骨关节炎的机制研究　对针灸治疗膝骨关节炎的效应物质的基础研究,是利用在临床取得良好效果的针灸方法,运用包括系统生物学、生物化学、生物信息学、结构生物学、计算化学、化学生物学、计算机科学等多学科的理论和技术,阐明针灸效应活性物质及其相互关系,为针灸治疗膝骨关节炎的效应提供更明确的科学依据。

5. 膝骨关节炎临床诊疗方案研究　膝骨关节炎中医诊疗方案的规范化研究,是以西医病名为纲,以中医证型为目,辨病与辨证结合,文献调研与临床流行病学调查相结合,回顾性研究与前瞻性研究相结合,在大量文献和临床调研的基础上,制订膝骨关节炎的中医诊疗方案。方案要坚持中医药的主体地位,要系统地涵盖从病、证诊断到病因病机、治疗、护理、疗效评价等各方面的内容;还要依据病情,以获取最佳疗效为目的,将多种治疗方案有机组合在一起;还要进行大样本的临床验证,就诊疗方案的总体框架及各项具体内容提出修改或补充意见,制订出规范、可重复、疗效好的膝骨关节炎中医诊疗方案。

(刘映岐　白新文)

参 考 文 献

1. 秦庆华,姚咏明.转化生长因子β信号通路研究进展[J].医学研究杂志,2012,41(10):5-9.
2. 张荣凯,陈琰,张颂阳,等.转化生长因子-β通路在早期创伤性骨性关节炎软骨下骨的动态变化[J].中华创伤骨科杂志,2013,15(2):132-137.
3. 黄云台,冯福海,李松伟.尪痹片治疗膝关节骨性关节炎临床观察[J].中国中西医结合杂志,2010,30(7):771-772.
4. 赵浩,赵福涛.盘龙七片治疗膝骨关节炎的临床研究[J].中国中西医结合杂志,2010,30(6):658-659.
5. 王露,黄云台,孟庆良.益肾蠲痹丸治疗骨性关节炎的临床疗效及安全性研究[J].中国中医药现代远程教育,2010,8(13):192-193.
6. 吴沅皞,刘维,刘晓亚,等.痹祺胶囊对兔骨关节炎软骨代谢的作用研究[J].中华中医药学刊,2010,28(8):1608-1610.
7. 黎立.痹祺胶囊治疗膝关节骨性关节炎的临床疗效观察[J].中华中医药杂志,2009,24(4):492-493.
8. 王岩威,尚德阳.浅谈重症骨性膝关节炎的中西医治疗[J].中国实用医药,2014,9(10):150-151.
9. 韩田浦.膝关节炎中西医疗法临床研究[J].医学信息,2015,28(46):246.
10. 马友发,李鹏斌,武庆梅,等.中西医结合治疗膝关节骨性关节炎临床疗效观察[J].河北医学,2014(4):690-692.
11. 吴兆军.中西医结合治疗膝关节骨性关节炎临床疗效研究[J].中西医结合心血管病电子杂志,2014(12):37-38.
12. 李冉,白岚,李树祝.膝关节骨性关节炎中医治疗模式研究进展[J].现代中西医结合杂志,2014,23(1):104-107.
13. 林雪爱,董黎明,许金樱,等.中西医结合治疗膝关节骨性关节炎64例临床观察[J].浙江中医杂志,2015,50(10):757.

# 第五节　类风湿关节炎

## 一、概述

类风湿关节炎(RA)是一种慢性、炎性、系统性的自身免疫性疾病,以关节和关节组织非化脓性炎症为主要特征,主要表现为关节滑膜炎,终致关节的软骨、韧带、肌腱等各种组织以及多脏器损害。其基本病理改变是滑膜炎,急性期滑膜肿胀、渗出,粒细胞浸润;慢性期滑膜增生肥厚,形成血管翳,后者是造成关节破坏、关节畸形,使疾病进入不可逆阶段的病理基础。患者同时伴有发热、贫血、巩膜炎、心包炎、血管炎及淋巴肿大等关节外表现,血清中可以查到多种自身抗体,故称类风湿关节炎。RA多侵犯肢体小关节,如手、足及腕关节等,常为对称性,可有暂时性缓解。未经系统治疗的类风湿关节炎可反复迁延多年,最终导致关节畸形、功能丧失。本病属中医"痹病""历节""尪痹""顽痹"范畴,临床常见。

## 二、病因病机

类风湿关节炎属中医痹病范畴,称"尪痹",除有痹病的共性特征外,还有着不同于其他痹病的本质特征,是一种具有特定病机、相对独立证候分布规律的疾病。中医认为寒冷、潮湿、疲劳、创伤及精神刺激、营养不良等均为本病的诱因。本病内因为禀赋素亏,营血虚耗,气血不足,肝肾亏损或病后、产后,正气不足,外邪乘虚而入;外因为居处潮湿、冒雨涉水、气候骤变等,感受风寒湿热之邪,以致邪侵人体,注于经络,留于关节,痹阻气血而发病。风、寒、湿、热、痰、瘀等邪气滞留肢体筋脉、关节,经脉闭阻,不通则痛,是本病的基本病机。外邪侵袭机体,又可因人的禀赋素质不同而有寒热转化。若素体阳气不足,风寒湿邪入侵,阻滞经络,凝滞关节,形成风寒湿痹。若素体阴气不足,有热内郁,与外邪搏结形成湿热,耗伤肝肾之阴,使筋骨失去濡养;或风寒湿邪郁久化热,壅滞经络关节,形成风湿热痹。病久邪留伤正,可加重气血不足、肝肾亏虚之候,并可致气血津液运行无力,血滞而为瘀,津停而为痰;而邪痹经脉,脉道阻滞,迁延不愈,亦可影响气血津液运行输布,或生痰或产瘀。旧病新邪胶着,而致病程缠绵,顽固不愈。

## 三、临床表现

1. **晨僵**　早晨起床时关节活动不灵活的主观感觉,是关节炎症的一种非特异表现,持续时间与炎症的严重程度成正比。

2. 关节受累表现　①多关节受累:呈对称性多关节炎(常≥5个关节)。易受累关节有手关节、足关节、腕关节、踝关节及颞下颌关节等,其他还可有肘关节、肩关节、颈椎关节、髋关节、膝关节等。②关节畸形:手的畸形有梭形肿胀、尺侧偏斜、天鹅颈样畸形、纽扣花样畸形等。足的畸形有跖骨头向下半脱位引起的仰趾畸形、外翻畸形、跖趾关节半脱位、弯曲呈锤状趾及足外翻畸形。③其他:可有正中神经/胫后神经受压引起的腕管/跗管综合征,膝关节腔积液挤入关节后侧形成腘窝囊肿(Baker囊肿),颈椎受累(第2、3颈椎多见)可有颈部疼痛、颈部无力及难以保持其正常位置,寰枢关节半脱位,相应有脊髓受压及椎-基底动脉供血不足的表现。

3. 关节外表现　①一般表现:可有发热、类风湿结节(属于机化的肉芽肿,与高滴度类风湿因子、严重的关节破坏及RA活动有关,好发于肘关节鹰嘴突、骶部等关节隆突部及经常受压处)、类风湿血管炎(主要累及小动脉的坏死性小动脉炎,可表现为指/趾端坏死、皮肤溃疡、外周神经病变等)及淋巴结肿大。②心脏受累:可有心包炎、心包积液、心外膜、心肌及瓣膜的结节、心肌炎、冠状动脉炎、主动脉炎、传导障碍、慢性心内膜炎及心瓣膜纤维化等表现。③呼吸系统受累:可有胸膜炎、胸腔积液、肺动脉炎、间质性肺疾病、结节性肺病等。④肾脏表现:主要有原发性肾小球及肾小管间质性肾炎、肾淀粉样变和继发于药物治疗(金制剂、青霉胺及NSAID)的肾损害。⑤神经系统:除周围神经受压症状外,还可诱发神经疾病、脊髓病、外周神经病、继发于血管炎的缺血性神经病、肌肥大及药物引起的神经系统病变。⑥贫血:是RA最常见的关节外表现,属于慢性疾病性贫血,常为轻至中度。⑦消化系统:可因RA血管炎、并发症或药物治疗所致。⑧眼:幼年患者可有葡萄膜炎,成人可有巩膜炎,可能由血管炎所致;还可有干燥性结膜角膜炎、巩膜软化、巩膜软化穿孔、角膜溶解。

## 四、诊断

1. 中医诊断标准　参照中华人民共和国中医药行业标准《中医病证诊断疗效标准》(ZY/T001.1~001.9—94)。尪痹是由风寒湿邪客于关节,气血痹阻,导致以小关节疼痛、肿胀、晨僵为特点的疾病。

2. 西医诊断标准　参照1987年美国风湿病学会(ACR)修订的类风湿关节炎分类标准和2009年ACR/欧洲抗风湿病联盟(EULAR)类风湿关节炎分类标准。

1987年美国风湿病学会修订的"类风湿关节炎分类标准":①晨僵至少1小时(≥6周);②3个或3个以上关节区的关节炎(≥6周);③腕、掌指关节或近端指间关节炎(≥6周);④对称性关节炎(≥6周);⑤皮下结节;⑥手部X线片改变;⑦类风湿因子阳性。

有上述7项中4项者,即可诊断为类风湿关节炎。

## 五、治疗

类风湿关节炎治疗的主要目的在于减轻关节炎症反应,抑制病变发展及不可逆骨质破坏,尽可能保护关节和肌肉的功能,最终达到病情完全缓解或降低疾病活动度的目标。

治疗原则包括患者教育、早期治疗、联合用药、个体化治疗方案以及功能锻炼。

1. 患者教育　使患者正确认识疾病,树立信心和耐心,能够与医师配合治疗。

2. 一般治疗　关节肿痛明显者应强调休息及关节制动,而在关节肿痛缓解后应注意早期开始关节的功能锻炼。此外,理疗、外用药等辅助治疗可快速缓解关节症状。

3. 药物治疗　方案应个体化,主要包括非甾体抗炎药、改善病情抗风湿药、免疫抑制剂、免疫和生物制剂及植物药等。①非甾体抗炎药:有抗炎、止痛、解热作用,是类风湿关节炎治疗中最为常用的药物,适用于活动期等各时期患者。常用药物包括双氯芬酸、萘丁美酮、美洛昔康、塞来昔布等。②改善病情抗风湿药:常用的有氨甲蝶呤,口服或静脉注射;柳氮磺吡啶,从小剂量开始,逐渐递增,以及羟氯喹、来氟米特、环孢素、金诺芬、白芍总苷等。③云克:即锝[⁹⁹Tc]亚甲基二膦酸盐注射液,是一种非激发状态的同位素,治疗类风湿关节炎,缓解症状起效快,不良反应较小。静脉用药,10天为1个疗程。④糖皮质激素:激素不作为治疗类风湿关节炎的首选药物。但下述情况可选用激素:伴随类风湿血管炎,包括多发性单神经炎、类风湿肺及浆膜炎、虹膜炎等;用于过渡治疗,在重症类风湿关节炎患者,可用小量激素快速缓解病情,一旦病情控制,应首先减少或缓慢停用激素;经正规改善病情抗风湿药治疗无效的患者可加用小剂量激素;局部应用,如关节腔内注射可有效缓解关节炎症。总原则为短期小剂量(10mg/d 以下)应用。⑤生物制剂:目前在类风湿关节炎的治疗上,生物制剂取得了一定疗效,尤其在难治性类风湿关节炎的治疗中发挥了重要作用。常用药物包括英夫利昔单抗、依那西普、阿达木单抗、利妥昔单抗等。⑥植物药:目前,已有多种用于类风湿关节炎的植物药,如雷公藤、白芍总苷、青藤碱等。部分药物对治疗类风湿关节炎具有一定疗效,但作用机制需进一步研究。

4. 免疫净化　类风湿关节炎患者血液中常有高滴度自身抗体、大量循环免疫复合物、高免疫球蛋白等,因此除药物治疗外,可选用免疫净化疗法,可快速去除血浆中的免疫复合物和过高的免疫球蛋白、自身抗体等。如免疫活性淋巴细胞过多,还可采用单个核细胞清除疗法,从而改善 T、B 细胞及巨噬细胞和自然杀伤细胞功能,降低血液黏滞度,以达到改善症状的目的,同时提高药物治疗的疗效。目前,常用的免疫净化疗法包括血浆置换、免疫吸附和淋巴细胞/单核细胞去除术。被置换的病理性成分可以是淋巴细胞、粒细胞、免疫球蛋白或血浆等。应用此方法时需配合药物治疗。

5. 功能锻炼　必须强调,功能锻炼是类风湿关节炎患者关节功能得以恢复及维持的重要方法。一般来说,在关节肿痛明显的急性期,应适当限制关节活动。但是,一旦肿痛改善,应在不增加患者痛苦的前提下进行功能活动。对无明显关节肿痛,但伴有可逆性关节活动受限者,应鼓励其进行正规功能锻炼。在有条件的医院,应在风湿病专科及康复专科医师指导下进行。

6. 外科治疗　经内科治疗不能控制及严重关节功能障碍的类风湿关节炎患者,外科手术是有效治疗手段。外科治疗包括腕管综合征松解术、肌腱撕裂后修补术、滑膜切除及关节置换术。

## 六、调护

1. 心理调摄　帮助患者保持心情愉快,增强战胜疾病的信心。

2. 饮食起居调摄　忌食肥甘厚味及辛辣之品,禁饮酒;避风寒,慎劳累。

3. 护理　①活动期关节护理:病情活动期应注意休息,减少活动量,尽量将病变关节固定于功能位,如膝关节、肘关节应尽量伸直。②缓解期关节功能锻炼护理:病情稳定时,应及时注意关节功能锻炼,如慢跑、游泳,锻炼全身关节功能;捏核桃或握力器,锻炼手指关节功能;双手握转环旋转,锻炼腕关节功能;脚踏自行车,锻炼膝关节;滚圆木、踏空缝纫机,锻炼踝关节等。

## 七、目前研究进展

1. 内科治疗　2018 年,中华医学会风湿病学分会《2018 中国类风湿关节炎诊疗指南》将治疗 RA 的常用药物分为四大类:非甾体抗炎药(NSAID)、改善病情抗风湿药(DMARD)、糖皮质激素和植物药。经典的 NSAID 具有良好的抗炎与镇痛作用,但长期用药者胃溃疡发病率可达 12%~30%。DMARD 能改善和延缓病情进展,但不具备即刻止痛和抗炎作用,从使用到出现临床疗效所需时间较长(约 3~6 个月),故又称慢作用药。临床主张早期应用此类药物,而 5 年随访研究表明,早期接受与较晚使用 DMARD 治疗者相比,疾病活动性、健康评估问卷分数、骨关节 X 线表现无明显差别,故认为早期治疗在近期内可以明显减少疾病活动性,而且不良反应较少,但从长期来看并不能有效控制 RA 发展。糖皮质激素具有很强的抗炎和免疫抑制作用,长期服用会带来很多毒副作用,骤然减量或停用,病情随即加重,故其使用也受到较大限制。西医对 RA 的治疗,包括"金字塔""下台阶""锯齿形""倒金字塔"等诸多方案,由于目前治疗 RA 的药物没有一个能真正完全控制病情发展,因此 RA 的治疗仍相当棘手。美国风湿病学会《RA 治疗指南 2002》指出"除少数患者,所有患者都应使用 DMARD 或生物制剂",并且"首先使用最有效的 DMARD"。据统计,美国使用最多的 DMARD 是氨甲蝶呤(MTX);研究表明,包含 MTX 或与其等效药物的治疗计划在最初临床评估中对 85% 的 RA 患者是适合的。目前,多主张将 MTX 作为联合用药的基础。RA 病理机制复杂,常规治疗方法难以奏效,单一药物难以阻断这种多过程、多因素所致疾病的发展。联合使用 2 种或 2 种以上作用机制、影响途径和毒性类型不同的药物,以增效减毒是当前公认的药物治疗策略。近 20 年,国内外进行了针对联合用药的、设计较好的大量对照研究,结果提示氨甲蝶呤、氯喹、柳氮磺吡啶二药或三药联合应用的疗效较好,且毒副作用相对较轻。此外，西医在 RA 临床治疗进展方面，还表现在生物治疗、放射疗法、免疫吸附治疗、干细胞移植和基因治疗，以及心理疗法、运动疗法、食疗等，同时也重视功能康复、健康教育等多方面的多种干预，但以上研究的规模和深度远不如药物治疗，尚未形成系统公认的复杂干预方案。其中，以细胞因子药物为主的生物治疗虽然在理论和临床实践中取得了比较满意的效果，但由于种种原因，尚未在国内推广应用，对国人的效果还有待验证。

2. 外科治疗　主要体现在两方面：其一，表现在滑膜清理方面。近年来，随着关节镜技术的成熟和普及，微创关节滑膜清理在早期 RA 的诊断和治疗上取得了满意的临床效果，经过清理后的关节可以明显缓解病程进展，缓解 RA 对于关节软骨的破坏，对于膝、肘、肩、髋的关节清理都有报道。其二，人工关节置换技术日益成熟，明显改善了晚期 RA 患者的生活质量。人工关节置换技术在 20 世纪 80 年代以后逐渐成熟，并得到广泛应用，如髋、膝、肘、肩等大关节置换成功的病例有大量报告，手部指间关节置换的病例也有报告。特别是在 2000 年以后，膝关节表面置换技术的成熟，极大提高了 RA 患者的生活质量。对于中晚期 RA 患者，关节软骨和骨组织严重破坏变形，采用外科手术，重建金属-金属关节接触面，同时可纠正下肢负重力线，在疼痛、关节活动度、下肢运动功能方面均有不同程度改善，特别是在疼痛方面改善尤为明显。关节置换技术彻底解决了关节软骨面的运动与接触问题，解决了滑膜翳的炎性细胞对软骨与骨的侵蚀问题，由于术中对滑膜的广泛切除，在很大程度上缓解了关节肿胀的程度。RA 的主要局部症状集中在"肿、痛、僵、活动受限"四方面，关节置换技术可以基本满意地解决 3 个问题（肿、痛和关节活动受限），是晚期 RA 患者的理想选择之一。但是，类风湿关节炎患者关节置换以后尚有两个问题没有解决：①局部关节僵硬的问题始终存在，由于类风湿关节炎的韧带组织侵蚀没有得到有效改善，表面置换手术本身无法改善和解决韧带弹性问题，全限制性假体也无法完全模拟正常韧带运动轨迹，术中关节周围组织松解也是一个技术难题，关节周围组织的替代机制目前不是很明确，手术后适当功能锻炼及合适的药物治疗是一个亟待研究的问题；②术后关节周围骨的骨质疏松问题没有解决，由于类风湿关节炎是全身性免疫系统疾病，关节置换术只是改善了关节局部问题。类风湿关节炎引起肾小管酸中毒，导致大量骨钙从尿中丢失，从而引起继发性骨质疏松症。类风湿关节炎是一种全身性疾病，关节置换术后全身疾病治疗要点、辨证要则，是需要研究的问题之一。

（刘映岐　白新文）

## 参 考 文 献

1. 薛愉,万伟国,邹和建.中国汉族人群类风湿性关节炎与 HLA-DQ 基因多态性和 HLA-DR-DQ 连锁性的关系[J].临床内科杂志,2008,25(8):534-536.

2. 李兴福,张芳,潘正论,等.山东地区类风湿关节炎与 HLA-DRB1 基因共同表位的关联性研究[J].中华风湿病学杂志,2003,7(9):531-536.

3. 卿之驹,秦立新,蒋洪敏.检测类风湿因子 IgM-RF,IgG-RF 和 IgA-RF 在类风湿关节炎中的临床意义[J].中国现代医学杂志,2004,14(14):117-118,121.

4. 徐磊,王敏华.针灸治疗类风湿性关节炎临床研究现状[J].实用全科医学,2007,5(2):157-158.

5. 李建武,刘建民,熊源胤,等.针灸对类风湿性关节炎神经-内分泌-免疫网络调节作用的研究进展[J].中医研究,2006,19(3):57-60.

6. 吴开春,刘震雄.非甾体类抗炎药与消化性溃疡[J].中华消化杂志,2008,28(7):439-441.

7. 林玲,肖征宇,黄少弼,等.类风湿关节炎预后相关因素分析[J].中华临床康复,2003,7(12):1796-1797.

8. 张峻,侯筱魁,王友,等.关节镜下滑膜切除术在治疗类风湿性关节炎中价值的探讨[J].上海医学,2004,27(2):94-97.

9. 吕厚山,袁燕林,寇伯龙,等.1202 个人工膝关节置换术的临床特点分析[J].中华骨科杂志,2001,21(12):710-713.

10. 李奇,田立杰.人工手指关节的研究进展[J].实用手外科杂志,2004,18(3):168-170.

# 第十九章 骨感染

## 第一节 骨关节感染

### 一、概述

慢性化脓性骨髓炎是由于化脓性细菌侵入骨与关节，引起化脓性感染的骨与关节病变。骨组织的化脓性感染称化脓性骨髓炎。本病的特点为感染的骨组织增生、硬化、坏死、死腔、包壳、脓肿、窦道、瘘道并存，反复化脓，缠绵难愈；病程可达数月、数年，甚至数十年。

中医对慢性化脓性骨髓炎早有认识。因其病变深沉，皮色不变，漫肿无头，损害以骨骼为主，故古代文献均称附骨疽。两千多年前的《五十二病方》中就有"骨疽"的记载。《黄帝内经》对本病描述较详细，如《灵枢·痈疽》中有"热气淳盛，下陷肌肤，筋髓枯，内连五脏，血气竭，当其痈下，筋骨良肉皆无余，故命曰疽"；《灵枢·刺节真邪》中有"有所结，深中骨，气因于骨，骨与气并，日以益大，则为骨疽"。所论之骨疽，与现代所称慢性骨髓炎的病理变化相似。5世纪，"附骨疽"病名出现。如该时期成书的《小品方》说："附骨疽，一名淰疽，以其无头附骨成脓故也。"7世纪初，巢元方在《诸病源候论》中提出了"多骨疽"与"附骨痈"两种病名。此后，历代医家对附骨疽的治疗、病因、病理、症状都有具体描述。如晋代葛洪在《肘后备急方》中说："治附骨疽及鱼眼疮，用狗头骨烧烟薰之。"唐代王焘《外台秘要》中有："伤风冷则骨解深痛，按之乃应骨痛，但觉身体内凛凛冷，欲得热物熨痛处即小宽，时有汗久而不去，重遇冷风相搏，乃结成瘰疬及偏枯，遇风热气相搏，乃变作附骨疽也。"明代陈实功《外科正宗》对本病的病因治法、预后转归均有详细描述，如："夫附骨疽者，乃阴寒入骨之病也。""已成腿脚肿痛，皮色不变，上下通肿者，散寒、温经络。寒热作肿，色白光亮，按之如泥不起者，宜健脾渗湿。""结肿成囊，疼痛有时，脓易成者为吉。……已溃脓水清稀，气秽腥臭，肿痛不消，形体日削者死。"

### 二、病因病机

慢性化脓性骨髓炎是由化脓性细菌引起的骨组织感染。其致病因素与急性骨髓炎相同。一部分由急性骨髓炎治疗不及时或不彻底演变而来；一部分因创伤、手术、内植物的使用导致。从急性骨髓炎到慢性骨髓炎是一个逐渐发展变化的过程，一般认为发病4周后为慢性期，急性炎症消退后，局部有死骨、窦道、死腔存在为慢性骨髓炎。所以，慢性骨髓炎是急性骨髓炎发展的结果。其病灶不仅在骨髓，而是在整个骨组织（骨膜、骨、骨髓），甚至周围软组织。其致病菌常见的是金黄色葡萄球菌，其次是溶血性链球菌，较少见的有肺炎球菌、大肠杆菌、铜绿假单胞菌、白色葡萄球菌等。根据感染途径，分为血源性骨髓炎和创伤性骨髓炎。血源性骨髓炎是化脓菌由身体其他部位感染灶进入血流传播并定位于骨组织而引起的炎症（图19-1-1）。创伤性骨髓炎是由于各种创伤引起骨组织感染，如严重的开放性粉碎性骨折或闭合性骨折行内固定术后感染均易引起本病。创伤性骨髓炎多为混合感染。

急性骨髓炎控制不及时，形成脓肿、死骨、包壳骨。脓肿破皮外溃后得以引流，急性炎症逐渐消退，但死骨和包壳骨存在。遗留的死骨相当于异物存在病灶内，使病灶不能愈合。小块死骨可自行排出或溶解吸收，大块死骨则需手术摘除。死骨祛除后，残留死腔，死腔内含炎性肉芽组织、瘢痕组织，脓液脓毒蕴藏于内，反复为害。同时，包壳骨不断生长，将残留死骨包围起来，形成死骨外的包壳或骨枢。骨枢内外的脓毒，

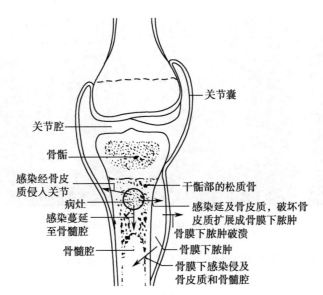

图 19-1-1　急性血源性骨髓炎播散途径

可将包壳反复破坏,形成多个骨瘘孔。骨瘘孔可与皮肤窦道相通,常常引起混合感染。皮肤窦道有时虽然暂时闭合,但因脓液得不到引流,死骨、死腔、骨瘘孔还同时存在,每当患者正气虚弱或遇外邪后,炎症又可急性发作。待脓液重新穿破皮肤流出后,炎症有消退。如此循环往复,窦道时发时愈。因死骨、死腔、附近软组织瘢痕内缺乏血液供应,机体抗菌能力和药力难达病灶处,以致炎症长年累月不愈,甚至因长期破溃而发生恶变。由于上述病理演变过程中存在"正邪相争",机体正气对细菌给予抑制并修复病理损害,在骨质破坏的同时出现骨质(包括骨膜)增生反应;随着正气的增强,增生反应越来越明显,使骨干增粗,密度增高,死腔变小乃至消失,慢性骨髓炎愈合。

中医认为,本病由于疗毒疮疖等病后,热毒未尽,深蕴于内,流注于骨,繁衍聚毒为病,或局部跌打闪挫,气滞血瘀,郁而发热,热盛肉腐,肉腐为脓,脓不泻烂筋,筋烂伤骨而成。同时,正气虚弱,正不胜邪,是本病的内在因素。

总之,瘀、热、毒是慢性化脓性骨髓炎的致病因素,正虚是慢性化脓性骨髓炎的发病基础。

### 三、临床表现与诊断

有急性化脓性骨髓炎或创伤、手术、内植物术合并感染史。

1. 患病部位反复疼痛、肿胀,时轻时重。局部有压痛、叩击痛。皮肤上有长期不愈或反复发作的窦道口1至数个,时常有淋漓不尽的稀薄脓液流出,时可见小死碎骨片。窦道口常有肉芽组织增生,周围皮肤色素沉着,探针入窦道口常可探及死骨粗糙面和骨瘘孔。脓液较多且排出不畅时,局部肿胀加剧,并可伴发热等全身症状。症状消失数月或数年后,患肢可能突然剧痛,伴全身恶寒发热,原窦道口或新部位红肿破溃流脓,经系统治疗后症状消退,如此反复发作。

2. 患处增厚或增粗,皮肤上遗留凹陷窦道瘢痕,紧贴骨面,可触及轮廓不规则、凹凸不光滑的病骨表面,皮下组织变硬。

3. 由于病变经年累月,局部肌肉萎缩,全身表现为形体羸弱、面白无华、神疲倦怠、自汗或盗汗、纳差、舌质淡、苔薄白、脉细弱等脾肾不足、气血两虚证。

4. 实验室检查　脓液增多时,白细胞总数可增高,窦道溃破后恢复正常;局部穿刺有脓液,细菌培养阳性。

5. X线检查　X线片显示骨质硬化,密度增高,骨干增粗,形态改变,骨内可见死骨和死腔(图 19-1-2)。

### 四、并发症

1. 关节畸形　骨骺受炎症刺激,或骺板受到破坏,可导致关节内翻或外翻,从而造成关节畸形。

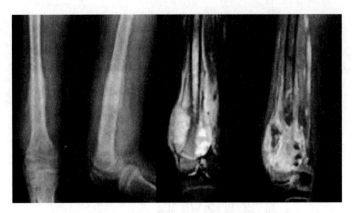

图 19-1-2　骨感染的放射学影像

2. 关节强直　瘀热毒邪侵犯关节内,破坏关节软骨面,使关节呈纤维性或骨性强直。或因患肢长时间制动所致。

3. 病理性骨折或脱位　感染造成骨质破坏发生骨折,由于肌肉牵拉发生脱位。

4. 患肢增长或缩短　炎症刺激骺板,或生长过快,或生长不足,导致长短肢。

5. 癌变　窦道口皮肤长期受炎症刺激,可发生癌变,常见为鳞状上皮癌。

## 五、治疗

慢性化脓性骨髓炎由于反复发作,导致全身气血两虚,总病机为虚中夹实,治疗上应局部与整体结合,扶正祛邪,内外合治。

1. 内治法

(1)中医药治疗:①急性发作期。治则:清热解毒,托里排脓。方药:五味消毒饮合透脓散加减,或行中西医结合治疗。②非急性发作期。治则:扶正托毒,益气化瘀。方药:神功内托散加减。气血两亏者,宜八珍汤、十全大补汤加减。

(2)全身支持疗法:包括充分休息与良好护理,注意水、电解质平衡,少量多次输血,预防发生压疮及口腔感染等,给予易消化富含蛋白质和维生素的饮食,使用镇痛剂,使患者得到较好的休息。

(3)西药治疗:及时采用足量而有效的抗菌药物,开始可选用广谱抗生素,常 2 种以上联合应用,以后再依据细菌培养和药物敏感试验结果及治疗效果进行调整。抗生素应持续使用至体温正常、症状消退后 2 周左右。大多可逐渐控制毒血症,少数可不用手术治疗。如经治疗后体温不退,或已形成脓肿,则药物应用需与手术治疗配合进行。

2. 外治法

(1)急性发作期的局部处理:①初起局部色红、肿胀、皮温高,外敷金黄膏或黄连岐黄膏;②局部波动感明显,脓已成者,及时切开引流;③局部溃后或切开后,先以过氧化氢溶液(双氧水)冲洗疮口,再用庆大霉素消毒疮口,然后用祛腐生肌丹纱条填入疮口,外用黄连岐黄膏覆盖;④局部制动,若患处在关节,则以夹板固定或持续皮肤牵引。

(2)非急性发作期的局部处理:皮肤疮口经久不愈者,以祛腐生肌丹纱条插入疮口,外敷黄连岐黄膏纱块,每日换药。

3. 手术治疗

(1)病灶清除术(图 19-1-3):①切口长度应以能完全显露死骨及感染骨为度。注意切勿损伤主要神经及血管。②骨膜切开及剥离范围应按病骨及死骨大小和多少而定,不可剥离过多。③彻底切除坏死组织、肉芽组织、窦道及瘢痕组织,摘除所有死骨,引流不畅的死腔应予打开,但不可过多切除正常骨质。④如手术未遗留较大或较深的死腔,软组织条件好,可行一期缝合,并在髓腔内上下各放 1 根有侧孔的塑料管,分别作为冲洗和负压吸引用,术后用生理盐水或抗生素溶液冲洗 7~10 天,先后拔除冲洗管和引流管(图 19-1-4)。如清除后有较大或较深的死腔遗留或软组织无法修补者,尚应同时进行消灭死腔或修复创面的手术,才能收到较好的效果。

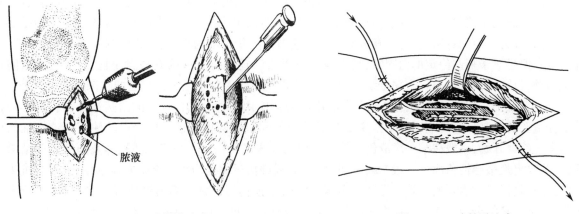

图 19-1-3 病灶清除术　　　　　　　　图 19-1-4 病灶引流术

（2）肌瓣或肌皮瓣填塞术:适用于病灶清除后残留较大死腔者。应尽量选择邻近肌肉,但应避免采用肢体的主要屈伸肌,所用肌瓣不应过长,张力不宜过大。邻近无肌瓣可取时,可行吻合血管的游离肌瓣或肌皮瓣移植。

（3）松质骨填塞术:在彻底清除病灶后,用髂骨片或其他松质骨填充死腔。此法易引起感染,须慎重采用。一般多用于局限性骨脓肿病灶清除后,或在病灶清除后局部骨质缺损多不植骨难以支持体重时。

（4）含抗生素骨水泥充填术:清除病灶后,将含抗生素的骨水泥珠充填。水泥珠可逐个拔出,也可在数月后一并取出,再进行植骨。

（5）病骨切除术:身体某些部位(如腓骨中上部、髂骨翼、肋骨、尺骨远端等)的慢性骨髓炎,可将病变部分完全切除。

（6）截肢术:创面经久不愈,肢体产生严重畸形、已发生癌变、肢体功能已大部丧失者,可考虑截肢。

## 六、目前研究进展

急性化脓性骨髓炎是临床上常见的疾病。以往一旦发生此病,临床上常采用灌洗或抗生素缓释体等局部给药方法治疗。这些方法在治疗和护理中往往存在不理想之处。但急性化脓性骨髓炎,在开窗引流术或病灶清除术后,伤口Ⅰ期缝合,用自制微泵将抗生素注入病灶,获得了满意效果。取有利于病灶清除及引流部位沿肢体纵行切口,根据需要延长切口。依手术层次显露病变骨干,进行开窗,骨窗大小应充分,但不可过多破坏骨质,以防术后骨折,对儿童患者勿损伤骨骺。对有窦道或死骨者,应彻底切除或清除坏死组织、肉芽组织、瘢痕组织及死骨。清除病灶后使骨窗成碟形。对切口及骨窗用0.2%~0.5%碘伏溶液浸泡5分钟,再用生理盐水、双氧水、抗生素溶液多次冲洗;取1根硬膜外导管,一端放置于病变骨腔,开3~5个侧孔,根据骨窗长度选定侧孔距离,使抗生素溶液能达到病灶全部,另一端从健康皮肤穿出,同时于病灶骨旁放置1~2根硅胶引流管,全层缝合皮肤。术后予硅胶管行负压引流,硬膜外导管外端与微泵相连,泵内交替使用敏感抗生素溶液持续注入。自制微泵将抗生素注入化脓性骨髓炎病灶,克服了传统的局部应用抗生素方法的缺点,达到了局部用药的目的,使局部用药可有效消灭病灶细菌的繁殖,进而控制全身及局部症状,治愈化脓性骨髓炎。

慢性骨髓炎的治疗需要多种方法联合应用。主要包括外科清创术、抗生素治疗、死腔的处理等。

1. 外科清创术　外科清创的作用已被大量临床实践所证实。有学者认为,清创范围应该包括所有失活和感染的组织,包括皮肤、软组织、窦道和骨,直到流出新鲜血液为止。清创时,切除机化的瘢痕组织及骨痂,彻底刮除两端骨髓腔内的脓液及炎性肉芽组织,打通髓腔,尤其是对硬化死骨要彻底咬除,使咬除的骨断面渗血为止。如果清创不彻底,细菌会潜伏于坏死骨组织或软组织中,从而避开机体的免疫防御系统和药物的作用。不彻底的清创被认为是慢性骨髓炎复发的首要原因。关于死骨的处理,过去学者认为,应给予彻底清除，以防止残留死骨片成为细菌繁殖的"保护伞"，但王兴义等对死骨的处理提出了新的处理方法。他们对游离的大块死骨进行灭菌，并进行原位回植，同样达到了修复清创后骨缺损的目的。另外，在清创时对骨折内固定物的处理方法也是一个有争议的话题。尽管内固定的存在使细菌能够附着于其内表面，从而导致对病原菌的完全清除变成了近乎不可能完成的任务，但是内固定材料对于维持骨的稳定作用是必不可少的。目前，较为一致的看法是，对于有败血症存在或内固定物松动的患者，内固定材料必须给予清除并改用外固定。但是对于那些稳定的内固定，是否应该给予去除还没有统一的看法。而且，对于去除内固定物的时机问题，目前国内还没有一个完全统一的认识，不同的临床医师也是根据自己的临床经验来判断。

2. 抗生素治疗　抗生素的应用包括全身应用和局部应用两种。选择合适的给药途径对骨髓炎的控制有着十分重要的意义。全身应用抗生素主要有静脉注射和口服两种途径。抗生素的使用应该在细菌培养结果出来之前就开始，一般在第一次清创后就可以根据临床经验用药。当病原菌培养及药敏试验结果出来之后，应及时更换敏感性药物。一般持续4~6周，直到局部血运重建为止。有研究显示，利福平与抗生素联合应用，能有效提高抗生素的疗效。局部抗生素治疗由于损伤局部常有瘢痕形成或血管损伤，导致血液循环障碍，而抗生素的全身应用很难在损伤局部达到有效药物浓度。因此，局部抗生素应用就显得十分必要，因而出现了抗生素缓释系统——富含抗生素的聚甲基丙烯酸甲酯（PMMA）串珠。在清创后，将抗生素串珠填塞于死腔内，能够明显提高局部药物浓度，在临床上得到广泛应用。但是PMMA本身也具有一定的缺陷，主要有：①无法吸收，需要二次取出；②无成骨作用；③聚合反应使产生的热量会导致抗生素失活。因此，选择一种合适的载体也是近期研究的新热点。目前，自固化磷酸钙人工骨（CPC）的研究较多，其特有的可降解性质及无热损害特性被认为是较理想的药物载体。刘建等研制出的抗感染活性异种骨（ARBX）也同样具有抗生素缓释作用，并在临床上取得了理想效果。另外，局部抗生素冲洗也是提高局部药物浓度的有效方法。早在第一次世界大战期间，Carel和Dakin就对受伤士兵进行持续冲洗以防止感染。闭合式引流技术的发展，为抗生素的局部应用提供了必要条件，谈宜等应用负压吸引技术间断灌注高浓度抗生素治疗慢性骨髓炎取得了一定效果。其优点在于：能够准确将抗生素投放到感染部位，并达到极高的药物浓度，而且能够避免全身用药带来的不良反应。但也存在一个很明显的缺点：堵管现象。无论采用不易受挤压的材料还是定期更换引流管，都不能从根本上解决这个问题。因此，有学者认为，局部冲洗引流只能作为一种辅助治疗方法。

3. 死腔的处理　广泛清创完成后容易导致骨组织缺损，形成死腔。死腔内形成血肿容易导致感染复发或形成新的感染灶。如何处理清创后的死腔，国内外学者做了大量研究。①肌瓣填塞缺损：对于较小的骨缺损，应用带血管肌瓣填塞能够有效闭合创面。Patzakis等应用带血管肌瓣治疗慢性骨髓炎，取得了良好效果，肌瓣移植也被证明是减少慢性骨髓炎复发的最有效方法之一。韩久卉等应用游离肌皮瓣移植治疗小腿和足部创伤后骨髓炎也取得了理想效果。肌皮瓣中丰富的肌肉组织可以消灭清创后形成的死腔，且血运丰富又有很强的吸收能力，抗感染及促进组织愈合能力强，尤其适用于感染创面、慢性骨髓炎、骨外露创面的修复。②骨移植技术：对于大段骨缺损，应用肌瓣填塞就无法很好地修复骨的稳定性。因此，就需要骨移植来维持患肢稳定。过去，常用方法是感染控制后行开放性植骨。McNally等应用Belfast技术通过2次手术治疗骨髓炎，一期给予清创并应用皮瓣覆盖创面，二期行自体骨移植手术，治疗成功率约90%。安贵峰等应用自体髂骨一期治疗感染性骨缺损也取得了理想效果。但是，开放性植骨由于愈合后容易形成"贴骨瘢痕"，且抗感染能力较差，容易导致感染复发，因此开放性植骨只能用于感染得到严格控制的创面。带血管的骨移植技术出现后，很好地解决了骨缺损的修复问题。带血管的骨移植不但能够有效控制感染，而且能减少传统骨移植的"爬行替代"过程，大大减少了骨愈合时间。Cierny等应用带血管的腓骨移植治疗10例骨髓炎，其中8例都得到了治愈。王新卫等对67例慢性骨髓炎行带血管的游离腓骨移植，其中一期愈合率达93.5%，剩余患者经二次清创后也得到痊愈。刘兴炎等对20例骨髓炎合并大段死骨者行带血管的腓骨移植术，一期成功率达85%，感染复发的3例经二次清创后完全愈合。带血管的骨移植技术被认为是治疗骨髓炎合并骨缺损的最理想方法。但是，由于自体骨移植可产生二次创伤，且需要极高的显微外科技术，限制了其在基层医院的应用推广。

4. 骨延长技术　骨延长技术也是治疗骨髓炎的一种较为有效的方法。目前最常用的是Ilizarov技术。

王兴国等应用此技术治疗 21 例胫骨感染伴缺损者,其中 18 例得到了一期愈合。他们还曾经用此技术治疗 1 例 21cm 长的股骨感染性骨缺损。不过此方法耗时较长,最多延长 1mm/d,且对于成人来说,过长的缺损能否应用此方法还没有过多的报道。

5. 同种异体骨　对于少量骨缺损,应用小块同种异体骨(一般多为松质骨条)修复缺损已经得到临床上的广泛认同。对于大段骨缺损,应用同种异体骨容易出现骨吸收、愈合不良等并发症,同时也因排斥反应使感染增加。血管化、骨再生、骨融合是异体骨成活密切相关的 3 个环节,血管化是成活的前提。Delloye 等采用异体骨钻孔的方法增加与周围组织的接触免疫达到促进血管化的目的。王剑利等分别采用血管束植入异体骨、带血管的骨(膜)段嵌入异体骨中段以及联合应用的方法,治疗 21 例四肢长段骨缺损,一期愈合率为 67%,并指出采用带血管的骨段嵌入异体骨中段的方法较植入血管束为好。但是,尽管采用血管化的方法,同种异体骨的排斥反应问题仍未得到妥善解决。由于排异反应的存在,使得机体抗感染能力降低,也会增加复发感染的危险。组织工程技术的出现,为骨髓炎骨缺损的修复提供了新思路。金丹等应用珊瑚羟基磷灰石作为支架材料,复合骨髓基质干细胞修复山羊长段骨缺损,经过 30 个月的观察,发现骨缺损部位得到完全桥接愈合。张建新等用生物活性玻璃复合骨髓间充质干细胞修复兔桡骨缺损,同样取得了理想结果。目前,组织工程骨的研究还更多停留在实验阶段,组织工程骨能否提供足够的抗感染能力也是一个未知数,但是其在骨髓炎骨缺损的治疗中展现出了良好前景。

总之,目前对慢性骨髓炎的感染控制问题还没有快速有效的方法,这也是导致病程延长的主要因素。对清创后死腔的处理,虽然方法很多,也取得较好疗效,但部分病例仍存在感染复发,无法得到快速有效的控制。对于大块死骨去除后导致的长段骨缺损的修复还有待深入研究,毕竟自体骨来源受限,同种异体骨植骨存在排斥反应以及再感染导致失败的风险,骨延长技术疗程较长,组织工程骨现阶段还不能用于临床。如何将感染骨、大段游离骨灭菌后,再血管化使其变为活骨回植,达到修复大段骨缺损的目的,有重要的现实意义。我们也期待具有抗感染、骨传导、骨诱导多重作用的人工骨或替代材料的研究能够为大段骨缺损修复带来希望。

(申开琴　刘洪刚　唐　勇　执笔;漆　伟　审校)

## 参 考 文 献

1. Fang RC,Galiano RD. Adjunctive therapies in the treatment of osteomyelitis[J]. Semin Plast Surg,2009,23(2):141-147.

2. Tice AD,Hoaglund PA,Shoultz DA. Outcomes of osteomyelitis among patients treated with outpatient parenteral antimicrobial therapy [J]. Am J Med,2003,114(9):723-728.

3. Patzakis MJ,Zalavras CG. Chronic posttraumatic osteomyelitis and infected nonunion of the tibia:current management concepts[J]. J Am Acad Orthop Surg,2005,13(6):417-427.

4. 陈卫,丁真奇. 感染性骨缺损的治疗及研究进展[J]. 临床骨科杂志,2007,10(5):461-463.

5. Sheehy SH,Atkins BA,Bejon P,et al. The microbiology of chronic osteomyelitis:prevalence of resistance to common empirical antimicrobial regimens[J]. J Infect,2010,60(5):338-343.

6. Holtom PD,Patzakis MJ. Newer methods of antimicrobial delivery for bone and joint infections[J]. Instr Course Lect,2003,52:745-749.

7. Mendel V,Simanowski HJ,Scholz HC,et al. Therapy with gentamicin-PMMA beads,gentamicin-collagen sponge,and cefazolin for experimental osteomyelitis due to Staphylococcus aureus in rats[J]. Arch Orthop Trauma Surg,2005,125(6):363-368.

8. 王传军,陈统一,张键,等. 自固化磷酸钙人工骨(CPC)载药妥布霉素体外抗菌活性评价[J]. 中国临床医学,2004,11(5):795-797.

9. 袁志,刘建,胡蕴玉,等. 抗感染活性骨一期植骨治疗股骨慢性创伤性骨髓炎的疗效分析[J]. 中华创伤骨科杂志,2008,10(12):1112-1115.

10. 谈宜,白靖平. 病灶清除间断灌流负压吸引高浓度抗菌素浸泡治疗慢性骨髓炎[J]. 新疆医学,2002,32(6):10-12.

11. Herscovici D Jr,Sanders RW,Scaduto JM,et al. Vacuum-assisted wound closure(VAC therapy)for the management of patients with high-energy soft tissue injuries[J]. J Orthop Trauma,2003,17(10):683-688.

12. 韩久卉,张英泽,田德虎,等. 游离肌皮瓣移植治疗难治性小腿和足部创伤后骨髓炎[J]. 中华骨科杂志,2010,30(7):635-640.

13. Hwang JH,Kim ES,Kim KS,et al. Latissimus dorsi muscle and its short perforator-based skin compound free flap[J]. Ann Plast Surg,2007,58(4):381-387.

14. 安贵峰,王明月,王勇. 开放性植骨治疗感染性骨缺损的临床分析[J]. 中国实用医药,2011,6(11):161-162.

15. 王新卫,李勇军,郭建刚,等. 游离腓骨移植修复胫骨慢性骨髓炎并长段骨缺损[J]. 中国修复重建外科杂志,2007,21(3):278-281.

16. 刘兴炎,葛宝丰,甄平,等. 采用带血管腓骨移植一期修复慢性骨髓炎大段骨缺损[J]. 中华显微外科杂志,2000,23(3):165-167.

17. 王兴国,王伟,王兴义,等. 应用Ilizarov技术一期治疗合并皮肤缺损的胫骨感染性骨缺损[J]. 中国骨伤,2010,23(6):422-425.

18. 王兴义,王伟,王公奇,等. 应用Ilizarov法一期治愈骨缺损21cm儿童股骨感染性骨不连[J]. 中国矫形外科杂志,2008,16(15):1197-1198.

19. 钟广铃,左中南. 异体骨移植带骨膜的复合皮瓣修复前足骨和皮肤缺损[J]. 中华显微外科杂志,2001,24(1):28-29.

20. Delloye C,Simon P,Nyssen-Behets C,et al. Perforations of cortical bone allografts improve their incorporation[J]. Clin Orthop Relat Res,2002(396):240-247.

21. 王剑利,王五洲,郭永强,等. 长段同种异体骨与自体带血管组织组合治疗大段骨缺损的总结[J]. 中华显微外科杂志,2010,33(5):371-374.

22. 金丹,陈滨,裴国献,等. 筋膜瓣促组织工程骨再血管化及山羊长段骨缺损的修复[J]. 中华实验外科杂志,2005,22(3):269-271.

23. 张建新,徐展望,常峰. 组织工程化人工骨修复骨缺损的实验研究[J]. 中国矫形外科杂志,2009,17(16):1258-1261.

# 第二节 骨关节结核

## 一、概述

骨关节结核属于中医"骨痨"范畴,是由于结核杆菌侵入骨或关节而引起的化脓性疾病;其病在骨时,日久消耗气血津液,导致形体虚羸,缠绵难愈,故名骨痨。因其成脓后,脓流他处可见寒性脓肿,破溃后脓液中夹有絮状样物,故又名流痰。《外证医案汇编》云:"痰凝于肌肉筋骨骨空之处,无形可征,有血肉可以成脓,即为流痰。"

在早期文献中,骨痨和流痰混杂于"痈疽"中。《黄帝内经》中就有对痈疽的描述。《诸病源候论》中的"附骨疽""缓疽"等,均包括骨痨在内。清代以后的医家逐步将骨痨从"骨疽""阴疽"中区分出来,并以"痰"命名。中医学早就对骨痨有比较全面的认识。文献中多以部位命名,如生于髋部的叫"环跳痰",生于脊柱的叫"龟背痰",生于踝部的叫"穿拐痰",发生在腰椎两旁的叫"肾俞虚痰";发生在膝部的叫"鹤膝痰"等。

清代高秉钧《疡科心得集·辨附骨疽附骨痰肾俞虚痰论》对骨结核和关节结核进行了翔实描述:"附骨疽者……生于大腿外侧骨上,此阴寒之证也。凡人环跳穴(足少阳穴名)处无故酸痛,久而不愈者,便是此证之兆。盖由元气素亏,风邪寒湿乘虚入里,络脉被阻失和,致血凝气滞而发。始时臀腿间筋骨酸疼,甚者曲伸不能转侧,不红不热,皮毛不变,身体乍寒乍热,而不能作汗,积日累月,渐觉微微肿起,阴变为阳,寒化为热,热甚则腐肉为脓,此疽已成也。谓之附骨者,以其毒气深沉附着于骨也。肾主骨,肾经阳和之气不足,故肾部隧道骨缝之间,气不宣行,而阴寒之邪得深袭伏结,而阴血凝滞,内郁湿热,为溃为脓。……大略此证初起治法,宜用温经通络、宣达阳和、渗湿补虚为主。……切不可用寒凉外敷内服,贻害非小。""附骨痰者……为纯阴无阳之证。小儿三岁五岁时,先天不足,三阴亏损,又或因有所伤,致使气不得升,血不得行,凝滞经络,隐隐彻痛,遂发此疡。初起或三日一寒热,或五日一寒热,形容瘦损,腿足难以屈伸,有时疼痛,有时不痛,骨酸漫肿,朝轻暮重,久则渐渐微软,似乎有脓,及刺破后,脓水清稀,或有豆腐花块随之而出,肿仍不消,元气日衰,身体缩小,而显鸡胸鳖背之象,唇舌干焦,二便枯秘,或脾败便泄,饮食少纳,渐成童痨而毙。又大人亦有之,男则系房劳不禁,色欲过度,肾水干涸而生;女则由真阴不足,经枯血闭而发。起时腰痛足软,腿膝酸楚,渐渐腿股肿胀,又名股阴疽;久则成脓,或腰间肾俞穴,肿硬色白,即名肾俞虚痰。"

本病的特点是病程进展缓慢,初起不红不热,化脓亦迟,脓水清稀,并夹有败絮样物质,溃后不易收口,易形成窦道,常可损筋伤骨而致残废,甚至危及生命。

骨痨和流痰在儿童与青少年发病率最高,但成人也可发生。发生在脊柱的约占 50%,负重关节如髋关节、膝关节、踝关节等也较多,上肢如肩关节、肘关节和腕关节较少。

## 二、病因病机

骨关节结核是由于正气虚弱,气血失和,局部筋骨损伤,邪毒内袭,蓄结化为痰浊,流注骨骼关节而发。

1. 正气虚弱　因先天禀赋不足,肝肾亏虚,以致体弱骨嫩,或儿童稚阴稚阳之体,气血未盛,肝肾之气尚未充实,或因后天失调,伤及脾肾,导致肾亏骨空。人体正气一旦虚亏,抗病能力不强,结核杆菌就会乘虚内袭。

2. 局部筋骨损伤　因闪挫跌仆,筋骨受损,气血失和,正气虚弱,外邪乘虚而入。或风寒外邪客于经络之中,以致气血不和,筋骨失荣,结核杆菌蓄结于该处。留聚于骨或关节的结核杆菌,与气血搏结,津液不得输布,痰浊内生,凝聚骨与关节而为病。

## 三、病理及分类

骨关节结核的病理和其他结核一样,可分为 3 期:第一期为渗出期,第二期为繁殖期,第三期为干酪样变性期。以后出现 3 种情况:①病灶纤维化、钙化或骨化而愈;②病灶被纤维组织包围,长期静止状态;③病灶发展扩大。

根据病变部位和发展情况可分为单纯性骨结核、单纯性滑膜结核和全关节结核。当病变仅局限于骨组织或滑膜组织时,关节软骨尚无损害,如能在此阶段治愈,关节多能保存。单纯性(骨或滑膜)结核进一步发展,均可破坏关节软骨,而使关节的 3 个组成部分(骨、滑膜、软骨)同时受累,即为全关节结核。

1. 单纯性骨结核　结核病灶局限于骨组织,多见于脊柱、骨盆、腕骨、跗骨和管状骨两端的松质骨。皮质骨如管状管的骨干,则很少见。发生在松质骨中心部位时,病变特点是骨组织的浸润和坏死,坏死与活骨分离后形成死骨,吸收后形成空洞。发生在松质骨边缘时仅形成局限性骨质缺损。皮质骨结核多自髓腔开始,以局限性溶骨性破坏为主,一般不形成大块死骨。儿童与青少年的骨干结核可有大量骨膜新骨形成,成人则新生骨很少,而老年人仅见溶骨性改变。

2. 单纯性滑膜结核　多发生于滑膜较多的关节,如膝、髋、踝、肘等关节,病灶在关节滑膜开始,进展缓慢。滑膜感染结核后,其表层充血、水肿、浆液渗出和单核细胞浸润,关节液增多,常呈混浊。以后滑膜由浅红色变为暗红色,表面粗糙,晚期则纤维组织增生而肥厚变硬。如病变逐渐扩散,关节软骨及骨质均受破坏,形成全关节结核。

3. 全关节结核　单纯性骨或滑膜结核进一步发展,除骨与滑膜病变外,关节软骨也发生破坏或被剥离,而发展为全关节结核。关节软骨再生能力很差,一旦破坏,即使病变停止,缺损处也只能被纤维组织修复,失去其原有的光滑面,使关节发生纤维性或骨性强直,从而丧失关节功能;发展成全关节结核后,全身或局部症状均较显著。可有寒性脓肿形成,经组织间隙向他处扩散,有的自行穿破或误被切开,引起继发性感染,窦道经久不愈。

## 四、临床表现

1. 全身症状　轻重不一,一般为慢性发病过程,多为低热、消瘦等症状,如合并感染,可有高热、伤口流脓等。红细胞沉降率多增快。

2. 局部症状　发展缓慢,早期多为偶然关节疼痛,逐渐加重并转为经常疼痛,活动时疼痛加重,有压痛,疼痛可放散至其他部位,如髋关节结核疼痛常放散至膝关节。因活动时疼痛而有肌痉挛,致使关节的自动和被动活动受限,持久性肌痉挛可引起关节挛缩或变形,患肢因失用而肌肉萎缩。在晚期因骨质破坏,或骨骺生长影响,形成关节畸形、病理脱臼或肢体短缩等。脊椎结核因骨质破坏、椎体塌陷及脓肿、肉芽组织形成,可使脊髓受压而发生截瘫。脊椎结核和其他关节结核常有寒性脓肿,如穿破可合并感染使症状加重,形成窦道伤口,长期不愈。

各部位的流痰又有一些特殊临床表现。病变在颈椎部者,患者常以手托下颌而呈颈缩俯形之态,其脓肿多出现于颈部,可引起呼吸或吞咽困难。病变在胸椎部者,背脊骨外突,状如龟背,走路时常以两手支撑腰胁,其脓肿多出现于肾俞附近。病变在腰椎部者,脊骨突出不明显,腰部挺起如板状,行动不便;小儿如患此症,腰部僵直,失去正常生理前凸曲线;其脓肿大多出现于少腹、胯间或大腿内侧。病变在髋关节部者,患肢关节伸屈困难,大腿、臀部肌肉萎缩,两臀部肌肉不对称,可有跛行;患处不痛,痛反在膝部;脓肿可出现在髋关节附近或大腿外侧较远处。病变在膝关节部者,可出现大小腿肌肉萎缩,尤以大腿肌肉为甚,关节肿胀明显,状如鹤膝,患肢渐渐不能屈伸;脓肿发生在膝关节周围,日久形成脱位或膝内翻或外翻畸形,患肢较正常为短。病变在踝部者,踝关节前后外侧先肿胀,继而流窜向内侧,小腿肌肉萎缩,并呈内翻畸形;脓肿出现在原发病灶附近。

## 五、诊断

根据病史、结核菌接触史及上述全身和局部症状进行诊断。确诊以结核菌培养为准。因病程缓慢,应注意早期确诊。

1. X线检查 早期X线片可无明显改变,以后有骨质疏松、关节间隙变窄,以及骨质破坏和寒性脓肿,但少有新骨形成。必要时应与对侧关节对比。

2. 实验室检查

(1)血常规:患者常有轻度贫血;多发病灶或长期合并继发感染者,可有较严重贫血。10%的病例中白细胞计数可增高,混合感染者白细胞计数明显增加。

(2)血沉:在病变活动期,血沉一般都明显加速,但也可正常;病变静止或治愈者,血沉将逐渐趋于正常,这对随诊有意义。但是本项检查非特异性,其他炎症或恶性肿瘤也可使血沉加快。

(3)结核菌素试验和结核抗体测定:未接种过卡介苗的15岁以下儿童,结核菌素试验由阴性转阳性者,说明最近感染了结核病;由非典型抗酸杆菌感染也可阳性,但反应较轻。假阴性可见于初病期,或重症者无变应性。有报告显示,骨关节结核中14%的病例本试验为阴性,因此试验阴性时不能完全除外活动性结核包括骨关节结核。

(4)结核抗体测定:采用生物蛋白芯片技术检测结核分枝杆菌抗体。较敏感、特异性强又纯化的抗原为细胞壁的脂阿拉伯甘露聚糖(LAM)、16kDa蛋白和38kDa蛋白。LAM是构成结核分枝杆菌细胞壁的重要组成成分,特异性强,能刺激结核菌感染者产生抗体;16kDa蛋白是有潜力的免疫诊断抗原;38kDa蛋白为脂蛋白,与细胞膜或菌体表面的脂肪结构相连。临床发现,LAM、38kDa抗体检出率可能与年龄增加、机体抵抗力或免疫力下降有关。其结果随结核病患者的年龄增加而升高,因此采用生物蛋白芯片技术联合检测3种结核抗体,可提高诊断结核病的敏感性和特异性,也可作为结核病的血清学诊断方法之一。结核病的免疫特征是细胞免疫功能低下,体液免疫功能增强,当治疗有效、感染控制后,LAM、16kDa、38kDa抗体水平下降。由此说明,生物蛋白芯片技术能动态监测这3种结核抗体,用于结核病的药物治疗选择。

(5)结核菌培养:采用改良罗氏培养基培养约需3~8周,阳性率为50%左右。Bactec快速生长平均9天。聚合酶链反应(PCR)检测经48小时可得结果,这方法有待于进一步完善。

(6)病理组织检查:采取病理组织标本时,有报告认为在滑膜上取肉芽组织,骨骼上在X线片显示囊样病灶处取活体组织,阳性率高。结核菌培养和病理组织学检查同时进行,互为补充核对,可提高确诊率。

3. 鉴别诊断 注意与化脓性关节炎、类风湿关节炎等相鉴别。化脓性关节炎全身症状严重,常有败血症现象,发病急,高热,白细胞数增高;局部有急性炎症表现;关节抽液有脓液,显微镜下有脓细胞、细菌,培养有化脓细菌。类风湿关节炎多数关节受累,时好时坏,无脓肿形成;关节抽液多为草黄色,无细菌。

## 六、治疗

骨关节结核是全身性感染和局部损害并存的慢性消耗性疾病。祛邪抗痨是治疗本病的基本原则,但正气的强弱对病邪的消长和病灶的好转、恶化有直接影响。因此本病的治疗,必须整体与局部并重,祛邪与扶正兼顾,内治与外治相结合。

**（一）内治法**

1. 祛邪抗痨　此法为消除病因的根本法则。一经确诊,即内服抗结核药,至痊愈为止。西药抗结核一般选用异烟肼、利福平、乙胺丁醇等。为避免耐药性的产生,以2~3种抗结核药联合应用为佳。在用药过程中,应特别注意药物的毒副反应。至于具体用法和用量,一般患者可先给予异烟肼和链霉素。成人每日口服异烟肼3次,每次100mg;链霉素每日或隔日1g,肌内注射。3~6个月后,可改为异烟肼和对氨水杨酸同服。成人口服对氨水杨酸,每日8~10g,分4~5次口服。抗结核药物通常连续应用1~2年。单纯性滑膜结核除按上法治疗外,还可采取关节内注射异烟肼和链霉素,每周1~2次,成人每次注入异烟肼200mg、链霉素1g。3个月为1个疗程,可连用1~3个疗程。

2. 辨证施治

(1)阳虚证:初起症状不明显,病变处隐隐酸痛,全身倦怠,少气乏力,关节活动障碍,动则痛甚,舌质淡红、苔薄白,脉细。

治则:温经通络,散寒化痰。

方药:阳和汤、大防风汤加减。

如寒性脓肿形成未溃:

治则:扶正托毒。

方药:托里排脓汤加减。

(2)阴虚火旺:病变处焮肿,皮色微红。食欲减退,或咳嗽咳血。舌红,苔薄白或少苔,脉细数或沉细。

治则:滋肾养阴清热。

方药:六味地黄丸、大补阴丸、清骨散等加减。

3. 饮食调养　这是改善全身状况的一个重要措施,应予重视。应给予可口、易消化、富有营养的食物,如乳类、蛋类、鱼类、新鲜蔬菜、水果等。贫血明显者,应及时予以治疗。

**（二）外治法**

1. 初期　用回阳玉龙膏、阳和解凝膏掺桂麝散,局部外敷,促其消散。

2. 中期　寒性脓肿形成,积脓甚多时,可穿刺抽脓。如脓腐状若黏痰败絮,抽不出脓液时,可手术清除,置入抗结核药,缝合切口,加压包扎。

3. 后期　脓肿外溃或窦道形成,可选用五五丹、七三丹、八二丹药线插入引流。如脓水将尽,改掺生肌散,促其收口。如窦道久不愈合,或形成瘘管,或脓腐难脱落者,可用三品一条枪或白降丹药线插入疮口内以化腐蚀管,或手术切除窦道或瘘管。(七三丹处方:熟石膏21g,升丹9g;制法:共研细末。功能主治:提脓去腐。治流痰、附骨疽、瘰疬、有头疽、骨髓炎等,溃后腐肉难脱,脓水不净者。用法用量:掺于疮面,或制成药线插入疮口内,外用膏药或油膏盖贴)

**（三）手术治疗**

骨关节结核患者,大多气血亏虚,正气不足,应尽量采用非手术治疗。但是有下列手术指征时,亦应及时手术,以免延误病机。

1. 手术指征　病灶内有较大死骨,不能自行吸收者。病灶内或其周围有较大脓肿,不能自行吸收者。单纯性滑膜结核,经非手术治疗1~2个疗程无效者。单纯性骨结核,有穿破到关节内的可能。晚期全关节结核,久治不愈,有严重功能障碍。脊柱结核有脊髓压迫,出现截瘫症状。经久不愈合的窦道或瘘管。

2. 手术禁忌证　活动期骨关节结核,全身症状明显者。有活动性肺结核、肠结核、肾结核等,以及心、肺、肾功能有损害者。全身情况不良,不能耐受手术者。患者年龄过大或过小,行脊柱、关节等较大部位手术应慎重。

3. 手术方法　最常用的是病灶清除术。对于局部病变已静止,但有严重畸形,功能障碍者,可行矫形手术,或植骨融合术,或关节置换术。手术前需要用抗结核药治疗2~3周,待全身症状消失或明显好转,血沉下降,方可进行手术。

手术治疗是在全身支持疗法和抗结核药的控制下,及时、彻底地进行手术,可以缩短疗程,预防或矫正畸形,减少残废和复发。应很好地掌握手术适应证和手术时机。

（1）病灶清除术：此手术是直接进入病灶，完全或近乎完全将病变去除干净。实践证明，此手术可达到缩短疗程，提高治愈率的目的。

病灶清除术要点：对于单纯性滑膜结核，经手术去除病变的滑膜，术后牵引和固定一段时间，多能获得治愈，并保全一定的关节功能。如病灶仅局限在骨内，可只做病灶清除，去除死骨、结核肉芽组织、脓液等。对于全关节结核，切除病变的滑膜、软骨及骨组织，消除死骨、结核性肉芽组织、脓液等，有合并感染的还需要切除窦道及邻近瘢痕组织。

（2）关节融合术：晚期全关节结核因关节严重广泛破坏已不能恢复活动功能，用手术方法清除病灶后固定于功能位，且使关节不痛。

髋、膝、肩、踝等关节结核，如无合并感染，常在病灶清除后同时纠正畸形，融合关节于功能位。脊椎结核病灶清除后，于一期做前后路融合手术。但如脊椎结核骨质破坏较少，无明显死骨、脓肿及窦道者，宜在药物治疗下做脊椎融合术。在肘关节，为保持关节活动度，只做病灶清除，关节切除即可。

如合并感染（如有窦道），不应在清除病灶的同时做关节融合术，以防化脓感染的扩散，应在伤愈一段时间后，再考虑融合术。

（3）寒性脓肿的处理：为了防止自行突破引起合并感染及压迫器官，可采用反复抽吸法，即在局部浸润麻醉下，用较粗针头在较高位置穿入，经过一段正常组织，再穿入脓腔尽量抽吸脓液，注入 1g 链霉素，封盖伤口，防止因穿刺而引起的窦道形成。

较大寒性脓肿形成，需手术治疗，切开脓肿，吸尽脓液，沿脓腔探至骨关节病灶，清除死骨、肉芽组织、脓肿壁等。注入链霉素后缝合伤口，继续按所在的骨关节结核治疗。

（4）纠正畸形：如关节结核愈后骨性强硬，有严重畸形，应考虑截骨术纠正畸形。

（5）截肢：如患部骨关节广泛病变，合并感染，致患部完全失去功能时，经慎重考虑后施行。例如足部跟骨、距骨、足舟骨等广泛结核破坏合并感染，导致足部严重畸形，使足完全失去功能，可考虑小腿截肢，佩戴假肢。在上肢，极少考虑截肢。

## 七、目前研究进展

1. 中医治疗　骨关节结核可辨证分期（分型）论治。根据临床不同表现，中医传统将本病分为初期、成脓期和溃后期。初期肝肾阴虚、阳虚寒凝，多用阳和汤；成脓期正虚毒滞，多用神效内攻散；溃后期阴虚火旺或气血两虚，用人参养营汤、十全大补汤等。杨金录等辨证分 3 型（①痨毒内攻型，宜调和阴阳；②寒凝瘀热型，宜滋阴清热解毒，软坚散结托脓；③阴阳俱虚型，宜益气养血，扶阳滋阴，佐健脾补肾），治疗骨与关节结核 497 例，结果痊愈 377 例，基本痊愈 69 例，有效 30 例，无效 21 例。连芳等将骨关节结核辨证分 3 型：①阳虚寒凝型，治以补肾填精、温阳散寒、化痰消瘀，用 1 号抗痨胶囊（熟地黄、当归、鹿角胶、黄精、补骨脂、生黄芪、炒白术、鸡内金、肉桂、白芥子、生麻黄、百部、炮穿山甲、皂角刺、川芎、生甘草）；②阴虚内热型，治以补肺益肾、滋阴清热、益气托毒，用 2 号抗痨胶囊（沙参、麦冬、茯苓、生山药、骨碎补、牡丹皮、地骨皮、炒白术、黄精、龟甲、生黄芪、当归、川芎、生薏苡仁、炒穿山甲、皂角刺、炒枳壳、鸡内金）；③气血阴阳俱虚型，治以补益肺肾、健脾益胃、调补气血，用 3 号抗痨胶囊（沙参、茯苓、炒白术、炒山药、当归、白芍、川芎、熟地黄、黄精、生黄芪、补骨脂、炮穿山甲、皂角刺、肉苁蓉、鸡内金等），配合外治法治疗 152 例，结果痊愈 133 例，好转 17 例，无效 2 例，总有效率 98.7%。

2. 抗骨结核载药缓释支架的研究进展　目前，载体材料被用于构建抗骨结核载药缓释支架，β-磷酸三钙（β-TCP）、介孔二氧化硅纳米颗粒（MSN）、纳米复合羟基磷灰石（nHA）、壳聚糖、胶原、海藻酸盐、聚乳酸-羟基乙酸共聚物（PLGA）及其复合物、聚乳酸（PLA）、聚谷氨酸（PGA）、左旋聚乳酸（PLLA）等材料也被广泛用于骨修复，然而上述任意材料单独应用时都存在一些不足，如无机材料的机械性能问题、高分子材料降解速率问题等限制了其临床应用，因此研究者将其联用制成复合物支架，使其能够缓慢释放抗结核药物，并能同时兼顾生物相容性、骨诱导性、可塑性、力学强度等性能。然而，目前研制的抗骨结核载药缓释支架仍未达到临床需求。首先，针对结核分枝杆菌的多药联合治疗通常需要 3 种或 4 种药物联合，而目前抗结核性骨支架只能达到联合 2 种药物；其次，结核病的疗程常需 6~12 个月，骨结核的治疗甚至需要更长时间，而现有的抗骨结核载药缓释支架的药物释放时间和释药速率还远远不够。因此,能够同时载多种抗结核药物且能够精确控制释药时间和释药速率的新型抗骨结核载药缓释支架的研发,仍需进行长期的探索研究工作。

3. 脊柱结核的手术治疗 骨关节结核占结核病的13%,脊柱结核占骨关节结核的50%。脊柱结核起病隐匿,就诊时往往伴有明显骨质破坏、脓肿形成以及脊髓受压导致瘫痪等;在抗结核药治疗前提下,外科手术介入是确保疗效和救治瘫痪不可或缺的手段。随着外科技术的不断进步,脊柱结核的疗效也逐步获得提高。目前常用手术方法:①一期前路病灶清除、椎体间植骨融合内固定术。此术式有经胸入路、经胸膜外入路、经腹入路、经腹膜外入路,手术创伤大,且由于椎体受结核病灶侵蚀、加之往往伴有骨质疏松,致椎体质量差,极易致内固定松动、矫形效果差,或发生大血管或内脏损伤等严重并发症。②经一期或分期前路病灶清除椎体间植骨融合+后路内固定植骨融合术。此术式手术创伤更大。若先行后路矫形固定,再行前路病灶清除,则有在脓肿尚未清除的情况下,行矫形可能会使前方病灶对脊髓的压迫进一步加重,从而导致瘫痪加重;若先行前方病灶清除、植骨,再行后路矫形固定植骨融合,则前方植骨块可能移位、压迫脊髓而造成植骨失败或瘫痪。③湘雅医院的张宏其在国内外最早提出并报道了单纯经后路病灶清除椎体间植骨术治疗脊柱结核的临床疗效,之后有不少学者亦陆续应用单纯经后路术式治疗脊柱结核,整体疗效满意,开创了脊柱结核的微创治疗。

4. 全脊椎截骨治疗静止型胸腰椎结核伴后凸畸形 1985年,Thomasen报道这种技术以来,早期数年有关这种技术应用的文献报道不多,就是因为其上述潜在并发症及其操作难度高。后来,随着内固定技术的发展与完善,解决了术中脊柱暂时性不稳定所带来的各种风险,从而使这一技术得到广泛应用。但相关文献还是显示了较高的并发症。Willems报道,神经并发症发生率为15%,感染发生率为9.6%,内固定失败率为8.5%,肺部并发症占8%。手术初期病例并发症发生较多,随着操作技术及内固定器械的成熟,并发症逐渐减少。另外,他还发现感染与体重及年龄相关。需要注意如下问题:①体位。由于俯卧,头部位置低,可能引起术后眼睑水肿甚至视觉障碍。有报道发现45例中2例术中出现视觉障碍,该体位的眼内压明显增高。②充分切除椎板,以防医源性椎管阻塞。③截骨过程中需临时固定,以防截骨过程中晃动而损伤神经组织。④截骨完毕,行矫形及复位时需注意神经组织的嵌压及椎管阻塞。⑤如需前方植骨,应在植骨前修整好植骨块,以利于与上下植骨面良好接触,同时有利于矢冠状位的矫形。植骨块从神经根腋下植入,注意保护好神经根及硬膜囊,在胸段必要时可切除神经根以利于植骨块的放置。⑥对后凸畸形,平均需切除后份结构3~4mm,平均每节段矫形35°。如需矫形更多,可行多节段截骨,或把单节段椎体广泛切除,甚至全切除。⑦若合并存在冠状位畸形,则凸侧截骨量与截骨高度应根据术前设计适当大于凹侧。⑧严格把握手术适应证,术前对畸形评估,对于光滑曲线的后凸畸形,$T_1 \sim L_5$ 矢状位 Cobb 角达50°时,我们认为是脊柱截骨的适应证;对那些有持续局部疼痛及其他神经症状或有腹部症状者,即使 $T_1 \sim L_5$ 光滑后凸 Cobb 角未达50°,也应列为截骨适应证;结核、感染、肿瘤及半椎体畸形等引起的脊柱局部角状后凸畸形达或未达35°,但伴有神经症状的角状后凸畸形,也是截骨适应证。

全脊椎截骨具有强大的矫形能力及可靠的骨融合,适用于创伤、肿瘤、感染及其他原因引起的严重畸形及复合畸形。但技术要求高,学习曲线长,临床应用要慎重。

(唐勇 执笔;漆伟 审校)

## 参 考 文 献

1. Willems KF,Slot GH,Anderson PG,et al. Spinal osteotomy in patients with ankylosing spondylitis:complications during first postoperative year[J]. Spine,2005,30(1):101-107.

2. Kawahara N,Tomita K,Baba H,et al. Closing-opening wedge osteotomy to correct angular kyphotic deformity by a single posterior approach[J]. Spine,2001,26(4):391-402.

3. 秦世炳,程宏,林羽,等. 脊柱结核病灶治愈型截瘫39例报告[J]. 中国脊柱脊髓杂志,2004,14(8):476-479.

4. 何青,郭彬彬,尹耀庭,等. 抗骨结核载药缓释支架的研究进展[J]. 国际医药卫生导报,2017,23(9):1293-1297,1300.

# 第二十章　运动系疾病

## 第一节　半月板损伤

### 一、概述

半月板损伤是一种以膝关节局限性疼痛,部分患者有打软腿或膝关节交锁现象,股四头肌萎缩,膝关节间隙固定的局限性压痛为主要表现的疾病。随着医学发展进步,对半月板的解剖知识及其病理生理的认识程度逐步深入。在早期,多数学者认为半月板是在人类进化过程中形成的膝关节残留结构。现今,半月板是膝关节构建过程中重要的解剖结构已经得到普遍认可,而且具有重要的不可替代的作用,半月板可传导应力、润滑关节、缓冲震荡和稳定膝关节,对膝关节维持正常的功能具有重要作用。

### 二、病因病机

1. 半月板的功能解剖　半月板由纤维软骨组成,内外各有1块,位于膝关节的关节间隙。内、外侧半月板的前份与膝横韧带相连。半月板的结构呈半环形,外周较厚,内缘薄锐;上面凹陷,与股骨髁相适应;下面平坦,与胫骨平台相适应。因为半月板的存在,膝关节被分成股-半月板、半月板-胫两组连结。半月板主要附着于胫骨,但可随股骨做一定范围的移动,加之其形态特点,可以补偿胫骨髁面与股骨髁面的不适应,增强关节的稳定性,并可避免周围软组织被挤入关节。半月板颜色灰白,光滑而有光泽,质韧并具有一定弹性,能缓冲两骨面撞击,吸收震荡,散布滑液,增加润滑,减少摩擦,保护关节。出生时,整个半月板都有血供,10岁时仅外侧10%~25%的区域和内侧10%的区域内存在血供并维持到成年后。

半月板血供通过周围毛细血管丛与膝部血管相连(图20-1-1),主要有膝内、外动脉的分支,且该分支在关节囊内形成血管网。根据关节镜下对半月板血运的观察,将半月板分为红区、白区、红白区。关节囊和滑膜的动脉网仅提供半月板周缘10%~30%纤维的血运,这一部分在关节镜下称红区,损伤后经过修补可以愈合。中央部没有血运,所以称白区,是靠关节液的渗透获取营养,因而损伤后缺乏修复再生能力。红区与白区之间称红白区。膝关节伸直时半月板被股骨髁推挤向前活动,屈曲时半月板向后活动。膝关节旋转时,两半月板一个向前,一个向后。膝屈伸时,股骨内外髁活动于半月板上面;膝旋转时,半月板固定于内外髁下面,其转动发生在半月板下面与胫骨平台之间。因此,半月板的破裂多发生于板的下面,旋转活动为造成半月板破裂的主要原因。

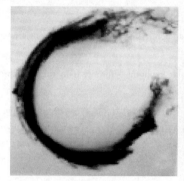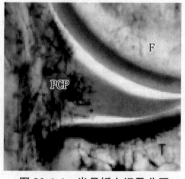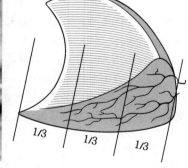

图20-1-1　半月板血运及分区

458

2. 半月板分类

(1)内侧半月板:呈"C"形,周径较大,前端窄而后部宽。前角附着在前交叉韧带附着点之前,并位于胫骨两髁之间。但北京大学第三医院通过尸体解剖认为,内侧半月板的前角止点更靠前,在平台前下方。这一点在半月板移植时有重要意义。前角还有些纤维通过关节前,与外侧半月板前角相连接。后角附着在胫骨髁间窝,正好在后交叉韧带之前和外侧半月板后角纤维之下。内侧半月板与内侧副韧带后部及内侧关节囊紧密相连,因而限制了内侧半月板的活动度。在松弛的前半部与固定的后半部交界处,易因扭转外力而发生横行破裂。

(2)外侧半月板:外侧半月板较内侧半月板周径小而面积广,呈环形,近似"O"形。它中部稍宽,前后端略窄,但是全长均比内侧半月板为宽。其前角附着在前交叉韧带后面,并与前交叉韧带相混合;后角附着于髁间隆起后方、内侧半月板后角附着点前方,外缘与腘肌相连,但与腓侧副韧带并不连接。大多数情况下,从后角发出一小韧带,止于股骨内髁外侧面。此韧带经过后交叉韧带前面或后面,位于前侧者称 Humphrey 韧带,而在其后者称 Wrisberg 韧带。当膝关节活动时,这些韧带帮助控制半月板。在屈曲时该韧带绷紧,并向前向内牵拉半月板后角,以适合胫股间隙并增加其适应性。由于前后角附着点接近,且与侧副韧带不相连接,外侧半月板拥有比较大的活动度。部分外侧半月板呈盘状,易发生损伤。根据半月板形态的不同又可分为原始型、中间型和婴儿型,其中原始型比较常见,约占60%。

3. 致伤机制及半月板生物力学改变 半月板损伤多由扭转外力引起。膝关节由屈曲至伸直运动同时伴有旋转时,最易产生半月板损伤。当一腿承重,小腿固定在半屈曲、外展位时,身体及股部猛然内旋,内侧半月板在股骨髁与胫骨之间受到旋转压力,而致内侧半月板撕裂。外侧半月板在由屈膝到伸膝伴有小腿外旋时,最容易损伤。半月板损伤以内侧半月板居多,最常见者为半月板后角损伤,且以纵行破裂最多。撕裂的长度、深度和位置取决于半月板后角在股骨与胫骨髁之间的关系。半月板的先天性异常,特别是外侧盘状软骨较容易导致退变或损伤。先天性关节松弛和其他内部紊乱亦可增加半月板损伤的危险。破裂的半月板如部分滑入关节之间,会使关节活动发生机械障碍,妨碍关节伸屈活动,形成"交锁"。在严重创伤病例,半月板、十字韧带和侧副韧带可同时损伤。半月板损伤的部位可发生在半月板的前角、后角、中部或边缘部。损伤形状可为横裂、纵裂、水平裂或不规则形,甚至破碎成关节内游离体。

## 三、诊断

1. 临床表现 半月板损伤后的常见临床表现包括局限性疼痛、关节肿胀、弹响和交锁、股四头肌萎缩、打软腿以及在膝关节间隙或半月板部位有明确的压痛。

(1)压痛:压痛的部位一般即为病变的部位,对半月板损伤的诊断及确定其损伤部位均有重要意义。检查时将膝置于半屈曲位,在膝关节内侧和外侧间隙,沿胫骨髁上缘(即半月板边缘部),用拇指由前往后逐点按压,在半月板损伤处有固定压痛。如在按压的同时,将膝被动屈伸或内外旋转小腿,疼痛更为显著,有时还可触及异常活动的半月板。

(2)半月板回旋挤压试验:患者仰卧位,检查者用一手抵住关节内侧缘,控制内侧半月板,另一手握足,使膝关节完全屈曲,小腿外旋内翻,然后缓慢伸展膝关节,可听到或感觉到弹响或弹跳;再用手抵住关节外侧缘,控制外侧半月板,小腿内旋外翻,缓慢伸展膝关节,听到或感觉弹响或弹跳,即为该试验阳性。

半月板回旋挤压试验(又称麦氏征)产生的弹响或患者在检查时主诉的突然疼痛,常对半月板撕裂的定位有一定意义:膝关节完全屈曲到90°之间弹响,多提示半月板后缘撕裂;当膝关节在较大伸直位产生弹响,提示半月板中部或前部撕裂。

(3)研磨试验:患者俯卧位,屈膝90°,大腿前面固定于检查台上,上提足和小腿,使关节分离并做旋转动作,旋转时拉紧的力量在韧带上,若韧带撕裂试验时有显著疼痛。此后,膝关节在同样位置,足和小腿向下压并旋转关节,缓慢屈曲和伸展,半月板撕裂时,膝关节间隙可有明显的弹响和疼痛。

(4)半月板摇摆试验:患者仰卧位,患膝微屈30°。检查者以一手拇指挤压于内外侧关节间隙内(一般右膝外侧以左拇指内侧挤压,或以右手中指指腹抵住外侧关节间隙;右膝内侧以右手拇指内侧缘挤压。左膝反之);另一只手握住足踝或小腿远端,并内外摇摆小腿,使关节间隙开大、缩小数次,如拇指或中指感到有条状物进出滑动于关节间隙和有响声,同时患者感觉疼痛,即为阳性,常表示该侧半月板有损伤。注意:检查时拇指可沿着关节间隙前后逐渐移动,并可稍减小或加大屈膝角度,以便找到体征最明显处,使阳性率更高。(图20-1-2,图20-1-3)

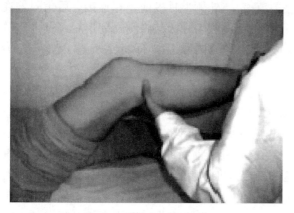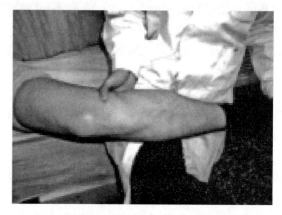

图20-1-2　内侧半月板摇摆试验　　　　　　图20-1-3　外侧半月板摇摆试验

2. 半月板损伤的分类　半月板撕裂的分类对诊断和选择合理的手术治疗方法等具有指导意义。半月板撕裂有许多不同的分类方法,较常见的是将其分为边缘型、中心型、纵行破裂(即"桶柄型"破裂)、前角或后角瓣状破裂,以及少见的半月板中部横行破裂等。

3. 影响学检查

(1)X线检查:摄片的目的不是为了诊断半月板撕裂,而是排除骨软骨游离体、剥脱性骨软骨炎和可能类似于半月板撕裂的其他膝关节紊乱。关节造影是分析膝关节疾病的有价值的辅助措施。但由于MRI等非侵入性和高准确性检查手段的普及,造影技术目前已较少应用。

(2)MRI检查:是迄今为止诊断半月板损伤、交叉韧带断裂等阳性敏感率和准确率最高的影像学检查手段,准确率达98%。半月板撕裂的MRI表现为低信号的半月板内,有线状或复杂形状的高信号带贯穿半月板表面(图20-1-4)。

Ⅰ级:半月板病变不与半月板关节面相接触的球形高信号。组织学上,此与早期黏液样变性有关系。

Ⅱ级:病变呈线性高信号,但位于半月板内,未达到半月板关节面。组织学改变为广泛条带状黏液样变。

Ⅲ级:属于关节镜下可见撕裂。MRI显示半月板内高信号延伸至关节面。发现病变波及关节面非常重要,否则半月板撕裂不能由关节镜证实。

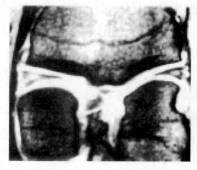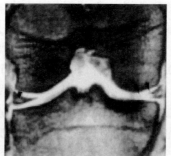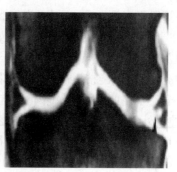

图20-1-4　半月板损伤MRI分级
左侧图为Ⅰ级损伤,中间图为Ⅱ级损伤,右侧图为Ⅲ级损伤

(3)关节镜检查:关节镜技术已被公认为最理想的半月板损伤的诊断与外科处理手段。但关节镜不应成为半月板撕裂的常规检查手段。只有在临床得出半月板撕裂的初步诊断之后,关节镜检查为证实诊断并同时进行关节镜手术处理时,才能显示其优越性。

## 四、治疗

1. 非手术治疗　在半月板的周围血供区(红区)发生急性撕裂是非手术治疗的指征。对于急性损伤同时伴有慢性或反复出现的症状,以及既往有半月板损伤体征者,非手术治疗往往无效。在血管供应区内一个小的无移位或不完全撕裂,在损伤初期适当处理是能够愈合的;通过 MRI 或应用关节镜观察到血管区内小的、稳定的急性撕裂,石膏固定 3~6 周后,大多数在这个固定期内能够愈合。慢性撕裂即使在血管区,不应用手术清创缝合也将不能愈合。非手术治疗对于提篮样半月板撕裂引起的膝关节交锁患者是不适当的,因为这种撕裂发生在半月板无血管部位,将不可能愈合,必须手术治疗。

临床上,医师多数无法对半月板在"红区"或"白区"撕裂作出定位诊断,因此,即使是急性撕裂,保守治疗是否能获得愈合仍然是不可知的。但不应放弃愈合的机会。非手术治疗的措施包括长腿石膏或支具固定 4~8 周,允许患者用拐杖带石膏负重。在石膏固定或支具固定中,进行股四头肌等长训练,并在石膏去除后继续膝关节康复训练。假如非手术治疗症状复发,则说明半月板未获得愈合。非手术治疗最重要的是治疗过程中的康复训练,避免膝关节肌群的萎缩。

2. 手术治疗　为了用尽可能小的创伤对半月板损伤进行有效治疗,关节镜技术无疑是最好的选择。关节镜下可以完成半月板的所有术式。目前,半月板关节镜下手术主要是半月板切除术及半月板缝合术。

鉴于半月板在膝关节中的重要功能和半月板切除后对关节退变进程的显著影响,对半月板损伤的处理原则应该是尽可能地保留正常、稳定的半月板组织。因此,针对半月板损伤的类型,宜采用个体化手术方案,包括半月板缝合、半月板部分切除、半月板次全切除和半月板全切除。此外,近年来,半月板移植术也已经在临床开展并取得了短期随访成功。

正常半月板是膝关节重要的结构,虽然患者切除了半月板仍然可以正常活动,但常发生关节内晚期退行性改变。另外,半月板的许多其他作用的丧失可影响到膝关节长期的功能。因此,半月板切除手术方案的确定应该是慎重的。

(1)半月板切除术:目前主张部分切口,成功结果取决于许多因素,包括适当的操作器械、熟练的手术技术、针对性的术后护理及康复训练。半月板切除术应该在止血带下操作,常规前内、前外侧入路可以完成关节镜下手术。关节镜下手术能尽量清晰地显露半月板,避免盲目地切除可能是正常的半月板和损伤关节面。为更好地完成半月板手术,需要的特殊器械包括叶状半月板兰钳、半月板刀、前角兰钳或 90°兰钳(处理前角)、关节镜专用的手工操作工具和电动刨削器等。篮柄状撕裂的内侧部分半月板可仅切除篮柄部分。

下半月板切除术:气囊止血带加压阻止血流。取膝前髌韧带两侧旁入路,切口约 0.5cm,穿刺锥进入关节腔后置入关节镜,关节腔内注入生理盐水,关节腔内探查后行半月板切除,以蓝钳逐块咬除半月板的体部、前角及后角,负压吸除关节内碎屑。冲洗关节腔,放置引流管。内侧半月板显露不佳时可令助手轻度屈膝位外翻膝关节,如仍显露不佳可加用 5 号注射器针头松解内侧副韧带浅层。外侧半月板成形时取 4 字位,适度加压膝关节令关节间隙张开,以相应器械探查切除病变半月板。

(2)半月板缝合术:半月板从剖面看可以分为红区、红白区和白区。其中,红区和红白区存在血运或部分存在血运。白区以修整和切除为主。对发生在红区和红白区的损伤进行修复是有意义的。在进行半月板修补时,一定要使用半月板锉,以在缝合前对撕裂面进行新鲜化,否则愈合效果会很差。关节镜下进行由外向内缝合(outside-in)或由内向外缝合(inside-out)或采用专用器械全内缝合(all-in),可以有效减少裂缝间的距离,促进愈合。

目前,半月板损伤的主要缝合方法有 3 种:全内缝合法、外内缝合法、内外缝合法。

1)全内缝合法:不适用于半月板前角损伤,需要特殊器械。目前,FAST-FIX 全内缝合系统应用比较广泛,即不需要后侧切口,所有操作都在前侧入路完成。FAST-FIX 系统(图 20-1-5)是最新半月板修复系统的代表。它提供稳固的、重复性好的、值得信赖的、省时的半月板修补技术,并且生物力学特性与开放垂直褥式缝合相同;不会发生内-外或外-内缝合的问题,也无须在关节腔内打结。主要有以下优势:①快速的、全内的、垂直固定的缝线技术;②预打结,自滑动,预装入的植入装置;③避免了以往的缝线技术和内植物对关节的损伤;④体现"减少镜下打结"的金标准。

具体操作步骤:将FAST-FIX穿刺缝合针经适当入路置入关节腔内。通过回退或剥离的方式部分或全部取下分离套管。为防止在进入膝关节的过程中穿刺缝合针从套管内滑出,分离套管的开口需要与弯曲的穿刺缝针的角度垂直。FAST-FIX能够通过半月板的胫骨面和股骨面进行穿刺。将弯曲的穿刺缝合套件的尖端向下刺入半月板,随后恢复为尖端朝上继续穿刺,直到穿刺深度保护器接到半月板。当进行垂直撕裂缝合时,第1个植入体应当放置在撕裂处上方的位置,第2个植入体放置在撕裂处下方关节囊最厚的位置。注意:为了避免结扎到神经血管结构,同时便于结的滑动,穿刺针应当通过对侧入路与撕裂垂直的方向进入关节。这点可以通过近髌腱入路解决。在5°范围内旋转穿刺缝合针,以使植入体留在半月板外侧,然后将穿刺缝合针从半月板内退出,第1个植入体就被放置在半月板后面了,随后向前推动金色按钮,将第2个植入体放入预定位置。金色按钮只有在向前推到底的时候,植入体才能到达预定位置,这时可以听到"咔哒"的声响。确保植入体位于穿刺缝合针的顶端是非常重要的。在距离第1个植入体4mm距离的位置,垂直、水平或倾斜地将穿刺缝合针刺入半月板,从膝关节内退出穿刺针,留下缝线的游离端。牵拉缝线的末端,结就会向前滑动,逐渐闭合半月板的撕裂。当结被拉紧时,会感到很大的阻力。为进一步拉紧缝线,将缝线末端穿入推结器,将缝线拉紧,同时轻轻地将推结器向半月板方向滑动,直到压力合适为止。将推结器尖端靠在结上,这样能够留下2~3mm缝线末端。向前滑动金色按钮,将缝线切断。

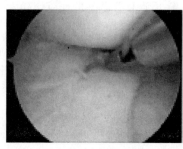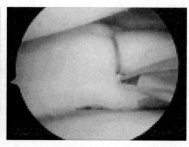

图20-1-5 FAST-FIX 系统操作

拉紧缝线的同时,轻缓推入推结器,直至所需松紧度,剩余缝线可用割线器或剪刀截断,残端约2~3mm

2)外内缝合法:半月板外内缝合技术主要适用于半月板前角撕裂。

Outside-in 缝合法(图20-1-6):使用1根10ml注射器针头经皮从外向内略向上穿过关节囊(穿刺点1),自距离半月板撕裂缘上端3mm处穿入关节腔;在关节镜监视下,经注射器针头穿入1根PDS-Ⅱ缝线,固定PDS-Ⅱ缝线,并将针头拔出,再于穿刺点1前或后侧5mm处穿入针头,使之穿过半月板撕裂下端3mm处,经针头穿入1根Orthcord线,固定后将针头拔出。经关节镜外侧入口,用血管钳同时牵出PDS-Ⅱ缝线及Orthcord线,将PDS-Ⅱ缝线穿出端在Orthcord线穿出端打结,牵拉PDS-Ⅱ缝线另一端,将Orthcord线沿PDS-Ⅱ缝线穿刺轨道拉出,用线剪剪去Orthcord线打结处,并将Orthcord线两端在皮下打结。

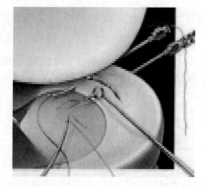

图20-1-6 Outside-in 缝合法示意图

3. 疗效评价 半月板成形或缝合的疗效评价有赖于术后门诊复查及随访,根据Lysholm、Tegner、IKDC、WOMAC膝关节评分表对患者运动功能进行评价。依据Barrell等(1998年)制定的半月板修复术后临床愈合标准评价半月板的临床愈合率:患者无持续或反复的关节肿胀、无关节间隙疼痛或压痛、无弹响或交锁及麦氏征阴性,评定为半月板愈合。如出现上述症状的1种或几种,评定为半月板未愈合。

## 五、康复护理

关节镜手术中需要进行大量的关节腔灌洗,组织在术后短期内有水肿期;半月板切除术后2周内避免负重;尽早进行关节活动度训练;尽早进行肌力恢复训练;弹性绷带使用至术后2天;切除者无须石膏固定。

术后第1天:以消肿止痛为主,尽早开始肌力和活动度训练。直腿抬高训练:30次为1组,每天10组;

踝泵训练:直腿抬高后踝泵10次;关节活动:可以做到全屈伸,甚至过伸,关节肿胀明显时可适当减少;弹性绷带持续使用。

术后第2天:疼痛后以加强功能训练为主,去弹性绷带;关节活动度达到正常(0°~135°),肌力训练方法同术后第1天,强度适当加大;避免负重。

术后第2天至2周:避免负重;肌力及关节活动度训练;透明质酸钠关节腔注射,每周1针。

对于半月板修补患者,以石膏固定6周,6周内避免负重,6周后开始负重并进行关节活动度训练。

# 第二节　膝关节韧带损伤

## 一、概述

韧带是膝关节的稳定因素,侧副韧带、关节囊韧带和交叉韧带损伤颇为常见。韧带断裂若失去早期修复机会,常遗留不同程度的膝关节不稳。不稳定的关节容易反复受伤,导致股部肌肉萎缩或变性关节炎。晚期韧带重建方法虽多,远期效果多不理想,不能完全恢复原韧带的功能。因此,对于膝关节韧带损伤,早期正确诊断和治疗非常重要。

膝关节是人体比较复杂的运动器官,在稳定的静态下主要取决于静力平衡,在动态下取决于动力平衡。膝关节属于屈戍关节,只能做屈伸活动,在伸直状态下,小腿仅有轻度外旋。膝关节的稳定性取决于多种因素,包括内外侧副韧带、交叉韧带、半月板及关节囊等,其中韧带在关节的侧方应力、控制旋转、防止过伸或过屈状态中起着重要作用。膝关节的动力装置主要是位于其前方的股四头肌及后方的腘绳肌肌群。股四头肌在膝关节伸膝运动中起到主要的稳定作用。

在动态情况下,膝关节承受应力比较大,与外力的大小呈正相关。力量越大,膝关节韧带损伤的可能性也越大,损伤类型相对较复杂。膝关节的韧带损伤,无论是完全断裂或是部分断裂,均可导致膝关节出现不同程度的不稳,患者可有疼痛、打软腿症状,有些时候在特殊体位下才能出现相应症状。

## 二、病因病机

1. 生理解剖及功能　韧带是膝关节的重要稳定因素,特别是侧副韧带和交叉韧带。内侧副韧带由浅、深、斜三部分组成。浅(前)部起于股骨内髁,止于关节线远侧约3~4cm的胫骨上部,前缘明显易辨,深面下有膝内下动静脉和一滑囊;膝关节过伸时,该部韧带较易撕裂。内侧副韧带深部来自关节囊,起止于靠近关节软骨边缘的股骨及胫骨内髁;该部纤维较短而厚实,其中段与内侧半月板相连。斜行纤维始于股骨内髁浅部纤维的后方,向下呈扇状散开,止于关节线下方的胫骨内髁后半部;此部亦与内侧半月板相连。内侧副韧带是膝关节内侧的主要稳定结构。主要抵抗外翻应力。

外侧副韧带起自股骨外上髁上方,止于腓骨头,呈圆索状。该韧带与外侧半月板不相连,有腘肌肌腱相隔。膝关节外侧有四重结构,分别是髂胫束、股二头肌肌腱、外侧副韧带、腘肌。主要抵抗内翻应力。

膝关节伸直时,侧副韧带可防止关节侧向活动,但屈膝时旋转应力可造成侧副韧带损伤。交叉韧带分为前、后交叉韧带,它和膝内外侧副韧带、髌韧带、膝部伸屈肌群和关节囊等,共同维持关节稳定。

前交叉韧带起于胫骨髁间隆突前方偏外凹陷处及外侧半月板前角,向后上外方成60°角斜行,止于股骨外髁内侧面后部;在股骨附着部以下10~12mm处开始呈扇形扭曲,随伸屈活动而改变;在胫骨附着部的前后长度为30mm,其前缘距胫骨平台15mm。前交叉韧带上端附着部呈圆弧状,前缘为弧线形并向后侧隆突,附着点在内收肌结节水平下12mm,与胫骨干后侧皮质延长线的后方8mm处。

前交叉韧带后外侧束较前内侧束肥大,前内侧束止于弧线上,而后外侧束止于直线上,前者比后者更偏后。此韧带长37~41mm,平均39mm;宽10~12cm,平均11mm。前交叉韧带的股骨髁附着点位于膝关节矢状面屈伸轴的后方,而胫骨附着点位于屈伸轴的前方。当膝关节屈曲50°~60°时,后外侧束的股骨髁附着点与胫骨附着点相互靠近,使后外侧变得松弛;前内侧束股骨髁部附着点的最突出部向下或向后移位,不随膝关节屈曲而后前移动,故于屈膝位时前内侧束紧张。

前交叉韧带分为3束,即前内侧束、中间束与后外侧束。单纯切断前内侧束并不增加前内侧旋转不稳定,但如果同时切断中间束,则可增加内侧旋转不稳定。供应前交叉韧带的血运来自膝中动脉,在股骨髁间窝部进入前交叉韧带,沿韧带背侧下行,在接近胫骨隆突部分为两支,称胫骨髁间动脉,最终供应胫骨两髁。前交叉韧带限制胫骨前移、限制过伸、限制内外旋活动、限制内外翻活动。

后交叉韧带起于胫骨髁间隆突后方,向前内方成70°~80°角,斜行止于股骨内髁部,附着点呈圆弧形,上界虽水平而下界凸出,且平行于股骨髁关节面下缘,其上界距股骨内收肌结节水平23mm。后交叉韧带的平均长度为38mm,宽度为13mm。后交叉韧带强度为前交叉韧带的2倍。在伸膝位,后交叉韧带的走行方向近于垂直,而在屈膝位时则较水平。该韧带又分为前、后两束,伸膝时后束紧张而前束松弛,屈膝时前束紧张而后束松弛。后交叉韧带限制胫骨上段后移、限制过伸、限制旋转、限制侧方活动。

2. 损伤机制　在日常生活中,由于提拉重物、运动不当等因素造成各种肌肉拉伤、韧带损伤等情况,其中膝关节韧带损伤比较常见。膝关节韧带损伤可以分为以下几类:

(1)外侧副韧带损伤:主要为膝内翻暴力所致。因外侧髂胫束比较强大,故单独外侧副韧带损伤少见,如果暴力强大,髂胫束和腓总神经都难免受损伤。

(2)内侧副韧带损伤:为膝外翻暴力所致。当膝关节外侧受到直接暴力使膝关节猛烈外翻,便会撕断内侧副韧带;当膝关节半屈曲时,小腿突然外展与外旋也会使内侧副韧带断裂。内侧副韧带损伤多见于运动创伤,如足球、滑雪、摔跤等竞技项目。

(3)前交叉韧带损伤:膝关节伸直位下内翻损伤和屈曲位下外翻损伤都可以使前交叉韧带断裂。一般来说,前交叉韧带很少单独损伤,往往合并内外侧韧带与半月板损伤。但在膝关节过伸时,有可能单独损伤前交叉韧带。另外,暴力来自膝关节后方,胫骨近端的力量也可使前交叉韧带断裂。前交叉韧带损伤亦多见于竞技运动。

(4)后交叉韧带损伤:无论膝关节处于屈曲位或伸直位,来自前方的使胫骨近端后移的暴力都可使后交叉韧带断裂。后交叉韧带单独损伤少见,通常与前交叉韧带同时损伤的概率较大。

临床中常常遇到2个以上膝关节韧带损伤情况,如多处韧带损伤,可称膝关节多发韧带损伤,治疗难度较大。

## 三、诊断

膝关节内侧副韧带损伤常有膝关节内侧疼痛、肿胀,小腿外翻时加重;如小部分撕裂,则疼痛、肿胀、瘀斑和功能受限不明显;若完全断裂则可见膝关节内侧肿痛、瘀斑明显,外翻疼痛伴膝关节失稳,关节功能受限严重。

膝关节外侧副韧带损伤常发生于止点处,多伴有腓骨小头撕脱骨折,膝外侧局限性疼痛明显,局部可有肿胀、压痛,关节功能受限。

内收(内翻)应力试验:患者仰卧于检查台上,以检查左膝为例。术者站于患者左侧,先检查对侧正常肢体以确定患者韧带正常紧张度。检查时,左手放置于膝关节内侧,右手托住踝关节并用力内收,以感觉外侧副韧带的松紧程度。

X线检查:一般情况下,X线片未见异常征象,应行应力位片检查。如伴有撕脱性骨折时,X线片可以显示因韧带牵拉而造成的撕脱骨折块。内外翻应力位像在伸膝0°位摄片时,可以观察关节间隙的变化,需与健侧对比。

MRI检查:可通过观察韧带的形状、信号,以及连续性的变化,而进行诊断和鉴别诊断。质子密度加权MRI显示内侧副韧带浅层和内侧副韧带深层的板胫韧带自其胫骨附着点上撕脱,为新鲜损伤。股骨外上髁可见骨小梁微骨折,这很可能由压缩暴力所致。

损伤分级参照美国医学会《运动损伤命名法标准》制定的损伤等级评价标准。

单纯Ⅰ度损伤:表现为局限性压痛无松弛。

单纯Ⅱ度损伤:表现为范围更大的压痛,内侧副韧带纤维及后斜纤维部分撕裂。

单纯Ⅲ度损伤:表现为完全断裂,在外翻应力下可见松弛。

## 四、治疗

1. 非手术治疗　总的来说,比较一致的观点是,对于新鲜的单纯Ⅰ度或Ⅱ度损伤都可首先进行非手术治疗,因为通常都可获得较好的临床疗效。临床医师在处理患者时用到的治疗方案各不相同。膝关节韧带损伤保守治疗时,固定制动多采用卡盘支具,伸膝位固定3周。目前,还没有一项研究针对特定程度的膝关节韧带损伤,前瞻性地比较不同的康复治疗方法。因此,很难对这些研究进行对比,然而其所应用的功能锻炼及时限则有很大部分是类似的。

2. 手术治疗

(1)内侧副韧带损伤:内侧副韧带(MCL)自身愈合能力很强,保守治疗效果较好。MCL断裂可以发生于不同层次和不同部位,相当于患者合并前后交叉韧带断裂,因此手术指征应慎重,只有三度损伤才具备手术指征,尤其是MCL下止点断裂,由于胫骨内面皮质骨表面光滑,断端很难愈合,应尽早行手术治疗。对于关节内侧稳定性要求较高的职业人员(如运动员等),手术指征可以适当放宽。

手术采用持续性硬膜外麻醉或腰硬联合麻醉。患者仰卧位,患肢摆放类似"4"字位,切口可选用MCL走行直切口,上起股骨内上髁,下至鹅足上缘。不同部位有不同处理方法,对于上止点撕脱断裂,可以用骨科缝合线,编制缝合在股骨内上髁骨质上,也可以应用带线铆钉植入上止点处予以编织缝合;对于下止点断裂,由于下止点附着在胫骨近端光滑而坚硬的内侧面,断端多为撕脱性断裂、很难直接达到有效固定,可用带线铆钉进行止点重建。

(2)外侧副韧带损伤:患者仰卧于手术台上,屈髋屈膝,内旋大腿部,缚气囊止血带,自腓骨小头向上,于髌骨外缘外侧3cm处做长约11.0cm切口,观察外侧副韧带及股骨止点、外侧关节囊、后外侧结构。对关节进行应力试验,以便更好地确认外侧副韧带损伤的部位和外侧关节囊韧带损伤情况。若外侧副韧带体部撕裂,选用1/2束股二头肌肌腱并保留腓骨止点,向上分离约11.0cm后切断,在外侧副韧带股骨止点处打骨隧道,用挤压螺钉固定。若外侧副韧带股骨止点撕脱,用骨铆钉固定在原位上。术后用石膏或支架于屈曲30°位固定,4~6周后进行康复训练。

(3)交叉韧带损伤:前后交叉韧带损伤在临床上较常见。由于解剖因素,前交叉韧带发生断裂损伤的概率较后交叉韧带高。对于前后交叉韧带重建,目前多趋向于关节镜检查及镜下重建。因交叉韧带断裂多合并关节内其他结构损伤,故治疗难度相对较大。对于韧带重建材料,多选用人工材料、自体腘绳肌肌腱。固定方式有横穿钉固定、挤压钉固定、带线袢钢板悬吊固定等。韧带选用上有单束重建、双束重建,股骨侧止点有过顶位重建、解剖重建、止点印记重建等,胫骨侧有保残重建、非保残重建等。由于重建方式较多,各有优势,手术方式无法一一赘述,手术重建可参阅相关书籍。

3. 疗效评价　KT-1000/2000测量、膝关节评分量表(Lysholm)、视觉模拟评分量表(VAS)、膝关节运动评分(Tegner)等可用于评估膝关节功能改善情况。

## 五、康复护理

膝关节韧带保守治疗或内外侧副韧带损伤术后,均用卡盘支具,伸膝位固定3周。第3周时于床上去除支具,被动屈膝练习,下床时必须佩戴支具、扶拐,患肢可以部分负重;4周后卡盘支具活动范围设定为0°~90°;6周后可逐渐放弃使用拐杖,患肢全负重,全范围活动膝关节,但仍需佩戴支具;满8周后,可放弃使用支具;一般情况下,12周后开始一般性运动,半年后可逐步恢复平素体育运动。(膝关节交叉韧带手术治疗康复过程,基于术中重建方式及过程而有所不同)

# 第三节　膝关节软骨损伤

## 一、概述

膝关节软骨损伤在临床中比较常见。在早期,由于诊断技术条件的限制,关节软骨损伤的诊断率较低,又因关节软骨自身修复能力有限,在损伤后没有经过诊断或治疗,可引发各种关节疾病,导致骨关节炎(OA)发生,从而严重影响人们的生活。在我国,每年因关节疾患而行人工关节置换术的人数逐年递增。由上可知,早期对关节软骨损伤进行准确诊断,并给予积极有效的治疗非常重要。

## 二、病因病机

关节软骨表面摩擦系数小,可使关节在运动中达到光滑、无痛的滑动。关节软骨的结构特点使其具有终生提供低摩擦系数允许关节平滑运动的能力。然而,只有软骨的结构特征和代谢功能保持正常,关节软骨才能发挥正常的生理功能。关节软骨中含有大量 B 型胶原和蛋白聚糖等细胞外基质。胶原纤维使关节软骨保持适当的外形并具有良好的弹性,加之占细胞外基质75%~80%的水分,使关节软骨具有良好的抗压特性。此外,软骨细胞可合成与降解蛋白聚糖,维持软骨内环境稳定。结构上,关节软骨可分为浅层、过渡区和深层 3 层,且各层均传递机械应力,从而使关节面发挥正常生理功能。浅层主要由与关节面平行排列的胶原纤维构成,主要功能是抵抗剪切应力;中间带或过渡区,主要由斜行排列的胶原纤维构成,主要功能是抵抗压力;深层中,胶原纤维的排列方向与软骨下骨垂直,在对抗压力和剪切应力中均发挥作用。任何一层关节软骨、软骨细胞或软骨下骨损伤,均可破坏关节软骨的正常生物力学特性并导致进一步退变。部分或全层关节软骨损伤均很难自行修复。关节软骨的无血管特性以及干细胞群的相对缺乏,限制了软骨损伤后的修复能力。此外,作用于关节软骨的持续载荷(特别是对于膝关节),也给正常的损伤修复过程提供了不良的力学环境。

无症状性局部软骨缺损的自然病程尚不明了。尽管尚未得到证实,但普遍认为软骨损伤会导致退行性关节炎的发生。近年来,有关单极、单间室、全层关节软骨损伤清理术后的 X 线研究表明,随着时间延长,关节间隙呈进行性狭窄。对于症状性损伤,若不予以严格关节制动或手术治疗,则很难缓解症状。

膝关节软骨损伤的病因较多,外伤史并不是其发生的必要因素。大多数膝关节软骨损伤患者均存在中、重体力劳动导致的膝关节软骨退行性改变,包括关节受到暴力挤压或急性撕裂损伤。长时间、高负荷运动对关节造成慢性磨损。MRI 是一种敏感度较高的检查方法(敏感度可达80.5%),是一种较为准确可靠的无创检查方式。关节镜检查能够清晰地观察到膝关节软骨损伤的部位、范围及程度,同时可在关节镜监视下进行软骨损伤部位的清理、修复等操作。由于关节镜检查为有创操作,在诊断方面的应用受到一定限制。

## 三、诊断

1. 病史 关节软骨表面既没有神经,也没有血管,多数发病隐匿,因此关节软骨损伤的发病率很难确定。很多关节软骨发生损伤后并不引起临床症状,而且影像学检查对早期软骨损伤的诊断价值也有限。

在运动或劳动创伤中必须警惕发生全层软骨损伤。软骨损伤患者的最常见致伤因素是轴向载荷联合扭转、剪切损伤,或导致冲击性损伤的严重钝性创伤。软骨损伤也常常发生在膝关节周围其他软组织损伤的并发伤中,如膝关节韧带断裂导致的软骨部位损伤、髌骨脱位导致的髌骨或滑车损伤。在损伤病例中,全层关节软骨损伤常常并发急性关节积血,表现为浮髌试验阳性。

2. 症状 关节软骨损伤常表现为受累间室部位的膝关节疼痛,可能伴有交锁症状,伤后常常表现为内侧或外侧半膝关节疼痛,而髌骨或滑车损伤常表现为髌股关节疼痛。在负重活动下,症状常常加重,提示与损伤部位高度相关,如股骨内外侧髁关节面病损,上楼梯或下蹲运动则常加剧髌股关节损伤的临床症状。除此之外,症状性软骨损伤患者常伴有反复关节肿胀、关节交锁等症状。对于病损明确但症状不典型的患者,应仔细进行检查,避免对伴随损伤治疗的遗漏。最常见的伴随或合并损伤是韧带和半月板撕裂。半月板在分布载荷与吸收震荡两方面均发挥重要作用。半月板功能不全将导致关节软骨承受过度动静力负荷,并最终导致骨关节炎。虽然软骨损伤与半月板损伤可同时出现,但多数情况下,软骨损伤可能继发于半月板损伤。反之,严重的关节面软骨损伤可以导致半月板撕裂发生,二者互为因素。在治疗中,尽可能保留并修复半月板,特别是在合并软骨缺损的情况下。此外,在关节软骨修补手术前或手术中,应处理所有的膝关节韧带性不稳定。膝关节不稳定将导致剪切应力增加及关节软骨修补手术的早期失败。如果膝关节既往损伤或发育异常等导致膝关节内翻或外翻畸形,可行胫骨高位外翻截骨术,以提高修补手术效果。当处理

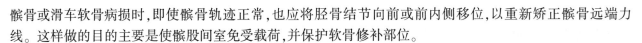

髌骨或滑车软骨病损时,即使髌骨轨迹正常,也应将胫骨结节向前或前内侧移位,以重新矫正髌骨远端力线。这样做的目的主要是使髌股间室免受载荷,并保护软骨修补部位。

3. 体格检查 受损侧关节线或股骨髁部压痛往往提示病损部位存在。髌股关节损伤常可闻及髌骨骨擦音,可有髌骨研磨试验阳性,体检亦可见关节渗出,常常伴有浮髌试验阳性。应注意评价可能影响治疗方法选择的其他共存病理情况,如对于髌骨或滑车病损,应注意检查是否存在髌骨轨迹异常,包括外侧支持带紧张或 Q 角增大等、肢体力线异常或韧带功能不全。对于股骨内侧或外侧髁损伤,应注意检查肢体是否存在内翻或外翻力线异常。此外,也应检查有无半月板病理征,因为合并半月板损伤者在临床并不少见。最后,必须注意检查有无韧带损伤。如漏诊合并损伤将导致关节软骨修复手术的早期失败。

4. 影像学检查

(1)X 线检查:应包括标准双侧膝关节完全伸直负重前后位 X 线片、非负重膝关节屈曲 45°侧位 X 线片以及髌股关节轴位 X 线片。此外,推荐拍摄负重膝关节屈曲 45°后前位 X 线片,以显示常规伸直位 X 线片可能漏诊的轻微关节间隙狭窄。如果临床体检可见肢体力线异常,应拍摄全长机械轴位片,以评价肢体力线轴。

(2)MRI 检查:对于评价关节软骨损伤程度有帮助,特别是对 X 线检查完全正常的患者。MRI 可确定软骨损伤的部位、范围及深度,并可评价软骨下骨折、骨挫伤或剥脱性骨软骨炎。

5. 分类 股骨的局限性软骨缺损是一种特殊类型的关节软骨损伤。国际软骨修复协会软骨损伤的改良分类系统按照软骨病损的范围大小和深度对软骨损伤进行分类。最常用的软骨病损分类方法是改良的 Outerbridge 分类系统。其他影响软骨病损手术修复效果的重要因素包括病损的部位和大小、软骨下骨的深度和条件、周围正常软骨情况以及共存的膝关节病理情况。此外,必须确认是否存在可能需要调整软骨损伤修复方案的任何骨缺损。

除了根据病损深度和范围对软骨损伤进行分类外,当制订治疗方案时还应考虑其他因素。这些因素包括缺损是急性的还是慢性的、缺损的部位、是否合并韧带性不稳定、半月板是否完整,以及是否存在胫股关节或髌股关节力线异常。此外,还应考虑患者本身的因素,包括年龄、活动水平、职业、期望值、体重、同时存在的全身性疾病以及先前处理的效果。

## 四、治疗

不可逆性创伤或退变性疾病容易导致关节软骨损伤。如果不给予适当处理,损伤的关节软骨很难自行修复。其原因主要包括以下两方面:①血液供应差;②应答创伤反应的未分化细胞群相对缺乏。关节软骨损伤应早期手术治疗这一原则的提出,是以局部软骨损伤的症状学特点以及软骨损伤的潜在发展趋势为基础的。

1. 非手术治疗 无症状性软骨病损通常可采用非手术治疗方法。虽然软骨病损可能进一步加重,但对于无孤立的、小的、没有临床症状的软骨病损可以不予处理。但对于具有临床症状的软骨病损,非手术治疗效果往往不佳,保守治疗也可以采用类似于处理骨关节炎的治疗方法,包括应用非甾体抗炎药、运动疗法、关节内皮质类固醇或透明质酸钠注射,以及应用软骨素和氨基葡萄糖硫酸盐增加软骨营养等。如经非手术治疗后,症状无缓解,应采用手术治疗。一般认为,对于有临床症状的软骨病损应积极处理,因为软骨病损加重以及进一步的软骨退变,将影响软骨重建手术的治疗效果。

2. 手术治疗 手术治疗症状性软骨缺损的主要目的是减轻症状、改善关节匹配度,并防止继发性软骨退变。应尽可能一期修复所有创伤性病损,而对于有不稳定症状的剥脱性骨软骨炎病损,如骨软骨片段仍存活且范围≥1cm²,同时有充分的骨床,亦应尽可能一期修复。一般来说,对于病损范围<2cm² 者,首先采用骨髓刺激技术中的微骨折技术来处理。如果不能有效缓解临床症状,应进一步行自体骨软骨移植。对中等大小(>2~5cm²)且患者要求高的病损,多采用自体软骨移植。

(1)软骨下骨钻孔修复软骨缺损:随着内镜研究应用的进展,膝关节镜下微骨折手术治疗关节软骨损伤,改善膝关节功能的作用得到了进一步确认。关节镜下微骨折手术属于一种骨髓刺激手术,主要通过微骨折手段促使骨组织释放大量生长因子,进而对间充质干细胞向损伤部位的迁移产生刺激作用,最终达到加速软骨修复和新生的目的。此外,关节镜下微骨折手术还能通过在软骨磨损区域打孔,进而对未分化的间充质细胞、骨髓细胞或纤维样细胞产生刺激作用,因而损伤小,作用直接。

手术方法:麻醉方式采用全身麻醉或椎管内麻醉。选取髌韧带旁内外侧常规入路,根据病损部位情况可加用辅助入路,进行膝关节镜常规探查,明确病损部位,以及对术前考虑的可能合并伤情况予以有目的的探查。确定软骨损伤部位情况后,运用膝关节灌洗液对膝关节进行灌洗,通过灌洗可以将关节内悬浮物及小的软骨碎屑清除。对存在的合并伤可进一步处理,如半月板成形、增生滑膜清除。将关节软骨缺损区域基底的钙化软骨层彻底清除,按照从缺损区边缘逐渐向中心靠近的顺序,利用 2.0 克氏针垂直于缺损关节软骨平面打入,钻速选用低转速,钻入深度维持在 3~4mm,孔间距保持在 3~4mm(或每平方厘米 3~4 个孔),降低灌注压力,镜下可见脂滴溢出为深度合适;吸除关节内液体,缝合切口并加压包扎。返回病房后,可采用冰袋冷敷达到物理降温、镇痛的目的,按照软骨损伤术后康复原则指导锻炼。

(2)软骨移植(图 20-3-1):通常用于治疗股骨髁部软骨病损,不推荐应用本方法治疗髌骨软骨病损;当应用自体骨软骨移植重建滑车软骨病损时,应注意使植入物与滑车曲线相匹配。受供区来源限制,自体骨软骨移植通常适用于治疗小至中等大小的软骨病损(0.5~3cm²)。供体可通过关节镜或小切口从股骨髁间窝或股骨滑车外侧面取材。当病损较大时,可采用多软骨栓"马赛克成形术"治疗。自体骨软骨移植的优点是,供体为自体组织并即刻获得正常透明软骨结构。然而,自体骨软骨移植也有一些缺点,包括供区受损、移植物方向正确定位和植入技术难度大等。

麻醉起效后,明确软骨病变区域的具体部位,利用定位捣棒或测量尺测量病变区域大小,并根据情况酌情决定用 1 个或多个自体移植物进行移植修复(取决于取骨点和接受点软骨表面的凹凸关系,如果相近则行 1 块移植,不相近则采取多块移植),其原则要尽可能保证修复面的平滑接近关节面解剖。显露关节软骨缺损区后,对于漂浮或不稳定软骨进行清理,以得到有活力的软骨下骨,用专用铣凿,垂直于关节面凿取 15mm 深度的骨条,每个钻洞之间相隔 1mm,再用相同方法在非负重区(供区)取相应受区大小、数量及长度相等的骨软骨移植骨条块(直径可比受区大 1mm),每条块间隙 1~2mm,相互平行,以免交叉钻孔使骨块不成形。取出的骨软骨移植骨块包于湿盐水纱布中。然后均匀地用力将骨块徐徐向相应大小的受区骨洞推入,待所有移植骨块植入受区后,用平头棒轻打移植骨块,使受区移植骨块平面与关节平面在一弧面上。供区的骨洞用受区取下的相应骨块填充,间隙用生物蛋白凝胶封口止血,完成交换移植。

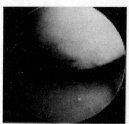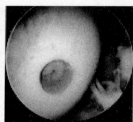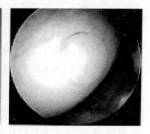

**图 20-3-1 软骨移植**

(3)关节成形术:尽管本章重点讨论修复或重建关节软骨缺损的其他替代方法,但对于某些关节软骨损伤,人工关节成形术(包括半髁、髌股和全膝关节成形术)仍是可供选择的重要治疗方法。

3. 疗效评价 术前、术后 1 个月采用膝关节评分量表(Lysholm)、视觉模拟评分量表(VAS)、膝关节运动评分(Tegner)对患者的膝关节功能改善情况、疼痛程度和膝关节运动功能进行评价。视觉模拟评分量表(VAS)用于评价患者主观疼痛感,总分 0~10 分;评分降低,表示疼痛减轻。膝关节运动评分(Tegner)评价患者当前膝关节能够承受的最大极限运动,总分 0~10 分;评分升高,表示膝关节运动功能改善。膝关节评分量表(Lysholm)包括跛行(0~5 分)、支撑(0~5 分)、交锁(0~15 分)、不稳定(0~25 分)、疼痛(0~25 分)、肿胀(0~10 分)、爬楼梯(0~10 分)、下蹲(0~5 分),总分 100 分;评分越高,表示膝关节功能改善越好。

## 五、康复护理

康复原则:对于简单行清理术的患者,术后应尽快恢复关节运动而无须限制负重或关节活动范围。对于采用微骨折技术或软骨移植术的患者,需要重点保护移植术区,避免负重,促进缺损区愈合,且为了有利于软骨营养,应鼓励患者行全范围关节活动。最低应保护性负重6周,之后可逐步增加负重。一般4~8个月可恢复关节完全自由活动幅度。应根据患者关节软骨损伤的大小、深度、部位和包容程度、合并损伤等情况,具体制订康复计划。

功能练习的早期及初期,以静力练习为主。逐渐增加耐力练习,即选用轻负荷(完成30次动作即感疲劳的负荷量),30次/组,组间休息30秒,2~4组连续练习,至疲劳为止。

1. 踝泵　用力、缓慢、全范围屈伸踝关节。清醒时尽可能多做。(对于促进循环、消退肿胀、防止深静脉血栓具有重要意义)

2. 股四头肌(大腿前侧肌群)等长练习　即大腿肌肉绷紧及放松。开始侧抬腿练习,30次/组,2~4组/d,组间休息30秒。在不增加疼痛的前提下尽可能多做。(大于500次/d)

3. 腘绳肌(大腿后侧肌群)等长练习　患腿用力下压所垫枕头,使大腿后侧肌肉绷紧及放松。要求同上,大于500次/d。开始后抬腿练习,俯卧(脸向下趴在床上),患腿伸直向后抬起至足尖离床面5cm为1次,30次/组,2~4组/d,组间休息30秒。

4. 正确体位摆放　患腿抬高放于枕头上,足尖向正上方,不能歪向一边,膝关节下方应空出,不得用枕头将腿垫成微弯位。如疼痛不可忍受,则在医师指导下摆放于舒适体位。

术后中期:根据情况,由医师决定开始增加关节活动度练习。屈曲练习后即刻冰敷20分钟左右,如平时有关节内明显发热、发胀感觉,可再冰敷2~3次/d(如棉花腿加压包扎未拆除则无须进行冰敷)。

术后后期:强化关节活动度至与健侧相同。强化肌力,改善关节稳定性。恢复日常生活各项活动能力。随着肌力水平的提高,选用中等负荷(完成20次动作即感疲劳的负荷量),20次/组,2~4组连续练习,组间休息60秒,至疲劳为止。

一般全面恢复运动时间应掌握在术后7个月至1年,主要是全面恢复运动或剧烈活动。强化肌力,以及跑跳中关节的稳定性。逐渐恢复剧烈活动,或专项训练。

# 第四节　髌骨脱位

## 一、概述

髌骨脱位可分为急性脱位和复发性脱位,占膝关节损伤的2%~3%。复发性髌骨脱位又称习惯性髌骨脱位,主要临床表现为膝关节疼痛、肿胀及髌骨反复向外侧脱位,其发病率存在明显的年龄和性别差异,多见于青少年和女性患者。

## 二、病因病机

髌骨位于膝关节前方,股骨远端前面,是人体最大的籽骨,包埋于股四头肌肌腱内,为三角形扁平骨;底朝上,尖向下,前面粗糙,后面为光滑的关节面,与股骨的髌面相关节,参与膝关节的构成;可在体表摸到。

髌骨具有保护膝关节,避免股四头肌肌腱对股骨髁软骨面摩擦的功能;传递股四头肌的力量,参与构成伸膝装置功能;维持膝关节在半蹲位的稳定性,防止膝关节过度内收、外展和伸屈活动的功能。髌骨还有车链作用,可增加膝关节回转能力。

膝关节囊松弛薄弱,不足以将髌骨稳定于股骨上。髌骨的稳定主要靠肌肉、肌膜、韧带、筋膜等动静力装置增强。

髌底:股四头肌肌腱以3个分离层抵于髌底。①髌底前部及前面上1/3有股直肌抵止,其最浅纤维直行或斜行,越过髌前面,形成一延续的纤维组织桥,达髌韧带;②髌底中部由股内侧肌和股外侧肌的肌膜形成一扁腱膜带,抵于股直肌抵止的后方;③髌底后部有股中间肌腱纤维抵止,关节囊滑膜沿关节面边缘附着。

髌尖:髌韧带起自髌骨下缘及后面下部,内侧起点比外侧起点低约1cm。

髌内侧缘:内侧髌股韧带起自髌骨内侧缘,向后止于股骨内侧髁,可被动限制髌骨向外侧移位。内侧半月板髌韧带起自内侧半月板前内侧缘,向前止于髌内侧缘下 1/3 部。膝固有筋膜较薄,附着于髌内侧缘前面。内侧髌股韧带复合体(MPFL)包括内侧髌股韧带和内侧胫股韧带,是髌股关节主要的被动稳定结构;在膝关节脱位患者中,该韧带复合体多有损伤,需要重建。

髌外侧缘:髂胫束及阔筋膜部分纤维止于髌骨外缘前面。外侧髌股韧带自髌骨外缘向后,止于股骨外侧髁;它不如内侧髌股韧带明显,但与外侧半月板髌韧带和髂胫束融合在一起,形成一比内侧更为强韧的纤维组织带,在体表扪之可被确认。外侧半月板髌韧带起自外侧半月板前外缘,向前止于髌外侧缘下 1/3,比内侧者发达。在动力结构中,股四头肌为稳定髌骨的主要动力装置;在股四头肌中,股内侧肌比较重要,主要是除了止于髌骨上缘,还止于内缘上 2/3,而股外侧肌仅止于髌骨上缘,当肌肉收缩时,有向上向内牵引髌骨的作用,对防止髌骨脱位起到重要作用,可以把它可视为髌骨的内收肌。髌骨"V"字形关节面与股骨凹形滑车面相对应,可阻止髌骨左右滑动。

在膝关节运动过程中,膝关节从完全伸直到接近屈膝 20°。髌股韧带复合体是髌骨主要的稳定结构。因为此时没有骨性阻挡,内侧髌股韧带复合体主要用来限制股四头肌外向的分力。

在屈膝 20°开始,髌骨进入了滑车沟,此时外侧滑车沟成为阻止髌骨外偏的静态稳定结构。在接近屈膝 60°~70°时,滑车提供了稳定性,此时髌骨进入股骨髁间窝。在滑车发育不良的病例中,髌骨不能进入髁间窝,导致髌骨容易脱位。原发性急性髌骨脱位占所有外伤性膝损伤的 3%,是前交叉韧带撕裂后膝关节创伤性关节积血的第二常见原因。参与运动活动的 20 岁以下的青少年,均有急性创伤性髌骨脱位的风险。髌骨脱位通常是由膝关节扭转运动,突然的侧切或直接撞击将髌骨撞出关节引起的。大约 93% 的外伤性髌骨脱位发生在膝关节的屈曲和外翻运动期间。

髌骨脱位通常发生在足制动、膝关节部分屈曲、身体突然倾斜时,此时内髁突起失去覆盖,患者会主诉内侧突出。断裂的疼痛将导致股四头肌以及伸膝装置受到抑制,膝关节通常会继发腿打软,患者会摔倒;如果膝关节维持屈曲位,髌骨会在股骨外侧髁上保持脱位状。据报道,189 例患者中,61% 的初次脱位发生在运动中。

## 三、诊断

髌骨脱位若合并骨折或切线骨软骨骨折,比较容易诊断。患者多有膝部顶撞病史,或有外伤扭转病史。受伤时大部分患者有向侧方滑动,X 线片显示有髌骨周缘或切线位骨软骨骨折,对于髌骨脱位的诊断更具有意义。因很多患者出现自行复位的情况,给诊断带来很大困难;如行 X 线检查,一般拍摄髌骨轴位片(50°~60°位),髌骨与股骨髁之间的对位关系可供参考。

特殊体格检查:

Q 角(图 20-4-1):从髂前上棘到髌骨中点连线代表股四头肌牵拉力线,从髌骨中点到胫骨结节连线与股四头肌牵拉力线相交之角即为 Q 角。正常 Q 角,男性为 8°~10°,女性为 15°±5°。Q 角越大,使髌骨外移的分力越大。测量 Q 角:>20°为异常,提示下肢伸膝装置力线异常。

恐惧试验(图 20-4-2):患者放松,检查者将其膝关节固定于 20°~30° 屈曲位,将髌骨向外推呈半脱位。试验阳性时,患者会突然感到疼痛并对抗髌骨的进一步外移。

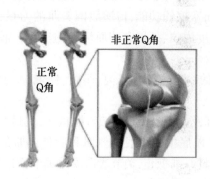

图 20-4-1　正常及非正常 Q 角

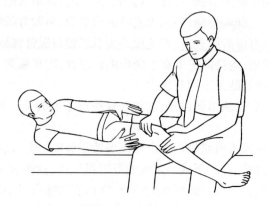

图 20-4-2　恐惧试验

髌骨倾斜试验:伸直膝关节,检查者将拇指放于髌骨外侧,其余四指放于髌骨内侧,如不能使髌骨外侧关节面升至水平面或稍高于水平面,则表明外侧支持带过度紧张。

髌骨活动轨迹检查:患者取坐位,检查者站于前方。首先检查患者的髌骨高度,让患者缓慢伸膝,评估动态髌骨轨迹。当膝关节接近完全伸直时,髌骨轻度外侧半脱位,为 J 征阳性,表明有一定程度的运动轨迹异常。髌骨活动轨迹也可在膝关节伸直的松弛状态下检查,此时让股四头肌紧张,正常情况下,髌骨上移应大于外移。

髌骨研磨试验:压迫髌骨的同时,推动其在滑车沟内向内、外、上、下移动,当髌股关节病变时,可再现膝部疼痛。

## 四、影像学检查

### (一) X 线检查

1. 膝关节正侧位

正位:评估髌骨形态。外伤后复发性髌骨脱位可有髌骨内侧缘撕脱骨折,意义不大。

侧位:测量髌骨高度。屈膝 30°侧位片测量髌骨高度。

Blumensaat 法:正常膝关节髌骨应在髁痕画线和髁间窝画线之间。

Insall-Salvati 法:髌腱与髌骨长度比,正常为 0.8~1.2,>1.2 提示高位髌骨,<0.8 提示低位髌骨。

2. 髌骨轴位片

沟角:股骨髁间窝顶点和内外髁最高点连线的夹角。沟角的大小代表股骨髁间沟的深浅以及滑车发育情况。

适合角:股骨髁间窝顶点至髌骨最低点的连线与沟角平分线之间的夹角,>15°为异常。

外侧髌骨角:股骨内外髁顶点连线与髌骨外侧关节面之间的夹角。正常开口朝外,当两线平行或开角向内时,提示髌骨有外倾。

### (二) CT 扫描及磁共振成像 ( MRI )

CT 扫描可显示髌骨位置异常,观察外侧滑车高度,测量胫骨结节－股骨滑车值(TT-TG 值,图 20-4-3)。TT-TG 值平均为 8~10mm 的距离,在儿童和成人患者经 CT 或 MRI 测量。TT-TG 值≥20mm 与髌骨不稳高度相关。

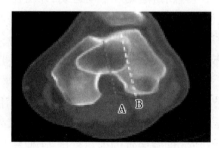

图 20-4-3 胫骨结节-股骨滑车值

MRI 成像技术没有离子化射线,也无须使用造影剂,既能观察髌骨滑行轨迹,又能观察软骨本身病变,还有助于了解支持带或髌股韧带损伤部位,是诊察髌股关节的重要有效手段。其在评估髌股关节稳定方面优于 CT,但有关该技术的髌股角度关系尚无标准资料。

MRI 检查:用于观察髌骨内外侧支持带损伤部位(内外侧支持带各组成成分及内侧髌股韧带髌骨点、股骨点)、韧带形态、信号增高程度,有无伴随其他韧带损伤、骨软骨改变(尤其要观察髌骨内后缘骨软骨骨折、髌骨内后与髌骨外髁前侧面骨挫伤),有无伴随髌骨向外侧平移,以及髌骨关节面的对位关系。韧带损伤依据 MRI 表现可分为 3 度:Ⅰ 度为韧带周围水肿、出血,韧带无明显撕裂或断裂;MRI 表现为韧带周围软组织呈局限性高信号改变,韧带边缘模糊,形态连续。Ⅱ 度为韧带部分纤维撕裂或断裂,水肿和出血使支持带和周围脂肪分界不清(图 20-4-4);MRI 表现为韧带断续或变细,其间及周围弥漫条带样高信号改变。Ⅲ 度为韧带纤维完全断裂,MRI 表现为韧带形态完全模糊不清,连续性中断,其间弥漫高信号(图 20-4-5)。

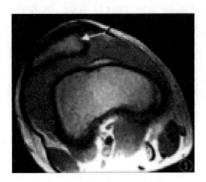

图 20-4-4　右膝内侧髌股韧带附着处(箭头示)
Ⅱ度损伤,伴髌骨半脱位

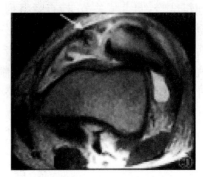

图 20-4-5　左膝髌骨内侧支持带(箭头示)Ⅲ度损伤,
轴位 MRI T2WI 示支持带纤维完全断裂,支持带形态
完全模糊不清,断端可见长 T2 液体信号影

## 五、治疗

髌骨脱位经过复位,排除软骨损伤可能,可予以保守治疗。大约3%~4%的初次脱位患者伴随软骨骨折和游离体,是进行急诊手术治疗的指征;对于这种病例,在软骨骨折固定后要进行初次内侧髌股韧带修补术,术前 MRI 可以帮助定位内侧髌股带损伤的部位。

1. 保守治疗

(1)手法复位:髌骨脱位时,膝关节多呈半屈膝状态,髌骨外移。手法复位时,在逐步伸直膝关节过程中,向内侧推移外移的髌骨,可有弹跳复位感。

(2)固定及功能锻炼:复位后需在屈曲20°时休息和固定膝关节2~3周,以控制疼痛和靠拢 MPFL 的两端;只要疼痛允许,就可以开始负重和运动。固定方式可采用石膏或铰链式支具以稳定髌骨。固定2~3周后,可行闭链运动和被动运动,以增强肌肉和本体感觉。部分患者可并发髌骨不稳。

2. 手术治疗　手术治疗主要解决两方面异常——软组织异常及骨性结构异常。

(1)急性髌骨脱位:手术适应证为伴有骨软骨骨折、游离体形成或关节不匹配的急性、首次脱位。对于还想从事高水平体育活动的竞技运动员,也可手术治疗。

(2)髌股对线不良及髌骨复发性半脱位:采用了适当的非手术治疗后,髌骨仍反复脱位,应考虑手术治疗。否则患者可能变得紧张和害怕使用患膝,且持久反复脱位可使关节严重受损。

3. 手术式式　髌骨脱位的手术术式很多,大致分为5类:①松解紧张的外侧支持带;②伸膝装置的近端重排;③伸膝装置的远端重排;④伸膝装置的近远端联合重排;⑤髌骨切除合并伸膝装置的重排。

(1)外侧松解+内侧叠瓦缝合修复:适用于初次脱位+可修复的软骨缺损,外侧高压综合征骨骼成熟患者的失稳定,可以合并远端力线重建,当过度紧张导致中置髌骨困难时合并进行力线重建,可能同时增加内侧和外侧髌骨松弛的风险。

(2)MPFL 重建:MPFL 的解剖生理学作用已经得到证实,其属于膝关节内侧结构的第2层,位于阔筋膜及膝内侧深筋膜和关节囊之间,与内侧副韧带浅层同为关节外结构。MPFL 重建术在膝关节髌骨脱位软组织手术中具有重要作用,是目前治疗髌骨脱位较常用的软组织重建手术,其重建方法颇多,多数学者选择股骨隧道+内植入物的固定。其主要适应证为复发性 MPFL 功能不全和/或滑车发育不良。MPFL 重建,特别是股骨隧道的位置,在骨骼未成熟个体中也是安全的。然而,必须注意不破坏软骨和骨骺。

如果担心骨骺和软骨损伤,可行缝合锚代替骨道钻孔。非解剖性远端重建用于治疗骨骼未成熟患者复发性髌骨脱位。在骨骼未发育成熟患者,对于复发性髌骨脱位的治疗,目前的趋势是恢复髌骨解剖位置以降低骨骼成熟后移植物伸展和随后修复的风险。

手术过程:在局部麻醉或全身麻醉下,先行常规膝关节镜探查。探查内容主要包括镜下髌骨的形态、位置及运动轨迹,半月板、交叉韧带、软骨损伤情况(尤其是股骨外髁关节面)及有无游离体等。可根据具体损伤情况予以处置。对于外侧高压,可行外侧支持带松解术。用射频等离子刀在距离髌骨外缘1cm处松解。

重建 MPFL 所用材质可选用自体半腱肌。

半腱肌取腱:以胫骨鹅足为中心做 3cm 长的纵行切口,分离半腱肌及其副腱,并用取腱器取下该肌腱,然后用不可吸收缝合线将移植物两游离端进行编织,缝线尾端作为牵引线使用。完成后,对移植物进行预张处理。

移植物的布置及固定:触及股骨内上髁和内收肌结节的骨性标志位置。以二者连线中点为中心,做约 3cm 长纵行切口,显露 MPFL 股骨端止点两游离端并留至等长。取髌骨内缘旁约 3cm 长皮肤切口。沿髌骨内缘分离显露 MPFL 髌骨端和 MPFL 的股骨端止点,使用弯血管钳将移植物两游离端从内侧支持带的第 2 和第 3 层之间的平面穿过,至髌骨内缘旁切口穿出。髌骨侧固定可建立隧道或行带线铆钉固定肌腱,股骨侧可行挤压钉固定肌腱。在完成最终固定时,要反复屈伸关节以了解髌骨运动轨迹是否正常,调节移植物张力。

(3)进行伸膝装置远端重建:包括外侧支持带松解、内侧支持带重叠缝合及胫骨结节内移,适用于TT-TG 值>20mm 的失稳定+坚强可修复的内侧结构。愈合时间以及胫骨近端发生应力或接触骨折的风险远低于 Fulkerson 手术。

目前,手术解决骨性异常的手术方式有高位胫骨反转截骨、股骨旋转截骨、滑车成形术等。由于本病病因复杂,手术方式多种多样,一种术式难以解决所有病理类型且各有其适应证,有时需多种术式联合应用。因此,对于不同损伤或病理特点的患者,需制订个体化治疗方案,以期达到最好治疗效果。

4. 疗效评价　手术或非手术患者随访时均对患膝进行体格检查(包括恐惧试验与髌骨外移试验)。随访内容包括再发髌骨脱位与不稳情况、术后相应影像学检查、患者满意度和术后运动功能恢复情况。评估并记录患者的膝关节功能评分,包括 Lysholm 评分、IKDC 膝关节功能主观评分和 Kujala 髌股关节功能评分。

## 六、康复护理

非手术治疗患者,石膏固定或支具固定 3 周后,逐步行功能锻炼,在此期间可行股四头肌锻炼及踝泵锻炼。行软组织手术患者,常规采用膝关节可调卡盘支具外固定 12 周,术后 2 周内膝关节活动范围为 0°~ 30°,之后每周增加 30°,4 周内屈膝达 90°,6 周后逐步负重行走锻炼,12 周拆除支具后逐步开始慢跑等活动,6 个月时恢复至正常运动水平。

# 第五节　肩袖损伤

## 一、概述

肩袖,又称旋转肌袖,经典的解剖描述是指起于肩胛骨的冈上肌、冈下肌、小圆肌和肩胛下肌的总和。它构成多层马蹄形扁平结构,附着到肱骨头,并形成袖套状结构。肩袖在肩关节运动中起支持和稳定盂肱关节的作用。肩关节特殊解剖结构使得肩袖组织容易发生损伤。肩袖损伤是一种退行性变、创伤等内在因素和周围的骨、软组织异常等外在因素共同作用的结果,是上肢运动为主的运动员和中老年常见的肩关节疾患,且随年龄的增加患病率也增高。据统计,其发病率约占肩关节疾患的 17%~41%。

肩袖损伤这一术语知道的人很多,但深入了解其流行病学、生理病理、诊断、治疗方法的人却相对较少,临床上被误诊为"肩周炎"的患者不在少数,这一现象在基层医院及部分中医院尤其显得明显。

肩袖损伤最早由 Smith 于 1834 年发现并命名,这一发现当时并未得到足够重视。1924 年,Meyer 提出慢性磨损为肩袖损伤的主要病因。Codman 和 Akerson 在 1931 年指出本病是引起肩部疼痛的重要原因之一,对其诊断和治疗做了初步研究。随后,国外对此病逐渐开展大量研究。

中医学中没有与肩袖损伤相关的明确病名。《医宗金鉴·正骨心法要旨》对肩部解剖的描述:"髃骨者,肩端之骨,即肩胛骨臼端之上棱骨也。其臼含纳臑骨上端,其处名肩解,即肩髃与臑骨合缝处也,俗名吞口,一名肩头。其下附于脊背,成片如翅者,名肩胛,亦名肩髆,俗名锨板子骨。""肩解者,肩端之骨节解处也。"参考相关文献,肩袖损伤应归属"痹病""骨痹""着痹"范畴,对应病名比较混乱。

肩袖损伤在古代医籍中的描述,主要集中在"肩痹""臂痹"等论述中,多以症状出现,论述颇多,见于各论著中。如《阴阳十一脉灸经》有"肩以(似)脱"的描述。《灵枢·经筋》有"项筋急,肩不举"的描写。皇甫谧《针灸甲乙经》明确提出"肩痛"之名。宋代王执中在《针灸资生经》中首次提出"肩痹"命名。而明清时代,医家一般在"肢体疼痛"中论述该病,而非"痹病、痹门",如《证治准绳》《症因脉治》等专设"肩背痛论",详细论述。其他命名,如"漏肩风"见于《绛囊撮要》;"五十肩"应为日本俗称,200多年前,日本著作《理言集览》载:"人到五十则有手腕骨节痛,非大量用药不可解,俗称五十腕或称五十肩,又称长寿痛。"由此可见,中医命名繁多,林林总总,既不规范也不详尽。

## 二、解剖与功用

肩袖是由起源于肩胛骨的冈上肌、冈下肌、肩胛下肌和小圆肌的肌纤维和肩关节囊组成的一组复合组织,如同袖套样包绕于肱骨头周围。冈上肌和冈下肌均止于肱骨大结节,由肩胛上神经支配。冈上肌维持盂肱关节的稳定,外展上臂,防止三角肌收缩时肱骨头上移。肩胛下肌经盂肱关节前方止于肱骨小结节前内侧,由肩胛下神经支配;小圆肌止于肱骨大结节后下方,由腋神经支配。肩袖前方冈上肌肌腱和肩胛下肌肌腱间被肱二头肌长头肌肌腱穿越,形成肩袖间隙,并被喙肱韧带加强。肩袖上方由肩峰、喙突和喙肩韧带组成喙肩弓,喙肩弓和肩袖之间被滑囊充填。喙肩弓与肱骨头之间存在两个滑囊间隙,即肩峰前缘、喙肩韧带与肱骨头之间的肩峰下间隙和喙突与小结节之间的喙突下间隙。肩袖肌的作用中以冈上肌最为重要,也最易损伤。

肩袖的共同作用是起着肱骨头减压器和稳定器的作用,维持盂肱关节的稳定性,使盂肱关节成为运动的支点和轴心,维持上臂各种姿势并完成肩关节运动功能。Howell 等通过选择性阻断支配三角肌的腋神经和冈上肌的肩胛上神经,在使肱骨外展时冈上肌所起的功能作用等同于三角肌。选择性阻断冈下肌,减少转矩 25%,减少肱骨外展力 70%。Itoi 等在术前进行肩关节活动时的肌肉力量测试,发现经手术证实为冈上肌全厚撕裂者,外展力量减少 19%~33%,外旋力量减少 22%~33%,部分撕裂则没有明显差异,说明冈上肌在肩关节外展外旋活动中的重要性。此外,许多学者也证实,在离冈上肌止点约 1cm 处存在一处明显的血管减少区,此区正好是来自肌腹的肩胛上、下动脉的分支,和来自大结节的旋肱前动脉的分支交界的部位,由于血供损伤,也导致此区域容易发生退变坏死。上述解剖特点是导致肩袖容易发生损伤和退变的内在因素。

## 三、病因病机

对于肩袖损伤的病因和发生机制,存在退变学说、创伤学说、撞击学说和血运学说等主要论点。

解剖上的特点和增龄改变,使得冈上肌血管减少区随年龄增长而退变增加,出现肌纤维组织坏死断裂,肩袖肌腱发生反应性炎症和退行性改变,肌腱应力处脂肪浸润、蛋白多糖积聚及钙化改变,并释放多种细胞因子影响局部细胞活性,是退变学说和血运学说的主要依据。

Neer 提出撞击学说,也称创伤学说。他认为,95% 的肩袖撕裂是由撞击引起,因为肩袖肌腱位于喙肩弓和肱骨大结节之间,当肩关节外展上举时,肩袖肌腱很易受到喙肩弓的碰撞而发生充血、水肿、变性甚至断裂,尤易发生在有肩峰下间隙狭窄时,如低位肩峰,肩峰前下方钩状畸形、肩袖肌腱肥大、肩峰下和肩锁关节退变或骨赘形成等。Neer 将此种现象称之为撞击综合征。

近年来,不少学者对上述学说进一步研究。如 Ozaki 等通过尸体解剖发现,肩峰的许多病变,如小梁结构紊乱、骨硬化、骨软骨萎缩等多发生于滑囊面的部分肩袖撕裂或全厚撕裂,肩袖关节面侧的部分撕裂则无此现象,由此认为肩袖肌腱是在退变的基础上因外伤而发生撕裂,随后出现肩峰下骨性改变,而不是由于肩峰下骨性改变引起肩袖的破裂。Ogata 等发现,肩袖撕裂随年龄增长而增加,而肩峰下骨改变与年龄无关,推测撞击综合征并不是引起肩袖撕裂的主要原因。而 Brooks 等通过微血管造影技术证实,不仅冈上肌上存在血管减少区,冈下肌同样在离止点 1.5cm 以内有明显缺血表现,认为血管减少区亦不是造成肩袖撕裂的主要内在原因。孙常太研究发现,血管减少区的退变、撞击征、外伤史在肩袖撕裂病因中均重要,认为肩袖撕裂的原因是内在和外在因素共同作用的结果,内在因素包括肩袖肌腱的乏血管区和冈上肌的特殊位置和功能,外在因素包括肩关节反复应用、肩峰下撞击和不同程度的肩关节外伤。

肩袖的病理生理变化涉及两方面,一为肩袖本身的病理变化,二为关节的继发改变。肩袖的退变可无症状,随着年龄增长,冈上肌血管减少区渐退变,肌纤维组织出现坏死断裂,若通过不同治疗无恢复机会,局部坏死组织缺血、钙质沉着,进一步影响纤维愈合,一旦遭遇外伤,钙质易破向肩峰下滑囊或盂肱关节,冈上肌出现部分或完全性断裂,严重者肩关节功能进一步恶化,形成肩袖关节病,此时 X 线片可见肱骨头皮质塌陷,有的肩盂和喙突亦有明显侵犯,大结节变平与解剖颈界限不清,肩峰下间隙变窄不超过 2mm。镜下病理表现为肱骨头和肩盂直接接触面软骨的剥脱,软骨下骨硬化,其余关节软骨萎缩,肱骨头骨质疏松,骨内血管增生,肱骨头软骨下骨塌陷,剥脱的软骨和骨组织沉积于关节滑膜组织等。

## 四、诊断

除主要发生于上肢运动为主的运动员外,近年研究还发现,肩袖损伤更常见于 60 岁以上的老年人,且随年龄的增加而患病率增高。提拉重物、摔跤等经常成为老年人肩袖损伤的诱因,而在上肢运动为主和冲撞为主的体育运动如投掷、划船、举重、橄榄球、足球等中,肩袖损伤的发病率会更高。同时,随着诊断技术的提高,肩袖损伤的患病率也在增加。

肩袖损伤的主要表现为肩部疼痛和无力,但约 50% 的患者在早期可以没有疼痛。肩袖损伤最主要的临床表现为:①颈肩部疼痛;②肩关节无力;③肩关节主动活动范围受限。最典型的疼痛是颈肩部的夜间疼痛和"过顶位"活动疼痛(当患肢高举超过自己头顶时)。有时伴有向颈部和上肢的放射性疼痛,患侧卧位疼痛加重,严重影响睡眠,患者十分痛苦。根据肩袖损伤部位的不同,肩关节无力可以分别表现为外展无力、上举无力或后伸无力。疼痛和无力,使得肩关节主动活动受限,但被动活动范围通常无明显受限。由于存在颈肩部疼痛,甚至伴有患肢的放射性疼痛,这类疾病常被误诊为"颈椎病"。另外,也可能因肩关节主动活动受限(但被动活动度基本正常)而常被误诊为"肩周炎"。这种误诊误治的情况在专业分科程度不高的地区十分常见,导致许多患者久治不愈或延误治疗。

体检可发现肩关节的前、上或后方有压痛。落臂征对诊断肩袖撕裂有较高的特异性,阳性预测值为81%,但老年人由于肌肉萎缩或肩部其他疾病存在,其阳性预测值仅为 43%。

临床上将肩袖损伤分为有症状肩袖撕裂和无症状肩袖撕裂,病理学上分为部分厚度损伤和全厚损伤。部分厚度肩袖撕裂可分为关节面、滑囊面和腱中部分撕裂 3 种类型。全厚肩袖撕裂又可分为小撕裂(<1.0cm)、中撕裂(1~3cm)、大撕裂(3~5cm)和超大撕裂(>5cm)。大撕裂或超大撕裂通常产生临床症状。

肩袖损伤的诊断主要依靠病史、详细适当的查体、X 线、超声、MRI 和关节造影等,而关节镜检查可以作为确诊依据。目前,临床术前诊断准确率可达 90% ~95%。

肩关节 X 线特点:X 线是肩关节影像学检查的首选方法,主要用于观察肩峰形态、肩峰下骨赘、肩峰下间隙的距离及异常钙化等影像学变化。临床上常采用肩关节三位片。有学者认为,肩袖损伤的典型 X 线表现是:①标准前后位上肩峰与肱骨头间距<7cm;②肩峰下骨赘,弧形肩峰,钩型肩峰;③肱骨大结节不规则,囊性变,钙化;④盂肱关节退变。有学者认为,肩峰下间隙<5mm 则可提示肩袖有较大范围损伤,但需排除肱二头肌长头腱断裂引起的动力性间隙减少。也有学者认为,在严重慢性肩袖撕裂患者中,X 线片发现肱骨头上移和大结节不规则的敏感度和特异度分别为 78% 和 98%。但 X 线片不能直接显示肩袖组织,只能作为一种辅助诊断手段。

肩袖损伤的 MRI 特点:肩袖撕裂后的 MRI 表现主要为肩袖形态、信号异常及滑囊周围脂肪层的改变。Carrino 等根据肌腱外形是否正常,局部信号有无异常,肌腱连续性是否存在,将肩袖损伤的 MRI 表现分为0~7 级:0 级:肌腱形态正常,连续性完好,肌腱呈均匀一致的低信号;1 级,肌腱脂肪浸润,表现为附着点附近肌腱信号增高;2 级,肌腱炎,T2WI 上信号增高,但未累及全层,尚未达到撕裂标准;3 级,退行性变,T2WI上肌腱内可见一个或多个高信号区;4 级,部分撕裂,T2WI 上肌腱信号明显增高,且累及肌腱的上面或下面;5 级,肌腱几乎全层断裂,仍有少许纤维完整;6 级,肌腱全层断裂,无肌腱挛缩;7 级,肌腱全层断裂伴挛缩。(图 20-5-1)。

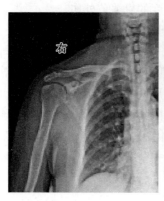
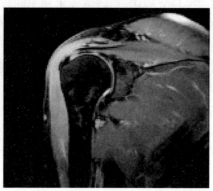

图 20-5-1　女,65 岁,反复右肩疼痛 4 个月,肩关节正位 X 线片可见大结节不规则、钙化。
MRI T2WI 可见冈上肌肌腱信号明显增高,累及肌腱的上面和下面

## 五、治疗

不同的损伤类型有不同的治疗方法和预后。由于肩袖损伤治疗技术难度较大和疗效的不确切性,国际上一直有两种不同观点——保守治疗和手术治疗。

1. 保守治疗　强调避免引起疼痛的动作,进行关节活动度训练,使用非甾体止痛药和物理治疗,对减轻患者疼痛是有帮助的。随着疼痛的减轻,开始渐进性的肌力增强训练,强调肩胛骨稳定训练和三角肌力量训练,直到肩关节完全无痛为止。大约 50% 的患者通过这些非手术治疗可达到满意程度,尤其是在疼痛缓解和关节活动度增加方面,但是肌力无明显改善。

Hawkins 等对保守治疗的肩袖损伤进行为期 3.8 年的前瞻性临床研究,满意率仅为 54%。Boker 等认为,随着时间的推移而疼痛得到缓解,67% 的患者在 6 年左右无痛或轻微疼痛,81% 的患者随访 9 年后疼痛消失或微痛。Itoi 的研究却与 Boker 相反,随着时间的进展,症状会进一步恶化,6 年之后疼痛比例增加。但他们的研究都显示所有患者的肩关节力量没有增强。

2. 手术治疗　文献研究明显支持采用积极的手术治疗。手术患者的疼痛缓解率达 85% ~95% 以上,肌肉力量恢复程度较高。当患者经保守治疗后,疼痛症状和肩关节功能障碍仍持续存在,则需外科干预。无论是创伤性还是非创伤性肩袖撕裂都可以进行手术治疗,年龄较轻者创伤性肩袖撕裂的预后显著优于退行性肩袖撕裂者。

既往,肩袖损伤修复采用经三角肌的开放性手术,目前经肩关节镜修复已成为大多数肩袖损伤的常规治疗方式。

手术治疗的方法很多,但基本原则是修补撕裂的肩袖而重建力偶平衡,清除不稳定的撕裂缘,扩大间隙、去除撞击因素等。常用手术方法有:

(1)单纯肩袖修补术:主要适用于小的肩袖撕裂和新鲜的大块撕裂,临床上无肩峰下撞击的患者。

(2)McLuahling 法:本法是在肱骨大结节前上方解剖颈处使肌腱与骨固定,或以肩袖近侧残端埋入解剖颈处的骨槽内并固定。适合远侧残端非常少或已无法进行直接吻合的患者。有研究通过动物实验发现,肩袖撕裂直接吻合最终是瘢痕愈合,而 McLuahling 法使肌腱近侧端与骨的接触部位愈合接近于正常肩袖止点部位的结构。

(3)肩袖手术的同时行肩峰成形术:本法最早由 Neer 于 1972 年提出,主要用于治疗伴有撞击综合征的肩袖撕裂。肩峰成形术包括切除喙肩韧带、增厚的肩峰下滑囊,楔形切除肩峰前下方部分,至上臂在上举外展时不再发生撞击为止。

(4)关节镜手术:原则上肩袖撕裂伤的手术治疗分为开放手术和关节镜手术。肩袖撕裂 10 ~30mm 的破损可在关节镜下手术;大的和巨大的肩袖撕裂,由于冈上肌肌腱回缩、粘连、滑囊瘢痕化,应行开放手术修复;大的和巨大撕裂伤,行开放手术优于关节镜手术。三期撞击征均伴有冈上肌肌腱断裂和肱二头肌长头腱断裂,是手术治疗的适应证。

1)肩关节镜手术的特点:关节镜手术治疗肩袖撕裂有3种方法,即肩峰下减压成形和肩袖修补术,肩关节病灶清创和小切口辅助下肩袖修复术,单纯肩关节镜下清创术。通过关节镜,能够直接观察肩袖断裂的范围、大小、形态,对肩关节退变、滑膜炎性改变,冈上肌肌腱、肱二头肌长头部分断裂及肱二头肌肌腱半脱位,肩关节盂唇分离,盂肱关节软骨面损伤等疾患作出诊断,并行镜下手术治疗。

传统的诊断方法很难对肩袖部分撕裂作出明确诊断,通过关节镜从肩峰下滑囊可观察滑囊病变及冈上肌肌腱滑囊面的断裂,其效果是影像学检查及传统开放手术下观察无法比拟的。

关节镜肩峰下成形术虽然手术难度较大,但创伤小,视野广。不切开关节保留了三角肌在肩峰上的附着点,可早期行功能练习,有利于早期恢复功能。对一些长期保守治疗无效,其他检查方法不易确诊的病例,关节镜具有独特的诊治价值。

2)关节镜肩峰下减压成形术:1985年,Ellman首先介绍了肩关节镜肩峰下减压成形术。肩袖出口撞击征和肩袖疾患及肩峰下解剖结构异常,是关节镜手术的最佳适应证。其目的是解除撞击因素,修复肩袖缺损,改善肩关节功能,使已修复的肌腱避免再受撞击。一般只劈开三角肌3~4cm,减少开放手术引起的三角肌无力,有利于术后恢复。不利因素是手术暴露不够广泛,尤其是撕裂伤大于3~5cm时,修复比较困难。动力失衡造成的撞击征,应根据病变性质重建动力平衡和关节稳定装置,如肌腱修复术、移植术、盂肱关节成形术等。

3)肩袖缝合方法:目前常用的方法有常规的冈上肌缝合法和锚钉固定缝合法。Reed等用新鲜尸体标本的双侧肩关节进行两种缝合方法的试验研究,术后进行生物力学测试,比较两者效果。试验表明,锚钉固定缝合优于常规冈上肌缝合固定,其优越性是锚钉直接固定于骨内,手术暴露少,创伤小,操作快,减少肱骨大结节骨折的危险性。其疗效与置入技术有关,研究者建议锚钉要置入软骨下骨的下面,在肱骨外展30°位,锚钉的方向应与肱骨成90°角置入。Hecker等还对金属材料与可吸收材料的锚钉缝合进行了比较,认为两者无显著性差异。Baylis报告54例肩袖撕裂应用锚钉固定缝合的结果,术后经1年随访,优良率为85%。

4)肩峰下减压成形和肩袖修复术:关节镜肩峰下减压成形术的失败率与开放手术类似。据文献报道,开放下手术失败率为4%~41%,诊断错误是手术失败的原因之一。过度的肩峰下减压可造成非功能性肩袖和肩关节前脱位。在行肩峰成形术之前,应测量肩峰厚度,以免切除过多骨质而发生骨折。Devine测量了肩峰的厚度及有关数据,提出切除肩峰的平均宽度为10mm、厚度为5mm。

(5)并发症

1)肩袖不愈合:患者的生理状况影响组织修复,健康的患者组织质量好,修复术后容易愈合。如患者伴有系统性疾病(如糖尿病、类风湿关节炎),术前注射类固醇激素可引起肌腱脆性增加,影响肩袖组织愈合。Anset报告116例肩袖损伤手术,并总结1982—1995年发表的40篇文章,综合分析了2948例肩关节手术,其中310例有手术并发症(10.5%),87例需再手术(3%),最重要的并发症是肩袖缝合术后不愈合(17例)。

2)腋神经损伤:开放下手术肩峰成形术应保护好三角肌,以免损伤腋神经。腋神经就在肩峰的前外侧角向下5~6cm,个别腋神经距肩峰前外侧约3~4cm,尤其是肩关节外展位缝合时容易损伤。

3)锚钉拔出:骨质疏松者用锚钉缝合易使锚钉拔出,导致肩袖缝合失败。因此,骨质疏松者不宜用锚钉缝合,肌腱可经骨隧道缝合重建冈上肌附着点。

3. 疗效评价　目前存在很多评分系统,如Ucla评分、Neer评分、Constant-Murley评分及美国肩肘外科协会评分(ASES评分)等。设计者都是将疼痛、日常功能、活动度及肌力等方面进行综合评价,但由于各评分系统对不同方面权重的不同,导致应用不同评分所得到的结果不尽相同,因而不能在不同病例系列之间进行有效比较。

Neer评分是应用最为广泛的评分系统,尤其是在北美地区;其特点是评分中包括了对解剖结构重建的考虑。Neer百分制评定标准:疼痛35分,功能30分,运动限制25分,解剖复位10分。术后总评定分数90分以上为优,80~89分为良,70~79分为可,70分以下为差。

Constant-Murley评分是在欧洲应用最为广泛的评分系统,其特点为对主观评估结果和客观评估结果存在不同的权重。

Ucla评分包括疼痛(10分)、功能(10分)及活动度(10分)等3项内容的评估,并附加了患者满意度

（5分）。其特点是给予3项评估内容相同的权重,因此某一项评估的优良结果不能掩盖其他项评估的较差结果。

ASES评分是为统一标准化评分系统而制定的一套评分,包括患者自我主观评估和医师客观评估2个部分,最后的评分仅由自我主观评估部分的得分计算得出。

目前,国际上最常采用的是Neer评分和Constant-Murley评分,ASES评分的应用也日趋广泛。

多数学者认为,肩袖损伤术后的效果与其肩袖撕裂大小、冈上肌回缩程度、组织的质量和炎性情况有直接关系。Pollock等发现,肩袖撕裂越小,手术后恢复效果越好。然而,有人则认为其满意程度与肩峰下减压有关,与其撕裂的大小关系不大。其满意率为:小撕裂为95%,中度撕裂为94%,大撕裂为88%;巨大型肩袖损伤,开放手术满意率为85%,疼痛消失率为95%。小的和中度的肩袖撕裂,行关节镜手术较好;由于保留了三角肌的附着点,手术仅限于肩袖内,术后可以早期进行功能练习,有利于术后康复,优良率为85%,满意率为92%。

## 六、康复护理

1. 保守治疗康复阶段　肩袖损伤后,保守治疗康复分为4个阶段,分别是急性期、中间期、力量训练期和回归期。

(1)急性期:主要目标为减轻疼痛和减轻炎症,改善姿势,维持关节活动度。训练内容主要包括:

1)被动关节活动训练:肩关节的屈曲;肩关节外展45°时肩关节的内外旋,并逐渐增加到外展90°时的肩关节内外旋;水平面上的外展内收;钟摆训练。

2)力量训练:有节律的肩关节内外旋、屈伸、外展等肌力训练,如有疼痛,则以等长训练为主;肩胛骨的回缩、下压、前伸训练,胸小肌的训练等。同时要纠正姿势(对于一些习惯性姿势难以纠正的,可给予矫形衣辅助);并且避免患肢举过头的动作。该阶段可以配合各种物理因子治疗,如冰敷(急性期过后改热敷)、超声波、微波、激光、电刺激和直流电离子导入等方法,能够更好地帮助完成该阶段目标。待疼痛减轻,肩关节稳定性增加,被动关节活动度正常,可以进入下一阶段康复治疗。

(2)中间期:此期目标为肩关节全范围活动时无疼痛,肌力达到平衡,并且继续缓解疼痛、减轻炎症,并可增加前臂活动。主要包括:

1)维持被动肩关节活动度:肩关节外旋90°外展,内旋90°外展,中立位外展内收90°,滑轮训练等。

2)关节松动术:继续在肩关节最紧的部分使用,从最初的自我牵伸开始,向下、向前、向后组合滑动。

3)力量训练:从部分活动范围过渡到全范围肩部活动,强调肩袖肌群和肩胛骨肌群(菱形肌、斜方肌等),如空罐训练,侧卧时外旋训练,肩部全范围外展,俯卧位水平外展,俯卧位伸展,俯卧位划船姿,俯卧位水平外展同时外旋。主要训练肱二、三头肌及下斜方肌肌力。此期允许部分功能性活动,可以短时间患肢过头活动,但不能负重。

(3)力量训练期:改善肌力及肌耐力为此期主要任务,并维持肩关节活动度,保持正确姿势,同时逐渐增加功能活动的等级。主要包括:

力量训练:轨道下内旋和外旋,小型哑铃在关节各轴向活动训练,同时注意关节活动度的维持。若能在肩关节全关节活动范围无痛活动,且力量测试符合要求,临床症状无明显变化,对于普通患者来说,肩袖损伤已经达到临床痊愈。

(4)回归期:主要为投掷项目运动员的回归性训练。该期目标以回归发病前生活及运动活动为主要任务。逐渐增加运动训练,如投掷、打网球、打高尔夫球。肩关节各轴向的自我牵伸及力量训练。强度大约为每周3次。

但是该治疗流程根据既往文献综合设计而出,尚无研究证实其流程的合理性和有效性。

2. 肩袖修补术后康复指南

0~3周:仰卧位,在肩胛骨平面上进行肩关节的前屈、内旋、外旋被动关节活动,并主动辅助关节活动训练,上肢远端主动活动训练。肩胛骨牵伸训练,三角肌等长收缩,Codman运动,如肩胛骨及上肢远端关节活动正常,则进入下一阶段。

3~7 周:进行主动辅助肩关节活动训练,小范围关节活动,物理治疗师进行神经肌肉再教育,滑轮训练,在改进的中立位进行最大等长内外旋训练,水疗等。如主动辅助肩关节在肩胛骨平面前屈 140°、外展 110°、内/外旋 60°。肩袖及三角肌活动时疼痛消失,则进入下一阶段。

7~13 周:继续仰卧位关节活动训练,功能性内旋训练,肩关节及肩胛骨牵伸,仰卧位肩胛骨抗重前伸,加强肩袖肌肉训练,肩胛骨平面主动进行关节活动,闭链训练,肩关节灵活性训练等。如果疼痛或炎症基本消失、肩关节被动活动、肩袖肌及肩胛骨周围肌力明显改善、肩肱节律恢复正常,可继续后阶段训练。14 周以后,训练同保守治疗的力量训练期。

### 七、目前研究进展

肩袖疾病是常见的肌肉骨骼疾病之一。以往的尸体和流行病学研究发现,肩袖损伤在 65 岁以上人群中的发生率超过 50%,近年来在美国每年有大约 60 万人接受了肩袖疾病相关手术。随着人口老龄化的不断进展,肩袖疾病以后会逐渐成为重要的社会健康问题。

和其他骨科问题一样,罹患肩袖疾病的患者面对着许多不同的治疗选择。然而这些方法中很多仍存在争议,骨科医师对肩袖损伤治疗方法选择的倾向性差异也很大。

从 2010 年美国骨科医师学会(AAOS)发布的肩袖损伤指南的循证研究过程和结果来看,可用于临床治疗肩袖疾病的可靠证据十分缺乏,鉴于肩袖疾病的临床重要性,良好证据的缺失代表了严重的知识缺陷。尽管肩袖疾病的治疗有很多研究文献,但是从现代证据的评判标准来看,总体质量是令人失望的。由于肩袖疾病的治疗方法存在大量争议,所以 AAOS 发布的指南强烈建议骨科医师在参看完整指南和证据报告的基础上,还要根据个体患者的具体情况和医患间的相互沟通情况来选择治疗方案。

过去 10 多年里,大量临床和基础研究认识到肩袖疾病的广泛性和重要性,并试图解决关于肩袖治疗的一些尚不明确的重要问题,但进一步高水平、高质量的研究非常重要,同时也是目前的当务之急,尤其以下几方面是亟须解决的问题。包括:

1. 探索肩袖疾病进展的危险因素。一些肩袖损伤包括部分和全层损伤随着时间会破裂增大或退变。早期的治疗对于这些病例很重要,因此探索有关危险因素对构建治疗指征具有重要意义。

2. 探索常用的保守治疗方法如封闭、理疗或抗炎药物在肩袖损伤非手术治疗中的远期预后效果。

3. 探索肩袖愈合的重要性及其受益人群。肩袖修复和愈合是手术治疗的目标。然而临床上的确存在一些患者即使撕裂没有愈合也能得到良好的效果。明确哪些人需要愈合,哪些不需要对于决定手术方式非常重要。

4. 探索肩袖修复后的最佳康复计划。对于开始活动(早期还是延期)和抗阻力锻炼的时间还存在争议,而且正确的康复计划对于患者的预后也是至关重要的。

5. 确定首选的手术修复策略。很多手术方式如双排还是单排修复也都还存在争议,还需要确切的证据以实现更规范的治疗。

6. 提高对合并情况如年龄、糖尿病、吸烟史在肩袖修复预后过程中作用的认识,这些因素会影响手术方法的选择以及手术指征的构建。

7. 探索修复后很难愈合的慢性较大或巨大肩袖撕裂的最佳手术方法,这些患者是只需采用清理术,还是采用较大的重建手术如肌腱转位,或者应用生物制品,仍需进一步证实。

# 第六节　踝关节软骨损伤

### 一、概述

踝关节软骨损伤属于中医"痹病""伤筋"等范畴,但无明确的相关名称,考诸文献,应归属"足痹"或"脚痹"。《灵枢·阴阳二十五人》云:"足阳明之下……血气皆少则无毛,有则稀枯悴,善痿厥足痹。"《备急千金要方》《针灸资生经》载有足痹。宋代张杲《医说》曰:"足痹,痛掣不可忍。"《普济方》专门列有"足痹"。

关于病因病机,《灵枢·五邪》认为外感夹有瘀血:"寒中,恶血在内,行善掣,节时脚肿。"宋代窦材《扁鹊心书》则认为与外感寒湿之邪有关:"久立湿地,致寒湿之气,客于经脉,则双足肿痛,行步少力。"也有论为虚劳损伤兼有外邪的,如宋代王怀隐《太平圣惠方》曰:"夫肾主于脚,若体虚之人,腠理开疏,风邪之气,搏于肌肉,入于足少阴之经,流注于脚,则令缓弱也。"

古人对该病的治疗保健也有所探索。如《诸病源候论》主张用汤熨针石、补养宣导治疗本病;特别对养生导引法尤为重视,开辟了治疗足痹新途径,如"覆卧,傍视,立两踵,伸腰,以鼻纳气,自极七息。除脚中弦痛、转筋、脚酸疼,脚痹弱"等。这是古代的自我保健疗法,比单纯的药物或针灸治疗更合理。《备急千金要方》治疗本病的方法则更多,如用防风汤、独活汤治脚痹;"乌头汤治风冷脚痹,疼痛挛弱,不可屈伸""丹参牛膝煮散治脚痹弱";石斛酒治"脚疼痹挛,弱不能行"。但总的来说,中医对该病有所认识,但认识粗糙不足。

踝关节软骨损伤(OLA)是造成慢性踝关节疼痛的原因之一,主要发生在距骨穹窿的后内侧或前外侧,常有踝关节扭伤史,偶尔也可见于胫骨远端关节面。所以踝关节软骨损伤包括距骨软骨损伤(OLT)和胫骨远端软骨损伤,由于关节软骨内没有血管、神经及淋巴组织,而是由滑液及软骨下骨通过弥散方式为其提供营养物质,故其损伤后期修复能力极差。

1856年,Monro第一个描述了发生在踝关节内的软骨松动体。1888年,Konig采用了膝关节剥脱性骨软骨炎来描述膝关节自发性软骨下骨坏死和关节软骨游离体的形成,而Kappis在1922年采用同样的名称来描述踝关节的相似损伤,但是这个名称一般来描述一个通常会引起肿胀的炎性疾病过程。1959年,Berndt和Harty采用了经软骨距骨骨折的名称。后来还有一些其他名称,如软骨骨折、距骨顶骨折。

踝关节软骨损伤通常发生在20~30岁,男性更多见,双侧发病者占10%;该损伤在踝关节扭伤中的发病率为6.5%。由于普通X线片是不能检测到该损伤的,所有临床常常要在损伤发生后2~3个月才通过MRI等检查发现,导致了该病发病率的低估。

通常认为,创伤是踝关节软骨损伤最常见的致病因素,还包括痛风性关节炎和色素沉着绒毛结节性滑膜炎引起的关节软骨损伤。

## 二、病因病机

踝关节软骨损伤主要是距骨软骨损伤,多发生在距骨穹窿的后内侧或前外侧。距骨顶前外侧损伤,是由于踝关节背屈和内翻时,与腓骨挤压形成;距骨顶后内侧损伤,是由于踝关节跖屈和内翻时,与踝关节胫骨面挤压形成。偶尔也见于胫骨远端关节面。

创伤可以是单独的一次损伤,也可以是多次的微小创伤累积所致。单一关节损伤可以直接引起深层软骨骨折。而微小创伤累积是由于关节软骨表面反复的负荷或过度应力,引起软骨的胶原纤维超微结构断裂和水合作用增加,随后发生细胞变性和坏死,进而造成软骨表面出现裂隙,软骨下骨增厚。

创伤导致的软骨骨折时,外力贯穿软骨板达软骨下的骨组织层。损伤局部细胞活性增加,细胞再生和类软骨母细胞的分化促进损伤局部重建,产生新的纤维软骨区。由于损伤引起局部骨出血和炎症反应激活,在骨与软骨分离的层面之间有血肿形成,进而转变为大量2型胶原和少量1型胶原,并产生类似正常软骨的组织。修复组织通常会进行塑型改造或保持原样。在骨组织的部位,新组织中含丰富的类成骨细胞,它们成熟并在局部产生新的骨组织。

微小创伤累积所致的结构改变不包括由单一关节损伤引起的深层软骨骨折。外力可以产生张力、剪切力和软骨表面的液压力,因而导致关节损伤,如产生软骨裂隙或软骨碎片和骨折。在这种状况下,软骨下骨未被波及,创伤性坏死的病变局限于软骨细胞层,边缘处细胞通过自发性代谢和线粒体激活来修复病变,因为没有炎症反应和出血发生,受损软骨组织无法自行修复。

软骨组织的修复质量似乎取决于病变范围;病变范围越大,修复就越难。同样,关节负荷在病变或软骨修复的进程中也起重要作用。在超重患者中,过度负荷可导致修复过程的延长,加快软骨病变表面的破坏。制动和无法负重均降低关节的自我修复能力,使软骨病变加重的危险增加。反之,被动活动、减肥、限制负重和关节部分负荷,均可刺激生物修复反应。

### 三、诊断

典型的踝关节软骨损伤,多有以前存在踝关节扭伤的病史,然后出现持续慢性踝关节疼痛。疼痛通常有损伤的特殊部位,可以出现反复肿胀、无力、僵硬和弹响。经常反复出现踝关节扭伤的患者会抱怨踝关节不稳定,皮肤点触觉模糊,踝关节跖屈时距骨顶的前外侧存在压痛,提示距骨前外侧软骨损伤。而在踝关节背屈时,距骨顶的前内侧存在压痛,提示距骨后内侧软骨损伤。

判断踝关节不稳定的特殊检查包括前抽屉试验、内外翻应力试验。通常应测量踝关节活动度并与对侧对比。查体应除外神经与血管性疼痛,踝关节损伤急性期还应除外合并的韧带损伤和腓骨骨折或胫骨远端骨折。

普通 X 线片缺乏检测软骨损伤和软骨分离移位的能力。CT 也缺乏对关节软骨损伤的检测。骨扫描可以对普通 X 线片显示阴性的软骨损伤进行评价,且其对软骨损伤判断的灵敏性为 94%,特异性为 96%。MRI 是目前最佳的辅助检查,可以评价关节软骨和软骨下骨损伤的能力,并且对周围软组织的损伤进行检查。有报道显示,MRI 对距骨软骨损伤的呈现情况与关节镜的术中发现很接近。

### 四、分型与分期

1959 年,Berndt 和 Harty 以普通 X 线片判断为基础对软骨损伤进行了分期。第一期:软骨下骨压迫;第二期:软骨碎片的部分分离;第三期:软骨碎片的完全分离,但没有移位;第四期:软骨片的完全分离与移位。后来,Loomer 和 Coworkers 修改了 Berndt 和 Harty 分期,并增加了第五期:软骨下骨囊肿。

其他分期是依据 MRI 的发现发展而来的。Hepple 和其同事于 1999 年在 Berndt 和 Harty 分型基础上提出 MRI 分型。1 期:只有关节软骨损伤;2A 期:软骨下骨折的关节软骨损伤和骨髓水肿;2B 期:与 2A 期相似,只是没有骨髓水肿;3 期:分离的软骨片,但没有移位;4 期:软骨片移位;5 期:软骨下骨囊肿形成。

Pritsch 等第一次通过关节镜评价软骨质量来对软骨损伤进行分级。Cheng 等进一步发展了关节镜对距骨软骨损伤的分期。A 期:关节软骨是平滑和完整的,但比较柔软,B 期:关节软骨表面粗糙;C 期:纤维化或具有裂缝的软骨形成;D 期:出现软骨片层或骨质外露;E 期:软骨片分离但无移位;F 期:软骨层分离并移位。关节镜对骨损伤的评价尚存在不足。(图 20-6-1)

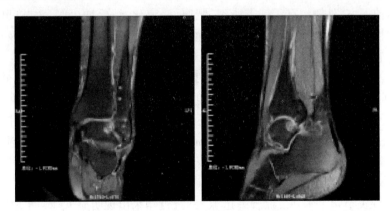

图 20-6-1　女,40 岁,右外踝骨折术后 1 年,取出内固定物后 3 个月出现踝部行走疼痛。MRI T2WI 可见软骨下骨囊肿形成(MRI 分期:5 期)

### 五、治疗

1737 年,Monro 通过从踝关节中取出游离的软骨碎片,首次描述了距骨软骨损伤。关于踝关节软骨损伤的治疗一直存在争议。踝关节软骨损伤的治疗方式分为非手术治疗和手术治疗两类。

1. 非手术治疗　最初,非手术治疗适用于非移位的距骨软骨损伤,Berndt 和 Harty Ⅰ 期、Ⅱ 期及 Ⅲ 期的小面积软骨损伤,或关节镜下平整的关节软骨损伤。目前,最新文献没有实施非手术治疗的确切标准。

非手术治疗措施包括早期的不负重并佩戴足踝支具,或石膏固定限制踝关节活动,疼痛严重可使用非甾体抗炎药与体外冲击波等;目的是减轻或卸除损伤软骨的负荷以消除软骨水肿并防止坏死,使分离软骨重新黏附并进行自我修复。有报道提出,Berndt 和 Harty 的 I 期和 II 期患者需要保守治疗 1 年以上后,再决定是否手术治疗。

2. 手术治疗

(1)手术适应证和禁忌证:踝关节镜的应用已相当成熟,在诊断与治疗方面均有广泛指征。

手术适应证包括关节内软骨碎片,急性 Berndt 和 Harty III 期、IV 期距骨软骨损伤,或经非手术治疗 6 周~6 个月软骨损伤症状无明显改善者。

手术治疗旨在恢复踝关节功能及减轻疼痛症状;软骨损伤<15mm 或深度<7mm 可给予刮除、钻孔或微骨折治疗;若软骨损伤>15mm 或骨髓刺激术失败者,可考虑给予软骨细胞移植、软骨移植或金属垫块移植治疗。

(2)手术方法

术前准备:标记内外踝骨性边界、胫骨前肌、踇长伸肌、趾总伸肌和足背动脉。手术在腰麻、硬膜下麻醉或全麻下进行。踝关节镜一般入路为 5 个,即前侧 3 个、后侧 2 个。前外侧入路定位于第三腓骨肌外侧;前中央入路定位于踇长伸肌、趾总伸肌和足背动脉内侧;前内侧入路定位于胫骨前肌肌腱后内侧;后外侧入路定位于跟腱与腓骨肌肌腱之间;后内侧入路定位于跟腱与胫后动脉之间。

常用入路为前内侧、外侧和后外侧入路,后内侧入路容易造成胫后动脉和神经损伤。不同入路可观察不同的结构:内侧入路适用于内侧胫距关节、内侧距骨、内踝间关节面、内踝、内侧滑膜壁和三角韧带的深部检查;外侧入路适用于外侧胫距关节、下胫腓关节、外踝、距骨和外踝间关节面、外侧滑膜壁、距腓前韧带的检查;中央区入路适用于观察胫骨穹窿部及相应距骨关节面;后外侧入路适用于观察胫骨后穹窿部及相应距骨关节面外踝及胫腓下关节后部。De Leeuw 等提出,由于踝关节处于背屈位时较其处于牵伸位时安全操作区域多,前踝关节镜在踝关节背屈位时造成的医源性组织损伤明显减少。

采用 Styker 小关节镜系统(30°广角 2.7mm)。患者在硬膜外麻醉下取仰卧位,患足置于手术台边沿,以方便在术中可以自由调整踝关节位置。在入路处用普通注射针头穿刺,确定进入关节后,注入生理盐水 10ml,见关节充盈并回抽无积血后拔出针头,入路切口处切开约 3mm 入孔。从前内侧入路插入关节镜进行探查,首先在前方找到胫距间隙,然后观察胫骨远端前方,距骨顶、颈和内、外踝软骨面,再观察三角韧带深面及下胫腓联合韧带前下方、外侧沟有无韧带撕裂、肥厚、瘢痕化、绒毛增生等,关节间隙内有无骨赘、游离体,有无关节脱位及骨折。探查结束后,从前外侧孔置入电动刨削器,将增生的滑膜及瘢痕组织刨除,尤其是嵌入关节间隙内的软组织以及病灶组织。

屈伸踝关节,观察是否存在踝关节撞击,以电动磨头磨除胫骨前缘增生的骨赘,并取出关节内的游离体。III 度以内(包括 III 度)的损伤软骨面用刨削器及射频头修理平整,不做其他特殊处理;IV 度损伤且面积在 4cm² 内的软骨面予以微骨折处理,具体方法为常规清理软骨面,暴露损伤区软骨下骨,采用微骨折尖锥在软骨下骨表面钻孔,孔间距为 3~4mm,孔深度为 2~4mm,可见有脂肪滴或渗血自孔中流出。此外,对痛风性关节炎患者的损伤软骨面及周围软组织沉积的大量尿酸盐结晶予以彻底刨除。手术过程中用生理盐水连续冲洗关节,以清除小的游离体及炎症介质。

3. 并发症 早期踝关节镜手术并发症曾高达 10.3%,近年来出现明显下降。主要并发症包括切口周围的神经症状,浅表感染,血管损伤等。相对来说,切口周围神经症状发生最多,但并发症并未影响患者术后功能,血管损伤极少。浅表感染,经拆线换药、使用抗生素后均可治愈。为降低在前外侧切口处损伤腓浅神经,Suzangar 等建议在术前标记腓浅神经。为便于术中操作和减少软骨损伤,对于初学者,Needleman 建议术前 C 臂透视确定最佳切口位置,以及通道、器械操作方向。

## 六、疗效评价

疗效评价主要包括临床评价系统、关节镜评价和 MRI 评价,其中临床疗效评价和 MRI 评价最具操作性和实际意义。

1. 临床评价系统 常用的有改良 McGuire 踝关节评分系统,美国矫形外科足踝协会(AOFAS)踝-后足评分。

2. 关节镜评价系统 1961 年,Quterbridge 提出的关节镜评分系统已经广为人知;他把软骨损伤分为四级,比较容易理解和应用。Quterbridge Ⅱ级和Ⅲ级评分不包括软骨深度的描述,其他分类对此有所改变,如软骨表面形态、损伤深度、直径和损伤部位等,但这些分类尚未广泛应用,或更加适合骨关节炎评分,对软骨损伤评价欠妥当,如 1989 年 Noyes 提出的评价系统。关节镜评价修复组织主要基于以下 3 个标准:填充缺损的程度、邻近正常软骨的完整性和关节镜下大体所见。总的来说,关节镜评价疗效有时候不具有实际操作性。

3. MRI 评价系统 MRI 检查评价软骨修复具有更加重要的意义,是最有希望的无创检查软骨损伤的方法。可以检查软骨缺损填充的程度和邻近软骨的完整性,也可评价软骨下骨板和损伤区域下的骨髓水肿情况。目前,MRI 技术对局部软骨损伤检测的敏感性大于 95%。

国际软骨修复学会(ICRS)致力于 MRI 评价软骨修复的标准化,包括软骨缺损填充程度、被修复组织填充的百分比记录、肥厚修复组织表现最大厚度可大于正常软骨厚度的 100%,如伴有原发性骨缺损,应单独记录骨缺损厚度,修复组织与邻近正常软骨的完整性评价,包括软骨下骨的愈合程度。

## 七、康复护理

单纯行关节镜手术的患者术后 2 周内避免患肢负重,行微骨折处理的患者需在术后 8 周内完全负重,同时进行蹬足练习,加强踝关节周围的肌肉力量训练,提高踝关节稳定性;术后 12 周内避免剧烈运动。

康复训练内容主要包括肌力训练、本体感觉训练、神经肌肉控制及姿势控制功能训练等措施。

踝关节周围肌群肌力训练:等速肌力训练仪以 120°/s 的速度对踝关节进行内、外翻肌群向心肌力训练,3 次/w,共持续 6 周;多轴踝关节训练器进行踝关节内翻、外翻、跖屈、背屈 4 个方向训练,3 次/w,共 6 周。Sekir 及 Smith 等研究表明,该训练对踝关节周围肌力及本体感觉(位置觉)的恢复均有帮助。

本体感觉训练、神经肌肉控制训练及姿势控制功能训练:主要包括单腿站立于体操垫、踝关节训练盘、小蹦床及 Posturomed 训练仪上,单腿支撑时对侧下肢 Thera-Band 抗阻训练,踝内、外翻板训练,不平坦地面上行走,Haramed 及 Biodex 平衡训练仪训练等。训练难度根据患者功能恢复的情况逐渐加大,2 次/w,20~30min/次。

## 八、目前研究进展

近 10 年,我国关节镜技术和设备得到了跳跃似的发展,实现了与国际同步。而我国关节镜发展并不完全依赖于先进设备,在技术上进行了一系列的改进和创新,创造了一些适用于国人的器械,并制定了相应的操作规范。踝关节镜手术量仅次于膝关节镜和肩关节镜,由于能够利用微小的切口对踝关节、距下关节和邻近结构进行直接观察,进而对病变做针对性处理,术后疼痛轻、并发症少、康复迅速,患者能够早期恢复活动,因此该技术受到专科医师和患者的普遍欢迎。但掌握该技术还是存在一定的学习曲线和设备要求。

目前,踝关节镜尚不能普及,其原因可能包括:①踝关节镜的操作空间狭窄,学习曲线较长,医师操作不熟练时严重影响手术疗效;②踝部疾病的诊断有时并不容易,如外伤后外踝慢性疼痛,在鉴别是下胫腓联合损伤,还是踝关节不稳或距下关节不稳时,往往还存在一定争议;③缺乏专用配套器械。

治疗上,生物治疗结合踝关节镜使用也是研究热点。如自体或异体软骨移植,尽管异体软骨移植可以治疗大面积软骨损伤,但是存在免疫排斥反应,从而限制了其临床应用。许多学者支持应用软骨自体移植或马赛克技术治疗大面积软骨损伤。该技术要求从同侧膝关节非负重区域,如内外侧股骨髁部,或同侧距骨关节突的内外侧获得。Hangody 等报道,大于 1cm 的损伤或不稳定距骨损伤的患者应用自体软骨移植,随访 2~7 年,结果显示良好和优秀者占 94%。自体软骨移植的困难在于修复损伤面积的受限与移植填充后留有死腔存在,结果会出现纤维软骨填充在移植骨中。由于移植软骨的厚度的差别,也会出现移植区的关节面不平整。还有自体软骨细胞移植术、富含血小板血浆注射术等治疗。

在距骨的骨髓水肿治疗中,伊洛前列素已经应用。它的适应证包括 1 期的没有软骨下骨折或塌陷。Aigner 等应用伊洛前列素在 3 个月内将 MRI 检查发现的骨髓水肿治愈。它的机制是作用于骨髓和松质骨坏死的血运。伊洛前列素理论上提高和调节了血运。

# 第七节　其他疾病的关节镜技术

关节镜技术是关节外科的重要组成部分,代表了现代微创外科的发展趋势。近年来,随着生物医学基础、理论、知识的进展,以及医疗器械的不断改进,关节镜以其显著的优点越来越受到医师和患者的认可。除了上述关节镜技术,尚包括肘关节、腕关节、髋关节等大关节及指间/跖趾关节间关节镜技术。

## 一、肘关节镜

肘关节镜于20世纪30年代由Burman首先提出。早期肘关节解剖研究认为,肘关节不适宜进行关节镜手术,因为肘关节镜可能造成神经血管损害,其危险远远大于关节镜诊治所能带来的益处。直至20世纪80年代中后期,Andrews等提出应用仰卧位技术,经前外侧、前内侧及后外侧手术入路进行肘关节镜手术,才界定了肘关节镜手术操作的规范化标准,从此肘关节镜进入了迅速发展的时代。随着研究的深入,体位和入路不断改进,适应证不断扩大,肘关节镜目前已成为治疗肘关节疾患安全的微创手术,桡神经一过性损伤发生率已降至0.2%~0.6%。目前,国内开展肘关节镜技术的并不多。

肘关节镜的手术适应证目前已扩展至以下几方面:①不明原因的肘关节疼痛:如滑膜嵌入、软骨损伤等,手术前常难以作出明确诊断;②游离体取出;③骨赘切除:鹰嘴、鹰嘴窝等;④剥脱性骨软骨炎及软骨损伤的清理;⑤滑膜切除:类风湿关节炎、色素沉着绒毛结节性滑膜炎等,以及化脓性关节炎的冲洗清理术;⑥肘关节挛缩或粘连松解术,但如果粘连严重,影响穿刺的安全性,则成为肘关节镜手术的禁忌;⑦桡骨小头切除术;⑧网球肘;⑨肘部关节内骨折的治疗等。

由此可见,肘关节镜手术的适应证是很广泛的,但严重肘关节僵硬、肘关节骨或软组织解剖的严重扭曲或变异以及局部感染,因为影响到手术的安全性,故列为肘关节镜手术的禁忌。

## 二、髋关节镜

髋关节镜技术是1931年Burman首先报告的,其在尸体上对各个关节进行关节镜检查与研究,其中也包括髋关节。由于髋关节是一个骨性包容的特殊解剖结构,镜头置入困难,同时盂唇的遮挡和关节囊的覆盖,使髋关节内部结构难以观察清楚。因此,Burman认为关节镜对髋关节的检查并不理想。

1939年,Takagi首先报道将关节镜应用于临床检查髋关节疾患的患者。20世纪70年代以后,随着治疗性关节镜手术的发展,以及关节镜应用领域的不断扩大,尤其是电动刨削系统的出现,术中可采用C臂透视机辅助定位,有关髋关节镜手术的报道才逐渐增多。20世纪80年代,髋关节镜领域引入了特殊器械,如特制的髋关节牵开器、加长设计的各种镜头与器械等,使得开展髋关节镜检查与镜下手术成为可能。

经过10余年的经验积累,关于髋关节镜手术的标准入路,牵引下的侧卧位与平卧位的髋关节镜手术技术已经被关节镜医师广泛接受,成为一种规范化和可重复的手术方法。

由于髋关节的病变种类复杂,许多疾病的诊断困难,并且开放的手术方法将不可避免地损害到关节周围的正常结构,而关节镜检查与手术不仅可以提供更多的直接诊断信息,且可以通过最小的创伤对各种病变进行精确处理,体现了关节镜技术应用于髋关节疾患的诊疗优势。

尽管目前髋关节镜还处于尚未普及的阶段,但利用髋关节镜可以进行以下操作:骨关节病患者清创,游离体、异物取出,关节置换后关节内水泥块取出,滑膜清理,髋臼盂唇撕裂的修复等。

## 三、跖趾关节镜

跖趾关节镜手术主要针对第1跖趾关节,最先应用于剥脱性骨软骨炎,后来扩展至剥脱性骨软骨炎综合征、背侧外伤、骨关节融合术等。现在第1跖趾关节镜的适应证包括滑膜炎、早期退行性变、游离体和关节纤维化、痛风性关节炎、无明显影像学检查异常的第1跖趾关节疼痛、第1跖趾关节内骨折和轻中度姆外翻。禁忌证包括存在大骨赘、严重肿胀、动脉功能不足、软组织感染和软组织受累。

(丁　勇　杨　利　魏　云　执笔;魏德海　马秋野　审校)

## 参 考 文 献

1. VanTienderen RJ, Dunn JC, Kusnezov N, et al. Osteochondral allograft transfer for treatment of osteochondral lesions of the talus: a systematic review[J]. Arthroscopy, 2017, 33(1): 217-222.

2. 高天昊, 白玉龙. 肩袖损伤康复治疗进展[J]. 中国康复医学杂志, 2016, 31(11): 1264-1268.

3. Schachter AK, Chen AL, Reddy PD, et al. Osteochondral lesions of the talus[J]. J Am Acad Orthop Surg, 2005, 13(3): 152-158.

4. Badekas T, Takvorian M, Souras N. Treatment principles for osteochondral lesions in foot and ankle[J]. Int Orthop, 2013, 37(9): 1697-1706.

5. 宋斌, 李卫平, 杨睿, 等. 不同原因所致踝关节软骨损伤的关节镜治疗[J]. 中国骨科临床与基础研究杂志, 2012, 4(2): 97-101.

6. Gao F, Chen N, Sun W, et al. Combined therapy with shock wave and retrograde bone marrow-derived cell transplantation for osteochondral lesions of the talus[J]. Sci Rep, 2017, 7(1): 2106.

7. Rungprai C, Tennant JN, Gentry RD, et al. Management of osteochondral lesions of the talar dome[J]. Open Orthop J, 2017, 11: 743-761.

8. 曾多名, 陈志伟. 距骨骨软骨损伤治疗进展[J]. 足踝外科电子杂志, 2017, 4(2): 52-56.

9. 许同龙, 宋国勋, 施忠民. 关节镜在足踝部的应用进展[J]. 国际骨科学杂志, 2015, 36(5): 365-369.

10. 阮建伟, 陈明. 髋关节镜的临床应用进展[J]. 中国骨伤, 2011, 24(9): 794-797.

11. 李浩, 阮狄克, 贾治伟, 等. 髋关节镜的治疗进展[J]. 中国矫形外科杂志, 2015, 23(11): 1011-1014.

12. Verhagen RA, Maas M, Dijkgraaf MG, et al. Prospective study on diagnostic strategies in osteochondral lesions of the talus. Is MRI superior to helical CT? [J]. J Bone Joint Surg Br, 2005, 87(1): 41-46.

13. 陈宏, 潘佳栋, 阮健. 肘关节镜的临床应用进展[J]. 中华肩肘外科电子杂志, 2018, 6(1): 6-10.

14. 李彦林. 关节镜外科进展[J]. 昆明医学院学报, 2011, 32(5): 1-3.

15. 段小军, 杨柳. 踝部关节镜手术治疗进展[J]. 第三军医大学学报, 2015, 37(3): 181-186.

16. 许同龙, 宋国勋, 施忠民. 关节镜在足踝部的应用进展[J]. 国际骨科学杂志, 2015, 36(5): 365-369.

17. 郑佳鹏, 张春礼. 肘关节镜技术进展[J]. 中国矫形外科杂志, 2008, 16(22): 1708-1710, 1732.

18. 赵斌, 邢更彦. 距骨骨软骨损伤的发病机制与诊断治疗[J]. 中国医学前沿杂志(电子版), 2014, 6(1), 40-43.

下篇 筋伤部分

# 概　论

## 一、筋伤的概念

筋伤是指各种外来暴力或慢性劳损,以及风寒湿邪侵袭等原因造成筋的损伤,俗称"伤筋"。筋伤是骨伤科最常见的疾病,骨伤科门诊中大部分都是筋伤患者。面对外来暴力的损伤或风寒湿外邪的侵袭,筋常常是首当其冲受到损害。在生产劳动、交通运输、体育运动、军事训练日常生活,以及战争和自然灾害中皆可发生。筋伤的主要症状是疼痛、肿胀和功能障碍。它是损害人类健康、影响劳动生产的主要疾病之一。随着疾病谱的改变,急慢性筋伤病逐渐增多。因此,加强对筋伤疾病的预防与治疗研究,是当前摆在骨伤科工作者面前的一项迫切任务。

对于筋伤病及其病因病机、临床表现等,历代医家有诸多论述。《素问·长刺节论》载:"病在筋,筋挛节痛,不可以行,名曰筋痹。"论述筋伤疾病多引起疼痛和肢体功能障碍。元代危亦林《世医得效方》载:"凡手臂出臼,此骨上段骨是臼,下段骨是杵,四边筋脉锁定,或出臼,亦挫损筋。"论述暴力造成关节脱位同时伴有筋的损伤。清代《伤科汇纂》记载:"如伤筋者,寒则拘紧,热则纵弛;在手足所过之处,则支转筋而痛……在肩则肩不能举,在膝则膝不能屈伸,皆筋之病也,亦不可不明。"论述筋伤疾病的病机有寒热之分,症状有关节僵硬与松弛之别,以及临床表现有疼痛和肢体功能障碍,且肢体不同部位筋伤有不同的临床症状。

## 二、"筋出槽""骨错缝"的概念

"筋出槽""骨错缝"是中医骨伤科的特有概念。它是对筋的解剖位置发生异常变化和关节发生微小错位,且引起肢体功能障碍等一类筋伤疾病的统称。它既是对该类筋伤疾病病机变化的概括,也方便于该类疾病的诊断和指导治疗。

"筋出槽"是指筋的解剖位置发生异常变化,且引起肢体功能障碍者。临床可表现为筋歪、筋走、筋翻、筋卷、筋转等。筋居之所,谓之筋槽。正常生理情况下,筋骨系统处于"骨正筋柔"的状态,用手触摸体表不易感觉到"筋"的存在。病理情况下,以手触摸筋伤之处,感觉筋的柔顺性下降,张力增高,或高出其周围正常组织,甚或触及筋的凹槽,表明筋不在原来的筋槽内,故称之为"筋出槽"。"骨错缝"是指关节发生微小错位,且引起肢体功能障碍者。中医学把人体诸多小关节、微动关节或联动关节的正常间隙称"骨缝"。由于外伤或劳损等原因造成这类关节的微小错位,且引起肢体功能障碍者,称"骨错缝"。"骨错缝"与"关节脱位"都是关节解剖位置发生改变,伴有肢体功能障碍,但两者有明显区别。"骨错缝"多发生在小关节、微动关节或联动关节,外力相对较小,关节发生微小错位,一般 X 线检查难以发现。"关节脱位"可发生在任何关节而以大关节为多,外力相对较大,关节发生明显移位,X 线检查很容易发现。

## 三、筋伤学发展简史

中医筋伤学历史悠久,是我国劳动人民在长期与筋伤疾病的斗争中创造发展起来的,并逐渐形成具有中医特色的理论体系和治疗方法的一门学科。

早在远古时代,我们的祖先在生活、劳动中,在与野兽搏斗或部落战争时,必然会引起筋的损伤。伤后常常用手去抚摩,或用植物、矿物去涂搽,或用树叶、树枝、藤条去包扎固定,逐步总结出了治疗筋伤疾病的各种方法。这就是筋伤外治疗法的起源。

在商代甲骨文中就有"疾手""疾肘""疾胫""疾止"等病名记载,并采用按摩、外敷药物等方法治疗筋骨疾病。周代,《礼记·月令》记载:"命理瞻伤、察创、视折,审断,决狱讼,必端平。"蔡邕注:"皮曰伤,肉曰创,骨曰折,骨肉皆绝曰断。"说明当时对筋骨损伤已经有了充分认识,并进行了分类。春秋战国时期,《黄帝内经》详细记载了人体解剖、生理、病理、诊断及治疗等基本理论,其中阐发的肝主筋、肾主骨、脾主肌肉等论述,奠定了中医筋伤学的理论基础。汉代,华佗采用麻沸散麻醉进行了骨外科手术,还创造了"五禽戏",指出了练功活动在骨折筋伤疾病治疗中的重要作用。《神农本草经》中记载治疗腰痛、痹证的药物达60余种。《金匮要略》中记载有导引、吐纳、膏摩等方法,用于预防和治疗筋伤疾病。晋代,《肘后备急方》对筋伤出现疼痛、肿胀等症状均有描述。隋代,《诸病源候论》对筋伤列有"金疮伤筋断骨候""金疮筋急相引痛不得屈伸候"等专门证候,明确提出了筋伤有别于骨折脱位的诊断,对筋伤出现的症状也有所描述。唐代,《备急千金要方》较为全面地论述了筋伤的内外用药,归纳了擦、捻、抱、推、捩、打等按摩手法;《仙授理伤续断秘方》是现存最早的中医骨伤科专著,明确提出了治伤的原则,并对筋伤的病因病机、早期及后期症状均有所论述。宋代,《医说》中记载了采用脚踏转轴法治疗骨折后遗症关节功能障碍的病例,说明这一时期对骨折筋伤的后期已经能够采用器械辅助练功锻炼治疗。元代,在《永类钤方》《世医得效方》等书中,明确提出了骨伤三期用药原则,即早期活血化瘀、中期养血舒筋、后期培补肝肾,同时配合中药熏洗、热熨、贴敷等外治方法治疗筋伤疾病。明代,《正体类要》记载验案65则,载方71首,主要介绍跌打损伤的辨证论治。清代,《医宗金鉴·正骨心法要旨》系统总结了清代以前治疗骨折筋伤的经验,对于筋伤的诊断、手法治疗记载详细;该书在《手法总论》中载:"……素知其体相,识其部位,一旦临证,机触于外,巧生于内,手随心转,法从手出……"强调了用摸法诊断治疗筋伤的重要性,归纳了"摸""接""端""提""推""拿""按""摩"正骨八法,以推拿按摩手法治疗筋伤病。至此,中医筋伤与中医正骨学科一样已经发展成熟,并形成了以武功治伤为主和以药物内治为主等治伤学术流派。

中华人民共和国成立后,党和政府制定了一系列中医政策,中医骨伤科学获得了蓬勃发展。各地具有中医特色的中医骨伤科医院逐渐成立并发展壮大,形成了各自地域独特的学术思想和治疗特色。重庆市中医骨科医院就是其中之一,经过几代人的传承创新,逐渐形成了独具巴渝特色的渝州正骨学术思想,为祖国中医骨伤科事业的发展作出了积极贡献。

(刘渝松　文　巧)

# 第二十一章 颈部筋伤

颈项部位于胸部与头之间,是连接头部和躯干的重要组成部分,由7个椎体构成。颈椎由椎体、棘突、横突、椎弓、关节突等骨性结构组成,有寰枕关节、关节突关节、钩椎关节、寰枢关节、椎间关节等关节,通过附着于关节四周的各种韧带相连,如前纵韧带、后纵韧带、黄韧带、项韧带、棘上韧带、横突间韧带、棘间韧带等,以保持颈椎的稳定性。颈椎部主要有椎孔、横突孔、椎间孔3个骨性通道,分别有颈部的神经、血管通过。颈项部的肌群主要有斜方肌、胸锁乳突肌、肩胛提肌、斜角肌、头夹肌、菱形肌、半棘肌等,是颈和头运动的发动机。

颈项部是人体活动方向及范围都较大的部位,能完成前屈、后伸、旋转、侧屈等活动,且在日常生活中十分频繁,因此发生损伤的概率也较大。颈项部肌肉既是头颈部运动的动力,又具有保护和稳定颈部的作用,如长期慢性劳损或突然遭受暴力袭击,便可发生颈项部筋伤疾患,严重时可造成骨折、脱位等损伤。

## 第一节 颈椎病

### 一、概述

颈椎病是一种常见病和多发病,患病率约为3.8%~17.6%,男女之比约为6∶1。第二届全国颈椎病专题座谈会(1992年,青岛)明确了颈椎病定义:颈椎椎间盘退行性改变及其继发病理改变累及其周围组织结构(神经根、脊髓、椎动脉、交感神经等),出现的相应的临床表现。仅有颈椎的退行性改变而无临床表现者则称颈椎退行性改变。随着现代低头伏案工作的人群增多,如电脑、空调的使用,尤其是当今社会手机的广泛使用,人们屈颈和遭受风寒湿的机会不断增加,造成颈椎病的患病率不断上升,且发病年龄有年轻化趋势。目前,临床将颈椎病分为颈型(又称软组织型)、神经根型、脊髓型、交感型、椎动脉型等几大类,如果两种以上类型同时存在,称"混合型"。

### 二、病因病机

中医如同中华文化,是一门包容性很强的学科。随着历史脚步的前进,中医病名也在各个历史阶段中逐渐发生改变。中医古籍中并无颈椎病一说,其相关临床表现、分析、诊治方法散记于"痹证""眩晕""痿证"等众多资料中。因为颈椎病多呈现"疼痛麻木""眩晕头昏""痿软无力"等三方面表现,故而从这三方面分别叙述。

1. 痹痛　见于各型颈椎病。其具有共同的病因病机,即寒、瘀、痰、虚四者杂合而致病。以虚为本(气血两虚、肝肾亏损),痰湿为标,瘀血贯穿病之始终。气血不足,腠理空虚,易为外邪所侵;正不能驱邪外出,以致风寒湿邪,得以逐渐深入,留连于颈项筋骨血脉而发为颈项强痛。肝肾亏虚,气血不足,筋脉失养,导致神经根型颈椎病的发生。脾主运化,为"后天之本",脾又为气血生化之源。脾气虚则气血生化乏源,不能濡养筋脉,发生神经根支配区疼痛、麻木症状。瘀血阻脉,不通则痛;瘀血之不除,新血不可生,气虚无援,血运不畅,荣养失职,引起了不荣则痛和肢麻等症状;痰因瘀而生,血脉壅塞,饮水积聚而不消散,故成痰饮。寒邪夹风夹湿客于太阳经,太阳经输不利,则颈项僵硬;气血凝滞,脉络不通,则上肢疼痛、麻木。

2. 眩晕　多见于交感神经型颈椎病和椎动脉型颈椎病。其基本病理变化不外虚实两端。虚者为髓海不足,或气血亏虚,清窍失养;实者为风、火、痰、瘀扰乱清窍。本病病位在头窍,其病变脏腑与肝、脾、肾三脏相关。肝乃风木之脏,其性主动主升,若肝肾阴虚,水不涵木,阴不敛阳,阳亢于上,或气火暴升,上扰头目,则发为眩晕。脾为后天之本,气血生化之源,若脾胃虚弱,气血亏虚,清窍失养,遂发眩晕。加之本地域气候潮湿,人们嗜食辛辣之品,易造成脾失健运,痰浊中阻,或风阳夹痰,上扰清窍,均可发为眩晕。肾主骨生髓,脑为髓海,肾精亏虚,髓海失充,亦可发为眩晕。

3. 痿痹　多发生于脊髓型颈椎病,偶见交感型颈椎病和神经根型颈椎病。临床上或实或虚,或虚实夹杂,实证以痉证为多,表现为肌肉拘挛失用;其病在肝,属瘀血、痰湿等所致。虚证以痿证为多,表现为肌肉痿软无力;病位在脾、肾,属气虚、肾亏所致。外伤则血溢脉外,离经之血阻滞经络;久劳则气虚,"气为血帅",气行则血行,气虚则血脉失和,筋脉失养,气血不能充达肌肤。脾失健运,水湿不化,湿着于肉则卫气不荣,肌肉顽痹;肾精不足,骨枯髓虚,足不任身。此外,气血失和,筋脉失养,腠理空虚,风寒湿邪乘虚而入,合而为痹。总之,脊髓型颈椎病的病机为"荣气虚,卫气实"之故。《素问·逆调论》曰:"荣气虚则不仁,卫气虚则不用,荣卫俱虚,则不仁且不用,肉如故也。"

## 三、诊断

1. 颈椎病的分型　根据受累组织和结构的不同,我国行业内将颈椎病主要分为 6 型:颈型(又称软组织型)、神经根型、脊髓型、交感型、椎动脉型。如果两种以上类型同时存在,称"混合型"。

(1)颈型颈椎病:颈型颈椎病是在颈部肌肉、韧带、关节挛急、慢性损伤,椎间盘退化变性,椎体不稳,小关节错位等的基础上,机体因风寒侵袭、感冒、疲劳、睡眠姿势不当或枕高不适宜,使颈椎过伸或过屈,颈项部某些肌肉、韧带、神经受到牵张或压迫所致。多在夜间或晨起时发病,有自然缓解和反复发作的倾向。以 30~40 岁女性多见。

(2)神经根型颈椎病:神经根型颈椎病是由于椎间盘退变、突出、节段性不稳定、骨质增生或骨赘形成等原因,在椎管内或椎间孔处刺激和压迫颈神经根所致。在各型中发病率最高,约占 60% ~ 70% ,是临床上最常见的类型。多为单侧、单根发病,但是也有双侧、多根发病者。一般起病缓慢,但是也有急性发病者。多见于 30~50 岁者,男性多于女性 1 倍。

(3)脊髓型颈椎病:脊髓型颈椎病的发病率占颈椎病的 12% ~20% ,由于可造成肢体瘫痪,因而致残率高。通常起病缓慢,以 40~60 岁的中年人为多。合并发育性颈椎管狭窄时,患者平均发病年龄比无椎管狭窄者小。多数患者无颈部外伤史。

(4)交感型颈椎病:由于椎间盘退变和节段性不稳定等因素,从而对颈椎周围的交感神经末梢造成刺激,产生交感神经功能紊乱。交感型颈椎病症状繁多,多数表现为交感神经兴奋症状,少数为交感神经抑制症状。由于椎动脉表面富含交感神经纤维,当交感神经功能紊乱时常常累及椎动脉,导致椎动脉的舒缩功能异常。因此,交感型颈椎病在出现全身多个系统症状的同时,还常常伴有椎-基底动脉系统供血不足的表现。

(5)椎动脉型颈椎病:正常人当头向一侧歪曲或扭动时,其同侧椎动脉受挤压,使椎动脉血流减少,但是对侧椎动脉可以代偿,从而保证椎-基底动脉血流不受太大影响。当颈椎出现节段性不稳定和椎间隙狭窄时,可以造成椎动脉扭曲并受到挤压;椎体边缘以及钩椎关节等处的骨赘可以直接压迫椎动脉、或刺激椎动脉周围的交感神经纤维,使椎动脉痉挛而出现椎动脉血流瞬间变化,导致椎-基底供血不全而出现症状,因此不伴有椎动脉系统以外的症状。

(6)混合型颈椎病:以上类型颈椎病,如果后 4 种在临床表现上同时存在或相互交叉出现,可以判断为混合型颈椎病。

2. 颈椎病的临床表现

(1)颈型颈椎病:①颈项强直、疼痛,可有整个肩背疼痛发僵感,不能做点头、仰头及转头活动,呈斜颈姿势。需要转颈时,躯干必须同时转动,也伴头晕症状。②少数患者可出现反射性肩臂手疼痛、胀麻感,咳嗽或打喷嚏时症状不加重。③临床检查:急性期颈椎活动绝对受限,颈椎各方向活动范围近于 0°。颈椎旁肌、胸1~胸7椎旁或斜方肌、胸锁乳突肌有压痛,冈上肌、冈下肌也可有压痛。如有继发性前斜角肌痉挛,可在胸锁乳突肌内侧,相当于颈3~颈6横突水平,扪到痉挛的肌肉,稍用力压迫,即可出现肩、臂、手放射性疼痛。

(2)神经根型颈椎病:①颈痛和颈部发僵,常常是最早出现的症状。有些患者还有肩部及肩胛骨内侧缘疼痛。②上肢放射性疼痛或麻木。这种疼痛和麻木沿着受累神经根的走行和支配区放射,具有特征性,因此称根性疼痛。疼痛或麻木可以呈发作性,也可以呈持续性。有时症状的出现与缓解和患者颈部的位置和姿势有明显关系。颈部活动、咳嗽、喷嚏、用力及深呼吸等,均可以加重症状。③患侧上肢感觉沉重、握力减退,有时出现持物坠落。可有血管运动神经的症状,如手部肿胀等。晚期可以出现肌肉萎缩。④临床检查:颈部僵直、活动受限。患侧颈部肌肉紧张,棘突、棘突旁、肩胛骨内侧缘以及受累神经根所支配的肌肉有压痛。椎间孔部位出现压痛并伴上肢放射性疼痛或麻木、或使原有症状加重具有定位意义。椎间孔挤压试验阳性,臂丛神经牵拉试验阳性。仔细、全面的神经系统检查有助于定位诊断。

(3)脊髓型颈椎病:①多数患者首先出现一侧或双侧下肢麻木、沉重感,随后逐渐出现行走困难,下肢各组肌肉发紧、抬步慢,不能快走。继而出现上下楼梯时需要借助上肢扶着拉手才能登上台阶。严重者步态不稳、行走困难。患者双脚有踩棉感。有些患者起病隐匿,往往是自己想追赶即将驶离的公共汽车,却突然发现双腿不能快走。②出现一侧或双侧上肢麻木、疼痛,双手无力、不灵活,写字、系扣、持筷等精细动作难以完成,持物易落。严重者甚至不能自己进食。③躯干部出现感觉异常,患者常感觉在胸部、腹部、或双下肢有如皮带样的捆绑感,称"束带感"。同时下肢可有烧灼感、冰凉感。④部分患者出现膀胱和直肠功能障碍。如排尿无力、尿频、尿急、尿不尽、尿失禁或尿潴留等排尿障碍,大便秘结。性功能减退。病情进一步发展,患者须拄拐或借助他人搀扶才能行走,直至出现双下肢呈痉挛性瘫痪,卧床不起,生活不能自理。⑤临床检查:颈部多无体征。上肢或躯干部出现节段性分布的浅感觉障碍区,深感觉多正常,肌力下降,双手握力下降。四肢肌张力增高,可有折刀感;腱反射活跃或亢进,包括肱二头肌、肱三头肌、桡骨膜、膝腱、跟腱反射;髌阵挛和踝阵挛阳性。病理反射阳性,如上肢 Hoffmann 征、Rossolimo 征、下肢 Babinski 征、Chaddock 征。浅反射如腹壁反射、提睾反射减弱或消失。如果上肢腱反射减弱或消失,提示病损在该神经节段水平。

(4)交感型颈椎病:①头部症状:如头晕或眩晕、头痛或偏头痛、头沉、枕部痛,睡眠欠佳、记忆力减退、注意力不易集中等。偶有因头晕而跌倒者。②眼耳鼻喉部症状:眼胀、干涩或多泪、视力变化、视物不清、眼前好像有雾等;耳鸣、耳堵、听力下降;鼻塞、"过敏性鼻炎",咽部异物感、口干、声带疲劳等;味觉改变等。③胃肠道症状:恶心甚至呕吐、腹胀、腹泻、消化不良、嗳气以及咽部异物感等。④心血管症状:心悸、胸闷、心率变化、心律失常、血压变化等。⑤面部或某一肢体多汗、无汗、畏寒或发热,有时感觉疼痛、麻木但是又不按神经节段或走行分布。

以上症状往往与颈部活动有明显关系,坐位或站立时加重,卧位时减轻或消失。颈部活动多、长时间低头、在电脑前工作时间过长或劳累时明显,休息后好转。

临床检查:颈部活动多正常,颈椎棘突间或椎旁小关节周围的软组织压痛。有时还可伴有心率、心律、血压等的变化。

(5)椎动脉型颈椎病:①发作性眩晕,复视伴有眼震。有时伴随恶心、呕吐、耳鸣或听力下降。这些症状与颈部位置改变有关。②下肢突然无力猝倒,但是意识清醒,多在头颈处于某一位置时发生。③偶有肢体麻木、感觉异常。可出现一过性瘫痪,发作性昏迷。

3. 临床诊断标准

(1)颈型:具有典型的落枕史及上述颈项部症状体征;影像学检查可正常或仅有生理曲度改变或轻度椎间隙狭窄,少有骨赘形成。

(2)神经根型:具有根性分布的症状(麻木、疼痛)和体征;椎间孔挤压试验或/和臂丛神经牵拉试验阳性;影像学所见与临床表现基本相符合;排除颈椎外病变(胸廓出口综合征、网球肘、腕管综合征、肘管综合征、肩周炎、肱二头肌长头腱腱鞘炎等)所致疼痛。

(3)脊髓型:出现颈脊髓损害的临床表现;影像学显示颈椎退行性改变、颈椎管狭窄,并证实存在与临床表现相符合的颈脊髓压迫;除外进行性肌萎缩性脊髓侧索硬化症、脊髓肿瘤、脊髓损伤、继发性粘连性蛛网膜炎、多发性末梢神经炎等。

(4)交感型:诊断较难,目前尚缺乏客观的诊断指标。出现交感神经功能紊乱的临床表现,影像学显示颈椎节段性不稳定。对部分症状不典型的患者,如果行星状神经节封闭或颈椎高位硬膜外封闭后,症状有所减轻,则有助于诊断。

除外其他原因所致眩晕:①耳源性眩晕:由于内耳出现前庭功能障碍,导致眩晕。如梅尼埃病、耳内听动脉栓塞。②眼源性眩晕:屈光不正、青光眼等眼科疾患。③脑源性眩晕:因动脉粥样硬化造成椎-基底动脉供血不全、腔隙性脑梗死;脑部肿瘤;脑外伤后遗症等。④血管源性眩晕:椎动脉的 $V_1$ 和 $V_3$ 段狭窄导致椎-基底动脉供血不全;高血压、冠心病、嗜铬细胞瘤等。⑤其他原因:糖尿病、神经症、过度劳累、长期睡眠不足等。

(5)椎动脉型:曾有猝倒发作、并伴有颈性眩晕;旋颈试验阳性;影像学显示节段性不稳定或钩椎关节增生;除外其他原因导致的眩晕;颈部运动试验阳性。

4. 影像学及其他辅助检查 X线检查是颈椎损伤及某些疾患诊断的重要手段,也是颈部最基本最常用的检查技术,即使在影像学技术高度发展的条件下,也是一种不可忽视的重要检查方法。X线片对于判断损伤的严重程度、治疗方法选择、治疗评价等提供影像学基础。常拍摄全颈椎正侧位片、颈椎伸屈动态侧位片、斜位摄片,必要时拍摄颈1~2开口位片和断层片。正位片可见钩椎关节变尖或横向增生、椎间隙狭窄;侧位片见颈椎序列不佳、反曲、椎间隙狭窄、椎体前后缘骨赘形成、椎体上下缘(运动终板)骨质硬化、发育性颈椎管狭窄等;过屈、过伸侧位可有节段性不稳定;左、右斜位片可见椎间孔缩小、变形。有时还可见到在椎体后缘有高密度条状阴影——颈椎后纵韧带骨化(OPLL)。颈椎管测量方法(图 21-1-1):在颈椎侧位 X 线片上,$C_3$ 到 $C_6$ 任何一个椎节,椎管的中矢状径与椎体的中矢状径的比值如果≤0.75,即诊断为发育性颈椎管狭窄。节段性不稳定在交感型颈椎病的诊断上有重要意义,测量方法:在颈椎过屈过伸侧位片上,于椎体后缘连线延长线与滑移椎体下缘相交一点至同一椎体后缘之距离之和≥2mm;椎体间成角>11°(图 21-1-2,图 21-1-3)。CT 可以显示出椎管的形状及 OPLL 的范围和对椎管的侵占程度;脊髓造影配合 CT 检查可显示硬膜囊、脊髓和神经根受压情况。

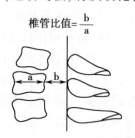

椎管比值=$\dfrac{b}{a}$

a 为椎体中矢径　　b 为椎管中矢径

图 21-1-1　发育性颈椎管测量示意图,
b/a≤0.75 为椎管狭窄

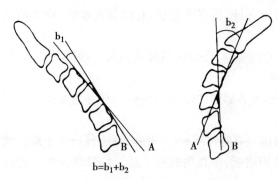

b=$b_1$+$b_2$

图 21-1-2　颈椎节段性不稳定(椎体间成角)
测量方法:当 $b_1$ 或 $b_2$>11°视为不稳定

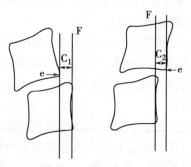

图 21-1-3　颈椎节段性不稳定(椎间滑移)
测量方法:当 $c_1$+$c_2$≥2mm 视为不稳定

颈部 MRI 检查则可以清晰显示出椎管内、脊髓内部的改变,脊髓受压部位及形态改变,对于颈椎损伤、颈椎病及肿瘤的诊断具有重要价值。当颈椎间盘退变后,其信号强度亦随之降低,无论在矢状面或横断面,都能准确诊断椎间盘突出。MRI 在颈椎疾病诊断中,不仅能显示颈椎骨折与椎间盘突出向后压迫硬脊膜囊的范围和程度,而且尚可反映脊髓损伤后的病理变化。脊髓内出血或实质性损害一般在 T2 加权图像上表现为暗淡和灰暗影像,而脊髓水肿常以密度均匀的条索状或梭形信号出现。

经颅多普勒超声(TCD)、数字减影血管造影(DSA)、磁共振血管成像(MRA)可探查基底动脉血流、椎动脉颅内血流,推测椎动脉缺血情况,是检查椎动脉供血不足的有效手段,也是临床诊断颈椎病,尤其是椎动脉型颈椎病的常用检查手段。椎动脉造影和椎动脉"B超"对诊断有一定帮助。

5. 中医证型分类　因各型颈椎病表现不一,中医辨证方法众多,如"八纲辨证""脏腑辨证""经络辨证",临床上往往辨证结果呈多样性分布。我院主要采用"八纲"结合"脏腑"进行辨证,同时运用"经络辨证"以定病位。

(1)颈型、神经根型颈椎病辨证类型

1)风寒痹阻证:颈肩臂疼痛、麻木、肌肉痿缩无力,颈项沉重酸痛,僵硬不能活动;恶寒畏风,随气候变化减轻或加重,舌质淡,苔薄白,脉弦等。

2)血瘀气滞证:颈背刺痛,痛处固定拒按,或向肩部、上肢走窜,颈部僵硬,活动不利,或伴有肢体麻木,舌质暗,脉弦。

3)痰湿阻络证:头晕目眩,头重如裹,四肢麻木不仁,纳呆,舌暗红,苔厚腻,脉弦滑。

4)肝肾不足证:眩晕头痛,易怒急躁,头重脚轻,走路欠稳,耳鸣耳聋,失眠多梦,肢体麻木,肌肉萎缩,舌红少津,苔少或薄黄,脉弦细或沉。

5)气血亏虚证:头晕目眩,倦怠乏力,面色㿠白,心悸气短,颈项疼痛,喜揉喜按,四肢麻木,肌力减退,或肌肉萎缩,舌质淡,苔少或薄白,脉沉弱无力。

(2)交感神经型颈椎病、椎动脉型颈椎病辨证类型

1)风阳上扰型:①主证:眩晕呈发作性,眼部有干涩感,颈项胀痛,以风池、风府穴周围为主;舌质红或偏红,苔黄或薄黄,脉弦或弦滑、有力。②兼证:或有耳鸣如蝉,头痛且胀,易怒,失眠多梦,面红目赤,或有口干、口苦。

2)痰湿阻络型:①主证:头晕,表现为沉闷感,持续时间较长,下颈段软痛、沉重,有肩部不能支持头颈的感觉,痛无定处,痛势缠绵不休;舌质偏胖嫩,色淡,苔白或白腻或黄腻,脉滑或滑数,有力。②兼证:头重如裹,视物旋转,胸闷作恶,呕吐痰涎,不思饮食,小便少,大便或溏或燥。

3)气滞血瘀型:①主证:头晕兼或头痛,呈发作性,程度较严重,颈项痛如锥刺,痛有定处,按之尤甚,夜间加重,舌红或暗红,或见瘀点,苔薄白或偏黄,脉涩或弦紧。②兼证:肌肤甲错,劳后易发,月经夹血块。

4)气血不足型:①主证:头晕呈持续性,运动时加重,颈部呈酸痛、软痛,程度多不严重,运动后略有加重感;舌淡,苔薄白,脉弱。②兼证:视物模糊或视物目痛,身软乏力,面色淡白,神倦乏力,心悸少寐,纳差。

5)肝肾亏虚型:①主证:眩晕呈间断性发作,病程经年累月,眩晕程度不定,视力减退,少寐健忘,颈项酸软胀痛,劳累后容易发作;舌红或淡红,苔薄白,脉弱、弦细或尺部无力。②兼证:或有耳鸣如潮,四肢倦怠乏力,或双下肢软弱无力,腰酸膝软,心烦口干。

(3)脊髓型颈椎病辨证类型

1)痰湿阻络型:主证见颈肩臂麻木,疼痛;肢体沉重无力,厥冷、肿胀、麻木,步履沉重,坐位起立艰难;全身倦怠困弱,伴有头昏、头重如裹,胃脘胀满,纳呆,大便溏泻或黏滞不畅。舌淡红,苔白腻或浊,脉沉细或缓。

2)气虚血瘀型:主证见头颈肩背及肢体疼痛、麻木,其痛为刺痛,固定不移,夜间加重,手部肌肉萎缩,指端麻木、发绀,指甲凹陷无光泽,肤燥发痒。下肢无力或拘挛、抽痛,步履蹒跚,易跌仆。全身症状可有头痛、眼花、失眠、健忘、惊悸、胸闷、胸痛,精神烦躁及肌肤甲错,面色不华等。舌质紫暗或有瘀斑,脉多弦细或细涩、弦涩。

3)肝肾亏虚型:主证见颈肩臂麻木疼痛,肌肉萎缩,抬举困难,持物无力,活动牵强,头摇身颤,步履蹒跚,腿打软易拌足,腰膝酸软,小便无力或二便失禁及性功能紊乱,甚至双下肢瘫痪。偏于阴虚者伴见眼干耳鸣、咽干口燥、五心烦热、易于疲劳、腰膝酸软,舌绛红、苔薄或光剥,脉细涩或细数;偏于阳虚者伴见腰膝酸痛,畏寒肢冷,尤以下肢为甚,头目眩晕,精神萎靡,面色白;或黧黑,舌淡胖苔白,脉沉弱。

## 四、治疗

各型颈椎病的中医治疗要依循"实则泻之,虚则补之,瘀则通之,结则散之,寒则热之;不盛不虚以经取之"的治疗原则。

1. 针灸治疗

(1)针刺选穴

主穴:均为颈项局部取穴。阿是穴(即颈椎棘突旁的压痛点及圆形或条索状阳性反应点)、风池、病变节段类似夹脊穴部位、颈百劳。

配穴:①颈型、神经根型取穴:风寒痹阻型:大椎、手三里;气滞血瘀型:血海;痰湿阻络型:丰隆;肝肾不足型:肾俞;气血亏虚型:足三里。循经配穴:手阳明经选用三间、曲池;手太阴经选用列缺、尺泽;手少阳经选用养老、小海;手少阴经选用神门、少海;手少阳经选用中渚、天井;手厥阴经选用大陵、曲泽;督脉选用大椎、至阳、后溪。②交感神经型、椎动脉型颈椎病取穴:风阳上扰型,加风府、太冲;痰湿阻络型,加丰隆、内关;气滞血瘀型,加血海、膈俞;气血不足型,加肺俞、足三里;肝肾不足型,加大杼、悬钟、三阴交。足三里、百会配合温针灸。③脊髓型颈椎病取穴:选取颈椎棘突旁的压痛点及圆形或条索状阳性反应点,并配以大椎、大杼、肾俞(单日);气海(灸)、关元(灸)、手足三里、涌泉(双日)共为主穴。痰湿阻络型,可配脾俞、丰隆、曲池;气虚血瘀型,加百会、肺俞、血海;肝肾亏虚型,加肝俞、命门、水分;偏阴虚,加然谷、太冲、太渊;偏阳虚,加大包(灸)、太溪、人中。

(2)针刺方法:针具选用 Ø 0.3mm 一次性无菌毫针。针刺颈项部压痛点或阳性反应点时,针尖指向病所,采用平补平泻手法;针刺肩部和上、下肢腧穴时,进针后以得气感向身体远心端放射为佳;手法以平补平泻或补法为主。配合电针疏密波刺激,以增强和维持针感,留针 15～20 分钟。施灸穴位采用艾盒灸或隔物灸(隔盐、隔附子饼)灸治 10 分钟。每 10 次为 1 个疗程,疗程间隔 1 天,2 个疗程后评定疗效。

2. 推拿治疗　在完成针灸治疗后进行。要求在推拿过程中病者入静,全身放松,呼吸调匀,细心体会医师的手法。医者应全神贯注、聚精会神,为患者施以下述手法。手法治疗分为以下两部分:

(1)舒筋解痉类手法(拿揉法、滚推法、点按法、推分法)

1)拿揉法:医者站于患者身后或患侧,用双手或单手拿揉患者颈肌、斜方肌、胸锁乳突肌、肩背部及患肢肌肉,力量适度,从上至下做 2～3 遍。

2)滚推法:用手背及小鱼际部位,通过做腕关节内外旋动作,边滚边用力推向前。也可以右(左)手半握拳,以食、中、无名、小指的指间关节、掌指关节为着力点,手腕做屈伸运动,沿颈项部、肩背部及患肢后侧、外侧、内侧从上至下,从下至上往返滚推 3～5 遍。操作时要有节奏感、深透感,频率不宜太快。用此法之目的在于进一步松弛颈项部、肩背部及上肢肌肉,使疼痛得到缓解。

3)点按法:分十指点按、单指点按、叠指点按。十指点按适用于头部,其手法是医者用两手五指指端分别置于患者头部两侧,其中拇指点按风池穴,其余四指点按头两侧胆经腧穴,每次点按 10～20 秒左右,反复 2～3 遍,在点按时力量适中,要尽量追求深透感,并配合震颤法。单指点按是指用拇指指腹桡侧在颈肩部及上肢圆形或条索状阳性反应点上点按,同时左右拨动数次,力量由轻到重。叠指点按是用食中指重叠点按风府、大椎、肩井、肩髎、缺盆、天宗、曲池、手三里、内关、中渚、合谷等穴位,每穴点压 10～20秒。在点压过程中,可适当运用震颤法。要求用力均匀、渗透力强,在点压每一点结束时,适当用力弹拨肌肉、肌腱。

4)推分法:医者站于患者背后,双手拇指指腹交叉置放于对侧风池穴,其余诸指附于颈项侧面。先用拇指指腹由风池穴起,从上至下沿颈段华佗夹脊穴走行推至大椎穴 4～5 遍,后双拇指交换沿大椎推至同侧肩井穴,并点压 5～10 秒。该手法反复操作 3～4 遍。适用于颈项肌、斜方肌较紧张的患者。

(2)整复松粘矫正类手法:在临床中可根据病情、年龄、体质而酌情选用。该方法在用于脊髓型颈椎病时要掌握颈段脊髓受压情况,若在实际情况下运用该手法会导致脊髓受压加重的情况,切勿使用。

1)旋提法:患者坐位,医者立于患者身后,患者头部主动水平向(左或右)旋转至极限角度,最大屈曲,再旋转,达到有固定感。医者以(左或右)肘部托患者下颌,另一手放在患者头顶侧部,适当用力纵行向上牵引

3~5秒(预牵力在15kg±5kg)。然后,医者肘部快速垂直向上提拉。操作成功可听到一声或多声弹响。再次用按摩拿捏等手法放松颈部软组织2~3分钟。

2)仰卧手牵旋转法:患者仰卧于治疗床上,头部探出床头,医者坐于患者头前,一手置于枕后部,一手置于颌下,双手用力牵引颈部并轻轻摇晃,使颈肌松弛,然后在牵引力作用下使患者头部左右旋转到最大限度,施法时切忌用力过猛。

每10次为1个疗程,疗程间隔1天,2个疗程后评定疗效。

3. 中药治疗

(1)中药内服

1)颈型、神经根型颈椎病:以郭剑华验方"颈舒汤"为基础方。药用:葛根20g,当归12g,桂枝10g,黄芪30g,炒白术15g,白芍15g,茯苓20g,狗脊20g,全蝎9g(研末装胶囊吞服),炙甘草6g。随证加减治疗:风寒痹阻证,加羌活12g、防风12g;血瘀气滞证,加桃仁12g、红花12g;痰湿阻络证,加法半夏12g、石菖蒲12g;气血亏虚证,加党参15g、熟地黄20g;肝肾不足证,加怀山药30g、山茱萸15g,偏于阴虚者加菟丝子12g、女贞子12g,偏于阳虚者加鹿角胶12g、肉苁蓉10g。水煎煮3次,取汁合用,早中晚各服1次,日1剂,5~10剂为1个疗程,每个疗程间隔2天。

2)交感神经型、椎动脉型颈椎病:以颈舒汤为基础方(同上)随证加减治疗。风阳上扰型:息风潜阳,去桂枝、黄芪,加天麻、菊花、钩藤、石决明;痰湿阻络型:化痰祛瘀,加半夏、天麻;气滞血瘀型:行气活血,加川芎、丹参;气血不足型:补益气血,加党参、熟地黄;肝肾不足型:补益肝肾,加枸杞、山药、淫羊藿,偏阴虚者加龟甲、鳖甲,偏阳虚者加鹿角胶、肉苁蓉。

3)脊髓型颈椎病:痰湿阻络型,颈舒汤加减:粉葛根20g,当归12g,桂枝12g,黄芪20g,炒白术15g,白芍15g,茯苓15g,狗脊12g,全蝎粉3g(装胶囊内服),炙甘草6g,法半夏9g,陈皮6g,炒薏苡仁30g。气虚血瘀型,补阳还五汤加减:生黄芪60~120g,当归15g,红花3g,地龙10g,丹参30g,桃仁10g,千年健15g,木瓜15g,牛膝10g,川芎10g,葛根30g,蜈蚣3条。肝肾亏虚型,左归饮加减:生地黄20g,熟地黄20g,山茱萸10g,枸杞子10g,当归15g,龟甲胶6g(调冲),丹参30g,甘草5g,山药10g,玉竹10g,知母6g,鲜石斛30g,石决明30g(先煎);偏阴虚夹湿者,用虎潜丸加减:酒炒黄柏12g,醋炙龟甲15g,知母9g,生地黄12g,陈皮6g,白芍15g,锁阳6~9g,炙狗骨12g,干姜3g;偏阳虚者,用右归饮加减:熟地黄15~30g,山药15g,山茱萸9g,枸杞6g,炙甘草3~6g,杜仲6g,肉桂3~6g,制附子3~9g。

上述汤剂每天1剂,水煎服,10天1个疗程。

(2)中药外敷:采用重庆市中医骨科医院院内制剂活血贴膏(药物组成:当归、土鳖虫、三棱、莪术、红花、泽兰、续断、骨碎补、狗脊、木香、紫苏、五加皮等)。将1张贴膏剪成两片,在晚上盥洗后,将膏药贴在颈项后侧及疼痛部位,第2天再撕掉膏药进行治疗。

贴敷疗法不超过10次。对皮肤过敏者禁用。

4. 牵引治疗　患者坐于牵引椅上,套上牵引带,并分别固定于患者枕部和下颌部,头部略前倾15°,首次牵引重量约3~5kg,以后逐渐加重量,最大重量不超过10kg,每次20~30分钟,每日1~2次。如患者感觉在坐位牵引时疼痛加重,或牵引后出现症状反而加重的情况,应及时停止牵引,而行人工仰卧位牵引。我们不主张采用持续性牵引,长时间的牵引和超负荷的牵引力极易造成肌肉、韧带等软组织的弹力疲劳,不利于病情恢复。对于脊髓型颈椎病及明确有颈椎间盘脱出的患者,建议不采用牵引治疗。我们在临床中发现,30%左右的患者不适合牵引治疗。对接受颈椎牵引的患者,牵引重量应以患者舒适为度。

5. 心理疏导　颈椎病患者多数有不同程度的心理障碍。这些不良的情绪和心理反应随着时间的迁延,会发展成各种形式的心理障碍如焦虑症、抑郁症、恐惧症等,这不仅影响疾病的康复治疗,而且对以后的学习、生活、工作和社会活动都有较大影响。因此,心理疏导在颈椎病治疗中十分适用。应根据患者的心理素质施以调畅情志的心理疏导方法,以改善或调整患者的精神情感状态,使心身趋于康复。此疗法可让家属配合进行。

通过观察发现,心理疏导能有效干预者患病后的抑郁情绪。我们认为,通过心理治疗能做到:①正确认识疾病、消除悲观心理:对颈椎病反复发作者,要让患者了解其发作规律,深信颈椎病所出现的症状是可以治疗的,而且治疗是有效的。那些病情较为严重的各种类型的颈椎病患者,只要结合自身具体情况,选择可行的治疗方案,治疗及时,持之以恒,是完全可以治愈的。②避免急躁情绪:颈椎病的发病是一个缓慢过程,其症状的出现是逐渐形成的,对它的治疗不可能有立竿见影之效,对此应有充分的思想准备,应耐心地始终不断进行颈椎病的预防和保健,尤其对于老年颈椎病患者,只有这样才能预防复发或减轻症状。过分急躁的心情,不但不利于治疗,也不利于自身健康,甚至能诱发其他疾病。③发挥心理治疗的积极作用:暗示治疗可使颈椎病所出现的心慌、胸闷、腹胀、头痛、多汗,甚至出现的上下肢麻木、酸胀及性功能下降等症状得到改善。

## 五、预防与调护

1. 预防

(1)矫正头颈不良体位,应有良好的睡眠体位、工作体位、生活体位和运动体位。

(2)应随时避免头颈部外伤。外伤与颈椎病的发生有密切关系,必须避免各种工伤、交通事故及运动性损伤。

(3)要尽量注意避免颈部过度劳累。

(4)加强体育锻炼,对预防颈椎病有很好的作用。

(5)如果咽喉部有炎性病变,应积极治疗。

(6)及早彻底治疗颈、肩、背软组织劳损,防止其发展为颈椎病。

(7)保持乐观精神,树立与疾病艰苦抗衡的思想,配合医师治疗,减少复发。

2. 功能锻炼　日常对于长期伏案工作的人来说,防治颈椎病的方法是定时改变头部和颈椎的位置。工作半小时左右,抬起头并向四周轻轻活动颈部。切忌超过 2 小时的持续低头工作。进行颈部肌肉锻炼,加强颈椎三维空间 6 个自由度和瞬间旋转轴的活动,从而达到松解颈肩关节周围软组织粘连,加强颈部肌肉收缩力,维持颈椎内外平衡,有效预防颈椎病。

(1)颈康复操:本康复操应始终贯穿于治疗、康复、预防复发全过程。每日早、晚或上、下工间各做 1 次,每次 10~15 分钟,要做到循序渐进,持之以恒。

1)俯仰天地式:站立位,双足分开,与肩同宽。首先,双手在身后相握用力向下后方拉伸,同时头颈缓慢向上拔伸尽力后仰,如闲庭望月之状。颈肩背部肌肉用力收缩保持 5 秒,随后放松恢复中立位。然后双手叉腰,头颈向前引出,并尽力向下低头,保持 5 秒,随后颈肩部肌肉放松恢复至中立位。

2)转体望踵式:站立位,双足分开,与肩同宽,双手自然下垂,颈肩放松,含胸拔背,虚领顶项,头颈躯干左旋,双眼向后下方尽力望向对侧足后跟,最大幅度用力拔伸颈部,保持约 5 秒,还原后右侧重复同样动作。

3)扩胸运动式:站立位,双足分开,与肩同宽,双手半握拳平放胸前,先做屈肘扩胸,然后双肘伸直,掌心向上,再做扩胸运动。两种动作交替进行,5 个交替为 1 组。

4)翻掌上举式:站立位,双足分开,与肩同宽,双手指交叉,掌心向上,从少腹上提至胸前,翻掌上举过头顶,此时颈项微微向后仰,双眼跟随手的运动方向而运动,保持 5 秒后放下双手,恢复中立位。

(2)自我按摩:可在早晚各做 1 次。方法是正坐在椅子上,将衣领口揭开,两眼平视或微闭,呼吸调匀,全身放松。

1)掐压风池:用两手拇指分别按在同侧风池,其余手指附在头两侧,由轻到重地掐压 20~30 次。

2)拿掐颈肌:将左(右)手上举置于颈后,拇指放置于同侧颈外侧,其余四指放在颈肌对侧,双手用力对合,将颈肌向上提起后放松,沿风池向下拿捏至大椎 20~30 次。

3)按揉肩井:以左(右)手食、中、无名指指腹按于对侧肩井,然后由轻到重 10~20 次,两侧交替进行。

4)斜摩大椎:用左(右)手四指并拢放于上背部,用力反复斜摩大椎各 20~30 次,至局部发热为佳,两侧交替进行。

5)按摩曲池:用拇指或中指、食指指腹按于患肢曲池,用力由轻到重按揉 20~30 次。

6)合按内、外关:用左(右)手拇指尖放在右(左)手内关,中指放在对侧外关,同时对合用力按揉 15~20

次,双手交替进行。在按压的同时做颈部活动。

以上自我锻炼方法,只要做到持之以恒,颈椎病就不易复发。

3. 护理

(1)一般护理:做颈椎牵引时采取坐位或半坐卧位,保持患者舒适的牵引体位。在疼痛或麻木严重时应颈椎制动,减少椎间关节活动,消除不稳定因素造成的神经、血管机械性或炎症反应性刺激与压迫症状,可佩戴颈托。睡眠时注意枕头的高低及位置,正确的睡姿应使头和颈部都着枕使颈椎位于生理曲线状态。正确选择合适的枕头:以高度约为8~12cm为宜;人仰卧时枕头与自己的拳头等高,侧卧时枕头的高度应为一侧肩膀的宽度;枕芯要选有一定的硬度、透气性好的,如荞麦壳、木棉、慢回弹太空棉等。按摩颈部及上下肢肌肉,鼓励患者主动加强各关节活动,维持肢体功能。天气寒冷,注意保暖,特别是枕部、颈部、肩部,防止着凉。

(2)情志护理:颈椎病多发于中老年人,症状复杂多样,病程长,康复进程缓慢,患者心理负担重,情绪波动大,注意观察患者情绪变化,主动了解患者客观信息(年龄、性别、职业等),主动介绍医院的规章制度和同病室的病友,帮助解决其焦虑和困难,使患者感到温暖、亲切和舒适,安心地接受治疗和护理;对治疗失去信心的患者,应主动介绍一些治疗成功的病例或经验,鼓励患者树立战胜疾病的信心,积极配合治疗;对易发怒生气的患者,在待其情绪稳定后,语气柔和地、耐心地对其进行劝导和安慰,使患者能在最佳心理状态下接受治疗和护理,达到早期康复。

(3)健康指导:教会患者做颈部康复操,以及颈部自我按摩。发放关于颈椎病的健康教育资料、图谱,使患者了解本病的成因和自我保健知识。颈部注意保暖,夏季要避免空调冷风直吹颈部,冬日外出系好围巾,睡觉时盖好被子。适当加强体育锻炼,增强颈部和四肢肌力,勿单手提重物或头部摆动过大及负重。平时生活中,注意保持正确姿势,如伏案工作时间长,要每隔1小时做1次颈部多方向运动或颈部操。保持正确睡眠姿势,枕头不可过高或过低,避免头偏向一侧。带药回家,按医嘱服用。每1~2个月来院复查1次。

## 六、目前研究进展

颈椎病属中医学"痹病"范畴,自古就有关于颈椎病相关症状的论述,但没有其明确的颈椎病名及病因的描述。历代多用"眩晕""项痹""头痛""颈肩痛"等来描述其病名,对于病因也有不同论述。《素问·痹论》曰:"风寒湿三气杂至,合而为痹也。"其发病多由风寒湿外邪侵袭,闭阻经络而致。《素问·至真要大论》曰:"诸痉项强,皆属于湿。"再次说明与湿邪有关。《证治准绳》曰:"颈项强急之证,多由邪客三阳经也。寒搏则筋急,风搏则筋弛,左多属血,右多属痰。"说明颈部肌肉失衡导致颈椎失去力学平衡引起关节错乱,而发为颈椎病。《素问·刺法论》曰:"正气存内,邪不可干。"《素问·评热病论》曰:"邪之所凑,其气必虚。"正虚之处,便是受邪之处。阐述了正气不足在发病中的作用。《证治准绳》曰:"颈痛,非是风邪,即是气挫,亦有落枕而成痛者……皆由肾虚不能生肝,肝虚无以养筋,故机关不利。"论述了肝肾在颈椎病的发病中起重要作用。著名筋伤科专家郭剑华认为,颈椎病发病原因多与风寒湿邪气有关,同时强调肝脾肾之正气不足导致邪气深入而成痹,因此创造了"颈舒汤"等经典汤剂。董良杰等认为督脉恰好循行于人体后正中线上而经过颈椎,若颈部经络痹阻不通,气血运行受阻,则导致督脉气血痹阻不通,为颈椎病的主要病机。被誉为"齐鲁第一灸"的济南市中医医院马兆勤,考虑六淫外邪和外伤为致病之标,气血失和、经脉痹阻肝脾肾等脏腑导致功能失调为发病之源,同时特别强调慢性劳损导致正虚在发病中的作用。

中药内服依据中医基础理论,辨证论治,对症施药。钟远鸣等以循证医学为依据对中药内服治疗颈椎病进行Meta分析,说明中药内服治疗颈椎病确实有效。不同名家对颈椎病有着不同分型,所用方药也不尽相同。丁锷将其分为:痹痛型用桂枝加葛根汤加减,气虚下陷型用补中益气汤加减,痰湿阻络型用温胆汤加减,风寒束络型用桂枝活血止眩汤加减,风阳上亢型用息风活血汤,痉挛型用散结活络汤。徐昌伟将其分为5型,分别为寒凝经脉型、髓海不足型、水不涵木型、痰瘀痹阻型、气血不足型,分别用麻黄附子细辛汤、补肾填精生髓方、滋阴平肝潜阳方、通窍活血化瘀方、防眩汤加减,均取得良好治疗效果。不同的专方验方在其治疗上也显示出独特疗效。尚国涛等用桂枝葛根汤治疗颈椎病,将82例患者随机分为观察组和对照组,两组在采用相同治疗基础上,观察组加用桂枝葛根汤治疗,治疗后观察组功能症状评分比对照组明显增高($P<$0.05)。李宝珍用葛根细辛汤治疗颈椎病 43 例,总有效率达 95.75%。马永胜以蠲痹汤治疗神经根型颈椎病 75 例,以视觉模拟评分及治疗后 4 周和 3 个月外周血降钙素基因相关肽(CGRP)水平为观察指标,研究证实蠲痹汤治疗神经根型颈椎病疗效好,术后各项指标恢复快。王常普以半夏白术天麻汤治疗椎动脉型颈椎病眩晕 38 例,有效率达 92%。莫敏敏等以颈肩痛汤加减治疗神经根型颈椎病 25 例,对照组给予非甾体抗炎药甲钴胺片加牵引治疗,治疗组给予颈肩痛汤加减加牵引治疗,1 个月后治疗组有效率 96%,对照组有效率 76%,治疗组有效率明显优于对照组($P<0.05$)。

中药外敷以归经理论为依据,以气味厚药为引导,通过药物透入皮肤产生活血化瘀、通经走络等功效;同时利用在局部产生较强药物浓度的优势,而发挥较强的药理作用。李呈爱以中药外敷结合推拿治疗颈椎病,对照组单纯施以推拿手法治疗,治疗组在推拿基础上用中药外敷;结果显示,治疗组有效率为 94.2%,对照组为 76.6%,两组比较($P<0.05$)证实中药外敷在颈椎病治疗中确有作用。石山峰利用中药的治疗作用和热敷治疗颈椎病,有效率为 94.8%;中药热敷操作简便,可有效改善患者颈椎功能,提高生活质量,值得推广。于长志以药膏贴敷疗法治疗颈椎病 54 例,以奇正消痛贴膏进行临床研究,分对照组与治疗组,治疗组以奇正消痛贴膏贴敷治疗,对照组口服消炎止痛药物配合推拿治疗,经过统计学分析,治疗组与对照组无统计学差异,消痛贴膏外敷与口服消炎止痛药具有相近的临床疗效。

针灸与针刀治疗颈椎病疗效确切,方法众多。针刀治疗在于舒筋通络,活血止痛,刺激局部血管神经,改善神经血管功能。王占有对针刀治疗椎动脉型颈椎病的疗效进行 Meta 分析,纳入病例 409 例;Meta 分析结果显示,运用针刀治疗的总有效率与西药治疗比较差异性有显著统计学差异,证实针刀治疗椎动脉型颈椎病的治愈率与西药(氟桂利嗪)的治愈率有明显优越性。许学兵等以温针灸颈三针治疗颈型颈椎病为临床研究,温针灸组患者采用针灸颈三针,对照组患者给予口服药物;研究结果显示,温针灸组患者 VAS、NPQ 评分均优于对照组($P<0.05$),采用温针灸颈三针治疗颈型颈椎病疗效显著,值得临床推广。李海松以 100 例颈椎病患者为研究对象,对照组 50 例采用常规治疗方法,观察组在对照组基础上采取针灸理疗方法,观察组有效率达 98%,对照组 86%,说明针灸理疗能显著改善患者头晕、头痛、颈肩痛等临床症状,具有推广价值。

推拿常用于颈椎病的治疗。研究证实,推拿能够松解局部粘连组织,解除肌肉痉挛,并且能纠正椎间关节紊乱,从而使颈椎动态平衡得以重新恢复。陈水金等对推拿治疗颈椎病的难点与应对思路进行探讨,指出颈椎病临床症状轻重程度与影像学表现不一致,推拿治疗后易于复发;提出应对思路,重视对疾病功能评估,推拿治疗颈椎病应根据传统疾病诊断,根据中医辨证及评估结果进行针对性手法治疗;同时重视健康教育与运动康复,进行更有针对性的功能训练,从而达到治疗目的。冯跃等以兔为试验对象,从微观方面研究推拿按摩治疗颈型颈椎病的作用机制,揭示了推拿通过手法作用于颈椎筋结处,从而达到疏通经络、行气活血、解除痉挛、伸展筋脉、整复错位的功效。

牵引可以增大椎间隙和椎间孔,解除滑膜嵌顿,减轻神经根压迫,有利于椎动脉得以伸展改善颈部血供,促进组织水肿和炎症消退。姜进平等将 60 例颈椎病患者随机分为牵引组(30 例)、对照组(30 例),牵引组持续牵引 6 个月,对照组无牵引,牵引结束后定期随访患者研究其复发率,牵引组为 6.7%,对照组为 50%,对照组复发率明显高于牵引组($P<0.01$)。雷龙等以自重牵引装置对颈椎病交感症状康复效果进行研究,通过对治疗患者的不断随访,证实其自重牵引装置不仅能起到颈椎牵引作用,而且治疗期间能起到改善颈椎病生理曲度的作用。见国繁等以优化颈椎牵引方案为临床研究,改进传统牵引方案,采用多方位优化方案;该方案在缓解患者病情、改善症状等方面均优于传统牵引。麻国尧等通过建立生理曲度变直的颈椎全节段模型,使用不同角度模拟加牵引进行生物力学的对比分析,为临床提供合理的牵引方式。

综合疗法是将 2 种或 2 种以上的方法同时或相继应用于患者治疗中。临床中常采用综合疗法,很少以单一疗法治疗,因为多种疗法相结合可产生协调作用提高疗效,大大缩短治疗时间。刘虹豆等以中医综合疗法治疗颈椎病 100 例,结果证实针灸、推拿、中药离子透入、熏洗 4 种中医综合方法治疗较 3 种方法治疗更为有效。王平等以综合物理疗法治疗颈椎病,对患者分别采用牵引、超短波治疗机治疗和中频电疗仪治疗;

通过临床研究证实,综合物理疗法治疗神经根型颈椎病疗效显著。刘维光以针刺加理疗治疗交感型颈椎病,并观察治疗效果,1个月后有效率达83.3%,2个疗程后达90%。陆志夫等以中药内服配合牵引及热熨治疗神经根型颈椎病,并与单纯口服西比灵胶囊及盐酸倍他司汀片相比较,其有效率93.33%,显著高于单纯口服药物的76.74%;中药内服配合牵引及热熨治疗神经根型颈椎病疗效显著。

(马善治　谭建萍　袁海洲)

### 参 考 文 献

1. 赵玉龙,张曼莉,李统,等. 关于颈椎病的中医认识及其治疗进展探讨[J]. 世界最新医学信息文摘,2018,18(16):48-49.
2. 董良杰. 一指禅推拿结合牵引治疗神经根型颈椎病40例[J]. 光明中医,2010,25(10):1857-1858.
3. 高熙静,马兆勤. 马兆勤教授灸法治疗颈椎病经验辑要[J]. 时珍国医国药,2015,26(12):3030-3031.
4. 钟远鸣,罗满,唐成. 中药内服治疗颈椎病Meta分析[J]. 辽宁中医药大学学报,2016,18(10):11-14.
5. 王正,王峰,张建华,等. 丁锷分型论治颈椎病经验[J]. 安徽中医学院学报,2011,30(1):35-36.
6. 何川,张朝驹,刘伟,等. 徐昌伟主任医师治疗颈椎病经验[J]. 陕西中医,2016,37(5):609-610.
7. 尚国涛,任利. 桂枝葛根汤治疗颈椎病眩晕的临床疗效观察[J]. 中西医结合心血管病电子杂志,2016,4(3):179-180.
8. 李宝珍. 葛根细辛汤治疗神经根型颈椎病43例[J]. 环球中医药,2016,9(8):1017-1019.
9. 马永胜. 蠲痹汤治疗神经根型颈椎病35例临床观察[J]. 中药药理与临床,2015,31(3):135-136.
10. 王常普. 半夏白术天麻汤治疗椎动脉型颈椎病眩晕[J]. 中医药临床杂志,2015,27(2):231-232.
11. 莫敏敏,花宇琪,赵凯. 颈肩痛汤加减治疗神经根型颈椎病25例[J]. 陕西中医药大学学报,2016,39(4):62-64.
12. 李呈爱. 中药外敷联合推拿治疗颈椎病69例[J]. 河南中医,2015,35(11):2685-2687.
13. 石山峰. 活血止痛类中药联合矿物质外用热疗包热敷治疗颈椎病临床研究[J]. 亚太传统医药,2015,11(16):100-101.
14. 于长志,张悦,辛艺铭,等. 药膏贴敷疗法治疗颈型颈椎病临床疗效观察[J]. 中国处方药,2014,12(9):117.
15. 王占有,周学龙,郑景辉,等. 针刀治疗椎动脉型颈椎病的Meta分析[J]. 医学综述,2016,22(2):353-355,358.
16. 许学兵,刘红姣. 温针灸颈三针治疗颈型颈椎病临床研究[J]. 亚太传统医药,2016,12(6):117-118.
17. 李海松. 浅谈针灸理疗对颈椎病的影响[J]. 临床医药文献电子杂志,2015,2(2):209,211.
18. 陈水金,林志刚,龚德贵,等. 推拿治疗颈椎病难点分析与应对思路探讨[J]. 中华中医药学刊,2015,33(10):2354-2356.
19. 冯跃,陈香竹,肖显俊,等. 推拿治疗颈型颈椎病筋结处的超微结构及组织酶学的实验研究[J]. 时珍国医国药,2014,25(12):3064-3066.
20. 姜进平,梁倩雯,刘欣. 长期牵引预防颈椎病复发的临床研究[J]. 辽宁中医杂志,2014,41(12):2654-2656.
21. 雷龙,丁玲芳,赵文华,等. 自重颈椎牵引装置对颈椎病交感症状的康复效果研究[J]. 中国全科医学,2015,18(9):1086-1090.
22. 见国繁,陆雪松,白金山,等. 神经根型颈椎病优化牵引方案的临床研究[J]. 北京中医药,2015,34(11):859-862.
23. 麻国尧,汪芳俊,魏威,等. 不同角度牵引治疗颈椎病的生物力学研究[J]. 中华全科医学,2015,13(8):1223-1225,1261.
24. 刘虹豆,余洋,樊效鸿. 中医综合疗法治疗颈椎病100例临床观察[J]. 吉林中医药,2015,35(1):34-36.
25. 王平,高建辉,郭铁,等. 综合物理疗法治疗神经根型颈椎病100例临床观察[J]. 临床合理用药杂志,2014,7(1):150-151.
26. 刘维光. 针刺配合理疗治疗交感型颈椎病30例[J]. 现代中医药,2014,34(2):49-50.
27. 陆志夫,吴清琳,刘永利. 补阳还五汤加减配合牵引与热熨治疗神经根型颈椎病疗效观察[J]. 陕西中医,2014,35(8):992-994.

# 第二节　落　枕

## 一、概述

落枕又称"失枕",是指入睡前无任何症状,睡醒后即出现或在晨起不经意运动时发生颈部剧烈疼痛、活动受限、转侧不利等症状的临床常见病、多发病,属于颈部软组织损伤。本病好发于青壮年,男多于女,春冬两季发病率较高。

## 二、病因病机

落枕是颈部软组织的损伤之一,古称"失枕"。《素问·骨空论》首次论述:"失枕在肩上横骨间,折使揄臂齐肘正,灸脊中。"指出了本病的发病病位及治疗方法。《伤科汇纂·旋台骨》载:"有因挫闪及失枕而项强痛者。"本病的病因病机,应从以下几方面认识。

1. 姿势不良,气血壅滞 本病多因睡觉时枕头过高、过低或过硬;或睡姿不良,头枕过度偏转,使颈部肌肉长时间处于一种过度牵拉状态,局部气血壅滞不通。这种损伤往往较轻,经治疗会很快痊愈。

2. 风寒侵淫 颈肩裸露,感受风寒,致使颈项经筋气血凝滞、经脉不畅,而发生颈肩疼痛。此型有风邪偏盛与寒邪偏盛两种类型,应注意分辨。

3. 肝肾亏虚,复感外邪 平素肝肾亏虚之人,缺乏筋肉锻炼,身体衰弱,气血不足,循行不畅,舒缩活动失调;或有颈椎病,久伤不愈或筋骨萎弱、疲劳过度复感风寒侵袭,致经络不畅,肌肉气血凝滞而痹阻不通,僵凝疼痛而发生本病。

## 三、诊断

1. 落枕的分型 临床根据病因不同,将落枕分为以下几种类型。

(1)失枕型:本型多由于睡眠时选择枕头不对,过高过低、过硬或睡觉姿势不良,造成颈部肌肉长时间处于过度牵拉状态,致使颈部肌肉紧张而发生静力性损伤。以累及一侧软组织为主。

(2)扭伤型:本型多因颈部突然扭转,致使颈项部分肌肉扭伤,发生痉挛和肿胀所致。患者多有急性损伤史。

(3)颈椎紊乱型:本型患者多因姿势不良或突然改变体位引起小关节解剖位置的改变,导致滑膜嵌顿,从而破坏颈椎的力平衡和运动的协调性,反射性引起肌肉痉挛,进一步又加重了关节紊乱。临床上尤以 $C_{4\sim6}$ 椎体小关节紊乱较为常见。患者有颈部长期单一固定姿势的劳损史,或过度活动的外伤史。

2. 落枕的临床表现

(1)失枕型:症见睡醒后突然出现颈项疼痛,头歪向患侧,活动不利,尤以左右旋转及后仰为甚,严重时疼痛可向肩背、肩胛区放射,颈部可触及如条状或块状筋结,局部有明显压叩痛。

(2)扭伤型:伤后颈部疼痛,有负重感,疼痛可向肩背部放射,颈部活动受限,在痛处可摸到肌肉痉挛,局部轻度肿胀与压痛。

(3)颈椎紊乱型:起病较急,颈部僵硬,发胀疼痛,转侧不利,部分患者伴有头晕、后枕及肩背部牵拉痛或不适,一处或多处单侧棘旁压痛。X 线片多见颈椎向患侧凸,棘突偏离中线,生理曲线变小或消失。

3. 临床诊断要点 本病常在睡醒后或晨起不经意活动时出现颈部疼痛,多为一侧,活动时加重,头常歪向患侧,仰头、点头及转头等颈部活动受限,颈项不能自由旋转后顾,转头时常与上身同时转动,以腰部代偿颈部的旋转活动,向患侧活动受限尤为明显。疼痛可向肩背部放射。颈部肌肉痉挛压痛,触之如条状或块状,斜方肌、大小菱形肌等处有压痛。因风寒外袭,颈项强痛,可伴有恶寒头痛等表证。本病起病较快,病程短,常在 1 周内自愈,但易复发。

X 线摄片检查一般无明显改变。由于颈部肌肉痉挛,头颈部可歪斜,X 线片可见颈椎侧弯、颈椎生理弧度改变为平直甚至反张。

4. 中医证型分类

(1)气滞血瘀型:睡觉姿态不良或过度疲劳者,睡醒后突然颈部胀痛,转侧不灵,稍有活动疼痛加剧;颈部有固定压痛点;舌紫或有瘀斑、苔薄白,脉涩。

(2)风寒痹阻型:颈项疼痛重着,疼痛多一侧放射,有时伴有颈肩上麻木;或伴有恶寒发热、头痛、身体重着疼痛,有时有汗,有时无汗;舌淡白、苔薄白或稍黄,脉浮紧或缓。

(3)肝肾亏虚型:身体衰弱或颈部疼痛久治未愈,颈肌麻木不仁,同时伴有腰酸软无力,五心烦热,身体重着疼痛,畏寒肢冷,心悸气短,舌淡苔白,脉细。

## 四、治疗

各型落枕的中医治疗要依循"实则泻之,虚则补之,瘀则通之,结则散之,寒则热之;不盛不虚以经取之"的治疗原则。

1. 针灸治疗

（1）普通针刺疗法

1）针刺选穴：①主穴：局部阿是穴（即颈椎棘突旁的压痛点及圆形或条索状阳性反应点）、颈百劳。②配穴：寒湿痹阻型：大椎、手三里；血瘀气滞型：血海；肝肾不足型：肾俞。③循经配穴：手阳明经选用三间、曲池。

2）针刺方法：针具选用 ⌀ 0.3mm 一次性无菌毫针。针刺颈项部压痛点或阳性反应点时，针尖指向病所，采用平补平泻手法；针刺肩部和上、下肢腧穴时，进针后以得气感向身体远心端放射为佳；手法以平补平泻或补法为主。配合电针疏密波刺激，以增强和维持针感，留针 15~20 分钟。气滞血瘀型、风寒型可采用悬灸完骨、风池各 10 分钟，以局部出现灸感为宜。

（2）针刺运动疗法

1）针刺选穴：针刺运动疗法的特殊性是以针刺得气后完成颈项部运动锻炼，选穴原则以远端取穴为主。根据落枕患者不同体征、症状，若是屈伸不利者，选后溪；左右不利者，刺中渚；无法旋转者，取养老；若颈项部疼痛连及头部者，针刺列缺；颈痛连及面颊部，远取合谷；颈项疼痛连及肩背部，针刺昆仑；颈项疼痛放射至前胸侧，选膻中。

2）操作方法：患者取端坐位或仰卧位（无法起床者）。用 75% 酒精棉球常规消毒针刺部位。取 0.3mm×40mm 的不锈钢毫针。根据不同症状选取后溪、中渚等穴，采用单手进针法，针尖朝向颈部；进针时速度宜快。深度依患者体质及得气迟速而定，施以提插捻转、平补平泻手法，针感强度以患者能耐受为度。得气完成后嘱患者完成活动颈部功能锻炼；初起，医者辅助患者做缓慢、轻柔的动作，同时用语言安慰、鼓励患者，以减少其紧张情绪，并指导之；待患者情绪安定后，令其自行分别做左倾、右倾、前屈、后仰及顺逆时针的颈部运动。颈部活动关键：活动幅度由小到大，速度不宜过快；多向受限的方向活动，当患者已达最大活动范围时，医者可适当轻柔地辅助其进一步被动增加活动幅度，但以患者能耐受为度。

2. 推拿手法及其他疗法

理筋手法：手法治疗落枕有很好的疗效，可很快缓解肌肉痉挛，消除疼痛，往往经治疗 1 次后，症状即能明显缓解。

1）按摩点穴法：患者端坐，医者站于患者背后。缓慢转动头颈，在颈项部找到痛点或痛筋后，用拇指或小鱼际在患部做揉、推、摩等法，使痉挛的肌肉得到缓解，减轻疼痛。再用拇指或食指点按风池、天柱、天宗、曲池、合谷等穴，每穴按压半分钟，以舒筋理气、解痉止痛。

2）端项旋转法：患者坐在低凳上，嘱其尽量放松颈项部肌肉，医者一手托住患者下颌，一手托住枕部，两手同时用力向上端提，此时患者的躯干部重量起了反牵引的作用，在向上端提的同时，边提边摇晃头部，并将头部缓缓向左右、前后摆动与旋转 2~3 次，以活动颈椎小关节。最后用力将下颌向一侧做稳妥斜扳，即可听到清脆之响声，患者立感颈项部舒适。运用斜扳手法时，动作要轻柔，用力要适当，以免加重疼痛或加重损伤。此法常可收到较好效果。

3）固定方法：一般无须固定，若疼痛剧烈，应头颈部制动休息，必要时可佩戴围领 1~2 天，有利于局部损伤炎症的消退。

4）练功活动：疼痛缓解后，应进行头颈部前屈后伸和左右旋转活动锻炼，以舒筋活络，加强颈部肌肉力量。

3. 药物治疗

（1）内服药

1）风寒痹阻型：治宜疏风散寒、除湿止痛，无汗者方用葛根汤加减，有汗者方用瓜蒌桂枝汤加减，湿邪偏甚者方用羌活胜湿汤加减。

2）气滞血瘀型：治宜活血舒筋、行气止痛，方用和营止痛汤或当归拈痛汤加减。

3）肝肾亏虚型：治宜补益肝肾、舒经活血，方用黄芪桂枝五物汤加减。

（2）外用药：早期选用我院红肿贴膏，待颈项活动度有所恢复后，予以活血贴膏外敷。

## 五、预防与调护

1. 避免不良的睡眠姿势，枕头不宜过高、过低或过硬。睡眠时不要贪凉，以免受风寒侵袭。

2. 落枕后尽量保持头部于正常位置,以松弛颈部肌肉。久坐伏案工作,勿忘颈部保健,要经常起身抬头活动颈部,防止颈部慢性劳损。积极进行颈部练功活动,可做颈部前屈、后仰、左右侧弯、左右旋转等活动锻炼。

## 六、目前研究进展

落枕是一种常见症状,多见于年轻人,且男性发病率高于女性,春冬季节多见。落枕的发病经过是入睡前并无任何症状,晨起后却感到项背部明显酸痛,颈部活动受限。落枕是由于睡眠时姿势不当,或因颈部扭伤,或因风寒侵袭,局部脉络受损等所致。落枕给患者的日常生活造成众多不便。目前,对于落枕的治疗主要以针灸、推拿为主。

1. 单纯针刺 邱伊白等将 150 例患者随机分为后溪穴组和落枕穴组,分别采用透刺法进针,均针刺得气后活动颈部,留针 15 分钟,其间行针 2 次;结果显示,后溪穴组有效率 93.33%,落枕穴组有效率 80.00%,两组治疗结果比较有统计学意义。刘炫斯等将 72 例患者随机分为治疗组和对照组各 36 例,分别采用针刺患侧外劳宫穴与局部电针治疗,结果显示,治疗组有效率 94.4%,对照组有效率 97.2%;两组疗效比较无统计学意义,说明针刺患侧外劳宫穴治疗急性落枕疗效较好。李鸿霞将 84 例患者随机分为单穴组与配伍组,单穴组取列缺穴,配伍组取列缺穴加风池、大杼、天柱、天窗、肩中俞;两组均每日针刺 1 次,每次留针 30 分钟;结果显示,24 小时内就诊患者 1 次治愈率为单穴组 95.2%、配伍组 100%,24 小时外 1 次治愈率为单穴组 28.6%、配伍组 38.1%,3 次治愈率单穴组 76.2%、配伍组 95.2%;说明列缺穴治疗落枕的疗效与发病后就诊时间及配伍有关。李伟针刺悬钟穴治疗落枕 40 例,结果有效率 100%。曹淑华等采用腕踝针配合浮针治疗落枕患者 46 例,设对照组 36 例施以推拿手法治疗;治疗 1 次,治疗组疗效优于对照组。金承香等将落枕患者随机分为 A 组和 B 组,A 组治以针刺落枕穴,B 组在针刺落枕穴基础上,再配合薄氏腹穴商曲穴皮下浅刺;结果显示,薄氏腹穴配合落枕穴针刺,首次治疗后疼痛程度、强直程度治疗效果均优于单纯落枕穴针刺;5 次治疗后,B 组强直程度的降低大于 A 组,疼痛程度的组间比较则没有显著性差异。孟庆良等取患侧后溪、束骨穴治疗落枕 120 例,针刺得气后尽量使针感上行,每日治疗 1 次,3 次为 1 个疗程,有效率达 100%。程素利等针刺听宫、悬钟穴治疗落枕患者 35 例,全部治愈,其中针刺 1 次治愈者 31 例,针刺 2 次治愈者 4 例。

2. 针刺配合推拿手法 曾金强将单纯性落枕患者 171 例随机分组,观察组采用推拿手法结合针灸治疗,取主穴落枕穴,辅以配穴,对照组只给予单纯的推拿手法治疗;结果显示,观察组总有效率 100%,对照组总有效率 88.2%,两组差异有统计学意义。苏长河针刺远部穴位承浆、落枕穴配合推拿手法治疗落枕患者 32 例,设对照组 31 例患者只采用推拿手法治疗,两组比较具有统计学意义,说明针刺配合推拿手法好于单纯采用推拿手法治疗。倪卫平将 46 例落枕患者随机分为治疗组和对照组各 23 例,治疗组采用腹针配合推拿治疗,对照组只采用推拿手法治疗,结果显示,治疗组治疗 1 次和 3 次后疼痛指数均低于对照组,说明腹针配合推拿是一种治疗落枕的有效方法。

3. 针刺配合拔罐 刘广林等针刺大椎、阿是穴、后溪、悬钟、落枕穴为主,在颈部肌肉疼痛处行梅花针叩刺,拔罐放血治疗落枕患者 18 例,对照组行单纯针刺 18 例治疗;结果显示,治疗组治愈率及有效率分别为 61.1% 和 94.4%,对照组治愈率及有效率分别为 44.4% 和 72.2%,两组差异有统计学意义。杨东红等将患者分为治疗组 155 例和对照组 133 例,治疗组采用巨刺外关穴配合放血拔罐的方法,对照组采用单纯针刺相应穴位;结果显示,治疗组临床疗效总有效率为 93.5%,而对照组为 92.15%,两组差异有统计学意义。侯文豪等采用针刺配合局部拔罐治疗落枕患者 32 例,对照组采用口服布洛芬缓释胶囊治疗,治疗组治疗 12 小时、24 小时总有效率均优于对照组;治疗组治疗 48 小时后总有效率为 100.0%,对照组为 93.8%,疗效相当。黄爱华采用针罐结合治疗落枕 48 例,对照组 46 例只采用走罐拔罐,结果显示治疗 3 天后治疗组有效率 100%、治愈率 95.8%,对照组有效率 76.08%、治愈率 17.2%,针罐结合效果显著。杜革术采用透刺风池穴治疗落枕 57 例,对照组 53 例口服双氯芬酸钠肠溶缓释胶囊(诺福丁)及外用伤湿止痛膏,结果显示,治疗组在第 1、2 疗程治愈率均显著优于对照组。

4. 其他疗法 凌世娟采用推拿加针罐的方法治疗落枕患者 50 例,与单纯采用推拿手法的对照组 50 例病例比较,治疗组取患侧阿是穴为主,辅以配穴,针刺得气后留针,再以针刺处为中心,用贴棉法拔上火罐,留针、罐各 15 分钟,推拿治疗使用一指禅法按摩颈部;结果显示,治疗组有效率为 96%,对照组有效率为 80%,治疗组疗效明显优于对照组。汤晓冬等将 53 例患者分为针刺落枕穴组 16 例、刮痧组 19 例、针刺落枕穴配合刮痧组 18 例;刮痧时选取患侧风池-肩井、肩中俞-肩外俞、哑门-至阳、曲垣-肩髎、大杼-膈俞、附分-膈关,用刮痧板根据从上至下、从里至外的原则,将皮肤刮至潮红或红紫;结果显示,刮痧组与针刺组差异无统计学意义,针刺配合刮痧组与针刺组差异有显著统计学意义,针刺配合刮痧组与刮痧组差异有统计学意义。吕雅妮采用针刺运动疗法结合温针灸治疗落枕 30 例,针刺取穴后溪、落枕穴,温针灸取阿是穴,针刺行提插捻转得气后,取艾条施灸,留针 30 分钟,结果所有患者均治愈。邹敏采用针刺手三里配合黄芪桂枝五物汤治疗落枕 38 例,同时设常规手法按摩加热敷 35 例进行对照观察,结果显示,治疗组有效率达 100%,治疗组疗效明显优于对照组。陈碧霞采用针刺外劳宫穴配合中药离子导入治疗落枕 80 例,对照组只针刺外劳宫穴,治疗 2 天后治疗组有效率为 94%,对照组为 82%,治疗组优于对照组。刘汉利采用针刺后溪穴配合穴位注射治疗落枕患者 37 例,针刺后溪穴,留针 30 分钟,起针后在颈部阿是穴处行阿兰他敏穴位注射,结果痊愈 4 例,好转 33 例,无效 0 例,有效率为 100%,说明针刺后溪穴合并穴位注射是一种治疗落枕的有效方法。张大同等采用揿针埋针配合运动疗法治疗落枕 33 例,对照组 33 例采用毫针配合 TDP 照射治疗,治疗 1 次进行评定;结果显示,治疗组总有效率 100%,对照组总有效率 78.79%,两组治疗结果比较有显著性差异。王迪等采用浮针治疗落枕 31 例,对照组 31 例采用按摩、针刺、特定电磁波谱(TDP)照射灯照射治疗,结果显示:治疗第 2 日、第 5 日 VAS 评分比较差异均有显著性意义;治疗 2 天,总有效率治疗组 90.3%,对照组 80.6%,两组总有效率比较,差异有显著性意义,治疗组治疗效果明显好于对照组。高宏等采用腹针疗法治疗落枕 61 例,对照组 56 例采用电针疗法;结果显示,治疗组疼痛减轻较对照组明显,有极显著性差异;治疗组治疗后,在再次治疗前镇痛效果能得以保持和提高,减退不明显;对照组则镇痛效果明显减退,两组间有极显著性差异;治疗组治愈率与对照组比较有显著性差异,两组总有效率比较无显著性差异;表明腹针疗法治疗落枕的镇痛即时性和效果、疗效的稳定性、疗程疗效都较电针治疗有明显优势。于宏君等设治疗组 30 例,选取患侧阿是穴、后溪,瘀滞型加肩井,风寒型加风池,用青龙摆尾针法行针,每日针刺 1 次,5 次为 1 个疗程,共治疗 2 个疗程;对照组 20 例,选穴及疗程与治疗组相同,针刺得气后瘀滞证阿是穴和肩井接上电针仪,风寒证阿是穴和风池接上电针仪,使用连续波,刺激强度以患者能够承受为度,通电时间为 30 分钟;结果显示,治疗组临床疗效、起效时间评分均优于对照组。

(马善治　谭建萍　袁海洲)

## 参 考 文 献

1. 田洪昭,孙忠人,张秦宏,等. 针刺治疗落枕的临床研究进展[J]. 中国中医急症,2014,23(10):1882-1884.

2. 邱伊白,吴耀持. 后溪穴和落枕穴治疗落枕的疗效比较[J]. 上海针灸杂志,2000,19(2):36.

3. 刘炫斯,李珍. 针刺患侧外劳宫穴治疗急性落枕 36 例[J]. 河南中医,2012,32(3):352-353.

4. 李鸿霞. 列缺穴治疗落枕疗效观察[J]. 上海针灸杂志,2011,30(12):843-844.

5. 李伟. 手针针刺治疗落枕 40 例[J]. 当代医学,2010,16(16):157.

6. 曹淑华,孙闯,范志勇,等. 腕踝针配合浮针治疗落枕 49 例疗效观察[J]. 新中医,2009,41(4):92-93.

7. 金承香,金书,夏东斌,等. 薄氏腹穴皮下浅刺配合落枕穴针刺治疗落枕[J]. 针灸临床杂志,2010,26(10):45-47.

8. 孟庆良,孟凡辉. 针刺后溪、束骨穴治疗落枕 120 例[J]. 中国针灸,2009,29(2):144.

9. 程素利,李岩,焦召华,等. 针刺听宫绝骨治疗落枕 35 例[J]. 四川中医,2013,31(2):122.

10. 曾金强. 手法结合针灸治疗落枕疗效观察[J]. 中国当代医药,2011,18(18):134.

11. 苏长河. 针刺远部选穴配合推拿治疗落枕疗效观察[J]. 内蒙古中医药,2011,31(24):34.

12. 倪卫平. 腹针配合推拿治疗落枕疗效观察[J]. 上海针灸杂志,2012,31(5):342-344.

13. 刘广林,黄振俊. 放血疗法配合针刺治疗落枕 18 例[J]. 河南中医,2012,32(8):1068-1069.

14. 杨东红,谭远飞. 巨刺针法配合刺络放血治疗急性落枕的临床研究[J]. 吉林中医药,2012,32(11):1159-1160.

15. 侯文豪,张继玉. 针刺配合拔罐治疗落枕疗效观察[J]. 上海针灸杂志,2012,31(9):673-674.

16. 黄爱华. 针罐运动疗法治疗落枕 48 例临床观察[J]. 实用临床医药杂志,2009,13(9):126-127.

17. 杜革术. 透刺风池穴治疗落枕 57 例临床观察[J]. 中医药导报,2007,13(6):75,86.

18. 凌世娟. 推拿加针罐治疗落枕50例疗效观察[J]. 中国医药指南,2012,10(18):637.

19. 汤晓冬,张鑫鑫,李伟红. 针刺配合局部刮痧治疗落枕临床疗效观察[J]. 吉林中医药,2011,31(11):1087-1088.

20. 吕雅妮. 针刺运动疗法结合温针灸治疗落枕30例[J]. 中国民间疗法,2012,20(7):27-28.

21. 邹敏. 针刺配合中药治疗落枕38例[J]. 四川中医,2013,31(4):141-142.

22. 陈碧霞. 针刺外劳宫穴配合中药离子导入治疗落枕160例[J]. 河南中医,2007,27(7):58.

23. 刘汉利. 针刺后溪穴配合穴位注射治疗落枕37例的临床观察[J]. 内蒙古中医药,2009,28(4):45.

24. 张大同,沈瑾. 揿针配合运动疗法治疗落枕的临床意义[J]. 江西中医药,2010,41(7):58-59.

25. 王迪,谢学锋. 浮针治疗落枕临床观察[J]. 河南中医,2013,45(8):149-150.

26. 高宏,李雪珍,周柏英. 腹针疗法治疗落枕疗效观察[J]. 现代中西医结合杂志,2008,17(18):2799-2800.

27. 于宏君,王富春,张婷. 青龙摆尾针法治疗落枕48例临床观察[J]. 长春中医药大学学报,2012,28(4):675-676.

# 第三节　肌性斜颈

## 一、概述

肌性斜颈俗称"歪脖",是指一侧胸锁乳突肌发生纤维性挛缩导致颈部和头面部不对称畸形的一种疾病。临床以头向患侧倾斜扭转、面部及下颌偏向健侧和面部畸形为特点。胸锁乳突肌的体表投影为颞骨乳突至一侧胸锁乳突肌连线间的肌性突起。本病是婴幼儿常见的一种先天性畸形。本病多发现于出生后2周左右,发病率0.3%~0.5%,1/4发生在右侧,1/5伴先天性髋关节脱位。可分为先天性及后天性。

## 二、病因病机

肌性斜颈的病因尚不十分清楚,目前较公认的主要有产伤、缺血性肌挛缩、宫内发育障碍等3种学说。

1. 产伤　多与难产有关,是由于分娩时一侧胸锁乳突肌受产道、产钳挤压或牵引受伤撕裂出血,引起血肿,血肿机化后导致肌纤维挛缩而发斜颈。

2. 缺血性肌挛缩　由于产程过长,胸锁乳突肌营养动脉闭塞或静脉回流受阻,以致胸锁乳突肌缺血,肌纤维变性挛缩而造成斜颈。

3. 宫内发育障碍　由于胎位不正,胎儿在子宫内头部位置不良,头颈倾向一侧,致一侧胸锁乳突肌受牵拉;或胎儿颈部受到肢体挤压,如手置于颈部的挤压,可使颈部的血液循环发生改变,致胸锁乳突肌缺血而发育不良,发生挛缩引起斜颈。

肌性斜颈主要病理是胸锁乳突肌肿块,进而纤维化引起挛缩变短,导致头斜向患侧、颜面转向健侧。随着年龄增长,可发生头和面部发育畸形。

## 三、诊断

1. 肌性斜颈的临床表现

(1)出生后,即可在一侧颈部发现有棱形肿物,其方向与胸锁乳突肌一致,多局限于中下段。以后患侧胸锁乳突肌挛缩紧张,突出如条索状。因肌肉挛缩牵拉发生斜颈畸形。

(2)斜颈特有的姿势,头向患侧倾斜、前倾,面旋向健侧,患侧耳朵向下接近胸锁关节。畸形如不及时矫正,患侧面部相对萎缩,颜面明显小于健侧,个别患者颈椎甚至上胸椎可见固定性脊柱侧弯。

(3)颈部活动受限,尤其以向患侧旋转和向健侧侧屈更明显。

(4)患侧胸锁乳突肌中下段可触及硬质条索状肿物。

2. 肌性斜颈的诊断要点　多在患儿出生2周左右,发现头颈部歪斜,在颈部一侧胸锁乳突肌可触及一棱形肿块,触按时患儿因疼痛而啼哭,头颈转动不灵活,向同侧倾斜,下颌旋向对侧,多单侧发病。肿块在出生后3~4个月内逐渐消失,触诊胸锁乳突肌内有一条索状硬结。斜颈常随婴儿发育而发展;1岁左右,斜颈更为明显,头部向患侧倾斜,下颌转向健侧,活动明显受限。当头颈部主动或被动转向健侧或仰头时,可见胸锁乳突肌紧张而突起于皮下如条索。同时逐渐继发头和面部的不对称发育畸形，头颅前后径变小，枕部歪斜，面部两侧不对称，患部面侧窄小，眉眼与口角之间距离较健侧缩小，五官倾斜。若畸形不及时矫正，则可随年龄增长而加重，不仅患侧面部相对萎缩，颈部软组织紧缩，而且颅骨也发育不对称畸形，严重者颈椎和上胸椎发生固定性脊柱侧弯畸形，部分患者伴有智力发育障碍。

X线摄片检查早期无异常，后期可见颈椎侧弯和旋转畸形，而骨质无异常。

3. 鉴别诊断　本病应与骨性斜颈、颈椎结核等疾病相鉴别。

（1）骨性斜颈：颈部有侧弯畸形，但无胸锁乳突肌挛缩，X线片显示颈椎骨先天性发育畸形。

（2）颈椎结核：因颈部疼痛和肌肉痉挛可出现斜颈，伴低热、颈部活动受限，无胸锁乳突肌挛缩，X线片显示椎体骨破坏和椎间脓肿。

（3）寰枢椎半脱位：多为3~5岁儿童，咽部炎症后引起颈椎周围软组织充血，突然出现头颈部偏斜，活动受限，项肌紧张。颈椎开口正侧位片可见颈1~2半脱位。

（4）眼科疾病：患儿由于一侧近视，另一侧远视，可出现头颈部向一侧倾斜。但胸锁乳突肌无挛缩，头颈部旋转无受限。

## 四、治疗

本病治疗越早效果越好。婴儿期主要以手法为主，配合固定治疗。随着年龄增长，若保守治疗无效或就诊较晚，可采用手术治疗。

1. 理筋手法　适用于1岁以内的婴儿，采用局部按摩、牵引、手法扳正等手法，目的是使肿块早期消散，防止肌肉发生挛缩，出生2周后即可进行。

（1）局部按摩：医者运用拇指或中、食指在患侧胸锁乳突肌肿块部位做自上而下的轻柔按摩，舒展理顺挛缩的胸锁乳突肌，改善局部血液循环，使局部硬结的肌纤维逐渐软化。

（2）扳动矫正：先在患侧胸锁乳突肌按摩，然后医者以一手托住患者枕部，另一手把住下颌，将患儿头部向与畸形姿势相反方向，轻柔地进行扳动牵引矫正，每日4~5次。扳动时，颌部要尽量旋向患侧，枕部旋向健侧。

2. 固定方法　患儿仰卧，面部扭向患侧，枕部转向健侧肩峰，周围用小沙袋固定，可在婴儿睡眠时进行。

3. 其他疗法

（1）物理疗法：婴儿期可局部热敷，促进气血循环。幼儿期可采用超声波、药物热熨、低频电疗等方法配合治疗。

（2）手术疗法：适用于1岁以上的患儿。对手法治疗无效或就诊较晚的患儿，遗留有较重斜颈畸形者，应尽早手术治疗。对12岁以上患儿，虽然面部畸形难以矫正，但手术仍可使颈部畸形和活动有所改善。手术多采用胸锁乳突肌部分切断术或胸锁乳突肌全切断术，术后将头置于过度矫正位，用头颈胸石膏或头颈部矫正支具固定4~6周。拆除外固定后，进行功能锻炼和理疗，以巩固治疗效果。

## 五、预防与调护

早诊断、早治疗是本病的防治关键。对于手法治疗的患儿，家长需要学习并掌握按摩手法，每日3~4次，坚持3~6个月；手法按摩后可予以热敷，对治疗有积极作用。平时可采用与头面畸形相反方向的动作以矫正，如怀抱、喂奶、睡眠的垫枕或用玩具吸引患儿的注意力时，均应使患儿头部倾向健侧。对于较大患儿，除每日予手法纠正外，可面对镜子训练，教会其自行纠正的动作，即下颌向患侧，头颈向健侧屈曲，以纠正畸形。对于手术治疗的患儿，术后应配合手法及外固定治疗，以避免斜颈复发，同时注意预防外固定装置引起的压疮。

## 六、目前研究进展

根据相关文献统计可知，推拿手法是治疗肌性斜颈的最主要手段之一。推拿手法基本可以分为理筋与牵筋两种。按揉、拿捏、弹拨、推揉等理筋手法能把机械能转化为热能,从而使局部毛细血管扩张,加速血液循环,增强肌肉组织的营养供应,促进肿块吸收,使萎缩组织得以改善、损害组织得以修复,从而恢复颈部正常活动。旋转拉伸法、侧向扳伸法均为被动牵伸手法,能拉长伸展萎缩的肌肉组织,松解粘连组织,有利于恢复肌肉弹性,使颈部活动恢复正常。

陈志伟采用四部推拿法,即按揉弹拨法、拿捏法、被动牵伸法、按揉法治疗小儿肌性斜颈53例,用彩超影像观察按摩前后胸锁乳突肌变化,结果总有效率达92.4%。彭小燕用轻弹拨手法治疗小儿肌性斜颈36例,半年内治愈率为100%。弹拨胸锁乳突肌使局部挛缩肿块剥离,放松痉挛的胸锁乳突肌,具有舒筋通络、活血消肿、软坚散结等作用,并且推拿治疗小儿肌性斜颈简单易行、安全有效。目前,临床上推拿手法繁多,但是缺少规范化手法操作规程。隋康民用传统按揉法和优化推拿手法对比,优化推拿手法即按揉法、弹拨法、拿法、捏法、被动牵伸法,以患儿临床症状、体征,以及彩超变化参数作为主要评判标准;结果显示,对照组治疗总有效率为69.6%,优化手法治疗组总有效率为92.3%,优化组总有效率远高于传统治疗组。孙安达采用优化推拿手法治疗小儿斜颈100例,并与传统手法进行对比,传统手法即揉法、拿捏法、牵拉法、旋转法,优化推拿手法根据证型分别采取相应的治疗法则与推拿方法,肿块型用点摩法、按揉推法、弹拨法、提捏拿法、牵拉法,以消肿、软坚、消散,纠正畸形,力度要求着实有力;对于非肿块型,治疗手法用点摩法、按揉推法、提捏拿法、牵拉法,以舒筋活血、理顺患肌,力度轻柔和缓;结果显示,优化组总有效率为96.4%,高于传统组的77.8%。对于不同证型采用不同推拿方法,充分体现了中医辨证论治思想。

临床除了单纯推拿治疗方法以外,还有其他治疗手段。推拿结合其他方法,常用结合手法依次是中药热敷、功能训练、针灸、旋磁治疗、超声波。外敷中药有伸筋草、桃仁、红花、木瓜、血竭等,将中药热敷于患侧胸锁乳突肌可发挥活血化瘀、软坚散结之功效。在手法按摩的基础上,加用外敷具有活血化瘀、软坚散结作用的中药,协同促进胸锁乳突肌的恢复。解纪惠用推拿配合自拟活血化瘀汤热敷治疗小儿斜颈32例,总有效率100%,痊愈率75%。任志华将122例患儿分为对照组和治疗组,对照组予推拿手法,治疗组在推拿手法基础上予中药外敷,治疗组总有效率为96.7%,高于对照组的86.6%,说明中药外敷配合推拿优于单纯推拿疗法。马思遥通过统计文献,发现推拿配合电波照射、西药外敷、中药外敷、运动复健等,以推拿配合中药外敷的治愈率、有效率最为明显。叶康用推拿结合针刺治疗小儿斜颈30例,针刺肿块及穴位、胸锁乳突肌起止点,结果显示有效率为93.3%,优于单纯推拿治疗组。陈卓伟采用超激光照射配合推拿治疗小儿斜颈86例,总有效率为95.35%。超激光照射可改善患侧血液淋巴循环,使挛缩纤维组织松弛,增强其弹性和活动性。另外,功能性训练及家庭护理也十分重要,能够缩短疗程。陈远青等将60例患者随机分为治疗组和对照组,治疗组除推拿治疗外,还注重家庭护理,嘱咐睡眠状态下摆正患儿头部位置,平时双手交替抱患儿,使患儿双侧吸奶,平时吸引患儿头部向患侧转动;结果显示,治疗组推拿治疗3个疗程后,有效率为76.67%,远高于对照组的43.33%。

中医治疗的原则是"未病先防,既病防变"。我们应进一步研究先天性肌性斜颈的高危因素,通过预防高危因素,从而减少先天性斜颈的发病率。对先天性肌性斜颈的患儿还要根据肿块大小、活动度、旋转侧弯受限度等进行分级,分级后根据不同的级别制订相应推拿手法、推拿时间、推拿疗程等,做到辨证论治。力争以最简便的操作、最短的疗程、最佳的疗效、最少的花费达到治愈目的。

(马善治 谭建萍 袁海洲)

### 参 考 文 献

1. 李赟,张程,龙旭浩. 推拿治疗小儿先天性肌性斜颈研究进展[J]. 亚太传统医药,2018,14(4):108-110.

2. 陈乐云,赵爱群. 推拿治疗小儿先天性肌性斜颈的疗效观察[J]. 中国医药前沿(上半月),2009,4(19):54.

3. 陈志伟. "四步法"推拿治疗小儿肌性斜颈53例疗效观察[J]. 中国中西医结合儿科学,2011,3(4):291-292.

4. 彭小燕. 弹拨手法治疗小儿肌性斜颈36例[J]. 陕西中医,2010,31(11):1521-1522.

5. 隋康民,闻慧. 两种不同手法治疗小儿肌性斜颈的临床对比观察[J]. 临床研究,2010,25(6):548-556.

6. 孙安达. 不同推拿手法治疗小儿肌性斜颈100例临床观察[J]. 现代医药卫生,2015,31(13):1988-1990.

7. 解纪惠. 活血化瘀汤湿敷结合推拿治疗小儿肌性斜颈32例[J]. 山西中医,2009,25(1):35.

8. 任志华,赵向. 推拿配合中药外敷治疗早期小儿肌性斜颈 122 例临床观察[J]. 中医中药,2008,5(22):79-80.

9. 马思遥,黄伟,张博,等. 推拿疗法治疗小儿肌性斜颈的研究现状[J]. 中国中西医结合儿科学,2011,3(4):298-299.

10. 叶康. 推拿结合针刺治疗小儿肿块型肌性斜颈 30 例临床观察[J]. 江苏中医药,2013,45(8):56-57.

11. 陈卓伟. 平衡推拿配合超激光照射治疗小儿肌性斜颈的临床观察[J]. 按摩与导引,2007,23(6):41-42.

12. 陈远青,许丽. 揉捏牵转法结合家庭护理治疗小儿先天性肌性斜颈的临床疗效观察[J]. 浙江中医药大学学报,2015,39
(9):704-707.

# 第二十二章　肩部筋伤

## 第一节　肩关节周围炎

### 一、概述

肩关节周围炎简称"肩周炎",是指肩关节周围软组织病变而引起的以肩关节疼痛和活动功能障碍为主要特征的筋伤疾病。其病名较多,因睡眠时肩部受凉引起的,称"漏肩风"或"露肩风";因肩部活动明显受限,形如冻结而称"冻结肩";因本病好发于 50 岁左右患者,又称"五十肩";还有称"肩凝风""肩凝症"。其病理又表现为关节囊与周围组织广泛粘连,故又称"粘连性肩关节囊炎"。

本病是最常见的肩周疾患,多发生于中年以后,50~60 岁为发病高峰,40 岁以下者很少患此病。它的发病率较高,国外统计资料表明,肩周炎的发病率占总人口的 2%~5%。女性发病率略高于男性。右侧发病率似乎较左侧高一些,发生于双侧的肩周炎约占总发病率的 12%。约 40% 的一侧肩周炎患者还会在 5~7 年内发生对侧肩周炎。

### 二、病因病机

本病与组织退变、外伤或慢性劳损、风寒湿邪侵袭等因素有关。特别是五旬之人,年老体弱,肝肾渐衰、气血虚亏、筋肉失于濡养、局部组织退变,常常是本病的发病基础。而肩部外伤、慢性劳损、外感风寒湿邪或因伤肩部长期制动等,易致肩部筋脉不通,气血凝滞,或寒凝筋脉,肌肉痉挛,是诱发本病的常见因素。外伤劳损、风寒湿邪侵袭为其外因,气血虚弱、血不荣筋为其内因。

西医学多认为本病与自身免疫异常有关,因 50 岁左右为围绝经期阶段,此阶段性激素水平急剧下降,神经、内分泌及免疫功能失调,致使肩袖及肱二头肌长头肌腱等磨损部位出现自身免疫反应,并逐渐导致弥漫性关节囊炎。

肩周炎的主要病理变化是肩关节囊及周围软组织发生范围较广的慢性无菌性炎症,引起软组织广泛性粘连,限制了肩关节活动。由于肩部肌腱、肌肉、关节囊、滑囊、韧带充血水肿,炎症细胞浸润,组织液渗出而形成瘢痕,造成肩周组织挛缩,肩关节滑囊、关节软骨间粘连。肩周软组织广泛性粘连进一步造成关节活动严重受限。

### 三、诊断

1. 诊断依据

(1)有肩部受凉、劳损、受伤等明显诱因。

(2)好发年龄在 50 岁左右,女性发病率高于男性,右肩多于左肩,多见于体力劳动者,多为慢性发病。

(3)肩周疼痛,以夜间为甚,常因天气变化及劳累而诱发,伴肩关节活动功能障碍。

(4)肩部肌肉萎缩,肩前、外、后侧均有压痛,前举、外展、后背功能受限明显,出现典型的扛肩现象。

(5)X 线检查多为阴性,病程久者可见骨质疏松。

(6)排除肩部其他疾患。

2. 鉴别诊断　应与肱二头肌长头肌腱炎、冈上肌腱炎、肩峰下滑囊炎、肩袖损伤及关节结核、肿瘤、风湿性关节炎、痛风等鉴别。除 X 线摄片外,还可通过生化检查等加以鉴别。

3. 证候分期分型

(1)分期:肩周炎的临床分期大致可分为疼痛期、冻结期和恢复期。

1)疼痛期:又称早期、急性期或冻结进行期,持续时间为 10~36 周。该期主要临床表现为肩关节周围的疼痛。疼痛剧烈,夜间加重,甚至因此而影响睡眠。压痛范围较为广泛,在喙肱韧带、肩峰下、冈上肌、肱二头肌长头肌腱、四边孔等部位均可有压痛表现,伴有肌肉痉挛和肩关节活动受限。但主要是局部急骤而剧烈的疼痛反向性引起肌肉痉挛。因此,肩关节本身还有一定范围的活动度,一般外展 45°~75°,后伸 10°~30°,外旋 30°,上举 110°。

2)冻结期:又称中间期、慢性期或僵硬期。持续时间为 4~12 个月。该期患者疼痛症状减轻,但压痛范围仍较为广泛。由疼痛期肌肉保护性痉挛造成的关节功能受限已发展到关节挛缩性功能障碍,肩关节功能活动严重受限,肩关节周围软组织广泛粘连、挛缩,呈"冻结"状态。各方向活动范围明显缩小,以外展、外旋、上举、后伸等最为显著,甚至影响日常生活,如梳理头发、穿脱衣服、举臂抬物、向后背系扣、后腰系带等动作均有一定程度的困难。做外展及前屈运动时,肩胛骨随之摆动而出现扛肩现象,严重者可见三角肌、冈上肌、冈下肌等肩胛带肌,尤其是三角肌的失用性萎缩。肩关节外展可低于 45°,后伸仅 10°~20°,内旋低于 10°,上举小于 90°。

3)恢复期:又称末期、解冻期或功能恢复期。持续时间为 5~26 个月。该期不仅疼痛逐渐消减,而且随着日常生活,劳动及各种治疗措施的进行,肩关节活动范围逐渐增加,肩关节周围关节囊等软组织的挛缩、粘连逐渐消除,大多数患者的肩关节功能恢复到正常或接近正常。不过,肌肉的萎缩则需较长时间的锻炼才能恢复正常。

(2)中医证候分型:一般认为,肩周炎的发生与气血不和、外感风寒湿邪及外伤、劳损有关。气血不和、年老体虚或因劳累过度而致肝肾精亏,气血不足,筋失所养,血虚生痛,久之则筋脉拘急而不用;外感风寒湿邪,久居湿地,风雨露肩当风,以致风寒湿邪客于肩部血脉筋肉,在脉则血凝而不流,经脉拘急而疼痛;寒湿之邪,溢于筋肉则屈而不伸,痿而不用;外伤筋骨,跌仆闪挫,筋脉受损,瘀血内阻,脉络不通,气血凝滞,不通则痛,久之筋脉失养拘急而不用。我们将肩周炎分为 3 型,包括风寒湿型、瘀滞型和气血虚型。

1)风寒湿型:肩部疼痛,活动不利,遇寒加重,得温稍缓,伴上肢沉重无力,畏寒喜暖,舌淡苔白或白腻,脉弦紧或浮滑。

2)瘀滞型:肩部疼痛,痛有定处,夜间加重,痛如针刺,伴面色晦滞,口渴喜漱不欲咽,舌暗或有瘀点,舌下脉络或有瘀滞,脉涩。

3)气血虚型:肩部疼痛时间较长,程度由重减轻,肩部明显活动不利,伴面色㿠白,神疲懒言,肢倦少动,食少纳差,舌淡苔薄白,脉弱无力。

## 四、治疗

1. 治则治法　肩周炎的中医治疗要依循"虚则补之,实则泻之,不盛不虚以经取之"的原则。具体治法应根据辨证结果而确立。

(1)风寒湿型:治以疏风除湿、温经通络之法。

(2)瘀滞型:治以活血化瘀、通络止痛之法。

(3)气血虚型:治以益气养血、活血通络之法。

2. 治疗方案

(1)针刺定痛

针刺选穴:以局部选穴为主,邻近及远端选穴相结合。主穴选用肩四针(肩髃、肩贞、臂臑、臑会),配以大椎、曲池、肩井、手三里、合谷。

针刺方法:患者取坐位。选用 2~2.5 寸一次性无菌针灸针(∅ 0.30cm)。首先针刺肩髃、臂臑、臑会、肩贞,后配用 2~3 个远端穴。局部穴位垂直进针,针尖指向肩关节,在疼痛期针刺宜用补法,僵硬期以泻法为主,恢复期施以平补平泻法;并在得气后配以电针治疗仪密波刺激,同时用 TDP 照射患肩。每次 20~30 分钟。

(2)推拿解痉松粘

1)推拿解痉:在行此法时,患者应尽量做到身心放松,而医者要精力集中,全神贯注。手法施治顺序先远端后近端,再局部,再从局部到近端至远端,反复施以手法。手法力度先轻柔,而渐重,再轻柔,其力度以患者感到舒适为度。

早期治疗以放松远端肌肉,疏经通络止痛手法为主。以拿捏法、滚法等放松前臂肌肉,在合谷、手三里、曲池等远端穴位施以点揉法。然后采用拿揉肩井法,放松斜方肌;再以滚揉法放松肩胛骨周围肌肉;以弹拨法弹拨肩胛间区、大圆肌、小圆肌、冈上肌;后以点揉法按揉肩井、天宗、肩外俞及阿是穴。最后在肩关节处施用轻柔的拿揉法以放松三角肌、肱二头肌、肱三头肌;并在将患侧肩关节外展、内旋、外旋等体位下,以滚揉法放松局部肌肉,再用点穴法点按肩部俞穴,弹拨法弹拨肱二、三头肌肌腱及腋后方肌肉。

2)手法松粘:在局部肌肉放松情况下,进行患侧肩关节被动运动。首先行患肢环转运动,弧度由小渐大,缓缓运动。其次行患肢前举功能活动,操作方法为,医师立于患者身后,一手放于患肩,并点按肩贞,另一手托其肘部,逐渐使患肢前举,同时让患者用患侧手掌尽力去接触头部,并向后枕部做"梳头"样活动。再行患肢外展活动,医师半蹲于患侧,双手十指交叉叠放于患肩肩峰部,令患肩呈外展位,其肘部放于医师肩部,此时医师双拇指分别点按臑会与肩贞二穴,同时缓缓站直,使患肩逐渐外展上抬。后行患肢内收功能活动,医师站于患者身后,一手放置于患肩并用中指点按肩髃,另一手握住患肢肘部,做肩关节内收运动。最后行肩关节后伸及后背功能运动,医师站于患侧,一手置放于肩部,拇指点按肩髃,另一手握住患肢腕部,逐渐缓缓后伸,同时令患者屈曲肘关节,用手指尽量触摸其后背,并缓慢向上移动至极限位,突然用力向后上方牵拉患肢。术毕,采用搓肩法及牵抖患肢法再次放松局部肌肉。

(3)针刀治疗:治疗点选在肩峰下方、结节间沟、肩胛骨喙突、肩胛下肌附着点、冈上肌、冈下肌软组织病变或压痛处;恰在中府、肩髃、肩髎、天宗、臑俞、巨骨、秉风等穴位处或其附近。每次治疗以 3~5 点为宜。需复诊治疗患者,两次治疗间隔 7 天。

术姿:患者坐位或卧位,露出施术部位。

运针手法:治疗点即进针点,常规皮肤消毒,左手拇指为押指,加压固定治疗点。针刀与治疗点肌或肌腱纤维的长轴一致。右手为刺手,持针,加压刺入皮肤,逐层达到病变软组织;待有强烈酸胀感,行纵行抖针或横行抖针。针下有筋膜硬结或条索,做纵行或横行针切剥离。运针结束,出针,创可贴敷针眼。遇出血,先行压迫止血,再以创可贴敷针眼。

正骨手法:每次针刀治疗后,在针刀治疗点或软组织病变处做弹拨手法 5~10 分钟,被动外展肩关节,肩关节屈曲、内收、牵拉顿挫。

(4)中药治疗

1)内服汤剂:选用郭剑华经验方"肩舒汤"为基本方。药物组成:当归、黄芪、桂枝、白芍、川芎、甘草、桑枝、威灵仙、葛根。风寒湿型加防风、二活;瘀滞型加全蝎、丹参;气血虚型加党参、白术。水煎煮 2 次,取汁合用,早晚各服 1 次,日 1 剂,10 天为 1 个疗程。

或直接服用院内制剂"肩舒胶囊",饭后半小时服用,每次 2g,日 3 服,温开水送服。7 天为 1 个疗程,每疗程间隔 2 日,内服 3~4 个疗程。

2)中药熏洗:采用郭剑华自拟肩关节熏洗经验方,药用桑枝 15g、乳香 6g、没药 6g、海桐皮 15g、红花 10g、伸筋草 15g、透骨草 15g、鸡血藤 15g、防风 10g、威灵仙 10g。风寒湿阻者,加五加皮、桂枝、独活;瘀滞型,加三棱、莪术、木通、泽泻;气血虚弱型,加当归、香附、淫羊藿、川断。将诸药置于盆中,加水 2 500~3 000ml,先浸泡约 30 分钟,煎沸 20~30 分钟,将患肢放在盆口上方高于药液 30cm 左右,并在肩关节处盖上毛巾,熏蒸 10~15 分钟(注意防止烫伤),待药液温度在 45℃ 左右时,将患肢放入盆中浸洗,边洗边按摩肩关节,至药液变凉。每日早、晚各 1 次,每日 1 剂,5 剂为 1 个疗程,可熏洗 2~3 个疗程后评价疗效。

3)中药外敷:采用我院院内制剂"活血膏"(防风、狗脊、土鳖虫、红花、泽兰、木香、三棱等)、"消炎止痛膏",在颈项部、肩背部及上肢疼痛较甚处贴敷12~24小时,每日或隔日更换1次。贴敷疗法不超过10次。对皮肤过敏者禁用。

## 五、预防与调护

1. 预防

(1)平时要注意肩部保暖,勿受风寒湿邪侵袭,坚持合理运动,以增强肩关节周围肌肉和肌腱的强度。

(2)勿长时间伏案工作,避免肩关节劳损。

(3)肩周炎有自愈倾向,其自然转归期多在数月至两年,自然病程长、疗效慢、痛苦大,功能恢复不全,要鼓励患者树立信心,配合治疗,加强自主练功活动,以增进疗效,缩短病程,加速痊愈。

2. 功能锻炼　肩周炎的功能锻炼方法较多。我们针对肩周炎患者功能受限部位,筛选出以下方法:

(1)抬肘内收法:将患肢手掌搭在健肢上臂,用健肢手掌心托住患肢肘尖,将双上肢抬至与肩同高,健侧手用力逐渐向健侧牵拉,使患肢呈内收运动,以松解患肩后侧粘连,恢复肩关节内收功能。

(2)体后握手牵拉法:两上肢后背,用健侧手掌握住患侧手腕,健侧手用力将患肢尽量向后上方牵拉至最大高度;也可用1条毛巾或绳子为辅助器材,患肢后背用手握住毛巾一端,毛巾经过健侧肩部,并用健肢手在胸前握住毛巾另一端做向下牵拉动作,促使患肢被动地向后上方牵动,以松解肩前部粘连,恢复肩关节后伸后背功能。

(3)爬墙压胸法:患者面对墙站立,两脚与肩同宽,足尖距墙约30cm,双手扶墙向上做爬墙运动,在患肢上举至极限位时,尽量压其胸部,使之贴近墙面,同时患肢手指尖在墙面作一个记号,待下一次锻炼时须努力超过该极限位。此法能松解肩前上部及腋后下粘连,恢复肩关节前举及外展功能。

以上主动锻炼方法每法做10~20次为1遍。最好在早、晚各做1遍,并逐渐加大活动量。

3. 护理

(1)心理护理:肩周炎病程迁延不愈,患者容易产生抑郁悲观情绪,因此要鼓励患者多与人沟通交流,听音乐或者做其他活动分散注意力,并引导患者树立信心,积极配合治疗;指导患者正确认识疾病,学会带病生活,坚持适宜的功能锻炼,促进恢复。

(2)基础护理:适宜劳作,避免劳累,尽量少食或不食生冷及寒性食物,注意肩部保暖,勿受风寒湿邪侵袭,合理用药,做药物熏蒸时注意温度适宜,避免烫伤。

(3)健康指导:坚持合理运动,以增强肩关节周围肌肉和肌腱的强度。急性期应减少肩关节活动,减轻持重,必要时遵医嘱采取固定和镇痛措施;慢性期以积极进行肩关节练功锻炼为主。功能锻炼要循序渐进,持之以恒,操之过急反而有损无益。

## 六、目前研究进展

目前,肩关节周围炎的治疗方案主要以保守治疗为主。对于肩关节周围炎的急性患者应以制动、消肿、止痛为主;对于肩关节周围炎的慢性患者,应以按摩、理疗等保守治疗方法为主;临床上常用的非手术方法有患肢制动、针灸治疗、中药外敷、中药内服等。

邓迎杰等观察"柔筋开结"推拿手法治疗冻结期肩关节周围炎的临床疗效,探讨本手法在肩关节周围炎治疗中的优势与特点。方法:将冻结期肩关节周围炎患者50例,随机分为治疗组和对照组。治疗组采用"柔筋开结"推拿手法进行治疗,对照组采用双氯芬酸钠缓释片口服进行治疗。两组患者在治疗期间均辅以功能锻炼与康复指导。所有患者在治疗后2周、4周与8周时采用疼痛视觉模拟评分法(VAS)、肩关节功能评分,对疗效进行评价与分析。结果:所有患者均得到随访,并显示两种治疗均可有效改善患者病情。在治疗初期(2周),两组患者VAS评分与肩关节功能评分结果比较,差异无统计学意义($P>0.05$)。随着治疗进展(4周后),治疗组患者VAS评分与肩关节功能评分结果明显优于对照组,差异有统计学意义($P<0.05$)。结论:"柔筋开结"推拿手法在冻结期肩关节周围炎的治疗中疗效肯定且预后良好,在有效缓解疼痛的同时,对关节功能的改善和生存质量的提高较常规治疗具有明显优势,且无相关不良事件发生,安全性高且复发

率低。

孙哲等对 54 例肩关节周围炎患者采用体外冲击波联合中药熏洗及手法、练功治疗,治疗时间 21 天。随访 6 个月,观察患者临床疗效及疼痛视觉模拟评分法(VAS)评分。结果:患者随访时间均满 6 个月,总有效率为 94.44%;VAS 评分由治疗前的(7.46±1.14)分降为治疗后的(1.89±0.86)分,治疗前后比较,差异有统计学意义($P<0.05$)。结论:体外冲击波联合中药熏洗及手法、练功治疗肩关节周围炎疗效满意,值得临床推广应用。

李劲松等观察比较推拿、针刺治疗肩关节周围炎的临床疗效。方法:175 例肩关节周围炎患者,随机分为针刺组 85 例,手法组 90 例,观察治疗前后疼痛评分,以及关节活动度改善情况。结果:手法组较针刺组总有效率高;镇痛方面差异不具有统计学意义($P=0.09$),改善关节活动度方面手法组优于针刺组($P<0.01$)。结论:手法、针刺治疗肩关节周围炎均有较好疗效,对于改善肩关节活动度,手法组优于针刺组。

赖火特等观察毫火针结合电针治疗肩周炎的临床疗效。方法:将肩周炎患者 61 例按随机数字表法分为治疗组 31 例、对照组 30 例,对照组常规电针治疗,治疗组予毫火针结合电针治疗,观察两组疗效。结果:治疗组治疗后的 VAS、ROM 显著优于对照组($P<0.01$)。结论:毫火针结合电针治疗肩周炎具有良好疗效,比常规电针效果更佳。

(杨晓全　罗春梅　李朋鹏　冉梦娇)

## 参 考 文 献

1. 姜文清,谷学珍. 论肩周炎的中医治疗[J]. 时珍国医国药,2012,23(12):3183-3184.
2. 邬学群,王世伟,邢秋娟. "施氏整肩三步九法"治疗肩周炎临床研究[J]. 中国中医骨伤科杂志,2012,20(3):4-6.
3. 肖红,刘福水,郭长青. 肩周炎从经筋论治验案举隅[J]. 中医药信息,2013,30(3):112-115.
4. 程永. 肩周炎的经筋病机实质与治疗探讨[J]. 天津中医药,2012,29(6):552-555.
5. 陈疾忤,陈世益. 肩周炎研究进展[J]. 国外医学:骨科学分册,2005,26(2):94-96.
6. 田惠林,王舒英. 肩关节周围炎的多种病因病理学说[J]. 中国临床康复,2005,9(22):192-193.
7. 刘皓,刘洪旺,王文岳. 手法治疗肩关节周围炎进展[J]. 现代中西医结合杂志,2014,23(7):796-798.
8. 张云杰,高洁. 针灸治疗肩周炎临床研究概况[J]. 实用中西医结合临床,2013,13(1):92-94.
9. 陈明,张花,东贵荣,等. 三步针刺法治疗肩周炎患者 39 例疗效观察[J]. 中医杂志,2011,52(6):489-491.
10. Ulusoy H,Sarica N,Aralan S et al. The efficacy of supervised physiotherapy for the treatment of adhesive capsulitis [J]. Bratisl Lek Listy,2011,112(4):204-207.
11. 杜海峡,肖文庆,程立军,等. 局部封闭加臭氧注射治疗肩周炎的疗效观察[J]. 中国中医骨伤科杂志,2013,21(7):35-36.

# 第二节　冈上肌腱炎

## 一、概述

冈上肌腱炎又名冈上肌腱综合征、肩外展综合征,是指劳损和外伤后逐渐引起冈上肌腱退行性改变而形成慢性无菌性炎症,以疼痛、功能障碍为主要临床表现的筋伤疾病。单纯冈上肌腱炎发病缓慢,肩部外侧渐进性疼痛,上臂外展 60°~120°(疼痛弧)时肩部疼痛剧烈。本病好发于中青年及以上体力劳动者、家庭主妇、运动员。

冈上肌起于肩胛骨冈上窝,肌腱在喙肩韧带及肩峰下滑囊下缘、肩关节囊上面通过,止于肱骨大结节上部,肌腱部血液供应较差。冈上肌腱上部为肩峰下滑囊,冈上肌腱下部与肩关节囊相连,肩峰下滑囊将冈上肌腱与肩峰隔开,可减轻两者之间的摩擦。其形状如马蹄形,其作用为固定肱骨于肩胛盂中,并与三角肌协同动作使肩关节外展,由于活动频繁又是肩部肌肉收缩力量的交汇点,故易损伤。

## 二、病因病机

冈上肌腱炎的病因主要是慢性劳损,与肩部外伤、感受风寒湿邪和肝阴亏虚有关。

冈上肌是肩袖的一个组成部分,其位于肩袖顶部,附着处呈弯曲状,冈上肌腱肱骨大结节止点近侧1cm范围血液供应较差。当肩外展至90°时,肩峰下滑囊完全缩进肩峰下面,冈上肌腱必然受到喙肩韧带和肩峰的研磨、撞击、压挤而损伤,日久易发生劳损退变,形成肌腱无菌性炎症而发为本病。

肩部急性外伤或感受风寒湿邪,局部气血瘀滞,筋膜粘连,冈上肌腱更易受到挤压和摩擦,从而转变为冈上肌腱炎。肝阴亏虚,血不荣筋是本病发生之本。此外,少数患者的冈上肌腱因劳损而渐趋粗糙,甚至肌腱内有钙盐沉着,形成冈上肌腱钙化,而变得脆弱,如遭受暴力可造成肌腱断裂。

冈上肌腱炎性病变可致肩部疼痛,关节不利。若该腱断裂,则肩外展困难,不能抬举。

### 三、诊断

1. 诊断依据

(1)好发于中青年及以上体力劳动者、家庭主妇、运动员,一般起病缓慢,常因轻微的外伤史或受凉史,或单一姿势工作,劳动而诱发本病。

(2)急性期或慢性肩痛急性发作者,肩部有剧烈的疼痛,肩部活动、用力、受寒时尤其加重。疼痛部位一般在肩外侧、大结节处,并可放射到三角肌止点或手指处。

(3)肩关节"疼痛弧"试验阳性。当肩关节外展至60°~120°时,可引起明显疼痛而致活动受限,发展至急性期可在大结节处有明显压痛。

(4)X线检查多为阴性,偶可见冈上肌腱钙化,病程久者可见骨质疏松。MRI检查可见冈上肌腱周有高信号水肿影或肌腱信号减低。

2. 鉴别诊断　本病应与肩关节周围炎、粘连性肩关节滑囊炎、肩锁关节损伤相鉴别。

(1)肩关节周围炎:肩部疼痛范围广泛,夜间疼痛明显,肩关节主动与被动活动均明显受限,无"疼痛弧"表现,肩部广泛压痛。

(2)粘连性肩关节滑囊炎:肩关节外展活动开始时不痛,外展至70°以上出现疼痛,超外展则疼痛明显加重。

(3)肩锁关节损伤:肩锁关节部疼痛、压痛。肩外展大于90°时出现疼痛,继续上举疼痛加重,在外展上举120°~180°范围疼痛最明显。

3. 证候分型　一般认为,本病的发生与外感风寒湿邪及劳损、外伤有关,引起气血凝滞,脉络痹阻,不通则痛。而肝阴精亏,气血不足,筋失所养是其发病根本原因。

我们将其分为2型,包括瘀滞型、虚寒型。

(1)瘀滞型:见于急性发作期,肩部疼痛肿胀,以夜间为甚,痛处固定、拒按,肩部活动时可闻及摩擦音,舌质暗红,或有瘀斑,苔白或薄黄,脉弦或细涩。

(2)虚寒型:见于慢性期,肩部冷痛,劳累后疼痛加重,遇寒痛剧,得温痛缓,舌质淡,苔薄白,脉沉细无力。

### 四、治疗

本病的治疗原则是活血通经、消炎止痛,消除冈上肌腱炎症水肿,减轻肌腱与肩峰、喙肩韧带的摩擦。且本着"急则治其标,缓则治其本"的理念,采用中医综合治疗方法。

1. 针灸疗法　患者取坐位,患肢自然下垂。常规选穴以肩部腧穴(肩前、肩髎、肩髃、臂臑)为主穴,配以2~3个远端穴。常规消毒后,选取2~2.5寸一次性无菌毫针,进针用平补平泻法至得气,选1~2对穴位配合电针治疗仪疏密波刺激,同时TDP照射患肩。每次约20分钟。临证加减:寒湿盛者加阴陵泉,并在肩前、肩髎、阴陵泉施用温针灸;瘀滞者加血海、膈俞,并在血海、膈俞施加温针灸;肝肾亏虚者加三阴交、太溪,并在肩前、三阴交施加温针灸。

2. 理筋手法　手法治疗有活血化瘀、消肿止痛、疏通经络、理顺筋结等作用,急性期以轻柔手法为主,慢性期手法可稍重。

(1)揉摩法:患者正坐,患肩自然下垂并稍内收姿势下,医者用揉摩手法,以冈上部和肩部为重点,自上而下轻揉摩按,以舒筋活络。

(2)拿捏法:患者正坐,医者用拿捏手法自上而下拿捏颈项部、冈上部、肩部、上臂部肌肉,自上而下,以疏松筋络。

(3)拔伸法:患者正坐,医者位于患侧,一手按肩部,一手拿腕部,相对用力拔伸肩关节,用拿腕之手做前、上、后、下摇转,以缓解粘连、疏顺筋络。

(4)震颤法:患者正坐,医者以两手扣住患侧手部大、小鱼际处,松臂,在向下牵引的同时以臂用力均匀颤动3~5次,以滑利关节。

以上4法临床多连贯使用。

3. 固定方法　急性发作期疼痛较重者,可用三角巾悬吊患肢于胸前,做短期制动。

上述针灸、推拿治疗每日1次,10次为1个疗程,每个疗程间隔2天,2~3个疗程后评价疗效。

4. 药物治疗

(1)中药内服:内服汤剂选用郭剑华经验方"肩舒汤"。药物组成:当归15g,黄芪30g,桂枝12g,白芍15g,川芎12g,甘草6g,桑枝12g,威灵仙12g,葛根15g。瘀滞证,加全蝎10g、丹参12g;寒重者,加制草乌10g(先煎1小时)、制川乌10g(先煎1小时);体弱气血虚者,宜补气养血,加鸡血藤15g、党参15g、白术12g。水煎煮2次,取汁合用,早晚各服1次,日1剂,10天为1个疗程。

或直接服用我院院内制剂"肩舒胶囊",饭后半小时服用,每次2g,日3服,温开水送服。7天为1个疗程,每疗程间隔2日,内服3~4个疗程。

(2)中药熏洗:采用郭剑华自拟肩关节熏洗经验方。药用:桑枝20g,乳香20g,没药20g,海桐皮20g,红花20g,伸筋草20g,透骨草20g,鸡血藤20g,防风20g,威灵仙20g。寒湿重者,加五加皮20g、桂枝15g、独活20g;瘀滞者,加三棱20g、莪术20g、木通20g、泽泻20g;气血虚者,加当归20g、香附20g、淫羊藿20g、川断20g。将诸药置于盆中,加水2 500~3 000ml,先浸泡30分钟,煎沸20~30分钟,将患肢放在盆口上方高于药液30cm左右,并在肩关节处盖上毛巾,熏蒸10~15分钟(注意防止烫伤),待药液温度在60℃左右时,将患肢放入盆中浸洗,边洗边按摩肩关节,至药液变凉。每日早、晚各熏洗1次,每日1剂,5剂为1个疗程,可熏洗2~3个疗程后评价疗效。

(3)中药外敷:采用重庆市中医骨科医院院内制剂"活血膏"(药物组成:防风、狗脊、土鳖虫、红花、泽兰、木香、三棱等),在颈项部、肩背部及上肢疼痛明显处贴敷12~24小时,每日或隔日更换1次。贴敷疗法不超过10次。对皮肤过敏者禁用。

## 五、预防与调护

1. 预防

(1)运动之前要做好热身,避免突然、强力的动作,特别是大角度的肩外展、后伸、上举等动作。中老年人,尤其是平时缺乏锻炼者,在肩部活动时更要注意。

(2)注意肩部防寒保暖,以防本病发生。

2. 功能锻炼　急性期宜避免做外展、外旋等用力动作,疼痛缓解后应进行练功锻炼,如做肩外展、前屈、外旋、甩手、上举等活动,以舒筋活络,恢复肩臂活动功能。

3. 护理

(1)心理护理:患者多因运动不当造成此类疾病,因此会产生怀疑、焦虑、烦躁等负面情绪。医护人员应及时给患者正面的疾病信息,客观讲解此疾病的发展及预后,介绍相同疾病恢复期患者认识,互相鼓励,使患者以积极乐观的心态配合治疗及护理。

(2)外敷药物治疗护理:不要长时间贴敷活血贴膏,一般不要超过10小时,以防皮肤过敏,如有皮肤过敏现象发生需暂停敷药,给予止痒粉对症治疗。

(3)中药熏洗护理:中药熏洗时注意温度适宜,密切注意患者主诉,以防烫伤。

(4)健康指导:运动前做好预防措施,逐步加大运动量,勿暴力运动;发病后肩部疼痛明显时,应避免上肢外展、外旋等用力动作;中后期肩痛缓解后,应逐步开始练功锻炼。

## 六、目前研究进展

冈上肌腱位于肩峰、喙肩韧带的下方,呈四方形,分为肌腱移行部、实质部、扩展部三部分。冈上肌腱是构成肩袖的重要结构,对维持肩关节的稳定性极为重要。冈上肌腱是肩关节外展0°~15°的始动者。在肩关节由自然内收位0°至外展120°位运动过程中,冈上肌腱与肩峰、喙肩韧带的距离逐渐缩小,外展至90°时距离最短。静止时,冈上肌腱承受上肢重力的牵引;收缩时,肌腱供血区还受到肩峰和喙肱韧带的挤压和摩擦。加上克服上肢重力的作用,其所受应力要远大于构成肩袖的其他肌腱。

肌腱-骨交界区是骨与肌腱连接部的力量汇聚点,因而在运动过程中易于损伤。冈上肌腱距离肱骨大结节止点1cm内缺乏血液供应,是造成冈上肌腱退行性变甚至撕裂的主要解剖学基础。肩关节反复内收外展,以及外伤等因素,导致冈上肌腱缺乏血管区出现变性和退行性改变,继而局部钙盐代谢异常,导致钙盐沉积,逐渐产生无菌性炎症、钙化、撕裂,甚至断裂等。动物实验表明,过度运动可导致冈上肌腱损伤,使肌腱止点处腱性结构发生退行性改变,以及腱细胞发生凋亡和Caspase-3活化表达的增高。冈上肌腱自身血供差,较严重损伤难以自行修复,且冈上肌腱撕裂多发生在肌腱缺血区。

ST的治疗:ST的常用治疗手段有口服非甾体抗炎药(NSAID)、药物注射、针灸、按摩、体外冲击波等。在早期,激素注射是有效的方法,激素注射越早,效果越好。激素注射结合物理治疗的疗效明显好于单纯物理治疗组,3次注射疗效比较显著,但没有证据表明超过6次的注射会有更好疗效。黄家驷指出,局部注射醋酸泼尼松龙,1~2次注射即能见效。

对于保守治疗无效的患者,可考虑手术治疗。关节镜下病灶清理术创伤小、康复时间短、恢复快,微创理念患者接受度高,已经成为目前手术治疗的首选方法。具体手术中,处理细节仍存在一些争议,主要有:

(1)是否需要完全清理钙化灶:有研究者认为,不需要完全清除钙化灶,手术中只要充分减压,就可达到缓解疼痛的目的,减压后钙化灶可部分吸收。患者中,C型及部分B型患者钙化灶有残留,但术中均给予充分减压及清理大块病灶,手术后疼痛缓解均较为满意。再者,如果过分追求病灶清除范围,可能造成冈上肌腱医源性损伤,出现后期疼痛、无力、再断裂等并发症,所以,研究者认为不需要完全清理钙化灶,减压是最主要的目的,同时尽量保留肌腱的完整性。

(2)是否需要修补破裂肩袖:对于钙化灶较大,或C型钙化灶,手术中不可避免肌腱损伤,这需要术中尽量沿肌腱纤维方向剥离,可最大程度保留肌腱力线,肌力影响最小。对于必须要缝合的患者,建议常规侧缝合,当然在手术中,由于钙化灶周围肌腱变性,脆性增高,打结时容易撕拉肌腱,所以对于肌腱变性范围较大、病灶范围广者,需行肌腱固定和缝合。对于中度肌腱损伤患者,也有研究者报道通过射频热凝治疗。

(3)是否行预防性肩峰成形术:有学者常规行预防性肩峰成形术,均探查清理肩峰下间隙,常规滑囊清理,活动肩关节,观察其撞击情况,对于Ⅱ~Ⅲ肩峰,肩峰下撞击,或对于冈上肌腱纤维变性明显,范围较大的患者,常规行成形术。

(4)病灶清除方法:有研究者术中应用硬膜外针头戳破病灶,如挤牙膏样挤出钙化物质,减压即可;术中对肩袖基本无损伤者,可最大限度保留肩袖功能,术后效果较为满意。但缺乏长期随访,是否复发等需要进一步观察。

(杨晓全 罗春梅 李朋鹏 冉梦娇)

## 参 考 文 献

1. 张廷才,司道文,张宇新.冈上肌腱的解剖及应用[J].山东医药,2009,49(30):19-20.

2. 朱从亚,周海斌.体外冲击波对大鼠冈上肌腱止点损伤重建后腱-骨愈合进程的影响[J].中国当代医药,2013,20(34): 10-12.

3. 朱家安,胡兵,翟伟涛,等.超声引导下治疗钙化性冈上肌腱炎的初步研究[J].中华超声影像学杂志,2005,14(8):604-606.

4. 许本柯,杨运平,刘洪涛,等.冈上肌腱的血供特点及临床意义[J].中国临床解剖学杂志,2012,30(1):33-35.

5. 李国华,韩亚军,伊力哈木·托合提,等. 过度运动对大鼠冈上肌腱损伤和腱细胞凋亡的影响[J]. 新疆医科大学学报,2011, 34(11):1222-1227.

6. Carette SH,Moffet J,Tardif,et al. Intraarticular corticosteroids,supervised physiotherapy,or a combination of the two in the treatment of adhesive capsulitis of the shoulder:a placebo-controlled trial[J]. Arthritis Rheum,2003,48(3):829-838.

7. 贺业腾,闫新峰,张明,等. 是否保留肩袖对肩巨大钙化性肌腱炎手术疗效的影响[J]. 中国矫形外科杂志,2007,15(17): 1293-1295.

8. 方文,眭杰,刘红书,等. 射频热凝治疗轻中度肩袖损伤[J]. 中国骨与关节损伤杂志,2013,28(7):670-671.

9. 姜春岩,冯华,王满宜,等. 钙化性肩袖肌腱炎的关节镜治疗[J]. 中华手外科杂志,2005,21(1):3-5.

# 第三节　肩袖损伤

## 一、概述

肩袖又称肩腱袖、肩旋转腱袖,是覆盖于肩关节前、上、后方的冈上肌、冈下肌、小圆肌、肩胛下肌等组织的总称。这些组织中,肩胛下肌止于肱骨小结节,其余三肌自前至后抵止于大结节上,共同肌腱的附着处形如衣袖口,故名肩袖。又因冈下肌和小圆肌外旋肱骨,肩胛下肌内旋肱骨,故又称旋转袖。肩袖位于肩峰和三角肌下方,与关节囊紧密相连,起着稳定肩关节的作用。在肩袖内,小圆肌、冈下肌、冈上肌之间无明显分界线,但在肩胛下肌止端上缘与冈上肌腱之间有个间隙,其间由一薄层带弹性的膜,结合喙肩韧带及关节囊加强肩袖间隙组织。肩袖位于肩峰下滑囊的底部和肩关节腔顶部之间使滑液囊与关节腔互不相通。若肩袖破裂,两者就直接相通。肩袖环绕肱骨头上端,可将肱骨头纳入关节盂内,使关节稳定,有外展和旋转肩关节的功能。肩袖损伤将减弱甚至丧失这一功能,严重影响上肢外展活动。当肩关节剧烈运动或外伤时,可出现冈上肌腱与肩胛下肌腱止点处撕裂,导致肩袖松弛,从而引起肩关节向下半脱位或不稳定。肩袖损伤在临床上较为常见,随着年龄增长,肩袖肌腱逐渐发生退行性变,以致肌腱变脆,其弹性和韧性均降低,轻微外力即可造成肌腱断裂而发生肩袖损伤。

## 二、病因病机

肩袖损伤多因肌腱退变、慢性劳损和外伤所致。中老年人在肩关节活动过程中,其肩袖组织因长期遭受肩峰下撞击、磨损,以及当肱骨内旋或外旋时,肩袖受到肱骨头的压迫而挤压血管造成局部相对缺血,使肌腱发生退行性变。有些职业和工种易发生肩袖劳损,如棒球运动员、游泳运动员、举重运动员、搬运工等,需要肩关节在活动范围的极限下反复运动而使肌腱袖充血、水肿、增厚,导致局部组织粘连和肌腱退变。在此基础上,肩部的过度牵拉或扭转等轻微外伤或感受风寒之邪,均可加速肩袖肌腱退变,也常因其诱发本病而出现明显临床症状。直接暴力很少造成肩袖破裂,由于肩袖受肩峰保护,直接外力不易损伤。间接暴力多因跌倒时手外展着地或手持重物,肩关节突然外展上举,或上肢外展位骤然内收而导致肩袖破裂。

肩袖损伤根据断裂程度可分为部分断裂和完全断裂两大类。部分断裂仅发生在肩袖某一部分,可分为肩袖滑囊侧断裂、肩袖骨膜侧断裂、肩袖内肌纤维断裂和肩袖纵行断裂4种病理类型。完全断裂则是整层肩袖破裂,关节腔与肩峰下滑囊直接相通,又可分为完全横行断裂、完全纵行断裂、完全断裂肩袖挛缩和完全断裂大部分撕裂等类型。

## 三、诊断

多见于40岁以上患者,特别是重体力劳动者,如为青年人必有严重损伤。患者因职业因素使肩袖长期遭受磨损,从而使肌腱发生退行性变,若有明显外伤史更容易使肩袖发生断裂。伤前肩部无症状,伤后肩部有一时性疼痛,隔日疼痛加重,持续4~7天,患者不能自由使用患肩。当上臂伸直,肩关节内旋、外展时,大结节与肩峰间压痛明显。肩袖完全断裂时,因其丧失对肱骨头的稳定作用,将严重影响肩关节外展功能,日久三角肌也可出现萎缩变扁,但不如冈上肌、冈下肌显著。肩袖部分断裂时,患者仍能外展上臂,但有60°~

120°疼痛弧。

肩袖断裂时的特殊体征有：

1. 肩坠落试验 被动抬高患臂至上举 90°～120°范围,撤出支持,患臂不能自主支撑而发生臂坠落和疼痛则为阳性。

2. 撞击试验 向下压迫肩峰,同时被动上举患臂,如在肩峰下间隙出现疼痛或伴有不能上举则为阳性。

3. 盂肱关节内摩擦音 即盂肱关节在主动运动或被动活动中出现摩擦音,常由肩袖断端的瘢痕组织引起。

常用查体：

1. 肩疼痛弧 患者主动或被动使上臂外展或由外展位内收在 60°～120°范围内出现疼痛,小于 60°和大于 120°时,疼痛反而减轻或消失为阳性。

2. 肩撞击综合征试验 患者屈肘,术者一手握患肢腕上部,另一手扶患肘关节,使患者强力被动地屈肩上举,患者感肩部疼痛为阳性。

3. 冈上肌撞击试验 患者患肩外展平举,然后术者握住患侧上臂用力使其内旋 90°,此时患者感到肩部有疼痛或不适为阳性。

对肩袖断裂作出及时正确诊断比较困难,临床上常出现漏诊、误诊,尤其对于新鲜外伤性肩袖断裂,由于未及时诊断治疗,常导致慢性肩部疼痛、肩关节活动受限。因此,早期作出及时正确的诊断十分重要。凡有肩部外伤史、肩前方疼痛伴大结节近侧或肩峰下区域压痛者,同时合并某一项或多项特殊体征,都应考虑到肩袖断裂的可能。

X 线摄片检查用关节内充气或碘油造影,如发现肩关节腔与肩峰下滑囊阴影相互贯通,表示肩袖完全断裂,但对肩袖的部分断裂则不能作出正确诊断。CT、MRI、超声及关节镜检查等都有助于诊断。常规 X 线摄片检查有助于鉴别和排除肩部骨折、脱位及其他骨关节疾病。

鉴别诊断:本病应与肱二头肌长头肌腱断裂相鉴别,后者断裂部多位于肱骨结节间沟处。急性外伤断裂时剧痛,无力屈曲肘关节,肱骨结节间沟压痛。慢性破裂者,屈肘力量逐渐减弱,抗阻力屈肘试验时有无力感或疼痛加重。

## 四、治疗

对于新鲜和不完全的肩袖断裂多采用保守治疗。若保守治疗效果不佳和肩袖完全断裂者,宜考虑手术治疗。

1. 理筋手法 根据急、慢性不同损伤辨证施治。急性期以轻手法为主,慢性期手法宜稍重。先拿捏冈上、肩部及上臂,自上而下,疏松筋结。然后以冈上及肩部为重点,自上而下揉捏,以舒筋活络。然后患者坐位,术者立于患侧,握其手腕由前-上-后-下顺时针或逆时针画圆,范围由小逐渐增大。再用双手握腕之两侧,放松前臂,在向下做牵引动作的同时,以前臂均匀抖动。对于慢性损伤患者,除以上手法外,可加用弹拨、摇晃等手法,配合手指点肩髃、肩井、臂臑等穴。

2. 针灸疗法 可取肩髃、肩贞、臂臑、手五里、肩前、合谷、阳陵泉等穴。常用泻法,留针 20 分钟,或结合灸法,每日 1 次。慢性期者,亦可用拔火罐法治疗,以攻逐瘀血,有助于气血疏通。

3. 固定方法 肩袖不完全断裂者,可在局部封闭下将肩关节置于外展、外旋、前屈位,用外展支架固定 5 周左右。在解除外固定后,可施以适当的理筋手法治疗。

4. 中药内服

(1)血瘀气滞证:见于损伤早期,伤后肩部肿胀,或有皮下瘀血,刺痛不移,夜间关节活动障碍,舌暗或瘀点,脉弦或沉涩。治宜活血化瘀、消肿止痛,方用活血止痛汤加减。

(2)肝肾亏损证:无明显外伤或轻微扭伤日久,肩部酸软无力,活动受限,肌肉萎缩明显,腰膝酸软,舌淡苔少,脉细弱。治宜补益肝肾、强壮筋骨,方用补肾壮筋汤加减。

(3)血不荣筋证:伤后日久未愈,肩部乏力,肌萎筋缓,面色苍白少华,舌淡苔少,脉细。治宜补血荣筋,方用当归鸡血藤汤加减。

5. 中药熏洗　采用郭剑华自拟肩关节熏洗经验方。药用:桑枝 20g,乳香 20g,没药 20g,海桐皮 20g,红花 20g,伸筋草 20g,透骨草 20g,鸡血藤 20g,防风 20g,威灵仙 20g。寒湿重者,加五加皮 20g、桂枝 15g、独活 20g;瘀滞者,加三棱 20g、莪术 20g、木通 20g、泽泻 20g;气血虚者,加当归 20g、香附 20g、淫羊藿 20g、川断 20g。将诸药置于盆中,加水 2 500~3 000ml,先浸泡 30 分钟,煎沸 20~30 分钟,将患肢放在盆口上方高于药液 30cm 左右,并在肩关节处盖上毛巾,熏蒸 10~15 分钟(注意防止烫伤),待药液温度在 60℃左右时,将患肢放入盆中浸洗,边洗边按摩肩关节,至药液变凉。每日早、晚各熏洗 1 次,每日 1 剂,5 剂为 1 个疗程,可熏洗 2~3 个疗程后评价疗效。

6. 中药外敷　采用重庆市中医骨科医院院内制剂"活血膏"(药物组成:防风、狗脊、土鳖虫、红花、泽兰、木香、三棱等),在肩部及疼痛明显处贴敷 12~24 小时,每日或隔日更换 1 次。贴敷疗法不超过 10 次。对皮肤过敏者禁用。

## 五、预防与调护

1. 预防

(1)经常从事肩部活动者,要注意变换体位和姿势,改变长时间反复同一动作,避免肩部劳损。

(2)从事投掷、棒球、举重等运动的运动员,训练运动和比赛前应充分做好准备活动,预防损伤发生。

2. 功能锻炼　在外固定期间,适当做握拳和腕部练功活动,促进血液循环。

解除外固定后,应积极进行肩部练功活动,开始时可在旁人帮助下被动上举,循序渐进,逐渐练习侧方外展、上举无痛至最大范围,并配合做增强肌力训练。

3. 护理

(1)心理护理:肩袖损伤患者疼痛往往夜不能寐,导致患者出现悲观、抑郁等负面情绪,医护人员要多与患者沟通,创造安静、舒适的住院环境,分散患者注意力,引导其放松;疼痛明显时,可遵医嘱服用非甾体抗炎药缓解疼痛。告知患者疾病相关知识及预后,鼓励患者树立战胜疾病的信心,保持积极乐观的情绪配合治疗与护理。

(2)外固定支架护理:保持患侧肩关节功能位,有利于消肿止痛;活动远端关节,促进血液循环。

(3)用药护理:中药熏洗治疗时注意温度要适宜,避免烫伤;中药贴敷疗法注意防止皮肤过敏反应,应用止痒散等对症处理。

(4)给予富营养清淡易消化食物,忌寒凉饮食。

4. 健康指导

(1)伤后初期不宜做肩部练功活动,避免损伤加重,延缓愈合,后期应循序渐进练功。

(2)3 个月内应避免提举重物和攀岩等动作。

(3)避免长时间重力使用肩关节,以免加重劳损;防寒保暖。

## 六、目前研究进展

目前,肩袖损伤的治疗方案主要分为保守治疗和手术治疗两大类。对于肩袖损伤的急性患者应以制动、消肿、止痛为主;对于肩袖损伤的慢性患者,应以按摩、理疗等保守治疗方法为主;对于症状严重、肿痛明显的患者应考虑手术治疗。临床上常用的非手术方法有患肢制动、针灸治疗、中药外敷、中药内服等。

张昕煜等探讨推拿手法联合康复训练治疗慢性肩袖损伤的临床疗效和安全性。方法:2015 年 11 月—2016 年 6 月,采用推拿手法联合康复训练治疗慢性肩袖损伤患者 32 例,推拿手法和康复训练每周做 3 次,1 个月为 1 个疗程,共 2 个疗程。治疗结束后,参照加利福尼亚大学洛杉矶分校(UCLA)肩关节评分系统评价疗效,并随访观察并发症发生及复发情况。结果:治疗 2 个疗程后,UCLA 肩关节评分(32±3)分,优 13 例、良 18 例、差 1 例。所有患者均随访 2~6 个月,均无疼痛加重、肿胀等并发症发生。结论:采用推拿手法联合康复训练治疗慢性肩袖损伤能促进肩关节功能的恢复,并发症少,复发率低,值得临床推广应用。

近年来,关节镜技术飞速发展,朱绍阳等对关节镜手术治疗肩袖损伤进展进行研究,为临床上更好地治疗此类疾病提供依据。陈波等探讨肩关节镜下缝线桥技术治疗修复全层肩袖损伤的临床疗效及随访结果,为寻找治疗全层肩袖损伤的高效技术提供依据。选择于2015年6月—2017年6月经过临床检查、问诊及影像学检测确诊的全层肩袖损伤患者120例作为观察对象,在患者自愿和医师建议的前提下将患者分为肩关节镜下缝线桥技术治疗修复全层肩袖损伤治疗组(观察组)和保守治疗组(对照组),每组各60例。对两组患者的诊治效果及肩关节内部结构病变情况进行定期随访。对两组随访成功的患者进行VAS评分、Constant肩关节评分、肩关节功能SST评分,以及肩关节的活动度、疼痛率、治疗后复发率等指标比较。结论:肩关节镜下缝线桥技术治疗和保守治疗方法对于全层肩袖损伤均具有较好临床疗效,但肩关节镜下缝线桥技术治疗切口创性小,给患者带来的疼痛较低,有利于患者肩锁关节治疗后功能锻炼,改善肩关节功能且治疗后复发率较低,具有快速、有效、疼痛率低及稳固性好的临床效果,具有较高临床应用价值。

(杨晓全　罗春梅　李朋鹏　冉梦娇)

### 参 考 文 献

1. 张昕煜,曹旭,李少雷,等. 推拿手法联合康复训练治疗慢性肩袖损伤[J]. 中医正骨,2017,29(1):52-55.

2. 朱绍阳,刘宁,梁振雷. 肩袖损伤的机制及关节镜手术治疗肩袖损伤的研究进展[J]. 中医临床研究,2017,9(6):96-98.

3. 陈波,邵长青,王涛. 肩关节镜下缝线桥技术治疗修复全层肩袖损伤的临床疗效及随访结果观察[J]. 临床和实验医学杂志,2017,16(22):2255-2258.

# 第四节　肩峰下滑囊炎

## 一、概述

　　肩峰下滑囊炎又称"三角肌下滑囊炎",是指由于各种致病因素刺激而致肩峰下滑囊的无菌性炎症反应的病症。临床以肩部疼痛及外展活动功能受限为主要特征,多继发于邻近组织病变。肩关节是人体运动幅度最大的关节,由5个功能性关节和与其相对应的10多个滑囊组成。肩峰下囊和三角肌下囊同介于三角肌深面与喙肩弓及盂肱关节之间,与喙肱肌囊共同构成一个大滑膜囊。肩峰下滑囊将肱骨大结节与三角肌、肩峰突隔开,具有滑利肩肱关节、减少磨损的作用。当盂关节外展90°时,肩峰下囊几乎隐在肩峰下;当肩关节自然下垂时,则大部存在于三角肌之下,其上为肩峰,与喙突靠牢,其底为冈上肌,下和各短小肌腱及肱骨大结节相连,若发生病变,常首先与最密切关联的冈上肌互为影响。

　　本病多见于中老年人,是临床肩部常见病之一。

## 二、病因病机

　　本病主要为肩峰下滑囊劳损,但与肩部外伤和风寒湿邪侵袭等因素有关。肩峰下滑囊位于运动范围大的肩关节肩峰与肱骨头之间。肩关节频繁活动,长期反复摩擦致损,急性炎性渗出肿胀、疼痛日久形成慢性炎症,不断刺激组织肥厚,相互粘连,以滑膜囊内更为显著,失去正常缓冲功能,从而影响肩关节外展、上举和旋转等活动,出现活动痛及压痛,并常与邻近软组织慢性炎症并存,且互为因果,渗透传变。肩部外伤和风寒湿邪侵袭等可加重局部炎症反应,也常因此诱发本病发作。

## 三、诊断

　　1. 诊断依据

　　(1)多有肩部外伤、劳损等病史。

　　(2)常多继发于肩关节邻近组织退化和慢性炎症。

　　(3)肩部广泛疼痛,且逐渐增剧,夜间疼痛较著,影响睡眠,运动时疼痛加重,尤以外展和外旋时明显。

（4）疼痛一般位于肩的深处并涉及三角肌止点，亦可有手、肩胛、颈部等处放射痛。为减轻疼痛，患者常使肩处于内收和内旋位。

（5）检查时多在肩峰下、大结节等处有局限性压痛，压痛可随肱骨的旋转而移位。当滑囊肿胀和有积液时，亦可在肩关节区域三角肌范围内出现压痛，肩关节外展、外旋时疼痛加剧。

（6）X线检查一般无异常，日久者，可见冈上肌的钙化影。

2. 鉴别诊断 本病应与肩关节周围炎、冈上肌腱炎相鉴别。

（1）肩关节周围炎：肩部疼痛范围广泛，夜间疼痛明显，肩关节主动与被动活动均明显受限，无"疼痛弧"表现，肩部广泛压痛。

（2）冈上肌腱炎：患者出现以肩峰大结节处为主的疼痛，并向颈、肩和上肢放射。肩关节外展至60°~120°时可出现活动受限及肩部明显疼痛，但当肩关节活动大于或小于这一范围，或是其他活动时，并不受限，亦无疼痛，这是本病典型的症状。在冈上肌止点处的大结节处常有压痛，压痛点随肱骨头的旋转而移动。

3. 中医证候分期分型 一般认为，本病的发生与劳损、外伤有关，引起气血瘀滞，脉络痹阻，不通则痛。而外感风寒湿邪也是其发病原因。我们将其分为2型，包括瘀滞型、虚寒型。

（1）瘀滞型：多见于早期，局部肿胀、压痛，皮肤暗红，可触及有波动感的肿块，质地偏硬，舌质暗红苔薄黄，脉弦或涩。

（2）虚寒型：多见于后期，局部酸胀疼痛，劳累后加重，恐寒喜暖，神疲体倦，可触及质地较软的肿块，舌淡苔薄白，脉沉细。

## 四、治疗

1. 治则治法 本病治疗的原则是松解粘连、通络止痛，恢复肩关节外展、上举和旋转等功能。治疗以手法和练功锻炼为主，配合药物、针灸、封闭等疗法。具体治法应根据辨证结果而确立。

瘀滞型：治以活血化瘀、通络止痛之法。

虚寒型：治以温经通络、行气止痛之法。

2. 治疗方案

（1）理筋手法：适用于亚急性期或慢性期，可采用局部按揉手法，促进炎症吸收与组织修复。患者取端坐位，医者站在患肢前外方，先用拇指在肩髃穴上，由轻而重，由表及里，按揉3~5分钟。再用拇指在肩峰下、三角肌与肱骨头之间揉按3~5分钟。最后在肩部施以弹拨分筋手法，以理顺筋络，活血止痛。

1）舒筋通络法：患者侧卧位，患肢在上，医者站其后方，用双手拇指自肩峰揉拨至三角肌止点和肱骨大结节下方，并用掌根推3~5次；再用拇、食、中三指捏拿肩井，另一手自肩部外侧捏拿至肘部，时间约5分钟。

2）点穴摇肩法：患者坐位，医者先点合谷、列缺、曲池、肩井、肩髃和缺盆等穴后，一手点按肩贞，另一手于患侧肩关节行摇、扳法，尽量使肩关节上举、外展、内收和旋后达到功能位，时间约5分钟。此法由轻到重，循序渐进，力量不能过重，以免发生意外。

3）搓揉抖肩法：患者坐位，医者站于患侧，双膝微屈，双手掌根放于肩前和肩贞穴，相对用力，并搓揉肩关节，以关节透热为宜，再双手握住患侧腕关节，采用肩关节抖法，最后轻叩上臂部约5分钟。隔日治疗1次，治疗1周为1个疗程，连续治疗2个疗程。

（2）固定方法：急性期应将患肢屈肘90°用三角巾悬挂胸前，使患肩休息1周左右。

（3）药物治疗

1）瘀滞证：治宜活血通络、行气止痛，方用舒筋活血汤加减。

2）虚寒型：治宜温经散寒、养血通络，方用桂枝附子汤加减。

（4）外用药：可选用我院制剂活血贴膏、活血消炎膏、复方南星止痛膏等外贴，或采用中药热敷等。

（5）其他疗法：针灸疗法可取曲池、手三里、合谷、肩宗、肩井等。常用泻法，留针20分钟，或结合灸法，每日1次。慢性期者，亦可用拔火罐法治疗，以攻逐瘀血，或祛风寒湿邪，有助于气血疏通。

滑液囊肿大者，可先行穿刺抽液，再选用醋酸泼尼松龙25mg加入2%普鲁卡因溶液2~4ml内，行囊内注射。每周1次，3次为1个疗程。该法是临床较为有效的治疗方法之一。

物理疗法:可选用电子脉冲理疗仪、红外线治疗仪、中药离子导入等理疗方法治疗。

手术疗法:长期顽固性疼痛使用非手术方法治疗无效时,可行手术做肩峰下滑囊清理或切除滑囊。少数患者有肩外展功能受限时,可行肩峰切除术。多能取得较好效果。

针刀疗法:患者侧卧位,患肢在上,上臂保持与躯体平行,置于身上,肘关节微屈,置于胸前。在肩峰下滑囊痛点处用1%甲紫溶液做标记,常规消毒,术者左手拇指固定施术部位,右手持针刀,在标记处刺入(刀口线与三角肌肌纤维走行方向平行),行通透剥离法,如有落空感,稍提起针刀,调转刀口线90°(与人体水平面平行),横向切开滑囊壁3~5刀。合并冈上肌腱炎者,可在冈上肌腱肱骨大结节压痛点或冈上窝处做切开剥离,纵行疏通。术后创可贴固定,24小时后去除。1周治疗1次,连续治疗2周。

## 五、预防与调护

1. 预防

(1)避免肩部受到寒凉刺激及肩部过度外旋和外展活动。

(2)平时应加强肩关节练功活动锻炼,并积极治疗肩部其他慢性病变。

2. 功能锻炼

(1)耸肩环绕:先做肩部上提的耸肩活动,再两臂侧平举,屈肘,手指松散接触肩部,分别做肩关节顺、逆时针方向环绕。

(2)肩部翻转:马桩式站立,下身不动,全臂用力,两手自胸前由内下向前上、外后、下内翻转,先是前臂旋后手心向内,继而前臂旋前手心向外,方向相反。

3. 护理

(1)心理护理:加强医患沟通,及时准确告知患者疾病情况及预后,讲解相关疾病知识,消除患者顾虑及紧张焦虑情绪,积极配合治疗及护理。

(2)给予封闭和小针刀治疗时,注意无菌操作,治疗结束后在针眼处贴上无菌敷料贴,3天内保持无菌敷料干燥无污染,如有污损及时更换。

(3)防寒保暖,给予营养易消化清淡饮食。

4. 健康指导　急性疼痛期应以卧床休息为主,睡前用湿热毛巾对肩关节进行热敷,以缓解疼痛症状。

## 六、目前研究进展

肩峰下滑囊炎是因肩峰下滑囊长期反复摩擦和被挤压而受损,滑囊产生无菌性炎症,表现为肩外侧疼痛,充血、水肿,囊壁增厚,组织纤维变性、粘连,妨碍上臂外展和肩关节旋转,又称三角肌下滑囊炎。目前,肩峰下滑囊炎的治疗方案主要以针刺、推拿等保守治疗方法为主。临床上常用的非手术方法有针灸治疗、中药外敷、中药内服等。

程华军在高频超声介导下采用小针刀联合药物注射治疗肩峰下滑囊炎。方法:采用随机数字表法将60例肩峰下滑囊炎患者分为观察组及对照组,每组30例。观察组患者在高频超声介导下进行小针刀及药物注射治疗,对照组患者则按照解剖定位进行小针刀及消炎镇痛药物注射治疗。结论:在高频超声介导下采用小针刀及药物注射治疗肩峰下滑囊炎的疗效明显优于传统按解剖定位进行操作治疗。

包信通观察电针结合康复训练疗法治疗运动员肩峰下滑囊炎的临床疗效。方法:80例患者随机分为观察组和对照组各40例。观察组采用电针结合康复训练疗法,对照组用按摩配合封闭疗法,两组均治疗2个月后观察疗效。结论:电针结合康复训练疗法相互促进,相得益彰,有利于疾病全面恢复。

(杨晓全　罗春梅　李朋鹏　冉梦娇)

### 参考文献

1. 成雪晴,卢漫,贺凡丁,等.超声引导下复方倍他米松联合玻璃酸钠注射治疗肩峰下滑囊炎的临床研究[J].中华医学超声杂志(电子版),2005,12(6):48.

2. 朱婷,李加平,孙宇,等.超声引导下注药联合针刀治疗肩周炎效果观察[J].山东医药,2015,55(12):86-87.

## 第五节　肱二头肌长头肌腱炎

### 一、概述

肱二头肌长头肌腱炎是指肱二头肌长头肌腱在鞘内长期遭受摩擦劳损而发生退变、粘连,是肌腱活动功能受限及疼痛的病症。肱二头肌长头肌腱起于肩胛骨盂上结节,在肱骨结节间沟与横韧带形成的骨纤维管道中通过。当肩关节后伸、内收、内旋时,该肌腱滑向上方;而当肩关节前屈、外展、外旋时则滑向下方。当上肢在外展位屈肘时,肱二头肌长头肌腱容易导致磨损。肱二头肌的主要作用为屈肘和使前臂旋后等。本病好发于40岁以上中年人。

### 二、病因病机

病因主要是慢性劳损,但与肩部外伤和风寒湿邪侵袭等因素有关。由于肩关节经常不断地不协调活动,使肱二头肌长头肌腱长期遭受磨损而发生退行性变,进而引起腱鞘充血、水肿、增厚或粘连,造成腱鞘滑动困难,出现肩部疼痛和活动功能障碍等症状。多见于肩部长期反复过度活动的体力劳动者,常因肩部外伤或受凉后急性发病。肱骨外科颈骨折后有结节间沟不平整者,易发本病。又因肱二头肌长头一部分在肩关节囊内,故任何肩关节的慢性炎症均可引起腱鞘充血、水肿而出现症状。中医学认为,本病因气血运行不畅、筋失所养所致。

### 三、诊断

1. 诊断依据

(1)急性发病,肩关节前方疼痛,肩上举或后伸常有疼痛,穿衣、脱衣困难。

(2)肩关节外展、后伸及旋转活动受限且有疼痛。

(3)肱二头肌间沟及喙突附近压痛明显。

(4)Yergason试验阳性。(即肘关节屈曲90°,前壁屈曲使肱二头肌做抗阻力收缩,同时使肩关节被动外旋,长头肌腱因收缩并在外旋位受到牵拉,结节间沟处出现剧烈疼痛,即为阳性)

(5)常合并肩周炎,疼痛广泛,肌肉轻度萎缩,肩关节活动度小,甚至失去活动度,形成僵冻肩。

(6)肩部X线片提示无明确骨关节结构改变。部分患者可见结节间沟变窄、变浅,沟底或沟边有骨刺形成。

2. 鉴别诊断　本病应与肩关节周围炎、肱二头肌长头肌腱滑脱相鉴别。

(1)肩周炎:起病慢,肩部疼痛范围比较广泛,夜间疼痛明显,肩部广泛压痛,活动以外展、外旋、后伸功能障碍明显。

(2)肱二头肌长头肌腱滑脱:肱二头肌长头肌腱由肱骨横韧带维持在结节间沟内,当肱骨横韧带纤维过度牵拉或撕裂时或结节间沟过浅,均可造成该肌腱滑脱。检查时可用一手固定患肢于屈肘90°位,并做肩关节内外旋转,另一手在肱二头肌腱最上端处触摸,可以明显感觉到腱鞘在腱沟内滑动,并发出弹响声和出现局部疼痛。

### 四、治疗

治疗原则为舒筋通络、活血止痛,以手法治疗为主,配合药物、针灸、封闭等疗法。

1. 理筋手法

(1)先用滚法滚按肩部,再点按肩周诸穴位,以舒筋通络、解痉止痛。

(2)用拨络法弹拨肌筋,以松懈肌腱与腱鞘的粘连、软化局部硬结,并用摇肩法以恢复肩关节功能。

(3)用摩法、揉法、搓擦等按揉肩部以舒筋活血,最后以牵抖法、捋顺等手法结束。

2. 固定方法　急性期可用三角巾悬吊患肢于肘关节屈曲90°位1~2周,肩部制动、肌腱松弛有利于充血、水肿、无菌性炎症的消退。

3. 内服药

(1)瘀滞证:多见于急性发作期,肩部疼痛较局限,以夜间为明显,局部肿胀、压痛较重,可触及硬结或活动有摩擦音,舌质暗或有瘀斑,脉弦或涩。治宜活血祛瘀,通络止痛。方用舒筋活血汤加减。

(2)寒湿证:肩部沉重冷痛、顽麻或有肿胀、畏寒肢冷,遇寒痛甚,得温痛减,舌红,苔白滑或腻,脉弦滑。治宜温经散寒,除湿通络。方用羌活胜湿汤或当归四逆汤加减。

4. 外用药　急性疼痛者,外敷消瘀止痛药膏或我院自制活血贴膏;局部沉重冷痛顽麻者,可外敷温经通络膏、温经散等。亦可用海桐皮汤热敷患处,每日 1～2 次。

5. 其他疗法

(1)针灸疗法:取肩髃透极泉、肩前、曲池穴,配以天宗、巨骨等穴进行针刺,使肩关节部均有酸胀、麻木感,留针 20 分钟。

(2)封闭疗法:可用醋酸泼尼松龙 12～25mg 加入 1% 普鲁卡因溶液 2～4ml,行痛点封闭治疗。

(3)物理疗法:可选用电子脉冲电治疗、红外线治疗等理疗方法治疗,或局部热敷可减轻疼痛。

(4)手术疗法:对慢性疼痛难忍,症状久、反复发作者,可行手术治疗,将肱二头肌腱切断,远断端绕过结节间沟,固定于肱骨近端。

## 五、预防与调护

1. 预防

(1)日常生活和工作中,要避免肩关节经常不断地不协调活动,尤其要避免过度的上肢外展位屈肘关节活动。

(2)防寒保暖。

2. 功能锻炼

(1)早期应制动。

(2)待症状基本消失后,可逐渐进行患肩关节功能锻炼,以前屈上举活动为主,同时可做摇肩、晃肩与摆肩运动,以防止发生"冻结肩"。

3. 护理

(1)心理护理:及时告知患者病情及相关疾病知识,消除患者顾虑,多与患者交流,开导患者保持积极乐观的情绪,配合治疗及护理。

(2)三角巾悬吊护理:悬吊期间注意保持患肢功能位,手指握拳运动,促进血液循环。

4. 健康指导　本病多因肩部反复活动劳损所致,所以急性发作期疼痛较重者,应卧床休息,适当制动,避免肩部感受风寒;缓解恢复期应加强肩部练功活动,以恢复肩关节功能,预防冻结肩。

## 六、目前研究进展

目前,肱二头肌长头肌腱炎的治疗方案主要以针刺、推拿等保守治疗方法为主。临床上常用的非手术方法有针灸治疗、中药外敷、中药内服等。中医认为,本病属"痹病"范畴。痹病早期由感受风寒湿邪所致,局部疼痛难忍、屈伸不利属风寒湿邪留滞经络,闭阻气血,不通则痛。中老年气血津液渐衰,营卫气不足,更容易导致气血闭阻和经络不通。本病常见治疗方法有局部制动、理疗或中药热敷、加强体育锻炼,推拿按摩、针灸、口服消炎止痛类药物、局部封闭和手术治疗等。

丁云鹏探讨针刺与推拿手法结合治疗肱二头肌长头肌腱炎的疗效。结论:针刺联合推拿治疗肱二头肌长头肌腱炎不仅临床有效率高,复发率低,而且基本不存在副作用,属于一种可以在临床推广的治疗方法。

陈德生探讨肩关节镜下肱二头肌长头腱切除术治疗肱二头肌长头肌腱炎所致肩关节疼痛的临床疗效;所有纳入患者均顺利完成手术,末次随访时间 9～16 个月,平均随访 12.2 个月。结论:肩关节镜下肱二头肌长头腱切除术是治疗肱二头肌长头肌腱炎所致肩关节疼痛的有效、安全、简单的手术方法,对运动要求不高的老年患者行肱二头肌腱长头切除术可获得较满意的临床疗效。

(杨晓全　罗春梅　李朋鹏　冉梦娇)

## 参 考 文 献

1. 刘晓艳,吕明.针灸推拿为主治疗肱二头肌长头肌腱腱鞘炎临床观察[J].辽宁中医杂志,2009,36(2):275.
2. 范儒军,吴佳璇,张建强.肩周4点阻滞法配合肩关节闭合松解术治疗严重肩周炎的远期疗效分析[J].中国中医骨伤科杂志,2013,21(7):25-26,29.
3. 方震宇,郎伯旭.浮针配合针刺阳陵泉治疗肱二头肌长头肌肌腱炎疗效观察[J].上海针灸杂志,2010,29(12):787-788.

# 第二十三章　肘部筋伤

## 第一节　肱骨外上髁炎

### 一、概述

肱骨外上髁炎是一种临床常见病、多发病,是指肘关节外上髁处局限性疼痛,伴有伸腕和前臂旋转功能障碍的慢性劳损性疾病,又称网球肘。本病属于中医"伤筋""筋痹""肘痨"范畴。《素问·长刺节论》曰:"病在筋,筋挛节痛,不可以行,名曰筋痹。"本病多因慢性劳损或风寒湿邪入侵,肘部筋脉受损,致局部气血阻滞,脉络不通。

### 二、病因病机

本病一般无明显外伤史,起病缓慢,通常发生于经常从事单一上肢操作、使用肘部及腕部用力的操作工、网球运动员或家务劳动者。轻微外伤常为此病诱发原因。肱骨外上髁是前臂腕伸肌总腱的起点,由于肘、腕关节的频繁活动,长期劳累,使腕伸肌的起点反复受到牵拉刺激,引起肘部部分肌腱撕裂和急、慢性炎症,出现局部滑膜增厚和滑囊炎等病理改变。亦有学者认为,本病的病理机制是前臂腕伸肌总腱处穿出的神经、血管受卡压。

### 三、诊断

1. 多数患者起病缓慢。多见于特殊工种如木工、网球运动员、家政人员等。

2. 临床表现为肘外侧疼痛,做拧衣服、拖地、端壶倒水等用力动作时疼痛明显,休息后减轻。

3. 疼痛呈持续渐进性加重,严重者可向前臂外侧及肩部放射,常因疼痛而致前臂无力,握力减弱,甚至持物落地。

4. 肘外侧压痛,以肱骨外上髁处压痛为明显,前臂伸肌群紧张试验阳性(Mill 试验),伸肌群抗阻试验阳性。

5. X线片多为阴性,有时可见肱骨外上髁处骨密度增高,偶见钙化影,肱骨外上髁不光整等。

### 四、治疗

1. 治则　舒筋通络,解痉止痛。

2. 治疗方案

(1)常规治疗:患肘避免负重及做背伸运动,可佩戴护肘避免受凉。

(2)针灸治疗

1)体针治疗:患者取坐位或卧位,取穴以手三阳经为主,取阿是穴(即压痛点)、曲池、天井、手三里、合谷、手五里。在常规消毒后,选取 1~1.5 寸一次性无菌毫针,进针使患者有酸麻胀重感后,阿是穴配合温针灸,每次灸 2~4 壮,其余各穴配合电针治疗仪疏密波刺激,同时将 TDP 照射患肘。每次约 20 分钟。

2)患者取坐位或卧位,取阿是穴(即压痛点),在常规消毒后,选用 1.5 寸一次性无菌毫针,针刺阿是穴,使患者有酸胀感后在针柄上套上一段约 1cm 长的艾条,点燃施灸,每次灸 2~4 壮,同时针刺以阿是穴为中心的前后左右旁开 1 寸的四穴,针尖朝向中心,配合电针治疗仪疏密波刺激,每次约 20 分钟。

以上两种疗法隔日交替进行 1 次,10 次为 1 个疗程。

**3. 推拿治疗**

(1)拿揉法:医者站于患侧,用双手或单手拿揉患肢肌肉,重点在患肘前后肌肉,力量适度,从上至下做 3~5 遍。

(2)点按法:首先用拇指指腹桡侧在患肘部的压痛点及圆形或条索状阳性反应点上点按,在点按的同时左右拨动数次,力量由轻到重,每次点按 10~20 秒左右,反复 3~5 遍。点按时力量适中,要尽量追求深透感,并配合震颤法。其次用拇指指腹点按曲池、尺泽、手三里、合谷、手五里等有关穴位,每穴点按 10~20 秒。要求用力均匀、深透力强,在点按每一个穴位结束时,适当用力弹拨肌肉、肌腱。

(3)牵拉法:首先,医者用双手紧握患肢腕关节,用力牵拉患肢,持续 5~10 秒后,屈曲肘关节,尽量向上靠近肩部,反复 5~10 次;其次,医者用双手紧握患肢腕关节,用力牵拉患肢,持续 5~10 秒后,屈肘的同时向内、外旋转前臂,反复 5~10 次。

**4. 小针刀**

(1)小针刀治疗:患者将肘关节屈曲 90°平放于治疗桌面上,在肱骨外上髁处找准最明显的压痛点作为进针点,并做好标记。常规消毒后,铺无菌巾,以 2% 利多卡因溶液 1~2ml 做局部浸润麻醉,选用一次性无菌小针刀。术者左手拇指紧压肱骨外上髁,右手持刀从标记处进针,使针刀刀口线与腕伸肌纤维走向平行,使针体与桌面垂直刺入,直达肱骨外上髁骨质,先切开剥离纵行疏通几刀,然后使针体倾斜与桌面成 45°,用横行铲剥法使刀口紧贴骨面剥开骨突周围的粘连,出针后压迫针孔片刻,并用创可贴覆盖针孔 3 天。若 1 次未愈,1 周后再做 1 次。

(2)手法治疗:针刀术后,患者正坐,术者右手握住患者腕部使其前臂旋后,并逐渐屈曲患者肘关节至最大限度,左手拇指压在肱骨外上髁前方,其余四指放在肘关节内侧,在伸直牵拉患者肘关节的同时,左拇指推至患肢桡骨小头前面,并沿桡骨小头前外缘向后弹拨腕伸肌起点,反复操作 10~15 次。

**5. 中药内服外敷、熏蒸**

(1)中药内服:采用郭剑华经验方"肘舒汤"加减。药物组成:当归 12g,桑枝 15g,狗脊 15g,丹参 12g,乳香 6g,没药 6g。风寒阻络型,加桂枝、羌活、防风;湿热内蕴型,加土茯苓、黄柏、薏苡仁;气血亏虚型,加熟地黄、白芍、党参。水煎煮 3 次,取汁合用,早中晚各服 1 次,日 1 剂,5 剂为 1 个疗程,每疗程间隔 2 日。

(2)中药外敷:选用活血膏(我院院内制剂,药物组成:防风、土鳖虫、狗脊、红花、泽兰、木香、三棱)、止痛消炎膏(药物组成:独活、生南星、生草乌、皂荚、冰片、北细辛、冬绿釉、硫酸钠、甘油、滑石粉),将两种药物各取等份混合后,在肘部疼痛处贴敷 12~24 小时,每日或隔日更换 1 次。

(3)中药熏蒸:采用院内制剂上肢洗方(药物组成:桑枝 30g,威灵仙 30g,伸筋草 30g,舒筋草 30g,红花 15g,川芎 15g,防风 15g,艾叶 15g,桂枝 30g。水煎 3 000ml 熏洗,外用)。药物熬制 30 分钟,以药液热蒸汽熏蒸患肘(小心烫伤),当药液温度适当时,将患肘浸入药水中 20 分钟,可适当活动患肘。每日 1 次。

## 五、预防与调护

1. 治疗后应注意休息,勿使肘关节活动、用力过多,防寒保暖。

2. 适当加强前臂伸、屈肌群功能锻炼及前臂伸肌的伸展训练,每日 1 次。

(1)前臂伸展训练:从肩膀开始向前伸展手臂,手心向下,肘关节伸直。手指指向地面。用另一只手抓住手腕和手指,将腕关节向下弯曲,直到前臂外侧有紧张感。

(2)增加抓握力:这是比较常见的训练方法。可以使用握力器或通过抓握软式网球、弹力球进行练习。

(3)前臂屈肌肌力训练:坐在椅子上,身体前倾。肘关节轻度弯曲,前臂自然放置于膝盖上,同时手心朝上。手中持一重物(可以使用哑铃或弹力带,若使用弹力带,一端固定于脚)向上抬举,做负重练习。抬举-放下-抬举,重复进行,10~15 次/组,共 3 组。

(4)前臂伸肌肌力训练:如同屈肌训练,肘关节弯曲,前臂放于膝盖上,但此时手心朝下。手中持重物(可以使用哑铃或弹力带,若使用弹力带,一端固定于脚)向上提起,做负重练习。提起-放下-提起,重复进行。渐进增加到 3 组练习,每组 10~20 次。

3. 自我按摩,用手掌揉搓患处,至局部皮肤发热,再点按痛点,揉 10~20 秒。

## 六、目前研究进展

有研究探讨体外冲击波疗法(ESWT)治疗肱骨外上髁炎的效果。方法:选取 2012 年 3 月—2014 年 6 月泉州市某医院收治的 120 例肱骨外上髁炎患者为研究对象,随机分为封闭组和观察组,每组 60 例。封闭组患者采用局部封闭疗法进行治疗,观察组患者采用 ESWT 进行治疗。采用视觉模拟评分法(VAS)评估 2 组患者治疗前、治疗 3 周及 2 个月时肘部疼痛程度,用 Das 评分法评估 2 组患者的治疗效果,比较患者疗程结束后半年内的重复就诊率。结果:观察组患者治疗 3 周和 2 个月时肘部 VAS 评分低于封闭组患者,治疗优良率高于封闭组患者,治疗结束半年后重复就诊率低于封闭组患者,差异均有统计学意义($P<0.05$)。结论:ESWT 治疗肱骨外上髁炎疗效较好,值得临床推广应用。有报告显示,医用臭氧水穴位注射治疗肱骨外上髁炎的临床疗效显著。方法:选取符合纳入标准的肱骨外上髁炎患者 60 例,给予医用臭氧水穴位注射,1 次/w,连续治疗 4 次为 1 个疗程。于治疗前和治疗后以视觉模拟评分法(VAS)评估疼痛程度,并在治疗后进行疗效和总有效率评定。结果:与治疗前相比,治疗后 VAS 评分明显降低,差异有统计学意义($P<0.05$);总有效率为 90.0%。结论:医用臭氧水穴位注射治疗肱骨外上髁炎疗效确切,具有临床推广应用价值。

(王 为 赵 霞)

### 参 考 文 献

1. 王金伟,鲁谊. 非手术治疗肱骨外上髁炎的研究进展[J]. 中华肩肘外科电子杂志,2016,4(2):123-126.
2. 谢文钦,周建英,王一雄,等. 体外冲击波与局部封闭治疗肱骨外上髁炎的疗效比较[J]. 保健医学研究与实践,2017,14(1):57-59.
3. 郭明菲,周友龙,党琦,等. 医用臭氧水穴位注射治疗肱骨外上髁炎 60 例临床观察[J]. 中医临床研究,2017,9(5):105-106.

# 第二节　肱骨内上髁炎

## 一、概述

肱骨内上髁炎是指肘关节内上髁处局限性疼痛,并影响屈腕和前臂旋转功能为特征的慢性劳损性疾病,又称高尔夫球肘。此病属于中医"伤筋""筋痹"范畴,是由于肘关节长期劳损,卫气失司,风寒之邪气积于肘关节,导致邪气侵袭脉道或气血不布,筋脉、脉络失和而成。

## 二、病因病机

肱骨内上髁是前臂屈肌总腱附着点,由于肘、腕关节的频繁活动,长期劳累,使腕屈肌的起点反复受到牵拉刺激,引起肱骨内上髁处部分肌腱撕裂和急、慢性无菌性炎症等病理改变。肱骨内上髁炎疼痛是因局部筋腱劳损增加局部能量的消耗和局部血液循环的减少,从而引起肌纤维运动终板处异常放电,导致肌肉在静息状态下产生持续性痉挛,引起疼痛。亦有人认为,本病是前臂腕屈肌总腱处穿出的神经、血管受卡压所致。

## 三、诊断

多见于从事前臂及腕部活动强度较大、时间较长的劳动者,如矿工、砖瓦工、纺织工和高尔夫球运动员、家政人员等。多数患者起病缓慢,初起时在劳累后偶感肘内侧疼痛,日久加重,并向前臂掌侧放射。可有轻度肿胀,较重时局部可有微热。肱骨内上髁部压痛,有些患者甚至出现尺神经受刺激症状。尺神经受刺激时,可出现无名指、小指间歇性麻感,严重者可出现尺神经支配的肌肉肌力减弱。患肘屈伸受限不明显,但做抗阻力腕关节掌屈和前臂旋前动作可引起患处疼痛,抗阻力屈腕前臂旋前试验阳性。X 线摄片检查多为阴性,病程较长者可见肱骨内上髁部骨密度增高的钙化阴影或骨膜肥厚影像。本病应注意与肘关节创伤性关节炎、肘关节尺侧副韧带损伤相鉴别。

## 四、治疗

1. 治则　舒筋通络,解痉止痛。

2. 治疗方案

(1)常规治疗:患肘避免负重及做背伸运动,可佩戴护肘避免受凉。

(2)针灸治疗

1)体针治疗:患者取坐位或卧位,取穴以手三阳经穴为主,取阿是穴(即压痛点)、曲池、少海、手三里、合谷、手五里。在常规消毒后,选取1~1.5寸一次性无菌毫针,进针使患者有酸麻胀重感后,阿是穴配合温针灸,每次灸2~4壮,其余各穴配合电针治疗仪疏密波刺激,同时将TDP照射患肘。每次约20分钟。TDP照射,使局部温度升高,神经周围血管扩张,局部血液循环加快,炎症渗出及水肿得到改善,从而解除组织痉挛水肿及神经受压症状,达到治疗目的。

2)围针治疗:患者取坐位或卧位,取阿是穴(即压痛点),在常规消毒后,选用1.5寸一次性无菌毫针,针刺阿是穴,使患者有酸胀感后在针柄上套上一段约1cm长的艾条,点燃施灸,每次灸2~4壮,同时针刺以阿是穴为中心的前后左右旁开1寸的四穴,针尖朝向中心,配合电针治疗仪疏密波刺激,每次约20分钟。围刺法刺病邪所痹之筋,通过针刺可提高局部组织的自我修复能力。以上两种疗法隔日交替进行1次,10次为1个疗程。

(3)推拿治疗

1)拿揉法:医者站于患侧,用双手或单手拿揉患肢肌肉,重点在患肘前后肌肉,力量适度,从上至下做3~5遍。

2)点按法:首先用拇指指腹桡侧在患肘部的压痛点及圆形或条索状阳性反应点上点按,在点按的同时左右拨动数次,力量由轻到重,每次点按10~20秒左右,反复3~5遍。点按时力量适中,要尽量追求深透感,并配合震颤法。其次用拇指指腹点按曲池、少海、手三里、合谷、手五里等有关穴位,每穴点按10~20秒。要求用力均匀、深透力强,在点按每一个穴位结束时,适当用力弹拨肌肉、肌腱。

3)牵拉法:首先,医者用双手紧握患肢腕关节,用力牵拉患肢,持续5~10秒后,屈曲肘关节,尽量向上靠近肩部,反复5~10次;其次,医者用双手紧握患肢腕关节,用力牵拉患肢,持续5~10秒后,屈肘的同时向内、外旋转前臂,反复5~10次。

(4)小针刀

1)小针刀治疗:患者将肘关节屈曲90°平放于治疗桌面上,在肱骨内上髁处找准最明显的压痛点作为进针点,并做好标记。常规消毒后,铺无菌巾,以2%利多卡因溶液1~2ml做局部浸润麻醉,选用一次性无菌小针刀。术者左手拇指紧压肱骨内上髁,右手持刀从标记处进针,使针刀刀口线与腕屈肌纤维走向平行,使针体与桌面垂直刺入,直达肱骨内上髁骨质,先切开剥离纵行疏通几刀,然后使针体倾斜与桌面成45°,用横行铲剥法使刀口紧贴骨面剥开骨突周围的粘连,出针后压迫针孔片刻,并用创可贴覆盖针孔3天。若1次未愈,1周后再做1次。

2)手法治疗:针刀术后,患者正坐,术者右手握住患者腕部使其前臂旋后,并逐渐屈曲患者肘关节至最大限度,左手拇指压在肱骨内上髁前方,其余四指放在肘关节内侧,在伸直牵拉患者肘关节的同时,左拇指推至患肢桡骨小头前面,并沿桡骨小头前外缘向后弹拨腕屈肌起点,反复操作10~15次。

(5)中药内服外用

1)中药内服:采用郭剑华经验方"肘舒汤"加减。药物组成:当归12g,桑枝15g,狗脊15g,丹参12g,乳香6g,没药6g。风寒阻络型,加桂枝、羌活、防风;湿热内蕴型,加土茯苓、黄柏、薏苡仁;气血亏虚型,加熟地黄、白芍、党参。水煎煮3次,取汁合用,早中晚各服1次,日1剂,5剂为1个疗程,每疗程间隔2日。

2)中药外敷:选用活血膏(我院院内制剂,药物组成:防风、土鳖虫、狗脊、红花、泽兰、木香、三棱)、止痛消炎膏(药物组成:独活、生南星、生草乌、皂荚、冰片、北细辛、冬绿釉、硫酸钠、甘油、滑石粉),将两种药物各取等份混合后在肘部疼痛处贴敷 12~24 小时,每日或隔日更换 1 次。

3)中药熏蒸:采用院内制剂上肢洗方(药物组成:桑枝 30g,威灵仙 30g,伸筋草 30g,舒筋草 30g,红花 15g,川芎 15g,防风 15g,艾叶 15g,桂枝 30g。水煎 3 000ml 熏洗,外用)。药物熬制 30 分钟,以药液热蒸汽熏蒸患肘(小心烫伤),当药液温度适当时,将患肘浸入药水中 20 分钟,可适当活动患肘。每日 1 次。

## 五、预防与调护

1. 治疗过程中,采用温针灸时,注意艾灰脱落致皮肤烫伤;推拿手法要求用力均匀、深透力强,切忌用力过猛。在小针刀治疗时,必须注意严格无菌操作,针刀松解过程中注意避免损伤周围神经,切忌肘关节内松解,术后应注意休息,勿使肘关节活动过多,防寒保暖。

2. 适当加强前臂伸、屈肌群功能锻炼及前臂伸肌的伸展训练,每日 1 次。

(1)前臂伸展训练:从肩膀开始向前伸展手臂,手心向下,肘关节伸直。手指指向地面。用另一只手抓住手腕和手指,将腕关节向下弯曲,直到前臂外侧有紧张感。

(2)增加抓握力:这是比较常见的训练方法。可以使用握力器或通过抓握软式网球、弹力球进行练习。

(3)前臂屈肌肌力训练:坐在椅子上,身体前倾。肘关节轻度弯曲,前臂自然放置于膝盖上,同时手心朝上。手中持一重物(可以使用哑铃或弹力带,若使用弹力带,一端固定于脚)向上抬举,做负重练习。抬举-放下-抬举,重复进行,10~15 次/组,共 3 组。

(4)前臂伸肌肌力训练:如同屈肌训练,肘关节弯曲,前臂放于膝盖上,但此时手心朝下。手中持重物(可以使用哑铃或弹力带,若使用弹力带,一端固定于脚)向上提起,做负重练习。提起-放下-提起,重复进行。渐进增加到 3 组练习,每组 10~20 次。

3. 自我按摩,用手掌揉搓患处,至局部皮肤发热,再点按痛点,揉 10~20 秒。

## 六、目前研究进展

肱骨内上髁炎是临床常见病,治疗方法较多并均有一定疗效。李登科等运用杨氏 3A+疗法"肘五针"埋线针刀治疗肱骨内上髁炎。方法:将 60 例肱骨内上髁炎患者随机分为两组——治疗组和对照组,每组患者各 30 例。治疗组采用杨氏 3A+疗法"肘五针"埋线针刀治疗,每次间隔 15 天,2 次后观察结果;对照组采用温针灸方法治疗,主穴用阿是穴、曲池、肘髎、阳陵泉。治疗前后,患者疼痛积分的评价采用视觉模拟评分法(VAS)。结果:在治疗前,两组 VAS 评分比较的差异无统计学意义($P>0.05$);在治疗后,两组 VAS 评分明显降低,且治疗组 VAS 评分明显低于对照组,差异有统计学意义($P<0.05$);治疗组总有效率为 93.3%,对照组总有效率为 73.3%,差异亦具有统计学意义($P<0.05$)。结论:杨氏 3A+疗法"肘五针"埋线针刀治疗肱骨内上髁炎疗效确切,且疗效优于常规针灸疗法,值得临床推广。埋线针刀在治疗急慢性软组织损伤局部疼痛方面具有创伤小、疗效快、成本低等众多优势。

有研究报告报道了体外冲击波治疗肱骨内上髁炎的临床疗效。方法:将 62 例肱骨内上髁炎患者随机分为两组——观察组和对照组,每组患者各 31 例。观察组采用 MP-100 EMS 体外冲击波治疗机治疗,每次间隔 7 天,5 次 1 个疗程,治疗 1 周、3 周、8 周、16 周观察结果;对照组采用 2% 利多卡因溶液 1ml+复方地塞米松 5ml 稀释至 20ml,以局部疼痛点为中心封闭治疗。治疗前后,患者疼痛积分的评价采用视觉模拟评分法(VAS)。结果:在治疗前及治疗后第 1、3 周两组 VAS 评分有显著差异($P<0.05$)。说明观察组与对照组对肱骨内上髁炎治疗都有效果。在治疗后第 8、16 周,观察组 VAS 评分非常明显低于对照组($P<0.01$)。结论:局部封闭与体外冲击波近期疗效相当,而封闭治疗远期效果欠佳,冲击波治标治本。

(王 为 赵 霞)

## 参 考 文 献

1. 高瑞红. 电针结合穴位注射治疗肱骨外上髁炎 46 例[J]. 中医药导报,2012,18(11):109.

2. 黄强明. 肌筋膜触发点及肌筋膜疼痛综合征[J]. 颈腰痛杂志,2004,25(5):360-362.

3. 王艳英. 针灸齐刺合 TDP 治疗肱骨内上髁炎 30 例[J]. 现代中西医结合杂志,2007,16(24):3547.

4. 蔡品一,刘元奇,夏仲海,等. 围刺法配合推拿治疗肱骨内上髁炎 30 例[J]. 中医外治杂志,2009,18(4):19.

5. 李登科,杨才德. 杨氏 3A+疗法"肘五针"埋线针刀治疗肱骨内上髁炎临床观察[J]. 中国中医药现代远程教育,2017,15(14):113-115.

# 第三节 肘部扭挫伤

## 一、概述

肘部扭挫伤是指肘部因受到打击或碰撞、过度牵拉或扭曲、摔伤等,导致肘部关节囊、筋膜、韧带等软组织的损伤。本病好发于青壮年及重体力劳动者,属于中医"伤筋"范畴,由于跌仆闪挫导致肘部气滞血瘀,瘀阻关节经络所致。中医治疗以舒筋通络、活血化瘀为主,使筋肉放松,气血通畅而达止痛目的。

## 二、病因病机

多由间接暴力所致,如跌仆、高处坠下,失足滑倒,或过量举重及反复推拉动作,使肘关节处于过度外展、伸直位置,均可造成肘关节扭伤。由于肘关节的稳定性主要依靠关节囊和韧带的约束,而侧副韧带又有防止肘关节侧移的作用,所以肘关节扭伤可造成肘关节尺、桡侧副韧带,关节囊,肘部肌肉和筋膜的撕裂。直接暴力打击可造成肘部软组织挫伤。

严重的肘部扭挫伤,如伤后治疗不及时,或处理方法不当,可使损伤加重,血肿扩大,造成软组织内血肿和骨膜下血肿互相沟通。当血肿机化时,通过膜内化骨,以及钙盐沉着,造成关节周围组织的钙化、骨化,亦即骨化性肌炎,这是肘部扭挫伤的严重并发症之一。

## 三、诊断

1. 有明显外伤史,临床表现为伤后初期肘关节呈半屈曲位,局部出现弥漫性肿胀,活动时疼痛加剧,有时出现青紫瘀斑。

2. 局部压痛点多在肘关节内后方和尺侧副韧带附着部。部分严重的肘关节扭挫伤,有可能是肘关节错缝或脱位后已自动复位,只有关节明显肿胀,而无错缝或脱位征,易误认为单纯扭伤。此时做关节被动活动时有"关节松动"的不稳定感,并引起肘部剧烈疼痛。

3. 严重的肘部扭挫伤应与肘部骨折相鉴别,注意排除是否有撕脱性骨折等。也可通过 MRI 检查明确诊断。

4. 后期若肿胀消失,疼痛减轻,但肘关节伸屈功能不见好转,局部肌肉缺乏弹性,可通过 X 线检查确定是否合并骨化性肌炎。

## 四、治疗

1. 治则 舒筋通络,活血化瘀。

2. 治疗方案

(1)常规治疗:急性期注意患肢制动,损伤严重者加直角夹板固定。后期进行推拿治疗,加强患肘屈伸活动锻炼。

(2)针灸治疗:急性期。

1)体针治疗:患者取坐位或卧位,取穴以手三阳经为主,取阿是穴(即压痛点)、曲池、天井、手三里、合谷、手五里。在常规消毒后,选取 1~1.5 寸一次性无菌毫针,进针使患者有酸麻胀重感后,阿是穴配合温针灸,每次灸 2~4 壮,其余各穴配合电针治疗仪疏密波刺激,同时将 TDP 照射患肘。每次约 20 分钟。隔日1 次。

2)放血疗法:患者取坐位或卧位,取阿是穴(即压痛点),在常规消毒后,选用一次性无菌三棱针或梅花针,在患部点刺后拔罐,放血后局部再次消毒皮肤。根据病情需要,隔日 1 次或 3 日 1 次。

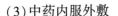

（3）中药内服外敷

1）中药内服：采用院内制剂"初伤胶囊"（药物组成：三七、牡丹皮、荆芥、红花、泽兰、川芎等14味），一次4粒，每日3次。后期用"筋舒汤"（当归15g，熟地黄20g，骨碎补15g，杜仲12g，鸡血藤20g，川牛膝20g，乳香10g，续断10g，丹参15g），诸药加水浸泡20分钟后，武火煮沸，再用文火煎煮20分钟，煎2次取汁400～500ml，早晚饭后各服1次，日1剂。

2）中药外敷：选用活血膏（我院院内制剂，药物组成：防风、土鳖虫、狗脊、红花、泽兰、木香、三棱）、止痛消炎膏（药物组成：独活、生南星、生草乌、皂荚、冰片、北细辛、冬绿釉、硫酸钠、甘油、滑石粉），将两种药物各取等份混合后，在肘部疼痛处贴敷12～24小时，每日或隔日更换1次。

（4）推拿治疗：后期痛减肿消后，加用推拿治疗。

1）拿揉法：医者站于患侧，用双手或单手拿揉患肢肌肉，重点在患肘前后肌肉，力量适度，从上至下做3～5遍。

2）点按法：首先用拇指指腹桡侧在患肘部的压痛点及圆形或条索状阳性反应点上点按，在点按的同时左右拨动数次，力量由轻到重，每次点按10～20秒左右，反复3～5遍。点按时力量适中，要尽量追求深透感，并配合震颤法。其次用拇指指腹点按曲池、尺泽、手三里、合谷、手五里等有关穴位，每穴点按10～20秒。

3）扳法：用于陈旧性软组织损伤出现肘关节屈伸功能障碍的患者。使患者屈肘用患肢手摸同侧肩关节，医者帮助加压。

## 五、预防与调护

1. 避免在疲劳时期运动，使用防护垫等保护性运动装备等均可降低肘部扭伤的风险。

2. 伤后可采用冷敷，以减少出血。伤后24小时后，采用热敷，以促进瘀血消散。急性期应注意患肢制动，避免重手法治疗，以免二次损伤。初期嘱患者多做握拳活动，后期则应逐步进行患肘屈伸活动锻炼，避免关节僵硬。应注意避免长时间的固定和粗暴的被动活动。

3. 治疗过程中，采用温针灸时，注意艾灰脱落致皮肤烫伤；推拿手法要求用力均匀、深透力强，切忌用力过猛。

4. 根据情况增加肘关节运动，循序渐进，完成肘关节功能恢复。

（1）早期：先练习屈肘、伸肘运动的肌肉收缩和舒张运动，后练习前臂旋前、旋后运动的肌肉收缩和舒张运动，每次运动数十次，一天3～5次，当肌肉酸胀时即止。

（2）中期：进行被动运动，逐渐过渡到主动运动，包括屈、伸肘部，旋转前臂，练习运动的幅度从0°～30°，逐渐加大到正常功能活动范围。

（3）后期：练习对抗运动，并用手握持运动器材如哑铃、沙袋等进行操练。在功能锻炼中，必须着重肌肉主动运动的锻炼，被动运动是主动运动的先导和补充。

5. 自我按摩 后期可用手掌揉搓患处，至局部皮肤发热，再点按痛点，揉10～20秒。

## 六、目前研究进展

刘世忠等用耳针治疗急性关节扭挫伤。方法：对1 000例不同程度的关节扭挫伤、跌打伤患者进行耳针治疗。结果：治愈905例，好转85例，无效10例，总有效率99%。结论：耳针治疗急性关节扭挫伤疗效较高，操作简便，经济实用。

李金娥等运用电磁治疗急慢性关节扭挫伤。方法：选取急慢性关节扭挫伤患者98例。治疗选用电磁疗法，将两磁电极固定在患者患部，每次30分钟，12次1个疗程，1个疗程后评定疗效。结果：98例患者中治愈66例（治疗后疼痛消失、功能恢复正常）；显效25例（疼痛明显减轻，功能明显恢复）；好转4例（疼痛及功能比治疗前好转）；无效3例（治疗前后无变化）。结论：电磁疗法具有明显的消炎作用，可以改善局部血液循环，降低炎症局部的渗出过程，可增加机体内的免疫功能，对细菌有抑制作用，可加速局部组织的蛋白质转移，达到消肿止痛之功。

（王 为 赵 霞）

参考文献

1. 刘世忠,刘有爱.耳针治疗急性关节扭挫伤 1 000 例疗效观察[J].中国针灸,1989,9(4):7-8.
2. 李金娥,杨明磊.电磁疗法治疗急慢性关节扭挫伤[J].中国康复,2002,17(1):38.

# 第四节 肘关节骨化性肌炎

## 一、概述

骨化性肌炎是指因骨折、脱位、软组织扭挫伤等外伤后,引起关节周围软组织内钙化骨化,并影响关节功能者。其特点为纤维组织内骨组织与软骨组织的增生及骨化。可见于肘部、髋部、踝部及肩部等全身各骨关节部位,以肘部最常见,是肘部外伤后较常见的并发症。本病属中医学"肌痹""筋挛"范畴,多由于遭受暴力外伤,皮肉筋骨受损,气血瘀阻,筋骨失养,津液运行不畅,风寒湿邪乘虚而入,痹着筋骨而致病。治疗以活血化瘀、消肿止痛、软坚散结、舒筋活络,通利关节为原则。

## 二、病因病机

骨化性肌炎的主要原因为外伤。在外伤造成关节脱位、关节邻近骨折及严重关节扭挫伤、或因粗暴的手法整复后,多在肘关节的前方,由于损伤部位的骨膜被剥离,形成较大的骨膜下血肿,使骨膜下血肿与周围软组织损伤的血肿相沟通,在血肿吸收过程中,在关节邻近软组织内,易发生血肿内骨化,成熟后形成大量骨组织,影响关节功能活动,造成肘关节僵直。本病多发于儿童,因其骨膜厚,外伤后较成人易被掀起,骨膜下新骨形成也较快。

## 三、诊断

早期肘部肿胀较甚,伴有疼痛,局部温度升高。但夜间不痛,软组织肿块较硬,逐渐增大,肘关节活动受限。当骨折外固定解除后,肘前有坚硬肿物隆起,表面不光滑。约 8 周后,包块停止生长,疼痛减轻或消失,但影响肘关节活动,甚至发生强直。X 线检查一般在伤后 3~6 周,可见到骨化影,肘关节周围有云雾状阴影,以后轮廓逐渐清楚,中央透亮。成熟后外周骨化明显致密,其内为骨小梁,与邻近骨之间常有一透亮分界线。

## 四、治疗

1. 治则 活血化瘀,软坚散结,舒筋通络。
2. 治疗方案
(1)常规治疗:关节脱位或骨折后应早期复位,并固定,较重的扭伤也应固定,避免患肘被动牵伸或强力活动。
(2)针灸治疗
1)体针治疗:患者取坐位或卧位,取阿是穴(即压痛点)、曲池、肘髎、尺泽、手三里、合谷、手五里。在常规消毒后,选取 1~1.5 寸一次性无菌毫针,进针使患者有酸麻胀重感后,阿是穴配合温针灸,每次灸 2~4 壮,其余各穴配合电针治疗仪疏密波刺激,同时将 TDP 照射患肘。每次约 20 分钟。TDP 照射使局部温度升高,神经周围血管扩张,局部血液循环加快,炎症渗出及水肿得到改善,从而解除组织痉挛水肿及神经受压症状,达到治疗目的。
2)围针治疗:患者取坐位或卧位,取阿是穴(即压痛点),在常规消毒后,选用 1.5 寸一次性无菌毫针,针刺阿是穴,使患者有酸胀感后在针柄上套上一段约 1cm 长的艾条,点燃施灸,每次灸 2~4 壮,同时针刺以阿是穴为中心的前后左右旁开 1 寸的四穴,针尖朝向中心,配合电针治疗仪疏密波刺激,每次约 20 分钟。围刺法刺病邪所痹之筋,通过针刺可提高局部组织的自我修复能力。

以上两种疗法隔日交替进行 1 次,10 次为 1 个疗程。

(3)推拿治疗

1)拿揉法:医者站于患侧,用双手或单手拿揉患肢肌肉,重点在患肘前后肌肉,力量适度,从上至下做3~5 遍。

2)点按法:首先用拇指指腹桡侧在患肘部的压痛点及圆形或条索状阳性反应点上点按,在点按的同时左右拨动数次,力量由轻到重,每次点按 10~20 秒左右,反复 3~5 遍。点按时力量适中,要尽量追求深透感,并配合震颤法。其次用拇指指腹点按曲池、尺泽、手三里、合谷、手五里等有关穴位,每穴点按 10~20 秒。要求用力均匀、深透力强,在点按每一个穴位结束时,适当用力弹拨肌肉、肌腱。

3)牵拉法:首先医者用一手持患肢腕部,一手持肘关节中上部,轻微持续牵引,持续 5~10 秒;其次持患肢腕部轻柔地做肘关节内收、外展和前后屈伸方向的抖动及环转手法,反复 5~10 次;最后医者一手持患肢前臂中部,稍用力逐渐被动屈伸肘关节,屈肘的同时向内、外旋转前臂,反复 5~10 次。(如遇骨性阻碍,切忌强行被动屈伸,避免再次受伤)

4)扳法:伸肘困难者,患者取仰卧位(以右侧为例),医者坐患者患侧床边,左腿屈曲置床边,将患者患肢放在医者大腿前外侧,医者左手垫在患肢肘尖下,同时以左肘压患者肩前方,右手按压前臂下端,行三点挤压矫正肘关节伸直障碍。在此位置持续 30 秒,再轻轻用力一扳。

屈肘困难的患者,医者站在其患侧,将患肢屈肘固定于床边,左手固定患肢上臂,右手推前臂远端,令其被动屈肘,维持 20 秒,尽可能增加屈曲度。

(4)中药内服外敷

1)中药内服:采用郭剑华经验方"筋舒汤"加减。药物组成:当归 15g,熟地黄 20g,骨碎补 15g,杜仲 12g,鸡血藤 20g,川牛膝 20g,乳香 10g,续断 10g,丹参 15g,三棱 20g,莪术 20g,土鳖虫 15g,皂角刺 20g。诸药加水浸泡 20 分钟后,武火煮沸,再用文火煎煮 20 分钟,煎 2 次取汁 400~500ml,早晚饭后各服 1 次,日 1 剂。

2)中药外敷:选用活血膏(我院院内制剂,药物组成:防风、土鳖虫、狗脊、红花、泽兰、木香、三棱)、止痛消炎膏(药物组成:独活、生南星、生草乌、皂荚、冰片、北细辛、冬绿釉、硫酸钠、甘油、滑石粉),将两种药物各取等份混合后在肘部疼痛处贴敷 12~24 小时,每日或隔日更换 1 次。

3)中药熏蒸:采用院内制剂上肢洗方(药物组成:桑枝 30g,威灵仙 30g,伸筋草 30g,舒筋草 30g,红花15g,川芎 15g,防风 15g,艾叶 15g,桂枝 30g。水煎 3 000ml 熏洗,外用)。药物熬制 30 分钟,以药液热蒸汽熏蒸患肘(小心烫伤),当药液温度适当时,将患肘浸入药水中 20 分钟,可适当活动患肘。每日 1 次。

## 五、预防与调护

1. 骨化性肌炎是一种可以防止的并发症,早期治疗要以防止骨膜广泛剥离和血肿扩大为目的,以控制该病的形成与发展。

2. 治疗过程中,采用温针灸时,注意艾灰脱落致皮肤烫伤;推拿手法要求用力均匀、深透力强,切忌用力过猛。在扳法时,注意力度不应过大,避免造成二次损伤。

3. 在疼痛可忍的情况下,加强肘关节功能锻炼。

1)屈肘障碍者:屈肘位从健侧胸壁向上,摸到健侧肩峰-锁骨-胸骨和患侧肩峰远端。屈肘角度逐渐增加,直到最后恢复正常功能。练功要循序渐进,每日 3~5 次,每次 10 分钟左右。

2)伸肘障碍者:患者正坐位,以患侧肘尖为支撑,上臂背侧贴桌面,用书本或木块在前臂背侧加垫,然后患者自己用健手向下推压患侧前臂,使肘关节尽量伸直。每日降低高度,直至使肘关节伸直功能恢复。

## 六、目前研究进展

有实验表明,雌激素拮抗剂他莫昔芬联合塞来昔布对关节创伤性骨化性肌炎具有预防作用。方法:将30 只家兔采用随机数字表法分为 A、B、C 三组,采用膝关节强力被动牵拉、暴力按摩后固定复制膝关节创伤性骨化性肌炎模型;A 组采用生理盐水对照,B 组采用塞来昔布治疗,C 组采用他莫昔芬联合塞来昔布治疗,连续给药 9 周。造模 5 周、9 周后,各组间骨化性肌炎分级比较,差异均有统计学意义;各时间点 B 组及 C 组骨化性肌炎分级低于 A 组,C 组低于 B 组。结论:他莫昔芬联合塞来昔布能有效减缓创伤性骨化性肌炎的进展,改善预防效果。

（王　为　赵　霞）

### 参 考 文 献

1. 孙建君,李洪久,韩煜. 中药熏洗配合针灸治疗肘关节骨化性肌炎 15 例[J]. 实用中医内科杂志,2011,25(2):93-94.
2. 李明哲. 针灸结合中药熏洗治疗肘关节骨化性肌炎临床疗效观察[J]. 光明中医,2015,30(10):2155-2156.
3. 王艳英. 针灸齐刺合 TDP 治疗肱骨内上髁炎 30 例[J]. 现代中西医结合杂志,2007,16(24):3547.
4. 蔡品一,刘元奇,夏仲海,等. 围刺法配合推拿治疗肱骨内上髁炎 30 例[J]. 中医外治杂志,2009,18(4):19.
5. 韩峰,卢成华,易力,等. 雌激素拮抗剂他莫昔芬联合塞来昔布治疗家兔膝关节创伤性骨化性肌炎的实验研究[J]. 中国当代医药,2017,24(9):12-14.

# 第五节　肘管综合征

## 一、概述

肘管综合征是指肘部外伤、关节病变等原因导致尺神经在肘管内受压而引起一系列神经软组织受损的症候群。肱骨内上髁、尺骨鹰嘴与两者之间的弓状韧带围成一骨性纤维鞘管,称肘管。肘管中有尺神经、尺侧上下动静脉的吻合系统。本病属中医学"痹病""筋挛"范畴。《素问·举痛论》提到:"寒气入经而稽迟,泣而不行,客于脉外则血少,客于脉中则气不通,故卒然而痛。"肘部外伤、长期屈肘等致局部气血瘀滞,筋脉闭阻,肘部失养,发为肘部疼痛。本病是肘部最常见的神经卡压综合征。

## 二、病因病机

肘管综合征的常见原因有外伤、创伤后肘外翻、肘关节长期伸位压迫、反复性轻微外伤、关节炎及弓状韧带增厚等。其发病机制主要是肘管狭窄,造成尺神经在肘管内受弓状韧带压迫所致,亦可因腱鞘囊肿和脂肪瘤等软组织肿块外在压迫所致。尺神经受压后可出现该神经支配区域的感觉和运动障碍。此外,由于弓状韧带撕裂或松弛而导致尺神经半脱位、尺神经沟过浅等引起的摩擦性神经炎,亦可出现类似肘管综合征的症状。

## 三、诊断

患者肘关节内侧疼痛,病程缓慢,开始手指的精细动作不灵便,进而发展到无名指感觉迟钝及疼痛,屈肘时疼痛加重。手掌内侧及小指感觉异常或麻木,多数患者有尺神经所支配的肌无力,表现为握物无力及手指外展无力。肘管处有明显压痛,肘屈曲试验阳性。通过肱骨内上髁后方尺神经沟处触诊尺神经,有触叩痛及异常感;在肱骨内上髁外侧触压尺神经时,触痛可达肘关节上;在肘下 3~4cm 处叩击尺神经表面时,无名指、小指有冲击等异常感觉。病程晚期,尺神经麻痹,骨间肌、蚓状肌瘫痪。因指总伸肌及指深、浅屈肌张力作用,可出现掌指关节过伸,指间关节屈曲的"爪形手"畸形。X 线检查可见部分患者有肘外翻表现。肌电图检查显示尺神经在肘部传导速度减慢或完全性传导阻滞。

## 四、治疗

1. 治则　舒筋通络,解痉止痛。

2. 治疗方案

(1)常规治疗:调整臂部姿势,防止肘关节长时间过度屈伸,避免枕肘睡眠,带护肘。

(2)针灸治疗

1)体针治疗:患者取坐位或卧位,取穴以手三阳经为主,取阿是穴(即压痛点)、肘髎、小海、曲池、天井、手三里、合谷、手五里。在常规消毒后,选取 1~1.5 寸一次性无菌毫针,进针使患者有酸麻胀重感后,阿是穴

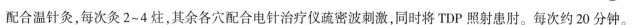

配合温针灸,每次灸2~4壮,其余各穴配合电针治疗仪疏密波刺激,同时将 TDP 照射患肘。每次约20分钟。

2)患者取坐位或卧位,取阿是穴(即压痛点),在常规消毒后,选用1.5寸一次性无菌毫针,针刺阿是穴,使患者有酸胀感后在针柄上套上一段约1cm长的艾条,点燃施灸,每次灸2~4壮,同时针刺以阿是穴为中心的前后左右旁开1寸的四穴,针尖朝向中心,配合电针治疗仪疏密波刺激,每次约20分钟。

以上两种疗法隔日交替进行1次,10次为1个疗程。

(3)推拿治疗

1)拿揉法:医者站于患侧,用双手或单手拿揉患肢肌肉,重点在患肘前后肌肉,力量适度,从上至下做3~5遍。

2)点按法:首先用拇指指腹桡侧在患肘部的压痛点及圆形或条索状阳性反应点上点按,在点按的同时左右拨动数次,力量由轻到重,每次点按10~20秒左右,反复3~5遍。点按时力量适中,要尽量追求深透感,并配合震颤法。其次用拇指指腹点按曲池、尺泽、手三里、合谷、手五里等有关穴位,每穴点按10~20秒。要求用力均匀、深透力强,在点按每一个穴位结束时,适当用力弹拨肌肉、肌腱。

3)牵拉法:首先,医者用双手紧握患肢腕关节,用力牵拉患肢,持续5~10秒后,屈曲肘关节,尽量向上靠近肩部,反复5~10次;其次,医者用双手紧握患肢腕关节,用力牵拉患肢,持续5~10秒后,屈肘的同时向内、外旋转前臂,反复5~10次。

(4)小针刀治疗("两点"松解法):患者将肘关节屈曲90°平放于治疗桌面上;以肱骨内上髁及尺骨鹰嘴内缘为进针点,并做好标记;常规消毒后,铺无菌巾,以2%利多卡因溶液1~2ml做局部浸润麻醉,选用一次性无菌小针刀;第1只针刀,术者左手拇指紧压肱骨内上髁,右手持刀从肱骨内上髁标记处,针刀体与皮肤垂直进针,使针刀刀口线与尺侧腕屈肌纤维走向平行,直达肱骨内上髁骨质,针刀沿骨面向后,提插刀法切割3刀,范围0.5cm;第2只针刀,从尺骨鹰嘴内侧缘标记处,针刀体与皮肤垂直进针,刀口线与尺侧腕屈肌纤维走向平行,直达尺骨鹰嘴骨质,针刀沿骨面向后,提插刀法切割3刀,范围0.5cm。出针后压迫针孔片刻,并用创可贴覆盖针孔3天。若1次未愈,1周后再做1次。

(5)穴位注射:患者取正坐位,患肘屈曲,自然放置于操作台,每次取2个穴位(尺泽、曲池、小海、手三里等),皮肤常规消毒,取5ml注射器抽取1ml左右注射液(如维生素 B₁、维生素 B₁₂等),在穴位上快速刺破皮肤,缓慢进针,回抽无血,注入药液(每个穴位注入药液0.5ml左右),隔日1次,6~10次为1个疗程。

(6)中药内服外敷

1)中药内服:采用郭剑华经验方"肘舒汤"加减。药物组成:当归12g,桑枝15g,狗脊15g,丹参12g,乳香6g,没药6g。风寒阻络型,加桂枝、羌活、防风;湿热内蕴型,加土茯苓、黄柏、薏苡仁;气血亏虚型,加熟地黄、白芍、党参。水煎煮3次,取汁合用,早中晚各服1次,日1剂,5剂为1个疗程,每疗程间隔2日。

2)中药外敷:选用活血膏(我院院内制剂,药物组成:防风、土鳖虫、狗脊、红花、泽兰、木香、三棱)、止痛消炎膏(药物组成:独活、生南星、生草乌、皂荚、冰片、北细辛、冬绿釉、硫酸钠、甘油、滑石粉),将两种药物各取等份混合后在肘部疼痛处贴敷12~24小时,每日或隔日更换1次。

## 五、预防与调护

肘管综合征是一种进行性损害疾病,如不及时解除对尺神经的压迫,可发生手内在肌的永久麻痹,故应积极采取相应措施进行治疗。保守治疗无效者,应尽早采用手术治疗,以免延误病情。治疗前病程长短、病变程度与疗效有密切关系。一般来说,病程短、症状轻的患者经过治疗多能治愈。对于久病迁延不愈,并已出现"爪形手"肌萎缩的患者,治疗效果欠佳。

## 六、目前研究进展

目前,肘管综合征手术指征无明确界限,一般对经非手术治疗3个月无效,经严格非手术治疗动态观察1个月无效、出现手内在肌萎缩及中重度尺神经损伤者,应选手术治疗。治疗方式:单纯原位解压术、肱骨内上髁切除术、肘管扩大重建、神经内外膜松解术、尺神经前置术等。

武运喜等应用显微外科微创技术带血供尺神经松解前置手术治疗肘管综合征。方法:回顾性分析80例

(82 个肘关节)肘管综合征患者的临床资料,随机分为传统术式组和显微外科技术组,各 40 例。传统术式组采用尺神经松解前置术,显微外科技术组采用带血供的尺神经显微松解前置术,术后均辅以神经营养药物等治疗。观察两种手术方式治疗效果。结果:传统术式组术后优良率为 82.5%,显微外科新术式后优良率为 90.5%,两组比较差异有统计学意义($P<0.05$);传统术式组与显微外科技术组手术前后监测尺神经运动传导速度(MCV)均有改善,但显微外科技术组术后的 MCV 改善明显优于传统术式组术后的 MCV($P<0.05$)。结论:应用显微外科微创技术新术式行尺神经松解前置治疗肘管综合征简便易行,临床效果满意。

(王 为 赵 霞)

## 参 考 文 献

1. 刘夕明,张志伟,马文珠. 针刺治疗轻中度尺神经卡压综合征 36 例[J]. 环球中医药,2016,9(1):103-105.

2. 秦春耀,梁炳生. 肘管综合征诊治进展[J]. 国际骨科学杂志,2014,35(5):310-311.

3. 武运喜,郭宁国,李海洲,等. 应用显微外科技术治疗肘管综合征 42 例疗效观察[J]. 中国实用医药,2015,10(6):68-70.

# 第二十四章　手腕部筋伤

## 第一节　桡骨茎突狭窄性腱鞘炎

### 一、概述

桡骨茎突狭窄性腱鞘炎在临床上非常多见。本病起病缓慢，发病原因很多，但最根本之处不外乎患者因长期反复受寒劳损等导致局部无菌性炎症，临床主要表现为桡骨茎突周围的疼痛，严重时可放射到手指和前臂部位，拇指和腕部活动明显受限。本病多见于中年以上，女多于男（约6∶1），好发于家庭妇女和手工操作者（如纺织工人、木工和抄写员等），哺乳期及围绝经期妇女更易患本病，俗称"妈妈手"。

### 二、病因病机

在桡骨茎突凹面上有一坚强韧带（伸肌支持带）附着，形成一鞘管。内有拇长展肌与拇短伸肌肌腱共同通过，进入拇指背侧。正常情况下，两肌只能紧密地通过这一坚韧的腱鞘，由于腱沟表浅而狭窄，底面凹凸不平，沟面又覆盖着伸肌支持带，加上长时间外展拇指时，肌腱在狭窄的腱鞘内不断地运动摩擦，造成积累性劳损，使腱鞘组织纤维轻度破裂、出血水肿，在水肿吸收和修复过程中，腱鞘内壁不断结疤增厚狭窄，使两肌腱受挤压从而粘连，使拇长展肌和拇短伸肌肌腱痉挛疼痛、局部肿胀。中医学将本病列入"伤筋"和"痹病"范畴。多因外伤、劳损或姿势不当，引起局部皮肉筋脉受损，以致经络不通，经气运行受阻，瘀血壅滞局部而成。《黄帝内经》有"气伤痛，形伤肿"，故本病的病机就是局部的气滞血瘀，筋脉失养。

### 三、诊断

患者多以疼痛（静息痛、活动痛或压痛）为主诉就诊，同时多伴有拇指伸展及腕部屈伸活动不利。本病起病缓慢，逐渐加重，出现腕部拇指一侧骨突（桡骨茎突）处及拇指周围疼痛，拇指活动受阻，在桡骨茎突处有压痛及摩擦感，有时在桡骨茎突处有轻微隆起豌豆大小的结节。若把拇指紧握在其他四指内，并向腕的内侧（尺侧）做屈腕活动，则桡骨茎突处出现剧烈疼痛（握拳尺偏试验阳性），可向手及前臂放射，拇指活动无力，倒热水瓶时疼痛明显。

### 四、治疗

目前，临床上治疗桡骨茎突狭窄性腱鞘炎的方法很多，多从整体观念出发，全方位调理。根据"急则治其标，缓则治其本"的原则，采用中医综合治疗方法，施以针灸、推拿、针刀、药物等疗法，必要时行腱鞘松解术。

1. 针灸疗法　患者坐位或仰卧位，双上肢平放。选穴以阿是穴、阳溪、列缺和合谷为主穴。常规消毒后，选取1.5~2寸一次性无菌毫针，进针后用平补平泻法至得气，选1~2对穴位配合电针治疗仪疏密波刺激，同时将TDP照射患肢。每次约20分钟。对于久病反复发作者，针对其局部增生粘连，着重取阿是穴局部捣刺，或单向捻转导致滞针，再牵拉滞针以撕裂粘连，针后配合外敷黄连膏和芩黄散。

2. 推拿手法　患者坐位或仰卧位，全身放松，接受医师施术。医者手法轻快、柔和、深透，力量由轻到重,切忌重手法。首先于前臂伸肌群桡侧施滚法,上下往返治疗 4~5 次。接着点按手三里、偏历、阳溪、列缺、合谷等穴 3 分钟,然后医者用拇指重点揉按桡骨茎突部及其上下方 2 分钟;沿前臂拇长展肌与拇短伸肌到第 1 掌骨背侧,用轻快柔和的弹拨法,上下往返治疗 4~5 次,重点在桡骨茎突部;医者再以一手握住患腕,另一手握其手指进行拔伸,并使患腕掌屈、背伸,同时缓缓旋腕。最后,以桡骨茎突为中心用擦法,以透热为度,擦时可配合药物。

3. 针刀治疗　术前体表定位时,首先摸清桡动脉的路线,并用记号笔画出,然后再触诊桡骨茎突压痛明显处做标记。治疗时取坐位,患手放在手术台上,嘱患者轻轻握拳,腕部垫枕,常规消毒铺巾,2% 利多卡因溶液 1ml 加生理盐水 1ml 混匀后进行局麻,术者左手拇指按住标记处,右手持刀自桡骨茎突偏桡侧茎突近端垂直刺入皮下,针刀触及腱鞘表面后注意稍后退针刀,勿使其深至骨面,调整刀柄方向使其与桡骨平行,沿肌腱走行方向由近及远进行纵向切割 2~3 下,再向近端推进进行左右剥离,直至阻力感消失,患者拇指活动自如,即为治疗成功,将针刀退出。用无菌纱布压迫伤口 3~5 分钟后,用输液贴覆盖伤口,嘱患者 1 天内患处不接触水,3 天内注意保持伤口清洁,减少手腕和拇指的活动,10 天后复诊。针刀术后可结合手法治疗,首先揉按桡骨茎突及其上下方,舒筋活血,然后一手握住患侧腕部,另一手拇指和食指夹持患者拇指,其余手指紧握患者其他四指进行对抗牵引,并使患者腕部向尺侧和掌侧屈曲,重复操作4 次。

4. 药物治疗

(1) 内服药:早期多为气滞血瘀证,有急性劳损史,局部肿痛,皮肤稍灼热,筋粗,舌苔薄白,脉弦或涩;治宜活血化瘀,行气止痛。后期多为各种原因导致本虚标实证,劳损日久,腕部酸痛乏力,劳累后加重,局部轻度肿胀,筋粗,喜按喜揉,舌质淡,苔薄白,脉沉细;治宜温经通络,调养气血。方用郭剑华验方筋舒汤加减,以舒筋活血、养血通络、补肝益肾。组方:当归 15g,熟地黄 20g,骨碎补 15g,杜仲 12g,鸡血藤 20g,川牛膝 20g,乳香 10g,续断 10g,丹参 15g。寒湿痹阻型,加羌活 12g、独活 12g、汉防己 10g;痰瘀阻络型,加法半夏 12g、陈皮 10g、红花 12g;气血不足型,加黄芪 20g、党参 15g;肝肾不足偏于阴虚者加龟甲 30g(打碎,先煎)、菟丝子 12g、女贞子 12g,偏于阳虚者加鹿角胶 15g(烊化)、肉桂 10g、肉苁蓉 10g。

(2) 外用药:肿胀压痛明显,局部发红发热,用芩黄散加黄连膏;中度肿胀压痛,用红肿膏加止痛消炎膏或红肿贴膏;后期肿胀不明显,用活血膏加止痛消炎膏或活血贴膏外敷治疗。后期还可以用本院上肢洗方煎汤熏洗患处。每日 1 次。10 次 1 个疗程。

5. 运动疗法　腕部与手指的活动锻炼,应在不引起桡骨茎突部疼痛的情况下,循序渐进。可通过在温水中活动来消炎止痛,具体做法:在盆内倒上 28℃ 热水,将患侧手浸泡其中 15~20 分钟。泡完后用适当力度顺着有明显痛点的部位来回轻揉 2~3 分钟,并多做握拳和松拳动作。如能在筋腱受损 3 个月内及早护理,基本上可根治。

6. 其他治疗

(1) 封闭疗法:用曲安奈德 20mg 或醋酸泼尼松龙 12.5~25mg 加 1% 普鲁卡因溶液 2ml 行局部鞘管内注射,每周 1 次,2~3 次为 1 个疗程。药物准确注入腱鞘内,疗效多满意。

(2) 物理治疗:可选择红外线、微波、超短波、中药蒸汽浴或炎症治疗机照射等方法治疗。

(3) 手术疗法:保守治疗无效者,可行腱鞘松解术。可在局麻下纵行切开腕背韧带和鞘(不缝合),解除对肌腱的卡压,缝合皮肤切口。有时拇长展肌肌腱与拇短伸肌肌腱各有一个鞘,此种解剖变异,术中应探查清楚。

## 五、预防及调护

患者平时手部动作要缓慢,要尽量避开手腕部过度活动的工作,少用凉水,以减少刺激疼痛。严重时,可用夹板或硬纸板固定,以限制活动,可缓解症状。而在炎症期间,日常饮食应多吃蔬菜,如油菜、青菜、芹菜等,以补充足够的植物蛋白,以及通过摄食瘦肉、鸡肉、蛋等补充动物蛋白,同时还要多吃富含蛋白质及钙质的食物,避免辛辣、易上火的饮食。

1. 用温水洗手　养成劳作后用温水洗手的习惯,不宜用冷水,适时活动手并自行按摩。得了此病,贵在早治,以免迁延成慢性。

2. 抬起手臂　抬起手,高过头部,一边旋转手臂一边旋转手腕。如此帮助肩膀、颈部、上背调整位置,缓解压力及张力。

3. 转动头　工作间隙应休息一会儿,将手摆在桌面,旋转头部2分钟。向前及向后弯脖子,用头点两肩,扭一扭脖子,看左肩、看右肩。

4. 定时运动　每天运动及松弛所有酸痛肌肉是很重要的,即使未感觉疼痛。前面介绍过的局部运动,每天至少应练习4次。

5. 将手抬高　当休息时,避免使手低于肩膀。以桌面支撑手肘,或将手肘靠在椅把上。保持手朝上。这是有益的休息姿势。

6. 小心使用工具　使用工具时,勿将压力集中于手腕基部。尽量使用手肘及肩膀。

7. 旋转手腕　当刺痛开始时,可以做些温和的手部运动以缓解疼痛。旋转手腕是简单的运动之一。转动手腕约2分钟。可以运动所有的腕部肌肉,恢复血液循环,并消除手腕的弯曲姿势,此弯手姿势常引起手腕痛等症状。

8. 握拳练习　轻轻握起拳头,然后张开,将手指伸直。如此反复练习有助于缓解刺痛。

### 六、目前研究进展

杨宗瑜用消瘀定痛散外敷配合改良鞘管内封闭治疗女性桡骨茎突腱鞘炎,结果显示治愈率和远期随访复发率分别为98.2%和1.9%,对照单独封闭治疗分别为65.7%和36.9%,两组比较差异均具有统计学意义(P<0.01);结果显示,消瘀定痛散外敷配合改良鞘管内封闭是一种治疗女性腱鞘炎的有效方法。

陈智柏以中药结合冲击波治疗桡骨茎突腱鞘炎22例,冯海泉以丹七止痛膏结合小针刀治疗桡骨茎突腱鞘炎,马宁以体外冲击波治疗桡骨茎突狭窄性腱鞘炎,杨桂先等以超激光配合针刺治疗产褥期妇女桡骨茎突腱鞘炎,袁训林以蜂针治疗桡骨茎突腱鞘炎,均取得良好疗效。

王建军回顾性分析80例确诊桡骨茎突腱鞘炎患者的临床诊治资料,中药组采用自行研制的消肿止痛方,局部外洗加药袋热敷治疗;激素组采用小剂量曲安奈德局部注射,治疗2周后,两组患者症状均得到改善,中药组患者在疼痛和肿胀程度上改善较激素组改善显著,差异有统计学意义。中药组总有效率为85.00%,显著优于激素组有效率57.5%,总有效率差异有统计学意义(P<0.05)。结论:采用消肿止痛方外洗加药袋热敷可起到消肿止痛、活血祛寒的作用,疗效显著,比局部封闭注射效果更优。

(涂燕兵　赵　霞)

### 参 考 文 献

1. 邬强,杨晓,余悦,等. 法斯通凝胶治疗桡骨茎突狭窄性腱鞘炎[J]. 实用医学杂志,2010,26(2):182.

2. 刘彧,吴坤,刘水涛,等. 发散式体外冲击波治疗桡骨茎突狭窄性腱鞘炎的疗效观察[J]. 中国医学前沿杂志(电子版),2015,7(11):18-20.

3. 张董喆,孔超,于世超,等. 小针刀结合臭氧治疗桡骨茎突狭窄性腱鞘炎临床研究[J]. 中医学报,2016,31(9):1412-1414.

4. 胡安华,陈国庆,吴耀持. 滞针术治疗桡骨茎突狭窄性腱鞘炎的临床研究[J]. 针灸临床杂志,2017,33(1):30-32.

5. 何冬风,刘华,李明潭. 针刀治疗桡骨茎突狭窄性腱鞘炎疗效观察[J]. 疗法与方药,2016,35(12):85.

6. 杨宗瑜. 消瘀定痛散外敷配合改良鞘管内封闭治疗女性桡骨茎突腱鞘炎前瞻性随机对照研究[J]. 世界最新医学信息文摘,2016,16(11):88,91.

7. 陈智柏. 中药结合冲击波治疗桡骨茎突腱鞘炎22例[J]. 广东医学,2014,35(10):1501.

8. 冯海泉. 丹七止痛膏结合小针刀治疗桡骨茎突腱鞘炎临床观察[J]. 湖北中医杂志,2013,35(7):31-32.

9. 马宁. 体外冲击波治疗桡骨茎突狭窄性腱鞘炎临床分析[J]. 实用医技杂志,2013,20(11):1211-1212.

10. 杨桂先,曾燕. 超激光配合针刺治疗产褥期妇女桡骨茎突腱鞘炎的观察研究[J]. 齐齐哈尔医学院学报,2012,33(5):600-601.

11. 袁训林. 蜂针治疗桡骨茎突腱鞘炎临床观察[J]. 内蒙古中医药,2011,30(2):54.

12. 王建军. 消肿止痛法外治80例桡骨茎突腱鞘炎的临床疗效观察[J]. 贵阳中医学院学报,2013,35(3):145-146.

# 第二节　腕部扭挫伤

## 一、概述

腕部扭挫伤是指暴力作用造成腕部关节囊、筋膜、韧带等组织的损伤。腕关节位于手与前臂之间,是一个由腕掌关节、腕间关节、桡腕关节和桡尺远侧关节组成的复合关节,具有传导应力及屈伸、偏斜、旋转、回旋等功能。腕关节组成包括掌骨基底、腕骨、桡尺骨远端、三角纤维软骨复合体、韧带及关节囊等。前臂的肌腱及滑液鞘都经过腕部,这些结构依靠特殊增厚的深筋膜与腕部诸骨保持密切联系,这种解剖关系可以适应腕部的大范围运动和手的多种复杂功能,当外力超过腕部软组织承受能力时,则可发生腕部扭挫伤而影响腕及手的功能。

## 二、病因病机

腕部扭挫伤由直接暴力和间接暴力所致,以间接暴力多见。由于跌仆时手掌或手背着地,或用力过猛,迫使腕部过度背伸、掌屈及旋转活动,超出腕关节正常活动范围,引起腕部韧带、筋膜、关节囊的扭伤或撕裂。直接暴力打击或挤压等也可致腕部挫伤。本病属于中医"伤筋"范畴。《血证论》云:"凡跌打未破皮者,其血坏损,伤其肌肉则肿痛……凡是疼痛,皆瘀血凝滞之故也。"《素问·阴阳应象大论》指出:"气伤痛,形伤肿。"因跌仆、压轧、挤扭等外力作用于腕部,损及脉络,从而导致血流瘀滞或脉络破损,血溢脉外,瘀血聚积皮肤、筋膜、肌腠之间,造成局部肿胀疼痛,皮肤瘀紫。

## 三、诊断

有明显外伤史。伤后腕部疼痛、肿胀,重者局部瘀斑,腕关节活动受限。桡骨茎突疼痛及压痛多为桡侧副韧带损伤,尺骨茎突疼痛及压痛多为尺侧副韧带损伤,腕部掌屈时疼痛多为腕背侧韧带损伤,腕部背伸时疼痛多为腕掌侧韧带损伤。局部肿胀,旋转受限,多为下尺桡关节韧带损伤。若伤情严重,腕部各个方向活动均有疼痛及功能障碍时,可能为韧带肌腱的复合伤或伴有骨折及半脱位的存在。腕关节 X 线摄片可排除无移位或移位不明显的腕部骨折。腕关节 MRI 可以发现隐匿性骨折、腕部韧带撕裂等,使诊断更加明确。腕部扭挫伤要与无移位的桡骨远端骨折、手舟骨骨折相鉴别。无移位的桡骨远端骨折肿胀多不明显,压痛局限在桡骨远端。手舟骨骨折时,肿胀和压痛点局限在阳溪穴部位。腕关节 X 线摄片或 MRI 检查可加以鉴别。

## 四、治疗

1. 极早期　损伤半小时以内,伤处疼痛,肿胀尚不明显。

为防止损伤后软组织粘连,常用 RICE 法进行处理,即休息(rest)、冰敷(ice)、压缩(compression)、抬高(elevation)。受伤部位的冷却可用冰水、冰袋、冷喷剂来进行,但要防止冻伤,敷 20 分钟左右;压迫要稍重一些,可以直接用未受伤的手,也可用弹力绷带、沙袋等,但注意不要使患者产生血液循环障碍,以 20 分钟以内为宜;将患肢抬高至高于心脏的位置,可促进局部血液循环,减轻伤处软组织肿胀;避免继续使用患侧手腕,否则会造成二次损伤,使伤情复杂,愈合困难。

2. 早期　伤后半小时至 72 小时内,主要表现为红、肿、热、痛、功能障碍,炎症反应严重。

本期处理原则为止血、止痛、防肿、制动和减轻炎症反应。如果有腕骨轻度移位,或桡尺远侧关节轻度变形,将其复位,手法宜轻柔;损伤严重者,可用石膏托或石膏管型将腕关节固定在功能位。视腕关节肿胀程度,行冰敷、持续按压,每次各 10 分钟左右,间隔 2 小时以上,每日 1~2 次;外敷本院膏药,肿胀发热明显外敷芩黄散加黄连膏,轻度肿胀外敷本院红肿膏加止痛消炎膏或红肿贴膏;内服本院初伤胶囊。

3. 中后期　损伤 3 天以后,症状逐渐好转,主要表现为疼痛、肿胀、功能障碍。

(1)处理原则:改善血液和淋巴循环,促进组织代谢,促进瘀血和渗出吸收,加速再生修复。

（2）固定方法：若损伤严重，如尺桡骨远端分离、肌腱损伤等，应将腕部制动休息。可用石膏托或石膏管型将腕关节固定在功能位，1~2周后去除外固定，或改用固定支具或护腕保护。

（3）手法治疗：肿胀疼痛逐渐消退后，可以开始手法治疗。操作步骤如下：

1）患者坐位，点按合谷、阳谷、曲池、手三里、小海，每穴约半分钟。

2）按揉法：医者一手托住患肢腕部，另一手拇指分别置于腕关节背侧和掌侧，反复向上向两侧弧形按揉5分钟。按揉腕部周围及其诸穴，有舒筋活血、消肿止痛之功效。

3）牵拉法：医者一手作支点，按住患肢肱骨远端；另一手握住手掌部，进行牵拉1分钟。然后患者手背向上，医者一手固定患肢腕部，另一手握住手掌做缓慢屈伸5~7次。

4）摇法：医者用右手食指顶住三角尺骨关节作支点，左手握住手掌做尺侧倾摇动5~7次。然后医者右手固定患肢前臂远端，左手握住手掌做桡侧倾摇动5~7次，再推抹腕部，摇腕关节则消肿止痛效果更佳，拔伸腕部，被动活动能舒筋活络、滑利关节，最后按揉腕部则可理顺筋络。

5）抖法：患者手背向上，医者两手紧握掌部近端先牵引片刻，然后上下颤抖腕关节7次。

（4）针灸治疗：取腕部阿是穴及合谷、内关、外关、列缺等进行针刺，急性期采用强刺激，以酸麻感得气为佳；对于久病、病情较轻者，采用轻刺激，使用平补平泻法。对损伤局部出现肿胀青紫的部位，还可以采用梅花针，常规消毒后，从中心向四周，用重手法叩刺皮肤出血，以加快瘀肿消散吸收。

（5）药物治疗

1）内服药

气滞血瘀证：多见于损伤早期，腕部肿胀疼痛较重，局部压痛，腕部活动不利，舌淡红，苔薄白，脉弦。治宜化瘀消肿，理气止痛。

寒湿阻络证：伤后日久，手腕沉重冷痛，顽麻，反复肿胀，时轻时重，手腕屈伸不利，舌淡胖，苔白滑，脉弦滑。治宜除湿散寒，祛风通络。

痰瘀阻络证：久病不愈，腕部肿胀僵硬，肌肤麻木，活动度受限，舌暗红，苔白厚腻，脉沉。治宜化痰除湿，祛瘀通络。

肝肾不足证：素体不足，损伤后恢复缓慢，腕部肌肉萎缩，僵硬，麻木不仁，活动困难，舌红苔少，脉细。治宜补益肝肾，强筋壮骨。

方用本院郭剑华验方筋舒汤加减，以舒筋活血、养血通络、补肝益肾。组方：当归15g，熟地黄20g，骨碎补15g，杜仲12g，鸡血藤20g，川牛膝20g，乳香10g，续断10g，丹参15g。寒湿痹阻型，加羌活12g、独活12g、汉防己10g；痰瘀阻络型，加法半夏12g、陈皮10g、红花12g；气血不足型，加黄芪20g、党参15g；肝肾不足偏于阴虚者加龟甲30g（打碎，先煎）、菟丝子12g、女贞子12g，偏于阳虚者加鹿角胶15g（烊化）、肉桂10g、肉苁蓉10g。

2）外用药：肿胀压痛明显，局部发红发热用芩黄散加黄连膏；中度肿胀压痛，用红肿膏加止痛消炎膏或红肿贴膏；后期肿胀不明显，用活血膏加止痛消炎膏或活血贴膏外敷治疗。后期还可以用本院上肢洗方煎汤熏洗患处。每日1次。

（6）功能锻炼：对轻度损伤一般在受伤24~48小时后，疼痛减轻的情况下可进行适度、局部功能性锻炼，以锻炼后不引起疼痛加重为原则，如手指、腕关节屈伸及前臂旋转活动。功能恢复期，应配合理疗、按摩、逐渐增加活动量，千万不要操之过急，忌用暴力，以免造成再次损伤。

（7）其他治疗：对于中后期损伤，可选择红外线、微波、超短波、中药蒸汽浴或炎症治疗机照射等方法治疗。对慢性关节功能紊乱者，应查清损伤部位，进行有效治疗，如三角软骨板损伤，可行手术切除；陈旧性手舟骨骨折延迟愈合者可做内固定，同时切除桡骨茎突。对疼痛原因不明者，可行封闭治疗，只要消毒严密、注射准确，一般可收到良好效果。

## 五、预防及调护

1. 预防

（1）学会正确的自我保护意识，在手撑地时注意借助缓冲以减小重力。尤其是在水泥地面上运动时，当重心不稳而快摔倒的一瞬间，要立即低头、屈腰团身，以肩背部着地，顺势滚翻，决不可用手臂直接撑地，以免发生腕部或前臂骨关节损伤。

（2）注意参加运动场地的选择。一般选择场地平坦的运动场,并清理场地中的杂物,以保证运动中的安全。

（3）运动前要重视做好腕关节活动。准备活动的内容要对容易造成腕部损伤的技术动作事先有所准备,并采取相应措施,以防治不慎摔倒后的腕关节损伤。

（4）参加对抗性较强（球类）、轮滑、滑板等运动前要戴好腕关节护具,以便在运动中发生意外时能够有效防止腕关节损伤。

（5）加强腕部肌群力量训练和适应性练习,促进腕部周围韧带对关节的稳定作用。腕部肌群的力量练习必须注意力量练习动作结构与专项动作结构相类似,练习的方向与技术动作一致,练习动作的正确性。另外,对腕部进行固定练习也可达到预防损伤的效果。

2. 护理　伤后早期宜冷敷,禁忌热敷。急性疼痛期应以休息为主,避免过度活动进一步加重损伤。有韧带撕裂者,应予以固定。腕部扭挫伤后期容易发生腕部韧带挛缩,出现腕部关节和掌指关节僵硬,应主动进行活动锻炼,如揉转金属球、核桃等,以锻炼手腕部屈、伸和桡、尺侧偏斜及环转功能。

（涂燕兵　赵　霞）

## 参 考 文 献

1. 庞彦波. 自制消肿膏治疗腕部扭挫伤 35 例临床观察[J]. 内蒙古中医药,2012,31(12):21.

2. 郭淑香,许凤琴,金绍岐. 腕部软组织伤的病因和治疗[J]. 局部手术学杂志,2004,13(6):400-401.

# 第三节　腕管综合征

## 一、概述

腕管综合征（CTS）是近年来逐渐出现在人们视野中的手部疾病,又称迟发性正中神经麻痹,属于累积性创伤失调症,系指腕部外伤、骨折、脱位、扭伤或腕部劳损等原因引起腕内压力增高,从而压迫正中神经,引起手指麻木无力为主的一种病症。本病属中医"伤筋"范畴。因局部劳作过度,积劳伤筋,或受寒凉,致使气血凝滞,不能濡养经筋而发病。各年龄段均可发病,好发年龄为 40~60 岁,男女发病比例为 3:7,发病人数约占世界人口的 8%,且有逐年升高趋势,其引起的暂时或永久性残疾上升导致相关医疗费用逐年增加,给家庭和社会带来巨大经济负担。

## 二、病因病机

凡是挤压或缩小腕管容量的任何原因都可压迫正中神经而引起腕管综合征。腕管内压升高时,可减慢或中断神经的轴浆运输,使神经束膜水肿,而当压力成为持续压迫状态时,可发生神经内膜水肿,神经内膜、束膜的通透性下降,从而使神经纤维束受压,神经内血供减少,神经纤维发生永久性病理变化。

1. 腕管容积减小　腕横韧带可因内分泌病变（肢端肥大症、黏液性水肿）或外伤后瘢痕形成而增厚,腕部骨折、脱位（桡骨远端骨折、腕骨骨折和月骨周围腕脱位等）可使腕管后壁或侧壁突向管腔,使腕管狭窄,压迫正中神经。

2. 腕管内容物增多　腕管内腱鞘囊肿、神经鞘膜瘤、脂肪瘤、外伤后血肿机化,以及滑囊炎、指屈肌肌腹过低、蚓状肌肌腹过高等,都将过多占据管腔内空间,而使腕管内各种结构相互挤压、摩擦。

3. 其他　糖尿病性神经损伤、类风湿关节炎、淀粉样变性、甲状腺功能减退、妊娠、围绝经期、酒精中毒性神经损伤等等。

正中神经较为敏感,容易受压而产生症状,部分患者虽然没有上述原因,但由于长期反复过度用力做腕背伸、掌屈动作,如木工、厨工等,腕管内压力反复出现急剧变化,在过度屈腕时腕管内压力明显上升,过度伸腕时腕管内压力比过度屈腕时更高。

## 三、诊断

1. 诊断依据　最重要的是,患者存在典型的临床症状,即正中神经在腕部受压,患手桡侧3个半手指麻木或刺痛,以中指为著。除了主观性症状,客观检查也非常重要。明确出现手指感觉减退或消失以及大鱼际肌萎缩是病情严重的表现,疼痛可向肘、肩部放射,容易被误认为颈肩痛,疼痛在夜间或清晨出现较多。活动或甩手后可减轻,有时产生运动障碍的症状,如拇指无力、动作不灵便等。

2. 急性腕管综合征　多由腕骨骨折脱位、内出血、注射性损伤、烧伤等引起腕管内压力急骤升高,造成正中神经急性卡压而引起相应症状,临床上较易诊断。慢性腕管综合征病情进展缓慢,病程较长,患者通常有数月甚至数年不等的病史。通过临床表现及体征可将腕管综合征分为3期:①早期:患者常常会在夜间觉醒,伴有手部的麻木、疼痛,疼痛严重者可有从腕部到肩部的放射痛和持续性手指的麻木、针刺感,用力甩动手腕可缓解不适症状;②中期:患者长时间维持某种姿势或从事反复手腕部活动可出现手指的麻木、刺痛感,会出现持物不稳等运动功能障碍;③晚期:此期患者可出现鱼际肌萎缩,患者感觉异常可消失。

3. 临床特殊体征　①腕掌屈试验(Phalen试验):双手下垂,并用力掌侧屈曲30~60秒,若手或指部出现感觉异常则为阳性。如果症状在30秒内出现,则提示病情较重。一般认为,腕掌屈试验是CTS诊断中的一个较有意义的指标。有时腕部过度伸展亦可引发同样症状,故称腕背屈试验。有些患者的腕背屈试验阳性,而腕掌屈试验阴性。②神经干叩击试验(Tinel试验):在腕部轻叩正中神经,出现麻、刺痛感为神经干叩击试验阳性。神经干叩击试验是诊断CTS的重要指标,其重要性优于腕掌屈试验。③压脉试验:是向束于受累肢体的压脉带中加压充气超过收缩压1~2分钟,CTS患者不但感觉消失,而且正中神经远端的运动传导也减弱。

4. 辅助检查　腕关节X线摄片检查,部分患者可提示有骨性腕管狭窄。腕关节MRI检查,可以发现腕管占位病变。肌电图可以检查正中神经损伤程度,以帮助确定诊断。

5. 鉴别诊断　本病应与颈肋、颈椎病与颈椎间盘突出症、多发性神经炎等疾病相鉴别。

(1)颈肋:可有手部发麻或疼痛,但不局限于正中神经区,较多在患手尺侧,患者多伴有血管受压症状,如手指发冷、发绀,桡动脉搏动减弱,X线摄片检查有颈肋可以鉴别。

(2)颈椎病与颈椎间盘突出症:由于神经根受压引起的麻木区不单在手指,前臂也有感觉减退区。运动、腱反射也出现某一神经根受压变化。但屈腕试验与叩击试验为阴性。

(3)多发性神经炎:常是双侧发病,不局限于正中神经,尺、桡神经也同时受累,呈手套状感觉麻木区。

## 四、治疗

根据"急则治其标,缓则治其本"的原则,急性期针对病因采取相应对症治疗,待病情稳定,进入缓解期可采用中医综合治疗方法。筋伤科大多为慢性期患者。

1. 针灸疗法　患者坐卧位均可,患肢平放。常规选穴以大陵为主穴,经渠、孔最、阳溪、合谷为配穴。常规消毒后,选取1.5~2寸一次性无菌毫针,进针后用平补平泻法至得气,选1~2对穴位配合电针治疗仪疏密波刺激,同时将TDP照射患肢。每次约20分钟。临证加减:拇指麻木疼痛加经渠、孔最,食指麻木疼痛加阳溪、合谷,中指麻木疼痛加内关透外关、二白,手背红肿加中渚、液门,大鱼际萎缩加鱼际等。

2. 推拿手法　医师根据患者的体位可选用卧位或坐位治疗。要求医者手法轻快、柔和、深透,力量由轻到重,切忌重手法。

(1)滚腕关节:先以患肢前臂掌侧、腕掌侧和手掌侧施以滚法;从前臂到手掌上下往返滚法,以腕掌侧和手掌侧部位为重点,并配合腕关节屈曲的被动运动及少量腕关节尺偏和桡偏的被动运动。这样治疗大约10分钟。

(2)按揉腧穴:继以上体位,指揉内关、大陵、鱼际等穴,每穴各1分钟。其中以大陵为主,重点按揉,并适当配合腕关节小幅度屈伸运动。其次为鱼际,同样可用按揉法,并配合拿合谷、拿大鱼际肌、腕掌部理筋法等。如此治疗约3~5分钟。

(3)摇腕关节:继以上体位,摇动腕关节(上下方向或顺时针方向、逆时针方向转动),抹诸手指,以拇、食、中指为主。最后以擦法施予前臂掌侧、腕掌侧及大鱼际部,并拔伸五指。

上述针灸、推拿治疗每日 1 次,10 次为 1 个疗程,每疗程间隔 2 天。2~3 个疗程后评价疗效。

3. 针刀治疗  本病主要是由于腕横韧带的瘢痕粘连肥厚和挛缩使腕管容积变小,管腔狭窄而产生。用针刀将肥厚和挛缩的腕横韧带切开松解,使腕部的力平衡得到恢复,就可以治愈该病。

(1)针刀定位:手腕平放治疗台上,掌心向上,腕关节下部放一脉枕,使腕关节背伸位。让患者用力握拳向掌侧屈腕,在腕部掌侧可见 3 条走行于皮下的隆起,中间者为掌长肌肌腱,桡侧为桡侧腕屈肌肌腱,尺侧为尺侧腕屈肌肌腱。在患腕远侧腕横纹处尺侧腕屈肌肌腱内侧缘,定一进针刀点;沿尺侧腕屈肌内侧缘向远端移 2.5cm 左右再定一点;在患腕远侧腕横纹上的桡侧腕屈肌肌腱内侧缘定一点;再沿患腕桡侧腕屈肌肌腱向远端移动 2.5cm 定一点;共四点。

(2)针刀操作:四点分别进针刀,刀口线一律和肌腱平行,针体和腕平面成 90°,深度 0.5cm 左右,与进针刀处平面垂直刺入,沿骨面行纵行疏通,横行剥离 2~3 刀,将针刀沿患腕屈肌肌腱内侧缘向中间平推数下,目的是将屈肌肌腱和腕横韧带间的粘连疏剥开来。以上四点创口处,予止血贴覆盖。

注意事项:注意针刀始终在有坚韧感的腕横韧带上切割,不能在其他部位切割,避免伤及神经,但必须剥离病变部位,否则无效,严格无菌操作。针刀完成后行手法松解,与患者屈、伸、内收、外旋多角度过度扳腕 5~6 次即可。一般一次针刀治疗即可见效,如仍有疼痛可于 10 天后再做,2~3 次即为 1 个疗程,间歇期可行休息或进行理疗。

4. 药物治疗

(1)内服药:急性期多属气滞血瘀证,腕部肿胀、压痛,手指麻木、刺痛,得热时痛增,腕部活动不利,舌质红,苔薄白,脉弦或涩。治宜行气活血通络,用本院初伤胶囊。慢性期多属阳虚寒凝证,腕部疼痛,手指麻木僵硬,遇寒冷者发冷、发绀,手指活动不便,舌质淡,苔薄白,脉沉细。治宜调养气血、温经通络,用筋舒汤加减。方用:当归 15g,熟地黄 20g,骨碎补 15g,杜仲 12g,鸡血藤 20g,川牛膝 20g,乳香 10g,续断 10g,丹参 15g。以舒筋活血、养血通络、补肝益肾。寒湿痹阻型,加羌活 12g、独活 12g、汉防己 10g;痰瘀阻络型,加法半夏 12g、陈皮 10g、红花 12g;气血不足型,加黄芪 20g、党参 15g;肝肾不足偏于阴虚者加龟甲 30g(打碎,先煎)、菟丝子 12g、女贞子 12g,偏于阳虚者加鹿角胶 15g(烊化)、肉桂 10g、肉苁蓉 10g。

(2)外用药:根据分期及肿胀程度外敷本院膏药,肿胀发热明显外敷芩黄散加黄连膏,轻度肿胀外敷本院红肿膏加止痛消炎膏或红肿贴膏。10 次 1 个疗程。后期用本院上肢洗方加水 3 000ml 先浸泡 20 分钟,然后煎 20 分钟,趁热熏洗热敷患处 20 分钟,早晚各熏洗热敷 1 次,日 1 剂,10 剂为 1 个疗程,每疗程间隔 2 天。也可以在内服的同时用筋舒汤煎水熏洗热敷患处,同时做腕部轻微活动。

5. 其他治疗

(1)药物局部封闭:2% 利多卡因溶液 1ml,曲安奈德 0.5ml,维生素 $B_{12}$ 0.5ml,共为混合液,腕管内封闭。一周 1 次,3 次 1 个疗程。

(2)物理治疗:炎症治疗仪照射,微波治疗仪,中频治疗仪治疗,每日 1 次,10 次 1 个疗程。

(3)手术疗法:急性期或晚期患者,症状严重,或经保守治疗 3 个月无效者,进行手术治疗。

## 五、预防与调护

1. 预防  腕管综合征由多种因素致病,大多患者是因手部、腕部的过度劳动所致。所以预防此病,应从生活中运用良好的操作姿态做起。

(1)经常使用电脑的人应将键盘放在身体正前方中央位置,键盘和鼠标的高度最好低于坐着时的肘部高度,这样有利于减少操作电脑时对手部肌腱腱鞘等部位的损伤。

(2)工作时,注意肘部工作角度应大于 90°,以避免肘内正中神经受压。前臂和肘部应尽量贴近身体并尽可能放松。

(3)"鼠标手"早期症状比较轻,只在使用鼠标时容易抽筋或手掌偶感发麻,这时需要休息。必要时可用木板等将手腕固定,使其伸直,通过让受压的神经放松,改善血液循环来改善症状。一旦出现了手麻、手痛,特别是出现夜间麻醒的情况,一定要找医师诊治,以免耽误病情,造成严重后果。

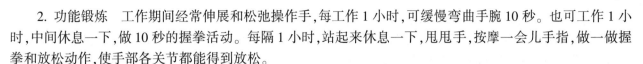

2. 功能锻炼　工作期间经常伸展和松弛操作手,每工作 1 小时,可缓慢弯曲手腕 10 秒。也可工作 1 小时,中间休息一下,做 10 秒的握拳活动。每隔 1 小时,站起来休息一下,甩甩手,按摩一会儿手指,做一做握拳和放松动作,使手部各关节都能得到放松。

3. 护理

(1)一般护理:保持病室的舒适、整洁,在病室卫生间和过道安装扶手,方便患者使用。并配合医师做好患者的各项治疗,保证患者得到安全、有效的治疗。

(2)情志护理:腕管综合征多发于长期使用手部工作者,病程长,康复进程缓慢,在减少手部活动过程中,患者心理负担重,情绪波动大,应注意观察患者情绪变化,做好思想疏导,树立信心,配合治疗和护理。

(3)饮食护理:帮助患者了解合理膳食的知识,在康复过程中宜清淡、高维生素饮食。

## 六、目前研究进展

慢性腕管综合征保守治疗多以综合治疗为主。宓群峰等以穴位药物注射结合劳氏特制伤膏治疗腕管综合征 80 例,结果显示,所有病例最少治疗 1 次,最多治疗 4 次。根据疗效评定标准,痊愈 31 例,显效 28 例,有效 17 例,无效 4 例,总有效率达 95%。刘恩昌采用温针灸配合梅花针叩刺治疗本病 16 例取得满意效果。蔡德锋采用温针加手法松解临床治愈率为 81.7%,方法简单,疗效显著。

(涂燕兵　赵　霞)

### 参 考 文 献

1. 王聪亮,张云亮. 电针治疗腕管综合症术后 22 例报道[J]. 医学信息,2010,5(4):880-881.
2. Kanaan N,Sawaya RA. Carpal tunnel syndrome:modern diagnostic and management techniques[J]. Br J Gen Pract,2001,51(465):311-314.
3. Yazdchi M,Tarzemani MK,Mikaeili H,et al. Sensitivity and specificity of median nerve ultrasonography in diagnosis of carpal tunnel syndrome[J]. Int J Gen Med,2012,5:99-103.
4. 方平,张付生,高惠临,等. 小针刀治疗 11 例腕管综合症的体会[J]. 云南医药,2008,29(4):415-416.
5. 宓群峰,徐士伟,沈建冲,等. 穴位药物注射结合劳氏特制伤膏治疗腕管综合症 80 例临床疗效分析[J]. 现代实用医学,2016,28(6):729-730.
6. 刘恩昌. 温针灸配合梅花针叩刺治疗腕管综合症 16 例[J]. 内蒙古中医药,2012,31(15):69.
7. 蔡德锋. 温针加手法松解治疗腕管综合症[J]. 中医药信息,2007,24(5):56-57.

# 第四节　指屈肌腱狭窄性腱鞘炎

## 一、概述

指屈肌腱狭窄性腱鞘炎又称扳机指、弹响指,是最为常见的手外科疾病之一;主要表现为患者在屈、伸指活动过程中,在掌指关节掌侧感觉酸胀、疼痛,严重者会出现弹响,甚至绞锁,导致屈、伸指功能障碍。本病可发生在各个年龄,多好发于妇女及手工劳动者。虽然这种疾病成人、儿童均可患病,但其病因和治疗方法却不尽相同。中医认为本病属于"痹病"范畴。

## 二、病因病机

成人指屈肌腱狭窄性腱鞘炎的病因更多与患指劳损有关,由于在短时间内反复屈、伸指,致骨纤维管发生局部充血、水肿、无菌性炎症,继之纤维管变性,使管腔狭窄,指屈肌腱在狭窄的管腔内受压而变细,两端膨大呈葫芦状。屈指时,膨大的肌腱部分通过腱鞘狭口受到阻碍,使屈伸活动受限,勉强用力屈伸患指或被动屈伸时,便出现扳机样弹跳动作,并伴有弹响声。小儿的指屈肌腱狭窄性腱鞘炎,也有人称之为先天性狭窄性腱鞘炎,其病因是手指屈肌腱鞘异常增厚导致鞘管狭窄,屈指肌腱于腱鞘近端形成一个硬结状膨大,从而导致手指屈伸功能障碍。但是,该致病原因到底是先天形成的还是后天获得的,还存在争议。除了上述病因外,尚有一些疾病的加重因素,诸如寒冷刺激、糖尿病、腱周滑膜炎、妇女(妊娠或月经期)激素水平的变化、类风湿病等。导致指屈肌腱肿胀,而腱鞘的容积有限,所以其相对于肿胀的肌腱而言也可形成狭窄性卡压。中医认为本病发于双手,双手属于四肢之末,阳气不易达到,又因风寒湿三邪入侵,或劳累过度,闭阻经脉,不通则痛。

### 三、诊断

病程早期患指屈伸不利,用力屈伸时疼痛,晨起与劳累后疼痛加重;后期手指屈伸受限,活动弹响,有时需推扳才可完成屈伸,严重时手指交锁在屈曲或伸直位,影响患者日常生活。这些症状以早晨起床时表现较重,午后部分症状有所减轻,寒冷刺激常可加重症状。小儿指屈肌腱狭窄性腱鞘炎多累及拇指,而成人各指均可受累。体检可见掌指关节水平的压痛,部分患者可触及硬结状膨大,且该膨大可在屈、伸指时随屈指肌腱来回滑动。较为严重病例,患指可呈现固定的屈曲畸形(绞锁),主、被动伸直都可受限。

指屈肌腱狭窄性腱鞘炎一般均可通过临床体检获得确诊,对于不太典型的病例可行 B 超检查来确诊,虽然磁共振的敏感性也很高,但是考虑到其高昂的价格,仍不宜将其作为首选辅助检查。

### 四、治疗

对于初次发病的病例,保守治疗多可奏效。保守治疗包括患指制动、避免寒冷刺激、手法、封闭、针刀、理疗,以及配合使用活血、消肿、止痛类的药物。必要时行手术治疗。

1. 手法治疗　医者左手托住患侧腕部,右拇指在结节部做按揉弹拨、横向推动、纵向拨筋等动作,最后握住患指末节向远端迅速拉开。每日或隔日做 1 次。对于儿童患者,可行局部按摩,将患指扳直,配合支具固定等方法治疗,据报道,40%左右的此类病例可通过保守治疗治愈。

2. 封闭治疗　术前于触诊压痛最明显处做标记。治疗时取坐位,患手放在手术台上,常规消毒,嘱患者轻轻握拳,腕垫薄枕,用 5ml 注射器抽吸利多卡因溶液 2ml+曲安奈德注射液 10mg 混悬液,压痛点进针,45°角将针头刺入腱鞘,回抽无血后腱鞘内注射 1.5ml 药液,患者可感疼痛明显加剧,局部可能出现皮下隆起;然后,针头刺达骨膜处,微微向后退并注射药液,进一步周围浸润注射,然后出针,用输液贴覆盖。封闭后如果继续劳损,容易复发,且封闭不宜多次、反复注射,因为已经有多次封闭注射导致肌腱断裂的病例报道。另外,对于儿童患者不宜采用封闭治疗。

3. 小针刀经皮松解治疗　使用微针刀(汉章针刀 0.6cm×5cm)松解治疗。术前寻找压痛最明显处做标记。治疗时取坐位,患手放在手术台上,嘱患者放松状态,手掌平放于手术台上,常规消毒铺巾,抽取 0.2%利多卡因溶液 2ml 进行局麻,术者左手拇指按住标记处,右手持微针刀自手掌指屈肌腱腱鞘处(压痛点最痛处)直刺入皮下,针刀触及腱鞘表面后注意稍后退刀,勿使其深至骨面,调整刀柄方向使其与桡骨平行,沿肌腱走行方向由近及远进行纵向切割 2~3 下,再向近端推进进行左右剥离,直至阻力感消失,患指活动自如,即为治疗成功,将针刀退出,用无菌纱布压迫伤口 3~5 分钟后用输液贴覆盖伤口,嘱患者 1 天内患处不接触水,减少手指的活动。针刀对肌腱的损伤有时会很明显,造成术后反应加重,功能恢复的时间明显延长。此类操作需要有经验的医师操作,因为不是在直视下操作,有挑断肌腱、损伤周围神经和血管的风险。部分小儿拇指的桡侧指神经正好横跨屈肌腱滑车,所以,不建议使用小针刀或粗针头治疗小儿指屈肌腱狭窄性腱鞘炎。

4. 药物治疗

(1)内服药

1)气滞血瘀证:局部轻度肿胀、疼痛、压痛,扪及筋结,指屈伸不利,动则痛甚,有弹响声或闭锁,舌质红,苔薄黄,脉弦。治宜活血化瘀、消肿止痛,药用本院初伤胶囊。

2)阳虚寒凝证:局部有酸痛感,轻压痛,可扪及明显结节,指屈伸不利,有弹响声或闭锁,舌质淡,苔薄白,脉沉细。治宜温经散寒、兼补气血,药用本院养筋胶囊等。

(2)外用药:肿胀期用红肿贴膏或本院岐黄散加黄连膏、红肿膏加消炎膏外敷;缓解期用活血贴膏外贴,或用本院活血膏加消炎膏加止痒粉外敷。后期可用上肢洗方等煎水熏洗。

5. 其他疗法　可以用中药蒸汽浴、炎症治疗仪照射、微波等物理治疗方法。如果上述治疗无效，可行手术治疗。手术可在直视下保护指神经、血管束，并准确、彻底地松解指屈肌腱滑车。如果是在局麻下手术的，术中还可让患者主动屈指来判断肌腱的滑动性和有无弹响。手术后第 2 天即应开始屈、伸指功能锻炼，否则容易出现肌腱粘连而导致术后手指活动障碍。

## 五、预防与调护

对于小儿指屈肌腱狭窄性腱鞘炎，目前尚没有明确预防手段。但成人指屈肌腱狭窄性腱鞘炎却是可以预防的，如避免手指劳累，平时做手部动作需缓慢，连续工作时间不宜过长，工作结束后要揉搓手指和手腕，再用热水泡手。发病时间短、疼痛严重的患者应充分休息，可以将手泡在温水中轻轻握起拳头，然后张开，将手指伸直，如此反复练习可缓解刺痛，有助于损伤筋腱的恢复。少用凉水，以减少局部刺激。施用理筋手法要适当，对晚期硬结明显者尽量不用，以免适得其反。还应当通过控制血糖(对于糖尿病患者而言)，早期通过治疗腱周滑膜炎和类风湿等来进行预防。

## 六、目前研究进展

指屈肌腱狭窄性腱鞘炎可根据临床症状进行诊断，且需根据患者临床表现进行分度，有利于治疗方式的选择。早期、初发及症状较轻的患者可行外敷药物、针灸、理疗、推拿治疗；早中期伴局部肿胀严重的患者行封闭治疗；中晚期可行封闭、针刀、手术治疗，病情严重者需手术治疗。目前，多数学者及临床医师治疗本病的临床报道较多，但腱鞘炎主要根据症状进行诊断，对病理及临床治疗基础研究较少，具体发病的病理机制不清。本病治疗方法较多，多方法的对照试验研究少，并存在样本量小、随访周期短的问题，难以更好地鉴别优劣性，且疗效评价指标较少。各方法治疗腱鞘炎后，主要根据临床表现进行疗效评价，无实验室指标；除开放性手术外，不能除外治疗中可能存在的肌腱、血管、神经的副损伤。

(涂燕兵　赵　霞)

## 参 考 文 献

1. 郁建红. 传统封闭联合活血止痛方治疗屈指肌腱腱鞘炎的临床疗效[J]. 中国社区医师,2017,33(9):79,81.
2. 马世伟. 手部封闭治疗后并发血管危象一例报告[J]. 中华手外科杂志,2007,23(4):199.
3. 刘华,潘鑫辉,王刚,等. 微针刀治疗屈指肌腱腱鞘炎临床观察[J]. 按摩与康复医学,2017,8(12):20-21.
4. 汪玲,苏丹,陈立. 屈指肌腱腱鞘炎的治疗进展[J]. 西南国防医药,2015,25(5):570-572.

# 第二十五章　胸背部筋伤

胸背部是位于颈以下、腰以上的躯干部位。其骨性胸廓由 12 对肋骨、12 个胸椎和胸骨借关节、韧带连接而组成。上 7 对肋骨借软骨直接附着于胸骨；第 8~10 肋骨借第 7 肋骨间接与胸骨相连；第 11~12 肋骨前端游离，称浮肋。胸背部肌肉主要有胸大肌、胸小肌、肋间内肌、肋间外肌、斜方肌、背阔肌、菱形肌、肩胛提肌、后锯肌、竖脊肌等。胸背部筋伤是指胸背部的关节、肌肉、韧带、筋膜、椎间盘等软组织损伤。

## 第一节　胸部挫伤

### 一、概述

胸部挫伤又称胸壁挫伤，是指胸壁受到暴力撞击后，以胸胁部疼痛、胀满，随呼吸运动加重，胸廓运动受限为主要症状的急性软组织损伤性疾患。本病属浅表性损伤，使用内外兼治法治疗，内服以桃仁、红花、赤芍、三七为主的血府逐瘀汤等方剂，外以针刺、超短波、理筋手法、贴敷等，一般 10 天左右可以恢复。病久瘀血留着，迁延不愈者，加以温经活络、养血润筋之法。

### 二、病因病机

由外来暴力直接作用于胸部软组织所致，伤后局部络脉受损，血溢于脉外，血瘀气滞而发为肿痛。若新伤失治，气滞不通，血瘀未化，可以反复发作而转为陈伤。

### 三、诊断

有外伤史，伤后胸部局限性疼痛，随胸廓运动如深呼吸或咳嗽、打喷嚏时胸痛加剧，翻身活动困难。患处见微肿、压痛，皮下可有瘀斑，胸廓挤压痛阳性。胸部陈伤者，胸部隐痛，反复发作，缠绵难愈，劳累或阴雨天加重。

X 线检查排除肋骨骨折和气胸、血胸等损伤。

### 四、治疗

可采用针灸、手法、固定、药物等方法治疗。

1. 针灸　取患侧云门、中府、章门、期门、带脉、天宗、背俞穴、阳陵泉、阿是穴，新伤取泻法，陈伤取平补平泻法。陈伤痹痛者施以灸疗，如温针灸、隔姜灸等。

2. 理筋手法　患者侧卧位，患侧向上。医者用五指沿肋间隙由前向后施行推摩手法，随后集中于疼痛部位施行揉摩手法。

3. 固定方法　用弹性绷带围绕伤处胸廓固定，固定时间 2~3 周。

4. 药物治疗

（1）内服药：新伤治宜活血化瘀、行气止痛，用初伤胶囊。陈伤宜温经散寒、行气破瘀，活血通络、佐以调补气血，用养筋胶囊。

（2）外用药：新伤局部肿痛者，用红肿膏、止痒散等外敷。陈伤隐痛及风寒湿痹痛者，用活血膏、万应膏等外贴。

　　5. 注意　伤后 72 小时外治法应避开皮损部位为宜,固定和外敷药除外。

## 五、预防与调护

　　胸部挫伤重者应半卧位适当休息,在不引起剧烈疼痛的情况下,可行上肢活动,预防肌肉和筋膜等组织的粘连,以免遗留长期胸痛。

## 六、目前研究进展

　　胸部挫伤是指胸壁软组织,包括皮肤、皮下组织、胸胁肌及肋间神经等组织在各种暴力作用下造成的机械性损伤,属于骨科常见病及多发病。本文讨论的胸部软组织挫伤为闭合性损伤,多因挤压伤、钝器打击伤、爆震伤等所致,需排除胸壁肌纤维断裂、骨折和血管内脏损伤,或为上述开放性损伤后期遗留胸壁症状者。

　　本病按照损伤时间,可以分为新伤和陈旧性损伤;按照损伤程度,分为表浅的软组织损伤如擦伤、挫伤等和深部严重挫裂伤或穿透伤;根据皮肤有无破裂分为开放性和闭合性损伤 2 种。开放性损伤中根据胸壁伤口与胸膜腔或与纵隔有无相通,又分为穿透伤和非穿透伤。损伤累及骨骼、内脏可引起呼吸和循环功能障碍,如不及时有效处理,可导致患者生命危险。

　　病理表现为胸部肌肉、血管、肋间神经等组织的水肿出血、炎性渗出和粘连。胸壁参与呼吸活动,受伤后不易对其进行有效制动,加之该处肋间神经丰富,痛觉敏感,因此胸壁损伤患者疼痛较重,且疼痛时间较长。本病当属中医学“筋伤”范畴。《素问·长刺节论》言:“病在筋,筋挛节痛,不可以行,名曰筋痹。”中医学认为,心肺居于胸廓之中,胸胁乃肝经之道,肺主司呼吸,胸壁损,必然影响肺主气、肝主疏泄,气机不畅,则血行障碍,血运不通,血液凝滞停积而为瘀血,不通则痛,因此,病机当属瘀血凝滞、脉络不通,治疗当以活血化瘀、通经止痛,辅以畅达气机。

　　李加翔等用复元活血汤加味(大黄、柴胡、红花、甲珠等)治疗胸壁软组织损伤 89 例,痊愈率 82.9%,显效 6%;田继东等用瓜蒌薤白半夏汤治疗胸壁软组织损伤 653 例,有效率达 95.1%;俞云升用血府逐瘀汤加味治疗 186 例,痊愈 112 例,好转 74 例。楼友根用石斛黄芪汤治疗陈旧性胸壁挫伤 67 例,治疗 20 天后有效率达 100%。邹培等用柴胡疏肝散加减(柴胡、炒茴香、枳壳、陈皮、炙香附、延胡索等)内服,合用活血定痛散(九节茶、地龙、三七、乌头、红花等共研细末,水酒各半调成糊状敷于患处)治疗新伤 96 例,未骨折者 10 天痊愈,合并骨折者最晚 90 天痊愈。张浩杰等用血府逐瘀汤配合按揉法、摇晃推理法等手法,治疗胸壁挫伤 60 例,5 次治疗后,有效率达 100%。赵廷红采用针刺结合刺络拔罐治疗胸壁挫伤 26 例,痊愈 22 例;本联合组采用针刺结合刺络拔罐治疗后,再口服云南白药连续治疗,并与单纯口服云南白药和外敷云南白药治疗组比较,结果显示联合组疗效明显优于单纯组,且可明显缩短治愈时间。

　　总的来看,胸壁挫伤以新病治疗时间短,陈伤治疗时间长。就治疗方法而言,全身治疗兼顾局部治疗效果较好,复合治疗较单一疗法效果为好。

(叶承莉　罗春梅)

## 参 考 文 献

1. 李加翔,武胜,樊效鸿. 复元活血汤加味治疗胸壁挫伤 89 例临床观察[J]. 光明中医,2013,28(11):2267-2268.

2. 田继东,田卫东,王想福,等. 瓜蒌薤白半夏汤加味治疗胸壁挫伤 653 例疗效观察[J]. 按摩与康复医学(中旬刊),2011,2(8):187-188.

3. 俞云升. 血府逐瘀汤加味治疗胸壁挫伤 186 例[J]. 浙江中医杂志,2010,45(11):802.

4. 楼友根. 石斛黄芪汤治疗胸壁挫伤后久痛不愈 67 例[J]. 浙江中医杂志,2001,36(1):15.

5. 邹培,李主一. 柴胡疏肝散治疗胸壁挫伤 96 例[J]. 河北中医,2012,27(12):924-925.

6. 张浩杰,王玉美. 血府逐瘀汤配合手法治疗胸壁挫伤 60 例[J]. 新疆中医药,2002,20(6):24.

7. 赵廷红. 针刺结合刺络拔罐治疗胸壁挫伤疗效观察[J]. 实用医学杂志,2005,21(4):428-429.

## 第二节　胸廓出口综合征

### 一、概述

胸廓出口综合征是指一组由于胸廓出口区域的臂丛神经与锁骨下动、静脉受压迫而引起的临床症候群。因其症状和体征复杂,临床常易漏诊、误诊,应加以重视。采用斜角肌压迫试验、挺胸试验、肩关节过度外展试验,以及神经电生理检查,有助于明确神经受压部位。用 X 线检查排除骨性狭窄。MRI 和 CT 可以排除肿瘤等病变。病变轻浅者,可选用针刀、手法、局部封闭、贴敷等治疗,以缓解症状。经保守治疗 3 个月后无效者,可行臂丛神经松解术、肌止点切断术、赘骨切除术等。一般病程在 6 个月以上,临床常见的为神经型胸廓出口综合征。

### 二、病因病机

本病发病原因复杂,目前发病机制尚未完全明确。胸廓出口处的骨性和肌性结构及其间隙的异常都可对臂丛神经与锁骨下动、静脉构成压迫,局部的炎症性增生、粘连和肿块也构成压迫因素。压迫导致上肢不同程度的感觉运动障碍和血液循环障碍。

先天性压迫因素有第 1 肋骨畸形,或第 7 颈椎横突肥大(又称颈肋)、前、中斜角肌肥大、腱样化或附着部异常,以及异常小斜角肌纤维带的存在等。

后天性因素有外伤致局部骨折、脱位,颈椎骨质增生,颈部淋巴结肿大,肿瘤,血管硬化等。

常见压迫部位如下:

1. 肋骨斜角肌裂孔　臂神经丛和锁骨下动静脉,在前中斜角肌间的裂空处穿行,其中神经丛的上干居于裂孔顶部,中干在锁骨下动脉上方,下干在动脉后下方。此处压迫因素主要是斜角肌过度肥厚,其次是裂孔内口有一层坚密的纤维肌膜,将动脉完全包围固定,形成制约。该病又称前斜角肌综合征。

2. 锁骨肋骨通道　即锁骨内侧面与第 1 肋骨前中段之间的管道间隙,分前口、后口。前口有锁骨下静脉通过,后口有神经动脉通过。该病又称肋锁综合征。由于第 1 肋骨走行畸形,颈胸段脊柱侧弯、半椎体畸形、第 1 肋骨锁骨骨折畸形愈合或骨痂过大,锁骨下肌肥大等原因,均可使通道狭窄、神经血管受压。

3. 颈肋肌骨通道　颈肋是第 7 颈椎横突肥大的表现,根据程度分为残留性颈肋、明显颈肋、次全颈肋和全颈肋。残留颈肋呈小结节状,一般不会引起压迫;明显颈肋、次全颈肋和全颈肋因穿越前、中斜肌和第 1 肋骨之间的三角间隙,致使该间隙变窄,造成神经血管压迫。该病又称颈肋综合征。

4. 胸小肌管道　是胸小肌与喙突间的管道。神经血管束在此处受压,称喙突胸小肌综合征。因症状多在肩关节过度外展时发生,故又称过度外展综合征。

本病属中医学"痹病"范畴,因劳损及感受风寒湿邪导致肢体疼痛、麻木而发病。《素问·痹论》云:"痛者,寒气多也,有寒故痛也……不仁者,病久入深,荣卫之行涩,经络时疏……皮肤不营,故为不仁。"

### 三、诊断

1. 臂丛神经受压　主要表现为颈肩痛向上肢放射,最远累及前臂和手部,患肢痛觉减退、肌力减弱、肌肉萎缩。局部检查可见患侧锁骨上区饱满,可触及肿块、骨性突起、挛缩或增厚的前斜角肌。锁骨上局限性压痛和上肢放射痛。

前斜角肌紧张试验:患者头部转向健侧并过伸,将患肢腕部向下牵拉,若患肢疼痛、麻木等症状加重,为阳性。见于前斜角肌综合征。

挺胸试验:患者坐位,令患者颈和两臂向后伸,挺胸,两肩外展,若诱发患肢疼痛与麻木或原有症状加重,为阳性。见于肋锁综合征。

肩关节过度外展试验:患者坐位,肩关节过度外展上举时,若患肢疼痛、麻木加重,为阳性。见于喙突胸小肌综合征。

2. 锁骨下动、静脉受压　主要表现为以手部为主的缺血性疼痛,可见肿胀、皮温下降、干燥、皮肤苍白或发绀、浅静脉怒张等。

斜角肌压迫试验:令患者头部尽量后仰,同时深吸气,并将下颌先转向患侧再转向健侧,任何位置出现桡动脉搏动减弱或消失,为阳性。见于前斜角肌综合征。

挺胸试验:方法同前,出现桡动脉搏动减弱或消失,为阳性。见于肋锁综合征。

肩关过度外展试验:方法同前,出现桡动脉搏动减弱或消失,为阳性。见于喙突胸小肌综合征。

神经电生理检查有助于明确神经受压部位。X线摄片检查,部分患者显示有颈肋或锁骨与第1肋骨间隙狭窄。MRI和CT可以排除肿瘤等病变。

本病应与颈椎病、颈椎间盘突出症、腕管综合征等相鉴别。

## 四、治疗

以针灸、手法、药物治疗为主,配合固定、练功、封闭等方法治疗,必要时行手术治疗。

1. 针灸　取痛点、风府、风池、天鼎、缺盆、肩井、天宗等。慢性期宜温针灸、隔姜灸等。

2. 理筋手法

(1)揉滚松筋:患者坐位,取痛点、风府、风池、天鼎、缺盆、肩井、天宗等进行点揉,然后在斜角肌、胸锁乳突肌、斜方肌、冈上肌和臂丛神经走行路径的肌群等部位进行滚揉松解。

(2)弹拨整复:对锁骨上窝、前斜角肌、胸小肌等局部条索状组织进行提拿弹拨,以出现放射至患肢远端的麻痛感为度。然后医者一手托患者下颌,将头颈向上拉,另一手以小鱼际揉摩颈椎两侧肌肉和臂丛神经斜角肌部,继之施以滚法、弹拨法及上臂搓揉法,最后端提摇转头部和摇转肩关节,以及牵抖上臂。

3. 药物治疗

(1)内服药

1)风寒湿痹证:治宜祛风除湿、温通经络,方用大活络丸、养筋胶囊。

2)血瘀气滞证:治宜活血祛瘀、疏通经络,方用养筋胶囊。

3)肝肾亏虚证:治宜补益肝肾、温通经络,方用肝肾胶囊。

(2)外用药:急性期用岐黄黄连膏或红肿膏,慢性期用活血膏。

4. 其他疗法

(1)熏洗疗法:用上肢洗药对压痛部位和麻木区域,进行熏洗,早晚各20分钟,每天1剂。

(2)物理疗法:可选用红外线、超声波、中药离子导入等方法配合治疗。

(3)针刀疗法:局部麻醉后,用针刀刺入进行剥离松解,注意避开神经和血管,术后间隔72小时做手法治疗。

(4)封闭疗法:可选用醋酸泼尼松龙12.5~25mg加入1%普鲁卡因溶液2~6ml,做前、中斜角肌间隙等部位封闭治疗。

(5)手术疗法:保守治疗无效者,可行手术治疗。可选用臂丛神经松解术、前中斜角肌止点切断术、胸小肌止点切断术、颈肋切除术、第1肋骨切除术、锁骨切除术等。

## 五、预防与调护

发病时应将患肢悬吊制动休息,避免患肢下垂和外展外旋。平时患肢避免提重物和长时间下垂。积极进行上肢和颈肩部肌肉锻炼,促进血液循环,以增强肌力、提高组织功能活力,防止肌肉萎缩。减少压迫因素。注意避寒保暖。

## 六、目前研究进展

黄建良等应用针刺配合穴位注射治疗胸廓出口综合征,针刺取穴天鼎、缺盆、巨骨、后溪、膈俞、小海、少海等,穴位注射取阿是穴,注入复方当归注射液2ml+维生素B$_{12}$注射液1ml,共治疗30例,显效26例,有效3例,有效率96.7%。张学武用手法结合牵引治疗胸廓出口综合征42例,牵引采用坐姿颈椎前屈10°左右,牵引重量4~7kg,持续牵引20分钟;手法以一指禅推法在患侧或双侧胸锁乳突肌、前斜角肌处操作、时间10分钟,颈项拔伸2分钟,然后揉硬结牵抖患臂,最后采用旋转定位扳法;治疗隔日1次,最少3次,最多32次,平均9次;结果显示痊愈26例,显效9例,好转5例,无效2例。胡琰如等采用龙氏手法结合中药治疗胸廓出口综合征18例,选择按、揉等手法松解胸锁乳突肌、前斜角肌,如触诊发现颈椎左侧旋转式错位,以拇指按于错位横突隆起处下方作为"定点",另一只手托面颊部作为"动点",将头向左转动,缓慢摇动,当摇至最大角度时,托面颊之手边旋转边牵提。章允刚等用小针刀定点松解治疗上干型胸廓出口综合征,所有患者术后即刻都有不同程度的颈肩部主观症状缓解,26例术前有肌力下降的患者中术后即刻测试有20例肌力明显增加;18例术前有皮肤痛触觉减弱的患者中术后即刻测试痛触觉有8例感觉明显改善;随访1年,根据Wood评价标准,优19例,良7例,可3例,差3例,其中1例转为手术治疗,无并发症发生。孟双全等用封闭加小针刀治疗18例胸廓出口综合征患者,在压痛最明显的胸锁乳突肌后缘颈椎横突结节处及喙突内下做小幅度切割和挑拨,结果显示所有患者术后即刻都有不同程度的症状缓解,术后10分钟肌力均较前增加,12例针刺痛觉减退者明显改善,18例均无血肿;随访2个月~4年,根据Wood等提出的标准评价,优12例,良3例,可2例,差1例;结论:封闭加小针刀治疗胸廓出口综合征的疗效确切,创伤少,切口小,具有一定优越性。

目前,治疗胸廓出口综合征(TOS)的手术方法都是围绕前、中、小斜角肌切断或第1肋骨切除这一方案实施。高庆国等采用前、中斜角肌神经支切除治疗TOS,结果显示优18例20侧,良2例2侧,可1例1侧。杨波等采用切断前中小斜角肌方法治疗26例TOS,其中上干型3例,下干型21例22侧,全臂丛型2例,颈肋1例,第7颈椎横突过长1例;手术切除增长的骨组织和颈肋,发现均有纤维束带压迫臂丛神经,故做前中小斜角肌切断术;结果:术后随访6~33个月,平均20个月,术后症状明显改善18例19侧,部分改善5例5侧,无效3例3侧;结论:斜角肌的病变及异常纤维束带是引起臂丛神经血管受压的主要因素,宜早期手术探查,切断前中小斜角肌,彻底松解臂丛神经及血管。林浩东等对16例上干型胸廓出口综合征患者在局麻下通过颈外侧区做长1.5cm切口,在内镜辅助下切断部分前、中斜角肌的腱性起始纤维;结果:术后平均随访25个月(16~36个月),优9例,良5例,可2例;结论:在内镜辅助下经颈部微小切口切断部分前、中斜角肌的腱性起始纤维,可解除斜角肌对臂丛神经的压迫,是一种治疗上干型胸廓出口综合征的有效微创手术方法。林宪法等治疗36例TOS,注入自配消炎镇痛药[2%利多卡因溶液5ml+3.5mg复方倍他米松注射液(得宝松)+维生素B注射液1mg,用0.9%氯化钠注射液稀释至20ml]5~8ml,每周1次,连续3次;结果显示,刺痛觉恢复率88.9%,肌力恢复率86.1%。郝建国等用高压氧舱治疗TOS,加压10~15分钟,压力达0.20~0.25mPa,戴面罩吸氧,中间休息2次,各5分钟;吸舱内空气最后经20~30分钟减压出舱;1天1次,10次为1个疗程,共2~3个疗程,每个疗程间休息3~5天;28例中,治愈16例,好转8例,无效4例,总有效率85.7%;无效4例经手术治疗后痊愈;经高压氧治疗1个疗程,患者自觉症状即得到改善,其中以疼痛症状改善较快,麻木症状改善较缓慢,肌力恢复较慢。

(叶承莉　罗春梅)

### 参 考 文 献

1. 黄建良,谭涛. 针刺配合穴位注射治疗胸廓出口综合征30例总结[J]. 湖南中医杂志,2008,24(4):5-7.

2. 卢胜海,蔡华海,杨晓龙. 臭氧局部注射治疗前斜角肌综合征[J]. 中医正骨,2013,25(6):61-62.

3. 黄卫江,田慧中,吕霞. 第1肋骨切除术治疗胸廓出口综合征[J]. 中国矫形外科杂志,2006,14(17):1309-1310.

4. 郝建国,鲍鲲,刘新英,等. 高压氧治疗胸廓出口综合征28例[J]. 浙江中西医结合杂志,2010,20(8):486-487.

5. 胡琰如,卢巍. 龙氏手法结合中药治疗胸廓出口综合征18例[J]. 现代诊断与治疗,2016,27(6):1023-1024.

6. 张学武. 手法结合牵引治疗胸廓出口综合征42例[J]. 浙江中医杂志,2006,41(11):654.

7. 杨波,单臣. 切断前中小斜角肌治疗胸廓出口综合征的疗效分析[J]. 吉林医学,2009,30(23):2927-2928.

8. 于景臣,徐衍斌,初海坤,等. 臂丛神经松解术治疗神经型胸廓出口综合征的近远期效果[J]. 中外医学研究,2017,15(29):48-50.

9. 史栋梁,李萌. 王宏坤教授治疗胸廓出口综合征经验介绍[J]. 中医临床研究,2016,8(10):28,30.

10. 朱春雷,张尧,田东,等. 正中神经电生理测定对下干型胸廓出口综合征的诊断价值[J]. 当代医学,2012,18(10):36-37.

## 第三节　肋软骨炎

### 一、概述

肋软骨炎又称肋软骨增生病、蒂策病,是指发生在肋软骨部位的慢性无菌性炎症。本病的原因不明,与外伤或劳损有关,好发于 20~30 岁女性,发病率是男性的 7~9 倍,急性发作呈局限性疼痛。病程迁延者,肋软骨交界处隆起畸形,局部钝痛,并放射至肩背,伴低热不适等全身症状。早期可用针刺、贴敷、手法、超声波等治疗,后期畸形形成、顽固性疼痛者,行病灶骨切除术。

### 二、病因病机

本病发病原因不明,与外伤或劳损有相关性。如胸部受到挤压、或上臂长期持重物等慢性劳损因素,导致肋软骨水肿、增厚的无菌性炎症而发病。过度劳累是本病诱因,发病后临床症状的轻重、缓解程度,也与过度劳累呈正相关。受累肋软骨局限性梭形肿胀,局部隆起,压痛明显,软骨增生变宽,软骨内钙质沉积,X线片见环状钙化。显微镜下见肋软骨骨膜增厚,有炎性浸润,纤维组织增生,软骨内有钙质存在。本病是一种自限性疾病,但常易反复发作,影响日常生活。

其痛在肋,久驻为痹,称"肋痹"。病因有感受外邪、情志不遂、肝肾亏虚、强力劳损等多种因素,但概括起来不外"虚邪瘀"三方面。基本病机为气滞血瘀,经络痹阻,筋骨失养;病性有虚有实,实证以外邪、气滞、痰瘀为主,虚证多属阴血亏损、肝失所养,病情日久亦可出现虚实并见。本病若及时治行,预后较好,但久病迁延失治,导致胸廓受限,预后较差。

### 三、诊断

本病发病部位多在第 2~5 肋软骨处,以第 2、3 肋软骨最常见。急性发病者可突感胸部刺痛、跳痛或酸痛。慢性发病者,第 2、3 肋骨与软骨交界处呈弓状逐渐隆起,肋软骨增宽,肋弓呈唇样外翻,局部软组织肥厚,相邻肋间肿胀,感觉钝痛,有时疼痛可放射至肩背部、腋部、颈胸部,有胸部憋闷感。可伴有低热、食欲不振、周身不适等症状。深呼吸、咳嗽、挺胸与劳累后疼痛加重,休息或侧卧位时疼痛可缓解。X 线摄片可见部分患者有肋软骨钙化。

### 四、治疗

1. 针灸　取华盖、膻中、肩井、气户、库房等穴位针刺,每日 1 次。久病慢性期可用温针灸、隔姜灸。

2. 理筋手法　按揉疏经:患者仰卧位,医者双手四指微张呈犁状,在锁骨头至第 3 肋骨下缘,沿任脉、少阴肾经、阳明胃经、太阴肺经做逐经穴位点揉。后以指腹沿肋间隙自任脉向太阴肺经揉摩。

3. 药物治疗

(1)内服药:早期治宜舒筋活血、通络止痛,方用养筋胶囊。慢性期治宜补肝肾益气血、活血通络止痛,方用肝肾胶囊、养筋胶囊。

(2)外用药:急性期用岐黄黄连膏或红肿膏,慢性期用活血膏。

4. 其他疗法

(1)针刀疗法:局麻或神经阻滞麻醉后,在梭形肿胀明显、压痛最敏感处进针,抵骨面后行剥离疏通。术后间隔 72 小时,方可做其他局部治疗。

(2)封闭疗法:醋酸泼尼松龙 12.5mg 加 1% 普鲁卡因溶液 2ml 做局部封闭治疗。每周 1 次,2~3 次为 1 个疗程。

(3)物理疗法:可用红外线、超声波、中药离子导入等方法配合治疗。

(4)手术疗法:保守治疗无效,局部有顽固性疼痛者,行肋软骨切除术。

5. 手术　保守治疗无效,局部有顽固性疼痛者,行肋软骨切除术。

## 五、预防与调护

发病时应休息,避免劳累,避风寒,防感冒、咳嗽,以免加重疼痛。平时应加强锻炼,增强体质。

1. 本病的发生可能与上呼吸道感染有关,因此预防首先要避免上呼吸道感染。保持空气新鲜。多参加体育活动,增强自身抵抗力。必要时注射流感疫苗。

2. 日常注意保暖,劳逸结合,切勿受寒、劳累。

3. 劳动操作时,提高防护意识,搬运重物姿势要正确,不要用力过猛,提防胸肋软骨、韧带的损伤。

4. 多食增强免疫的食物,忌食辣椒等辛辣刺激食物及含大量动物脂肪的食品,戒烟,不喝烈性酒。

## 六、目前研究进展

彭俊铭用柴胡舒肝汤联合外敷(大黄和侧柏、薄荷、黄柏、泽兰等)治疗肋软骨炎50例,2周后痊愈24例,好转26例,有效率100%。郑钢等用复元活血汤合八珍汤联合利多卡因封闭治疗气血亏虚型肋软骨炎40例,治疗1个月,痊愈18例,显效12例,有效率75%。张阳用旋覆花汤加减治疗肋软骨炎45例,共14天,痊愈31例,显效12例。叶承锋用血府逐瘀汤加味治疗肋软骨炎156例,有效率为91.03%。韩明亮用中医综合疗法(血府逐瘀汤、梅花针叩刺、拔罐)治疗肋软骨炎30例,14天后有效率为86.03%。刘洪宝自拟"宽胸逐瘀饮"结合手法治疗肋软骨炎30例,10天后,痊愈21例,显效8例。急性期可用抗炎止痛药,如双氯芬酸钠等,也可选用激素,如强的松或地塞米松。朱政和用口服胸腺肽和转移因子联合尼美舒利治疗肋软骨炎67例,1个月后痊愈53例,显效11例。李国斌等用局部阻滞联合刮痧治疗肋软骨炎60例,1个月后进行随访评价,41例痊愈,12例显效。冯豪用浮针疗法治疗肋软骨炎56例,治疗1次后疼痛消失者12例,治疗2次后疼痛消失者18例,治疗3次后疼痛消失者24例,无效2例。何彩云等用针刺联合温针灸治疗肋软骨炎40例,痊愈8例,显效15例,有效14例。徐鹏等用超激光疼痛治疗仪照射痛点治疗肋软骨炎24例,结果显示痊愈率80%,显效率16.7%;该治疗仪具有无损伤、操作简单、无感染、无并发症等优点,并且适用于高龄患者及整体状况较差的患者。孙德海等用冲击波治疗急性肋软骨炎,全部痊愈,其中26例3次,12例4次,9例5次。

(叶承莉　罗春梅)

### 参 考 文 献

1. 彭俊铭. 柴胡舒肝汤联合外敷治疗肋软骨炎[J]. 北方药学,2016,13(2):49.

2. 郑钢,李菁. 复元活血汤合八珍汤联合利多卡因封闭治疗气血亏虚型肋软骨炎的临床效果研究[J]. 内蒙古中医药,2017,36(17):39-40.

3. 张阳. 加减旋覆花汤配合通络散治疗非特异性肋软骨炎临床观察[J]. 实用中医药杂志,2016,32(6):530.

4. 刘洪宝. 自拟"宽胸逐瘀饮"结合手法治疗肋软骨炎临床体会[J]. 按摩与康复医学(上旬刊),2011,2(5):6-7.

5. 冯豪. 浮针疗法治疗肋软骨炎56例[J]. 浙江中医杂志,2009,44(10):757.

6. 何彩云,彭玉琳. 针刺联合温针灸治疗非特异性肋软骨炎40例临床观察[J]. 浙江中医杂志,2016,51(6):445.

7. 徐鹏,李应龙. 超激光疼痛治疗仪照射治疗非化脓性肋软骨炎的临床观察[J]. 中国美容医学,2012,21(8):198.

8. 孙德海,邹艳红,李淑丽,等. 冲击波治疗急性肋软骨炎的疗效和安全性的观察[J]. 中国美容医学,2011,20(z2):493-494.

9. 李国斌,周良军,林锐波. 局部阻滞联合刮痧治疗早期非特异性肋软骨炎的疗效评价[J]. 中国现代医生,2015,53(29):106-108.

# 第二十六章 腰 部 筋 伤

## 第一节 腰椎间盘突出症

### 一、概述

腰椎间盘突出症(LDH)系腰椎间盘髓核从纤维环的破裂处突出,压迫脊神经根,而引起以神经受压侧下肢神经痛为主的临床综合症候群。

腰椎间盘突出症是引起腰腿痛的主要原因之一,发病率约占门诊就诊腰部疼痛患者的18%以上。本病好发于青壮年,约占整个发病率的80%,且因男性体力活动较多较频、腰部活动范围大,故而男性发病率要高于女性。从体型上,一般过于肥胖或过于瘦弱的人易致腰椎间盘突出。从职业上,劳动强度较大的产业工人多见。从姿势上,每天常常伏案工作的办公室工作人员及经常站立的售货员、纺织工人等较多见。从生活和工作环境上,若环境经常潮湿或寒冷,也易发生腰椎间盘突出。

### 二、病因病机

腰椎间盘突出的病理基础包括髓核的退行性改变、纤维断裂、应力等因素的叠加。在许多内外因素中,内因是基础,外因被看成诱因。

1. 腰椎间盘自身解剖因素的弱点及退行性改变　在正常情况下,椎间盘经常受体重的压迫,加上腰部又经常进行屈曲、后伸等活动,更易造成椎间盘较大的挤压和磨损,尤其是下腰部椎间盘,从而产生一系列退行性改变。椎间盘后外侧纤维环较为薄弱,而后纵韧带在腰5、骶1平面时宽度显著减少,对纤维环的加强作用明显减弱,且椎间盘在成人之后逐渐缺乏血液循环,修复能力也较差,在发生上述退行性改变后,腰椎间盘不能及时修复。

2. 外因作用　有些人在日常生活和工作中,往往存在长期腰部用力不当、过度用力、姿势或体位不正确等情况,如装卸工作人员长期弯腰提举重物,驾驶员长期处于坐位和颠簸状态,这些长期反复的外力造成的轻微损伤,日积月累地作用于椎间盘,加重了退变程度,当受到以下诱因影响时,就容易造成椎间盘突出,从而引起一系列临床症状。

(1)突然负重或闪腰:突然的腰部负荷增加,尤其是快速弯腰、侧屈或旋转,是形成纤维环破裂的主要原因。

(2)腰部外伤:在暴力较强、未引起骨折脱位时,有可能使已退变的髓核突出。此外,进行腰穿刺检查或腰麻后,也有可能产生椎间盘突出。

(3)姿势不当:起床、起立等日常生活和某些工作中,若腰部处于屈曲位时,突然给予一个外加的旋转动作,则易诱发髓核突出。

(4)腹压增高:腹压与椎间盘突出有一定关系,有时甚至在剧烈咳嗽、打喷嚏、大便秘结、用力屏气时也可发生髓核突出。

(5)受寒受湿:寒冷或潮湿可引起小血管收缩、肌肉痉挛,使椎间盘压力增加,也可能造成退变的椎间盘破裂。

我科通过对大量病例临床特征的分析,认为腰椎间盘突出症的病因病机系"伤、痹、虚、瘀"四者合而为病。其以"痹、伤"为外因,"瘀"贯穿其中,以"虚"为本。伤即劳伤、损伤之义。腰椎间盘突出症患者多数有腰部劳损或损伤现象。腰部劳损、外伤,以致气滞血瘀,经络不通,而见腰痛。我们在临床中发现,因劳损或损伤为诱因或加重者占70%以上,可见腰部损伤史是造成腰椎间盘突出症的重要病因之一。痹者,"风寒湿三气杂至,合而为痹也"。痹阻腰间,使腰部经络受阻,气血运行不畅,因而发生腰痛。因伤寒冒湿,寒湿痹阻足太阳之脉,致使太阳经经输不利,亦为腰痛的病因病机之一。瘀即瘀血。腰椎间盘突出症患者因外感寒湿,寒凝血滞,或因外伤跌仆,离经之血不归于脉形成瘀血,或因久劳伤络,络脉阻滞而成瘀血,进而瘀血阻络,腰部经气不利,故见腰痛。我们在临床中辨证为瘀血型者,其舌质多紫暗,多有瘀点瘀斑,舌下脉络瘀紫者占70%以上,可见瘀血是腰椎病的主要原因之一,并贯穿病程全程。虚即是气血不足、肝肾亏虚。《景岳全书》曰:"腰痛之虚证,十居八九。"劳则耗气,气虚不能生血,筋脉失养,日久督脉空虚,强力劳作,损伤肾气;人到中年,气血不足,肝肾亏损,筋失所养,而见腰痛。肾虚为腰椎间盘突出症的发病基础。

### 三、诊断

1. 有腰部外伤、慢性劳损或受寒湿史,大部分患者在发病前有慢性腰痛史。

2. 临床表现

(1)下腰痛:绝大多数患者以腰痛为主,这是突出的髓核冲击纤维环和后纵韧带,刺激纤维环内的痛觉纤维的结果。疼痛轻重不一,严重时影响腰部活动。任何能增加腹内压的活动,均会导致腰痛加剧。有时甚至刷牙、转身、低头、仰面时也可诱发腰部阵痛。

(2)下肢放射性神经痛:腰椎间盘突出症患者多数以腰痛开始,不久腰痛减轻,下肢放射痛逐渐加重。这是因为当髓核进一步后突后,原来处于紧张状态的纤维环破裂,环上痛觉神经纤维张力降低,致疼痛减轻;也因髓核进一步突出,经过后纵韧带直接压迫神经根,故出现下肢放射痛加重。疼痛常自臀部开始,逐渐延伸至小腿后侧、后外侧及足底外侧。当行走、站立或咳嗽时,也同样加剧疼痛。多数患者经卧床后症状可减轻。个别患者由于巨大的椎间盘后突压迫整个马尾,出现不完全性双下肢瘫痪,会阴部和大小便功能障碍。

3. 体征

(1)一般体征:腰椎间盘突出症急性发作时,椎旁肌肉紧张,可引起步态僵硬,身体前倾、前屈;腰肌痉挛,患侧骨盆上移,下肢多呈略屈姿势,常用足尖着地、用手扶住臀部、跛行等。极严重的患者不能平卧很长时间,任何运动都将增加患者疼痛。

(2)脊柱侧弯:这是腰椎间盘突出症的特征性体征之一。

(3)脊柱运动受限:90%以上的患者腰部活动有不同程度受限,较明显的是前屈受限。

(4)腰部压痛点:临床症状明显的患者大多数在纤维环破裂处有明显压痛点。重压后可沿坐骨神经向下肢放射。有明显压痛点占体征比例的80%左右。这对于诊断及定位都有现实意义。

(5)坐骨神经压痛:沿坐骨神经径路,自臀部至大腿后方的腘窝、腓骨头前下方至内外踝后方等,可有压痛。

(6)直腿抬高试验:直腿抬高试验阳性是本病常见重要体征,一般阳性率占95%以上。然而直腿抬高试验阳性者并不意味着都是腰椎间盘突出症,如骶髂关节炎、腰部或臀部肌肉劳损、炎症等也可出现直腿抬高受限。这种情况下,进行足背屈曲试验,即拉塞克(Laseque)试验,具有一定临床鉴别诊断意义。

(7)伸踇试验:多数患者伸踇肌力减弱,以腰4-5髓核突出较明显。此试验对定位有一定帮助。

(8)下肢痛觉,膝腱、跟腱反射,股神经牵拉试验等检查均对腰椎间盘突出症的诊断有一定临床意义。

腰椎间盘突出症的好发部位多在 $L_{3-4}$、$L_{4-5}$、$L_5$-$S_1$ 三个间隙,现介绍以上三个间隙椎间盘突出的定位诊断依据。

$L_{3-4}$ 椎间盘突出症(压迫 $L_4$ 神经):①疼痛在骶髂关节、髋关节后外侧,并向大腿前方及小腿前内侧放射;②小腿前内侧麻木;③膝放射减弱或消失;④$L_3$ 棘突旁相当于椎间隙处有压痛点;⑤膝关节伸展力减弱;⑥髋关节过伸试验或股神经牵拉试验阳性。多可诊断为 $L_{3-4}$ 椎间盘突出症。

$L_{4-5}$ 椎间盘突出症(压迫 $L_5$ 神经):①骶髂关节、髋关节及大腿小腿后外侧疼痛,并放射至小腿前外侧足背及蹞趾;②小腿外侧或足背包括蹞趾有麻木感;③蹞趾背屈肌力减弱;④跟腱反射可无改变或减弱;⑤第4腰椎棘突旁有压痛点等。多可确诊为 $L_{4,5}$ 椎间盘突出症。

$L_5$-$S_1$ 椎间盘突出症(压迫 $S_1$ 神经):①在骶髂关节上方、髋关节、大腿及小腿后外侧或足部有疼痛;②小腿外侧包括外侧3趾麻木;③足蹞及趾跖屈肌力减弱;④小腿三头肌无力或萎缩;⑤跟腱反射减弱或消失;⑥第5腰椎棘突旁有明显压痛点。多可确诊为 $L_5$-$S_1$ 椎间盘突出症。

4. 辅助检查 包括实验室检查与影像学检查。常规实验室检查对腰椎间盘突出症的确诊并无明显意义,但有助于鉴别是否同时患有其他疾病。影像学检查包括 X 线、CT、MRI 等检查。

(1)X 线检查

1)脊柱腰段外形的改变:腰椎间盘突出症患者为了减轻神经根及硬膜囊的受压,缓解腰腿痛症状,多采取身体前倾、弯腰凸臀这一保护性、抗痛性姿势,表现于正位片上可见腰椎侧弯、椎体偏歪、旋转、小关节对合不良。侧位片上,腰椎生理前凸明显减小、消失,甚至反常后凸,腰骶角减小。腰椎侧弯的方向绝大多数是凸向患侧,这要视突出物与神经根的空间位置关系而定,如突出物位于神经根外侧,腰椎凸向患侧,如位于内侧则反之,而部分患者可发生交替性改变。

2)椎体外形的改变:①椎体后下角后翘或磨角样改变:此乃椎间盘突出后造成功能失调,对椎体后下缘的应力刺激增强,引起软骨增生和韧带附着处骨化所致。②椎体下缘后半部浅弧形压迹:此征不同于施莫尔(Schmorl)结节,后者为局限性小丘状突起且常为多发。前者弧形凹陷范围较大,为髓核后突后椎间盘变性、压力增高所致。有人通过髓核造影发现突出的髓核即在此压迹之下。③椎体前后缘唇样增生:椎体后缘增生对诊断及定位价值很大,但较少出现;前缘增生在正常情况下十分常见,但对腰 4-5 前缘单独唇样增生,结合临床及其他征象亦具有参考价值。

3)椎间隙的改变:正常腰椎间隙的宽度是除腰 5-骶 1 外,其余间隙等宽或腰 3-4 略宽,左右宽度一致且明显前宽后窄。椎间盘突出症的患者由于腰椎侧弯和生理曲度的异常,正位片可见椎间隙左右不等宽,凹侧窄、凸侧宽,侧位片椎间隙前后等宽甚至前窄后宽。椎间隙亦可均匀性变窄,且常合并相对椎体边缘的硬化增生,是由于髓核大块突出或纤维环破裂后椎间盘进一步退变及椎体不稳等因素所致。但此征亦可见于外伤、感染及正常生理退变,如在间隙绝对变窄的基础上,合并前窄后宽,则对诊断更有意义。因个体差异,椎间隙宽度相差较大,故在判断椎间隙是否变窄时,应与相邻的间隙作一对比,容易识别。腰 5-骶 1 椎间隙正常变异较大,但因腰骶角的存在,间隙前半部明显高于后半部,所以当此间隙前后等宽时即具有相当诊断价值。王春曾对 30 位正常人和 50 例腰椎间盘突出症患者的侧位 X 线片进行椎间隙高度测量,结果显示,腰椎间盘突出症患者椎间隙后缘与前缘比值 HPA 增大,腰 3-4、腰 4-5、腰 5-骶 1,三间隙 HPA 的和在 1.91 以下(正常组 1.72±0.11),提示 HAP 可作为腰椎间盘突出症的诊断及定位方法之一。

4)突出物钙化:侧位片可见椎间隙后方椎管内结节状髓核钙化或线状纤维环钙化影,密度较淡,但较少出现,CT 横断面容易观察且出现率较高,多见于病程长或年龄较大的患者,为平片确诊椎间盘纤维环破裂的直接 X 线征。

5)其他征象:可见下腰椎失稳、小关节增生、硬化、碎裂、紊乱、椎间孔狭窄等继发性改变,亦可合并施莫尔结节、椎缘骨、椎弓峡部不连接及腰椎后缘骨内软骨结节。

(2)CT 检查:CT 检查在诊断椎间盘突出时比脊髓造影更准确。CT 可显示出三度空间关系,在腰椎的检查中,由于硬膜外间隙充满了脂肪,硬膜囊可清楚地显示出来,在硬膜囊外间隙可见到神经根、黄韧带,同时对椎管、侧隐窝及神经根管均可做到一目了然。此外,CT 对钙化的椎间盘、椎管狭窄、黄韧带增厚、侧隐窝狭窄等都可显示出来。CT 不仅能诊断椎间盘突出,还对椎间盘突出的大小、位置都能准确显示,因而对选择治疗方法很有帮助。

(3)MRI 检查:椎间盘突出在 MRI 图像上的显示,在矢状面上向椎管内突出的椎间盘组织及相应部位脊髓受压程度能清晰看出,这是因为髓核内有较多的质子密度,而变性椎间盘由于水分丧失,故为低信号而被显示。目前研究表明,MRI 检查诊断腰椎间盘突出症的准确率要高于 CT 检查。

## 四、治疗

我科采用中医综合治疗腰椎间盘突出症,根本上依循"虚则补之,实则泻之,瘀则散之"的治疗原则。具体治法则根据辨证结果而确立。

风湿痹阻型:治宜祛风除湿,蠲痹通络。

寒湿痹阻型:治宜温经散寒,祛湿通络。

湿热痹阻型:治宜清热利湿,通络止痛。

气滞血瘀型:治宜行气活血,通络止痛。

气血两虚型:治宜补益气血,活血止痛。

肝肾不足型:治宜补益肝肾,调和气血。

1. 针灸治疗

(1)体针治疗:包括分型针刺、对症针刺、循经针刺、痛点针刺、分期针刺等5种针刺方法。

1)分型针刺:根据辨证结果进行选穴针刺。

风湿痹阻型:肾俞、命门、关元俞、殷门、足三里、阳陵泉等。

寒湿痹阻型:腰阳关、命门、肾俞、次髎、秩边、阳陵泉,昆仑等。

湿热痹阻型:膀胱俞、大肠俞、秩边、承扶、委中、条口、悬钟、昆仑等。

气滞血瘀型:腰俞、大肠俞、环跳、委中、阳陵泉、悬钟、昆仑。

气血两虚型:关元俞、气海俞、肾俞、脾俞、足三里、养老等。

肝肾不足型:命门、志室、肾俞、委中,太溪等。

2)对症针刺:根据本病症状主要分布于腰及下肢这一特点,可选用主穴和配穴,进行对症处理。尤其适用于局部症状明显者。

主穴:患侧椎间盘突出所在间隙的华佗夹脊穴及其上下相邻的夹脊穴。

配穴:腰痛明显的配两侧腰眼;臀部疼痛配环跳、秩边;股后侧肌肉紧张配承扶、殷门;股外侧麻木配风市;小腿麻木配委阳、承山、阳陵泉、足三里、悬钟、太溪、解溪等。

3)循经针刺:根据腰椎间盘突出症的疼痛表现沿经分布的特点,选取该经络穴位为主进行针刺治疗。即"病在经,取之经"。

病在足太阳膀胱经:以针刺肾俞、大肠俞、秩边、殷门、承扶、委中、承山、昆仑为主。

病在督脉:以针刺命门、腰阳关、长强、肾俞、气海俞、大肠俞、上髎、次髎为主。

病在足少阳胆经:以针刺环跳、阳陵泉、风市、丘墟、悬钟为主。

4)痛点针刺:痛点又称阿是穴。一般情况下,它是病变发生的直接所在,或与之有密切联系的敏感部位。应用痛点针刺治疗,常可收到显著止痛效果。在患者腰部及下肢可找到相应疼痛点,以此作为针刺治疗点,取效快捷,适用于急性期的治疗。

5)分期针刺:腰椎间盘突出症初期,常表现为腰腿剧痛、筋脉拘挛,病情属实,为气血瘀滞经脉;后期,疼痛较轻,症状缠绵,常为腰膝酸痛,病多属虚,肝肾不足、经脉失养。因此,初期以活血化瘀、行气止痛为治法,可取腰部两侧华佗夹脊穴、大肠俞、秩边、环跳、委中、阳陵泉、昆仑等,用泻法;后期以补益肝肾、和营通经为治法,取肝俞、膈俞、环跳、风市、大肠俞、阳陵泉、足三里、三阴交、条口、血海等,用补法。

(2)腹针治疗

1)选穴:主穴取水分、气海、关元。辨证加减:急性腰椎间盘突出症,加水沟、印堂;陈旧性腰椎间盘突出症,加气穴(双)、气旁(双);以腰痛为主者,加外陵(双)、气穴(双)、四满(双);合并臀、双下肢疼痛麻木者,加气旁(对侧)、外陵(患侧)、下风湿点(患侧)、下风湿下点(患侧)。

2)针刺方法:患者平卧,暴露腹部,针刺前触压腹部,检查肝脾大小、有无压痛和包块,无阳性体征者方可施治,若有条件,可用B超检查肝脾是否肿大。根据患者胖瘦分别选用∅0.30mm×(40~60)mm长度一次性无菌针灸针,对准穴位直刺,采用只捻转不提插或慢提插手法,分3步进行。①候气:进针后停留3~5分钟。②行气:候气后再捻转提插,使局部产生针感。③催气:再隔5分钟行针1次,以加强针感,使之向四周或远处扩散,然后嘱患者活动腰、臀、腿。10~20分钟后在神阙穴施温和灸,以壮元阳、温通经络,留针30~40分钟。隔日体针和腹针可交替进行,如逢单日体针,逢双日腹针。

(3)头针治疗:是以针刺头皮上的特定区、线来治疗病症的一种疗法。中医经络理论认为,头为诸阳之会,足太阳膀胱经、足阳明胃经、足少阳胆经、足厥阴肝经、手少阳三焦经及督脉等都循行至头皮部位,十二经别的脉气也上达头面。通过针刺头皮上的一定腧穴,就可以治疗相关部位疾病。

在治疗腰椎间盘突出症时,我们常采用头十穴。

顶中线:属督脉,在头顶部位正中线。取该条线上的上星、百会及四神聪中位于该线的两穴,共4穴。

顶旁线:在顶中线外侧1.5寸处与顶中线平行,可在距百会1.5寸的两侧各取1穴,然后循顶旁线据该线1寸处前后各取1穴,共6穴。

头十穴对治疗腰腿足疼痛、麻木有一定作用。每3~5天头针1次。

(4)手针治疗:在手针选穴上,主要选脊柱穴(在小指掌指关节尺侧赤白肉际处)、坐骨神经穴(在手背第4、5掌指关节间,靠近第4掌指关节处)、腰痛穴(在手背腕横纹前1.5寸,指总伸肌腱两侧凹陷中)。

(5)耳穴压丸:①主穴:神门、皮质下、交感;②配穴:肝、肾、坐骨神经、腰、骶椎、膀胱等。③贴压方法:用王不留行贴压。单耳消毒后,在以上穴位贴压,并嘱患者每隔4小时自我按压各穴1次,以贴压部感酸胀痛为度。2~3天后取下贴丸,在另一耳上贴压,两耳交替进行。

2. 手法治疗　在完成针灸治疗后进行。要求在推拿过程中患者入静,全身放松,呼吸调匀,细心体会医师手法。医者应全神贯注、聚精会神,从丹田运气,催力到双臂通过肘部到双手为患者施以下手法。手法治疗分为两部分,其一为舒筋解痉类手法,其二为整复松粘矫正类手法。

(1)舒筋解痉类手法:包括滚推法与点压法。

1)滚推法:用手背及小鱼际部位,通过做腕关节内外旋动作,边滚边用力推向前。可沿腰背部足太阳膀胱经、华佗夹脊穴,从上至下、从下至上往返滚推3~5遍。然后右(左)手半握拳,以食、中、无名、小指的指间关节、掌指关节为着力点,手腕做屈伸运动,沿患者臀部向下之后侧、外侧、内侧从上往下滚推,每侧操作3~5遍。操作时要有节奏感、深透感,频率不宜太快。用此法之目的在于进一步松弛腰背及下肢肌肉,使疼痛得到缓解。

2)点压法:分三点式点压和叠指点压。①三点式点压:适用于背腰部。其手法操作是,医者一手的食、中、无名指指端呈∴形状,中指为三角形上点,食、无名指分别为其余两点,上点点压督脉穴位,下两点分别对称点按脊柱两旁的华佗夹脊穴或足太阳膀胱经俞穴,从大椎及大椎旁开的俞穴开始从上而下点压至骶椎末节,每穴点压10~20秒,操作2遍,在点压时要有一定力量,要尽量追求深透感。②叠指点压:适用于臀部及下肢穴位。其手法操作是,双拇指重叠,以加大指力,用下面的拇指指腹点压患肢疼痛反应点,以及环跳、承扶、殷门、风市、委中、承山、阳陵泉、足三里、条口、悬钟、昆仑、太冲等有关穴位,每穴点压10~20秒。在点压过程中,可适当运用震颤法。要求用力均匀、深透力强,在点压每一点结束时,适当用力弹拨肌肉、肌腱。

(2)整复松粘矫正类手法:在临床中可根据病情、年龄、体质而酌情选用。

1)叠掌震颤法:此法包括单纯震颤和牵引震颤。①单纯震颤:患者俯卧,全身放松,医者双手掌重叠放在患椎上,运气于掌,使患者感到温热传于体内,同时做频率快、有节奏的震颤动作,隔10秒震颤1次,每次15秒左右,共操作3~5次,在完成最后一次震颤时,做忽然向下用力按腰部动作2~3次(注意不要使用暴力)。②牵引震颤:助手站立于治疗床上,牵拉患者双下肢,医者叠掌按压腰椎病变处,操作同单纯震颤法。

2)旋转仰扳法:患者横骑在治疗床上,双手指交叉做抱头状;医者在患者身后单腿跪于床上,用另一腿的膝关节顶在患椎处,双手从患者腋下穿过抱其胸,患者腰部放松略前屈,同时做向患侧旋转的运动,转至一定角度后,双手用力向后过伸,同时膝部适当用力顶患椎。可反复操作2~3次。此法可使椎间隙发生变化,矫正腰椎侧弯和后凸畸形,使两侧不等宽间隙得到调整,恢复腰椎的后伸和侧屈活动功能。

3)仰卧牵拉法:患者仰卧于治疗床上,用胸围带固定其胸部;医者用双手握住患者两踝,进行屈膝、屈髋、伸直的向右(左)旋髋运动,旋转3~5周,当双膝伸直时借助患者自身的蹬力再用力牵拉,可左右旋转牵拉2~3次。牵拉力由轻到重。

4)侧卧斜扳法:患者向右侧侧卧位,右下肢自然伸直,左下肢屈曲。医者立于患者面部一侧,一手放在患者肩部,一手放在髋部,双手用力做反向扭转运动,使腰椎被动扭转。当扭转到一定程度时,忽然稍做用力动作,可听见"咯嗒"一响时,即达最佳效果,左右各做1次。注意:以上扳法和牵拉法一定要在患者全身放松的前提下操作,动作要轻巧,用力勿过猛,不可单纯追求弹响声。

3. 郭氏砭木治疗 治疗方法:采用四步法施治。

第一步:患者俯卧位。术者用槌式砭木大头震击胸、腰、骶椎两侧腰背部肌肉及下肢后侧、外侧肌肉,每侧 3~5 分钟,力量由轻到重,节奏感强,以患者有轻松舒适发热感为宜。

第二步:在脊椎两旁找压痛点,用十字架式砭木在痛点上行按、压、揉、拨等复合性手法,每点施术 1~2 分钟(每施术完 1 个点,休息 1~2 分钟再施第 2 点)。力量可逐渐加重,但应以患者感酸、胀且能忍受为度。用十字架式砭木点按环跳、承扶、殷门、委中、阳陵泉、足三里、承山、昆仑穴 0.5~1 分钟,用温散法,使酸胀感向下肢放射。

第三步:用蛋式或分滚式砭木在脊椎两侧及大腿部来回滚动 3~5 分钟,使皮肤微发红。以患者有温热感为度。

第四步:用刺滚式或分滚式砭木在腰部体表做轻轻的、从上到下的滚动 2~3 分钟,行补法。

以上方法每日 1 次,7 次为 1 个疗程,疗程间隔 1~3 天。

4. 牵引治疗 患者仰卧(或俯卧)于牵引床上,用牵引带分别将患者胸廓及髋部固定在牵引床上,沿患者纵轴方向进行牵引,牵引力度以患者自觉腰部有两端分拉力量为度,由轻渐重,但患者感到下肢放射痛逐渐消失时,维持牵引力量 20~30 分钟。如患者感觉在牵引时腰部或下肢疼痛加重,或牵引后出现症状反而加重的情况,应及时停止牵引。

5. 中药内服外敷治疗

(1)中药内服:选用郭剑华科研方"腰舒汤"为基础方加减治疗。"腰舒汤"药用桑寄生、狗脊、党参、当归、熟地黄、丹参、川牛膝、全蝎(研末吞服)、制川乌。

风湿痹阻型:加羌活、独活、防风、细辛、秦艽。

寒湿痹阻型:加肉桂、鹿角胶、细辛。

湿热痹阻型:去川乌,加苍术、黄柏、栀子、泽泻、木通、薏苡仁、茵陈。

气滞血瘀型:加桃仁、红花、甲珠、川芎。

气血两虚型:加黄芪、枸杞、怀山药、鹿衔草。

肝肾不足型:加杜仲、怀山药,偏于肾阳虚者加肉苁蓉、淫羊藿、仙茅;偏于肾阴虚者去川乌,加山茱萸、女贞子、墨旱莲、龟甲。

水煎煮 3 次,取汁合用,早中晚各服 1 次,日 1 剂,5 剂为 1 个疗程,每疗程间隔 2 天。如患者有煎煮不便等情况,可选用我院根据"腰舒汤"自制的院内制剂"腰舒胶囊"配合"大活络胶囊"使用。

(2)中药外敷:采用我院院内制剂"活血膏"(防风、狗脊、土鳖虫、红花、泽兰、木香、三棱等)、"消炎止痛膏"(独活、芒硝、生天南星、皂荚、生草乌、冰片、水杨酸甲酯等),在腰部及疼痛较甚处贴敷 12~24 小时,每日或隔日更换 1 次。

6. 其他治疗

(1)输液治疗:我们在临床中常用的药物有香丹注射液 20ml 加入 5% 葡萄糖溶液 250ml(糖尿病患者用 0.9% 氯化钠注射液),静脉滴注,每日 1 次,连续 5 天。静脉滴注香丹注射液适宜各种类型的病例。对急性腰椎间盘突出症或腰椎间盘突出症急性发作的患者,加输 20% 甘露醇 250ml+地塞米松磷酸钠注射液 10mg,连续 3 天;对气血两虚型患者,在静脉滴注香丹注射液后,同时静脉滴注参麦注射液 30ml 加入 5% 葡萄糖溶液或 0.9% 氯化钠注射液 250ml。

(2)拔罐治疗:适用于寒湿痹阻型、气滞血瘀型。在针刺后,选用大号玻璃罐,沿督脉、足太阳膀胱经、华佗夹脊穴连线采用排罐法拔罐,留罐 5~10 分钟。拔罐治疗可以 3~4 天进行 1 次。

(3)刮痧治疗:适用于寒湿痹阻型、气滞血瘀型。在针刺后,在背部涂以凡士林等润滑剂,用郭氏砭木十字砭木的刮痧板,循足太阳膀胱经、带脉,从上到下、从内到外轻柔刮拭,直至刮痧部位出现潮红现象。刮痧治疗可 3~4 天进行 1 次,也可与拔罐治疗间隔使用。

(4)穴位注射:适用于疼痛较甚或疼痛时间较长,下肢肌肉轻度萎缩的患者。选用当归注射液 2~4ml,或维生素 $B_1$ 2ml 加维生素 $B_{12}$ 1ml,在压痛阳性点或大肠俞、足三里、承山、阳陵泉等穴位进行注射,每穴注射 0.5~1ml。注射时应注意避开血管及神经,注射过程中能引出酸胀感沿疼痛部位传导时,效果更佳。穴位注射可视病情,隔日1次或1周2次。

（5）心理安慰:对于患病较久或心情较焦急的患者,尤应注意心理安慰。让患者能安心接受治疗,正确认识该病,解除患者心理障碍。

（6）局部封闭及神经阻滞治疗:对于急性期疼痛较严重的患者,可采用局部痛点封闭或椎间孔阻滞麻醉、腰椎硬膜外阻滞麻醉、骶管内阻滞麻醉治疗。对于有高血压、糖尿病的患者,应慎用甾体类药。

## 五、预防与调护

对于腰椎间盘突出症,重在预防。注意平时的站姿、坐姿、劳动的姿势以及睡姿的合理性,纠正不良姿势和习惯,加强锻炼,增强体质,尤其加强腰背肌功能锻炼,因为适当锻炼能改善肌肉血液循环,促进新陈代谢,增加肌肉的反应性和强度,松解软组织粘连,纠正脊柱内在平衡与外在平衡的失调,提高腰椎的稳定性、灵活性和耐久性,从而达到良好的治疗及预防作用,并在寒冷潮湿的季节应注意保暖,防止本病复发。

在腰椎间盘突出症早期,患者应以卧床休息为主,避免长时间久坐、久行;避风寒。治疗过程中,要严格遵循各项操作原则,注意各种治疗方法的适应证、禁忌证,避免出现不必要的意外与损伤发生。在治疗过程中介入心理护理、体位护理、功能训练等优质护理能有效提高患者生活质量,平稳患者情绪,更有利于疾病康复。在疼痛逐渐缓解过程中,患者应逐渐加强腰腹肌肌力训练,以代偿腰椎间盘的受力。如果正常程序保守治疗2个疗程无效或症状反而加重的,应及时手术治疗。

功能锻炼始终贯穿于治疗、康复、预防复发的全过程。在滑脱复位后,可根据病情、年龄、体质而酌情选用以下运动疗法,循序渐进。①燕式运动:患者俯卧,双上肢放于身体两侧,做同时抬起胸部,抬起双下肢（足尖绷直）及双上肢向后伸展与肩同高的动作,背屈1次的节律为5~6秒,可重复做10~20次。②桥式运动:患者仰卧,两臂伸直放平,膝关节屈曲,两足分开,与肩同宽,上身以头枕部、肘部或肩部为支点,下身以足掌为支点,抬起躯干为1次,可视情况做10~20次。③力托千斤运动:患者站立,两腿分开,与肩同宽,做下蹲运动时双手如抱石状,慢慢站立,当双手抬至胸部时,翻掌心向上,举过头顶,双臂伸直,躯干挺直,全身肌肉紧张,如托起千斤石状。休息片刻后,再做第2遍,可重复做5~10遍。④仰卧起坐运动:患者仰卧,双腿并拢微屈髋屈膝,双手抱住后枕部,做仰卧起坐运动,并保持3~4秒。休息2~3秒后,再做下一次。视情况做10~20次。

## 六、目前研究进展

孙雷等研究发现,经皮椎间孔镜手术联合针灸治疗腰椎间盘突出症具有良好效果,能更有效地缓解症状,并促进术后康复。曹淑华等通过脑功能磁共振成像研究发现,手法推拿膀胱经穴位时,前扣带回、伏隔核、下丘脑部的信号增高,神经功能活动呈激活状态,提示镇痛作用的产生,进一步阐释了推拿治疗腰椎间盘突出症的中枢机制。李力夫等研究发现,常规推拿治疗配合髂胫束压痛点推拿,具有比常规推拿更好的疗效。阮平通过对比口服独活寄生汤和硬膜外封闭两种方法治疗腰椎间盘突出症时发现,硬膜外封闭虽然较口服独活寄生汤有更迅捷的疗效,但复发率较高,远期效果不及独活寄生汤。高礼民研究发现,腰椎间盘突出症的中医分型与CT诊断分型具有一定的规律和特征,这或许可对临床诊断提供新的思路。郑康华等研究发现,穴位注射鼠神经生长因子配合电脑中频治疗仪治疗腰椎间盘突出症具有良好临床疗效。黄伟艺等研究认为,水上核心运动训练更有利于患者康复。这些研究都为临床治疗腰椎间盘突出症提供了参考。

另外,腰椎间盘突出后突出物很难物理性复位或回纳,这是目前的共识。但近年来有许多关于突出物重吸收的报道。钟鸣等总结了近年的相关研究,发现针灸、推拿、牵引、功能锻炼等非手术疗法治疗腰椎间盘突出症后,影像学检查显示患者突出的椎间盘存在重吸收现象,其机制可能与新生血管长入、自身免疫反应、炎症细胞吞噬、组织脱水或血肿吸收,以及基质金属蛋白酶（MMP）的参与等相关。虽然其机制尚需进一步深入研究,但为非手术治疗腰椎间盘突出症提供了有力的依据,也为非手术疗法找到了新的研究领域。

（郭　亮　张　毅　赵　霞）

**参 考 文 献**

1. 牛淑芳,李佳霖,周媛. 身痛逐瘀汤加减治疗腰椎间盘突出症近期疗效观察[J]. 中国实验方剂学杂志,2013,19(18):
   334-338.
2. 沈肖军. 腰椎间盘突出症的成因与康复[J]. 养生月刊,2017,38(3):201-203.
3. 贾宏,安岚,郭建新. CT、MR 对腰椎间盘突出症诊断的临床效果比较[J]. 甘肃医药,2017,36(3):229-230.
4. 朱兰,邓丽英,蒋小东,等. 腰腿痛医疗保健操对腰椎间盘突出症患者症状改善观察[J]. 中医外治杂志,2017,26(1):16-17.
5. 刁海静,张建华,郭耀斌. 腰背肌锻炼对早期腰椎间盘突出症患者生活质量的影响[J]. 中国中医急症,2017,26(3):512-514.
6. 程小鸿,谢卫,徐李鹏. 优质护理在腰椎间盘突出症护理中的应用价值[J]. 中国当代医药,2017,24(25):174-176.
7. 孙雷,王小鹏,谢水华,等. 经皮椎间孔镜配合针灸治疗腰椎间盘突出症[J]. 中国中医药现代远程教育,2017,15(4):
   118-119.
8. 曹淑华,查和萍,戴灼南,等. 膀胱经穴位推拿对腰椎间盘突出症患者脑功能磁共振成像的影响[J]. 河北中医,2017,39(1):
   121-123,126.
9. 李力夫,陈建冲,王维,等. 常规推拿手法联合髂胫束压痛点推拿治疗腰椎间盘突出症临床疗效[J]. 按摩与康复医学,2017,
   8(7):36-37.
10. 阮平. 以口服独活寄生汤为主与以硬膜外封闭为主的 2 种方法治疗腰椎间盘突出症的对比研究[J]. 河北中医,2017,39
    (2):221-224.
11. 高礼民. 腰椎间盘突出症中医辨证分型与 CT 诊断关系的探讨[J]. 临床研究,2017,25(2):3-4.
12. 郑康华,陈尚阳,何志雄. 穴位注射鼠神经生长因子联合电脑中频治疗仪治疗腰椎间盘突出症临床疗效研究[J]. 当代医
    学,2017,23(4):10-13.
13. 黄伟艺,范水连,徐鸿辉,等. 水中核心运动训练治疗腰椎间盘突出症的临床观察[J]. 按摩与康复医学,2017,8(5):26-28.
14. 钟鸣,莫文,姜宏,等. 保守治疗促进腰椎间盘突出后突出物重吸收的研究进展[J]. 颈腰痛杂志,2017,38(1):73-76.

# 第二节　腰椎管狭窄症

## 一、概述

腰椎管狭窄症是指因先天发育异常或后天各种因素造成 1 处或多处腰椎管腔狭窄,压迫相邻神经根或马尾神经而产生一系列临床症状的疾病。第 4、5 腰椎是该病的好发部位,多见于 40 岁以上人群。

## 二、病因病机

腰椎管狭窄症的常见病因有以下几类:

1. 由先天性发育异常所致,为发育性椎管狭窄。
2. 由于脊柱发生退行性病变所引起,为退变性椎管狭窄。
3. 由于腰椎峡部不连或退变而发生脊椎滑脱时,因上下椎管前后移位,使椎管变窄,为脊柱滑脱性腰椎管狭窄。同时脊椎滑脱,可促进腰椎退行性变,更加重椎管狭窄。
4. 脊柱受外伤较重时引起脊柱骨折或脱位所引起,为外伤性椎管狭窄。
5. 除手术操作失误外,多因脊柱融合术后引起棘间韧带、黄韧带肥厚或植骨部椎板增厚,其结果使椎管变窄压迫马尾或神经根,为医源性椎管狭窄。
6. 此外,腰椎部各种炎症,使椎管内或管壁上产生新生物等可能引起椎管狭窄;各种畸形如老年性驼背、脊柱侧弯、氟骨症、佩吉特(Paget)病及椎节松动也可引起椎管狭窄。

我们认为,腰椎管狭窄症的病因病机与腰椎间盘突出症相近,其中先天肾气不足、肾气虚衰,以及劳役伤肾为发病的内在因素。若反复遭受外伤,慢性劳损,以及风寒湿邪的侵袭,为其发病的外在因素。其病理机制是肾虚不固,风寒湿邪阻络,气滞血瘀,营卫不得宣通,以致腰腿痹阻疼痛。

## 三、诊断

缓发、持续性的腰腿痛,间歇性跛行,腰部后伸活动受限,是腰椎管狭窄症的典型症状。

1. 腰椎管狭窄症常见于中老年人群,男多于女。

2. 主要症状是长期反复的腰腿痛和间歇性跛行。多为酸痛或灼痛,可放射到大腿外侧或前方,双腿同时出现或左、右腿交替出现症状。

3. 站立和行走时,出现腰腿痛或麻木无力,疼痛和跛行逐渐加重,甚至不能继续行走,休息后症状好转,骑自行车无妨碍。

4. 病情严重者,可引起尿急或排尿困难。部分患者可出现下肢肌肉萎缩,以胫骨前肌及伸肌最明显,肢体痛觉减退,膝或跟腱反射迟钝,直腿抬高试验阳性。

5. 部分患者主诉多,没有任何阳性体征,主诉与客观检查不符,也是本病特点之一。

6. 腰椎 X 线片常在腰 4-5、腰 5-骶 1 之间可见椎间隙狭窄、骨质增生、椎体滑脱、腰骶角增大、小关节突肥大等改变。椎管内造影、CT、MRI 检查,可帮助明确诊断。

## 四、治疗

1. 针灸治疗　主穴:以肾俞、大肠俞、委中为主。

配穴:①风湿痹阻型,配以关元俞、殷门、足三里、阳陵泉等;②湿热痹阻型,配以膀胱俞、秩边、承扶、条口、悬钟、昆仑等;③气滞血瘀型,配以腰俞、环跳、阳陵泉、悬钟、昆仑等;④气血虚弱型,配以关元俞、气海俞、脾俞、足三里、养老等;⑤肝肾不足型,配以志室、太溪等。

或取患侧椎间隙的华佗夹脊穴及其上下相邻的夹脊穴。

初期以活血化瘀、行气止痛为治法,以泻为主;后期以补益肝肾、和营通经为治法,当用补法。

2. 手法治疗　在完成针灸治疗后进行。要求在推拿过程中患者入静,全身放松,呼吸调匀,细心体会医师手法。医者应全神贯注、聚精会神,从丹田运气,催力到双臂通过肘部到双手为患者施以下手法,但应注意腰部施术力道以轻柔为主,以免加重病情。

(1)舒筋解痉类手法(包括滚推法与点压法)。

1)滚推法:用手背及小鱼际部位,通过做腕关节内外旋动作,边滚边用力推向前。可沿腰背部足太阳膀胱经、华佗夹脊穴,从上至下、从下至上往返滚推 3~5 遍。然后右(左)手半握拳,以食、中、无名、小指的指间关节、掌指关节为着力点,手腕做屈伸运动,沿患者臀部向下之后侧、外侧、内侧从上往下滚推,每侧操作 3~5 遍。操作时要有节奏感、深透感,频率不宜太快,忌用重手法。用此法之目的在于进一步松弛腰背及下肢肌肉,使疼痛得到缓解。

2)点压法:分三点式点压和叠指点压。①三点式点压:适用于背腰部。其手法操作是,医者一手的食、中、无名指指端呈∴形状,中指为三角形上点,食、无名指分别为其余两点,上点点压督脉穴位,下两点分别对称点按脊柱两旁的华佗夹脊穴或足太阳膀胱经俞穴,从大椎及大椎旁开的俞穴开始从上而下点压至骶椎末节,每穴点压 10~20 秒,操作 2 遍,在点压时忌用重手法,要尽量追求深透感。②叠指点压:适用于臀部及下肢穴位。其手法操作是,双拇指重叠,以加大指力,用下面的拇指指腹点压患肢疼痛反应点,以及环跳、承扶、殷门、风市、委中、承山、阳陵泉、足三里、条口、悬钟、昆仑、太冲等有关穴位,每穴点压 10~20 秒。在点压过程中可适当运用震颤法。要求用力均匀、深透力强,在点压每一点结束时,适当用力弹拨肌肉、肌腱。

(2)叠掌震颤法:此法包括单纯震颤和牵引震颤。①单纯震颤:患者俯卧,全身放松,医者双手掌重叠放在患椎上,运气于掌,使患者感到温热传于体内,同时做频率快、有节奏的震颤动作,隔 10 秒震颤 1 次,每次 15 秒左右,共操作 3~5 次,在完成最后一次震颤时,做忽然向下用力按腰部动作 2~3 次(注意不要使用暴力)。②牵引震颤:助手站立于治疗床上,牵拉患者双下肢,医者叠掌按压腰椎病变处,操作同单纯震颤法。

3. 中药内服外敷治疗

(1)中药内服:选用郭剑华科研方"腰舒汤"为基础方加减治疗。"腰舒汤"药用桑寄生、狗脊、党参、当归、熟地黄、丹参、川牛膝、全蝎(研末吞服)、制川乌。水煎煮 3 次,取汁合用,早中晚各服 1 次,日 1 剂,5 剂为 1 个疗程,每疗程间隔 2 天。如患者有煎煮不便等情况,可选用我院根据"腰舒汤"自制的院内制剂"腰舒胶囊"配合"大活络胶囊"使用。

（2）中药外敷：采用我院院内制剂"活血膏"（防风、狗脊、土鳖虫、红花、泽兰、木香、三棱等）、"消炎止痛膏"（独活、芒硝、生天南星、皂荚、生草乌、冰片、水杨酸甲酯等），在腰部及疼痛较甚处贴敷12~24小时，每日或隔日更换1次。

4. 局部封闭及神经阻滞治疗　对于急性期疼痛较严重的患者，可采用局部痛点封闭或椎间孔阻滞麻醉、腰椎硬膜外阻滞麻醉、骶管内阻滞麻醉治疗。对于有高血压、糖尿病的患者，应慎用甾体类药。

5. 手术治疗　椎管狭窄所致临床症状逐渐加重，反复保守治疗无效时，可考虑手术治疗。

6. 心理安慰　对于患病较久或心情较焦急的患者，尤应注意心理安慰。让患者能安心接受治疗，正确认识该病，解除患者心理障碍。

## 五、预防与调护

1. 日常卧姿正确　患者日常生活中应采取侧卧姿势睡觉，使腰椎后凸，以增加椎管容量，减少压迫；疼痛剧烈时，建议腰围护腰以提供必要的支持保护。

2. 功能锻炼　病情缓解后，应加强腰背肌及腹肌锻炼，与此同时还可以练习行走、下坐、蹲空、侧卧外摆等动作，以增强腿部肌力。

## 六、目前研究进展

关于腰椎管狭窄症的诊断，MRI检查的准确性是明显优于其他检查的。柳扬等研究认为，步行负荷试验和神经根沉降征有助于提高该病诊断的敏感性。治疗方面，手术治疗可以较好地解除腰椎管狭窄症所引起的临床症状，但保守治疗同样具有一定疗效，不适合接受手术治疗的患者可酌情选择，中药内服药补阳还五汤、通督汤、独活寄生汤等具有良好疗效；毫火针、温针、正骨疗法、注射蛙鱼降钙素同样可运用在临床治疗中。温立萍等认为，渐进性腰背肌功能锻炼治疗腰椎管狭窄症不仅有利于缓解疼痛，还能改善患者不良姿势，提高腰部肌肉柔韧性及增强腰部肌力。赵聪喆采用推拿结合中药治疗取得良好疗效，认为应该注重手法治疗，注重经络辨证，注重从血瘀论治。余耀坤等采用四维牵引配合骶管封闭治疗腰椎管狭窄症疗效显著，其机制可能是放松脊柱肌肉群，恢复正常的生理曲度，调整脊间隙，扩大椎管容积，解除对神经根的压迫，从而缓解腰腿部疼痛，再配合骶管封闭改善腰椎椎管内部环境，具有疗效好、安全性高、并发症少的优点。

（郭　亮　张　毅　赵　霞）

**参 考 文 献**

1. 马锐，陈建常. 腰椎椎管狭窄症的诊断与治疗现状[J]. 检验医学与临床，2013，10（1）：72-75.

2. 王岩. 浅析腰椎椎管狭窄症的诊疗[J]. 世界最新医学信息文摘（电子版），2013，13（31）：58，71.

3. 柳扬，包呼日查，郝敬东，等. 步行负荷试验与神经根沉降征在腰椎椎管狭窄症中的诊断价值[J]. 脊柱外科杂志，2016，14（3）：154-158.

4. 李慧英. 补阳还五汤治疗腰椎椎管狭窄症理论浅析[J]. 中国中医药现代远程教育，2017，15（20）：140-142.

5. 梁洪忠，白冰. 通督汤治疗腰椎椎管狭窄症的疗效观察[J]. 中医临床研究，2016，8（16）：63-64.

6. 董谋. 独活寄生汤加减治疗退行性腰椎椎管狭窄症的临床分析[J]. 中国疗养医学，2014，23（7）：609-610.

7. 刘金颖，李长生，李冬辉，等. 毫火针结合新医正骨治疗腰椎椎管狭窄症的临床研究[J]. 中国医药导报，2017，14（30）：81-84.

8. 王成云，陈江华. 温针结合穴位注射蛙鱼降钙素治疗腰椎椎管狭窄症的临床观察[J]. 中医临床研究，2015，7（29）：34-35.

9. 温立萍，李倩，刘英英. 渐进式腰背肌功能锻炼对腰椎椎管狭窄症患者的临床疗效及中医康复护理体会[J]. 中医临床研究，2017，9（12）：110-111.

10. 赵聪喆. 推拿结合中药治疗腰椎管狭窄症体会[J]. 实用中医药杂志，2016，32（10）：1022.

11. 余耀坤，黄俊卿，杨彬，等. 四维牵引配合骶管封闭治疗腰椎椎管狭窄症32例[J]. 中国中医药现代远程教育，2015，13（10）：61-62.

## 第三节　腰椎滑脱症

### 一、概述

腰椎滑脱症是指由于先天腰椎发育性不良或后天外伤、劳损等原因造成的腰椎椎弓峡部不连,导致该椎体向前或向后滑移而引起相应神经受压,进而产生相应临床症状的疾病。临床上可分为腰椎真性滑脱和腰椎假性滑脱。因椎弓峡部不连所致的腰椎滑脱症,又称腰椎真性滑脱,好发于第4腰椎和第5腰椎水平,约占95%,以向前滑脱多见,向后滑脱则少见。把无椎弓峡部不连,而由于腰椎退变引起的1个椎体或数个椎体向前或向后滑移,且滑移距离不超过下位椎体的4/5者,称腰椎假性滑脱。本病多见于中老年女性,是引起慢性腰腿痛的常见疾患之一。

### 二、病因病机

腰椎滑脱症发生的主因是椎弓峡部不连。引起椎弓峡部不连的原因:一是椎弓峡部发育畸形,先天椎弓峡部缺损;二是急性腰部外伤或腰部用力不慎,导致椎弓峡部断裂;三是慢性劳损,导致椎弓峡部应力积累而发生疲劳性骨折。外伤和劳损引起椎弓峡部断裂,大多与椎弓峡部发育不良、局部结构薄弱有关。

腰椎峡部不连引起滑脱多为椎体向前滑脱,好发在腰骶部。正常的腰椎生理前凸与骶骨生理后凸之间形成的转折点称骶骨角。躯干的重力作用在骶骨角上,形成腰骶间的剪力,其向前的分力可使腰4、腰5有向前滑脱的趋势。正常的上椎体的下关节突与下椎体的上关节突之间相互交锁,有防止脊柱向前滑动的作用。若双侧椎弓峡部崩裂,腰椎失去了正常的稳定,即使是轻度外伤或积累性劳损,也可使腰4或腰5的椎体连同以上的脊柱向前滑脱移位。腰椎滑脱使相应阶段椎管扭曲,管径变小,黄韧带增生肥厚,造成椎管狭窄,可能出现压迫马尾神经的症状。此外,关节之间位置关系改变,周围软组织炎性增厚和腰椎退行性变骨赘形成,卡压相应神经根,可引起腰腿疼痛、感觉障碍或肌肉无力的症状。

腰椎滑脱症属于中医"腰痛"范畴。根据我院筋伤科对大量病例临床特征的分析,认为该病的病因病机系"伤、痹、虚、瘀"四者合而为病。其以"痹、伤"为外因,"瘀"贯穿其中,以"虚"为本。伤即劳伤、损伤之义。腰椎滑脱症患者多数有腰部劳损或损伤现象。腰部劳损、外伤,以致气滞血瘀,经络不通,而见腰痛。痹者,"风寒湿三气杂至,合而为痹也"。痹阻腰间,使腰部经络受阻,气血运行不畅,因而发生腰痛。因伤寒冒湿,寒湿痹阻足太阳之脉,致使太阳经经输不利,亦为腰痛的病因病机之一。瘀即瘀血。腰椎间盘突出症患者因外感寒湿,寒凝血滞,或因外伤跌仆,离经之血不归于脉形成瘀血,或因久劳伤络,络脉阻滞而成瘀血,而瘀血阻络,腰部经气不利,故见腰痛。在临床中,腰痛患者辨证为瘀血型者,其舌质多紫暗,多有瘀点瘀斑,舌下脉络瘀紫者占70%以上,可见瘀血是腰痛的病理产物,并贯穿病程全程。虚即是气血不足、肝肾亏虚。《景岳全书》曰:"腰痛之虚证,十居八九。"劳则耗气,气虚不能生血,筋脉失养,日久督脉空虚,强力劳作,损伤肾气;人到中年,气血不足,肝肾亏损,筋失所养,而见腰痛。且肾为先天之本,因此肾虚为腰椎滑脱症的发病基础。

### 三、诊断

1. 临床症状　腰椎滑脱症早期没有症状,多在中年以后出现腰痛,有时伴有臀和腿部放射疼痛,呈酸痛、牵拉痛,有麻木或烧灼感,与天气变化无关,站立或弯腰疼痛加重,卧床减轻。椎弓峡部断裂无滑脱者,可无症状,或有轻度腰痛。严重滑脱者,可有马尾神经受压症状,下肢行走无力,少数可有会阴部麻木感,小便潴留或失禁。可有间歇性跛行,发生后坐或卧片刻即可缓解。检查下腰段前凸增加或呈保护性强直,有滑脱或前凸重者腰骶交界处出现凹陷。局部压痛,重压、叩打腰骶部可引起腰部及双侧下肢坐骨神经痛,腰部活动受限。坐骨神经受压者直腿抬高试验阳性,小腿外侧触觉、痛觉减退。

2. 影像学检查　X线腰骶段正侧位摄片显示,腰椎峡部有增宽的裂隙、硬化,椎体向前或向后移位,并可观察腰椎滑脱的程度。左右45°斜位片显示,椎弓峡部断裂,像猎狗颈断裂一般。斜位片显示正常的椎体附件图像如"猎狗"形状,"狗头"为同侧横突,"狗耳"为上关节突,"狗眼"为椎弓根的纵切面影,"狗颈"即为椎弓,"狗身"为椎板,"前、后腿"为同侧和对侧的下关节突,"尾巴"为棘突。椎弓峡部裂时,狗颈上显示有裂隙阴影,如猎狗颈断裂。CT、MRI 检查可明确诊断并反映椎管狭窄和神经受压情况。

3. 临床上根据椎体移位的程度,将腰椎滑脱分为 4 度。将滑脱椎体的下一椎体上面分成 4 等份,根据滑脱椎体后下缘向前移位的位置,分为Ⅰ~Ⅳ度滑脱。Ⅰ度滑脱椎体移位不超过其宽度的 1/4,Ⅱ度滑脱椎体移位为 1/4~1/2,Ⅲ度滑脱椎体移位为 1/2~3/4,Ⅳ度滑脱椎体移位超过 3/4。

4. 中医辨证分型　根据腰椎滑脱症的临床症状,我们将此类腰痛分为以下证型。

(1)风湿痹阻型:腰腿痹痛重着,腰部活动受限,阴雨天症状加重,痛处游走不定,怕风,得温则减或下肢乏力麻木,或有肌肉萎缩,屈伸不利,趾端麻木不知痛痹,舌质淡红或暗淡,苔薄白或白腻,脉沉紧、弦缓。

(2)寒湿痹阻型:多有外感风寒或涉湿感寒等病史,腰腿部冷痛,活动不利,痛有定处,虽静卧亦不减或反而加重,昼轻夜重,遇寒痛增,得热则减,小便通利,大便溏泄,舌质淡胖、苔白腻,脉弦紧或沉紧。

(3)湿热痹阻型:腰、髋、腿疼痛,痛处有热感,或见肢节红肿,口渴不欲饮,烦闷不安,小便短赤,舌质红,苔黄腻,脉数或滑数。

(4)气滞血瘀型:多有腰部外伤史,腰腿疼痛剧烈,痛有定处,多为刺痛,痛处拒按,夜间加重,腰硬如板状,俯、仰卧艰难,舌质紫暗有瘀点、瘀斑,舌下络脉瘀滞,脉弦细或细涩。

(5)气血两虚型:腰背酸痛,有下坠感,不能久坐久站,肢体麻木,肌肉拘急,形体消瘦,神疲乏力,少气懒言,自汗或面色萎黄,心悸失眠,头晕,耳鸣,舌淡,脉弦细弱。

(6)肝肾不足型:腰腿酸痛缠绵日久,肢体乏力,头摇身颤,视物模糊,耳鸣耳聋,自汗,神疲,舌白滑或舌红少津,脉沉细或弦细数。

## 四、治疗

腰椎滑脱症的中医治疗要依循"虚则补之,实则泻之,寒则温之,滞则通之,瘀则散之,不盛不虚以经取之"的治疗总原则,采用中医综合治疗方案。风湿痹阻型治以祛风除湿、蠲痹通络。寒湿痹阻型治以温经散寒、祛湿通络。湿热痹阻型治以清热利湿、通络止痛。气滞血瘀型治以行气活血、通络止痛。气血两虚型治以补益气血、活血止痛。肝肾不足型治以补益肝肾、调和气血。

1. 针灸治疗　我科根据本病的症状主要分布于腰、臀及下肢这一特点,选滑脱椎体两侧华佗夹脊穴及其上下相邻的夹脊穴为主穴行针灸治疗。患者俯卧位,选取 1.5~2 寸一次性无菌针灸针,快速进针后平补平泻得气,选 3~6 对穴位配合电针治疗仪疏密波刺激,每次约 20 分钟。腰痛明显,配两侧腰眼;臀部疼痛,配环跳、秩边;骶尾部及会阴部麻木、疼痛,配八髎;股后侧肌肉紧张,配承扶、殷门;股外侧麻木,配风市;小腿麻木,配委阳、承山、阳陵泉、足三里、悬钟、太溪、解溪等。

2. 推拿手法治疗　在完成针灸治疗后进行。要求在推拿过程中患者入静,全身放松,呼吸调匀,细心体会医师手法。医者应全神贯注、聚精会神,从丹田运气,催力到双臂通过肘部到双手为患者施以下手法。手法治疗分为两部分,其一为舒筋解痉类手法,其二为整复松粘矫正类手法。

(1)舒筋解痉类手法(包括滚推法与点压法)。

1)滚推法:用手背及小鱼际部位,通过做腕关节内外旋动作,边滚边用力推向前。可沿腰背部足太阳膀胱经、华佗夹脊穴,从上至下、从下至上往返滚推 3~5 遍。然后右(左)手半握拳,以食、中、无名、小指的指间关节、掌指关节为着力点,手腕做屈伸运动,沿患者臀部向下之后侧、外侧、内侧从上往下滚推,每侧操作 3~5 遍。操作时要有节奏感、深透感,频率不宜太快。用此法之目的在于进一步松弛腰背及下肢肌肉,使疼痛得到缓解。

2)点压法:分三点式点压和叠指点压。①三点式点压:适用于背腰部。其手法操作是,医者一手的食、中、无名指指端呈∴形状,中指为三角形上点,食、无名指分别为其余两点,上点点压督脉穴位,下两点分别对称点按脊柱两旁的华佗夹脊穴或足太阳膀胱经俞穴,从大椎及大椎旁开的俞穴开始从上而下点压至骶椎末节,每穴点压 10~20 秒,操作 2 遍,在点压时要有一定深透感,但忌暴力,以免加重滑脱损伤。②叠指点压:适用于臀部及下肢穴位。其手法操作是,双拇指重叠,以加大指力,用下面的拇指指腹点压患肢疼痛反应点,以及环跳、承扶、殷门、风市、委中、承山、阳陵泉、足三里、条口、悬钟、昆仑、太冲等有关穴位,每穴点压 10~20 秒。在点压过程中,可适当运用震颤法。要求用力均匀、深透力强,在点压每一点结束时,适当用力弹拨肌肉、肌腱。

（2）整复松粘矫正类手法：有牵引整复法和坐位整复法，在临床中可根据病情、年龄、体质而酌情选用。手法宜刚柔相济、和缓有力、稳妥轻快、力度适当，忌强力按压和扭转腰部，以免造成更严重的损害。

1）牵引整复法：此法在放松手法的基础上，患者俯卧位，腹部垫一枕头，通过助手或牵引床沿纵轴方向进行腰椎对抗牵引 3~5 分钟；在维持牵引状态下，医者双手掌叠按患者骶部 3~5 次，可整复腰椎滑脱。

2）坐位整复法：患者坐于床尾，面朝床头，医者立于患者后侧，左手抱住患者腹部，右手扶按骶部。嘱患者向后仰身，医者右手肘部伸直用力推按骶骨部，左手扶持在腹部并对抗用力，可使滑脱椎体归位。

3. 郭氏砭木治疗 采用四步法施治。

第一步：患者俯卧位。术者用槌式砭木大头震击胸、腰、骶椎两侧腰背部肌肉及下肢后侧、外侧肌肉，每侧行 3~5 分钟，力量由轻到重，节奏强，以患者有轻松舒适发热感为宜。

第二步：在脊椎两旁找压痛点，用十字架式砭木在痛点上行按、压、揉、拨等复合性手法，每点施术 1~2 分钟（每施术完 1 个点，休息 1~2 分钟再施第 2 点）。力量可逐渐加重，但应以患者感酸、胀且能忍受为度。用十字架式砭木点按环跳、承扶、殷门、委中、阳陵泉、足三里、承山、昆仑穴 0.5~1 分钟，用温散法，使酸胀感向下肢放射。

第三步：用蛋式或分滚式砭木在脊椎两侧及大腿部来回滚动 3~5 分钟，使皮肤微发红。以患者有温热感为度。

第四步：用刺滚式或分滚式砭木在腰部体表做轻轻的、从上到下的滚动 2~3 分钟，行补法。

以上方法每日 1 次，7 次为 1 个疗程，疗程间隔 1~3 天。

4. 中药治疗

（1）中药内服：选用郭剑华科研方"腰舒汤"为基础方加减治疗。"腰舒汤"药用桑寄生、狗脊、党参、当归、熟地黄、丹参、川牛膝、制川乌、全蝎（研末吞服）。

风湿痹阻型：加羌活、独活、防风、细辛、秦艽。

寒湿痹阻型：加肉桂、鹿角胶、细辛。

湿热痹阻型：去川乌，加苍术、黄柏、栀子、泽泻、木通、薏苡仁、茵陈。

气滞血瘀型：加桃仁、红花、甲珠、川芎。

气血两虚型：加黄芪、枸杞、怀山药、鹿衔草。

肝肾不足型：加杜仲、怀山药，偏于肾阳虚加肉苁蓉、淫羊藿、仙茅；偏于肾阴虚者去川乌，加山茱萸、女贞子、墨旱莲、龟甲。

水煎煮 3 次，取汁合用，早中晚各服 1 次，日 1 剂，5 剂为 1 个疗程，每疗程间隔 2 天。

（2）中药外敷：采用我院院内制剂"活血膏"（防风、狗脊、土鳖虫、红花、泽兰、木香、三棱等）、"消炎止痛膏"（独活、芒硝、生天南星、皂荚、生草乌、冰片、水杨酸甲酯等），在腰部及疼痛较甚处贴敷 12~24 小时，每日或隔日更换 1 次。

5. 固定治疗 急性外伤性腰椎滑脱，或年幼的腰椎峡部不连患者，经手法复位满意后，可行石膏裤外固定。症状轻者，可用宽腰带或腰围固定加强下腰部的稳定性。

6. 其他治疗

（1）输液治疗：我们在临床中常用的药物有香丹注射液 20ml 加入 5% 葡萄糖溶液 250ml（糖尿病患者用 0.9% 氯化钠注射液），静脉滴注，每日 1 次，连续 5 天。静脉滴注香丹注射液适宜各种类型的病例。对急性腰椎滑脱症或腰椎滑脱症急性发作的患者，加输 20% 甘露醇 250ml+地塞米松磷酸钠注射液 10mg，连续 3 天（糖尿病患者禁用）；对气血两虚型，在静脉滴注香丹注射液后，同时静脉滴注参麦注射液 30ml 加入 5% 葡萄糖溶液或 0.9% 氯化钠注射液 250ml。

（2）拔罐治疗：适用于寒湿型、气滞血瘀型。在针刺后，选用大号玻璃罐，沿督脉、足太阳膀胱经、华佗夹脊穴连线采用排罐法拔罐，留罐 5~10 分钟。拔罐治疗可以 3~4 天进行 1 次。

（3）刮痧治疗：适用于寒湿痹阻型、气滞血瘀型。在针刺后，在背部涂以凡士林等润滑剂，用郭氏砭木十字砭木的刮痧板，循足太阳膀胱经、带脉，从上到下、从内到外轻柔刮拭，直至刮痧部位出现潮红现象。刮痧治疗可 3~4 天进行 1 次,也可与拔罐治疗间隔使用。

(4)穴位注射:适用于疼痛较甚或疼痛时间较长,下肢肌肉轻度萎缩的患者。选用当归注射液 2~4ml,或维生素 $B_1$ 2ml 加维生素 $B_{12}$ 1ml,在压痛阳性点或大肠俞、足三里、承山、阳陵泉等穴位进行注射,每穴注射 0.5~1ml。注射时应注意避开血管及神经,注射过程中能引出酸胀感沿疼痛部位传导时,效果更佳。穴位注射可视其病情,隔日 1 次或 1 周 2 次。

(5)心理安慰:对于患病较久或心情较焦急的患者尤应注意心理安慰。让患者能安心接受治疗,正确认识该病,解除患者心理障碍。

(6)局部封闭及神经阻滞治疗:对于急性期疼痛较严重的患者,可采用局部痛点封闭或椎间孔阻滞麻醉、腰椎硬膜外阻滞麻醉、骶管内阻滞麻醉治疗。对于有高血压、糖尿病的患者,应慎用甾体类药。

## 五、预防和调护

在腰椎滑脱症早期,患者应以卧床休息为主,避免长时间久坐、久行;避风寒。治疗过程中要严格遵循各项操作原则,注意各种治疗方法的适应证、禁忌证,避免出现不必要的意外与损伤发生。待疼痛逐渐缓解过程中,患者应逐渐加强腰腹肌肌力训练,以代偿腰椎间盘的受力。如果正常程序保守治疗 2 个疗程无效或症状反而加重的,应及时手术治疗。

1. 一般护理 按中医骨伤科一般护理常规进行。

2. 病情观察,做好护理记录

(1)对急性发作期患者,观察疼痛的部位、性质、与体位变化的关系,以及有无放射痛和皮肤感觉异常等情况。

(2)推拿前嘱患者排空大、小便。

(3)症状缓解后应坚持腰背肌锻炼。

(4)注意患者有无二便功能障碍,做好皮肤护理,防止湿疹、压疮的发生。

3. 给药护理 用药期间忌生冷及寒凉食物,同时外避风寒,以免加重病情。

4. 饮食护理 饮食宜营养丰富,忌食生冷、辛辣、滋腻之品。

5. 情志护理 关注患者情绪变化,做好思想疏导,使患者树立信心,积极配合治疗和护理。

6. 临证(症)施护

(1)患者急性期绝对平卧硬板床休息,包括饮食、大小便等均不能起床,可缓解髓核对神经根的压迫,以缓解疼痛。1~3 周后,如症状缓解,可戴护腰下地活动。卧床患者要定时翻身,翻身时须保持躯干上下一致,切忌脊柱扭转或屈曲。

(2)辨证施护

风寒湿痹型:保持病室空气新鲜,温度、湿度适中,定时通风换气,注意保暖,避免感受风、寒、湿之邪,汤药宜热服,忌食生冷。

湿热痹阻型:病室要通风、干燥、凉爽、空气新鲜。鼓励患者适当运动,以鼓动阳气,利于祛湿,开导患者保持心情舒畅,以防肝失条达、横克脾土,影响脾之健运,不利于治疗。饮食以清淡爽口为主,忌煎炸、烟酒等助湿生火之品。

气滞血瘀型:此型多疼痛较剧,宜多卧床休息。忌辛辣、刺激、油腻等阻滞气机之品。待病情稳定,大便通畅后,适当进食补养之品。

气血两虚型:此型多腰背酸痛,不能久坐久站,饭菜宜清淡可口,易消化,特别注意饮食营养,患者多卧床休息,保持病室安静、舒适。

肝肾不足型:嘱患者应注意休息,尤其要节制房事。饮食可常吃滋补肝肾之品,如枸杞、黑芝麻、核桃仁等。

7. 健康指导 ①宜睡硬板床;②注意腰背部保暖,避免因受风寒湿冷的刺激而诱发;③腰围不可长期使用,重视通过功能锻炼来加强腰背肌力量,以免肌肉退化、萎缩;④腰部不可过度负重,取物时应避免大幅度弯腰和旋转;⑤避免外伤。

8. 功能锻炼　功能锻炼始终贯穿治疗、康复、预防复发的全过程。在滑脱复位后，可根据病情、年龄、体质而酌情选用以下运动疗法，循序渐进。①燕式运动：患者俯卧，双上肢放于身体两侧，做同时抬起胸部，抬起双下肢(足尖绷直)及双上肢向后伸展与肩同高的动作，背屈1次的节律为5~6秒，可重复做10~20次。②桥式运动：患者仰卧，两臂伸直放平，膝关节屈曲，两足分开，与肩同宽，上身以头枕部、肘部或肩部为支点，下身以足掌为支点，抬起躯干为1次，可视情况做10~20次。③力托千斤运动：患者站立，两腿分开，与肩同宽，做下蹲运动时双手如抱石状，慢慢站立，当双手抬至胸部时，翻掌心向上，举过头顶，双臂伸直，躯干挺直，全身肌肉紧张，如托起千斤石状。休息片刻后，再做第2遍，可重复做5~10遍。④仰卧起坐运动：患者仰卧，双腿并拢微屈髋屈膝，双手抱住后枕部，做仰卧起坐运动，并保持3~4秒。休息2~3秒后，再做下一次。视情况做10~20次。

## 六、目前研究进展

腰椎滑脱是由于先天或后天的各种原因，导致腰椎的1个椎体相对邻近椎体向前滑移。腰椎滑脱可导致椎管内马尾神经或相应神经根受压，脊柱应力传导异常，出现以腰痛或下肢放射性疼痛、麻木等为主要表现的疾病，即为腰椎滑脱症。腰椎滑脱的发病原因很多，如先天性峡部发育缺陷、退行性改变、外伤等，其中退变因素致腰椎滑脱者占60%以上。发病年龄以20~50岁较多。腰椎滑脱症是骨科常见病、多发病，临床表现复杂。1954年，Killan首先报道治疗该疾病，目前治疗方法多种多样，但仍然存在较大争议。只有选择恰当治疗方法才能取得良好疗效，否则可能导致严重并发症，影响疗效。

在临床治疗过程中，对于轻度腰椎滑脱(Ⅱ度以下)和单纯峡部裂无明显滑脱的患者可无须特殊治疗，当滑脱患者出现明显下腰痛、间歇性跛行及下肢神经受累症状时，应首先选择中医治疗、功能锻炼、局部封闭等非手术治疗；对疗效不佳及症状较严重的患者，建议行手术治疗。在非手术治疗过程中，通过骨盆牵引，腰部纵向韧带张力增加，使其褶皱展开，椎后关节位置趋向恢复；再经屈髋抱膝前后滚翻动作，使患者腹直肌、腹内斜肌等一些肌群主动收缩，前后纵韧带被动牵拉，对向前滑脱的椎体产生向后的牵引力，从而使椎体逐渐恢复正常位置，神经根卡压可得到缓解，黄韧带会拉伸变直，同时增大椎管内容量，有利于改善椎管内血液循环，使临床症状得到缓解。

但应用非手术治疗腰椎滑脱，效果往往较差，而手术治疗花费多、易损伤神经且恢复时间长。因此，针对不同关节的滑脱，应制订不同的治疗方案和肌力训练，这样可避免腰椎滑脱进一步发展，使其在处于较轻阶段得到有效控制，从而较少腰椎滑脱症的发病率。

(郭　亮　田　源　赵　霞)

## 参考文献

1. 黄卫国,海涌. 成人腰椎滑脱症复位程度对临床疗效的影响[J]. 实用骨科杂志,2015,20(4):293-298.

2. Audat ZM,Darwish FT,Al Barbarawi MM,et al. Surgical management of low grade isthmic spondylolisthesis:a randomized controlled study of the surgical fixation with and without reduction[J]. Scoliosis,2011,6(1):14.

3. 田宇. 中医正骨手法治疗腰椎滑脱的效果研究[J]. 中国卫生标准管理,2016,7(11):143-144.

4. 李家速,陈守剑,肖红兴,等. 退行性腰椎滑脱治疗的循证医学进展[J]. 颈腰痛杂志,2014,35(3):224-226.

5. 钟伟荣,李宇卫. 退行性腰椎滑脱症的治疗进展[J]. 吉林医学,2012,33(5):1054-1055.

6. 李锡行. 龙氏正骨手法治疗腰椎滑脱症的临床研究[D]. 广州:广州中医药大学,2015.

7. 秦之威,郑遵成,刘桂峰,等. 腰椎滑脱症不同手术治疗方式的临床比较[J]. 中国矫形外科杂志,2012,20(13):1187-1190.

# 第四节　第三腰椎横突综合征

## 一、概述

第三腰椎横突综合征是常见的腰背痛疾病之一，以急慢性肌筋膜损伤为主，系常见的软组织疼痛性疾病，好发于从事体力劳动的青壮年男性。半数以上患者有轻重不等的腰部外伤史。患者主诉为腰部及臀部疼痛,劳累后加重,有时可扩散到臀部、大腿及内收肌处,少数患者疼痛累及小腿外侧,但并不因腹压增高(如咳嗽、喷嚏等)而疼痛增加。

## 二、病因病机

1. 解剖特点使第 3 腰椎横突更易受损　腰椎呈正常生理性前凸,第 3 腰椎在前凸的顶点,是这 5 个椎体活动的中心,成为腰椎前屈后伸、左右旋转时的活动枢纽,因此两侧横突所受牵拉应力最大。由于第 3 腰椎横突最长,故所受杠杆作用最大,在其上所附着的韧带、肌肉、筋膜、腱膜承受的拉力也是最大,较其他横突更易产生劳损。有 84% 的横突骨折侵及第 3 腰椎横突即可证明。第 1~3 腰神经后支穿过起于横突的肌筋膜行于横突背侧,当附着于横突的肌纤维组织因损伤而产生粘连及瘢痕时,神经受到卡压或刺激而产生疼痛。

腰椎横突是腰背筋膜前层的附着处,各横突间有横突间肌及横突间韧带。横突是腰方肌和横突棘肌的起止点,腹内斜肌和腹横肌通过腱膜也起于此,对腰背部运动和稳定起着重要作用。第 3 腰椎位于腰椎的中心,活动度最大。其两侧横突较长,横突上有腰大肌和腰方肌的起点,亦有腹横肌、背阔肌的深部筋膜附着其上。还有一些小的肌肉附着,腰部和腹部肌肉强力收缩时,此处受力最大,易致附着的肌肉撕裂损伤,因损伤后激发的无菌性炎症,使邻近神经发生纤维变性,从而引起该病。

2. 外伤　急性腰扭伤时引起第 3 腰椎横突周围的肌肉、筋膜等软组织损伤,若治疗不当或治疗不及时,可导致横突周围软组织瘢痕粘连,筋膜增厚,肌肉痉挛,产生相应症状。

3. 劳损　长期从事弯腰作业的人,过长的第 3 腰椎横突受到反复牵拉损伤而引起局限性压痛。急性损伤者,可有肿胀、皮下瘀血,触痛明显,甚至有棘间过宽或棘突裂隙,病理机制多由于棘上韧带受牵拉产生多次小损伤,局部有出血、渗液,修复后可有瘢痕及组织增生。镜下可见淋巴细胞浸润,小血管壁增厚,软组织内神经变性及钙盐沉着等。

我们通过对大量病例临床特征的分析,认为第三腰椎横突综合征的病因病机系“伤、痹、虚、瘀”四者合而为病。其以“痹、伤”为外因,“瘀”贯穿其中,以“虚”为本。伤即劳伤、损伤之义。第三腰椎横突综合征患者多数有腰部劳损或损伤现象。腰部劳损、外伤,以致气滞血瘀,经络不通,而见腰痛。我们在临床中发现,因劳损或损伤为诱因或加重者占 70% 以上,可见腰部损伤史是造成第三腰椎横突综合征的重要病因之一。痹者,“风寒湿三气杂至,合而为痹也”。痹阻腰间,使腰部经络受阻,气血运行不畅,因而发生腰痛。因伤寒冒湿,寒湿痹阻足太阳之脉,致使太阳经经输不利,亦为腰痛的病因病机之一。瘀即瘀血,第三腰椎横突综合征患者因外感寒湿,寒凝血滞,或因外伤跌仆,离经之血不归于脉形成瘀血,或因久劳伤络,络脉阻滞而成瘀血,而瘀血阻络,腰部经气不利,故见腰痛。我们在临床中辨证为瘀血型者,其舌质多紫暗,多有瘀点瘀斑,舌下脉络瘀紫者占 70% 以上,可见瘀血是腰椎病的主要原因之一,并贯穿病程全程。虚即是气血不足、肝肾亏损。《景岳全书》曰:“腰痛之虚证,十居八九。”劳则耗气,气虚不能生血,筋脉失养,日久督脉空虚,强力劳作,损伤肾气;人到中年,气血不足,肝肾亏损,筋失所养,而见腰痛。肾虚为第三腰椎横突综合征的发病基础。

## 三、诊断

1. 有腰部慢性劳损及外伤史。

2. 腰部、腰骶或臀部广泛疼痛,可向大腿后侧到腘窝放射,很少过膝。

3. $L_3$($L_2$、$L_4$)横突尖部单侧或双侧有敏感压痛点,呈结节状或条索感,有时可引出向腹股沟的放射痛。

4. 股神经牵拉试验(+),屈膝屈髋试验(+),有时可引出直腿抬高试验(+)、但加强试验(−)。

5. X 线片可显示 $L_3$ 横突过长、肥大或左右不对称,或无明显异常。

此病应注意与腰椎间盘突出症、急性骶髂关节损伤、梨状肌综合征等疾病鉴别。第 3 腰椎横突尖端有明显局部压痛,痛处固定,是本综合征的特点,而且本病坐骨神经痛的表现也不及腰椎间盘突出症那样有明显神经根性分布。在第 3 腰椎横突尖做普鲁卡因封闭后,疼痛立即消失,是常用鉴别方法。

## 四、治疗

第三腰椎横突综合征要遵循"虚则补之,实则泻之,瘀则散之,寒则温之"的中医治疗原则。

其具体治法当依据辨证结果而确立。

寒湿痹阻型:治宜温经散寒,宣痹除湿。

气滞血瘀型:治宜活血化瘀,理气止痛。

肝肾不足型:治宜补益肝肾,强筋壮骨。

1. 针刺治疗　主穴:阿是穴、肾俞、气海俞、$L_1 \sim L_5$ 夹脊穴。

配穴:①寒湿痹阻型:腰阳关、命门、次髎、秩边、阳陵泉、昆仑等;②气滞血瘀型:腰俞、大肠俞、环跳、委中、阳陵泉、悬钟、昆仑等;③肝肾不足型:命门、志室、委中、太溪等。

电针每次选3~5组穴位,用1.5寸或2寸针直刺,得气为度。再用电针左右横行跨接,选用连续波颤动20分钟。

温针灸,每次选用2~3组穴位,用方寸许硬纸板或一次性针灸之针板,在其中心破一小洞,从针上穿过,以防止艾灰掉落时烫伤皮肤,在针柄上接上1cm厚的艾条,行温针灸,每穴1~2粒。

2. 推拿治疗

(1)滚揉法:患者俯卧位,医者站在患者患侧,在第3腰椎横突部位由上而下、由轻而重反复滚动,持续5分钟,施法范围略大。然后再以鱼际或掌根部,在患部筋肉部位较广范围内做均匀和缓的揉按手法,持续5分钟。

(2)点揉法:医者用拇指指腹在患侧第3腰椎横突部位用力做深部点揉,持续做3~5分钟。

(3)弹拨法:患者俯卧位,医者双手拇指重叠按于患侧第3腰椎横突尖处,由内向外及由外向内弹拨肌肉痉挛结节,再用双手拇指分别向左右及上下用力推挤结节,反复数次,然后用掌根快速搓揉,10分钟左右结束。

(4)抖法:患者平卧位,医者用双手分别握住患者双踝部,微用力做连续小幅度上下颤动,使患者关节有松动感及轻松感为宜。

(5)推擦法:用双手掌根轻压在腰椎两侧平推到臀部,5~10次后,来回快速擦动腰部,发热为度,结束手法。

3. 拔罐治疗　在第3腰椎横突部位及四周留罐5~10分钟。

4. 药物治疗

(1)静脉滴注香丹注射液20ml,加入5%葡萄糖溶液250ml中,每日静脉滴注1次,连续5日。

(2)中药采用郭剑华经验方"腰舒汤"加减。腰舒汤药用桑寄生、狗脊、党参、当归、熟地黄、丹参、川牛膝、全蝎(研末吞服)、制川乌等。

寒湿痹阻型:加肉桂、鹿角胶、威灵仙、秦艽。

气滞血瘀型:加桃仁、红花、甲珠、川芎。

肝肾不足型:加杜仲、怀山药,偏于肾阳虚者加肉苁蓉、淫羊藿、仙茅;偏于肾阴虚者去川乌,加山茱萸、女贞子、枸杞、龟甲。

水煎煮3次,取汁合用,早中晚各服1次,日1剂,5剂为1个疗程,每疗程间隔2天。

5. 针刀治疗　患者取俯卧位,在第3腰椎横突尖部找准压痛点或结节、条索等痛性反应物,用龙胆紫做标记,常规消毒,铺巾,术者戴无菌手套,取2%利多卡因溶液2ml、醋酸确炎舒松-A注射液2ml、复方丹参注射液3ml、注射用水4ml,混匀后于第3腰椎横突尖部压痛点垂直进针,直达痛觉敏锐的骨面,回抽无血后注入药液10ml,然后退针。紧接着,术者左手拇指按压在标记压痛处,左手持针刀,刀口线和人体纵轴平行,紧贴左手拇指缘快速垂直进针,当小针刀刀口接触骨面时,再移刀锋至横突尖端内侧先纵行切2~3刀,然后横行铲剥,感觉肌肉和骨尖之间已松动即表示粘连已全部松解,可迅速出针,用棉球压迫针孔片刻,加盖敷料,胶布固定。术后配合侧扳手法:令患者取侧卧位,患侧下肢在上、取极度屈髋屈膝位,健侧下肢在下、处以伸展位;术者一肘置于患侧肩前部,另一肘置于患侧骨盆处;术者双肘交叉用力扳动。采用上述治疗方法一次未愈者,1周后重复治疗1次,最多不超过3次。术后24小时嘱患者加强弯腰屈背功能锻炼,防止再度粘连,影响疗效。

针刀治疗、切割过程中不能离开骨面,以免误伤其他组织。我们在治疗中着重对横突尖部上缘进行松解,确保横突前动脉的安全。另外,在松解横突尖端下缘时,松解针达横突尖部松开止于横突尖端的筋膜,有落空感后即可,针刀不应沿骨面继续下滑,同样可以减少对位于横突前面的横突前动脉的损伤。其次,在松解横突尖部下缘时,可使针刃与横突前动脉走行方向平行,减慢施术速度,给动脉提供一定的应激时间。

6. 封闭疗法 可帮助诊断及有效治疗。用 1% 普鲁卡因溶液 5~10ml 加强的松龙 1ml,浸润横突尖端及周围软组织,每周 1 次,可连续 2~3 次,多能缓解但易复发。

## 五、预防与调护

1. 保持正确的姿势与体位 卧位时,最好睡硬板床,床铺要平坦合适。仰卧位时,躯干应平直,下肢伸直微外旋,两臂置两侧。侧卧位时,躯干平直,四肢关节取屈位。坐位时,最好坐办公椅,坐椅长度、高度均要适宜,坐位躯干部重量要分部平均,脚要平踏地面。站立时,应立直平视,头、肩、髋、膝及踝关节应在一直线上,腹部平坦,双肩放松,胸略前挺,保持轻度腰椎前凸状态。

2. 减少腰部剧烈活动 可有效预防腰部扭伤及慢性劳损。

3. 功能锻炼

(1)腰部回旋法:患者站立,两脚分开,与肩等宽,双手叉腰,两拇指顶按于第 3 腰椎横突尖部,然后做腰部旋转动作,每次 10 分钟。

(2)腰部两侧屈曲法:两脚分开站立,双手叉腰做左右弯曲活动,至最大限度为止。

(3)腰部前屈后伸法:两脚分开站立,两手叉腰做前屈后伸活动,活动时尽量使腰部肌肉放松。

## 六、目前研究进展

目前,中医治疗第三腰椎横突综合征具有良好的临床效果,其中小针刀疗法的运用较为普遍。钟亚彬等研究发现,针刀治疗第三腰椎横突综合征具有较好的远期效果,且可降低患者血清 IL-6、IL-10 以及 TNF-α 等炎症因子水平,这或许是小针刀治疗该病的机制之一。超声波引导下进行针刀操作,不仅提高了安全性,还使针刀治疗的精准性得到保证,是值得临床推广的治疗方法。封闭疗法虽然对治疗该病具有迅捷效果,但存在不小的副作用。王开龙等尝试改良的低密度封闭配方,发现治疗效果无明显差异,但可有效降低副作用。此外,也有关于浮针、毫火针、臭氧注射、体外冲击波等方法治疗第三腰椎横突综合征的报道,且疗效均比较理想。良好的护理对第三腰椎横突综合征的恢复同样有积极意义。朱艺萍通过研究就发现,针对该病采用心理疏导、术前中后护理、饮食护理、出院指导等一套系统化的护理,相比常规护理能提高该病的治疗效果。伍国维通过临床研究发现,超声脉冲电导结合推拿治疗第三腰椎横突综合征能提高临床疗效。黄金波研究发现,采用正骨推拿、痛点注射配合腰背肌功能锻炼三联疗法治疗第三腰椎横突综合征具有良好疗效,且能有效预防本病复发。乔洪杰等研究发现,小针刀配合臭氧抗炎作用治疗第三腰椎横突综合征具有良好的临床疗效。庞根生采用温针结合动力灸治疗第三腰椎横突综合征,疗效显著,且疗效优于单纯温针治疗。吴志民等通过研究发现,射频臭氧配合腰痛速愈汤治疗顽固性第三腰椎横突综合征的临床疗效,要明显优于单纯射频臭氧治疗。侯祎等发现,密集型银质针疗法联合臭氧注射治疗第三腰椎横突综合征,疗效显著,且具有较好的中远期效果。郑志新等研究发现,缺血性按压手法治疗第三腰椎横突综合征的机制可能是松解局部肌肉筋膜的痉挛状态,解除血管神经的卡压,增加局部血液循环,促进无菌性炎症介质的吸收,缓解腰部疼痛。屈亚云等研究发现,针刀配合拔罐治疗第三腰椎横突综合征,疗效显著,复发率低。朱汉清通过透视定位,局部阻滞配合针刀治疗第三腰椎横突综合征,具有疗效显著、定位准确、损伤较少等优势。刘红采用火针配合穴位封闭治疗第三腰椎横突综合征,具有良好疗效。

(郭 亮 张 毅 赵 霞)

### 参考文献

1. 赵英. 第 3 腰椎横突综合征的诊治[J]. 中国社区医师,2014,30(23):26.

2. 张志南. 第 3 腰椎横突综合征的中医治疗[J]. 内蒙古中医药,2014,33(14):26-27.

3. 中华中医药学会. 第三腰椎横突综合征[J]. 风湿病与关节炎,2013,2(3):79-80.

4. 钟亚彬,汪芰,张万龙,等. 针刀对第三腰椎横突综合征患者血清 IL-6、IL-10、TNF-α 水平的影响[J]. 针灸临床杂志,2014,30(8):43-45.

5. 姜敬师. 超声波引导下小针刀治疗第三腰椎横突综合征的效果分析[J]. 中外医疗,2017,36(8):67-69.

6. 王开龙,黄永,周宾宾. 改良低密度封闭配方治疗第三腰椎横突综合征 30 例临床疗效观察[J]. 中国民族民间医药杂志,2013,22(20):29-30.

7. 朱艺萍. 系统化护理对第三腰椎横突综合征患者治疗效果的影响[J]. 按摩与康复医学,2014,5(4):183-184.

8. 伍国维. 超声脉冲电导结合推拿治疗第三腰椎横突综合症疗效观察[J]. 按摩与康复医学,2014,5(5):13-14.

9. 黄金波. 三联疗法治疗第三腰椎横突综合症 100 例临床观察[J]. 浙江中医药大学学报,2012,36(12):1348-1349.

10. 乔洪杰,李学锋,于文军,等. 针刀联合臭氧治疗第3腰椎横突综合征临床观察[J]. 实用中医药杂志,2017,33(4):418-419.

11. 庞根生. 温针结合动力灸治疗第3腰椎横突综合征临床疗效观察[J]. 针灸临床杂志,2017,33(10):45-48.

12. 吴志民,郎红玉. 射频臭氧配合腰痛速愈汤治疗顽固性第3腰椎横突综合征临床研究[J]. 河北医学,2016,22(9):1521-1523.

13. 侯祎,和晓峰,王培均,等. 密集型银质针疗法联合臭氧注射治疗第3腰椎横突综合征中远期疗效观察[J]. 中国医院用药评价与分析,2016,16(1):85-86.

14. 郑志新,疏丹,赵丹,等. 缺血性按压手法治疗第3腰椎横突综合征临床观察[J]. 临床军医杂志,2015,43(12):89-91.

15. 屈亚云,苏心镜. 针刀配合拔罐治疗腰3横突综合征临床疗效观察与评价[J]. 河北医药,2013,35(24):3804-3805.

16. 朱汉清. 透视定位下局部阻滞加针刀治疗第3腰椎横突综合征 20 例[J]. 江苏中医药,2012,44(6):61.

17. 刘红. 火针配合穴位封闭治疗第3腰椎横突综合征 30 例临床疗效观察[J]. 中西医结合研究,2012,4(1):22.

# 第五节　急性腰扭伤

## 一、概述

急性腰扭伤俗称"闪腰""岔气",是临床上较为常见的腰部筋伤,是腰部肌肉、韧带及椎间小关节等因外力作用突然超出正常生理活动度而引起的急性损伤,常发生于搬抬重物、腰部肌肉强力收缩时。本病好发于青壮年男性,如处理不当可迁延发展为慢性腰痛。

## 二、病因病机

急性腰扭伤多是由于腰部肌肉、筋膜、韧带或椎间小关节、关节囊突然遭受扭转时的间接暴力或肌肉强烈收缩,造成组织损伤、撕裂,血不循经而溢于脉外,局部瘀血内生,阻滞气机,气血不畅,经络不通,不通则痛,而引起腰痛、腰部活动受限。一般来说,受伤体位为脊柱屈曲时,多损伤的是肌纤维或筋膜;腰部扭转时,多伤及椎间关节或关节囊。

## 三、诊断

患者伤后即感腰部疼痛,可因局部组织出血、肿胀而逐渐加重;腰部活动受限,挺腰直立、俯仰、扭转等动作均感困难,咳嗽、喷嚏、大小便时腹压增加常加剧疼痛。患者就诊时常表现出一手或双手扶腰、身体侧倾等保护体位,静息时疼痛可稍缓解。查体可见局部肌肉紧张、压痛及牵扯痛,少数患者局部会出现青紫瘀斑。

1. 有明确的腰部扭伤史。

2. 腰部一侧或两侧疼痛明显,腰部活动受限,常呈保护体位。

3. 局部压痛明显,或可触及条索状硬物。

4. 压痛点在脊柱棘突两旁竖脊肌(骶棘肌)处或两侧腰椎横突处,多为肌肉或筋膜损伤;在棘突两侧较深处,多为椎间小关节损伤;在骶髂关节附近,多为骶髂关节损伤。

5. 一般无明显下肢放射痛,部分患者有下肢牵扯痛,直腿抬高试验阳性、但加强试验为阴性,局部痛点封闭可与神经根放射痛相鉴别。

6. X 线检查一般无明显异常。MRI 检查或可见局部软组织肿胀、韧带损伤等表现。

## 四、治疗

急性腰扭伤初期一般为"气滞血瘀",治宜活血化瘀、行气止痛;后期疼痛减轻,可舒筋通络,兼补肝肾。

1. 针刺疗法　选穴:肾俞、命门、委中、阿是穴为主,配以腰阳关、志室、太溪、腰痛点、后溪、腰椎夹脊穴等。

针刺方法:用 1.5~2 寸一次性针灸针,垂直进针,强刺激施以泻法行针后,在局部选取 2~3 组穴位加用电针连续波刺激 20 分钟。每日 1 次,5~10 日为 1 个疗程。

2. 手法治疗　理筋整复手法是治疗急性腰扭伤的重要手段,疗效显著。

部位及取穴:腰臀部及大腿后外侧,取肾俞、腰阳关、大肠俞、八髎、秩边、委中等。

主要手法:滚法、按法、揉法、点压、弹拨、擦法及被动运动。

操作方法:患者俯卧位,医者站于一侧,先用滚、按揉法沿两侧膀胱经由上而下往返施术 3~5 遍,用力由轻到重,以松解紧张的肌肉。然后医者用点压、弹拨手法按揉痛点、肌痉挛处以及肾俞、腰阳关、大肠俞、八髎等穴,以酸胀为度。痛点为着重施术区,反复 3~5 遍,以提高痛阈、解痉止痛。

患者侧卧位,医者面向患者站立,施腰部斜扳法,左右各 1 次,再取仰卧位,双下肢屈膝屈髋,医者抱住患者双膝做腰骶旋转,顺、逆时针各 8~10 次,然后做抱膝滚腰 16~20 次,以调整腰骶关节。

最后,患者取俯卧位,用小鱼际直擦腰背两侧膀胱经,横擦腰骶部,以透热为度,最后用五指并拢,腕部放松,有节律地叩打腰骶及下肢膀胱经部位,用力由轻到重,以患者能忍受为度。

3. 中药治疗

(1)中药内治法:可选用郭剑华科研方"腰舒汤"为基础方加减治疗。"腰舒汤"药用桑寄生、狗脊、党参、当归、熟地黄、丹参、川牛膝、全蝎(研末吞服)、制川乌。气滞血瘀严重者,加桃仁、红花、甲珠、川芎。如患者有煎煮不便等情况,可选用我院根据"腰舒汤"自制的院内制剂"腰舒胶囊"配合"大活络胶囊"使用。

(2)中药外治法:采用我院院内制剂"活血膏"(防风、狗脊、土鳖虫、红花、泽兰、木香、三棱等)、"消炎止痛膏"(独活、芒硝、生天南星、皂荚、生草乌、冰片、水杨酸甲酯等),在腰部及疼痛较甚处贴敷 12~24 小时,每日或隔日更换 1 次。

4. 拔罐治疗　在针刺后,选用大号玻璃罐,沿督脉、足太阳膀胱经、华佗夹脊穴连线采用排罐法拔罐,留罐 5~10 分钟。拔罐治疗可以 3~4 天进行 1 次。

5. 封闭疗法　局部痛点明确,可用 0.9% 氯化钠注射液 8ml、2% 利多卡因注射液 1ml、曲安奈德注射液 0.5ml 混合液 5ml 局部注射,封闭痛点。

6. 物理治疗　可采用中频脉冲电治疗、磁疗等物理疗法配合治疗,以舒筋解痉止痛。

## 五、预防与调护

1. 经常进行腰背部肌肉功能锻炼,增强肌肉的力量、柔韧性及灵活性。

2. 在从事重体力劳动前应做好充分热身准备,尽量使用护腰带,以协助稳定腰部脊柱,掌握正确的劳动姿势,如扛、抬重物时要尽量让胸、腰部挺直,髋膝部屈曲,起身应以下肢用力为主,站稳后再迈步,搬、提重物时应取半蹲位,使物体尽量贴近身体。工作后,可洗热水澡以放松肌肉、消除疲劳。

3. 长时间弯腰或固定姿势工作后,起身、转身等动作宜轻柔,避免损伤。

4. 伤后要保证绝对的卧床休息,可自由翻身,家属或护理人员也应从旁协助,以防止肌肉痉挛。

5. 患者伤后易产生各种不良情绪,家属或护理人员应注重对患者的情志调节,稳定心态才有利于更好的康复。

## 六、目前研究进展

苗静等研究发现,温针灸联合穴位推拿能有效降低急性腰扭伤患者 TNF-α、IL-6、IL-10 等炎症因子的表达,并能显著改善腰椎活动度。樊远志等认为,体表温度与皮肤微循环血流量、交感神经兴奋性以及局部组织代谢活动密切相关,急性腰扭伤患者患处体表会出现温度变化,通过红外热象图发现针灸推拿治疗后局部平均体表温度高于口服药物的对照组,这或许可以作为疗效评价的方法之一。彭文琦等通过研究发现,对阿是穴、委中穴采用放血疗法对治疗急性腰扭伤具有疗效,但效果上存在差异,而二者同时使用放血疗法的疗效更佳。秦正巍等认为,外关穴是三焦经络穴,能调节三焦气机,且作为八脉交会穴与阳维脉相通,通过临床研究发现,取外关单穴治疗急性腰扭伤具有显著疗效。张韬等研究发现,急性腰扭伤患者机体免疫功能与疾病的发生具有明显相关性,火龙灸能提升患者 IL-12 水平与 Th 细胞数目,提升局部免疫应答,恢复受损细胞的免疫功能。范健等通过研究认为,针刺手三里及人中能调动阳气,活血行气,舒筋止痛,配合腹式呼吸训练能放松腰背部肌肉异常的张力,对治疗急性腰扭伤具有较好效果。李欣怡等通过临床研究发现,雀啄式手法泻水沟穴治疗急性腰扭伤能显著提高临床疗效。杨红等认为,脾主四肢肌肉,脾失健运,营养不足则肌肉萎软无力,易于损伤,采用行气健脾针法配合拔罐治疗能有效治疗急性腰扭伤。张进怀采用推拿疗法结合骶管注射能有效缓解急性腰扭伤患者的疼痛症状。康志等通过研究发现,针刺伏兔配合委中放血治疗急性腰扭伤疗效快,治愈率高。张刚等认为,针刺配合对抗运动疗法能疏通气血、提高痛阈,改善和调整维持动力平衡的外源性结构,局部调整肌肉和韧带的张力及附着处的应力状态,对治疗急性腰扭伤具有良好疗效。方海林认为,腰部肌肉、韧带、筋膜主要是由 $L_2 \sim L_4$ 后支所发出的神经支配,股内收肌弹拨疗法治疗急性腰扭伤具有较好效果。

(郭 亮 张 毅 赵 霞)

## 参 考 文 献

1. Fan Y, Wu Y. Effect of electroacupuncture on muscle state and infrared thermogram changes in patients with acute lumbar muscle sprain[J]. J Tradit Chin Med, 2015, 35(5):499-506.
2. 潘路平,杨瑜. 委中穴放血联合腰丛阻滞治疗急性腰扭伤的临床观察[J]. 浙江中医杂志,2016,51(1):55-56.
3. Chandanwale AS, Chopra A, Goregaonkar A, et al. Evaluation of eperisonehydrochloride in the treatment of acute musculoskeletal spasm associ-ated with low back pain:a randomized, double-blind, placebo-controlled trial[J]. J Postgrad Med, 2011, 57(4):278-285.
4. 殷玮玮. 康复护理在急性腰扭伤患者中的应用效果分析[J]. 按摩与康复医学,2017,8(19):73-74.
5. 苗静,刘红艳,周伟,等. 温针灸联合穴位按摩治疗急性腰扭伤对炎性因子及腰椎活动度的影响[J]. 针灸临床杂志,2017,33(6):11-14.
6. 樊远志,吴耀持. 针灸推拿治疗急性腰扭伤的临床疗效与红外热像研究[J]. 中医学报,2013,28(11):1752-1754.
7. 彭文琦,赵一宇. 不同部位放血疗法治疗急性腰扭伤对比研究[J]. 湖南中医药大学学报,2016,36(A01):553.
8. 秦正巍,白妍,王顺. 针刺外关穴治疗急性腰扭伤的临床观察[J]. 黑龙江中医药,2017,46(4):51-52.
9. 张韬,雷雪飞. 火龙灸对急性腰扭伤患者细胞免疫功能的影响[J]. 针灸临床杂志,2017,33(11):47-50.
10. 范健,龚德贵,王心城,等. 针刺手三里及人中配合腹式呼吸治疗急性腰扭伤23例[J]. 中国卫生标准管理,2017,8(13):110-112.
11. 李欣怡,李亚军. 施雀啄式手法泻水沟穴治疗急性腰扭伤[J]. 医学研究与教育,2017,34(1):15-17.
12. 杨红,毛珍. 行气健脾针法配合拔罐治疗急性腰扭伤临床观察[J]. 光明中医,2016,31(21):3171-3173.
13. 张进怀. 中医推拿结合骶管注射治疗急性腰扭伤126例分析[J]. 现代养生,2016(8):200.
14. 康志,马春花,刘海永,等. 针刺伏兔配委中放血疗法治疗急性腰扭伤的初步效果[J]. 中国医药导报,2016,13(34):105-108.
15. 张刚,路志鹏,杨博涛. 针刺配合对抗运动疗法治疗急性腰扭伤[J]. 山西中医,2016,32(9):37-38.
16. 方海林. 股内收肌弹拨法治疗急性腰扭伤的临床观察[J]. 基层医学论坛,2016,20(4):470-471.

# 第六节 慢性腰肌劳损

## 一、概述

慢性腰肌劳损为腰部肌肉、筋膜、韧带等软组织的慢性损伤性炎症而引起的以腰痛为主要临床表现的慢性筋伤疾病。本病可以没有明显外伤史,也可以继发于急性损伤之后。

## 二、病因病机

中医学认为,"久劳"及"劳伤久不复原"是形成劳损的发病原因。如《素问》说:"五劳所伤……久坐伤肉,久立伤骨,久行伤筋,是谓五劳所伤。"清代叶桂说:"劳伤久不复原为损。"所以,腰部因久劳致伤所引起的疼痛,又称劳损腰痛。临床上此种患者相当常见。根据其发病情况,可将病因分为外因和内因两种。

1. 外因

(1)长期腰部积累性劳损:如急性腰扭伤或脊椎骨折后没得到及时正确的治疗,使脊柱内在平衡和外在平衡破坏而产生腰肌劳损。

(2)姿势不良:长期弯腰负重使腰部肌肉劳损。

(3)腰部感受风寒、久居潮湿之地也是发生腰肌劳损的原因。

2. 内因

(1)畸形:先天畸形,因筋位不合,正常功能受影响,代偿过度,常诱发劳损。如腰椎骶化、骶椎腰化、隐性骶椎裂、腰椎滑脱等均可使肌肉、筋膜等组织附着点错位,造成结构上的薄弱。当活动频繁或负重加大时,容易发生腰肌劳损。

(2)解剖特点:腰椎在人体中央,运动中受剪性应力最大;腰部肌肉韧带都起于横突,而第3腰椎横突长,又位于腰椎中心,是运动范围最大的部位,故易造成损伤发炎,进而刺激邻近的臀上皮神经,引起腰痛或放射痛。

(3)体虚:包括体弱和退行性变。腰部肌肉韧带退行性变后,疏于锻炼,腰部肌肉韧带比较薄弱者,必不任劳,即使非过劳、久劳,亦易引起损伤。

该病的病理改变主要是早期病变局部组织呈充血、水肿、渗出等损伤性炎症病理改变,后期病变局部则出现增生、肌纤维变性、瘢痕粘连等组织变性。我们通过大量临床病例分析,认为慢性腰肌劳损的病机为肾虚为本,寒湿为标,瘀血纵贯整个病程。伤寒冒湿,寒湿之邪内侵,痹阻腰间,使腰部经络不通,气血不畅,故发腰痛。寒湿内凝,气血凝滞;或跌仆损伤未能及时救治,血溢脉外为瘀;或劳力强作,损伤腰部络脉,瘀血内生,而瘀阻经络,腰间经气不舒,故见腰痛。"肾为腰之府",肾虚则腰府失养,经络不充,故见腰痛。

## 三、诊断

慢性腰肌劳损的临床表现为腰或腰骶部疼痛,反复发作,疼痛可随气候变化或劳累程度而变化,时轻时重,缠绵不愈,有的患者还有骶尾部、臀外侧、大腿外侧等放射痛症状。患者常感腰骶疼痛于清晨加重而无法继续入睡,起床活动片刻后,疼痛逐渐减轻,但过度活动后腰痛再次加重,这种疼痛可谓腰肌劳损所致疼痛的一大特点。

(1)有长期腰痛史,反复发作。多发于长期弯腰慢性积累的损伤,或因急性损伤失治。

(2)腰部酸痛不适,或可放射至骶尾部、臀外侧及大腿外侧等部位,疼痛症状时轻时重,劳累后或阴雨天加重。

(3)腰部肌肉紧张痉挛,或有硬结及肥厚感,压痛范围广泛,压痛点多在骶棘肌、腰椎横突及髂嵴后缘等部位。直腿抬高试验(-),腰部活动受限不明显。膝踝腱反射(-),无明显肌力减弱,亦无神经根支配区浅感觉障碍。

(4)影像学检查:少数患者可有先天性腰椎畸形和老年患者骨质增生,余无异常发现。

## 四、治疗

慢性腰肌劳损的中医治疗要依循"急则治其标,缓则治其本"的治疗原则。具体治法则根据辨证结果而确定。

寒湿痹阻型:治宜散寒除湿,温经通络。

气滞血瘀型:治宜活血化瘀,理气止痛。

肝肾不足型:治宜补益肝肾,强筋健骨。

1. 针刺疗法　包括分型针刺、耳针疗法等两种针刺方法。

(1)分型针刺:根据辨证结果进行选穴针刺。

主穴:肾俞、委中。

随证配穴:寒湿痹阻型,加气海俞、昆仑、腰痛点;气滞血瘀型,加腰俞、大肠俞、气海俞、悬钟、昆仑;肝肾不足型,加腰阳关、志室、太溪。

针刺方法:用1.5~2寸一次性针灸针,垂直进针,施行手法得气后,在局部选取1~2组穴位加用电针密波刺激20分钟。每日1次,5~10日为1个疗程。

(2)耳针疗法

常用穴:肝、肾、骶椎、神门、皮质下。

操作方法:用耳穴探测仪或耳穴探棒压耳廓上述相应部位,选择出敏感点,然后用75%酒精棉球消毒并擦干,随后用小蚊氏钳从耳压板上夹下胶布丸贴在已选好的耳穴上并稍加压力,按压时患者应有酸、胀、麻、痛感或发热。年老体弱者按压稍轻。并嘱患者每日自行按压3~5次,特别是在临睡前,按压3分钟。

疗程:一般每贴压1次,可保留2~3天,夏天因出汗多,可隔天换1次。5次为1个疗程。

2. 手法治疗　部位及取穴:肾俞、腰阳关、大肠俞、八髎、秩边、委中、承山及腰臀部。

主要手法:滚法、按法、揉法、点压、弹拨、擦法及被动运动。

操作方法:

(1)循经按揉法:患者俯卧位,医者站于一侧,先用滚、按揉法沿两侧膀胱经由上而下往返施术3~5遍,用力由轻到重。然后用双手拇指按揉肾俞、腰阳关、大肠俞、八髎等穴,以酸胀为度,并配合腰部后伸被动运动数次。

(2)解痉止痛法:医者用点压、弹拨手法施术于痛点及肌痉挛处,反复3~5遍,以达到提高痛阈、松解粘连、解痉止痛的目的。

(3)调整关节紊乱:患者侧卧位,医者面向患者站立,施腰部斜扳法,左右各1次,再取仰卧位,双下肢屈膝屈髋,医者抱住患者双膝做腰骶旋转,顺、逆时针各8~10次,然后做抱膝滚腰16~20次,以调整腰骶关节。

(4)整理手法:患者俯卧位,医者先用滚、揉法在腰臀及大腿后外侧依次施术,往返3~5遍,并点按秩边、委中、承山等穴,然后用小鱼际直擦腰背两侧膀胱经,横擦腰骶部,以透热为度,最后五指并拢,腕部放松,有节律地叩打腰背及下肢膀胱经部位,用力由轻到重,以患者能忍受为度。

3. 中药疗法

(1)中药内治法:选用郭剑华科研方“腰舒汤”为基础方加减治疗。“腰舒汤”药用桑寄生、狗脊、党参、当归、熟地黄、丹参、川牛膝、全蝎(研末吞服)、制川乌。

寒湿痹阻型:加肉桂、鹿角胶、细辛。

气滞血瘀型:加桃仁、红花、甲珠、川芎。

肝肾不足型:加杜仲、怀山药,偏于肾阳虚者加肉苁蓉、淫羊藿、仙茅;偏于肾阴虚者去川乌,加山茱萸、女贞子、墨旱莲、龟甲。

水煎煮3次,取汁合用,早中晚各服1次,日1剂,5剂为1个疗程,每疗程间隔2天。如患者有煎煮不便等情况,可选用我院根据“腰舒汤”自制的院内制剂“腰舒胶囊”配合“大活络胶囊”使用。

(2)中药外治法:采用我院院内制剂“活血膏”(防风、狗脊、土鳖虫、红花、泽兰、木香、三棱等)、“消炎止痛膏”(独活、芒硝、生天南星、皂荚、生草乌、冰片、水杨酸甲酯等),在腰部及疼痛较甚处贴敷12~24小时,每日或隔日更换1次。

4. 小针刀疗法　主要是选准损伤的肌腱、韧带病损区(压痛点或敏感点),采用小针刀直接切割病理性瘢痕,松解压迫的神经血管,这些部位通常是肌肉的起止点处。

5. 拔罐治疗　适用于寒湿痹阻型、气滞血瘀型。针刺后,选用大号玻璃罐,沿督脉、足太阳膀胱经、华佗夹脊穴连线采用排罐法拔罐,留罐5~10分钟。拔罐治疗可以3~4天进行1次。

6. 刮痧治疗　适用于风寒湿型、气滞血瘀型。针刺后,在背部涂以凡士林等润滑剂,用郭氏砭木十字砭木的刮痧板,循足太阳膀胱经、带脉,从上到下、从内到外轻柔刮拭,直至刮痧部位出现潮红现象。刮痧治疗可 3~4 天进行 1 次,也可与拔罐治疗间隔使用。

## 五、预防与调护

慢性腰肌劳损除治疗外,重在预防。首先要保持正确的作息姿势,纠正不良习惯。平时要加强腰背肌及脊椎间韧带的锻炼和保护,还可以经常参加太极拳、五禽戏、健身操的锻炼,这些传统健身方法对预防腰肌劳损都有益处。

现介绍几种功能锻炼方法如下:

拱桥式:患者取仰卧位,以双足跟、双肘和头部五点支撑于床上,将腰、背、臀和下肢用力挺起离开床面,维持 10~15 秒,再恢复平静的仰卧位休息。按此法反复进行 10 分钟左右,每天早晚各 1 次。

飞燕式:患者采取俯卧位,将双上肢反放在背后,然后用力将头胸部和双腿用力挺起离开床面,使身体呈反弓型,坚持至稍感疲劳为止。依此法反复锻炼 10 分钟左右,每天早晚各 1 次。如果长期坚持锻炼,可预防和治疗腰肌劳损和低头综合征的发生和发展。

腰背部叩击按摩保健法:患者采用端坐位,先用左手握空拳,用左拳在左侧腰部自上而下轻轻叩击 10 分钟后,再用左手掌上下按摩或揉搓 5 分钟左右,一日 2 次。然后反过来用右手,同左手运动法。自己感到按摩区有灼热感,则效果更好。此运动法能促使腰部血液循环,解除腰肌痉挛和疲劳,对防治中老年腰肌劳损效果良好。

## 六、目前研究进展

宋丰军等研究发现,手法配合膀胱经走罐能有效降低腰肌劳损患者血清 IL-6、TNF-α 水平。于沛涌研究发现,地塞米松联合丹参注射液局部注射,相比单纯使用地塞米松的疗效更佳。孙彬录等通过研究发现,银质针配合推拿疗法治疗慢性腰肌劳损具有较好的近、远期疗效。高崇于等通过超声观察腰肌劳损的声像图特点发现,治疗前皮下脂肪组织回声增强,软组织增厚,肌纤维回声增高、致密,筋膜、肌外膜、肌束膜及其间的薄层脂肪和结缔组织显示为低回声;而针灸推拿治疗后,脂肪组织、肌纤维回声降低,软组织厚度有不同程度变化,这可能为有效治疗腰肌劳损提供客观依据。王宜娅等认为,腕踝针治疗腰肌劳损的疗效要优于物理按摩治疗,可能与提高血清中 β-内啡肽水平有关。游小燕等通过研究认为,采用温热式低周波治疗仪联合中药封包治疗慢性腰肌劳损能提高临床疗效。莫凯祺研究发现,针刺委中、肾俞、大肠俞、腰夹脊、阿是穴配合放血疗法能有效治疗慢性腰肌劳损。毕静等通过研究发现,新砭石疗法治疗中老年慢性腰肌劳损的疗效要优于普通针刺治疗。赵奕等研究发现,锋钩针配合电针治疗慢性腰肌劳损在改善患者症状、缓解疼痛及提高腰肌耐力方面疗效显著。童翔研究发现,竖脊肌埋线疗法治疗慢性腰肌劳损具有良好疗效,且优于普通针刺治疗。纪静芸等通过中医经络、气街系统、神经传导系统及筋膜链学说阐述了承山穴治疗慢性腰肌劳损的机制。罗姣等通过研究发现,慢性腰肌劳损经过针刺结合火罐疗法治疗后,疼痛指数下降明显,疗效优于电脑中频电治疗配合超短波治疗。赵彦松研究发现,黄芪桂枝五物汤治疗慢性腰肌劳损具有良好疗效。冯晓现等发现,六味地黄汤配合针刺委中、腰痛点治疗慢性腰肌劳损具有较好临床疗效。周志彬采用趾压振腰法治疗慢性腰肌劳损取得良好疗效。谢碧玉等研究发现,腹针配合热敏灸治疗慢性腰肌劳损不仅能改善局部症状,还能调节全身功能。

(郭　亮　张　毅　赵　霞)

## 参 考 文 献

1. 叶启彬. 腰肌劳损的发病机制与防治[J]. 武警医学,2017,28(11):1081-1084.

2. 宋丰军,郑士立,张红,等. 理筋促通手法配合膀胱经走罐对腰肌劳损急性发作患者血清 IL-6、TNF-α 水平及疗效影响[J]. 中医学报,2015,30(10):1515-1518.

3. 于沛涌. 地塞米松联合丹参注射液腰背部内外侧皮神经浅支阻滞疗法治疗腰肌劳损疗效观察[J]. 河北医药,2015,37(11):1685-1687.

4. 孙彬录,朱春霖,李亮,等. 不同方法治疗腰肌劳损的近、远期疗效观察[J]. 西南国防医药,2015,25(2):163-166.

5. 高崇于,赵南义,陈溶,等. 针灸推拿治疗腰肌劳损对超声声像图的影响与疗效关系(附 50 例报告)[J]. 贵州医药,2013,37

（10）：936-937.

6. 王宜娅，王宜娜，刘丽秀，等. 腕踝针通过提高血清β-内啡肽水平治疗腰肌劳损的研究[J]. 中国现代医生，2017，55（3）：22-25.

7. 游小燕，周琳，郭海艳. 温热式低周波联合中药封包治疗慢性腰肌劳损的疗效分析[J]. 当代医学，2017，23（4）：16-18.

8. 莫凯祺. 针刺配合放血疗法治疗慢性腰肌劳损症37例[J]. 广西中医药大学学报，2017，20（1）：27-28.

9. 毕静，李桂清，魏彦玲，等. 新砭石疗法与普通针刺法治疗中老年慢性腰肌劳损的临床对比分析[J]. 河北医学，2017，23（3）：524-526.

10. 赵奕，邸富荣. 锋钩针结合电针治疗慢性腰肌劳损的临床疗效研究[J]. 按摩与康复医学，2017，8（14）：24-26.

11. 童翔. 竖脊肌埋线治疗慢性腰肌劳损20例[J]. 广西中医药大学学报，2016，19（1）：38-40.

12. 纪静芸，聂斌. 承山穴在治疗慢性腰肌劳损中的作用机理探析[J]. 江西中医药，2016，47（11）：60-61.

13. 罗姣，张万义，彭晓东. 慢性腰肌劳损患者经针刺结合火罐疗法治疗后疼痛指数的变化及其干预效果观察[J]. 世界最新医学信息文摘（连续型电子期刊），2016，15（30）：112.

14. 赵彦松. 黄芪桂枝五物汤治疗慢性腰肌劳损100例疗效分析[J]. 中外医疗，2016，35（12）：118-120.

15. 冯晓现，李冬黎. 六味地黄汤加减配合针刺委中腰痛点治疗慢性腰肌劳损32例[J]. 云南中医中药杂志，2016，37（2）：93.

16. 周志彬. 趾压振腰法治疗慢性腰肌劳损128例临床报道[J]. 按摩与康复医学，2016，7（6）：27-28.

17. 谢碧玉，张丽云. 腹针结合热敏灸治疗慢性腰肌劳损50例观察[J]. 实用中医药杂志，2014，30（9）：864.

# 第七节 强直性脊柱炎

## 一、概述

强直性脊柱炎（AS）是风湿免疫科常见疾病之一，是脊椎及其附属组织的一种慢性自身免疫性疾病，常可累及眼、肺、心血管、肾等多个脏器，如治疗不当或未进行系统治疗，患者会丧失生活能力。在我国的发病率约为3‰，以青壮年男性多见。症状常以膝、髋、骶髂关节疼痛为始，逐渐蔓延，上至枕骨，下至足跟。每遇寒冷、劳累、感染、外伤、饮食不节、接触放射性物质等因素即加重病情。因反复疼痛，可导致脊柱前后左右不能屈伸、转侧，重者畸形而致残。中医在《黄帝内经》中就有记载，历代医家对类似强直性脊柱炎症状的病名记载有"龟背风""竹节风""骨痹""尪痹""大偻"等。中华人民共和国国家标准《中医临床诊疗术语 疾病部分》于1997年将强直性脊柱炎定名为脊痹。

## 二、病因病机

强直性脊柱炎的病因尚未完全定论，但遗传因素是强直性脊柱炎的重要原因之一。强直性脊柱炎的家族遗传性早已受到医学界的重视。1964年，Kell-gren在对强直性脊柱炎家族普查时发现，该病患者家属中的平均患病率为4%，而全国人口平均患病率仅为0.1%，两者之间发病率竟相差40倍，说明家族遗传性确与强直性脊柱炎的发病有关。Brewerton等于1973年在强直性脊柱炎患者的组织分型中获得明显基因因素的证据，他们在75例典型患者中，发现72例HLA-B27阳性，占96%，在其60名一级亲属中31名（占51%）HLA-B27为阳性，而在75名对照组中，HLA-B27仅3例阳性，占4%，说明HLA-B27阳性者与强直性脊柱炎发病关系密切。由于人类白细胞抗原系统（HLA）与血型抗原一样，是由遗传决定的，因此遗传是强直性脊柱炎发病的重要原因之一。在HLA-B27阳性人群中，该病的发病率约占20%，其余80%不患此病，说明除遗传因素外，尚存在其他致病因素。

临床研究发现，强直性脊柱炎的发病与人体自身免疫失调有密切关系。强直性脊柱炎患者在免疫学检查中发现，免疫球蛋白、C反应蛋白均有不同程度改变。同时，强直性脊柱炎还与全身炎症有关，且与全身各个脏腑关系密切，最后可累及全身骨骼关节，在治疗上从自身免疫调节入手如采用中医综合治疗可取得较好疗效。

强直性脊柱炎属于中医"肾痹""痿痹""骨痹""督脉病"等范畴，病因以"肾虚督空""感受外邪""瘀血阻滞经络"为主。骨痹一名始见于《黄帝内经》，属于"五体痹"之一。《素问·气穴论》曰："积寒留舍，荣卫不居,卷肉缩筋,肋肘不得伸,内为骨痹,外为不仁,命曰不足。"简单来说,是由于寒湿外袭,湿热浸淫,跌打损伤,瘀血阻络,气血运行不畅,或先天禀赋不足,肾精亏虚,骨脉失养所致。

## 三、诊断

1. 临床表现

(1)早期表现:一般起病比较隐匿,主要发病于16~25岁青年,尤其是青年男性。早期可无任何临床症状,有些患者在早期可表现出轻度全身症状,如乏力、消瘦、长期或间断低热、厌食、轻度贫血等。

(2)关节病变表现:AS患者多有关节病变,且绝大多数首先侵犯骶髂关节,以后上行发展至颈椎。少数患者先由颈椎或几个脊柱段同时受侵犯,也可侵犯周围关节,早期病变处关节有炎性疼痛,伴有关节周围肌肉痉挛,有僵硬感,晨起明显。也可表现为夜间痛,经活动或服止痛剂缓解。随着病情发展,关节疼痛减轻,而各脊柱段及关节活动受限和畸形,晚期整个脊柱和下肢变成僵硬的弓形,向前屈曲。

(3)关节外表现:AS的关节外病变,大多出现在脊柱炎后,偶有骨骼肌肉症状之前数月或数年发生关节外症状。AS可侵犯全身多个系统,并伴发多种疾病。①心脏病变:以主动脉瓣病变较为常见;②眼部病变:25%的患者并发结膜炎、虹膜炎、眼色素层炎或葡萄膜炎;③耳部病变:在发生慢性中耳炎的AS患者中,其关节外表现明显多于无慢性中耳炎的AS患者;④肺部病变:少数AS患者后期可并发上肺叶斑点状不规则纤维化病变,表现为咳痰、气喘,甚至咯血,并可能伴有反复发作的肺炎或胸膜炎;⑤神经系统病变:由于脊柱强直及骨质疏松,易使脊柱椎体脱位和发生脊柱骨折,从而引起相应阶段脊神经受压或脊髓受压。

2. 辅助检查　X线检查对AS的诊断有极为重要的意义,98%~100%的病例早期即有骶髂关节的X线改变,是本病诊断的重要依据。早期X线表现为骶髂关节炎,病变一般在骶髂关节中下部开始,为两侧性。开始多侵犯髂骨侧,进而侵犯骶骨侧。可见斑点状或块状,髂骨侧明显。继而可侵犯整个关节,边缘呈锯齿状,软骨下有骨硬化,骨质增生,关节间隙变窄。最后关节间隙消失,发生骨性强直。骶髂关节炎X线诊断标准分为5期:0级为正常骶髂关节;Ⅰ期为可疑骶髂关节炎;Ⅱ期为骶髂关节边缘模糊,略有硬化和微小侵袭病变,关节间隙无改变;Ⅲ期为中度或进展性骶髂关节炎,伴有1项(或以上)变化:近关节区硬化、关节间隙变窄/增宽、骨质破坏或部分强直;Ⅳ期为关节完全融合或强直伴或不伴硬化。脊柱病变的X线表现,早期为普遍性骨质疏松,椎小关节及椎体骨小梁模糊(脱钙),椎体呈"方形椎",腰椎的正常前弧度消失而变直,可引起1个或多个椎体压缩性骨折。病变发展至胸椎和颈椎椎间小关节,间盘间隙发生钙化,纤维环和前纵韧带钙化、骨化、韧带骨赘形成,使相邻椎体连合,形成椎体间骨桥,呈最有特征的"竹节样脊柱"。对于临床怀疑而X线不能确诊者,可以行CT检查,它能清晰显示骶髂关节间隙,对于测定关节间隙有无增宽、狭窄、强直或部分强直有独到之处。虽然AS患者HLA-B27多呈阳性,但一般不依靠HLA-B27来直接诊断AS,且HLA-B27不作常规检查。

3. 临床诊断

(1)脊柱(主要为腰骶部、颈椎)、腹股沟、臀部或下肢酸痛不适,或不对称性外周骨关节炎、尤其是下肢骨关节炎,症状持续≥6周。

(2)夜间痛或晨僵明显。

(3)活动后缓解。

(4)足跟痛或其他肌腱附着点痛。

(5)虹膜睫状体炎现在症或既往史。

(6)AS家族史或HLA-B27阳性。

(7)非甾体抗炎药(NSAID)能迅速缓解症状。

(8)影像学或病理学

1)双侧X线骶髂关节炎≥Ⅲ期。

2)双侧CT骶髂关节炎≥Ⅱ期。

3)CT骶髂关节炎不足Ⅱ级者,可行MRI检查。如表现软骨破坏、关节旁水肿和/或广泛脂肪沉积,尤其动态增强检查关节或关节旁增强强度>20%,且增强斜率>10%/min者。

4) 骶髂关节病理学检查显示炎症者。

诊断符合临床标准第 1 项及其他各项中之 3 项,以及影像学、病理学标准之任何 1 项者,可诊断 AS。

## 四、治疗

根据强直性脊柱炎的病因和病机提出综合施治七联法,在临床上取得较好疗效。

1. 针灸治疗　夹脊针法:主穴取大椎至骶椎两侧华佗夹脊穴,每次取穴均包括胸、腰、骶段穴位各 1~2 对,交替取穴。并随症配穴,口苦咽干配太溪、太冲;髂胫束紧张配风市、环跳;疼痛沿坐骨神经放射配承扶、殷门、委中;膝关节受累配内外膝眼、足三里、三阴交、阳陵泉;骶髂关节疼痛明显配环跳、阴廉、阿是穴。对所选夹脊穴常规消毒,用 ∅ 0.30mm×50mm 一次性无菌针灸针,呈 75° 进针,针尖偏向脊柱,进针 1~1.5 寸,行捻转补法,得气后接电针仪,采用连续波,刺激强度以患者能耐受为度。留针 20 分钟。配穴多选用平补平泻法,留针 20 分钟。如关节部位冷痛,可用温针灸。每日 1 次,10 次 1 个疗程。

2. 推拿治疗　以点按分推手法治疗为主。患者俯卧位,术者采用滚、揉法放松腰背部肌肉后,以单手食、中二指从胸椎向骶椎方向点按两侧夹脊穴,反复做 5~7 遍;或以左、右手拇指相叠,从大椎至骶椎,按压一侧华佗夹脊穴 5~7 遍,两侧交替进行。分推手法是以两手大鱼际按压在脊柱两侧夹脊穴上,从上向下分推两侧竖脊肌,直到骶椎两旁,反复操作 5~7 遍,再将双手呈扇形向两侧背肋间、腰臀间分推,反复做 5~7 遍。最后用空掌从上向下轻轻叩击督脉 1~3 遍以结束手法。每日 1 次,10 次 1 个疗程。施以手法时,应让患者处于舒适体位,诱导患者心情和肢体放松。本病患者病程较长,中医辨证多属肝肾亏虚、筋骨失养,手法运用应轻柔舒缓、柔中带刚、不强刺激,忌重手法及过度滥用扳法,以免伤及椎旁软组织及椎体其他附件。

3. 灸法治疗　督脉灸以强直性脊柱炎的病位为治疗靶点,进行局部治疗,可达温肾壮阳、行气破瘀、拔毒散结、祛寒利湿、通督止痛目的,能激发机体识别疾病和抗御疾病的能力,调动自身内在因素消除炎症反应,改善血管渗透性,对该病有很好疗效。督脉灸安全可靠,并无不良反应,避免了药物毒副作用。方法:患者俯卧位,术者用 75% 乙醇溶液沿脊柱从大椎至骶尾椎常规消毒,将生姜汁涂抹在从大椎到长强的督脉上,再将督灸粉(斑蝥 0.5g、麝香粉 0.5g、羌活 5g、独活 5g、冰片 0.5g、石菖蒲 5g、苍术 5g)均匀地洒在涂生姜汁的督脉上,在其表面放置宽 4cm、厚 2cm 的生姜泥,长度从大椎到长强。再用手指将生姜泥表面按压一条纵向凹槽,将艾绒搓成食指中节粗细的艾条,放置在生姜泥凹槽内,分别点燃两端及中点艾绒,艾绒燃尽后,将灰烬压紧,再放置第 2 条艾绒,反复做 3 次。完毕后除去生姜泥,用温热毛巾轻轻擦拭督脉部位皮肤。4~6 小时后会在督脉处出现水疱,注意保护以免破溃,第 2 天用消毒针头沿水疱下缘平刺,疱液自然流出,用消毒干棉球按压干净后,再以消毒敷料覆盖。每月施灸 1 次,3 次 1 个疗程。施用"督脉灸"后对灸疮不能沾水,不宜涂抹任何药物,避免灸疮感染。在"督脉灸"后,灸疮未愈,腰背部停用其他疗法。

4. 穴位注射　选穴足三里、肾俞、阳陵泉、大杼、悬钟等,药用维生素 $B_1$ 2ml 和维生素 $B_{12}$ 1ml 的混合液,吸入 5ml 一次性注射器中,皮肤常规消毒后,快速进针,提插得气后缓慢注入药液,每次选取 2~4 穴,每穴注射 0.5~1ml,隔日 1 次,5 次 1 个疗程。

5. 中药治疗　用郭剑华经验方脊舒丸治疗。药用:熟地黄 100g、淫羊藿 100g、鹿角胶 100g、当归 100g、白芍 100g、羌活 80g、独活 80g、桂枝 50g、甲珠 80g、狗脊 60g、甘草 50g、山茱萸 80g、桑寄生 80g、丹参 50g、川断 60g、红参 80g、赤芍 80g、枸杞 100g。研细末,蜜炼为丸,每粒 9g,早晚各服 2 粒。经济条件允许者,可加麝香 3g,效果尤甚。

## 五、预防与调护

AS 患者的病情有进行性、反复发作加重的特点,危害在于可形成脊柱及外周关节钙化、骨化、骨质疏松而致残。本病发展缓慢,发作和缓解交替进行,病程可达数年乃至数十年。90% 的患者治疗后可以拥有较好的生活质量,预后良好,一般不影响寿命。要鼓励患者及其家属面对现实,正确对待疾病,保持乐观精神,树立战胜疾病的信心,以良好心态同疾病作长期斗争。

1. 一般护理　按中医骨伤科一般护理常规进行。

2. 病情观察,做好护理记录　对疼痛较为严重的患者,嘱其卧床休息,注意保暖,做好皮肤护理,防止湿疹、压疮的发生。

3. **给药护理** 用药期间忌生冷及寒凉食物,同时外避风寒,以免加重病情。

4. **饮食护理** 饮食宜营养丰富,应给予高蛋白、高热量、富含矿物质且易消化食物,忌食生冷、辛辣、滋腻之品。

5. **情志护理** 关注患者情绪变化,应理解和关心患者,做好思想疏导,使患者树立信心,积极配合治疗和护理。

6. **健康指导** 指导患者加强功能锻炼,增强体质,预防感冒或其他感染。要时刻告诫患者在行走时尽量挺直腰板,两肩放平,头要摆正;站立时尽量收腹挺胸,两目平视;坐位时坐直,背靠椅背,不能久坐沙发、软椅、矮凳,尽量不坐躺椅;卧位时应睡硬板床,铺上 4~5cm 厚的软垫,不用枕头或用薄枕头,可减少颈椎前弯。对腰椎曲度消失或强直者,平卧时在腰部垫一小枕头。禁止睡软床垫。睡姿宜仰卧或俯卧,避免屈曲侧卧,以保持腰、颈部的生理曲度,防止脊柱及髋关节变形。坚持运动锻炼,有利于促进脊柱关节功能的改善,对维持脊柱生理曲度,保持良好的胸廓活动度,防止或减轻肢体失用及肌肉萎缩,降低致残率有非常重要的作用。根据强直性脊柱炎受累关节的特点及个人体质,选择合适的运动方式和合理的运动量;以能减少关节负荷伤害,对关节具有伸展作用,能促进柔软度、增强肌力和耐力的康复运动为佳。一般每天早晚各做 1 次医疗体操,每次 15~30 分钟;运动量以运动后次日不感疲劳、疼痛为宜。锻炼时坚持循序渐进原则,要持之以恒。

(1)深呼吸运动:缓慢深吸气,屏气维持 3~5 秒,再慢慢呼出,如在吸气时以手或毛巾加阻力于上腹部,更能锻炼吸气的肌肉。

(2)骨盆倾斜运动:平躺,两膝弯曲。收缩腹肌使下背贴于床面,维持 10 秒,然后放松。

(3)拱桥运动:仰卧屈膝,双手置身体两侧。尽量抬高臀部使之离开床面,维持 5 秒,慢慢放下。

(4)脊椎旋转运动:仰卧屈膝,双手上举。两手臂尽量向左转,两膝尽量向右转,使脊柱尽量旋转并维持 10 秒,休息后做另一侧。此运动可旋转胸椎及腰椎。

(5)等长收缩式仰卧起坐:仰卧屈膝,手臂平放身体两旁,腹部用力使头部离开地面,维持 5 秒,然后慢慢躺下。

(6)等张收缩式仰卧起坐:同上,但腹部用力时头与肩部均离开地面,再慢慢躺下。力量较好者,可将两手置耳后。

(7)脊柱屈伸运动:以双手及双膝支撑身体,尽量将头颈部向下弯曲,背部拱起,维持 10 秒;头颈部尽量上抬,背部下凹,维持 10 秒。

以上运动活动范围包括颈椎、胸椎及腰椎。运动前应尽量放松全身肌肉,运动过程中做到循序渐进,因人而异,避免过度运动而伤及正常软组织。

## 六、目前研究进展

强直性脊柱炎(AS)在我国患病率较高,约占我国总人口的 0.32%,男女患病比约为 3∶1,发病年龄多在 20~40 岁,其中女性发病缓慢且病情较轻。AS 患者约有 30% 的致残率,也会因此丧失劳动力,影响生活质量。AS 的现代病因目前还不明确,但流行病学资料显示,HLA-B27 在 AS 发病机制中起重要作用,且具有家族遗传性。目前,中西医根据不同的科学理论,运用不同的方法治疗 AS,均取得较好临床疗效。

AS 是现代医学病名,根据中医学理论,现代医家大都认为本病的病机为素体禀赋不足,肝肾亏虚,精血亏少,受外来风寒湿侵袭或湿而化热,总体来讲不外乎内因和外因两个方面。运用中医药辨证论治与同病异治理论,相互结合,临床上治疗 AS 取得良好疗效。冯兴华等以肾虚瘀阻证和湿热瘀阻证作为 AS 的基本证型,运用补肾强脊汤加减、清热强脊汤加减,24 周后,ASAS20 的达标率为 86.75%,中医证候疗效总有效率为 85.47%。徐鹏刚总结王素芝名老中医临床经验,将 AS 辨证为肾虚督寒血瘀证,湿热伤肾血瘀证,肝肾两虚、痰瘀阻络证,辨证施治,收效良好。发挥中医药优势,将证型与分期结合治疗 AS 疗效显著,一般将 AS 分为活动期与缓解期治疗或分早、中、晚 3 期分证型治疗。此外,中医外治法治疗 AS 疗效确切,包括中医药物的外用,以及针灸、拔罐、针刀、牵引和推拿等技术。叶文芳等综述中医外治法临床研究,包括中药熏蒸、膏药、中药离子导入、中药塌渍、中药外洗、穴位注射、药浴等,在临床治疗上具有较好治疗效果。崇桂琴运用督灸治疗 AS 患者 3 000 例,总有效率可达 97%,明显缓解率可达 65%。

西医认为,AS 常伴随免疫球蛋白及 C 反应蛋白的改变,与全身炎症相关,常用药物治疗。临床上常用的西药有非甾体抗炎药(NSAID)、抗风湿药(DMARD)、生物制剂等。由于 AS 病因复杂,目前国内研究多主张 NSAID 与 DMARD 联合应用。NSAID 可抑制还氧合酶,减少前列腺素的合成,从而产生抗炎的功效,可较快缓解患者的腰背痛及由其他附着点炎引起的疼痛,改善关节肿痛及晨僵,对提高患者生活质量起到重要作用;DMARD 能延缓病情,改善关节肿痛、僵硬症状,降低炎症水平,减轻关节破坏。对于患者用药,应以患者主要症状为主,选择适合病情阶段的药物,必要时联合应用,最大化减轻患者痛苦,减缓病情进一步发展。中西医结合治疗 AS,一方面可充分发挥中医药优势,扶助正气,固本培元,增强营卫防御外邪的能力,促进机体阴阳平衡,另一方面西医药能针对疾病的靶细胞治疗,较快改善疾病症状,延缓疾病的活动进展。中西医结合治疗在临床取得良好疗效的同时可减轻毒副作用的发生。王芳通过临床研究发现,治疗活动期 AS 期间,口服通痹汤合吲哚美辛肠溶片的治疗组,与单纯口服吲哚美辛肠溶片和布洛芬的对照组相比,在改善临床症状、整体功能及降低 ESR、CRP 等炎症水平等方面均差异显著,中西医结合疗效更佳。曾维贵以藤虫花子复脊汤为基础方,将 92 例 AS 患者随机分为治疗组和对照组,每组 46 例,对照组用柳氮磺吡啶肠溶片、氨甲蝶呤(MTX)及美洛昔康治疗,治疗组在对照组基础上加用藤虫花子复脊汤,结果显示,治疗组在改善疼痛指数分级、血清 ESR、CRP、免疫球蛋白 IgA、补体 C3 水平方面明显优于对照组,提示中西医结合治疗 AS 具有明显优势。

虽然,中西医在治疗 AS 方面确有较好临床疗效,但 AS 病因复杂,病情缠绵、顽固,难以完全治愈,往往造成脊柱关节强直、破坏,因此早期诊断、规范治疗是阻止病情演变发展、减少致残的关键。

(郭 亮 田 源 赵 霞)

## 参考文献

1. 王文奕,纪清. 强直性脊柱炎康复综合治疗研究进展[J]. 辽宁中医药大学报,2013,15(10):204-209.

2. Barlow JH,Wright CC,Williams B,et al. Work disability among people with ankylosing spondylitis[J]. Arthritis Rheum,2001,45(5):424-429.

3. 柳约坚,李娟. 强直性脊柱炎骨病变特点及其机制的研究进展[J]. 热带医学杂志,2010,10(6):757-759.

4. Chung HY,Machado P,van der Heijde D,et al. HLA-B27 positive patients differ from HLA-B27 negative patients in clinical presentation and imaging:results from the DESIR cohort of patients with recent onset axial spondyloarthritis[J]. Ann Rheum Dis,2011,70(11):1930-1936.

5. Khan MA,Mathieu A,Sorrentino R,et al. The pathogenetic role of HLA-B27 and its subtypes[J]. Autoimmun Rev,2007,6(3):183-189.

6. 张建英,王海军,滕佳林. 强直性脊柱炎病机与辨证治疗研究进展[J]. 中国中医药现代远程教育,2010,8(2):160-161.

7. 王义军. 胡荫奇治疗强直性脊柱炎经验[J]. 中国中医药信息杂志,2004,11(12):1102-1103.

8. 冯兴华,姜泉,刘宏潇,等. 中医辨证治疗强直性脊柱炎的临床疗效评价[J]. 中国中西医结合杂志,2013,33(10):1309-1314.

9. 徐鹏刚. 王素芝治疗强直性脊柱炎经验总结[J]. 中医药导报,2015,21(23):96-98.

10. 王鑫. 房定亚运用补肾疏督法治疗强直性脊柱炎探微[J]. 上海中医药杂志,2008,42(7):1-2.

11. 陶锡东. 标本分期治疗强直性脊柱炎 36 例临床观察[J]. 中国中医骨伤科杂志,2004,12(6):34-36.

12. 赵永刚,陈义华,孙维梅,等. 强直性脊柱炎中医辨证施治临床研究[J]. 中国航天医药杂志,2001,3(5):3-5.

13. 叶文芳,刘健,曹云祥,等. 中医药治疗强直性脊柱炎的研究进展[J]. 风湿病与关节炎,2014,3(9):37-40.

14. 崇桂琴. 神奇的督灸疗法——谈督灸疗法治疗强直性脊柱炎[J]. 中国民间疗法,2008,16(3):3-4.

15. 赵丽珂,黄慈波. 强直性脊柱炎的诊断治疗进展[J]. 临床药物治疗杂志,2010,8(1):14-18.

16. Chen J,Liu C. Is sulfasalazine effective in ankylosing spondylitis? A systematic review of randomized controlled trials[J]. J Rheumatol,2006,33(4):722-731.

17. 王芳. 中西医结合治疗活动期强直性脊柱炎[J]. 中国实验方剂学杂志,2011,17(6):265-266.

18. 曾维贵. 强直性脊柱炎中西医结合治疗的临床效果[J]. 中外医学研究,2016,14(11):31-33.

# 第八节　骶髂关节扭伤

## 一、概述

骶髂关节扭伤是指外力作用或其他因素导致骶髂关节周围韧带被牵拉而引起的损伤,临床常称骶髂关节错缝或骶髂关节半脱位。骶髂关节由骶骨和髂骨的耳状面构成,有短而薄的关节囊,其前上部为髂腰韧带、骶髂前韧带,周围有骶髂骨间韧带、骶髂后韧带、骶结节韧带、骶棘韧带等加强。骶髂关节是微动关节,其活动度及其内部的结构随年龄增长而改变;年轻人骶髂关节的运动为滑动,而老年人则为向腹侧倾斜或旋转性滑动。扭伤严重者往往出现骶髂关节骨错缝或骶髂关节半脱位。本病多见于重体力劳动者、中老年人及孕妇,是引起下腰痛的常见原因之一。

## 二、病因病机

扭转暴力是导致本病的主要原因,如弯腰、下蹲时搬物斜扭、下楼时踏空失足等。孕期妇女因黄体酮的分泌使韧带松弛及体重增加,重力前倾,也易引起本病。抬持或搬运重物时斜扭,或因摔倒时臀部或半身着地,身体发生扭转而使骶髂关节产生旋转剪力,当此外力使骶髂关节活动超过其正常生理活动范围时即发生扭伤。扭伤轻者可引起关节周围韧带撕裂伤,重者可发生关节错缝或半脱位。小儿由于骶髂关节面小且较平滑,关节周围韧带相对松弛,较易发生骶髂关节损伤。孕妇由于黄体分泌松弛素的作用,胶原纤维的内在力量和坚硬度减小,韧带变得松弛,骶髂关节活动度增加,稳定性减弱,轻微外伤或分娩均可导致关节损伤。中老年人由于年高体弱,多病、肥胖,使骶髂关节负重增加,韧带松弛,复因腰骶、骶髂关节的退行性改变、慢性劳损等原因,遇扭转外力易发生关节损伤。

骶髂关节损伤依据损伤时的机制不同分为前移(错)位和后移(错)位两种。当弯腰发生损伤时,主要为附着于髂骨前侧的股四头肌紧张,向前牵拉髂骨,而骶骨向同侧旋后,两者牵引作用力相反,致髂骨向前移位(前错位),较少见。当髋关节屈曲、膝关节伸直发生损伤时,腘绳肌紧张,向后方牵拉髂骨,而骶骨向对侧旋前,两者牵引作用力相反,致髂骨向后移位(后错位),最为常见。

## 三、诊断

多有明确外伤史。患侧骶髂关节部疼痛,常放射到臀部和股外侧,甚至到小腿外侧。躯干向患侧倾斜,患肢不敢负重或跛行,疼痛严重者需用双手撑住凳子以减轻疼痛。转身困难,腰部不能挺直。检查腰椎可有侧弯,腰肌紧张。患侧骶髂关节周围有广泛压痛,髂后上、下棘之间压痛明显,骶髂部有叩击痛。若有骶髂关节半脱位,则患侧髂后上棘凹陷(前错位)或高凸(后错位)。旋腰试验、"4"字试验、床边试验、骨盆挤压分离试验和俯卧提腿试验均阳性。

X线骨盆正位摄片可见骨盆倾斜。有半脱位者,可见伤侧髂骨移位,两侧关节间隙不等宽,关节面排列紊乱。CT检查可明确是否有患侧关节面向前或向后轻微移位。

## 四、治疗

骶髂关节扭伤属于中医"筋出槽,骨错缝"范畴,通常为气血瘀滞。中医治疗以整复错位、理顺筋络、消除疼痛为治疗原则,采用中医综合治理方案,以针灸、推拿手法治疗为主,配合中药等方法治疗。

1. **针灸治疗**　根据本病的症状主要分布于骶髂关节、臀部及下肢这一特点,可选用主穴和配穴,进行对症处理,尤其适用于局部症状明显者。主穴可选局部阿是穴、环跳、关元俞、小肠俞、膀胱俞、秩边、腰阳关、委中。选取1.5~2寸一次性无菌针灸针,快速进针后平补平泻得气,选3~6对穴位配合电针治疗仪疏密波刺激,每次约20分钟。腰痛明显配两侧腰眼;臀部疼痛配环跳、秩边;骶尾部及会阴部麻木、疼痛配八髎;股后侧肌肉紧张配承扶、殷门;股外侧麻木配风市;小腿麻木配委阳、承山、阳陵泉、足三里、悬钟、太溪、解溪等。同时可施用温针灸,可达温通筋脉,化瘀止痛之功。

2. 推拿治疗 推拿为治疗骶髂关节错位的主要治疗方法,可分为两部分,其一为理筋手法,其二为整复手法。

(1)理筋手法:包括滚推法与理筋归槽法。

1)滚推法:用手背及小鱼际部位,通过做腕关节内外旋动作,边滚边用力推向前。可沿腰骶部,从上至下、从下至上往返滚推3~5遍。然后右(左)手半握拳,以食、中、无名、小指的指间关节、掌指关节为着力点,手腕做屈伸运动,沿患者臀部向下之后侧、外侧、内侧从上往下滚推,每侧操作3~5遍。操作时要有节奏感、深透感,频率不宜太快。用此法之目的在于进一步松弛腰骶部及臀部肌肉及软组织,使肌肉得到放松,疼痛得到缓解。

2)理筋归槽法:用拇指指腹沿着骶髂关节错缝处软组织纵轴垂直的方向,从上而下,保持按压,从腰骶部点压至骶椎末节,并反复分筋理筋、横向、纵向推按,使出槽软组织回复原位。

(2)整复手法:包括斜扳复位法与屈髋屈膝法。

1)斜扳复位法:患者侧卧位,患侧在上,屈髋屈膝,健侧下肢伸直,全身肌肉放松。医者立于患者前面,前臂置于患者肩前部向后固定其躯体,另一上肢屈肘置于患侧臀部向前,双臂同时向前后交错施力,逐渐增大幅度,感到有明显抵抗时,骤然加力顿挫闪动1次,可听到复位的弹响声。本法适用于骶髂关节后移(错)位。

2)屈髋屈膝法:患者仰卧位,医者立于患侧,一手握患侧踝关节,令其向胸腹部尽可能屈髋屈膝,另一手屈肘,前臂向下冲压膝关节3~4次,使髋、膝关节过度屈曲,以膝部抵胸腹部为度,以听到弹响或患者痛感减轻或消失为佳。本法适用于骶髂关节前移(错)位。

3. 中药治疗

(1)中药内服:选用郭剑华科研方"腰舒汤"为基础方加减治疗。"腰舒汤"药用桑寄生、狗脊、党参、当归、熟地黄、丹参、川牛膝、制川乌、全蝎(研末吞服)。因骶髂关节错位初期主要为气滞血瘀,治疗宜活血化瘀、行气止痛,可在"腰舒汤"基础上加桃仁、红花、甲珠、川芎。后期治疗宜补益肝肾、舒筋活络,可在"腰舒汤"基础上加杜仲、怀山药,偏于肾阳虚者加肉苁蓉、淫羊藿、仙茅,偏于肾阴虚者去川乌加山茱萸、女贞子、墨旱莲、龟甲。水煎煮3次,取汁合用,早中晚各服1次,日1剂,5剂为1个疗程,每疗程间隔2天。

(2)中药外敷:采用我院院内制剂"活血膏"(防风、狗脊、土鳖虫、红花、泽兰、木香、三棱等)、"消炎止痛膏"(独活、芒硝、生天南星、皂荚、生草乌、冰片、水杨酸甲酯等),在腰骶部及疼痛较甚处贴敷12~24小时,每日或隔日更换1次。

4. 其他疗法

(1)输液治疗:我们在临床中常用的药物有香丹注射液20ml加入5%葡萄糖溶液250ml(糖尿病患者用0.9%氯化钠注射液),静脉滴注,每日1次,连续5天。静脉滴注香丹注射液适宜各种类型的病例。对骶髂关节扭伤急性发作的患者,加输20%甘露醇250ml+地塞米松磷酸钠注射液10mg,连续3天。

(2)拔罐治疗:在针刺后,选用大号玻璃罐,沿督脉中线、腰骶部、臀部拔罐,留罐5~10分钟。拔罐治疗可以3~4天进行1次。

(3)封闭疗法:后期痛点局限者,可用醋酸泼尼松龙25mg加2%利多卡因溶液2~3ml对痛点进行封闭治疗。每周1次,2~3次为1个疗程。

(4)物理疗法:中后期可选超短波、磁疗、中药离子导入等方法配合治疗,以减轻疼痛、消除肿胀。

## 五、预防与调护

扭伤后可冷敷,1~2天内禁止热敷。伤后应卧床休息,以利于损伤组织的修复。后期积极进行腰臀部肌肉的功能锻炼,增强腰骶部稳定性。对急性或初发骶髂关节损伤者应及时治疗,防止拖延或反复受伤转变为慢性劳损。

1. 一般护理 按中医骨伤科一般护理常规进行。

2. 病情观察,做好护理记录 对急性发作期患者,观察疼痛的部位、性质、与体位变化的关系以及有无放射痛和皮肤感觉异常等情况。推拿前嘱患者排空大、小便。注意患者有无二便功能障碍,做好皮肤护理,防止湿疹、压疮的发生。

3. 给药护理 用药期间忌生冷及寒凉食物,同时外避风寒,以免加重病情。

4. 饮食护理 饮食宜营养丰富,忌食生冷、辛辣、滋腻之品。

5. 情志护理 关注患者情绪变化,做好思想疏导,使患者树立信心,积极配合治疗和护理。

6. 临证(症)施护 患者急性期绝对平卧硬板床休息,包括饮食、大小便等均不能起床,可缓解髓核对神经根的压迫,以缓解疼痛。1~3周后,如症状缓解,可戴护腰下地活动。卧床患者要定时翻身,翻身时须保持躯干上下一致,切忌脊柱扭转或屈曲。

7. 健康指导 宜睡硬板床;注意腰背骶部保暖,避免因受风寒湿冷的刺激而诱发;腰骶部不可过度负重,取物时应避免大幅度弯腰和髋部旋转,避免外伤。

## 六、目前研究进展

香港浸会大学中医药学院的一项研究发现,86.29%的坐骨神经痛病例的发病原因是骶髂关节错位,主要是由于骶髂关节错位引起双下肢不等长,继而引起骶髂、髋、膝、足踝等关节受力不均,对坐骨神经形成牵拉或卡压而诱发疼痛,这为临床上治疗坐骨神经痛提供了思路。目前,临床上治疗骶髂关节错位常用推拿疗法,包括单纯骶髂关节推拿治疗、配合腰椎关节的推拿治疗以及配合其他疗法的推拿治疗,均有显著疗效。王红锦等发现,目前国内外整复骶髂关节错位的方式大多以髂骨旋转为主,着力点主要集中在坐骨结节、髂后上棘及髂嵴,而日式骨盆按旋法有针对性地处理了各个关节,治疗骶髂关节错位联合耻骨联合分离取得良好疗效,且保护骶髂关节结构免受暴力损伤,增强复位后骶髂关节的稳定性。龙鑫等研究发现,骨盆按旋法治疗骶髂关节错位疗效确切,且以骨盆指标测量、脊柱指标测量所得数据证实了该方法的疗效。高圣海等采用不同手法复位骶髂关节错位,术后结合深部热疗法,可消肿止痛,促进损伤修复,临床效果显著。胡静国采用仰卧位屈髋屈膝旋转按压手法治疗骶髂关节错位,疗效显著,操作简便。张沁平等采用针刺对侧肩中穴(董氏奇穴)配合腰部定点斜扳法治疗骶髂关节错位,具有较好临床疗效。骶髂关节扭伤的主因是腰骶部扭转暴力,不仅导致腰腿痛,还间接导致双下肢不等长等问题,极大影响患者的日常生活、工作和美观。近年来,腰腿痛越来越成为临床关注的热点,研究表明,仅下腰痛的患者中就有10%~26.6%是由于骶髂关节错位所引起的。针对骶髂关节错位的治疗方法中,推拿手法具有实用性强、疗效显著、不易复发,患者接受度高等优点;通过推拿手法的应用,错位的骶髂关节能够得到纠正,同时建立新的内外平衡系统,值得临床进一步推广应用。

然而在具体临床治疗中,我们发现在对骶髂关节错位患者诊断过程中,缺乏标准。医者往往以主观经验进行判断,尤其是影像学指标,检查内容多具主观性。如在判断错位及复位时,仅触诊髂后上棘,常会受到如髂后上棘骨性凸起本身不规整,体积较大,以及双下肢等长与否等诸多因素影响,引起误判。且一些常用于诊断骶髂关节错位的指标也较容易与腰骶部其他疾病相混淆。因此,骶髂关节错位的诊断依据需进一步明确和完善。

(郭 亮 田 源 赵 霞)

# 第九节 尾 骨 痛

## 一、概述

尾骨痛是指多种原因引起尾骨部、骶骨下部的肌肉、筋膜、韧带等软组织损伤,导致疼痛。本病好发于女性,男女之比约为1:5.3,是临床上较为常见的疾病。

## 二、病因病机

本病的发生与多种原因相关,常见有外伤、慢性劳损、退行性变、解剖变异、感染等。急性损伤多为外力直接作用于尾骨,导致尾骨部肌肉挫伤、骨折或脱位,牵拉尾骨产生疼痛。慢性损伤多因长期久坐压迫尾骨部,或长期坐姿不良持续拉伤尾骨部关节囊或韧带致尾骨部疼痛。退行性变多由骶尾关节逐步退变、变窄、不规则或硬化,使关节被动活动时产生尾骨部疼痛。解剖变异多为尾骨呈锐角向前弯曲,易被干硬粪便挤压或冲撞而发生尾骨部疼痛。感染多为骨盆部感染灶,致骨盆肌肌炎或肌肉反射性痉挛,产生尾骨部疼痛。其他因素如第5腰椎滑脱、中央型腰椎间盘大块突出、肿瘤等压迫硬膜和神经根可致尾骨痛。功能性神经症、下骶神经根蛛网膜炎等均可产生尾骨痛。也有部分尾骨痛至今原因不明。尾骨痛发生的机制主要是以上各种原因导致尾骨部的炎症、出血、水肿,周围神经末梢压迫而产生疼痛。骨盆内肌肉,如肛提肌、尾骨肌、肛门括约肌等,因肌肉持续收缩造成局部缺氧、痉挛、乳酸堆积,使疼痛加重,形成恶性循环。

女性好发,其原因在于:①女性骶骨短而宽,尾骨后移和突出,骨盆宽,两坐骨结节距离大,易于受伤;②当女性怀孕后,妊娠期激素分泌改变,尾骨部韧带充血松弛,分娩时尾骨容易被推出移位产生疼痛,或胎头通过骨盆后三角时尾骨前方压力过大及因助产不当等因素均可引起尾骨疼痛。

### 三、诊断

部分患者有明显外伤史。主要症状是尾骨部疼痛,疼痛的轻重与体位及坐姿、座椅等均有一定关系。立位、走路时,因尾骨部不受力,疼痛较轻;坐软凳疼痛轻,坐硬凳痛甚。由站位到坐位,或由坐位到站位,均会使疼痛加剧,以后者更明显。有时患者为避免尾骨部受压,常采用半侧臀部坐凳。大便时亦会使尾骨痛加剧,若大便秘结时疼痛更显著。有时尾骨部可有蚁行感。尾骨部疼痛多呈局限性,但有时也有整个骶部、臀上部、下腰部,甚至沿坐骨神经疼痛,易误认为坐骨神经炎、盆腔内疾患或腰痛。长期尾骨痛者,有时可造成继发性神经症。

检查外观多无异常,约85%患者骶尾关节部、尾骨尖部或附着于尾骨两侧边缘的肌肉(肛提肌、尾骨肌及臀大肌内侧肌束)有压痛,局部肌肉痉挛。肛门直肠检查示骶尾关节处有不正常活动,伴有敏感及压痛。

X线摄片检查大多无异常,但可观察是否有骨折脱位。由其他疾病所致尾骨痛应做相应检查,并注意排除器质性或感染性疾病。

### 四、治疗

以针灸、推拿治疗为主,配合中药外敷、锻炼、封闭等方法治疗,必要时可考虑手术治疗。

1. 针灸治疗 根据本病的症状主要分布为骶尾部,主穴常选取八髎、局部阿是穴。取1.5~2寸一次性无菌针灸针,快速进针后平补平泻得气,配合电针治疗仪疏密波刺激,每次约20分钟。同时可施用温针灸,可达温通筋脉、化瘀止痛之功。此外,还应根据中医辨证,临证加减:风湿痹阻型,加针肾俞、命门、关元俞、殷门、足三里、阳陵泉等,可施用温针灸;寒湿痹阻型,加针腰阳关、命门、肾俞、秩边、阳陵泉、昆仑等,可施用温针灸;湿热痹阻型,加针膀胱俞、大肠俞、秩边、承扶、委中、条口、悬钟、昆仑等,不可施用温针灸;气滞血瘀型,加针腰俞、大肠俞、环跳、委中、阳陵泉、悬钟、昆仑等,可施用温针灸;气血虚弱型,加针关元俞、气海俞、肾俞、脾俞、足三里、养老等,可施用温针灸;肝肾不足型,加针命门、志室、肾俞、委中、太溪等,可施用温针灸。

2. 推拿治疗 推拿以放松手法和理筋手法为主。

(1)放松手法:用手背及小鱼际部位做滚法。用手背或小鱼际沿骶尾部,手腕做屈伸运动,从上至下、从下至上往返滚推3~5遍。然后右(左)手半握拳,以食、中、无名、小指的指间关节、掌指关节为着力点,手腕做屈伸运动,沿患者臀部向下之后侧、外侧、内侧从上往下滚推,每侧操作3~5遍。操作时要轻柔,有节奏感、深透感,频率不宜太快。用拇指指腹沿着骶尾正中嵴两侧软组织纵轴垂直的方向,从上而下,保持按压,并反复横向、纵向推按、弹拨骶骨周围软组织,缓解局部筋膜、韧带的痉挛。用此法之目的在于进一步松弛骶尾部及臀部肌肉及软组织,使肌肉得到放松,疼痛得到缓解。

(2)理筋手法:患者侧卧位,髋、膝尽量屈曲。医者佩戴手套,食指缓慢插入肛门内至骶尾骨两侧,触及肛提肌及尾骨肌肌束,深则可触及梨状肌肌束,沿着肌束方向按摩放松,力量由轻到重,待肌肉松解后,用食指和拇指加持尾骨慢慢向下牵引并摇晃,达到理筋、松解粘连的目的。该法尤其适合骶尾骨脱位、骨折或尾椎排列歪斜或有粘连的患者。

3. 提肛活动和臀部肌肉活动锻炼 有利于改善局部血液循环和增强尾骨部的稳定性。

4. 中药治疗

（1）中药内服：选用郭剑华科研方"腰舒汤"为基础方加减治疗。"腰舒汤"药用桑寄生、狗脊、党参、当归、熟地黄、丹参、川牛膝、制川乌、全蝎（研末吞服）。因尾骨痛主要为气滞血瘀，治疗宜活血化瘀、行气止痛，可在"腰舒汤"基础上加桃仁、红花、甲珠、川芎。后期治疗宜补益肝肾、舒筋活络，可在"腰舒汤"基础上加杜仲、怀山药，偏于肾阳虚者加肉苁蓉、淫羊藿、仙茅，偏于肾阴虚者去川乌加山茱萸、女贞子、墨旱莲、龟甲。水煎煮 3 次，取汁合用，早中晚各服 1 次，日 1 剂，5 剂为 1 个疗程，每疗程间隔 2 天。

（2）中药外敷：采用我院院内制剂"活血膏"（防风、狗脊、土鳖虫、红花、泽兰、木香、三棱等）、"消炎止痛膏"（独活、芒硝、生天南星、皂荚、生草乌、冰片、水杨酸甲酯等），在尾骨部及疼痛较甚处贴敷 12~24 小时，每日或隔日更换 1 次。

5. 其他疗法

（1）封闭疗法：可用曲安奈德注射液 20~40mg 加 1% 利多卡因溶液 2~5ml 局部痛点封闭注射。每周 1 次，2~3 次为 1 个疗程。封闭时应注意掌握注射深度，避免注入直肠。

（2）输液治疗：我们在临床中常用的药物有香丹注射液 20ml 加入 5% 葡萄糖溶液 250ml（糖尿病患者用 0.9% 氯化钠注射液），静脉滴注，每日 1 次，连续 5 天。静脉滴注香丹注射液适宜各种类型的病例。对尾骨损伤急性发作的患者，加输 20% 甘露醇 250ml+地塞米松磷酸钠注射液 10mg，连续 3 天。

（3）中频脉冲电治疗：可缓解肌肉痉挛，改善局部血液循环。

## 五、预防与调护

积极进行臀部肌肉锻炼，增强臀部力量，增强尾骨部的稳定性。要重视站姿训练，使尾骨向前移动，以减少尾骨损伤机会。患者坐位时宜用橡皮圈垫坐，以减少对尾骨部的压迫。发作期注意适当休息，平时注意避免外伤和防寒保暖。

1. 一般护理　按中医骨伤科一般护理常规进行。

2. 病情观察，做好护理记录　对急性发作期患者，观察疼痛的部位、性质、与体位变化的关系等情况。推拿前嘱患者排空大、小便。注意患者有无二便功能障碍，做好皮肤护理，防止湿疹、压疮的发生。

3. 给药护理　用药期间忌生冷及寒凉食物，同时外避风寒，以免加重病情。

4. 饮食护理　饮食宜营养丰富，忌食生冷、辛辣、滋腻之品。

5. 情志护理　关注患者情绪变化，做好思想疏导，使患者树立信心，积极配合治疗和护理。

6. 临证（症）施护　急性期嘱患者勿长期保持坐姿，以免进一步刺激局部引起疼痛加重；饮食宜清淡，且富含粗纤维，以免引起便秘；大便时不可用力。卧床休息，以屈髋屈膝姿势为宜，缓解疼痛。

7. 健康指导　勿久坐，重视站姿训练，减少对尾骨的压迫和损伤机会；注意休息，避风寒以免加重病情。

## 六、目前研究进展

尾椎损伤是临床常见病，常见症状为尾椎及周围组织疼痛，目前对这一局部症状尚无统一病名，散见于尾骨痛、尾椎骨折、尾椎脱位、尾椎错缝等报道中。其中，文献报道中最多以尾骨痛命名。尾骨痛是 Simpson 于 1859 年命名，至 1959 年，Thiclc 等指出尾骨痛不只是单纯性尾骨痛，它是骶骨下部、尾骨及其周围部位疼痛的综合征。但尾椎损伤的症状不止是疼痛，可有腹泻、便秘及眩晕、恶心、烦躁等神经精神症状，是有着一系列复杂症候群的疾病。

骶尾骨作为人体退化器官，个体差异较大。格兰特在解剖学方法中描述骶尾骨由 5 块骶椎融合在一起，尾骨包括 3~5 个尾椎，而张朝佑在解剖中发现，骶尾节数可出现 4~10 个。尾椎有时有 5 个，也可出现 3 个，或全部缺如。张浩、付江涛等调查大量无骶尾部损伤史的患者 X 线片表现，发现骶尾骨共同呈一个向前的均匀弯曲，但其变异较大。根据骶尾骨在 X 线侧位片上不同的弯曲形态，将其分为均匀弯曲型、骶骨成角型、尾骨成角型、尾骨脱位型 4 种类型。

尾椎位于脊柱最下端，容易受到直接或间接撞击，包括臀部落地伤、骶尾部撞击伤、踢伤、骑跨伤、车祸伤等，导致骶尾部韧带或肌肉急性牵拉伤，甚至尾椎骨折和脱位。Duncan GA 等研究发现，妇女分娩时尾椎关节可向后移30°左右,以利于分娩完成。如果骨盆狭窄或胎儿过大向后挤压尾椎,甚至产程过长也会导致尾椎脱位或尾椎周围的韧带、肌肉受伤。另外,多次轻微外伤,如电脑、电视旁久坐、骑马、长期便秘等导致尾椎生物力学效应发生改变,由周围的韧带、筋膜等组织进行代偿,一旦代偿失常,牵拉刺激尾椎附近的尾神经及周围韧带筋膜,产生分布区域的症状和体征。由于女性骶骨较短、较宽,其向前倾斜弧度较男性为小,加上苗条的女性皮下脂肪较少,故女性尾椎较为后移和突出。加之妊娠分娩等因素,尾椎结构及尾骨部软组织较松弛,易于受伤,且受伤后易致尾椎移位、脱位等变化。所以,临床上尾骨痛以女性患者更多见。

中医对尾骨痛的治疗效果确切。罗杰等整理孙树椿的骶尾部手法,对治疗外伤性尾骨痛疗效确切,可避免因强求复位带给患者的痛苦,减少反复复位的概率。手法操作:患者俯卧位,骨盆下垫一枕头;医者站于患者一侧,双手拇指在骶尾部轻揉轻顺,以患者能忍受为度,反复多次;一助手握踝部牵引,医者一手抱起患者双下肢,一手以大鱼际置于骶尾部,摇晃下肢数次;助手拉直下肢上抬,使腰部过伸,同时医者以大鱼际在骶尾部揉捻戳按。可重复数次。最后,患者仰卧位,助手握双踝;医者在一旁一手按膝前,一手按于骶尾部,两手相对用力按之。而后助手拉下肢伸直,并使患者骶尾部在医者大鱼际上滚过,结束治疗。嘱其卧床休息,局部避免受压。此手法首先以轻揉轻顺的理筋手法,舒缓因外伤所带来的软组织紧张状态,促进致痛物质吸收。然后以腰部过伸、揉捻戳按的连贯手法,借助后伸时肌肉韧带的牵拉使错位的尾骨尽量恢复正常位置。最后屈髋、并巧以大鱼际肌为软性支点,在伸直下肢过程中弹压骶尾骨近端,从而达到理筋正骨、活络止痛的目的。此外,刘仍军等对71例尾骨痛患者,采用独活寄生汤为主加减配合微波及药浴治疗,1~3个疗程,每个疗程10天,治愈45例,好转21例,无效5例,总有效率92.96%。

尾骨痛在临床上虽较常见,但不易被发现。这是因为尾骨痛患者出现的症状较分散,不固定集中于身体某一部位,且骶尾部症状指向性不明显,出现精神神经症状及月经异常时很难让医者联想到是尾椎的问题,多半会考虑癔症或是妇科问题,所以临床上很容易漏诊、误诊。因此,当临床工作者在遇到相关复杂症候群时,若能多一种思路,从尾椎着手,也许能收到奇效。

(郭 亮 田 源 赵 霞)

## 参 考 文 献

1. 张浩,李刚,鲁艺. 骶尾椎正常变异的影像学分析[J]. 中国矫形外科杂志,2004,12(18):1398-1399.

2. 付江涛,孟向超,李引刚,等. 骶尾骨变异的侧位X线分析[J]. 中国中医骨伤科杂志,2007,15(3):40-41.

3. 罗杰,于栋,赵国东. 手法治疗外伤性尾骨痛——孙树椿治疗筋伤临证经验10[N]. 中国中医药报,2010-11-08(004).

4. 刘仍军,李伟. 独活寄生汤为主加减配合微波及药浴治疗尾骨痛[J]. 中国民间疗法,2014,22(3):45.

# 第二十七章 髋 部 筋 伤

## 第一节 梨状肌综合征

### 一、概述

梨状肌综合征是指因梨状肌受凉或髋关节过多扭转发生损伤、痉挛、变性等导致梨状肌下孔狭窄,使通过该孔的坐骨神经和其他骶丛神经及臀部血管遭到牵拉、压迫或刺激,而引起的以一侧臀腿疼痛为主要症状的病证。梨状肌起始于第 2~4 骶椎前面骶前孔外侧和坐骨结节韧带,肌纤维穿出坐骨大孔后,抵止于股骨大转子。梨状肌把坐骨大孔分成上、下两部分,称梨状肌上孔和梨状肌下孔。自髂后上棘至尾骨尖做一连线,其中点至股骨大转子顶点的连线即梨状肌下缘。坐骨神经大多经梨状肌下孔穿出骨盆到臀部,部分有解剖变异者则从梨状肌内或梨状肌上孔穿过。若髋关节过度内、外旋,可损伤梨状肌。本病多见于中青年人,是临床腰腿痛的常见病之一。

### 二、病因病机

梨状肌综合征分为急性损伤和慢性劳损两种类型,多由间接外力所致。如闪、扭、跨越等使髋关节急剧外展、外旋,梨状肌猛烈收缩,或髋关节突然内旋,使梨状肌受到牵拉,可使梨状肌遭受损伤。反复下蹲等动作及其他慢性劳损,或感受风寒湿邪,或经历人工髋关节置换术后,或骨盆腔内炎症刺激,等等,也可使梨状肌遭受损伤而发病,特别是有坐骨神经走行变异者更易发本病。急性损伤可导致局部充血、水肿等炎症性反应及肌肉保护性收缩痉挛,使坐骨神经受到刺激、牵拉或挤压而出现臀腿疼痛等症状。慢性损伤的主要病理变化为局部肌纤维的变性、粘连与挛缩,因累及坐骨神经和臀下神经而出现臀部和下肢肌肉萎缩、肌力减退等一系列症状。久之,则可引起臀大肌、臀中肌萎缩。本病属中医学"痹病"范畴,与气血凝滞、经络闭阻有关。

### 三、诊断

有髋部扭闪外伤史或感受风寒湿等病史。患者臀部酸胀疼痛,向大腿后侧及小腿外侧放射,肌肉痉挛严重者呈"刀割样"或"烧灼样"疼痛,咳嗽、喷嚏时可加重疼痛,睡卧不宁,甚至走路跛行,偶有会阴部不适、小腿外侧麻木,常单侧发病。腰部无压痛和畸形,活动不受限。梨状肌肌腹有压痛和放射痛,有时可触及条索状隆起肌束。髋关节内旋、内收受限并加重疼痛,梨状肌紧张试验阳性;直腿抬高试验在小于 60°时,梨状肌被拉紧,疼痛明显,而大于 60°时,梨状肌不再被拉长,疼痛反而减轻。X 线检查多无异常发现,可用于排除髋部骨性病变。

### 四、治疗

本病临床应注意与腰椎间盘突出症、腰椎管狭窄症、臀上皮神经卡压综合征、坐骨神经炎等疾病相鉴别。治疗原则为早期尽快解除梨状肌对坐骨神经的压迫刺激,后期重点是预防粘连和肌肉萎缩。治疗以手法为主,配合药物、针灸、封闭等方法治疗。

1. 针灸疗法 患者取侧卧位,患侧朝上,在患侧寻找压痛点及圆形或条索状阳性反应点为主穴,并配用环跳、殷门、承扶、阳陵泉、足三里等穴位,以有酸麻感向远端放散为宜。针感不明显者,可加强捻转。急性期每天针刺 1 次,好转后隔日 1 次,常规消毒后,选取 1.5~3 寸一次性无菌毫针,进针后用泻法至得气,可配合温针灸,选 1~2 对穴位配合电针治疗仪疏密波刺激,同时将 TDP 照射患侧臀部。每次约 20 分钟。临证加减:①足太阳经型:患者站立位,让患者憋气后用力咳嗽,随咳针刺肩贞,得气后一面平补平泻行针,一面令患者活动髋部,做髋关节做外展、屈伸、旋转等动作;②足少阳经型:取肩髎,治法同上。

2. 推拿治疗　通过局部手法以缓解梨状肌痉挛,改善局部血液循环对神经的刺激和压迫,修复受损组织。推拿治疗首选理筋类手法:急性期手法宜轻柔和缓,切忌暴力,以免加重疼痛;慢性期手法宜深沉有力,以弹拨法为主。

(1)弹拨:患者侧卧位,患侧在上,患肢轻度屈髋屈膝,健肢伸直,医者先按揉臀部痛点,常为梨状肌体表投影处,使局部略有发热,然后医者双拇指重叠,触摸钝厚变硬的梨状肌,用力深压并用弹拨法来回拨动梨状肌,力量由轻到重,弹拨方向应与肌纤维走向相垂直,对较肥胖患者力度不够时,可用肘尖部深压弹拨。重症患者可取俯卧位实施手法治疗。

(2)按压:弹拨 10~20 次后,可向深部做痛点按压。

(3)伸筋:患者仰卧位,医者一手扶膝,一手握其踝部,尽量屈髋屈膝,然后将伤肢尽量内收内旋、伸直下肢,反复 3 次。患者俯卧,由外侧向内侧顺梨状肌纤维行走方向做推按捋顺,再两手握住患肢踝部向远端用力牵拉抖动下肢而结束。

上述针灸、推拿治疗每日 1 次,10 次为 1 个疗程,每个疗程间隔 2 天。

急性损伤初期,患者应卧床休息,减少负重及行走。

3. 中药治疗

(1)药物内服:采用郭剑华经验方"筋舒汤"。药物组成:当归 15g,熟地黄 15g,骨碎补 15g,杜仲 15g,鸡血藤 12g,川牛膝 12g,乳香 6g,续断 12g,丹参 12g。用法:诸药加水浸泡 20 分钟后,武火煮沸,再用文火煎煮 20 分钟,煎煮 2 次取汁 400~500ml,早晚饭后各服 1 次,日 1 剂,10 剂为 1 个疗程。加减:寒湿痹阻型,加羌活 12g、独活 12g、汉防己 10g;痰瘀阻络型,加法半夏 12g、陈皮 10g、红花 12g;气血不足型,加黄芪 20g、党参 15g;肝肾不足偏阴虚者加龟甲 30g(打碎先煎)、菟丝子 12g、女贞子 12g,偏阳虚者加鹿角胶 15g(烊化)、肉桂 10g、肉苁蓉 10g。

(2)药物外敷:采用重庆市中医骨科医院院内制剂活血贴膏(药物组成:当归、土鳖虫、三棱、莪术、红花、泽兰、续断、骨碎补、狗脊、木香、紫苏、五加皮等),将膏药贴在患处,第 2 天再撕掉膏药进行治疗。贴敷疗法不超过 10 次。对皮肤过敏者禁用。

## 五、预防与调护

1. 预防　患者平时须注意下肢、臀部的保暖,避免过劳及风寒湿的不良刺激,坚持进行适当的腰臀部肌肉功能锻炼。

2. 功能锻炼　急性期疼痛严重者,应卧床休息,以将伤肢保持在外旋、外展位为佳,避免髋关节的旋转活动,平时要避免风寒湿邪侵袭。疼痛缓解后,应加强髋关节及腰部功能锻炼,以减少肌肉萎缩,促进血液循环。

练功活动初期臀腿疼痛较重者,可在床上做踝和足趾的屈伸活动,以及股四头肌的舒缩活动锻炼。后期疼痛不明显时,应做髋屈伸、收展和旋转等各方向的活动锻炼,以尽快恢复肢体功能。锻炼应遵循循序渐进原则,以不劳累和额外增加痛苦为度,禁止做蛙跳动作。

(1)站立位,腰椎挺直,膝关节绷直,健侧下肢做支撑,将患侧下肢尽力后伸并维持 3~5 秒,然后收回,并与健肢并齐站定,10 次/组,2 组/次,3 次/d。

(2)五点支撑法:仰卧位,双膝屈曲,以足跟、双肘、头部当支点,抬起骨盆,尽量把腹部与膝关节抬平,并维持 3~5 秒,然后缓慢放下,一起一落为一个动作,10 次/组,2 组/d。

(3)飞燕法:俯卧位,头胸后仰,挺腹,上肢前伸举起、下肢伸直后伸,呈一弧形并维持 3~5 秒,然后缓缓放下,一起一落为一个动作,10 次/组,2 组/d。

(4)指导患者做髋关节内外旋、内收外展的被动锻炼。在做锻炼的时候,患者仰卧床上,患肢屈膝屈髋,亦可做双手推膝关节及患侧髋的内旋活动,每日2次,每次5~10分钟。

(5)患侧下肢力量锻炼:如空蹬练习法,患者仰卧位,先做踝关节背伸跖屈活动,然后屈髋屈膝用力向斜上方进行蹬腿动作,每日3~5次,每次15~20下。

3. 护理

(1)心理护理:患者长期承受疼痛的折磨,多数会有烦躁、焦虑情绪,还会担心疾病治疗效果及预后。责任护士应用通俗易懂的语言回答患者的疑虑,并运用专业知识为患者讲解治疗方法、注意事项及康复锻炼,介绍成功案例,解除患者紧张焦虑情绪。

(2)疼痛护理:观察患者疼痛性质、部位及规律,做好疼痛评估,注意臀部及下肢的防风、保暖,避免不良刺激。必要时遵医嘱给予通络止痛、活血化瘀药物。用药时应向患者说明药物的功效、注意事项及不良反应。

(3)饮食护理:饮食应偏于甘凉滋润,多吃滋阴清热生津食物,如百合、银耳、莲子、黄瓜、番茄等清凉食物,水果以西瓜、梨等甘寒之品为佳。忌食辛辣、香燥之品,如酒、茶、咖啡、油炸食品、羊肉等,并严禁吸烟,以防助燥伤津,加重病情。

(4)健康指导

1)指导患者休息时保持患肢外旋、外展位。让患者坚持空蹬训练,每日2~3次,每次5~10分钟,防止坐骨神经再粘连。

2)告知患者在站立或坐位时,可用患侧拇指指腹对梨状肌弹拨6~10次,以局部感到酸痛为度,也可在环跳穴进行由轻而重再由重至轻的按揉1~3分钟,以局部感到酸胀、发热为度。

3)告知患者在日常工作劳动中,避免受伤,同时避免风寒侵淫,过度劳累,以免加重病情。

## 六、目前研究进展

梨状肌综合征的治疗包括非手术疗法和手术疗法。非手术疗法有药物治疗、局部封闭、针灸推拿、理疗等。目前,较新的非手术疗法还有超声波及超短波治疗等。本病的首选治疗为非手术疗法,大部分患者经保守治疗后疼痛能缓解,极少数患者非手术疗法无效,在诊断明确下可行手术治疗。

大部分患者口服非甾体抗炎药、肌肉松弛剂等药物后,症状得以缓解。患者通过使用 NSAID,与安慰剂作对照,1周后症状缓解明显。布洛芬、对乙酰氨基酚等非甾体抗炎药都是通过抑制前列腺素的合成,阻止致痛物质的生成和释放,起到消炎、镇痛的作用,只是缓解临床症状,不能从根本上治疗疾病,长期服用还会出现胃痛、胃溃疡等胃肠道及心血管系统的不良反应。肌肉松弛剂也是治疗本病的一类常见药物。使用肌松药后与安慰剂作对比,前者肌肉的松弛度达5倍,14天症状得到改善,但常伴头晕、恶心、口干、嗜睡等不良反应。

物理疗法能够消除无菌性炎症,减轻梨状肌的充血和水肿,消炎镇痛,治疗时无创伤,患者易接受。超声波及超短波治疗,可镇痛、解痉,改善组织血液循环、营养代谢及软化瘢痕等。陈惠琼等使用电针、超短波配合温热式低周波综合治疗本病,总有效率高,操作简便,高于对照组,且复发率仅6.45%,治疗效果较为理想。林友聪等建议使用发散式冲击波治疗,成本低、效果好、安全可靠,可减轻患者经济负担。文志远等治疗113例患者,采用体外冲击波,以压力2.0~3.5Bar,频率10~15Hz,击打1 000~2 000次,对准扳机点明显处治疗,总有效率高于传统治疗组10个百分点。

封闭治疗疼痛的主要作用机制为阻断疼痛传导,使病灶区血管扩张、改善局部血液循环,消除无菌性炎症、减轻粘连,促进修复。Ozisik PA 等研究表明,通过 CT 引导梨状肌肌内注射较盲穿有更高的准确性,临床治疗效果好。Jeong HS 等研究认为,通过超声引导下梨状肌肌内注射糖皮质可使梨状肌水肿、粘连减轻,对坐骨神经的压迫减轻,大部分患者的疼痛可以缓解。Fanucci E 等认为,梨状肌综合征患者通过梨状肌肌内注射肉毒毒素后,疼痛明显缓解,且治疗后 MRI 评估报告发现,梨状肌形态发生明显改变。付爱玲借助彩色多普勒超声,用探头区分坐骨神经和血管的位置,标注记号,将 2% 利多卡因与复方倍他米松注射液混合作为阻滞药物,能够明显缓解症状。

很多学者并不建议首选手术治疗,只有经保守治疗无效的情况下,才考虑选择手术。手术是从根本上解除梨状肌对坐骨神经的压迫和刺激,必要时可切断或切除部分梨状肌。正常梨状肌表面为鲜红色,触感柔软,而病变的梨状肌则以肌纤维化多见,大部分正常肌肉被瘢痕组织所替代,表面苍白呈挛缩状,压迫坐骨神经。Haghnegahdar A 等先将坐骨神经牵开,将卡压坐骨神经段的梨状肌切除,解除对坐骨神经的卡压,之后将病变的梨状肌切除。张海波采用连续硬膜外麻醉,在臀部深层中找出坐骨神经干,探清坐骨神经与梨状肌的位置关系,切断梨状肌的止点,即在股骨大转子附着的腱性部分,使梨状肌一端可自由收缩,如果还是挤压坐骨神经,则将梨状肌给予部分切除,共治疗 29 例患者,治愈 27 例,好转 2 例,无一例复发。

(胡　晓　徐慧华)

### 参 考 文 献

1. 姚斌. 牵引针法配合理筋治疗梨状肌综合征 50 例[J]. 光明中医,2017,32(9):1319-1321.
2. 刘国华,张明岛,施杞. 上海市中医病证诊疗常规[M]. 2 版. 上海:上海中医药大学出版社,2003:389-390.
3. van Tulder MW,Scholten RJ,Koes BW,et al. Nonsteroidal anti-inflammatory drugs for low back pain:a systematic review within the framework of the Cochrane Collaboration Back Review Group[J]. Spine,2000,25(19):2501-2513.
4. Browning R,Jackson JL,O'Malley PG. Cyclobenzaprine and back pain:a meta-analysis[J]. Arch Intern Med,2001,161(13):1613-1620.
5. 陈惠琼,冯顺燕,徐坤玉,等. 温热式低周波治疗梨状肌综合征的疗效分析[J]. 牡丹江医学院学报,2014,35(4):103-105.
6. 林友聪,郑文忠,李莉. 发散式冲击波治疗梨状肌综合征的疗效及经济学评价[J]. 颈腰痛杂志,2016,37(4):314-316.
7. 文志远,张维斌. 体外冲击波治疗梨状肌综合征随机平行对照研究[J]. 实用中医内科杂志,2013,27(5):119-121.
8. Ozisik PA,Toru M,Denk CC,et al. CT-guided piriformis muscle injection for the treatment of piriformis syndrome[J]. Turk Neurosurg,2014,24(4):471-477.
9. Jeong HS,Lee EG,Lee EG,et al. Long-term assessment of clinical outcomes of ultrasound-guided steroid injections in patients with piriformis syndrome[J]. Ultrasonography,2015,34(3):206-210.
10. Fanucci E,Masala S,Sodani G,et al. CT-guided injection of botulinic toxin for percutaneous therapy of piriformis muscle syndrome with preliminary MRI results about denervative process[J]. Eur Radiol,2001,11(12):2543-2548.
11. 付爱玲. 彩色多普勒超声引导神经阻滞治疗梨状肌综合征的临床体会[J]. 河南外科学杂志,2016,22(1):57-58.
12. 江新梅. 肌肉活检的临床应用[J]. 中风与神经疾病杂志,2011,28(6):190-192.
13. Haghnegahdar A,Sedighi M,Motalebi H. Piriformis muscle syndrome:a recurrent case after surgical release[J]. J Surg Case Rep,2015,2015(8):rjv105.
14. 张海波. 梨状肌综合征 29 例手术治疗分析[J]. 中国矫形外科杂志,2004,12(5):388-389.

# 第二节　臀上皮神经卡压综合征

## 一、概述

臀上皮神经卡压综合征是臀上皮神经在其走行过程中受到肌肉、筋膜、骨性纤维管的卡压或嵌顿,而引起一系列神经分布区不同程度的感觉障碍、自主神经功能障碍、营养障碍,甚至运动功能障碍为特征的症候群。该病是一个早已存在但未引起重视的临床常见病,属于中医"痹病""痛证""麻木""不仁"等范畴。

## 二、病因病机

本病的发生与解剖性因素、全身性因素、姿势和职业性因素、应力集中、筋膜间室内高压等有关。因臀上皮神经走行途经某些解剖部位,如经过骨性隆起和纤维骨性管道时,易遭遇反复摩擦刺激或受压。若再遭受急慢性损伤、腱鞘滑膜炎、骨关节病、肿物生长等局部因素,则更易发病。活动少和肢体惯于长时间维持在某种使神经受压或牵拉的姿势不动,或工作中神经反复受压、摩擦均可引起本病。围绝经期妇女、老年人及某些全身性疾病患者也易发病。以上因素可导致神经功能障碍,引起肌力减退、肌肉僵硬、水肿、感觉异常和疼痛等。

中医学认为,本病病因是风、寒、湿、热邪侵扰及病理产物痰、瘀为患,病机为正气内虚、气血阻滞、痰湿积聚、脉络不和。

## 三、诊断

本病主要症状是腰臀部疼痛,疼痛性质为规律性或阵发性跳痛、刺痛或撕裂样疼痛,常剧痛难忍。急性期疼痛较剧烈,向大腿后外侧放射,一般不超过膝关节;慢性期可见臀部麻木,无下肢麻木。以无明显诱因出现疼痛和不适为临床特点。体征主要有压痛、感觉异常、肌肉紧张、神经干叩击试验阳性等。臀部可查到明显压痛点,局部可触及痛性结节或条索状包块。感觉异常为感觉过敏、减退或缺失,其特点是范围较小,往往在臀上皮神经支配的范围之内,但界限模糊,一般多无运动障碍。肌肉紧张为疼痛刺激的保护性反应。

X线检查无异常改变,体感诱发电位和肌电图检查有传导异常,对本病的诊断有参考价值。

本病应与神经干卡压、周围神经炎、腱鞘炎等疾病相鉴别。

## 四、治疗

由于造成臀上皮神经卡压的病因与局部的病理改变较复杂,治疗时绝非一方一法就能奏效,故治疗的基本原则是审证求因、辨证施治。治疗的关键在于减张与减压。

1. 推拿手法 推拿多在病变局部施以按法、揉法、拿法、擦法、弹拨法为主,目的是解除肌肉痉挛,松解软组织粘连,调节能量代谢,改善体内信息传递通道,恢复人体动态平衡。

(1)推揉:患者俯卧位,医者站其患侧,在腰臀部及患肢做推法,反复施术3~5次,然后行轻柔的滚、按、揉等手法放松痉挛的肌肉。

(2)点按:拇指或肘尖点按肾俞、大肠俞、关元俞、居髎、环跳、殷门、委中等穴位,再点压及旋揉患侧臀中肌、梨状肌,然后沿髂嵴点按压痛点。

(3)弹拨:双手拇指重叠或用肘在患侧髂嵴最高点内侧找到条索状物(臀上皮神经支配区),做与纤维鞘垂直方向的弹拨手法,将条索状物向外向上弹拨,以患者能承受为度,再静按2分钟。

(4)理筋:以理筋整复手法,顺着臀上皮神经走行方向,自上而下施术。

(5)斜扳:若病变部位在上腰段,患者下半身屈曲较大,若病变部位在下腰段,则患者上半身屈曲较大,医者两手反向斜扳,可感到后关节有移位。

(6)牵拉:患者屈髋屈膝内旋牵拉,以拉长肌纤维松解臀部及下肢后侧肌群,持续1分钟。

推拿每日1次,10次为1个疗程。

2. 针刀治疗 患者俯卧位,在第3腰椎横突点,髂嵴中后部,用2%利多卡因溶液做局部麻醉,使用汉章I型针刀。

(1)第一支针刀松解第3腰椎横突点的粘连和瘢痕:找取第3腰椎棘突中点旁开3cm,在此定位,刀口线与脊柱纵轴平行,针刀经皮肤、皮下组织,直达横突骨面,刀体向外移动,当有落空感时即到达第3腰椎横突尖,在此用提插刀法切割横突尖的粘连和瘢痕2~3刀,深度不超过0.5cm,以松解臀上皮神经在横突尖部的粘连和瘢痕。

(2)第二支针刀松解臀上皮神经入臀点的粘连和瘢痕:在髂嵴中后部压痛点定位,刀口线与脊柱纵轴平行,针刀经皮肤、皮下组织,直达髂骨骨面,刀体向上移动当有落空感时,即达髂嵴上缘臀上皮神经的入臀点,纵疏横剥2~3刀,深度不超过1cm,以松解臀上皮神经入臀点的粘连和瘢痕。

针刀松解术毕,患者仰卧位,屈膝屈髋1~2次。针刀1周1次,3次为1个疗程。

3. 针灸治疗 取阿是穴或循经取穴、局部配穴针刺治疗,或加温针灸。

4. 中药治疗

(1)中药外敷:采用重庆市中医骨科医院院内制剂活血贴膏(药物组成:当归、土鳖虫、三棱、莪术、红花、泽兰、续断、骨碎补、狗脊、木香、紫苏、五加皮等),将膏药贴在患处,第2天再撕掉膏药进行治疗。贴敷疗法不超过10次。对皮肤过敏者禁用。

(2)中药内服:采用郭剑华经验方"筋舒汤"。药物组成:当归15g,熟地黄15g,骨碎补15g,杜仲15g,鸡血藤 12g,川牛膝 12g,乳香 6g,续断 12g,丹参 12g。用法:诸药加水浸泡 20 分钟后,武火煮沸,再用文火煎煮 20 分钟,煎煮 2 次取汁 400~500ml,早晚饭后各服 1 次,日 1 剂,10 剂为 1 个疗程。加减:寒湿痹阻型,加羌活 12g、独活 12g、汉防己 10g;痰瘀阻络型,加法半夏 12g、陈皮 10g、红花 12g;气血不足型,加黄芪 20g、党参 15g;肝肾不足偏阴虚者加龟甲 30g(打碎,先煎)、菟丝子 12g、女贞子 12g,偏阳虚者加鹿角胶 15g(烊化)、肉桂 10g、肉苁蓉 10g。

## 五、预防与调护

1. 预防

(1)纠正不良的工作姿势,避免肢体过度劳累。

(2)注意局部保暖,避免久居潮湿之地,以防感受风寒湿邪侵袭而加重病情。

(3)积极锻炼,增强肌力。

2. 功能锻炼

(1)脊柱后伸功能训练:患者俯卧于床上,双上肢伸直支撑,先抬头,再撑起上半身,腹部紧贴床上,做腰部向后伸展动作,使脊柱腰段尽量后伸并保持 5~10 秒。

(2)飞燕式锻炼:患者俯卧位,双下肢自然伸直,双手置于腰后,抬头,同时上胸部及双下肢离床,以腹部为支撑点,使身体后伸成一弧线,形似飞燕,吸气停留 3~5 秒后呼气还原。

以上动作每 10 次为一组,每日 2~3 组。后伸功能训练可以矫正腰段脊柱的生理弧度,调节脊柱内源性稳定肌的紧张度,增强腰背部肌力,纠正腰椎小关节紊乱,改善椎间孔容积,从源头上避免臀上皮神经再次粘连和卡压可能,防止复发。

3. 护理

(1)心理护理:入院接待态度和蔼、主动热情,入院介绍要详细、周全。生活指导要具体、科学、易懂,检查、治疗目的要讲解清楚,护理、服务要及时、细心、到位,最大限度消除患者初到医院的紧张陌生感和对疾病的恐惧、悲观情绪,积极疏导、消除患者的负性心理。

(2)一般护理:患者入院后给予常规检查,了解全身情况。保持病房环境安静、清洁、温湿度适宜,给患者提供舒适的休息环境。

(3)饮食护理:饮食应清淡易消化、丰富蛋白质及维生素,如瘦肉、鸡蛋、牛奶、新鲜蔬菜及水果。同时应多饮水,以帮助排出体内毒素,并忌食辛辣刺激性食物。

(4)小针刀治疗的护理

1)治疗前做好解释工作,消除患者对麻醉、手术的疑虑、不安和害怕,树立信心,取得患者配合。

2)治疗过程中密切观察患者神志、面色、生命体征的变化,询问患者感觉,做好观察记录。

3)治疗后回病房卧床休息,密切观察病情变化,若有头晕、心慌、胸闷、恶心、疼痛、血肿等不适症状,立即向医师汇报,及时妥善处理。3 天内针眼局部忌水,避免发生感染。

## 六、目前研究进展

臀上皮神经卡压综合征被越来越多的医务工作者重视,大家已经认识到感受疼痛的感觉终器主要由游离神经末梢引起,从生物力学角度来看,释放局部软组织高张力可以减轻疼痛。

非甾体抗炎药可用于治疗炎症、疼痛和发热,其作用机制是抑制前体酶环氧合酶(COX)而阻断前列腺素的合成。文献对非甾体抗炎药长期治疗是否有效相矛盾,但联合其他药物治疗慢性疼痛有效,可作为辅助疗法。阿片类和镇痛药治疗慢性疼痛,副作用维持在可耐受状态。Eisenberg 等用 meta 分析法研究阿片类药物试验,发现短期治疗效果不一致,但中长期试验结果表明阿片类对疼痛抑制效果明显优于安慰剂。吗啡镇痛作用强,与其他药物联合应用效果更佳,对其他药物无效者可考虑使用。抗抑郁药包括三环类抗抑郁药和非三环类抗抑郁药。前者如阿米替林、丙咪嗪、氯丙嗪、多虑平等,后者包括选择性 5-羟色胺再摄取抑制剂等。其中,三环类抗抑郁药是目前对神经病理性疼痛疗效较好的药物之一,其机制与阻断中枢神经对 5-羟色胺和去甲肾上腺素的重摄取、钠离子通道阻滞作用和 N-甲基-D-天冬氨酸(NMDA)受体拮抗作用有关。抗癫痫药物治疗神经痛是基于观察到癫痫和神经痛模型具有相似的病理生理过程。近几年来,抗癫痫药成为治疗神经痛的重点药物,代表药物包括卡马西平、拉莫三嗪、利多卡因、加巴喷丁、普瑞巴林等,其中加巴喷丁和普瑞巴林的表现令人瞩目。目前,加巴喷丁已经成为治疗神经性疼痛的标准疗法,成为美国市场上应用最广泛的药物之一。普瑞巴林与加巴喷丁相似,但具有剂量低、服药次数少和副作用少的优点。

神经阻滞作为一种治疗手段可同时起到神经阻滞及肌肉松弛的双重功效,对臀上皮神经卡压综合征疗效明显,治疗后患者肌力有显著恢复。神经阻滞可阻断神经性疼痛的恶性循环,阻断疼痛传导,改善血液循环及神经营养状况。神经阻滞最常用的是指在感觉神经末梢的阻滞,组织内或附近注入药物或以物理方法阻断痛觉神经传导通路。神经阻滞包括化学性和物理性神经阻滞。化学性神经阻滞是采用局部麻醉药物阻断神经传导功能。在局部痛点注射局部麻醉药,能获得较长时间满意的止痛效果,而且反复注射后,能切断疼痛恶性循环,可使疼痛不再出现。常用药物包括局部麻醉药、B族维生素、激素制剂及阿片类镇痛药物。有人在鞘内和硬膜外注射长效皮质类固醇治疗,结果表明醋酸泼尼松龙每周注射 1 次,连续 4 周,可明显减轻痛觉超敏及持续性和撕裂性疼痛,且鞘内组较硬膜外组作用明显。

对于臀上皮神经卡压综合征患者多种保守治疗无效的,可手术松解治疗。目前,常用术式包括神经干周围松解术、神经外膜松解术、神经束膜松解术以及神经松解移植术。何宁等采取手术治疗 48 例经保守治疗无效的臀上皮神经卡压综合征,45 例治愈,于术后第 2 天疼痛即解除,症状、体征逐渐消失。

除上述传统治疗以外,还有一些如脉冲射频治疗、基因治疗、电刺激镇痛、肉毒杆菌毒素注射等非常规治疗手段。其中,基因治疗通过改变人体内基因表达以达到治疗疾病目的的治疗方法,为治疗慢性疼痛开拓了新领域。肉毒杆菌毒素在常规理疗(肌电刺激)无效的情况下,通过控制肌肉痉挛来缓解疼痛,有较好疗效。

(胡　晓　徐慧华)

## 参考文献

1. 魏美钢,贺毅,王必胜,等. 臀上皮神经卡压综合征的诊断与治疗[J]. 中国实用神经疾病杂志,2009,12(5):62-64.

2. 吴绪平,张天民. 针刀医学临床研究[M]. 北京:中国中医药出版社,2011:390.

3. Miller A,Rabe-Jabłońska J. The effectiveness of antidepressants in the treatment of chronic non-cancer pain--a review[J]. Psychiatr Pol,2005,39(1):21-32.

4. Eisenberg E,M cN ico IED,Carr DB. Efficacy and safety of opioid agonists in the treatment of neuropathic pain of nonmalignant origin:systematic review and meta-analysis of randomized controlled trials[J]. JAMA,2005,293(24):3043-3052.

5. Ro LS,Chang KH. Neuropathic pain:mechanisms and treatments[J]. Chang Gung Med J,2005,28(9):597-605.

6. Sills GL. The mechanisms of action of gabapentin and pregabalin[J]. Curr Opin Pharmacol,2006,6(1):108-113.

7. 何宁,熊敏,余化龙,等. 臀上皮神经卡压综合征的手术治疗[J]. 湖北医药学院学报,2010,29(5):437-438.

8. Smith HS,Audette J,Royal MA. Botulinum toxin in pain management of soft tissue syndromes[J]. Clin J Pain,2002,18(6 Suppl):S147-S154.

# 第三节　髋关节一过性滑膜炎

## 一、概述

髋关节一过性滑膜炎是儿童时期由非特异性炎症引起的以髋关节急性疼痛、肿胀、活动受限为主要特征的一种自限性疾病。目前,对其发病机制尚无统一认识,故临床病名称谓很多,如髋关节暂时性滑膜炎、髋关节单纯性滑膜炎、小儿髋关节半脱位、应激髋综合征等。本病好发于 3~12 岁儿童,男孩较女孩多见,好发于右侧。对于本病,关键要早期诊断,及时给予相应处理,虽然部分患儿可自行痊愈,但多数仍需采取针对性治疗,若延误治疗,有发生股骨头骨骺缺血性坏死的可能,造成日后发育障碍。

## 二、病因病机

本病病因至今尚未明确,大多认为与过度运动、感染、外伤及先天因素有关。儿童时期,其髋臼、股骨头发育尚未成熟,关节囊及周围韧带松弛,股骨头活动范围较大,当奔跑跳跃、不慎跌倒等使下肢过度外展、外旋时,髋关节间隙增大,滑膜被关节腔的负压吸入后并嵌顿其中,造成滑膜组织的充血水肿,继而出现髋关节的疼痛肿胀、活动障碍、跛行。病程一般 3～14 天,部分患儿可自行痊愈。

中医学认为,本病是由正气受损,风寒湿邪流注关节,经脉痹阻所致。正如《医宗金鉴·正骨心法要旨》所述:"若素受风寒湿气,再遇跌打损伤,瘀血凝结,肿硬筋翻,足不能直行。"

### 三、诊断

患儿发病前多有奔跑、跳跃、跌倒等运动外伤史,上呼吸道感染史,痢疾史,或存在其他感染病灶。本病好发于 3～12 岁儿童,多数发病急骤,无明显全身症状,表现为突然发作的髋部疼痛、跛行,动则痛剧,可伴有同侧大腿及膝关节疼痛。双下肢不等长,患肢假性延长在 2cm 以内,患侧髋关节处于屈曲、内收、内旋位,腹股沟前方有压痛,"4"字试验、托马斯征均阳性。

X 线髋关节摄片检查显示髋关节囊肿胀,关节间隙稍增宽,无骨质破坏。实验室检查白细胞总数可增高,血沉略增快。B 超检查可见关节腔积液,关节囊肿胀,回声减低,欠均匀。髋关节穿刺检查见关节液透明,细菌培养为阴性。关节囊滑膜组织检查为非特异性炎症变化。

本病应注意与髋关节滑膜结核、髋化脓性关节炎、风湿性关节炎、股骨头骨骺炎等疾病相鉴别。

1. 髋关节滑膜结核　有明显结核中毒症状,初起症状为髋部疼痛,患髋活动受限,跛行,髋关节屈曲挛缩畸形。X 线片可见关节囊肿胀,关节间隙稍宽,晚期可发展为骨关节结核,骨质破坏明显。

2. 髋化脓性关节炎　起病急、高热、寒战,白细胞总数及中性粒细胞数升高,血沉加快,重者可出现败血症表现。髋部疼痛、活动受限,患肢短缩屈曲畸形,关节穿刺可抽出脓性液体,细菌培养可见化脓菌生长。

3. 风湿性关节炎　多表现为多发性、游走性关节痛,伴有高热,关节症状较重。血沉加快,抗链球菌溶血素"O"升高。

4. 股骨头骨骺炎　患儿髋关节活动轻、中度受限,"4"字试验阳性,而托马斯征常为阴性。X 线片显示股骨头骨骺密度增高或碎裂,股骨颈变短、变宽。

### 四、治疗

治疗原则为尽快解除滑膜组织的嵌顿,避免负重和限制关节活动,以免增加关节囊内压而危及股骨头血供。以手法治疗为主,配合药物、卧床休息等治疗。

1. 针灸治疗　选取患侧阿是穴(即压痛点及圆形或条索状阳性反应点)为主穴,配以居髎、髀关、环跳、秩边、承扶、急脉。针具选用 Ø 0.30mm×75mm 一次性无菌针灸针,针刺主穴时针尖指向病所,用滞针法,使针感循经放射为宜,并温针灸 2 炷;针刺配穴采用快速捻转进针法,得气后施以平补平泻法,并配合电针连续波刺激,同时将 TDP 照射患处。每次 20 分钟,每日 1 次。

2. 推拿手法

(1)点揉放松:患者侧卧,患髋在上,医者用双手或单手采用拿、揉、点、按等手法放松患髋前后及下肢肌肉,力量适度,以缓解股内收肌群的痉挛。

(2)牵拉旋髋法:患者仰卧于治疗床上,医者立于患者足端,双手紧握患肢踝关节,用力牵拉患肢,持续 20～30 秒后,尽量屈膝屈髋,并做顺时针、逆时针旋转髋关节(力度以患者能忍受为度),反复 5～10 次,最后再用力牵拉患肢,持续 20～30 秒。每日 1 次。

3. 固定方法　患者应卧床休息,患肢制动,避免患肢过度外旋、外展。若患儿不配合,可进行患肢持续皮肤牵引,以缓解肌肉痉挛,降低髋关节囊内压,防止关节挛缩,减轻疼痛。

4. 中药治疗　选用活血膏(重庆市中医骨科医院院内制剂,药物组成:防风、土鳖虫、狗脊、红花、泽兰、木香、三棱等)、止痛消炎膏(药物组成:独活、生天南星、生草乌、皂荚、芒硝、水杨酸甲酯、冰片),将两种药膏各取等份混合后,在髋部疼痛处贴敷 8～12 小时,每日 1 次。

### 五、预防与调护

1. 预防　本病病因至今尚未明确,大多认为与过度运动、感染、外伤及先天因素有关。平时加强锻炼,增强体质,勿使下肢过度外展、外旋,避免髋部损伤。

**2. 功能锻炼**

(1)治疗期间尽可能限制髋关节活动以及下肢负重行走,适当做髋关节适宜屈伸活动,以及踝和足趾的屈伸活动,同时配合患肢按摩,加强患肢肌肉锻炼,防止股四头肌萎缩,增强关节稳定性,又可改善血液循环,从而增加组织营养及代谢过程,促进炎症消除及渗出物吸收。

(2)责任护士指导患儿主动进行股四头肌等长收缩,踝关节及足趾的主动运动,以防止关节僵硬及跟腱挛缩。

**3. 护理**

(1)心理护理:患儿入院时热情接待、面带微笑、语言亲切、动作温柔,消除患儿恐惧、哭闹、害怕进医院的心理。进行护理操作时力求轻快、一次成功,与患儿建立融洽的护患关系。配合医师做好家长的工作,减轻家长的心理负担,告知此病是可治愈的疾病,营造轻松愉快的环境,提高患儿及家长配合治疗的依从性。

(2)卧床休息:严格控制患肢负重,避免进一步损伤。责任护士应告知患儿及家长禁止让患儿站、跪、爬、下地行走,避免加重病情。

(3)皮牵引护理

1)建立牵引患者床头护理卡,便于对照观察,进行正确护理。牵引护理卡内容包括患儿姓名、年龄、诊断、牵引开始日期、牵引重量、患肢长度、健肢长度、患肢体位及需制动部位。

2)向患儿及家长详细说明牵引后肢体应保持的正确位置及注意事项,如出现不适及时向医护人员反映。

3)每2小时观察患肢末梢血液循环、温度、活动及感觉情况,如患肢末梢苍白、青紫、温度较健侧低均为血液循环障碍的表现,需及时处理。

4)保持患肢、牵引绳与滑轮在同一直线上,要注意检查牵引绳不应脱离滑轮的滑槽,任何重物不应压迫牵引绳,牵引铁砝码不能触地或中途受阻,牵引肢体远端不能抵住床栏或被褥等而受阻。

5)保持床铺清洁干燥,定时按摩受压部位,防止压疮发生,密切观察皮肤有无过敏情况,如皮炎、水疱等。

(4)TDP理疗的护理:在使用过程中,男孩要注意遮盖阴囊部位,照射时烤灯的高度为30~50cm,避免烫伤。每天2次,每次20~30分钟,7天为1个疗程,2个疗程后判断治疗效果。

(5)饮食护理:治疗期间患儿的饮食应清淡易消化、富含蛋白质及维生素,如瘦肉、鸡蛋、牛奶、新鲜蔬菜及水果。同时应多饮水,以帮助排出体内毒素,并忌食辛辣刺激性食物及膨化食物。

## 六、目前现状研究

髋关节一过性滑膜炎病名中有"一过性"三字,约束了人们对本病的进一步认识与研究,常使本病不能受到重视。孙客等观察了705例患儿,发现经治疗后仍有49例复发,复发率为6.95%。Landin等曾报道在首次发病后随访1~5个月,发现有3.7%患儿被诊断为股骨头缺血性坏死,并认为发生股骨头缺血性坏死与本病有无得到及时正确治疗或指导直接相关。应当正确认识本病,予以足够重视,做到早发现、早诊断、早期并且规范性治疗以及随诊。在治疗髋关节一过性滑膜炎方面,中西医各有所长。目前,治疗儿童髋关节滑膜炎的报道较多,主要采用制动、皮牵引、抗菌消炎、抗病毒、TDP或微波等理疗、补充钙剂、静脉滴注改善微循环药物、关节腔穿刺抽液后注射糖皮质激素与局麻药混合液或臭氧、关节镜及手术等方法进行综合性治疗。

西医治疗主要采取卧床休息或下肢皮肤牵引,使滑膜组织在充血水肿阶段避免进一步损伤,从而避免病情加重及变得更为复杂。皮肤牵引在某种程度上能起到髋关节减压作用,可对抗因疼痛所致的髋关节周围肌肉紧张、痉挛,适当增宽髋关节间隙,有利于关节囊炎症、水肿的吸收和消除。水平皮肤牵引可制动患肢,牵引时患者仰卧,患肢外展30°,牵引重量为体重的1/10~1/8,每日可牵引20小时以上。卢有琼将468例儿童髋关节滑膜炎患儿分为皮肤牵引治疗组379例,卧床休息对照组89例,结果显示,对照组临床治愈率88.76%(79/89),治疗组临床治愈率95.25%(361/379),两组比较差异有统计学意义。较严重者可配合药物治疗,对于有上呼吸道感染史者,应使用合适的抗生素和非甾体抗炎药、维生素 C 治疗,以缓解疼痛、对抗原发病和防止混合性感染。

中医治疗方式也较多样,可有中药内服、外敷、熏洗、手法理筋、针灸治疗等手段。刘召勇将本病分为气滞血瘀、风寒湿痹、肝肾不足 3 型,辨证治疗髋关节滑膜炎 66 例,分别治以活血化瘀、行气止痛(当归、川芎、生地黄、赤芍、红花、桃仁、香附、青皮、土鳖),祛风湿、除痹痛(羌活、当归、姜黄、黄芪、赤芍、防风、生姜、炙甘草),补益肝肾(生地黄、熟地黄、黄芪、炒白术、党参、茯苓、当归、白芍、川芎、肉桂、炙甘草),小于 6 岁者,各药量减半,并根据临床表现,临证加减。结果:治愈 54 例(81.82%),好转 10 例(15.15%),未愈 2 例(3.03%),总有效率 96.97%。林玉成采用中药煎剂熏洗患髋治疗 26 例一过性滑膜炎患儿(方剂药物组成:威灵仙、川芎、防风、豆豉姜、木瓜、海桐皮、艾叶、桑枝、苍术、红花、络石藤、宽筋藤、石楠藤,日 1 剂,5 日为 1 个疗程),结果显示,治疗 1 个疗程痊愈 9 例,2 个疗程痊愈 13 例,有效 4 例,治疗 2 个疗程有效率 100%。吴超英等以手法为主治疗 78 例本病患儿,先用松解手法松弛患处肌肉,一手扶膝,一手握住踝部,使髋膝屈曲,将髋内收、内旋、伸直,反复运动数次;所有病例经治疗 1~2 次后,治愈 72 例,好转 4 例,未愈 2 例,总有效率 97.44%。

经上述保守治疗症状无好转,X 线片髋关节内侧间隙有加宽趋势,病程持续 4 周以上者,经各种检查仍无法与其他严重关节疾病鉴别者,反复发作且症状逐渐加重者,考虑手术治疗。髋关节镜具有创伤小、恢复快、并发症少、疗效好的优点,是诊治髋关节一过性滑膜炎的较佳手段。

(胡　晓　徐慧华)

### 参 考 文 献

1. 汪维平. 复合伤儿童心理护理 1 例[J]. 海军医学杂志,2005,26(2):189-190.
2. 何晓真,张进川. 实用骨科护理学[M]. 郑州:河南医科大学出版社,1999:407-431.
3. 孙客,唐盛平,于薇,等. 儿童髋关节暂时性滑膜炎临床流行病学分析[J]. 实用儿科临床杂志,2007,22(3):230,232.
4. Landin LA,Danielsson LG,Wattsgård C,et al. Transient synovitis of the hip. Its incidence, epidemiology and relation to Perthes' disease [J]. J Bone Joint Surg Br,1987,69(2):238-242.
5. 过邦辅. 矫形外科学[M]. 2 版. 北京:科学技术文献出版社,2004.
6. 卢有琼. 468 例儿童髋关节一过性滑膜炎的治疗及护理体会[J]. 重庆医科大学学报,2009,34(7):973-975.
7. 黄辉. 内外兼治儿童髋关节滑膜炎 62 例[J]. 中医药临床杂志,2006,18(5):507.
8. 刘召勇. 中医辨证治疗儿童暂时性髋关节滑膜炎[J]. 中医正骨,2007,19(2):36-37.
9. 林玉成. 中药外洗治疗小儿髋关节滑膜炎 26 例报告[J]. 中国中医药杂志,2004,2(11):474-475.
10. 吴超英,张建新,罗演铮. 手法为主治疗儿童髋关节滑膜炎 78 例[J]. 中国中医骨伤科杂志,2003,11(6):48-49.
11. 吉士俊,潘少川,王继孟. 小儿骨科学[M]. 济南:山东科学技术出版社,1998:461-463.

# 第四节　髋部滑囊炎

## 一、概述

髋部滑囊炎是指各种因素引起髋关节周围的滑囊积液、肿胀和炎症反应,导致局部疼痛、活动受限的一类病症。髋部周围有较多滑囊,其中重要的有髂耻滑囊、股骨大转子滑囊和坐骨结节滑囊。髋部这些滑囊都直接或间接有助于髋关节的运动,减少肌腱与骨关节的摩擦。本病多与职业有关,可发生于任何年龄段。

## 二、病因病机

由于髋部滑囊处于特殊位置,长期持续的慢性刺激使囊壁增厚或纤维化而发生慢性无菌性炎症。少数因髋部剧烈活动,使附着在骨突上的肌腱损伤,牵拉或刺激周围滑囊而引起。部分患者有类风湿或风湿病史,或有局部感染病史。早期病理改变主要是浆液性渗出物聚集在囊内,形成局限性肿胀。若诊治不及时,迁延日久,囊壁变厚渐至滑囊闭锁,致使滑囊形成一个慢性炎症肿块。多见于老年人及长期坐位工作者。

中医学认为久坐伤气,气虚无力推动血行,导致气血阻滞,脉络受损,或局部组织长期受压、摩擦而致气滞血瘀,积聚化热,形成炎症。

## 三、诊断

1. 髂耻滑囊炎　髂耻滑囊炎又称髂腰肌滑囊炎。髂耻滑囊位于髂腰肌与耻骨之间,病变多为慢性过程,主要表现为股三角部肿胀、疼痛,并可因股神经受压而疼痛向股前侧及小腿内侧放射。患侧大腿常处于屈曲位,若将其伸直、外展或内旋时,疼痛加重,局部压痛明显。必要时可行穿刺,可见淡黄色黏性液体。本病应与髋关节炎和髂腰肌囊肿相鉴别。

2. 股骨大转子滑囊炎　股骨大转子滑囊位于大转子与臀大肌肌腱之间。一般无明显外伤史,发病时可有大转子部肿胀、疼痛,不能向患侧侧卧,行走不利,休息后症状减轻。检查可于大转子后方触及囊性肿胀,局部加压或髋关节屈曲与内旋时疼痛加重,髋关节屈伸活动受限,而为减轻疼痛,患髋常处于屈曲、外展和外旋位。X线检查有时可见股骨大转子处软组织肿胀阴影。局部穿刺抽液可见淡黄色黏性液体。本病应与腰椎间盘突出症、梨状肌综合征、大转子骨骺炎、大转子化脓性骨骺炎、髋关节结核等相鉴别。

3. 坐骨结节滑囊炎　坐骨结节滑囊位于两侧坐骨结节部,患者一般有长期坐位工作史或外伤史,中老年人尤其是体质瘦弱者多见。常感臀部不适或疼痛,坐位尤其是臀部接触硬物时疼痛明显,站起疼痛即缓解。坐骨结节处压痛明显,摇旋髋关节时可引起牵扯痛。X线检查无异常表现。此滑囊炎易出血,穿刺抽出液可为淡黄色黏性液体或血性液体。

## 四、治疗

以手法治疗为主,配合药物、封闭、理疗等方法治疗。

1. 理筋手法　对于慢性损伤性滑囊炎,医者在患处先施以掌摩法、掌揉法、点按法放松局部,然后适当用力按压、弹拨囊肿数分钟,以消肿散结、活血化瘀,最后用掌摩法、平推法以达舒筋止痛之目的。急性期滑囊肿大甚者,应卧床休息,避免患髋屈曲和旋转,以减少对滑囊的刺激。

2. 针灸治疗

(1)围刺:患者根据滑囊炎所在位置选择合适体位,在患处及周围常规消毒,患处中心直刺1针,在其周围刺4针,各针间相距约1寸,大力度提插、捻转,得气后接电针仪,采用连续波治疗15分钟后起针。

(2)常规针刺:根据滑囊炎所在部位选择合适穴位,如股骨大转子滑囊炎,则取髀关、环跳、秩边、伏兔、风市、居髎等穴位;如坐骨结节滑囊炎,则取次髎、环跳、委中、承山、阳陵泉等穴位。

(3)温针灸:每次选取2~3个穴位,施用温针灸。

3. 针刀治疗　患者根据滑囊炎所在位置选取合适体位,在患处寻找压痛点做一标记,常规消毒铺无菌巾,用1%利多卡因溶液2ml局麻后,再用小针刀施行滑囊切开术,针刀与患处垂直进针,进针后患者觉局部酸胀感明显,行纵行剥离4~5次,然后针尖向左侧旋转90°,再横行切割4~5次,可在局部按压以使滑囊炎积液渗出,出针后用创可贴外敷。嘱伤口2日内不沾水,避免剧烈活动。

4. 药物治疗

(1)中药内服

1)瘀血留滞证:治宜活血散瘀、消肿止痛,方用桃红四物汤加减。

2)气虚湿阻证:治宜益气健脾、利湿止痛,方用健脾除湿汤加减。

3)湿热壅盛证:治宜清热除湿、通络止痛,方用五味消毒饮合三妙丸加减。

(2)中药外敷:急性期采用重庆市中医骨科医院自制药红肿膏外敷(生大黄、芙蓉叶、泽兰、姜黄等8味药物,混匀,干燥,粉碎成细粉,取凡士林熔化后加入)。恢复期采用重庆市中医骨科医院院内制剂活血贴膏

（组成:当归、土鳖虫、三棱、莪术、红花、泽兰、续断、骨碎补、狗脊、木香、紫苏、五加皮等)，将膏药贴在患处，第2天再撕掉膏药进行治疗。贴敷疗法不超过10次。对皮肤过敏者禁用。

## 五、预防与调护

1. 预防

(1)本病应注意减少坐位时间,对长期处于坐位的患者尤其是中老年人要注意更换体位和姿势,还可在座椅上加软垫。

(2)当患者有感染、类风湿等疾病时,应积极针对病因治疗,控制病情,防止本病发生。发病后以卧床休息为主,减少局部压迫,禁食辛辣刺激食品。

2. 功能锻炼

(1)治疗初期锻炼方法:①股四头肌等长收缩:患者仰卧,护士将右手置于患肢腘窝处,左手置于患肢膝关节,嘱患者膝关节伸直并下压护士右手,每次持续10秒,20次/组,日3组。②仰卧直腿抬高训练:患者仰卧,双手置于体侧,保持双下肢伸直,抬高一侧下肢与床面呈60°,并持续15~20秒,双下肢交替进行。日3次,每次10分钟。

(2)治疗中后期锻炼方法:①立位摆腿:双手扶住固定物,身体直立,摆动患肢做前屈、后伸、内收、外展运动,反复进行3~5分钟,日3次;②内外旋转:手扶固定物,单脚略向前外伸,足跟着地,做内旋和外旋动作,反复进行3~5分钟,日3次;③卧位屈伸:仰卧,双手置于体侧,双下肢交替屈髋屈膝,使小腿悬于空中,像蹬自行车一样运动,反复进行3~5分钟,日3次。

3. 护理

(1)心理护理

1)评估患者心理状态:责任护士通过护患沟通,在良好护患关系基础上,详细了解患者的职业、性格、家庭、对疾病的认识及预后的期望值,评估其心理状态,并为其剖析病情,缓解焦虑情绪,树立战胜疾病的信心。

2)增强护士-患者-家属协同护理意识:责任护士告知患者家属在患者病情康复中的重要地位,鼓励家属参与到患者的护理中来,让家属给予患者更多支持和关爱,建立护士、患者及家属协同护理意识。

(2)疼痛护理

1)疼痛评估及处理:责任护士参照VAS评分量表评估患者疼痛程度,并酌情处理。当疼痛评分≤4分时,采用音乐干预及调节呼吸放松训练。播放悠扬动听、宽广柔慢的音乐,音量控制在40dB左右,同时指导患者在吸气时紧握双拳,呼气时缓缓放松,通过调节呼吸体会紧张和放松的感觉。当疼痛评分≥5分时,报告医师并遵医嘱使用有效镇痛药物。

2)记录镇痛干预效果:责任护士及时观察患者的依从性及满意度,评价镇痛干预措施实施后的疼痛控制情况,根据患者的疼痛控制情况调整或增加疼痛控制措施,并进行详细记录。

(3)饮食护理

1)嘱咐患者忌食辛辣肥甘厚腻之品,宜食高蛋白、高碳水化合物、高维生素和含钙较高的食物,如鱼、虾、瘦肉、排骨、蛋、豆类、牛肉、新鲜蔬菜和水果等。

2)根据中医证候分型给予食疗方,如血瘀气滞型可食补山丹桃仁粥,痰湿阻络型可食补薏米赤豆汤、木瓜陈皮粥,气血亏虚型可食补参枣粥,肝肾不足型可食补壮骨汤。

(4)健康宣教

1)治疗初期要求患者卧床休息,抬高患肢,避风寒,防止外伤。

2)治疗中后期指导患者进行科学功能锻炼,并增强患者自我防护意识。

## 六、目前研究进展

髋部滑囊炎虽然治疗手段多样,但各种疗法均有利有弊,手术切除虽然可以解决问题,但损伤较大,针刀、穿刺、封闭等局部治疗起效较快,但痛苦较大。此类病症临床相关报道较少,临床研究缺乏对照或对照不严格,疗效评定标准、诊断很难统一。

王平等采用高频彩色多普勒超声引导下介入治疗髋部滑囊炎,在超声引导下实施介入治疗,在入路上可分成髂前和外侧入路、臀上和臀下入路,治疗患者 30 例作为实验组,有效率 96.7%,另外两组采用无创血管造影技术及三维 C 平面技术各 30 例作为对照组,有效率分别为 70.0% 和 66.7%;其认为高频彩色多普勒超声引导下介入治疗效果最为理想。赵志鹏等采用铍针疗法治疗股骨大转子滑囊炎 69 例,分别在股骨大转子部位及患侧腰下段棘突旁寻找阿是穴,用铍针进行治疗,取得不错疗效;他认为铍针疗法治疗股骨大转子滑囊炎无须对患者进行麻醉,具有对痛点定位准确、创口小、患者痛苦轻、对粘连松解充分等优点。杨翊采用圆利针疗法,皮肤常规消毒后,用左手拇指或食指紧紧固定在坐骨结节滑囊痛点上,右手持圆利针(针长 75mm、直径 0.7mm)垂直进针,直达骨面后分别做与进针垂直线呈 30° 方向上的左右上下提插,各方向约 2~3 次,即可出针;隔天治疗 1 次,共治疗 3 次;结果显示,75 例患者中,治愈 64 例,好转 11 例,总有效率为 100%。黄政德将 62 例患者随机分为火针治疗组与电针对照组,火针组于患者坐骨结节肿胀、压痛处选 3~5 个进针点,常规消毒后将火针针体置于酒精灯上烧至通红,迅速刺入已选定位置,深度以达到滑囊腔为度,迅速出针;每周 1 次,共治疗 2 次;结果显示,火针组有效率为 87.1%,电针组 74.19%,火针组优于电针组。

封闭疗法是在穿刺抽液的基础上再注入一定配方的药物以消炎镇痛。闵学清在穿刺抽液后注入醋酸泼尼松龙与盐酸利多卡因封闭保守治疗,每隔 7 天治疗 1 次,一般 3 次即可痊愈,共治疗 86 例,3 例急性创伤性滑囊炎患者均无复发,83 例慢性损伤性滑囊炎患者中,治愈 67 例,无效 4 例,复发 12 例。宋宝贵等对患者采用 9 号针头穿刺抽液后进行局部封闭,封闭配方为 2% 利多卡因溶液 3ml、地塞米松 10mg、强的松龙 25mg、维生素 $B_1$ 0.1g、维生素 $B_{12}$ 0.5mg,1 次/w,4~6 次为 1 个疗程,同时口服消炎镇痛药,结果显示治愈率为 97.2%。王利英先于囊肿距离皮肤表面最近处用 2% 利多卡因溶液进行局部麻醉,再用 12 号针头接 50ml 无菌注射器穿刺抽液,然后换注射器注入曲安奈德 2~3ml+2% 利多卡因针剂 1ml,拔出注射器后压迫至穿刺处,用无菌纱布加压包扎,并嘱患者避免患侧坐位;结果显示,治愈 30 例(57.6%),好转 8 例(15.3%),未愈 4 例(7.6%)。朱宪存等采用手术方法治疗本病 86 例,术中对囊肿进行大部分切除,于坐骨结节处取横切口入路,最终使囊肿基底部呈梅花瓣样外翻并缝合于皮下组织,关闭切口,10 天后拆线;结果显示,治愈 83 例,复发 3 例。

(胡　晓　徐慧华)

## 参 考 文 献

1. 王平,李武,梁小华,等. 高频彩色多普勒超声引导下髋部滑囊炎的介入治疗探讨[J]. 中国实用医药,2016,11(27):16-17.

2. 赵志鹏,谷岩,张旭,等. 用铍针疗法治疗股骨大转子滑囊炎的效果观察[J]. 当代医药论丛,2017,15(20):191-192.

3. 杨翊. 圆利针治疗坐骨结节滑囊炎 75 例[J]. 上海针灸杂志,2013,32(2):114.

4. 黄政德. 火针治疗慢性坐骨结节滑囊炎疗效观察[J]. 内蒙古中医药,2013,32(13):75.

5. 朱宪存,马占胜. 手术治疗坐骨结节滑囊炎 86 例[J]. 菏泽医学专科学校学报,2002,14(1):29.

6. 闵学清. 坐骨结节滑囊炎 86 例报道[J]. 重庆医学,2006,35(2):168.

7. 宋宝贵,鲍延滨. 局部封闭治疗坐骨结节滑囊炎 86 例[J]. 中国医药指南,2009,7(9):309.

8. 王利英. 坐骨结节囊肿穿刺注射曲安奈德和利多卡因治疗的效果观察[J]. 海峡药学,2011,23(6):183-184.

# 第五节　股骨头缺血性坏死

## 一、概述

股骨头缺血性坏死亦称股骨头无菌性坏死、股骨头坏死,是骨伤科临床常见病之一;主要是由于股骨头血供中断或受损,引起骨细胞及骨髓成分死亡及随后的修复,继而导致股骨头结构改变、股骨头塌陷、关节功能障碍的疾病。本病可分为创伤性和非创伤性两大类,前者主要由股骨颈骨折、髋关节脱位等髋部外伤引起,后者在我国的主要原因为皮质类固醇的应用及酗酒等。近年来,该病发病率及致残率呈上升趋势。目前,国内外治疗本病无特效药物,西医治疗主要以手术置换关节为主,但并发症、后遗症较多。最常见的症状就是疼痛,而疼痛的部位是髋关节、大腿近侧,可放射至膝部。疼痛可以因坏死组织-修复的炎症病变或炎症病灶内的高压引起,可表现为持续痛、静息痛。骨软骨塌陷变形导致创伤性关节炎,或有髋关节周围肌肉韧带附着部位慢性损伤性疼痛。髋部活动受限、特别是旋转活动受限,或有痛性和短缩性跛行。

## 二、病因病机

股骨头缺血性坏死是由于髋部外伤、长期应用激素类药物、酒精中毒等原因,引起股骨头血液供应障碍,股骨头骨组织不能得到正常营养,使股骨头组织中的骨细胞、骨髓造血细胞、脂肪细胞发生坏死。因此,股骨头坏死的根本治疗方法是改善股骨头内的血液供应,恢复股骨头内的血液循环,保证股骨组织的营养充足,从而促进死骨吸收、新骨形成,防止和纠正股骨头塌陷。由于坏死的骨组织脆弱,加之髋关节需要负重,日久就会发生股骨头塌陷,影响全部髋关节。本病有"轻则致残,重则致瘫"的说法。

股骨头缺血性坏死在中医上被称为"骨蚀"。中医认为,机体体质虚弱,抗病能力低下,肝肾精血不足,致使骨质疏松,是股骨头缺血性坏死的潜在原因。病变涉及肝、脾、肾。肾为先天之本,主骨生髓,肾健则髓生,髓满则骨坚;反之,则骨髓枯萎,失去应有的再生能力。肝主筋藏血,与肾同源,二者荣衰与共。若肝脏受累,藏血失司,不能正常调节血量,血液营运不周,营养难济,是造成股骨头缺血性坏死的重要因素。脾主运血,脾失健运,无化气源,则筋骨肌肉皆无气以生。病变发生后,骨与软骨挫裂伤,气血不畅,经脉瘀阻,血行障碍,肢体失去营养,再生和修复能力减退,因而产生本病。

## 三、诊断

1. 主要标准　临床症状、体征和病史:髋关节痛,以腹股沟和臀部、大腿为主;髋关节内旋活动受限,且内旋时疼痛加重;有髋部外伤史、应用皮质类固醇史及酗酒史。

X线改变:①股骨头塌陷,不伴关节间隙变窄;②股骨头内有分界的硬化带;③软骨下骨有透光带(新月征阳性、软骨下骨折)。X线摄片为双髋后前位(正位)和蛙式位。核素骨扫描示股骨头内热区中有冷区。股骨头MRI T1加权像显示带状低信号影(带状类型)或T2加权像显示双线征。建议同时行T1及T2加权序列,对可疑病灶可另加T2脂肪抑制或STIR序列。常规应用冠状位与横断位成像;为更精确估计坏死体积及更清晰显示病灶,可另加矢状位成像。

骨活检显示骨小梁的骨细胞空陷窝多于50%,且累及邻近多根骨小梁,骨髓坏死。

2. 次要标准　X线片示股骨头塌陷伴关节间隙变窄,股骨头内囊性变或斑点状硬化,股骨头外上部变扁。核素骨扫描示股骨头内冷区或热区。股骨头MRI示等质或异质低信号强度,伴T1加权像带状改变。

2个或2个以上主要标准阳性,即可诊断。1个主要标准阳性或3个次要标准阳性,其中至少包括1个X线片阳性改变,即可诊断股骨头可能坏死。

## 四、治疗

1. 针灸治疗

(1)针刺选穴:在患侧寻找压痛点及圆形或条索状阳性反应点为主穴,并配合以下两组穴位:①患者取侧卧位,患肢在上,髋关节、膝关节微屈,取双侧肾俞,患侧的秩边、环跳、承扶、居髎;②患者取仰卧位,双下肢平放,取关元,患侧的髀关、血海、足三里、阳陵泉。每天选用1组,两组穴位交替选用。

(2)针刺方法:针具选用∅0.30mm×50mm一次性无菌针灸针。针刺主穴时针尖指向病所,采用平补平泻手法,并配合温针灸2~4壮;针刺配穴时,进针得气后,配合电针治疗仪连续波刺激,同时将TDP照射患处。每次20分钟。

2. 推拿治疗　患者入静,全身放松,呼吸调匀,细心体会医师手法。医者应全神贯注,聚精会神,从丹田运气,催力到双臂通过肘部到双手为患者施以下手法。

(1)拿揉法:医者站于患侧,用双手或单手拿揉患髋前后及下肢肌肉,力量适度,从上至下做3~5遍。

(2)点按法:分单指点按和叠指点按。①单指点按:医者用拇指指腹桡侧按压在患者髋部压痛点及圆形或条索状阳性反应点上,在点按的同时左右拨动数次,力量由轻到重,每穴点按10~20秒,反复3~5遍,并配合震颤法。②叠指点按:将两手拇指重叠点按肾俞、秩边、环跳、承扶、居髎、关元、髀关、血海、伏兔、足三里、阳陵泉等有关穴位,每穴点按10~20秒。在点按过程中,可适当运用震颤法。要求用力均匀、深透力强,在点按每一个穴位结束时,适当用力弹拨肌肉、肌腱。

(3)牵拉法:①俯卧牵拉法:患者俯卧于治疗床上,双手抓紧床头,医者立于患者足端,双手紧握患肢踝关节,用力牵拉患肢,持续5~10秒后,轻轻屈曲膝关节,尽量使足跟向后靠近臀部,反复5~10次。②仰卧牵拉法:患者仰卧于治疗床上,双手抓紧床头,医者立于患者足端,双手紧握患肢踝关节,用力牵拉患肢,持续5~10秒后,尽量屈膝屈髋,并做顺时针、逆时针旋转髋关节,反复5~10次。

在进行手法治疗时,患者应处于舒适体位,心情和肢体要放松。医者应了解患者的体质、心理、职业、生活环境等,并从中摸索出个体差异,然后巧施手法,让患者在舒适有度的治疗中得以康复。尤其对久病患者,因其气血不足、肝肾亏损、体质虚弱,在治疗时要顺其自然、忌用重力。

3. 小针刀治疗　患者取侧卧位,患侧在上,在患髋关节处取三点为进刀点:①股骨大粗隆与髂前上棘连线的中点;②股骨大粗隆纵行向上3~5cm处;③以股骨大粗隆为圆心,以股骨大粗隆到髂前上棘距离的1/2为半径画圆,在与大粗隆纵轴上侧30°夹角处。在进刀点打上标记,常规消毒后,铺手术消毒洞巾,选用3号一次性针刀,针刀刺入后沿骨面向上、下、左、右各个方向滑动,到达关节间隙后将关节囊切开2~3刀;然后继续深入关节腔,刀口沿关节间隙摆动几下后出刀,用消毒纱布压住刀口,防止出血,然后用创可贴敷住刀口,间隔7日1次。

4. 中药治疗

(1)中药内服:采用自拟"股舒丸"加减治疗。药用:当归100g,甲珠100g,鳖甲100g,全虫50g,川牛膝100g,土鳖虫50g,狗脊100g,生水蛭50g,熟地黄100g,山茱萸100g,红花50g,桃仁50g,红参100g,白芥子60g,麝香5g,甘草50g。肝肾不足证,加杜仲50g、骨碎补100g;气滞血瘀证,加川芎50g、丹参50g;痰湿互结证,加薏苡仁100g、茯苓100g。上药研细末,炼蜜成丸,每粒9g,早、中、晚各服1粒。

(2)中药外敷:选用活血膏(我院院内制剂,药物组成:防风、土鳖虫、狗脊、红花、泽兰、木香、三棱)、止痛消炎膏(药物组成:独活、生南星、生草乌、皂荚、冰片、北细辛、冬绿釉、硫酸钠、甘油、滑石粉),将两种药膏各取等份混合后,在髋部疼痛处贴敷12~24小时,每日或隔日更换1次。

## 五、预防与调护

1. 预防

(1)注意髋部保暖,避免因受风寒湿冷的刺激而诱发。

(2)重视通过功能锻炼来加强患肢肌肉力量,以免肌肉退化、萎缩。

(3)患肢不可过度负重,行走活动时应避免大幅度的伸屈和旋转患髋,避免外伤。

2. 功能锻炼　《素问·异法方宜论》说:"故其病多痿厥寒热,其治宜导引按跷。"张介宾注:"导引,谓摇筋骨,动肢节,以行气血也。"功能锻炼可以早期预防股骨头坏死,以及促进股骨头坏死早日康复。患者要遵循主动锻炼为主,被动锻炼为辅,循序渐进,动作由小到大,次数由少到多,逐步增加的原则。功能锻炼应在医师指导下进行,循序渐进,持之以恒。通过锻炼既有助于股骨头坏死修复,又不因锻炼不当而出现新的损伤。我院制订了一整套行之有效的功能锻炼方法。

(1)立位摆腿法:双手扶住固定物,身体直立,摆动患肢做前屈、后伸、内收、外展运动,反复进行3~5分钟,每日3次。

(2)内外旋转法:手扶固定物,单脚略向前外伸,足跟着地,做内旋和外旋动作,反复进行3~5分钟,每日3次。

(3)扶物下蹲法:双手前伸扶住固定物,身体直立,双足分开,与双肩等宽,慢慢下蹲后再起立,反复进行3~5分钟,每日3次。

（4）坐位分合法：坐在椅子上，髋、膝、踝关节各成90°，以足尖、足跟交替为轴旋转外移到最大限度，然后以足跟为轴心，双膝做内收、外展运动，反复进行3~5分钟，每日3次。

（5）卧位屈伸法：仰卧，双手置于体侧，双下肢交替屈髋屈膝，使小腿悬于空中，像蹬自行车一样运动，反复进行3~5分钟，每日3次。

（6）蹬车活动法：坐于自行车运动器械上，如蹬自行车行驶一样，每日活动20~30分钟。

3. 护理

（1）心理护理：心理学认为，情绪可以影响疾病的发生和发展，而疾病反过来影响患者的情绪变化。患者作为"弱者"，自我评价往往降低，却对别人如何看待自己极为敏感，自尊心格外易受伤害，特别希望得到医护人员的关心和重视。所以，医护人员应重视患者的心理护理，使患者形成正性心理，树立战胜疾病的信心，积极配合治疗和护理。

（2）饮食护理

1）注意增加钙的摄入量，多喝骨头汤，煮汤时要先将骨头砸裂，可增加矿物质和蛋白质的溶出率；多食新鲜蔬菜和水果，多晒太阳，促进钙质吸收。

2）适当食用些海产品，如鱼、虾含有较多的钙、磷。羊肝、猪肝、豆类、海藻类、蛋类对股骨头坏死康复期营养补充也有重要作用。

（3）健康宣教

1）告知患者髋部受伤后应及时治疗，切不可在病伤未愈情况下过多行走，以免反复损伤髋关节。

2）要严格避免患肢负重，单侧者可扶拐，双侧同时受累者应卧床休息或坐轮椅。

3）避免长期大量饮酒，清除酒精的化学毒性，防止组织吸收。

4）积极进行股四头肌的功能锻炼，以避免肌肉萎缩。

（4）起居护理

1）早期不要求绝对卧床，应适当活动，根据患者情况指导髋关节及下肢、肌肉等锻炼，以不疲劳为宜，可改善血液循环、增加局部血液供应、促进骨组织修复。

2）中期以卧床休息为主，当严格控制患肢负重，适量进行扶单拐或双拐下床活动，不负重进行髋关节的功能锻炼和股四头肌的锻炼。

3）后期要求绝对卧床休息，下床必须扶双拐，患肢不负重、不盘腿，卧床应取患肢中立位，鼓励患者适量进行髋关节屈伸外展和旋转等功能锻炼，禁止患肢外旋、屈膝呈蛙式位。

## 六、目前研究进展

股骨头缺血性坏死是临床多发病和常见病，致残率极高，目前尚无特效疗法；寻找新的有效的早期治疗方法，保存自身股骨头尤其重要，其潜在的社会和经济效益不言而喻。目前，临床应用于本病的治疗方法包括药物介入治疗、髓芯减压治疗、骨移植、血管束植入、截骨术、髋关节置换术、中医治疗、细胞因子疗法等。

本病的药物治疗包括口服、外敷与介入。中西医均有多种药物应用于股骨头缺血性坏死的治疗。中医常用药物包括活血补肾方、健骨补肾方等，常与西药或手术疗法联合应用。李敏等对115例不同病因股骨头缺血性坏死患者全部采用中药汤剂内服法治疗，有效率达98.26%，其中治愈72例（62.61%）、显效29例（25.22%）、有效12例（10.43%）、不详2例（1.74%）。王文军等采用内服自制的三羊健骨丸（淫羊藿、三七、乳香、秦艽、延胡索、鸡血藤、核桃、红花、生地黄、当归、赤芍、川芎等），同时外敷通脉活络散（独活、羌活、丁香、没药、广木香、生蒲黄、生栀子、黄柏、生南星、生半夏、生白附、生大黄、生川乌、生草乌、细辛等，研末外敷患处），共治疗36例，有效率为94.44%，其中优为47.22%，良为41.67%。西医常用的治疗激素性股骨头坏死的药物是他汀类降脂药，其能调节骨组织代谢过程，改善骨质疏松现象，从而得到重视。他汀类药物可竞争性抑制胆固醇生物合成的限速酶，还可促进骨髓间充质干细胞（BMSC）向成骨细胞转化，促进成骨作用，改善股骨头血供，具有抗炎作用的同时纠正脂类代谢紊乱等。其他用于治疗股骨头坏死的药物包括阿仑膦酸钠、多巴丝肼片（美多芭）、尿激酶等。阿仑膦酸钠属于二膦酸盐类药物，是一种破骨细胞活性抑制剂,可减慢骨的吸收与塑性,增加骨量,主要用于治疗骨质疏松和预防骨折。美多芭为外周多巴脱羧酶抑制剂和左旋多巴复合物,常用于帕金森病的治疗,其治疗早期股骨头坏死的药效可能产生于左旋多巴刺激产生的生长激素促使坏死股骨头内新骨形成,从而达到治疗目的。

人工关节置换术可分为股骨头置换术与全髋置换术,后者逐渐成为主要方式。人工关节置换术适用于股骨近段骨折严重的高龄患者、创伤性股骨颈骨折严重的中老年患者,能很好地缓解疼痛、恢复关节稳定和改善关节功能。但由于假体设计或材料本身的原因,术后假体脱位、撞击及磨屑问题仍然是影响该手术远期疗效的主要因素。近年来,随着对金属人工髋关节假体改进、假体加工水平的提高、手术技术及手术器械的完善,大大提高了假体的耐磨性能及术后假体生存率。针对股骨头坏死疾病的具体症状,尤其是伴有髋臼发育不良者,施行全髋关节置换术时需相应选择不同术式,如提高旋转中心、患侧股骨头造盖、重建髋臼等方法,来修补缺损髋臼,以获得满意疗效。

骨髓间充质干细胞是一种由骨髓中分离获得的具有多种分化潜能的间质干细胞,是体内参与组织再生和修复的重要干细胞成分之一,取材方便、对机体损伤小,分离和扩增容易,同时还能分泌大量的促细胞和血管生长因子,易于被外源基因转染,是肝细胞生长因子(HGF)基因转染理想的靶细胞。另外,BMSC 成分中含有骨祖细胞,具有良好的向成骨细胞分化的潜能,在体外经地塞米松、β-甘油磷酸钠、维生素 C、骨形态发生蛋白质等诱导,可以向成骨细胞分化;在体内主要的分化环境为骨髓及松质骨骨小梁,在局部"成骨微环境"下,能够进行增殖,并经骨原细胞、前成骨细胞最终分化为成骨细胞,参与骨组织再生和修复。目前,自体骨髓间充质干细胞移植已经显示出诱人的应用前景。

髓芯减压术是在股骨头缺血性坏死病变股骨头上钻一小孔,以降低股骨头内压力,促进股骨内血管再生,阻止股骨头坏死进程和进行性骨破坏等现象,在过去已大量应用于股骨头坏死的治疗中,但其疗效始终存在争议。近来,髓芯减压术多与其他疗法联合进行,最常见的是联合多孔钽棒植入。多孔钽金属棒可以为股骨头及软骨下骨板提供安全而有效的生物力学支撑,减少周围骨组织的应力,从而防止塌陷。此外,多孔钽金属棒孔隙率为 75%~80%,体外研究证明其可与成骨细胞结合,具有良好的生物相容性,有利于新生骨与血管的长入,促进坏死骨组织的血管再生,明显改善股骨头坏死区域的血供,为生物学修复提供条件。石晶晟等为探讨多孔钽金属棒植入治疗股骨头坏死的短期临床疗效,采用该疗法治疗了中早期股骨头缺血性坏死病例共 33 髋,根据 Steinberg 分期,包括 Ⅱ 期 15 髋、Ⅲ 期 16 髋和 Ⅳ 期 2 髋;术后末次随访,仅 1 髋在术后 2 年出现了关节面塌陷,其余各假体在股骨头中位置良好,股骨头无进一步塌陷。研究者认为,髓芯减压联合多孔钽金属棒植入术为 Ⅲ 期前及 ⅢA 期股骨头坏死患者的治疗提供了一种新的选择。

(胡　晓　徐慧华)

## 参 考 文 献

1. 张鹤山,李子荣. 2007 股骨头坏死诊断与治疗的专家建议[J]. 中华骨科杂志,2007,27(2):146-148.

2. 李敏,李萍. 中药治疗股骨头坏死 115 例临床探讨[J]. 吉林医学,2012,32(32):6865-6866.

3. 王文军,王文强,王秀义,等. 中药内服外敷配合局部微创手术治疗股骨头缺血性坏死的临床疗效观察[J]. 内蒙古中医药,2017,36(2):66.

4. 高吉建,李彪,龚跃昆. 激素性股骨头坏死与他汀类药物的修复治疗作用[J]. 中国组织工程研究与临床康复,2011,15(43):8124-8127.

5. 黄正宗,陈家禄. 美多巴综合治疗早期非创伤性股骨头坏死的临床观察[J]. 局解手术学杂志,2011,20(6):651-652.

6. 朱建辛,王跃,刘仲前,等. 62 例创伤性股骨头坏死的治疗效果分析[J]. 四川医学,2011,32(9):1352-1354.

7. 何帮剑,童培建,厉驹,等. 金属对金属大直径股骨头全髋关节置换术治疗晚期股骨头坏死的近期疗效观察[J]. 中华临床医师杂志(电子版),2011,5(21):6427-6430.

8. 罗树林,尹峰,沈彬,等. 髋臼发育不良伴股骨头坏死三种全髋关节置换术式的治疗体会[J]. 中国骨与关节损伤杂志,2011,26(8):720-721.

9. Uccelli A,Moretta L,Pistoia V. Mesenchymal stem cells in health and disease[J]. Nat Rev Immunol,2008,8(9):726-736.

10. Chamberlain G,Fox J,Ashton B,et al. Concise review:mesenchymal stem cells:their phenotype,differentiation capacity,immuno-

logical features,and potential for homing[J]. Stem Cells,2007,25(11):2739-2749.

11. Aigner N,Schneider W,Eberl V,et al. Core decompression in early stages of femoral head osteonecrosis--an MRI-controlled study [J]. Int Orthop,2002,26(1):31-35.

12. Veillette C,Mehdian H,Schemitsch E,et al. Survivorship analysis and radiographic outcome following tantalum rod insertion for osteonecrosis of the femoral head[J]. J Bone Joint Surg Am,2006,88 Suppl 3:48-55.

13. 石晶晟,夏军,魏亦兵,等. 多孔钽金属棒治疗股骨头坏死的短期临床疗效[J]. 中华关节外科杂志(电子版),2012,6(1):65-70.

# 第二十八章　膝部筋伤

## 第一节　膝骨关节炎

### 一、概述

膝骨关节炎是一种临床常见的退行性关节软骨疾病，多见于中老年人。膝关节的局部损伤及炎症、慢性劳损等原因引起膝关节软骨变性，软骨下骨板反应性骨损伤，导致膝关节出现一系列症状和体征。临床上把膝骨关节炎叫退行性关节炎。中医病名"膝痹"。好发于长期劳作，体位不当者；易因天气变化，调摄失宜而诱发。随着社会人口老龄化的进程，膝骨关节炎的发病率日渐增高，已成为危害中老年人身心健康和影响生活质量的主要疾病之一。

### 二、病因病机

膝骨关节炎最早可见的特征是大部分关节软骨浅层的纤维样改变或撕裂。随着疾病的进展，越来越多的关节面变得粗糙不平，纤维化向深沉发展直达软骨下骨。随着软骨裂隙的加深，表层纤维化的软骨剥脱形成游离体，软骨变薄，同时基质发生酶解，使软骨体积减小。最后，软骨的进行性丧失使软骨下骨全部暴露。

膝骨关节炎的发展与年龄因素呈明显正相关。长期的静力负重或不负重及不活动（如长期关节制动），可导致关节软骨基质降解；有些反复性活动，如反复登高、搬运重物、不良工作姿势等持续重复性运动，显然可加速膝骨关节炎进展；体育运动可使关节处于高压力和扭转负荷下（如美式橄榄球），可增加关节退变的危险；在具有解剖异常及功能异常的人，膝骨关节炎的易患性高，疾病发展快，包括关节面的断裂及不平整、关节发育不良、对线不良、关节不稳、关节或肌肉的神经支配障碍、肌力或耐力不足。

### 三、诊断

①近1个月内反复膝关节疼痛；②X线片（站立或负重位）示关节间隙变窄、软骨下骨硬化和/或囊性变、关节缘骨赘形成；③关节液（至少2次）清亮、黏稠，WBC<2 000 个/ml；④中老年患者（≥40 岁）；⑤晨僵≤30 分钟；⑥活动时有骨擦音（感）。注：综合临床、实验室及 X 线检查，符合①②条或①③⑤⑥条或①④⑤⑥条，可诊断膝骨关节炎。

应用 Kellgren 和 Lawrence 的放射学诊断标准，将骨关节炎分为5级：0级：无改变；Ⅰ级：轻微骨赘；Ⅱ级：明显骨赘，但未累及关节间隙；Ⅲ级：关节间隙中度变窄；Ⅳ级：关节间隙明显变窄，软骨下骨硬化。对膝骨关节炎的 X 线表现进行分期，有助于对病情严重程度进行评估。

临床分期：①关节炎发生前期，关节在活动后稍有不适，活动增加后伴有关节的疼痛及肿胀，在 X 线及 CT 检查上看不到明显软骨损害迹象；②关节炎改变的早期，活动频繁后有明显疼痛，休息后减轻，X 线改变较少，只有 CT 可见软骨轻度损害；③骨关节炎的进展期，骨软骨进一步损害，造成关节畸形，功能部分丧失，X 线可见关节间隙变窄，关节周围骨的囊性变，有时有游离体出现；④骨关节炎的晚期，骨的增生、软骨的剥脱以及导致功能完全丧失，关节畸形明显，X 线示关节间隙变窄，增生严重，关节变得粗大，甚至造成骨的塌陷。

## 四、治疗

治疗根据久病多虚,久病多瘀,久病多痰,以固本为主,从整体观念出发,全方位调理,根据"急则治其标,缓则治其本"的原则,采用中医综合治疗方法。

1. 针灸疗法　患者仰卧,双下肢平放。常规选穴以膝六针(内膝眼、外膝眼、鹤顶、血海、阳陵泉、足三里)为主穴,常规消毒后,选取1.5~2寸一次性无菌毫针,进针后用平补平泻法至得气,内外膝眼配合温针灸,选1~2对穴位配合电针治疗仪疏密波刺激,同时将TDP照射患膝。每次约20分钟。临证加减:风寒湿阻型,在内膝眼、外膝眼、阳陵泉、足三里施用温针灸;痰瘀内停型,加丰隆,并在内膝眼、外膝眼、足三里、丰隆施用温针灸;气血失调型,加针三阴交,并在内膝眼、外膝眼、足三里、血海施用温针灸;湿热阻络型,按常规取穴后,配合电针治疗,不可施用温针灸;肝肾亏虚型,加针阴谷、三阴交,在内膝眼、外膝眼、足三里、三阴交施用温针灸。

2. 推拿手法　患者仰卧,全身放松,接受医师施术。要求医者手法轻快、柔和、深透,力量由轻到重,切忌重手法。

(1)点揉腧穴:患者平卧,术者立于患侧,用拇指指腹依次点揉内外膝眼、血海、鹤顶、梁丘、阳陵泉、阴陵泉、足三里、委中。针对条索状结节或阳性反应点重点点揉,并用拇指指腹桡侧面做横向弹拨。每次约5分钟。

(2)滚揉捏膝周:术者立于患肢旁,依次用滚、揉、捏法放松股四头肌群、内收肌群、髂胫束、内外侧副韧带等膝周软组织。每次约5分钟。

(3)推揉提髌骨:患者双下肢平放,术者用一手五指固定髌骨,依次向上、下、内、外及内上、内下、外上、外下方向推动髌骨10~15次,对移动受阻的方向重点推动;然后将手掌轻压髌骨做左、右及环形揉动10~15次,使髌骨在股骨髁软骨面摩擦;接着用五指固定髌骨后用力将其向上反复提动5~10次,尽量每次使髌骨脱离开股骨软骨面。

(4)牵下肢、伸屈膝关节:术者立于患肢远端,双手置于踝部并用力纵向牵拉患肢,持续1~2分钟后,最大限度伸屈膝关节,并加膝关节内外翻活动。反复5~10次,以增大关节间隙、解除周围粘连。

上述针灸、推拿治疗每日1次,10次为1个疗程,每个疗程间隔2天。2~3个疗程后评价疗效。

3. 中药治疗

(1)中药内服:采用郭剑华经验方"膝舒汤"。药物组成:狗脊15g,熟地黄15g,当归15g,党参15g,土鳖虫12g,鳖甲20g,独活12g,威灵仙12g,川牛膝12g。风寒湿阻者,加防风12g,秦艽12g;痰瘀内停者,加薏苡仁20g、赤芍12g、桃仁12g、红花12g;气血失调者,加丹参12g、香附12g;湿热阻络者,加苍术12g、黄柏10g、土茯苓12g、木通10g、地龙12g;肝肾亏虚偏阴虚者加枸杞15g、菟丝子12g,偏阳虚者加杜仲12g、淫羊藿12g。水煎煮3次,取汁合用,早中晚各服1次,日1剂,5剂为1个疗程,每疗程间隔2日,内服1~3个疗程。或服用我院院内制剂"膝舒胶囊",每日3次,每次4~6粒,饭后1小时用温开水吞服,10天为1个疗程,每疗程间隔3~4天,可连续服用2~3个疗程。

(2)中药熏洗:采用郭剑华自拟膝关节熏洗经验方。药用:川牛膝30g,乳香20g,没药20g,海桐皮30g,红花20g,伸筋草30g,透骨草30g,土茯苓20g,桂枝20g,鸡血藤20g,防风20g,威灵仙20g。风寒湿阻者,加五加皮20g、独活20g;痰瘀内停者,加薏苡仁20g、木通20g、泽泻20g;气血失调者,加当归30g、香附20g;湿热阻络者,加蜂房20g、路路通30g、蒲公英20g;肝肾亏虚者,加淫羊藿20g、川断30g。将诸药置于盆中,加水2 500~3 000ml,先浸泡约30分钟,煎沸20~30分钟,将患肢放在盆口上方高于药液30cm左右,并在膝关节处盖上毛巾,熏蒸10~15分钟(注意防止烫伤肌肤和感冒),待药液温度在60℃左右时,将患膝放入盆中浸洗,边洗边按摩膝关节,并做主动伸屈关节的运动至药液变凉。每日早、晚各熏洗1次,每日1剂,5剂为1个疗程,可熏洗2~3个疗程后评价疗效。

(3)中药外敷:采用重庆市中医骨科医院院内制剂活血贴膏(药物组成:当归、土鳖虫、三棱、莪术、红花、泽兰、续断、骨碎补、狗脊、木香、紫苏、五加皮等),将1张贴膏剪成2片,在晚上熏洗患膝关节后,将膏药贴在膝关节内外侧,第2天再撕掉膏药进行治疗。贴敷疗法不超过10次。对皮肤过敏者禁用。

## 五、预防与调护

1. 预防　虽然目前尚不能完全预防膝骨关节炎,但是通过一些措施,可以减少或延缓骨关节炎的发生。

(1)减轻体重,肥胖患者须节制食欲;尽量不穿高跟鞋,保护关节不要受到损伤,如避免关节受到反复的冲击力或扭力。

(2)避免超负荷的活动与劳动,以减轻膝关节负担。减少做频繁登高运动,不久站、久行,注意膝部保暖,如有半月板损伤、关节韧带损伤则要及时治疗;关节内骨折要及时复位,对症处理;如果关节周围有畸形,要及时矫形。

(3)可适当服用维生素 A、维生素 C、维生素 E 及补足维生素 D 等,对骨关节炎也有一定预防作用。

2. 功能锻炼　膝关节功能锻炼的原则是以主动不负重的活动为主,练习关节活动,增强肌肉力量,以保持和改善关节活动范围,稳定关节的平衡力。

(1)伸膝活动:患者坐于床边或椅子上,将双足平放于地板上,尽量伸直一侧膝关节,并保持伸直位到有酸胀感,再慢慢屈曲膝关节。两腿交替进行,反复 5~10 次。

(2)屈膝活动:患者俯卧位,双下肢平放于床上,将一侧膝关节屈曲尽力靠向臀部,并保持屈曲位到有酸胀感,再慢慢伸直膝关节。两腿交替进行,反复 5~10 次。

(3)腘绳肌锻炼:患者仰卧,双下肢平放,将一侧膝关节屈曲尽量贴向胸部,并用手固定大腿,然后逐渐伸直膝关节,当有酸胀感时屈曲膝关节,再慢慢放平。两腿交替进行,反复 5~10 次。

(4)股四头肌锻炼:患者俯卧,双下肢平放,屈曲一侧膝关节并用毛巾环绕同侧踝部,逐渐向臀部尽力牵拉小腿,持续 1~2 分钟。两腿交替进行,反复 5~10 次。

3. 护理

(1)一般护理:保持病室的舒适、整洁,在病室卫生间和过道安装扶手,方便患者使用。并配合医师做好患者的各项治疗,保证患者得到安全、有效的治疗。

(2)情志护理:膝骨关节炎多发于中老年人,病程长,康复进程缓慢,患者心理负担重,情绪波动大,注意观察患者情绪变化,做好思想疏导,树立信心,配合治疗和护理。

(3)饮食护理:帮助患者了解合理膳食的知识,控制体重,宜清淡、低脂肪、高维生素饮食。

## 六、目前研究进展

膝骨关节炎是中老年常见的慢性进行性骨关节疾病。国内统计资料表明,我国 60 岁以上 X 线表现有膝骨关节炎症状的有 50%,75 岁以上的有 80%。女性多于男性。在治疗上保守治疗和手术治疗各有其优缺点。但是大部分早期患者可以通过保守治疗获得满意效果。首先,应注重健康宣教,对膝骨关节炎患者进行健康的生活方式宣教,可以提高患者对危险因素的认识,避免损害膝关节,有时就可以改善患者目前的生活质量。教导患者保护关节的原则和方法,如减轻体重、选择合适的鞋袜、使用支架等。其次,功能锻炼在膝骨关节炎的病程中有着极其重要的意义,通过适宜的功能锻炼可增强下肢肌力,提高膝关节的稳定性,是防止骨关节炎进一步发展,促进膝骨关节炎康复的关键之一。

目前,中医治疗本病主要采取针灸、推拿、小针刀、中药内服外用等疗法。针灸能激发经气、调和气血、疏通经络、消肿止痛。张岩等采用针灸治疗膝骨关节炎 30 例,针灸组单纯采用针灸治疗,禁用其他药物;主穴取内膝眼、外膝眼、阴陵泉、阳陵泉、足三里、委中、三阴交、梁丘,针刺后内膝眼、外膝眼、足三里艾条加灸 1~2 个疗程;结果显示,治疗组总有效率为 96.7%。推拿手法治疗可以缓解关节周围肌肉紧张,松解关节囊粘连及挛缩,增加关节活动度,改善血液循环,促进肢体康复。邓伟等将 89 例膝骨关节炎患者随机分为治疗组和对照组,结果显示,治疗组的有效率为 93.62%,优于对照组。牛时季治疗本病 80 例,其中针刀治疗组 40 例,玻璃酸钠关节注射组 40 例,通过统计学处理及临床疗效评定,得出小针刀治疗组总控显率为 75.0%,对照组总控效率为 55.0%,小针刀治疗组疗效优于关节腔注射玻璃酸钠($P<0.05$)。黄柏强认为,肾虚是本病的主要原因,用自拟补肾壮骨方治疗本病,结果总有效率为 90.6%。唐晓栋等应用消定膏研末调制成膏,外敷膝部治疗膝骨关节炎 49 例,7~10 天为 1 个疗程,结果总有效率 97.9%。中药熏洗也是治疗本病的方

法之一。熏洗法是将不同的中药煎煮成汤剂熏洗患膝,或添加其他挥发性制剂,将药物转化为蒸汽分子,直接渗透皮肤表层,直达病灶来发挥药效的一种方法。

目前,西医治疗本病主要采取物理疗法、内服药物、关节腔内用药、手术治疗等方法。物理疗法主要有电疗、磁疗、红外线、激光、超短波、水疗及离子导入法等,主要适用于膝骨关节炎慢性期,对于解除亚急性期疼痛也具有较好疗效。臭氧及臭氧水疗法是一种新型保守治疗膝骨关节炎的方法。臭氧及臭氧水具有氧化蛋白多糖、抗炎、镇痛的综合作用。内服药物治疗是目前膝骨关节炎的最常用手段,大致可分为非特异性药物和特异性药物两种。前者包括镇痛药、非类固醇类抗炎药和皮质类固醇等,后者包括硫酸软骨素、硫酸氨基葡萄糖等。关节腔内用药主要包括透明质酸钠(玻璃酸钠)关节腔内注射,是典型代表;此类药的效果较非甾体抗炎药好,作用较持久,但起效慢,大多在 4~6 周后起效,停药后作用持续 4~8 周。手术治疗包括膝关节镜探查并清理术、人工全膝关节置换术、软骨下骨钻孔减压术、关节融合术、截骨术、人体软骨移植术等。富血小板血浆(PRP)疗法治疗膝骨关节炎是一种新型疗法,由于存在修复关节内破损软骨可能,正逐渐被部分医疗机构所重视。据研究,采用 PRP 治疗后患者 VAS 评分及 WOMAC 评分较治疗前均有显著改善($P<0.01$)。此外,PRP 是一种新型的细胞再生科学,针对膝骨关节炎中关节软骨的破损,能够促进软骨细胞的损伤修复,且已经获得了大量文献支持。

(刘渝松　徐慧华　文　巧)

## 参 考 文 献

1. 申延清,刘凤霞,曹红,等. 膝骨关节炎患者的临床表现及相关影响因素[J]. 中国组织工程研究与临床康复,2011,15(9):1643-1646.

2. 曹龙军,章礼勤,周石,等. 膝关节骨性关节炎患者股四头肌动员能力和肌力储备改变的研究[J]. 中国康复医学杂志,2012,27(1):30-34.

3. Hiyama Y,Yamada M,Kitagawa A,et al. A four-week walking exercise programme in patients with knee osteoarthritis improves the ability of dual-task performance:a randomized controlled trial[J]. Clin Rehabil,2012,26(5):403-412.

4. 邹坤林. 红外线理疗配合盐酸氨基葡萄糖胶囊治疗膝关节骨性关节炎的疗效分析[J]. 牡丹江医学院学报,2013,34(4):55-56.

5. 李志香,马超,张春林. 振动对骨与关节病的影响[J]. 中国组织工程研究与临床康复,2011,15(9):1643-1646.

6. 金风羽,阮祥燕. 机械振动治疗绝经后女性膝骨性关节炎[J]. 中国组织工程研究与临床康复,2007,11(40):8099-8102.

7. 郭磊,白希壮,张世亮,等. 关节镜下关节灌洗清理术对老年性膝骨关节炎的疗效分析[J]. 中国医科大学学报,2007,36(5):584-586.

8. 吕帅洁,厉驹,何斌,等. 富血小板血浆关节内注射治疗膝骨关节炎的前瞻性随机对照研究[J]. 中华创伤杂志,2016,32(7):626-631.

9. 邓伟,丁明晖. 点穴屈伸法治疗膝骨性关节炎的临床研究[J]. 中国中医骨伤科杂志,2009,17(12):29-30.

10. 黄志芬,杨永红. 小针刀治疗膝关节骨性关节炎 52 例临床分析[J]. 中国医药导报,2009,6(25):161,164.

11. 牛时季. 小针刀疗法治疗膝关节骨性关节炎的临床观察[J]. 新疆中医药,2014,32(4):43-45.

# 第二节　膝关节半月板损伤

## 一、概述

膝关节半月板是位于股骨髁与胫骨平台之间的纤维软骨,分为内侧半月板和外侧半月板。内侧半月板较大,呈"C"形;外侧半月板稍小,近似"O"形。内侧半月板后半部分与胫侧副韧带相连,故后半部固定,扭转外力易造成交界处损伤。外侧半月板不与腓侧副韧带相连,因而外侧半月板活动度比内侧大。外侧半月板常有先天性盘状畸形,称先天性盘状半月板。正常膝关节有轻度外翻,胫骨外侧髁负重较大,故外侧半月板承受压力也较大,易受损伤。半月板周边较厚而中央部较薄,加深了胫骨髁的凹度,以适应股骨髁的凸度,因此半月板具有缓冲震荡和稳定关节的功能。膝关节半月板损伤好发于青壮年。

## 二、病因病机

半月板损伤多见于运动员、矿工、搬运工等。引起半月板损伤的外力因素有撕裂性外力和研磨性外力两种。

撕裂性外力发生在膝关节半屈曲状态下做旋转动作时，由于膝关节处于半屈曲位，半月板向后方移位，此时做内外翻或向内外扭转时，半月板虽紧贴股骨髁部随之活动，而下面与胫骨平台之间形成旋转摩擦剪力最大，当旋转碾挫力超过半月板所能承受的拉力，就会发生半月板的损伤或撕裂。在膝关节半屈曲外展位，股骨髁骤然内旋牵拉，可致内侧半月板损伤或撕裂。若膝关节为半屈曲内收位，股骨髁骤然外旋膝伸直，可致外侧半月板损伤或撕裂。损伤或撕裂的半月板如部分滑入关节之间，使关节活动发生机械障碍，妨碍关节伸屈活动，形成"交锁"。研磨性外力多发生在外侧半月板，因外侧半月板负重较大，或先天性盘状半月板，长期蹲、跪工作的人，由于半月板长期受关节面的研磨挤压，可加快半月板退变，发生外侧半月板慢性撕裂性损伤，常见为分层撕裂。

半月板损伤的部位，可发生在半月板的前角、后角、中部或边缘部。半月板损伤的分型一般按照损伤的形状、部位、大小和稳定性划分。Groh 按照病因进行分类，分为急性外伤性撕裂、自发性撕裂、外伤撕裂晚期改变和韧带损伤后晚期改变 4 型。根据 MRI 信号变化情况，可将半月板损伤分为 3 度。Ⅰ度为半月板内有椭圆形或球形高信号区，但不及半月板表面；Ⅱ度为半月板内高信号呈线状，但也不能穿透其表面或仅穿透一侧表面；Ⅲ度为信号呈线状并与半月板上下表面相通。Ⅰ度和Ⅱ度为半月板实质内黏液样退变，Ⅲ度则提示半月板撕裂。半月板损伤的形状可为横裂、纵裂、水平裂或不规则形，甚至破碎成关节内游离体。由于半月板属纤维软骨组织，位于边缘与滑膜连续部分有血供，其余部分缺少血液供应，靠关节滑液获得营养，故损伤后修复能力极差。除了边缘损伤部分可获愈合外，一般不易愈合。

## 三、诊断

膝关节半月板损伤多有明显外伤史。伤后膝关节有不同程度的疼痛、肿胀，屈曲和负重时疼痛加重，下蹲及跪下时常难以忍受；有些患者屈伸膝关节时，膝部有弹响或弹动感，或出现"交锁征"，即在行走的情况下突发疼痛，膝关节不能伸屈，状如交锁，将患膝稍做晃动，或按摩 2~3 分钟后，即可缓解并恢复行走。检查时见患膝不肿或稍肿，股四头肌较健侧萎缩，尤以内侧明显。膝关节不能过伸和屈曲，关节间隙处压痛。膝关节研磨试验、回旋挤压试验、过伸过屈试验有助于诊断。

X 线检查对半月板损伤的诊断意义不大，但可排除骨软骨损伤、关节内游离体、骨肿瘤等其他疾病。必要时做关节镜检查。MRI 检查可明确诊断。

## 四、治疗

1. 针灸治疗 患者仰卧，双下肢平放。选取患肢内膝眼、外膝眼、血海、梁丘、曲泉、阳陵泉、膝阳关为主穴，常规消毒后，取 1.5~2 寸一次性无菌毫针，进针后用平补平泻法至得气，选 1~2 对穴位配合电针治疗仪疏密波刺激，同时将 TDP 照射患膝。每次约 20 分钟。临证加减：风寒痹阻型，在内膝眼、外膝眼、阳陵泉施用温针灸；痰湿阻络型，加丰隆、阴陵泉，并在内膝眼、外膝眼、丰隆施用温针灸；血瘀气滞型，在内膝眼、外膝眼、血海施用温针灸；湿热阻络型，加上巨虚、丰隆；肝肾亏虚型，加阴谷、三阴交、足三里，在内膝眼、外膝眼、足三里、三阴交施用温针灸。

2. 推拿治疗（在针灸完成后进行） 患者仰卧，全身放松，接受医师施术。要求医者手法轻快、柔和、深透，力量由轻到重，切忌重手法。

（1）点按法：患者平卧，术者立于患侧，用拇指指腹依次点揉内膝眼、外膝眼、血海、鹤顶、梁丘、阳陵泉、阴陵泉、足三里、委中等穴。每次约 5 分钟。

（2）滚揉法：术者立于患肢旁，依次用滚、揉法放松股四头肌群、内收肌群、髂胫束、内外侧副韧带、胫骨前肌、腓肠肌等大小腿肌肉。每次约 5 分钟。

（3）拿捏法：术者立于患肢旁，依次用拿、捏法放松患膝局部软组织。每次约 5 分钟。

（4）牵屈法：术者立于患肢远端，双手置于踝部并用力纵向牵拉患肢，持续1~2分钟后，然后最大限度伸屈膝关节，并加内外旋膝关节。反复5~10次。

上述针灸、推拿治疗每日1次，10次为1个疗程，每个疗程间隔2天。

3. 中药内服外用

（1）中药内服：采用郭剑华经验方"膝舒汤"。药物组成：狗脊15g，熟地黄15g，当归15g，党参15g，土鳖虫12g，鳖甲20g，独活12g，威灵仙12g，川牛膝12g。风寒痹阻型，加防风12g、秦艽12g；痰湿阻络型，加薏苡仁20g、防己12g；血瘀气滞型，加桃仁12g、红花12g；湿热阻络型，加苍术12g、土茯苓20g；肝肾亏虚型偏阴虚者加枸杞15g、墨旱莲12g，偏阳虚者加续断15g、淫羊藿12g。水煎煮3次，取汁合用，早中晚各服1次，日1剂。

（2）中药熏洗：采用郭剑华自拟膝关节熏洗经验方。药用：独活30g，川牛膝20g，三棱20g，莪术20g，海桐皮20g，桃仁20g，红花20g，伸筋草30g，透骨草30g，舒筋草30g，路路通20g，威灵仙20g。风寒痹阻型，加香加皮20g、桂枝20g、防风20g；痰湿阻络型，加土鳖虫20g、泽泻20g；血瘀气滞型，加乳香20g、没药20g；湿热阻络型，加海风藤30g、土茯苓30g；肝肾亏虚型，加补骨脂30g、续断30g。将诸药置于盆中，加水2 500~3 000ml，先浸泡约30分钟，煎沸20~30分钟，将患肢放在盆口上方高于药液30cm左右，并在膝关节处盖上毛巾，熏蒸10~15分钟（注意防止烫伤），待药液温度在60℃左右时，将患膝放入盆中浸洗，边洗边按摩膝关节，并做主动伸屈关节的运动至药液变凉。每日早、晚各熏洗1次，每日1剂。

（3）中药外敷：采用我院院内制剂活血膏加止痛消炎膏（药物组成：当归、土鳖虫、三棱、莪术、红花、泽兰、续断、骨碎补、狗脊、木香、紫苏、五加皮等），将1张贴膏剪成2片，在晚上熏洗患膝关节后，将膏药贴在膝关节内外侧，第2天再撕掉膏药进行治疗。贴敷疗法不超过10次。对皮肤过敏者禁用。

4. 中频脉冲电治疗　选用J48B型电脑中频透热治疗仪。根据膝关节疼痛部位选用相应处方进行中频电刺激，每次20分钟，每日1次。

5. 固定方法　急性损伤期应将膝关节于功能位固定3~4周，以限制膝部活动。

## 五、预防与调护

1. 预防

（1）加强下肢力量的练习，以增强膝关节的稳定性、减轻半月板的负荷；进行体育锻炼时，应避免超负荷。

（2）注意膝关节的保暖，每天可定时进行膝关节的热敷和按摩。

（3）避免膝关节的过度劳累，尽量不要做膝关节的下蹲运动。

（4）身体过于肥胖者，应减轻体重；尽量不穿高跟鞋。

2. 功能锻炼

（1）仰卧抬腿牵拉法：患者仰卧，双臂放于身体两侧，掌心向下，屈膝，脚掌着地，吸气，抬左（右）大腿并伸直膝关节，双手握住同侧大腿下段，呼气，用力向头部牵拉，深呼吸，坚持10秒，回位，两腿交替进行，反复10~20次。

（2）侧卧抬腿外展法：患者侧卧，左（右）上臂平放，左（右）手托住头部，吸气，膝关节伸直，缓缓抬高左（右）大腿至最大限度，深呼吸，坚持10秒，呼气，回位，反复10~20次，换右（左）大腿进行。

（3）俯卧屈膝牵拉法：患者俯卧，双下肢平放，屈曲左（右）膝关节并用毛巾环绕同侧踝部，吸气，缓慢向臀部牵拉小腿，深呼吸，坚持10秒，呼气，回位，反复10~20次，换右（左）大腿进行。

（4）仰卧屈膝蹬车法：患者仰卧，自然呼吸，双臂放于身体两侧，掌心向下，屈膝抬高双腿，如蹬自行车，先顺方向蹬10次，再反方向蹬10次，缓缓放平双腿，手心转向上，微闭双眼，放松。

3. 护理

（1）心理护理

1）入院时责任护士热情接待患者，充分应用语言和非语言交流，如微笑、目光、手势、表情、动作等传递对患者的关爱，带领其熟悉科内环境，介绍科主任、护士长及主管医护人员，讲解住院相关事宜，消除患者由于陌生环境所致紧张情绪,融洽护患关系。

2)入院后在与患者的交流中评估患者的心理、精神、躯体状态,了解家庭、社会关系、经济状况等,制订个性化心理干预措施,并评价干预措施实施后的心理状态。对遵医行为不佳的患者,组织 2~3 人的小型病友会,让治疗成功的患者讲解因配合治疗获得理想效果的经验,提高患者遵医嘱接受治疗的依从性。

3)对于焦虑患者,通过听音乐、看书报、看电视、家庭成员的情感支撑等方式来分散患者的不良心理,协助患者树立阳光、向上的乐观心态,提高患者治疗疾病的积极性。

(2)健康宣教:我们强调健康教育应在良好护患关系的前提下,根据患者自身特点(如性格、文化程度、生活方式、致病因素等),采取不同形式(如一对一讲解、发放图文并茂健康手册、小型病友会、观看视频、微信平台交流等),分阶段进行。

1)治疗初期:系统地为患者讲解膝关节滑膜炎的性质、发病机制、促发因素、治疗方案等。指导患者进食高蛋白、高钙、高胶原蛋白、富含异黄酮食物,如牛奶、鸡蛋、瘦肉、豆制品、虾皮、黑木耳、猪蹄、鸡爪、海产品等。对于肥胖患者,帮助其制订减肥计划,减轻关节承重。

2)治疗中期:给患者讲解功能锻炼的目的及意义,示范功能锻炼的方法,同时引导、督促患者每日坚持功能锻炼 2 次。

3)治疗后期:将重心放在防护要点上,指导患者在日常生活中保护好膝关节,如解便时使用坐便器,避免久站、反复下蹲,减少上下楼梯的次数,不做长跑、爬山等剧烈运动。指导患者加强对天气变化的关注,气温下降时及时对膝关节进行保暖,避免膝关节受到伤害。出院后,通过微信平台提供延续性健康教育,如出院后日常生活的护理及注意事项、视频指导下的功能锻炼等。

(3)用药护理:用药前详细了解患者的用药史、过敏史,遵医嘱按时按量指导患者用药,对于用药依从性低的患者,要告知其遵医嘱用药对于疾病治疗的重要性,并督促其用药,确保患者每次都将药物完整服下。患者服药后,要加强观察与监护,尤其要耐心倾听患者主诉,了解患者自觉症状,有异常情况及时上报医师进行对症处理。用药后要观察和收集患者的治疗效果,看用药是否起到了预期作用。

## 六、目前研究进展

目前,膝关节半月板损伤的治疗方案主要分为保守治疗和手术治疗两大类。对于膝关节半月板损伤的急性患者应以制动、消肿、止痛为主;对于半月板损伤的慢性患者,应以按摩、理疗等保守治疗方法为主;对于症状严重、肿痛明显、经常出现交锁的患者,应考虑手术治疗。临床上常用的非手术方法有患肢制动、针灸治疗、中药外敷、中药内服、关节腔内注射药物等。

膝关节半月板损伤属中医学"骨痹"范畴。半月板损伤即伤筋,病机为气滞血瘀。在半月板损伤的早期采用活血药物外敷患处以消肿止痛,配以针刺相应穴位以舒筋活络;晚期则口服温经通络、补肝益肾药物,外敷活血化瘀药以祛瘀散结,再配以针灸推拿,可起到活血化瘀、消肿止痛、祛瘀生新、疏通经络之功用,从而可缓解或消除半月板损伤的临床症状。吴晨从气血与补肝肾角度论治膝关节半月板损伤,认为半月板损伤后,血离经脉,气血凝滞,经络受阻或血虚不能濡养而使肢体乏于充养,其病在筋,与肝、肾关系密切,以求加深读者对中医治病思维模式的理解,在治疗半月板损伤时给医师以启发和指导。郭景华等探讨针刀结合热敏灸治疗膝关节半月板损伤的临床效果,选择膝关节半月板损伤患者 68 例(74 膝),随机分为对照组和观察,对照组 34 例(36 膝)给予针刀治疗,观察组 34 例(38 膝)给予针刀结合热敏灸治疗;结果显示,治疗前 2 组 VAS 评分和 Lyscholm 评分比较无显著差异,治疗后观察组 VAS 评分显著低于对照组,Lyscholm 评分显著高于对照组,差异均有统计学意义($P<0.05$);结论:针刀结合热敏灸治疗膝关节半月板损伤效果显著,患者疼痛症状可得到更为有效的缓解。成向东等观察手法配合针刺及康复训练治疗半月板损伤的患者 100 例,结果显示,手法配合针刺及康复训练的非药物治疗方法对半月板损伤起到了止痛、消肿、改善代谢、增加血液循环、改善膝关节功能、促进半月板修复的作用,避免了手术风险,疗效明确。辛兆旭观察探讨单纯手法复位治疗半月板损伤的效果分析,随机分为对照组(27 例)、手法复位组(29 例),对照组只进行支具固定、药物治疗,手法复位组进行手法复位后支具固定联合药物治疗,两

组患者均进行支具固定4周后行相应膝关节功能康复训练;结果显示,对照组治愈8例、无效19例,有效率29.6%,手法复位组治愈15例、无效14例,有效率51.7%;结论显示,对于膝关节半月板损伤患者行手法复位后再联合临床治疗以及进行康复功能训练,临床疗效显著,患者治愈率高,可提高患者生活质量。张常盛探究中药内服联合温针灸对膝关节半月板损伤患者的影响,选取88例膝关节半月板损伤患者,随机分为观察组与对照组,对照组给予温针灸疗法,观察组给予中药内服及温针灸联合治疗,对比两组患者疼痛指数(VAS)评分、膝关节Lysholin评分;观察组疼痛评分显著低于对照组,组间差异有统计学意义($P<0.05$);观察组膝关节Lysholm评分明显高于对照组($P<0.05$);中药内服联合温针灸能有效减轻膝关节半月板损伤患者的疼痛,促进关节康复。

关节腔内注射软骨保护药物、补充关节腔内黏度药物治疗膝关节半月板损伤也具有一定疗效。软骨保护素是半月板或关节液的成分物质,能刺激胶原和蛋白聚糖的合成,且能抑制降解酶的产生,从而阻止和延缓软骨退化;黏度药物具有黏性和弹性,有润滑、吸收震荡的作用,从而保护病变的半月板。对不需手术的患者,药物能促进半月板愈合;对已行手术者,药物也能减轻手术所致炎症反应。Ochi等向关节腔内注射生长因子促进半月板愈合,如血小板生长因子家族(PDGF)、肝细胞生长因子(HGF)、骨形态发生蛋白质-2(BMP-2)、胰岛素样生长因子(IGF-1)、转化生长因子-β(TGF-β),这些生长因子已经在兔的动物实验中获得了成功。

随着内镜技术的逐渐普及,关节镜手术已成为治疗膝关节半月板损伤的常规诊疗手段。目前,国际上关于退变性半月板损伤是否该常规进行半月板切除术仍有争议。有研究认为,退变性半月板损伤和骨关节炎进展的关系是明确的,退变性半月板损伤会加速骨关节炎的进展。需要强调的是,老年无症状性半月板损伤是存在的,通过MRI诊断的半月板损伤者并不一定有症状。已有研究表明,半月板切除术后患者膝关节功能得到明显改善,同时这些患者中期和长期骨关节炎的风险增加。但是,最近有6项随机研究质疑关节镜治疗对退行性关节炎或退变性半月板损伤的作用。Moseley等最早于2002年对关节镜半月板切除与假手术进行随机研究比较,发现两组患者在疗效上无明显区别。Kirkley等同样就关节镜治疗与理疗对退变性膝骨关节炎的效果进行随机对照试验,也得到同样结论。Gaufin等对关节镜半月板切除和保守治疗的随机研究发现,手术组(关节镜组)患者的效果优于未行手术(保守组)的患者。Gauffin和Katz的研究对象均是有轻度或中度骨关节炎的半月板损伤患者,平均年龄也相似。这证明不同研究者对类似的病例进行研究,采用同样的治疗手段,但依然可以得到不同的结论。

(刘渝松 徐慧华 文 巧)

## 参 考 文 献

1. 张宏波,陈雪峰. 网球运动中膝关节半月板损伤的防治[J]. 包头职大学报,2014(2):98-100.

2. 祁玉军,李登科. 针刺加中药熏蒸配合康复锻炼治疗半月板损伤26例[J]. 中医药导报,2011,17(10):65-66.

3. 吴晨. 从气血与补肝肾角度论治膝关节半月板损伤[J]. 光明中医,2016,31(18):272-274.

4. 郭景华,谢丰蔚. 针刀结合热敏灸治疗膝关节半月板损伤的临床观察[J]. 基层医学论坛,2017,21(31):4384-4385.

5. 陆雯俊. 关节镜结合小针刀治疗膝关节半月板损伤的临床观察[J]. 黑龙江医学,2013,37(12):1221-1222.

6. 束军潮. 关节镜结合小针刀治疗膝关节半月板损伤及膝周粘连的临床观察(附32例报告)[J]. 贵州医药,2014,38(3):251-252.

7. 向伟明,丁思明,黄焕强,等. 针刀治疗膝关节半月板损伤性疼痛的临床观察[J]. 中医临床研究,2015,7(17):5-8.

8. 辛兆旭. 膝关节半月板损伤后手法复位保守治疗体会[J]. 齐齐哈尔医学院学报,2016,37(19):2415-2416.

9. 成向东,刘佳. 保守疗法治疗膝关节半月板损伤的临床观察[J]. 中国医药导报,2016,13(9):185-186.

10. 张常盛. 中药内服联合温针灸对膝关节半月板损伤患者的影响[J]. 甘肃科技,2016,32(23):128-129.

11. Ochi M,Uchio Y,Okuda K,et al. Expression of cytokines after meniscal rasping to promote meniscal healing [J]. Arthroscopy,2001,17(7):724-731.

12. 阿米克,李永刚,韦继南. 膝关节半月板损伤关节镜治疗的现状[J]. 东南大学学报:医学版,2015,34(5):844-847.

13. 胡柯嘉,冯德宏,王凌,等. 关节镜下治疗膝关节外侧盘状半月板损伤的临床疗效[J]. 中国修复重建外科杂志,2012,26(12):1457-1461.

14. Moseley JB,O'Malley K,Petersen NJ,et al. A controlled trial of arthroscopic surgery for osteoarthritis of the knee[J]. N Engl J

Med,2002,347(2):81-88.

15. Katz JN,Brophy RH,Chaisson CE,et al. Surgery versus physical therapy for a meniscal tear and osteoarthritis [J]. N Engl J Med,2013,368(18):1675-1684.

16. Kirkley A,Birmingham TB,Litchfield RB,et al. A randomized trial of arthroscopic surgery for osteoarthritis of the knee[J]. N Engl J Med,2008,359(11):1097-1107.

# 第三节 膝关节侧副韧带损伤

## 一、概述

膝关节侧副韧带损伤是指由于外力作用致使膝关节的侧副韧带发生牵拉伤、撕裂或断裂,出现以膝部疼痛、步行不稳、内外翻畸形为主要表现的膝部损伤。膝关节的内、外侧各有坚强的副韧带附着,是维持膝关节稳定的主要结构。胫侧副韧带亦称内侧副韧带,起于股骨内髁结节,下止于胫骨内髁内侧面,呈三角形(有前纵部、后上斜部、后下斜部),分深浅两层,其深部纤维与关节囊及内侧半月板相连,具有限制膝关节外翻和外旋的作用。腓侧副韧带亦称外侧副韧带,起于股骨外髁结节,下止于腓骨头,为条索状坚韧的纤维束,与外侧半月板之间有腘肌腱和滑膜囊相隔,具有限制膝关节内翻和内旋的作用。临床以胫侧副韧带损伤多见。

## 二、病因病机

膝关节在伸直位时,侧副韧带较紧张,膝关节稳定而无侧向及旋转活动。膝关节处于半屈曲位时,侧副韧带松弛,关节不稳,有轻度的侧向和旋转活动,易受损伤。

当膝关节半屈曲位时,胫侧副韧带松弛,小腿突然外展、外旋,常使韧带发生撕裂或断裂。当膝外侧受到暴力打击或重物压迫,迫使膝关节过度外翻、外旋时,可使膝内侧间隙拉宽,胫侧副韧带发生拉伤、撕裂或断裂等损伤。由于膝关节有生理性外翻角,且膝外侧易受到外力的打击或重物的压迫,因此临床上胫侧副韧带损伤多见。若为强大的旋转暴力,胫侧副韧带完全断裂的同时易合并内侧半月板和前交叉韧带的损伤,称膝关节损伤三联征。损伤严重时,可伴有关节囊撕裂和撕脱骨折。

当膝内侧受到暴力打击或重物压迫,迫使膝关节过度内翻时,可使膝外侧间隙拉宽,腓侧副韧带发生拉伤、撕裂或断裂等损伤。由于受到对侧下肢的保护及髂胫束的作用,单独腓侧副韧带损伤较胫侧少见。一旦内翻暴力足够大,致使腓侧副韧带断裂时,常合并腓骨头骨折,严重者可伴有关节囊撕裂及同侧的髂胫束及腓总神经损伤。

## 三、诊断

有明确外伤史,膝关节内侧或外侧肿胀、疼痛、皮下瘀斑,局部压痛明显,膝关节屈伸功能障碍。胫侧副韧带损伤时,膝关节呈半屈曲位,主动、被动活动均不能伸直或屈曲,若合并半月板或交叉韧带损伤,可有关节内血肿,膝部可出现交锁征。胫侧副韧带损伤,压痛点可在股骨内上髁、关节间隙处或胫骨内侧髁。腓侧副韧带损伤,压痛点在腓骨头或股骨外上髁。韧带断裂时可触及裂隙或凹陷;腓侧副韧带损伤合并腓总神经损伤,可出现足下垂及小腿外侧下 1/3 及足背外侧面的皮肤感觉障碍。膝关节侧方应力试验阳性。

膝关节侧方应力试验(膝关节分离试验)有重要的临床意义。胫侧副韧带部分撕裂时,在膝伸直位小腿做膝内侧分离试验时,膝关节无明显外翻活动,但膝内侧疼痛加剧;完全断裂者,可有异常外翻活动。反之,腓侧副韧带部分撕裂时,在膝伸直位小腿做膝外侧分离试验时,膝关节无明显内翻活动,但膝外侧疼痛加剧;完全断裂者,可有异常内翻活动。

X 线检查时,需要两侧膝关节同时拍摄 X 线片,以便对照。在内、外翻应力下摄片,可发现副韧带损伤处关节间隙增宽,有助于诊断,并应注意有无骨折。MRI 检查膝关节有胫侧或腓侧副韧带信号异常或连续性中断,可以明确诊断。

## 四、治疗

中医保守治疗主要针对侧副韧带单纯拉伤或部分断裂者,对于完全断裂者建议及时手术治疗(不在本节讨论范围内)。

1. 急性期

(1)针灸治疗:患者仰卧,双下肢平放。选取患肢血海、鹤顶、曲泉、丰隆、阳陵泉、阴陵泉、膝阳关、三阴交、足三里,常规消毒后,取1.5~2寸一次性无菌毫针,进针得气后施以捻转泻法,再选3~4对穴位配合电针治疗仪密波刺激,同时将 TDP 照射患膝。每次约20分钟。

(2)中药内服:采用重庆市中医骨科医院院内制剂"初伤胶囊"。

(3)中药外敷:采用我院院内制剂红肿膏加止痛消炎膏(药物组成:当归、土鳖虫、三棱、莪术、红花、泽兰、续断、骨碎补、狗脊、木香、紫苏、五加皮等),将1张贴膏剪成2片,在晚上熏洗患膝关节后,将膏药贴在膝关节内外侧,第2天再撕掉膏药进行治疗。贴敷疗法不超过10次。对皮肤过敏者禁用。

(4)固定方法:采用石膏托或超膝关节夹板固定于膝关节功能位4~6周。

2. 慢性期

(1)针灸治疗:患者仰卧,双下肢平放。选取患肢内膝眼、外膝眼、血海、梁丘、曲泉、阳陵泉、阴陵泉、足三里为主穴,常规消毒后,取1.5~2寸一次性无菌毫针,进针后用平补平泻法至得气,选3~4对穴位配合电针治疗仪疏密波刺激,同时将 TDP 照射患膝,每次约20分钟。临证加减:寒湿痹阻型,在内膝眼、外膝眼、阳陵泉施用温针灸;痰湿阻络型,加丰隆,并在内膝眼、外膝眼、丰隆、阴陵泉施用温针灸;气血不足型,在足三里、血海施用温针灸;肝肾亏虚型,加阴谷、三阴交,在内膝眼、外膝眼、足三里、三阴交施用温针灸。

(2)推拿治疗(在针灸完成后进行):患者仰卧,全身放松,接受医师施术。要求医者手法轻快、柔和、深透,力量由轻到重,切忌重手法。

1)按揉法:术者立于患肢旁,依次用按揉法放松股四头肌群、内收肌群、髂胫束、内外侧副韧带、胫骨前肌、腓肠肌等大小腿肌肉。每次约5分钟。

2)弹拨法:术者立于患肢旁,先用拿捏法放松患膝局部肌肉,再用拇指指腹或指尖依次弹拨患膝周围压痛点及韧带附着点。每次约5分钟。

3)牵拉屈伸法:术者立于患肢远端,双手置于踝部并用力纵向牵拉患肢,持续1~2分钟后,然后适当伸屈膝关节。反复5~10次。

上述针灸、推拿治疗每日1次,10次为1个疗程,每个疗程间隔2天。

(3)中药治疗

1)中药内服:采用郭剑华经验方"膝舒汤"。药物组成:狗脊15g,熟地黄15g,当归15g,党参15g,土鳖虫12g,鳖甲20g,独活12g,威灵仙12g,川牛膝12g。风寒痹阻型,加防风12g、秦艽12g;痰湿阻络型,加薏苡仁20g、防己12g;血瘀气滞型,加桃仁12g、红花12g;湿热阻络型,加苍术12g、土茯苓20g;肝肾亏虚型偏阴虚者加枸杞15g、墨旱莲12g,偏阳虚者加续断15g、淫羊藿12g。水煎煮3次,取汁合用,早中晚各服1次,日1剂。

2)中药熏洗:采用郭剑华自拟膝关节熏洗经验方。药用:独活30g,川牛膝20g,三棱20g,莪术20g,海桐皮20g,桃仁20g,红花20g,伸筋草30g,透骨草30g,舒筋草30g,路路通20g,威灵仙20g。风寒痹阻型,加香加皮20g、桂枝20g、防风20g;痰湿阻络型,加土鳖虫20g、泽泻20g;血瘀气滞型,加乳香20g、没药20g;湿热阻络型,加海风藤30g、土茯苓30g;肝肾亏虚型,加补骨脂30g、续断30g。将诸药置于盆中,加水2 500~3 000ml,先浸泡约30分钟,煎沸20~30分钟,将患肢放在盆口上方高于药液30cm左右,并在膝关节处盖上毛巾,熏蒸10~15分钟(注意防止烫伤),待药液温度在60℃左右时,将患膝放入盆中浸洗,边洗边按摩膝关节,并做主动伸屈关节的运动至药液变凉。每日早、晚各熏洗1次,每日1剂。

3)中药外敷:采用我院院内制剂活血膏加止痛消炎膏(药物组成:当归、土鳖虫、三棱、莪术、泽兰、续断、骨碎补、狗脊、木香、紫苏、五加皮等),将1张贴膏剪成2片,在晚上熏洗患膝关节后,将膏药贴在膝关节内外侧,第 2 天再撕掉膏药进行治疗。贴敷疗法不超过 10 次。对皮肤过敏者禁用。

(4)中频脉冲电治疗:选用 J48B 型电脑中频透热治疗仪。根据膝关节疼痛部位选用相应处方进行中频电刺激,每次 20 分钟,每日 1 次。

## 五、预防与调护

1. 预防

(1)不要在疲劳状态下运动,运动前要做好热身活动,在运动中要防止粗暴动作造成意外损伤。

(2)加强下肢力量的练习,保证膝关节的稳定性和灵活性。

(3)注意膝关节的保暖,每天可定时进行膝关节的热敷和按摩。

(4)进行体育锻炼时应避免超负荷,避免膝关节过度劳累,尽量不要做膝关节下蹲运动。

(5)身体过于肥胖者应减轻体重,尽量少穿高跟鞋。

2. 功能锻炼

(1)膝关节固定期间应早期进行股四头肌等长收缩及直腿抬高锻炼,防止肌肉萎缩。

1)股四头肌等长收缩:患者仰卧,护士将右手置于患肢腘窝处,左手置于患肢膝关节,嘱患者膝关节伸直并下压护士右手,每次持续 10 秒,20 次/组,日 3 组。

2)仰卧直腿抬高训练:患者仰卧,双手置于体侧,保持双下肢伸直,抬高一侧下肢与床面呈 60°,并持续 15~20 秒,双下肢交替进行。日 3 次,每次 10 分钟。

(2)解除固定后,要进行股四头肌肌力训练及膝关节屈伸活动锻炼,并逐步练习扶拐行走。

1)伸膝活动:患者坐于床边或椅子上,将双足平放于地板上,尽量伸直一侧膝关节,并保持伸直位到有酸胀感,再慢慢屈曲膝关节。两腿交替进行,反复 5~10 次。

2)屈膝活动:患者俯卧位,双下肢平放于床上,将一侧膝关节屈曲尽力靠向臀部,并保持屈曲位到有酸胀感,再慢慢伸直膝关节。两腿交替进行,反复 5~10 次。

3. 护理

(1)心理护理:此类患者正处于青壮年时期,下肢运动功能障碍会严重影响到患者的工作质量以及生活质量,因此非常容易产生焦虑、烦躁心理。医护人员应积极主动地与患者沟通,正确引导患者角色的转变,科学客观地讲清疾病的发展和预后,使患者以积极的心态配合治疗及护理。

(2)石膏固定的护理

1)正确的膝关节固定位:抬高患肢高于心脏水平 20cm,将膝关节固定在屈膝 30°位,将软枕放在患者小腿近端后侧。

2)石膏边缘修理整齐且光滑,石膏床以软棉垫衬垫,四周内衬棉垫应露出边缘,以防翻身时摩擦皮肤。

3)耐心听取患者主诉,如出现某一固定部位持续疼痛,常是压疮早期症状,应及时报告医师处理。

4)教会患者及家属观察肢体血液循环障碍的先兆,当出现肢体疼痛难忍、末梢肿胀明显、皮温较健侧低、感觉迟钝、足背动脉搏动减弱中的任何 1 项时,均应及时报告医护人员,以便妥善处理。

(3)饮食护理:指导患者进食含钙丰富、高蛋白、高维生素、高热量食物,忌油腻、辛辣、生冷等食物。

## 六、目前研究进展

根据不同损伤选择相应治疗方法:针对Ⅰ度、Ⅱ度损伤,早期支架制动或石膏托固定 3 周,配合非手术及功能锻炼;对于Ⅲ度损伤者,建议手术治疗,同时应采用关节镜探查关节内是否有合并损伤,同时探查是否合并腓总神经损伤。

非手术治疗包括固定制动、药物治疗、针灸、推拿、针刀、功能锻炼等方法。杨勇针对部分膝关节侧副韧带损伤及单纯性前交叉韧带不全断裂者采取长腿石膏托固定法,对于韧带完全断裂者尽早采取韧带修补术,显效率为 48.79%,有效率为 43.98%。杨晓鸿将电针组(针刺阿是穴、血海、梁丘)同中药组治疗膝关节侧副韧带损伤进行比较,结果显示,电针组的总分、疼痛积分、活动范围积分、步行能力积分、日常动作积分均明显高于中药组,说明电针对本病疗效显著。王琦等应用外敷中药联合针灸、按摩和理疗治疗膝关节炎疗效显著,其中膝关节侧副韧带损伤患者 5 例。陈廷建用针刺加推拿治疗 78 例膝关节侧副韧带损伤患者,结果显示,治愈 58 例、占 74.4%,有效 20 例、占 25.6%,总有效率达 100%。顾宏志等总结 30 例膝关节侧副韧带损伤排球运动员,采用针灸、推拿、中药内服、熏洗治疗、物理疗法(超短波疗法、运动性康复疗法)治疗后,治愈 20 例,占 67%;好转 10 例,占 33%;总有效率达 100%。

手术治疗适用于受伤早期未行良好固定,后期出现关节松动者。对于韧带完全断裂者,需早期手术治疗。李刚等认为,在早期应用关节镜下前、后交叉韧带重建手术和侧副韧带修补术,对创伤性膝关节脱位合并Ⅲ度内侧副韧带损伤患者,能促进膝关节功能康复,增强关节稳定性,安全性较高。邵思海采用改良韧带重建手术治疗膝关节侧副韧带断裂,对 26 例患者进行治疗,结果显示,24 例患者的膝关节功能为优,1 例为良,优良率为 96.15%,疗效显著。吴立红认为,侧副韧带断裂需要手术缝合,在术后根据时间采取不同的肌肉锻炼、对抗及专项运动训练等。

侧副韧带损伤应进行正确的诊断,评估韧带损伤程度,采取合理治疗手法,后期针对性康复训练,更加有利于改善患者的生活和工作质量。

(刘渝松 徐慧华 文 巧)

## 参 考 文 献

1. 杨勇. 膝关节韧带不同损伤程度的治疗方法研究[J]. 临床医药文献杂志,2015,2(14):2796-2797.
2. 杨晓鸿. 电针治疗膝关节侧副韧带损伤的疗效观察[J]. 中国医疗前沿,2011,6(13):13,4.
3. 王琦、王祈峰、严春雪. 外敷中药联合针灸、按摩和理疗治疗膝关节炎 60 例临床分析[J]. 吉林大学学报:医学版,2012,38(6):1235.
4. 陈廷建. 针刺加推拿治疗膝关节侧副韧带损伤[J]. 实用医药杂志,2011,28(6):498.
5. 顾宏志、杨俊、刘福余,等. 吉林省大学生排球运动员膝关节侧副韧带损伤原因及康复机制[J]. 现代交际,2017(6):17-18.
6. 李刚、王小武. 探讨早期治疗创伤性膝关节脱位伴随Ⅲ度内侧副韧带损伤的临床疗效[C]//国际数字医学会. 2017 国际数字医学会数字中医药分会论文集. 广州:国际数字医学会,2017.
7. 邵思海、马洪、周海宁. 采用改良的韧带重建手术治疗膝关节侧副韧带断裂的效果研究[J]. 当代医药论丛,2016,14(9):158-160.
8. 吴立红、陈志刚、沈良册,等. 膝关节常见运动创伤康复研究进展[J]. 中国康复,2012,27(3):214-217.

# 第四节 膝关节创伤性滑膜炎

## 一、概述

膝关节创伤性滑膜炎是指由于急性创伤或慢性劳损引起的膝关节滑膜的无菌性炎症,临床以膝关节肿胀、疼痛,关节腔积液、积血为主要表现的疾病。膝关节的关节囊滑膜层是构成关节内腔的主要结构之一。膝关节的关节腔除了股骨远端内外侧髁、胫骨平台及髌骨的关节软骨面之外,其余大部分为关节囊滑膜所遮盖。滑膜富有血管,血运丰富。滑膜细胞分泌滑液,保持关节软骨面的滑润,并能供给营养,排除代谢产物,增加关节活动的范围。一旦滑膜病变,如不及时、有效地处理,滑膜则发生功能障碍,影响关节活动而成为慢性滑膜炎,逐渐变成骨关节炎。

## 二、病因病机

膝关节创伤性滑膜炎可分为急性创伤性滑膜炎和慢性创伤性滑膜炎两种类型。急性创伤性滑膜炎多由急性创伤所致,伤后膝关节迅速肿胀、疼痛、乏力,局部皮温增高。多发生于爱好运动的青年人。由于暴力打击、扭伤、关节附近骨折或手术创伤等,使滑膜受伤充血,产生大量积液,滑膜损伤破裂则大量血液渗出,其中含有血浆、白细胞、吞噬细胞等。积液、渗血可增加关节内压力,阻碍淋巴系统循环。由于关节内酸性代谢产物的堆积,可使碱性关节液变成酸性。如不及时清除积液或积血,则关节滑膜在长期慢性刺激和炎症反应下逐渐增厚、纤维化,并引起关节粘连,影响关节功能。

慢性创伤性滑膜炎多有急性创伤性滑膜炎病史，或由慢性劳损所致，以滑膜渗出为主。多发生于中老年人、身体肥胖者或过多用膝关节负重的人，一部分由急性创伤性滑膜炎失治转化而成。慢性损伤导致滑膜发生慢性炎症，滑膜水肿、增厚、纤维化，滑膜渗出增多，造成关节积液。慢性创伤性滑膜炎属中医"痹病"范畴，多由风寒湿三气杂合而成，一般夹湿者为多。或肥胖之人，湿气下注于关节而发病。

## 三、诊断

1. 急性创伤性滑膜炎　有明显膝关节外伤史。伤后膝关节肿胀、疼痛，一般呈膨胀性胀痛或隐痛，尤以膝伸直及完全屈曲时胀痛难忍。膝关节活动不利，跛行。压痛点不定，可在原发损伤处有压痛。肤温可增高，按之有波动感，浮髌试验阳性，关节穿刺可抽出血性液体。X线膝关节摄片检查见关节肿胀，并可排除膝部骨折。MRI检查提示膝关节积液，滑膜水肿。

2. 慢性创伤性滑膜炎　有劳损或急性创伤性滑膜炎病史。膝关节肿胀、胀满不适、下蹲困难，或上下楼梯疼痛，劳累后加重，休息后减轻，肤温正常，浮髌试验阳性。病程久则股四头肌萎缩，滑膜囊壁增厚，摸之可有韧厚感，关节不稳，活动受限。关节穿刺可抽出淡黄色清亮的渗出液，表面无脂肪滴。X线膝关节摄片检查可见关节肿胀，部分患者可见骨质增生。MRI检查可明确诊断。

## 四、治疗

1. 温针灸治疗　患者仰卧，双下肢平放。选取患膝四穴（内膝眼、外膝眼、阴陵泉、血海），常规消毒后，取1.5~2寸一次性无菌毫针，进针后用平补平泻法至得气，四穴均配合温针灸，每次2炷，同时将TDP照射患膝。每日1次。

2. 中药熏洗　采用郭剑华经验方消肿利水方。药物组成：鼠妇20g，土茯苓30g，肉桂10g，乳香15g，没药15g，冰片10g，蜣螂虫20g，海桐皮30g，川牛膝30g，青风藤20g，黄柏10g，威灵仙20g，海风藤20g。将诸药置于盆中，加水2 500~3 000ml，先浸泡约30分钟，煎沸20~30分钟，将患肢放在盆口上方高于药液30cm左右，并在膝关节处盖上毛巾，熏蒸10~15分钟（注意防止烫伤），待药液温度在60℃左右时，将患膝放入盆中浸洗，边洗边按摩膝关节，并做主动伸屈关节的运动至药液变凉。每日早、晚各熏洗1次，每日1剂。

3. 固定方法　急性创伤性滑膜炎应将膝关节于功能位固定2周，以限制膝部活动。

## 五、预防与调护

1. 预防

(1) 加强下肢力量练习，以增强膝关节稳定性、减轻半月板负荷；进行体育锻炼时应避免超负荷。

(2) 平时要注意膝关节的保暖，勿受风寒，每天可定时进行膝关节的热敷和按摩。

(3) 避免膝关节过度劳累，尽量不要做膝关节下蹲运动。

(4) 身体过于肥胖者应减轻体重；尽量不穿高跟鞋。

2. 功能锻炼

(1) 膝关节固定期间应早期进行股四头肌等长收缩及直腿抬高锻炼，防止肌肉萎缩。

1) 股四头肌等长收缩：患者仰卧，护士将右手置于患肢腘窝处，左手置于患肢膝关节，嘱患者膝关节伸直并下压护士右手，每次持续10秒，20次/组，日3组。

2) 仰卧直腿抬高训练：患者仰卧，双手置于体侧，保持双下肢伸直，抬高一侧下肢与床面呈60°，并持续15~20秒，双下肢交替进行。日3次，每次10分钟。

(2) 解除固定后，要进行以下锻炼，并逐步练习扶拐行走。

1) 仰卧抬腿牵拉法：患者仰卧，双臂放于身体两侧，掌心向下，屈膝，脚掌着地，吸气，抬左（右）大腿并伸直膝关节，双手握住同侧大腿下段，呼气，用力向头部牵拉，深呼吸，坚持10秒，回位。两腿交替进行，反复10~20次。

2) 侧卧抬腿外展法：患者侧卧，左（右）上臂平放，左（右）手托住头部，吸气，膝关节伸直，缓缓抬高左

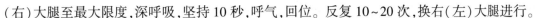

（右）大腿至最大限度，深呼吸，坚持 10 秒，呼气，回位。反复 10~20 次，换右（左）大腿进行。

3）俯卧屈膝牵拉法：患者俯卧，双下肢平放，屈曲左（右）膝关节并用毛巾环绕同侧踝部，吸气，缓慢向臀部牵拉小腿，深呼吸，坚持 10 秒，呼气，回位。反复 10~20 次，换右（左）大腿进行。

4）仰卧屈膝蹬车法：患者仰卧，自然呼吸，双臂放于身体两侧，掌心向下，屈膝抬高双腿，如蹬自行车，先顺方向蹬 10 次，再反方向蹬 10 次，缓缓放平双腿，手心转向上，微闭双眼，放松。

3. 护理

（1）心理护理：此类患者正处于青壮年时期，下肢运动功能障碍会严重影响患者的工作质量以及生活质量，因此非常容易产生焦虑、烦躁心理。医护人员应积极主动地与患者沟通，正确引导患者角色的转变，科学客观地讲清疾病的发展和预后，使患者以积极的心态配合治疗及护理。

（2）石膏固定的护理

1）正确的膝关节固定位：抬高患肢高于心脏水平 20cm，将膝关节固定在屈膝 30°位，将软枕放在患者小腿近端后侧。

2）石膏边缘修理整齐且光滑，石膏床以软棉垫衬垫，四周内衬棉垫应露出边缘，以防翻身时摩擦皮肤。

3）耐心听取患者主诉，如出现某一固定部位持续性疼痛，常是压疮早期症状，应及时报告医师处理。

4）教会患者及家属观察肢体血液循环障碍的先兆，当出现肢体疼痛难忍、末梢肿胀明显、皮温较健侧低、感觉迟钝、足背动脉搏动减弱中的任何 1 项时，均应及时报告医护人员，以便妥善处理。

（3）饮食护理：指导患者进食含钙丰富、高蛋白、高维生素、高热量食物，忌油腻、辛辣、生冷等食物。

## 六、目前研究进展

国内一些学者大多都对创伤性滑膜炎的病理生理机制进行过阐述，不外乎围绕以下几方面：①刺激损伤感觉神经末梢或传入神经引起初期的炎症性充血；②刺激损伤组织引起代谢及理化方面的转变，表现为原发性变质，并释放和生成某些生物学活性物质；③炎症过程的全身反应，则与致炎因子或炎症灶的代谢产物被吸收入血，引起相应器官和神经体液调节作用的改变有关。近年来，国内外一些研究表明，导致创伤性滑膜炎的中心环节是血管反应，但不是唯一环节，免疫系统、血液凝固和纤维蛋白溶解系统以及细胞某些代谢产物（如前列腺素、白三烯等）的释放是参与炎症反应的必需因素，而致炎因子如何引起局部血管和细胞发生反应，这是创伤性滑膜炎发生机制的重要课题。

目前，西医对于膝关节创伤性滑膜炎的治疗一般采用臭氧及臭氧水灌注冲洗、非甾体抗炎药口服、关节穿刺抽液注射激素、关节镜手术、滑膜切除手术（包括近年来开展的微创手术——关节镜下滑膜切除术）等。1969 年，Greens 等肯定了切开关节的滑膜切除术的确切疗效。近十几年来，关节镜技术迅速普及和发展，关节镜下滑膜切除术治疗滑膜炎有着比切开关节的传统手术方法更多的优点和较少的并发症。采用注射用重组人肿瘤坏死因子受体-抗体融合蛋白（Rh TNFR:Fc）关节腔内注射治疗炎性关节病的难治性膝关节滑膜炎，短期治疗安全性较高。臭氧是一种强氧化剂，能抗氧化酶的合成，同时调节细胞因子的合成，拮抗炎症因子的释放而发挥抗炎作用。另外，臭氧可诱导抗氧化酶的过度表达，清除自由基，减轻局部充血水肿，抑制炎性浸润和渗出，切断疼痛恶性循环，缓解疼痛；具有消毒作用，无明显副作用，对有糖尿病、高血压等合并症的患者有很好临床疗效（在不使用激素条件下）。卫建华采用关节腔内注射臭氧联合益肾蠲痹丸（药物组成：熟地黄、淫羊藿、骨碎补、当归、蜂房、全蝎、僵蚕、乌梢蛇）口服，对 106 例膝关节滑膜炎患者进行治疗，结果显示此治疗方案疗效显著，临床总有效率达 95.20%，且起效快、复发率低。李志强等观察中药复方四妙散加减（药物组成：黄柏、苍术、泽兰、薏苡仁、木瓜、牛膝、当归、鸡血藤、防风）配合低浓度臭氧关节腔注射治疗膝关节滑膜炎的疗效，结果显示，临床显效率为 81.54%，临床总有效率为 100%。余建国等采用臭氧、针灸、中药熏蒸等综合疗法对 30 例膝关节滑膜炎患者进行治疗，取得了满意疗效，临床总有效率为 96.7%。此研究结果提示，臭氧治疗配合针灸及中药熏蒸，可产生对膝关节滑膜炎的协同治疗效果，并可及时消除膝关节腔内注入臭氧后引发的胀痛感，促进臭氧作用的发挥，并促进局部血液循环，有利于渗出的吸收，继而消肿止痛。于涛等采用膝关节腔内阻滞法结合口服中药汤剂的治疗方案，对 81 例膝关节滑膜炎患者进行治疗,于膝关节腔内痛点注射2%盐酸利多卡因溶液2ml与复方倍他米松注射液1ml的混合液,并通过辨证施治,口服利水消肿、清热利湿、温经除痹等中药汤剂(药物组成:羌活、独活、当归、川芎、牛膝、防风、苍术、白术、泽泻、茯苓、薏苡仁),结果显示,该法治疗膝关节滑膜炎疗效显著,具有简便易行、风险低、微创伤的特点,临床总有效率为100%。李坚等采用关节镜微创手术对107例膝关节滑膜炎患者滑膜组织进行清理,并配合使用滑膜灵颗粒(药物组成:苍术、秦艽、黄柏、忍冬藤、桑枝、木瓜、薏苡仁、牛膝、赤芍、当归)内服进行治疗,取得了良好治疗效果。王小鹏等对60例创伤性膝关节滑膜炎住院患者采用关节镜下滑膜切除术联合中医辨证分型治疗,选取桃红四物汤、独活寄生汤、桂附地黄丸、五苓散合二陈汤等方药内服,收到了良好治疗效果,治愈率为83.3%,临床总有效率为96.7%。刘守海等对36例膝关节创伤性滑膜炎患者在常规治疗基础上给予双氯芬酸钠,并加服活血通利汤(药物组成:当归尾、生地黄、川芎、赤芍、地龙、防风、骨碎补、薏苡仁、茯苓、牛膝、甘草),结果显示,患者疼痛、压痛、肿胀、功能障碍等临床症状、体征评分及总积分显著下降,临床疗效显著。

临床中还有许多采用中西医结合疗法、中医药疗法治疗膝关节创伤性滑膜炎的方法,均取得了一定的临床疗效。杜文生等观察了黄芪消肿汤(黄芪、当归、赤芍、知母、白术、防风、黄柏、苍术、川牛膝、薏苡仁)治疗膝关节滑膜炎的临床疗效,以滑膜炎冲剂作为对照,结果显示,黄芪消肿汤的总体疗效及主要症状体征疗效均优于滑膜炎冲剂。姚杭均等以自拟方剂加减治疗急性外伤性膝关节滑膜炎,方剂药物组成包括苍术、生薏苡仁、黄柏、川牛膝、赤芍、威灵仙、金银花、络石藤,外伤严重者加红花、桃仁,关节红肿者加蚤休、木瓜、防己,伴劳损者加桂枝、杜仲,其疗效优于双氯芬酸钠肠溶片。黄黎明等采用中药外用热疗包(没药、川芎、花椒、羌活、透骨草、生川乌、防风、乳香、延胡索、五灵脂、当归等)热敷治疗膝关节滑膜炎,总有效率(94.13%)高于伤湿止痛膏外贴(76%)。韩庭良等用镇江膏药配合自制丁桂散(丁香、肉桂)治疗膝关节滑膜炎,治疗30天,总有效率达91.43%。陈树清等观察了外敷复方南星止痛膏、内服活血利水中药(五苓散合桃红四物汤)及二者联合应用治疗慢性膝关节滑膜炎的疗效,结果显示,联合治疗组的疗效高于内服组和外敷组。谭潇等采用中药复方如意金黄散(药物组成:黄柏、苍术、大黄、天花粉、姜黄、陈皮、厚朴、白芷、天南星、甘草)和消炎散(药物组成:大黄、栀子、黄柏、赤芍、牡丹皮、当归尾、红花、白芷、姜黄、乳香、没药、香附)外敷配合透明质酸钠关节腔注射对33例膝关节滑膜炎患者进行治疗,取得了满意疗效,临床总有效率达93.94%,显著优于单用透明质酸钠治疗组,可有效消除膝关节红肿热痛,快速恢复功能活动,证实其是一种安全、经济、方便的有效治疗方法。

(刘渝松 徐慧华 文 巧)

## 参 考 文 献

1. 卫建华. 臭氧关节腔注射联合益肾蠲痹丸治疗膝关节滑膜炎106例[J]. 光明中医,2012,27(11):2280-2282.

2. 李志强,赵村辉,陈利国. 四妙散加减配合低浓度臭氧治疗膝关节滑膜炎55例[J]. 陕西中医,2011,32(12):1600-1601.

3. 余建国,陈永亮,何戎. 综合方法治疗膝关节滑膜炎60例观察[J]. 实用中医药杂志,2012,28(7):546.

4. 杜文生,徐英敏,韩付伟,等. 黄芪消肿汤治疗膝关节滑膜炎[J]. 中国实验方剂学杂志,2011,17(20):258-260.

5. 姚杭均,张建方. 自拟中药加减治疗急性外伤性膝关节滑膜炎20例疗效观察[J]. 中国中医急症,2012,21(2):316-317.

6. 黄黎明,石鹏,张青,等. 外用中药热疗包治疗膝关节滑膜炎67例[J]. 陕西中医,2012,33(8):1006-1007.

7. 韩庭良,陈浩,倪向阳. 镇江膏药配合丁桂散外敷治疗膝关节滑膜炎临床观察[J]. 中国处方药,2014,12(4):112-113.

8. 陈树清,孙保国,周厚明,等. 活血利水中药联合复方南星止痛膏治疗慢性膝关节滑膜炎的病例对照研究[J]. 中国骨伤,2012,25(4):283-286.

9. 谭潇,卢敏. 中药外敷联合关节腔注射治疗膝关节滑膜炎33例[J]. 湖南中医杂志,2011,27(6):42-43.

10. 于涛,常秀龙,赵树军,等. 腔内痛点阻滞结合内服中药治疗膝关节滑膜炎的疗效观察[J]. 中医药信息,2012,29(1):75-76.

11. 李坚,陈孙裕,肖展豪,等. 关节镜配合滑膜灵颗粒内服治疗107例膝关节滑膜炎的临床观察[J]. 福建医药杂志,2012,34(5):128-129.

12. 王小鹏,谢水华. 中西医结合治疗创伤性膝关节滑膜炎临床疗效观察[J]. 实用中西医结合临床,2012,12(4):38-40.

13. 刘守海,黄仲玉. 中西医结合治疗膝关节创伤性滑膜炎疗效观察[J]. 中国中医药信息杂志,2012,19(6):75-76.

## 第五节 膝关节交叉韧带损伤

### 一、概述

膝关节交叉韧带损伤是膝关节内较为常见及严重的损伤之一。交叉韧带位于膝关节腔之中，是膝关节重要的稳定结构，呈铰链式连于股骨髁间窝及胫骨髁间隆突之间；分为前后两条，互相交叉，形如"十"字，又称十字韧带。前交叉韧带起于股骨髁间窝外后部，向前、内、下止于胫骨棘前侧，防止胫骨向前移位。后交叉韧带起于股骨髁间窝的内前部，向后、外、下止于胫骨棘后侧，防止胫骨向后移位。随着社会发展，群众性体育运动广泛开展，在运动创伤中交叉韧带损伤也日益增多，临床易被误诊，进而导致一些并发症，患者常出现膝关节不稳定。

### 二、病因病机

膝关节交叉韧带因位置深在，非严重暴力不易引起损伤或断裂，常因膝关节受到强大暴力打击而引起。单纯的膝交叉韧带损伤很少见，多与侧副韧带损伤或半月板损伤等同时存在。

暴力促使膝关节过伸或过度外展，引起膝关节前交叉韧带损伤。如屈膝时，外力从前向后施加于股骨，或外力从后向前撞击胫骨近端，均可引起前交叉韧带断裂。膝关节前脱位由于过伸引起，必然伤及前交叉韧带。有时伴胫骨棘撕脱骨折、胫侧副韧带和内侧半月板损伤。屈膝时，外力从前向后撞击胫骨近端，使胫骨过度向后移位，可引起后交叉韧带损伤，严重者发生膝关节后脱位，可伴膝后关节囊破裂、胫骨棘撕脱骨折和外侧半月板损伤。

中医学认为，本病属"痹病""伤筋"范畴。《素问·五脏生成》云："诸筋者皆属于节。"《类经·经络类》云："十二经筋皆起于四肢指爪之间，而后盛于辅骨，结于肘腕，系于关节，联于肌肉，上于颈项，终于头面，此人身经筋之大略也。"因患者长期过量的膝部运动，致膝部筋脉易于劳损，而肝主筋，肾主骨，筋骨失于濡养，易生疼痛；因外伤致膝部筋脉受损，血不循经而溢于脉外，气滞血瘀，致筋脉痹阻，气血运行不畅，不通则痛。

### 三、诊断

有明显外伤史，交叉韧带损伤常是复合损伤的一部分。受伤时自觉关节内有撕裂感、剧烈疼痛并迅速肿胀，关节内有积血，关节松弛而失去原有的稳定。一般膝关节呈半屈曲状态，功能活动障碍，抽屉试验阳性。根据损伤部位分为：①骨块撕脱；②骨附着点撕脱；③韧带体部断裂。浮髌试验阳性、抽屉试验阳性为重要体征（检查前先抽出关节内积血或积液，并在局麻下进行）。正常情况下，胫骨平台前后滑动仅 0.5cm 左右，胫骨前移增加表示前交叉韧带断裂或松弛，后移增加表示后交叉韧带断裂或松弛。

X 线摄片检查有时可见胫骨棘撕脱骨折或膝关节脱位。膝关节 MRI 检查的敏感性和特异性较高，诊断正确率可高达 95%。关节镜检查可协助诊断。

### 四、治疗

中医保守治疗主要针对交叉韧带单纯损伤或部分断裂者，对于交叉韧带完全断裂，或伴有半月板、侧副韧带损伤者，或合并撕脱骨折显著移位者，须进行手术切开治疗修复，以全面处理。条件允许者，尽可能采用膝关节镜下手术治疗，临床疗效较好（手术治疗不在本节讨论范围内）。

1. 急性期

（1）针灸治疗：患者仰卧，双下肢平放。选取患肢血海、梁丘、膝阳关、丰隆、阳陵泉、三阴交，常规消毒后，取 1.5~2 寸一次性无菌毫针，进针得气后施以捻转泻法，再选 3~4 对穴位配合电针治疗仪密波刺激，同时将 TDP 照射患膝。每次约 20 分钟。

（2）中药内服：采用重庆市中医骨科医院院内制剂"初伤胶囊"。

（3）中药外敷：采用我院院内制剂红肿膏加止痛消炎膏（药物组成：当归、土鳖虫、三棱、莪术、红花、泽兰、续断、骨碎补、狗脊、木香、紫苏、五加皮等），将 1 张贴膏剪成 2 片，在晚上熏洗患膝关节后，将膏药贴在膝关节内外侧，第 2 天再撕掉膏药进行治疗。贴敷疗法不超过 10 次。对皮肤过敏者禁用。

（4）固定方法：采用夹板或石膏将患膝固定于屈膝位（20°～30°）4～6 周，使韧带处于松弛状态，以利于韧带修复重建；也可固定 3～4 周后佩戴可调试功能支具，允许膝关节活动度在 30°～60°。

2. 慢性期

（1）针灸治疗：患者仰卧，双下肢平放。常规选取患肢内膝眼、外膝眼、血海、梁丘、曲泉、阳陵泉、阴陵泉、足三里为主穴，常规消毒后，取 1.5～2 寸一次性无菌毫针，进针后用平补平泻法至得气，选 3～4 对穴位配合电针治疗仪疏密波刺激，同时将 TDP 照射患膝，每次约 20 分钟。临证加减：寒湿痹阻型，在内膝眼、外膝眼、阳陵泉施用温针灸；痰湿阻络型，加丰隆，并在内膝眼、外膝眼、丰隆、阴陵泉施用温针灸；气血不足型，在足三里、血海施用温针灸；肝肾亏虚型，加阴谷、三阴交，在内膝眼、外膝眼、足三里、三阴交施用温针灸。

（2）推拿治疗（在针灸完成后进行）：推拿手法适用于损伤后期，对伴有关节活动功能受限者，可采用手法松解粘连。嘱患者仰卧，全身放松，接受医师施术。要求医者手法轻快、柔和、深透，力量由轻到重，切忌重手法。

1）按揉法：术者立于患肢旁，依次用按揉法放松股四头肌群、内收肌群、髂胫束、内外侧副韧带、胫骨前肌、腓肠肌等大小腿肌肉。每次约 5 分钟。

2）弹拨法：术者立于患肢旁，先用拿捏法放松患膝局部肌肉，再用拇指指腹或指尖依次弹拨患膝周围压痛点及韧带附着点。每次约 5 分钟。

3）牵拉屈伸法：术者立于患肢远端，双手置于踝部并纵向适度牵拉患肢，持续 1～2 分钟后，然后适度伸屈膝关节。反复 5～10 次。

上述针灸、推拿治疗每日 1 次，10 次为 1 个疗程，每个疗程间隔 2 天。

（3）中药治疗

1）中药内服：采用郭剑华经验方"膝舒汤"。药物组成：狗脊 15g，熟地黄 15g，当归 15g，党参 15g，土鳖虫 12g，鳖甲 20g，独活 12g，威灵仙 12g，川牛膝 12g。风寒痹阻型，加防风 12g、秦艽 12g；痰湿阻络型，加薏苡仁 20g、防己 12g；血瘀气滞型，加桃仁 12g、红花 12g；湿热阻络型，加苍术 12g、土茯苓 20g；肝肾亏虚型偏阴虚者加枸杞 15g、墨旱莲 12g，偏阳虚者加续断 15g、淫羊藿 12g。水煎煮 3 次，取汁合用，早中晚各服 1 次，日 1 剂。

2）中药熏洗：采用郭剑华自拟膝关节熏洗经验方。药用：独活 30g，川牛膝 20g，三棱 20g，莪术 20g，海桐皮 20g，桃仁 20g，红花 20g，伸筋草 30g，透骨草 30g，舒筋草 30g，路路通 20g，威灵仙 20g。风寒痹阻型，加香加皮 20g、桂枝 20g、防风 20g；痰湿阻络型，加土鳖虫 20g、泽泻 20g；血瘀气滞型，加乳香 20g、没药 20g；湿热阻络型，加海风藤 30g、土茯苓 30g；肝肾亏虚型，加补骨脂 30g、续断 30g。将诸药置于盆中，加水 2 500～3 000ml，先浸泡约 30 分钟，煎沸 20～30 分钟，将患肢放在盆口上方高于药液 30cm 左右，并在膝关节处盖上毛巾，熏蒸 10～15 分钟（注意防止烫伤），待药液温度在 60℃ 左右时，将患膝放入盆中浸洗，边洗边按摩膝关节，并做主动伸屈关节的运动至药液变凉。每日早、晚各熏洗 1 次，每日 1 剂。

3）中药外敷：采用我院院内制剂活血膏加止痛消炎膏（药物组成：当归、土鳖虫、三棱、莪术、红花、泽兰、续断、骨碎补、狗脊、木香、紫苏、五加皮等），将 1 张贴膏剪成 2 片，在晚上熏洗患膝关节后，将膏药贴在膝关节内外侧，第 2 天再撕掉膏药进行治疗。贴敷疗法不超过 10 次。对皮肤过敏者禁用。

4）中频脉冲电治疗：选用 J48B 型电脑中频透热治疗仪。根据膝关节疼痛部位选用相应处方进行中频电刺激，每次 20 分钟，每日 1 次。

## 五、预防与调护

1. 预防

（1）不要在疲劳状态下运动，运动前要做好热身活动，在运动中要防止粗暴动作造成意外损伤。

（2）加强下肢力量练习，保证膝关节的稳定性和灵活性。

（3）注意膝关节的保暖，每天可定时进行膝关节的热敷和按摩。

（4）进行体育锻炼时应避免超负荷，避免膝关节过度劳累，尽量不要做膝关节下蹲运动。

（5）身体过于肥胖者应减轻体重，尽量少穿高跟鞋。

2. 功能锻炼

（1）膝关节固定期间应早期进行股四头肌等长收缩及直腿抬高锻炼，防止肌肉萎缩。

1）股四头肌等长收缩：患者仰卧，护士将右手置于患肢腘窝处，左手置于患肢膝关节，嘱患者膝关节伸直并下压护士右手，每次持续10秒，20次/组，日3组。

2）仰卧直腿抬高训练：患者仰卧，双手置于体侧，保持双下肢伸直，抬高一侧下肢与床面呈60°，并持续15~20秒，双下肢交替进行。日3次，每次10分钟。

（2）解除固定后，要进行股四头肌肌力训练及膝关节屈伸活动锻炼，并逐步练习扶拐行走。

1）伸膝活动：患者坐于床边或椅子上，将双足平放于地板上，尽量伸直一侧膝关节，并保持伸直位到有酸胀感，再慢慢屈曲膝关节。两腿交替进行，反复5~10次。

2）屈膝活动：患者俯卧位，双下肢平放于床上，将一侧膝关节屈曲尽力靠向臀部，并保持屈曲位到有酸胀感，再慢慢伸直膝关节。两腿交替进行，反复5~10次。

3. 护理

（1）心理护理：此类患者正处于青壮年时期，下肢运动功能障碍会严重影响到患者的工作质量以及生活质量，因此非常容易产生焦虑、烦躁心理。医护人员应积极主动地与患者沟通，正确引导患者角色的转变，科学客观地讲清疾病的发展和预后，使患者以积极的心态配合治疗及护理。

（2）石膏固定的护理

1）正确的膝关节固定位：抬高患肢高于心脏水平20cm，将膝关节固定在屈膝30°位，将软枕放在患者小腿近端后侧。

2）石膏边缘修理整齐且光滑，石膏床以软棉垫衬垫，四周内衬棉垫应露出边缘，以防翻身时摩擦皮肤。

3）耐心听取患者主诉，如出现某一固定部位持续性疼痛，常是压疮早期症状，应及时报告医师处理。

4）教会患者及家属观察肢体血液循环障碍的先兆，当出现肢体疼痛难忍、末梢肿胀明显、皮温较健侧低、感觉迟钝、足背动脉搏动减弱中的任何1项时，均应及时报告医护人员，以便妥善处理。

（3）饮食护理：指导患者进食含钙丰富、高蛋白、高维生素、高热量食物，忌油腻、辛辣、生冷等食物。

## 六、目前研究现状

临床对膝关节交叉韧带损伤的治疗目的是消除患者疼痛感，改善膝关节功能，并保护膝关节结构，同时避免患者再次出现膝关节交叉韧带损伤。治疗主要分为非手术治疗和手术治疗两类。

非手术治疗即保守治疗。采用石膏固定于屈曲30°位6周并配合积极的功能锻炼，是非手术治疗的常用方法，但其严重影响患者早期功能锻炼，后期关节疼痛、不稳等症状仍然存在，且常常出现关节僵直等并发症，因此目前多以手术治疗为主。前交叉韧带损伤后应如何处理，是保守治疗还是手术治疗，还没有严格定论。Ng等将羊的前交叉韧带部分切断后，定期观察其愈合情况，结果在3年的观察中发现最后愈合的韧带具有很高的韧度和弹性，从而为保守治疗提供了一些依据。胥少汀等认为，单纯前交叉韧带断裂或不完全断裂，可用长腿石膏固定患膝于屈曲30°位，注意在石膏成型前将患侧胫骨近端向后推，固定6周，石膏固定3天后开始股四头肌功能锻炼，防止肌肉萎缩。王亦璁认为，保守治疗主要适用于前交叉韧带不完全断裂，没有引起急性不稳者，长腿石膏固定于屈膝30°位4~6周，待其修复，其间应尽早开始锻炼股四头肌和腘绳肌。柴政探讨保守治疗膝关节交叉韧带撕裂的有效性和注意事项，选取20例膝关节交叉韧带撕裂患者均采用保守治疗即石膏外固定联合功能锻炼，结果20例患者治愈16例，好转3例，无效1例，总有效率为95.00%；采用石膏外固定联合功能锻炼保守治疗膝关节交叉韧带撕裂，可以取得较好效果。

对于手术治疗膝关节交叉韧带损伤，在关节镜技术引入国内以前均采用切开膝关节手术治疗，这种方法对关节创伤大，术后容易粘连，关节功能恢复常不理想。关节镜技术引入国内得到发展，特别是20世纪90年代初开始，国内一些学者均主张在关节镜下重建交叉韧带。该方法比切开关节手术能获得更好效果，且手术切口逐渐由大切口向小切口转变，不仅更有利于关节功能的恢复，而且创伤小、美观。对膝关节交叉韧带损伤的分度和治疗，国内与国外的观点是一致的。对于Ⅰ度损伤的交叉韧带可予保守治疗，或关节镜下手术用 2 档位 RF 紧缩。王连璞等通过尸体研究,提出髌骨上缘水平以下的髂胫束前后区是用于膝交叉韧带等腱性结构损伤修复的较理想材料。前交叉韧带Ⅱ度或Ⅲ度损伤应行前交叉韧带重建手术,特别是对于运动员、年轻活动量大的患者。王文葛等报道,切开关节用骨-髌腱-骨重建前交叉韧带损伤取得较好临床效果。同期国内许多学者取骨-髌腱(中 1/3)-骨在关节镜下等长重建前交叉韧带损伤,取得理想效果,认为关节镜下重建具有创伤小、对关节内环境影响小、恢复快等诸多优点。敖英芳等设计应用骨-髌腱-髌前骨膜-股四头肌腱条游离移植骨块嵌入法重建前交叉韧带损伤获得良好效果,认为该法固定牢靠,关节内段移植物均为腱性组织。传统的前交叉韧带单束重建关节镜手术只重建前交叉韧带的前内侧束,能恢复膝关节的前直向稳定性,消除打软腿现象,缓解症状,恢复伤前运动水平。单束重建没有针对后外侧束的功能,不能减少膝关节的旋转不稳定。双束重建已成为目前前交叉韧带重建的主要手术方式,且该技术也日趋成熟。双束重建包括以下几种:①股骨双隧道、胫骨单隧道的双束重建;②股骨单隧道、胫骨双隧道的双束重建;③股骨、胫骨均双隧道的双束重建。单纯后交叉韧带损伤既往多主张保守治疗,但随着对后交叉韧带损伤的解剖、功能重要性的进一步认识,以及后交叉韧带损伤保守治疗后长期随访结果显示膝关节功能障碍,现在多倾向于积极手术治疗。对于后交叉韧带损伤,吴海山等主张年轻、从事体育运动的患者和胫骨后移>10~15mm 者,以及伴有其他韧带损伤者,应该手术治疗。张晖等通过对羊的膝关节行同种异体组织重建后交叉韧带后对组织学演变及力学特征进行分析,得出同种异体骨-跟腱移植重建的后交叉韧带与正常后交叉韧带有接近的力学特征,更适合临床使用。王丹与何国础报道,在关节镜下用 Gore-Tex 人工韧带重建后交叉韧带获得满意的近期效果。

(刘渝松　徐慧华　谢　辉)

## 参 考 文 献

1. 郭吉敏,刘春霖,曹满瑞,等. 探讨半月板边缘部垂直撕裂与前交叉韧带损伤的关系[J]. 实用放射学杂志,2011,27(2):246-249.
2. 傅强,杨柳. MRI 诊断膝关节前交叉韧带损伤的研究进展[J]. 第四军医大学学报,2007,28(12):1150-1152.
3. Ng Gy,Oakes BW,McLean ID,et al. The long-term biomechanical and viscoelastic performance of repairing anterior cruciate ligament after hemitransection injury in a goat model[J]. Am J Sports Med,1996,24(1):109-117.
4. 柴政. 膝关节交叉韧带撕裂保守治疗 20 例体会[J]. 基层医学论坛,2012,16(28):3696-3697.
5. 王连璞,王琳,李文海,等. 髂胫束的应用解剖[J]. 解剖学杂志,2004,27(3):314-316.
6. 王文葛,王合明,孙辉. 骨-髌腱-骨重建前交叉韧带 18 例[J]. 中国骨伤,1998,11(6):37-38.
7. 敖英芳,王健全,余家阔,等. 膝关节镜下采用挤压螺钉固定骨-髌腱-骨自体移植重建前交叉韧带[J]. 中华外科杂志,2000,38(4):250-252.
8. 吴海山,李晓华,周维江. 自体骨-髌腱-骨移植重建膝后交叉韧带[J]. 中华外科杂志,1999,37(2):93-95.
9. 张晖,刘晓民,王润生,等. 同种异体骨-中 1/3 髌腱-骨、骨-跟腱移植重建羊膝关节后交叉韧带的比较研究[J]. 中华创伤杂志,2004,20(2):77-82.
10. 何国础,刘宏,杨庆铭,等. 新型合成材料人工韧带的研制和动物实验研究[J]. 中华骨科杂志,1997,17(10):632-635.
11. Georgoulis AD,Ristanis S,Chouliaras V,et al. Tibial rotation is not restored after ACL reconstruction with a hamstring graft[J]. Clin Orthop Relat Res,2007,454:89-94.
12. Ahn JH,Lee SH. Anterior cruciate ligament double-bundle reconstruction with hamstring tendon autografts[J]. Arthroscopy,2007,23(1):109-119.
13. 焦兆德,孙英华,张玉德,等. 关节镜下半腱肌股薄肌肌腱双束重建膝前交叉韧带[J]. 山东医药,2007,33(1):85-86.
14. 崔西泉,于学美,李占德. Augustine 法治疗后交叉韧带损伤[J]. 中医正骨,2008,20(1):62.

# 第六节　髌骨软化症

## 一、概述

髌骨软化症是髌骨软骨面因慢性损伤后,软骨肿胀、龟裂、破碎、侵蚀、脱落,最后与之相对的股骨髁软骨也发生相同病理改变,而形成髌股关节的骨关节病。临床表现为膝关节疼痛和屈伸功能障碍。多因先天性髌骨发育障碍,膝关节长期、用力、快速屈伸而发病。好发于运动员、长期劳作和体位不当者;易因运动后,天气变化,调摄失宜而诱发。

## 二、病因病机

髌骨软化症的发生与发育异常、慢性劳损和营养等因素有关。发育异常是引起本病的常见原因,如先天性髌骨形态异常、位置异常,股骨髁大小异常,以及后天性膝关节内、外翻和胫骨外旋畸形等,均可造成髌骨不稳,使应力集中于髌股关节面某一部位,造成慢性损伤而引发该病。慢性劳损多由于膝的长期、快速、猛烈用力的屈伸活动,增加髌股关节的磨损,常见于自行车运动员及滑冰运动员。营养因素是指由于各种原因引起的关节液成分改变,可导致髌股关节面软骨营养不足或不良而发生退变;主要病理改变为软骨表面无光泽、粗糙、软化、纤维化、弹性减退、碎裂和剥脱。与髌骨相对应的股骨髁髌面亦可发生同样病变,同时还可累及关节滑膜、脂肪垫及髌腱而产生充血、渗出和肥厚等变化。

中医学按照本病症状、体征,认为本病属"骨痹"范畴,以积劳损伤为主,病位在筋骨,与肝肾关系密切。患者素体肝肾亏虚,筋骨不利,复遭劳损,或风寒湿邪侵袭,以致膝部经络痹阻,久之局部气血瘀滞,不通则痛。肝主筋,肾主骨,筋骨失于濡养,造成关节筋骨失养而退化,不荣则痛,故症状表现为患膝疼痛,酸软乏力,行走不利。湿邪留滞,则发为肿胀。

## 三、诊断

诊断标准依据中华医学会骨科学分会制定的《骨关节炎诊治指南(2007年版)》;中医证候分类依据我科长期临床观察、总结而自拟及分型。①近1个月内膝部不适,继而髌骨后方疼痛,膝内侧隐痛,活动时或活动后疼痛加重,上、下楼梯尤为明显;②X线片(站立或负重位)中、晚期侧位片示髌骨股骨髁间隙变窄、髌骨软骨下骨硬化和/或囊性变、髌骨和股骨髁骨赘形成,髌骨软骨面粗糙不平;③MRI侧位显示髌骨局限性放射性浓聚;④关节镜检查明确关节软骨是否有病变以及累及范围,明确髌骨软化的程度;⑤髌骨压磨试验阳性,单腿下蹲试验阳性;⑥运动员或体力劳动者。注:综合临床、实验室及X线检查,符合①②条、①③条、①④条或①⑤⑥条,可诊断髌骨软化症。

放射学诊断标准,将髌骨软化症分为5级:0级:无改变;Ⅰ级:髌骨囊性变;Ⅱ级:髌骨或股骨髁轻微骨赘;Ⅲ级:髌骨或股骨髁明显骨赘,但未累及关节间隙;Ⅳ级:髌骨和股骨髁间隙明显变窄,软骨下骨硬化。对髌骨软化症的X线表现进行分期,有助于对病情严重程度进行评估。

髌骨软化症在临床上分为初期及中晚期:①初期为髌骨下疼痛,开始运动时明显,稍加活动后缓解,过久运动又加重,休息后渐消失,在X线及CT、MRI检查上看不到明显软骨损害迹象。②中晚期随病程延长,疼痛时间多于缓解,以致不能下蹲,上、下阶梯困难或突然无力而摔倒;X线及CT、MRI检查上可见髌骨股骨髁间隙变窄,髌骨内侧或边缘骨的增生、股骨髁骨的增生,软骨的剥脱。

## 四、治疗

1. 针灸治疗　患者仰卧,双下肢平放。常规选穴以髌周阿是穴、内膝眼、犊鼻、鹤顶、阳陵泉为主穴,常规消毒后,取1.5~2寸一次性无菌毫针,进针后用平补平泻法至得气,内膝眼、犊鼻配合温针灸,选1~2对穴位配合电针治疗仪疏密波刺激,同时将TDP照射患膝。每次约20分钟。临证加减:风寒湿阻型,在内膝眼、犊鼻、阳陵泉施用温针灸;痰瘀内停型,加丰隆,并在内膝眼、犊鼻、丰隆施用温针灸;气血失调型,加针足三里、三阴交、血海,并在内膝眼、犊鼻、足三里、血海施用温针灸;湿热阻络型,按常规取穴后,配合电针治疗,不可施以温针灸;肝肾亏虚型,加针阴谷、三阴交,在内膝眼、犊鼻、足三里、三阴交施用温针灸。

2. 推拿治疗(在针灸完成后进行)　患者仰卧,全身放松,接受医师施术。要求医者手法轻快、柔和、深透,力量由轻到重,切忌重手法。

(1)点按拨腧穴:患者平卧,术者立于患侧,用拇指指腹依次点按内膝眼、外膝眼、血海、鹤顶、梁丘、阳陵泉、阴陵泉、足三里、委中。针对条索状结节或阳性反应点用拇指指腹桡侧面做横向弹拨。每次约5分钟。

（2）滚揉捏膝周：术者立于患肢旁，依次用滚、揉、捏法放松股四头肌群、内收肌群、髂胫束、内外侧副韧带等膝周软组织。每次约 5 分钟。

（3）推揉提髌骨：患者双下肢平放，术者用一手五指固定髌骨，依次向上、下、内、外及内上、内下、外上、外下方向推动髌骨 10～15 次，对移动受阻的方向重点推动；然后将手掌轻压髌骨做左、右及环形揉动 10～15 次，使髌骨在股骨髁软骨面摩擦；接着用五指固定髌骨后用力将其向上反复提动 5～10 次，尽量每次使髌骨脱离开股骨软骨面。

上述针灸、推拿治疗每日 1 次，10 次为 1 个疗程，每个疗程间隔 2 天。2～3 个疗程后评价疗效。

3. 中药内服外用

（1）中药内服：采用郭剑华经验方"膝舒汤"。药物组成：狗脊 15g，熟地黄 15g，当归 15g，党参 15g，土鳖虫 12g，鳖甲 20g，独活 12g，威灵仙 12g，川牛膝 12g。风寒湿阻者，加防风 12g、秦艽 12g；痰瘀内停者，加薏苡仁 20g、赤芍 12g；气血失调者，加丹参 12g、香附 12g；湿热阻络者，加苍术 12g、黄柏 12g、土茯苓 15g；肝肾亏虚偏阴虚者加枸杞 15g、菟丝子 15g，偏阳虚者加杜仲 15g、淫羊藿 15g。水煎煮 3 次，取汁合用，早中晚各服 1 次，日 1 剂。

（2）中药熏洗：采用郭剑华自拟膝关节熏洗经验方。药用：川牛膝 20g，乳香 20g，没药 20g，海桐皮 30g，红花 20g，伸筋草 30g，续断 20g，舒筋草 30g，土茯苓 20g，千年健 20g，防风 20g，威灵仙 20g。风寒湿阻者，加桂枝 20、独活 20g；痰瘀内停者，加木通 20g、泽泻 20g；气血失调者，加当归 20g、香附 20g；湿热阻络者，加路路通 30g、蒲公英 20g；肝肾亏虚者，加淫羊藿 20g、狗脊 20g。将诸药置于盆中，加水 2 500～3 000ml，先浸泡约 30 分钟，煎沸 20～30 分钟，将患肢放在盆口上方高于药液 30cm 左右，并在膝关节处盖上毛巾，熏蒸 10～15 分钟（注意防止烫伤），待药液温度在 60℃ 左右时，将患膝放入盆中浸洗，边洗边按摩膝关节，并做主动伸屈关节的运动至药液变凉。每日早、晚各熏洗 1 次，每日 1 剂，5 剂为 1 个疗程，可熏洗 2～3 个疗程后评价疗效。

（3）中药外敷：采用我院院内制剂活血贴膏（药物组成：当归、土鳖虫、三棱、莪术、红花、泽兰、续断、骨碎补、狗脊、木香、紫苏、五加皮等），将 1 张贴膏剪成 2 片，在晚上熏洗患膝关节后，将膏药贴在膝关节内外侧，第 2 天再撕掉膏药进行治疗。贴敷疗法不超过 10 次。对皮肤过敏者禁用。

4. 小针刀治疗　对少数髌四周压痛明显，粘连较甚的患者可结合小针刀松解。患者仰卧位、屈髋屈膝，足平放于治疗床上，在髌骨周围如髌前皮下囊及髌骨内外侧缘每次选 2～3 个最明显压痛点，以龙胆紫做标记，常规消毒，用 I 型 4 号针刀，按小针刀操作规程，刀口线沿身体纵轴方向，垂直进针，依次刺入皮肤、皮下，至病变组织，切开剥离松解 2～3 刀。出针后按压针口 1～2 分钟，创可贴包扎施术点，术后给予患者口服抗生素 2 天。5 天后再选另一组行小针刀松解术。术后 3 天方可再行熏、贴治疗。一般施术不超过 2 次。

5. 针对久治无效、反复发作者，或晚期软骨结构遭到破坏，丧失自我修复能力，可考虑手术治疗，如软骨病灶切除术、髌骨软骨面全切除术，或胫骨结节前移术、髌股关节置换术等。

## 五、预防与调护

1. 预防

（1）避免持续性蹲位和剧烈运动，如爬山、爬楼梯等。

（2）运动前做好准备活动，使髌骨关节面各个部分都受到刺激，滑液营养成分能均匀渗透到软骨组织中去，增强关节润滑作用。

（3）天气严寒的季节，要注意膝关节保暖，避风寒。

（4）保持合适体重。合适体重能降低作用于膝关节上的重力，肥胖则会增加膝关节退行性疾病的危险。

（5）补充软骨营养。多食含维生素、蛋白质多的食物，如水果、青菜、肉类、海鲜等。

2. 功能锻炼

（1）股四头肌等长收缩：患者仰卧，护士将右手置于患肢腘窝处，左手置于患肢膝关节，嘱患者膝关节伸直并下压护士右手，每次持续 10 秒，每组 20 次，日 3 组。

（2）仰卧直腿抬高训练：患者仰卧，双手置于体侧，保持双下肢伸直，抬高一侧下肢与床面呈 60°，并持续 15～20 秒，双下肢交替进行。日 3 次，每次 10 分钟。

（3）终末伸膝锻炼：即在屈膝小于30°范围内对抗重力做伸膝锻炼。患者坐于床上，锻炼时可在患膝下垫一枕头，保持屈膝约30°，然后使足跟抬离床面直至患膝伸直，坚持8~10秒，每次做20个，日3次。4周为1个疗程。

3. 护理

（1）心理护理：告知患者该病是中青年人中的筋伤常见病、多发病，向其详细介绍有关髌骨软化症的发生、发展、转归情况，使患者对该病有一定认识，树立其治愈疾病的信心，并说明只要注意正确的生活方式和恰当的功能锻炼，该病早期可以完全康复。

（2）饮食护理：进食高钙食品，多食牛奶、蛋类、豆制品、蔬菜和水果，必要时补充钙剂。增加多种维生素摄入，如维生素 A、维生素 $B_1$、维生素 $B_6$、维生素 $B_{12}$、维生素 C 和维生素 D。

## 六、目前研究进展

临床对本病的治疗有手术治疗和非手术治疗。在发病早期多采用非手术治疗，安全可靠，不良反应较小，但治疗周期较长；西医针对晚期患者采用手术治疗，但复发率较高、费用昂贵、受损较大。

西医药物治疗主要有关节腔内注射玻璃酸钠、内服硫酸氨基葡萄糖、医用三氧、非甾体抗炎药和糖皮质激素等。李图力·古尔用氨基葡萄糖治疗髌骨软化症，4 个疗程后，治愈率 19.4%，总有效率 86.6%；8 个疗程后，治愈率 43.3%，总有效率达 94.0%。手术治疗主要针对中晚期、非手术治疗对病情难改善的患者。传统手术治疗方法包括髌骨切除术、人工髌骨、韧带缝合术、髌骨关节面置换术、关节镜等。Gobbi 等将接种过自体软骨细胞后的透明质酸支架植入关节腔内，治疗髌骨软化症，结果显示有效率达 94.12%，总结出自体软骨细胞植入术对髌骨软化症者有较好疗效。蒋涛等采用关节镜下髌骨周围去神经化治疗煤矿工人髌骨软化症，静息疼痛评分及活动时疼痛感较术前分别明显减轻或消失。

中医相比西医，治疗手段多种多样，中药内服、外敷、推拿、针刺、艾灸、小针刀等，疗效可观，但临床上多以 1 种方式或 2 种方式联合治疗。陆志夫等通过蠲痹汤加减配合中药熏洗治疗髌骨软化症，将患者随机分为治疗组（蠲痹汤加减配合中药熏洗）和对照组（硫酸氨基葡萄糖及中药熏洗），2 个疗程后，治疗组患者治疗后疼痛、僵硬、功能、WOM-AC 总积分均优于对照组。林红明等通过热敏灸配合推拿手法治疗髌骨软化症，随机分为治疗组（热敏灸配合推拿手法）和对照组（塞来昔布口服），结果显示治疗组有效率 97.5%，对照组 75%，运用针灸推拿治疗效果较佳。赵云龙运用运动康复结合氨基葡萄糖治疗髌骨软化症，治疗组和对照组总有效率分别为 92.5% 和 72.5%，指出运动康复能增强肌力，改善膝关节失稳、髌股关节对位不良，促进血液循环，药物治疗可缓解疼痛、改善症状，促进软骨修复。

国内外治疗本病的方法较多，多采用中西医结合治疗，针对不同患者进行具体分析，依照患者病情制订合理方案，使病情得到改善，以达到预期效果。

（刘渝松　徐慧华　谢　辉）

## 参 考 文 献

1. 何海军,王荣田,谢斌,等. 基于"经筋理论"针刀治疗髌骨外侧高压综合征的临床研究[J]. 中国中医骨伤科杂志,2016,24(8):1-4,10.

2. 冯小波,朱思刚. 独活寄生汤对髌骨软化症髌骨软骨及膝关节液中 IL-1,MMP-1,GAG 的影响[J]. 中国实验方剂学杂志,2015,21(17):156-160.

3. 张云彬. 筋骨痛消丸内服与二草二皮汤外用配合西药治疗髌骨软化症疗效观察[J]. 陕西中医,2012,33(4):436-437.

4. 王利广,孙振江. 中西医结合治疗髌骨软化症 52 例疗效观察[J]. 四川中医,2011,29(9):98-99.

5. 李战武,王理康. 髌周软组织松解治疗髌骨软化症 72 例[J]. 武警医学,2013,24(8):709-710.

6. 徐彬,薄金南,田万青,等. 针刀松解联合玻璃酸钠关节腔注射及益肾健脾汤口服治疗肝肾亏虚型髌骨软化症[J]. 中医正骨,2018,30(2):61-62.

7. 曹根元,夏水风,方建塔. 医用三氧用于膝骨性关节炎治疗的疗效分析[J]. 中国基层医药,2014,21(2):276-277.

8. 李图力·古尔. 氨基葡萄糖治疗髌骨软化症的疗效分析[J]. 海峡药学,2013,25(12):164-165.

9. Gobbi A, Kon E, Berruto M, et al. Patellofemoral full-thickness chondral defects treated with second-generation autologous

chondrocyte implantation：results at 5 years' follow-up［J］. Am J Sports Med,2009,37(6):1083-1092.

10. 蒋涛,元占玺,冯军宇,等. 关节镜下髌骨周围去神经化治疗煤矿工人髌骨软化症性髌股关节病的临床疗效分析［J］. 中国药物与临床,2016,16(4):563-564.

11. 陆志夫,吴清琳,刘永利. 蠲痹汤加减结合中药熏洗治疗髌骨软化症57例疗效观察［J］. 中医药导报,2014,20(8):68-70.

12. 林红明,黄璐,杨凤云. 热敏灸配合推拿手法治疗髌骨软化症的临床研究［J］. 中医临床研究,2015,7(10):47-49.

13. 赵云龙,王连成. 运动康复结合氨基葡萄糖治疗髌骨软化症疗效观察［J］. 黑龙江医学,2017,41(10):939-941.

# 第二十九章 踝部筋伤

## 第一节 跟痛症

### 一、概述

跟痛症是足跟部周围疼痛性疾病的总称,主要是指跟骨跖面由于慢性损伤引起的以疼痛、行走困难为主的病症,常伴有跟骨结节部前缘骨质增生,是足部比较常见的疾病。多发于中老年人,男性较女性多见,肥胖者及运动员常见。跟痛症属中医学"痹病"范畴。

### 二、病因病机

跟痛症多发生于40~60岁中、老年肥胖者,多为老年肝肾不足或久病体虚,气血衰少,筋脉懈惰,加之体态肥胖,体重增加,久行久站,造成足底部皮肤、皮下脂肪、跖腱膜负担过重。近年来,也常见于儿童扁平足,却经常参加舞蹈或体育训练者,导致足底筋膜长期压力过大。跟痛症原因较为复杂,与跟部足底跖腱膜、跟垫、神经、跟骨等多种结构病变相关,其中足底跖腱膜炎是跟痛症的主要原因。跟痛可能由多个病因引起,各种原因相互影响,足底跖腱膜起自跟骨跖面结节,向前伸展,止于5个足趾近侧趾节的骨膜上,如果长期、持续地牵拉,可在跖腱膜的跟骨结节附着处发生慢性劳损或骨质增生,致使局部无菌性炎症刺激而引起疼痛。

《诸病源候论》载"脚跟颓者,脚跟忽痛,不得着地,世呼为脚跟颓",指出"夫劳伤之人,肾气虚损,而肾主腰脚",表明劳累过度、肾气不足可引起腰脚痛。《丹溪心法》称之为"足跟痛"。足跟部为肾经所主,足少阴经起于足小趾,斜过足心,至内踝后下入足跟。足跟处为阴阳跷脉发源处,阴阳跷脉各主人体左右阴阳,肾为阴阳之根本,藏精生髓主骨,故跟痛与肾阴肾阳的虚损相关。

### 三、诊断

本病起病缓慢,多为一侧发病,可有数月或数年病史。足跟部疼痛,行走加重。典型者晨起后站立或久坐起身站立时足跟部疼痛剧烈,行走片刻后疼痛减轻,但行走或站立过久疼痛又加重。跟骨的跖面和侧面有压痛,局部无明显肿胀。若跟骨骨质增生较大时,可触及骨性隆起。X线摄片常见有骨质增生,但临床表现常与X线征象不符,不成正比。

本病应与足跟部软组织化脓感染和骨结核、骨肿瘤相鉴别。足跟部软组织化脓感染虽有跟痛症状,但局部有红、肿、热、痛,严重者有全身症状;跟骨结核多发生于青少年,局部微热,肿痛范围大。

### 四、治疗

以手法、针灸和针刀治疗为主,配合药物、固定和练功等治疗。

1. 针灸治疗　取穴:①局部取穴:涌泉、昆仑、太溪;②根据下肢力线改变取穴:选择足阳明、少阳、少阴、厥阴的输穴、合穴针刺。针刺方法:疼痛明显时,行泻法或平补平泻法,得气后稍留针或不留针;疼痛缠绵或不显时,行补法而久留针,必要时可在局部行温针灸或回旋灸治疗。

2. 理筋手法　先循足部及小腿肌肉循行路线采用按揉法放松局部肌肉,再在跖腱膜的跟骨结节附着处做点按、推揉、归挤手法,最后采用足趾及踝部纵向牵拉手法,以温运气血,舒缓肌肉,使气血疏通,减轻疼痛。

3. 针刀治疗 用1%利多卡因溶液2ml做局麻后,再用针刀沿跟骨结节前缘,在跖筋膜附着处,先纵行切割3刀,再横向疏离挛缩的跖筋膜2刀,可听到铲切的咔嚓声,针刀下有明显松动感,说明跖筋膜部分已松解或完全松解,即可出针,按压止血后外用创可贴。

4. 药物治疗

(1)辨证分型治疗:①血瘀气滞型:痛有定处,疼痛拒按,行走受限,舌下脉络可有瘀滞,选用桃红四物汤加减;②风寒痹阻型:疼痛拒按,喜热怕寒,选用阳和汤加减;③湿热阻络型:跟部肿痛,发红或灼热感,舌苔黄腻,选用四妙散加减;④肝肾亏虚型:站立或行走时跟部酸痛、隐痛、乏力,疼痛喜按,触之痛减,选用独活寄生汤加减。

(2)外用药:选用郭剑华经验方"跟痛熏洗方"。药用:白术30g,寻骨风30g,透骨草30g,当归尾20g,鸡血藤30g,皂角刺15g,莪术30g,红花20g,香附15g,威灵仙30g,乳香12g,没药12g。用法:诸药加水3 000ml,先浸泡20分钟,然后煎20分钟,趁热熏洗热敷患处20分钟,早晚各熏洗热敷1次,日1剂,10剂为1个疗程,每个疗程间隔2天。加减:血瘀气滞型,加丹参20g,重用红花30g、当归尾30g;风寒痹阻型,加独活20g、艾叶30g;湿热阻络型,加土茯苓30g、海风藤30g;肝肾亏虚型,加淫羊藿20g、续断20g。

## 五、预防与调护

1. 预防 虽然目前尚不能完全预防跟痛症不发生,但通过一些措施,可减少或延缓跟痛症的发生。

(1)减轻体重,肥胖患者须节制食欲,避免足底部皮下脂肪、跖腱膜负荷过重。

(2)避免长途行走,或长时间站立劳动。如果有足跟损伤,要及时治疗。

(3)不穿硬底鞋。

2. 护理

(1)一般护理:保持病室的舒适、整洁,在病室卫生间和过道安装扶手,方便患者使用。并配合医师做好患者各项治疗,保证患者得到安全、有效的治疗。

(2)情志护理:踝管综合征好发于青壮年男性,对工作生活影响大,患者心理负担重,情绪波动大,注意观察患者情绪变化,做好思想疏导,树立信心,配合治疗和护理。

(3)饮食护理:帮助患者了解合理膳食的知识,控制体重,宜清淡低脂饮食。

(4)健康指导:急性期宜休息,并抬高患肢,症状好转后仍宜减少步行。穿鞋要宽松,鞋底要软,可在鞋内放置海绵垫,以减少足底部压力。

(5)功能锻炼:主要包括跖腱膜牵拉和跟腱牵拉锻炼。跟腱挛缩是引起跖腱膜炎的常见原因,而跖腱膜牵拉有助于炎症消退,故每天反复牵拉跟腱、跖腱膜是减轻跖腱膜炎患者疼痛的最有效方法之一。

3. 自我按摩

(1)预备式:取坐位,腰微挺直,双脚平放,与肩同宽,左手掌心与右手背重叠,轻轻放在小腹部,双目平视微闭,呼吸调匀,全身放松,静坐1~2分钟。

(2)拿捏小腿后侧:患肢平放在健肢膝上,将健侧拇指与其余四指对合用力,从上到下反复拿捏患肢小腿肌肉0.5~1分钟。

(3)按揉承山:将拇指指腹按在承山穴上,适当用力按揉0.5~1分钟。

(4)捏揉跟骨:患肢平放在健肢膝上,用患侧手固定患肢踝部,健侧拇指与其余四指对合用力捏揉跟骨0.5~1分钟。

(5)合按昆仑、太溪:患肢平放在健肢膝上,用健侧手拇指指端和中指指端分别按在太溪和昆仑上,两指对合用力按压0.5~1分钟。

(6)摇踝关节:患肢平放在健肢膝上,用患侧手固定患肢踝部,健侧手握住患足前掌,适当用力先顺时针、再逆时针摇动踝部0.5~1分钟。

(7)锤击痛点:患肢平放在健肢膝上,用软橡皮锤或手半握拳由轻渐重、由重渐轻地敲击患侧足跟最痛点0.5~1分钟,以有酸胀感为佳。

## 六、目前研究进展

1. 跟痛症的病因

(1)足底跖腱膜损伤:足底跖腱膜是比较复杂的组织,类似韧带和肌腱,受神经支配,存在游离神经末梢和胶囊样机械刺激感受器。足底跖腱膜慢性损伤主要表现为跖腱膜炎。足底跖腱膜炎是成人慢性跟下疼痛最常见的原因,占成人需要专业治疗的足部疾患的11%~15%。足底跖腱膜炎存在炎症和退变两种表现,这两种表现可能独立存在,也可能合并存在。慢性炎症病变引起的跖腱膜足跟痛,可能与长期慢性炎症因子刺激游离神经末梢有关,而退变引起的跟痛可能与足底跖腱膜生物力学改变有关。

(2)跟垫病变:跟垫是一种特殊且复杂的脂肪组织,其内部存在许多纤维组织将脂肪垫分割为微小间隔,纤维膜将脂肪球隔离开,形成蜂窝状结构。这种纤维结构能把脂肪组织固定在单个空间内,当受到压缩负荷时发生形变,产生吸收震荡,从而保护跟部的肌肉、血管、神经以及敏感的骨膜。跟垫损伤后,跟垫自身结构特性发生改变,从而发生力学改变,导致应力集中,最终可能引起跟痛。

(3)神经性跟痛:后跟部神经走行复杂,神经分布和来源因研究对象不同存在差异,但国内外学者都认为神经卡压在跟痛症早期和顽固性跟痛症中起重要作用。

(4)跟骨病变:有研究者认为,跟痛症与跟骨骨刺无关,有跟骨骨刺的患者并没有症状。也有研究认为,跟骨骨刺与跟痛症密切相关,大约75%的跟痛症患者有跟骨骨刺。跟骨骨刺是提示跟痛症的独立信号,意味着跟痛症可能性明显增高。

跟骨内不断增加的骨内压和血管瘀血是跟骨高压症引起跟痛症的部分病因。Santini等报道了一组病例,使用钻孔术治疗跟痛症有效,从侧面证实了跟骨高压引起跟痛症的原因。

2. 影像学诊断　朱彦敏等发现,以足底筋膜损伤为主的跟痛症患者,足底筋膜的MRI主要有4种表现:急性筋膜炎时T2WI、Stir足底筋膜内斑片状高信号,筋膜周围软性组织呈高信号改变;慢性筋膜炎时,T1WI足底筋膜呈纺锤形增厚,信号增高,筋膜附着部跟骨见骨性突起或局灶性皮质缺损;筋膜完全断裂时,T1WI、T2WI、Stir筋膜连续性中断,断裂部位筋膜呈高信号改变;筋膜部分断裂时,T1WI、T2WI、Stir筋膜连续性部分中断,断裂部分增厚,呈高信号改变。

3. 治疗

(1)保守治疗

1)肢体锻炼:主要包括跖腱膜牵拉和跟腱牵拉锻炼。在跟痛症患者中,牵拉腓肠肌和跟腱与牵拉跖腱膜两组方法对比发现,在减轻疼痛方面,后者疗效明显好于前者。

2)肢体固定:美国足踝外科协会2010年足跟痛诊疗指南指出,对于足跟部疼痛持续6个月以上的患者,应考虑用夜间夹板支架治疗,且夜间夹板支架固定的理想时间一般为1~3个月,其疗效与夹板种类有关。疗效是肯定的,只是患者比较难以接受。

3)体外震波治疗:此法治疗跟痛症的机制是可促进肌腱和骨交界寄生血管增殖。局部血运增加,加快了局部炎症的减退。冲击波治疗跟痛症,一般治疗后即时显效、疼痛明显减轻。患者自觉有效后乐于后续治疗,疼痛进一步缓解,持续一段时间后,少数患者疼痛有部分加重,但总体较治疗前明显减轻。此方法简单,疗效可靠,创伤小,并发症少,无副作用,是治疗此病的有效方法之一。

4)中医治疗:针灸治疗跟痛症疗效确切,且方法较多,不仅能有效止痛,还能防止复发。在各种方法的选择上,临床上最常用的方法为针刀疗法,这与针刀能直接到达病灶,并具有针刺、切割的手术效果有关。中药治疗从两方面入手,一是"补益",强调补益肝肾;二是"祛邪",强调祛风、散寒、除湿,内服药以补益肝肾为主,外用药以活血化瘀为主。

(2)手术治疗:大部分患者可通过保守治疗获得症状的缓解,但也有少数患者需手术治疗,在至少6个月保守治疗后效果不佳时可考虑手术。手术方法主要包括软组织松解、足底神经松解、跟骨截骨、跟骨骨刺切除及跟骨开窗术等。但跟骨开窗术等目前已不提倡。由于跟痛症手术方法的报道缺乏随机对照,故有时很难判断哪种方法疗效更好。有学者报道,在跖腱膜近端跟骨附丽处从内侧切断1cm,可有效缓解神经卡压。内镜手术具有微创、术后恢复快的优点。随着内镜技术的发展,不少学者将其应用于跟痛症的治疗,在内镜下可行跖腱膜松解、跟骨骨刺切除、足底神经松解减压等,并取得满意疗效。内镜技术对操作者要求很高,要接受专业培训并熟悉足部解剖,否则会出现胫神经损伤等并发症。Baxter 等指出,在行跖腱膜松解时要探查神经情况,若有卡压应同时松解,也可一并切除跟骨骨刺。

(3)跟痛症三模式四阶段疗法:Michelsson 等提出了跟痛症治疗的三模式四阶段。除患者教育外,根据作用方式将保守治疗分为 3 种模式:①缓解疼痛,消除炎症(消炎镇痛治疗);②降低软组织应力(休息及各种矫形器具的应用);③维持软组织的收缩弹性(各种锻炼及理疗措施)。根据患者的症状、病情及对治疗的反应将 3 种模式应用于治疗的 4 个阶段。第一阶段:患者发病数周,症状较轻。主要治疗方法有休息、冷敷、穿合适的鞋及鞋垫、非甾体抗炎药治疗 1~2 周,每天 10 分钟的肌肉牵拉锻炼分 2~3 次完成。第二阶段:患者症状严重,持续数月。主要治疗方法有夜间夹板应用 4~6 周,尤其适用于晨起行走疼痛的患者。夜间夹板及锻炼越早,效果越好。局部封闭:1ml 甲强龙(40mg/ml),最好配以适量局麻药,则效果更好。非甾体抗炎药可作为上述病例的辅助治疗,10~14 天为 1 个疗程,可持续数月。第三阶段:手术治疗之前。主要治疗方法有体外冲击波及石膏固定。冲击波安全,无并发症,虽效果报道不一,但仍是患者术前可选择的一种治疗方法;石膏固定主要是强迫患者休息,临时缓解症状。第四阶段:保守治疗至少 1 年,症状无缓解或加重者,应行手术治疗。

(吴春宝　谭建萍)

## 参 考 文 献

1. Wearing SC,Smeathers JE,Urry SR,et al. The Pathomechanics of plantar fasciitis[J]. Spots Med,2006,36(7):585-611.

2. Tahririan MA,Motififard M,Tahmasebi MN,et al. Plantar fasciitis[J]. J Res Med Sci,2012,17(8):799-804.

3. Fontanella CG,Matteoli S,Carniel EL,et al. Investigation on the load-displacement curves of a human healthy heel pad:In vivo compression data compared to numerical results[J]. Med Eng Phys,2012,34(9):1253-1259.

4. 冯成安,孙俊,刘宗良,等. 小趾展肌神经与神经源性跟痛症关系的解剖学基础[J]. 中国临床解剖学杂志,2012,30(2):136-140.

5. Alshami AM,Souvlis T,Coppieters MW. A review of plantar heel pain of neural origin:differential diagnosis and management[J]. Man Ther,2008,13(2):103-111.

6. Rosenbaum AJ,DiPreta JA,Misener D. Plantar heel pain[J]. Med Clin North Am,2014,98(2):339-352.

7. 朱彦敏,王松,李志歧,等. 足底筋膜损伤的 MRI 诊断[J]. 中国医学创新,2011,8(34):85-86.

8. Dillavou E,Kahn MB. Peripheral vascular disease. Diagnosing and treating the 3 most common peripheral vasculopathies[J]. Geriatrics,2003,58(2):37-42.

9. Aicher A,Heeschen C,Sasaki K,et al. Low-energy shock wave for enhancing recruitment of endothelial progenitor cells:a new modality to increase efficacy of cell therapy in chronic hind limb ischemia[J]. Circulation,2006,114(25):2823-2830.

10. Kudo P,Dainty K,Clarfield M,et al. Randomized,placebo-controlled,double-blind clinical trial evaluating the treatment of plantar fasciitis with an extracoporeal shockwave therapy (ESWT) device:a North American confirmatory study[J]. J Orthop Res,2006,24(2):115-123.

11. Boyle RA,Slater GL. Endoscopic plantar fascia release:a case series[J]. Foot Ankle Int,2003,24(2):176-179.

12. Lui TH. Endoscopic decompression of the first branch of the lateral plantar nerve[J]. Arch Orthop Trauma Surg,2007,127(9):859-861.

13. Michelsson O,Konttinen YT,Paavolainen P,et al. Plantar heel pain and its 3-mode 4-stage treatment[J]. Mod Rheumatol,2005,15(5):307-314.

# 第二节　踝关节扭伤

## 一、概述

踝关节扭伤是最高发的运动损伤,约占所有运动损伤的 40%,中医归类为"筋伤"范畴。踝关节周围主要的韧带有内侧副韧带、外侧副韧带和下胫腓韧带。内侧副韧带又称三角韧带,起于内踝,自下呈扇形止于足舟骨、距骨前内侧和跟骨的载距突。内侧副韧带相对坚强,不易损伤。外侧副韧带起自外踝,包括止于距骨前外侧的距腓前韧带,止于跟骨外侧的跟腓韧带,止于距骨后外侧的距腓后韧带。外侧副韧带相对薄弱,容易损伤。下胫腓韧带又称胫腓联合韧带,为胫骨与腓骨远端之间的骨间韧带,是保持踝穴间距、稳定踝关节的重要韧带。

## 二、病因病机

踝关节扭伤甚为常见,可发生于任何年龄,但以青壮年较多。多因踝关节突然受到过度内翻或外翻暴力引起,如行走或跑步时踏在不平的地面上,上下楼梯、走坡路时不慎失足踩空,或骑车、踢球等运动中不慎跌倒,使踝关节突然过度内翻或外翻而产生踝部扭伤。临床上分为内翻扭伤和外翻扭伤两类。内翻扭伤中以跖屈内翻扭伤多见,因踝关节处于跖屈时,距骨可向两侧轻微活动而使踝关节不稳定,容易损伤外侧距腓前韧带;单纯内翻扭伤时,容易损伤外侧跟腓韧带;外翻扭伤,由于三角韧带比较坚强,较少发生,但严重时可引起下胫腓韧带撕裂。直接外力打击,除韧带损伤外,多合并骨折和脱位。外伤致局部气滞血瘀,使受伤部位经络不通,筋肉经络受损,气血互阻,脉络瘀阻,引起疼痛、肿胀。

## 三、诊断

有明显外伤史,受伤后踝关节骤然出现肿胀、疼痛,不能走路或尚可勉强行走,但疼痛加剧,局部压痛,韧带牵提试验阳性。伤后2~3天局部可出现瘀斑。内翻扭伤时,在外踝前下方肿胀、压痛明显,若将足部做内翻动作时,则外踝前下方发生剧痛;外翻扭伤时,在内踝前下方肿胀、压痛明显,若将足部做外翻动作时,则内踝前下方发生剧痛。严重扭伤疑有韧带断裂或合并骨折脱位者,应做与受伤姿势相同的内翻或外翻位X线摄片检查。一侧韧带撕裂往往显示患侧关节间隙增宽,下胫腓韧带断裂可显示内外踝间距增宽。

踝关节扭伤分级:

Ⅰ级扭伤:源自韧带轻度拉伸,只有细微的撕裂,患者有轻度肿胀和压痛,检查时无关节不稳,患者能够负重和行走,而只伴有轻微疼痛。

Ⅱ级扭伤:一种更加严重的损伤,涉及韧带不完全撕裂,患者有中度疼痛、肿胀、压痛和瘀血,检查可发现存在轻度到中度关节不稳,关节活动度会有一定限制,且会出现功能损失,负重和行走时疼痛。

Ⅲ级扭伤:涉及韧带完全撕裂,患者有严重疼痛、肿胀、压痛和瘀血,检查可发现明显机械性关节不稳,以及明显的功能和运动损失,患者不能负重或行走。

## 四、治疗

根据"急则治其标,缓则治其本"的原则,采用中医综合治疗方法。基础治疗为制动,Ⅰ级和Ⅱ级扭伤多数只需限制活动,减少活动量3周即可,可选用绷带、胶布或"护踝"保护和固定;对于较严重的Ⅱ级和Ⅲ级扭伤,根据损伤程度可选用辅助支具或石膏外固定4~6周,保持踝关节于受伤韧带松弛的位置。内翻扭伤采用外翻固定,外翻扭伤采用内翻固定,并抬高患肢,以利消肿,暂时限制行走。

1. 针灸疗法　采用局部取穴和远道取穴联合,如足三里、悬钟、阳陵泉、悬钟、太冲、中封、商丘、昆仑、太溪、解溪、照海、申脉、丘墟、阿是穴等穴位,予温针灸和电针。

2. 推拿手法　踝关节推拿,先循经点穴,使局部气血流通、经络通畅,再以舒筋、理筋手法放松下肢肌肉,继以松解手法被动活动踝关节。患者仰卧,全身放松,接受医师施术,要求医者手法轻快、柔和、深透,力量由轻到重,切忌重手法,瘀肿严重者尤其忌局部粗暴手法。

(1)点揉腧穴:患者平卧,术者立于患侧。①点揉解溪:将拇指指腹放在患侧解溪穴上,适当用力揉按0.5~1分钟,以微酸胀为佳。②合按三阴交、悬钟:将拇指指尖按在患肢三阴交,中指指尖点按在悬钟,两指对合用力按压0.5~1分钟,以酸胀为度。③合按昆仑、太溪:将拇指指腹和中指指腹分别按在太溪和昆仑上,两指对合用力按0.5~1分钟,以酸胀为度。

(2)理筋手法:自下而上理顺筋络,反复进行数遍,配合点按商丘、解溪、丘墟、昆仑、太溪、足三里等。

(3)松解手法:患者俯卧,患肢屈膝90°,术者用左手握患者足背,右手揉捏患肢关节附近至小腿肌肉5

分钟。双手将患肢关节向上牵引 1 分钟后,左右环摇关节直至关节松动发出响声,以患者感觉舒适为度。端提牵引下,将足部背伸外翻,摇踝关节轻轻用力将足部跖屈内翻。患者侧卧,患肢在上,术者拇指在韧带损伤部位使用分筋、按揉、捻散手法。然后患者正卧,术者一手由内侧握住足跟,拇指压在韧带损伤处,另一手握住跖部做踝关节摇法,在牵引力量下将踝关节跖屈背伸,同时按在韧带损伤部位的拇指用按法。

3. 中药治疗

(1)中药内服:初期服用我院院内制剂"初伤胶囊",每日 3 次,每次 4 粒,饭后 1 小时用温开水吞服;中后期,在郭剑华"筋舒汤"基础上加减化裁,以舒筋活血、养血通络、补肝益肾。组方:当归 15g,熟地黄 20g,骨碎补 15g,杜仲 12g,鸡血藤 20g,川牛膝 20g,乳香 10g,续断 10g,丹参 15g。用法:诸药加水浸泡 20 分钟后,武火煮沸,再用文火煎煮 20 分钟,煎煮 2 次取汁 400~500ml,早晚饭后各服 1 次,日 1 剂,10 剂为 1 个疗程。加减:寒湿痹阻型,加羌活 12g、独活 12g、汉防己 10g;痰瘀阻络型,加法半夏 12g、陈皮 10g、红花 12g;气血不足型,加黄芪 20g、党参 15g;肝肾不足偏于阴虚者加龟甲 30g(打碎,先煎)、菟丝子 12g、女贞子 12g,偏于阳虚者加鹿角胶 15g(烊化)、肉桂 10g、肉苁蓉 10g。

(2)中药熏洗:采用我院经验方下肢洗剂进行熏洗。将诸药置于盆中,加水 2 500~3 000ml,先浸泡约 30 分钟,煎沸 20~30 分钟,将患肢放在盆口上方高于药液 30cm 左右,并在踝关节处盖上毛巾,熏蒸 10~15 分钟(注意防止烫伤肌肤和感冒),待药液温度在 60℃ 左右时,将患踝放入盆中浸洗,边洗边按摩膝关节,并做主动伸屈关节的运动至药液变凉。每日早、晚各熏洗 1 次,每日 1 剂,5 剂为 1 个疗程。

(3)中药外敷:分期采用重庆市中医骨科医院院内制剂红肿贴膏(急性期)和活血贴膏(缓解期),将 1 张贴膏剪成 2 片,在晚上熏洗患侧踝关节后,将膏药贴在踝关节疼痛处,第 2 天再撕掉膏药进行治疗。贴敷疗法不超过 10 次。对皮肤过敏者禁用。

## 五、预防与调护

踝关节的严重扭伤、韧带撕裂伤,易造成韧带松弛,要注意避免反复扭伤,以免形成习惯性踝关节扭挫伤。

1. 预防

(1)在运动之前要注意鞋子是否合适,进行充分的热身活动。经常出现踝关节扭伤的患者,运动之前戴上护踝,通过外固定辅助关节稳定,防止踝关节进一步扭伤。在运动劳累时要注意休息,防止在肌肉特别疲劳时继续运动,增加扭伤概率。

(2)尽量不穿高跟鞋;在上下楼梯拐弯处、高低不平路面行走时,尤其要注意观察路面,防止扭伤。

(3)如发生扭伤,初期要保护好,用制动、加压包扎等方法,韧带撕裂之后能够原位修复,大多数患者是可以修复的。

(4)踝关节扭伤主要是踝关节的力量或本体感受出现问题才出现损伤的。所以,平时要加强踝关节的力量,比如多练习一些提踵练习、单足站立等等,增强踝关节的力量和本体感受器的反馈。这样在走路出现不平或异常情况下,才能控制脚的姿势,防止脚的位置进一步出现异常而导致崴伤。踝关节扭伤不可能完全避免,但有效的练习可减少踝关节扭伤的可能性,或减少踝关节扭伤程度,对预防有一定作用。但踝关节扭伤毕竟是意外事件,完全预防也是不可能的。踝关节反复扭伤易形成慢性踝关节不稳,造成习惯性踝关节扭伤。

2. 功能锻炼 踝关节扭伤的初级阶段,以制动为主。踝关节用石膏和支具固定后进行下肢肌肉锻炼,包括直腿提高锻炼和绷脚锻炼。1 个月左右去除制动后,开始踝关节屈伸功能锻炼,包括正常行走锻炼和肌肉力量锻炼,如提踵、活动度锻炼。活动度锻炼指勾脚;提踵,即翘脚跟。锻炼踝关节周围肌肉组织和后方腓肠肌肌力。

3. 护理

(1)一般护理:制动,抬高患肢,利于消肿。扭伤 24 小时内冷敷,48 小时以后热敷,后期中药熏洗。早期应避免做踝关节内、外翻活动及下地行走。后期使用支具进行辅助,可使用步行架、习步架或双侧腋拐辅助行走,同时使用护踝。

（2）情志护理：踝关节反复扭伤的患者，康复时间长，对工作生活造成严重影响，患者心理负担重，情绪波动大，因此应注意观察患者情绪变化，做好思想疏导，树立信心，配合治疗和护理。

（3）饮食护理：帮助患者了解合理膳食知识，宜清淡、高维生素饮食。

## 六、目前研究进展

踝关节扭伤是日常生活中发生率最高的外伤，是常见急性损伤，发病率占全身关节韧带扭伤首位，约占骨科急诊的 6%～12%，且多以Ⅰ、Ⅱ度损伤为主。西医治疗本病在初期 48 小时以内，一般采用 PRICE 疗法，即保护（protection）、休息（rest）、冰敷（ice）、加压（compression）、抬高患肢（elevation）。

踝关节扭伤多可用非手术方式进行治疗，包含功能治疗、固定，并给予药物进行治疗。大部分学者均强调早期及时处理损伤韧带的重要性，且主要为将损伤韧带早期固定。早期固定损伤韧带，可让韧带愈合，让踝关节处于稳定状态，以免发生踝关节不稳状况。因此，只有及时处理损伤的踝关节韧带，合理给予固定，并把有效康复联合起来，才可达到疗效。

如针对较为严重的开放性损伤和韧带损伤，需给予手术方式修补韧带。患者是否接受手术或非手术方式治疗，需按照其实际病情、职业、经济条件、功能需求等综合进行考虑。针对踝关节扭伤严重者，若患者为运动员、舞蹈员等，其要求较高，需确保踝关节此后的耐用性及功能良好性，则可采用手术方式治疗，而针对一般患者则可给予保守治疗，且此类方式存在痛苦小、费用低、治疗简单等优势。所以，虽然手术方式在国人中接受程度低，但针对损伤严重、特殊职业等患者来说，给予手术治疗具有一定必要性和重要性。

急性踝关节扭伤在临床上属于常见病，多发病，治疗方法多种多样。多学科综合性治疗，是本病现今最常用的方法。对该病临床疗效的评定，不应停留在关节静止性疼痛基础上，应更加关注疼痛缓解后步行能力是否恢复、关节是否稳定等。北京地坛医院张强认为，踝关节扭伤后再次受伤的可能性比正常踝关节高 40%～70%，而通过踝关节活动度训练、柔韧性训练、肌力训练和平衡训练，可明显降低再受伤风险，这与我们的观点一致。

踝关节扭伤采用中医治疗具有多种方式，且操作简单、毒副作用少、疗效突出，推广应用价值高。但目前也存在一定不足和问题，如部分研究均来自个人经验和临床观察总结，样本量不多，其对照研究严谨性和科学性不高，所观察指标存在一定主观性，在评估上标准不够统一，文献级别普遍不高，循证医学证据级别普遍较低，其疗效被认可的可能性较小。因此，需进一步探讨，以寻求更为便捷、高效，且不良反应少的治疗方式和更加科学、严谨的评价体系。

（吴春宝　谭建萍）

### 参 考 文 献

1. 朱渊,徐向阳,钱龙杰. 步态分析在急性踝关节扭伤临床治疗中的应用[J]. 中华创伤骨科杂志,2010,12(1):93-94.
2. 戴国钢,刘剑伟,黄雷,等. 运动员反复踝关节扭伤后继发足弓塌陷的原因探讨[J]. 中医正骨,2015,27(9):61-63.
3. Pijnenburg AC,Van Dijk CN,Bossuyt PM,et al. Treatment of ruptures of the lateral ankle ligaments:a meta-analysis[J]. J Bone Joint Surg Am,2000,82(6):761-773.
4. 邹小刚,叶承锋,应建伟,等. PRICE 结合中药熏洗治疗Ⅰ、Ⅱ度急性踝关节扭伤[J]. 中国中西医结合外科杂志,2017,23(6):663-665.
5. 刘勇,马晓光,何昌谋,等. Aircast 加压冷疗系统对急性踝关节扭伤的疗效研究[J]. 医学研究杂志,2013,42(10):62-64.
6. 刘鑫,吕刚. 关于踝关节扭伤治疗的中西医研究进展[J]. 世界最新医学信息文摘,2016,16(97):55,61.
7. 杨晓峰,李海. 急性踝关节扭伤的非手术疗法治疗进展[J]. 中外医疗,2015(19):197-198.
8. 张强. 踝关节扭伤后的康复练习[J]. 家庭医药,2017(6):7-8.

# 第三节　踝管综合征

## 一、概述

踝管综合征又称跗管或踝管综合征，是指胫神经或其分支、终末支在通过踝关节内侧无弹性的骨纤维管道时受到挤压,而产生局部或足底放射性疼痛、麻木等症状的一种嵌压性神经病变。Kopell 等于 1960 年最先对胫神经在踝管内受压的临床表现进行了描述。1962 年,Keck 等将胫神经在踝管内受压引起的临床症状和体征定义为"踝管综合征"。

## 二、病因病机

踝管为一纤维骨性通道,起于小腿后内侧,行经内踝后方。其前壁为胫骨远端,后壁为距骨及跟骨后部。屈肌支持带起于内踝近端 10cm 处,覆盖于踝管表面。踝管内容物包括胫神经、胫后动脉和静脉、胫骨后肌肌腱、踇长屈肌肌腱、趾长屈肌肌腱。任何原因造成踝管容积减少和内容物体积增大,均可造成胫后神经受压,引起症状。

本病属中医"痹病"范畴,多为跌仆闪挫或寒湿之邪引起。外伤跌仆导致局部筋脉受损,血溢脉外,形成瘀血,血瘀则气滞,气血不通,阻滞经络,或寒湿之邪侵入肌肤经络,使经络凝滞壅塞,闭阻不通,气血运行不畅,气血不通则痛,久之皮肤骨肉失养,出现麻木等症,甚至出现皮下瘀斑、关节周围结节等症。

踝管综合征的各类病因包括:

1. **创伤** 最常见的可确切引起踝管综合征的原因。后足骨折会减小踝管内空间。此外,屈肌腱创伤性腱鞘炎也会减小踝管空间。

2. **占位性病变** 这类疾病会导致踝管内压力增加,如腱鞘囊肿、脂肪瘤、神经鞘瘤、静脉曲张、附属肌肉、增生性滑膜炎等。

3. **先天性发育异常** 副踇展肌、副趾长屈肌或踇展肌肥厚压迫胫神经或其足底分支;距骨与跟骨之间异常的纤维,扁平足由于足弓塌陷,足前部外展、外翻,身体重力线移向足内侧,促使距骨外旋及跟骨外翻;屈肌支持带增厚,副舟骨、距跟融合等导致踝管变形、容积减小,使胫神经受压。

4. **后足畸形** 跟骨外翻合并前足外展会增加胫神经压力。跟骨内翻合并前足旋前会导致踇展肌缩短,这可能会增加肌肉直径,从而减小踝管远端空间。

5. **其他疾病合并踝管综合征** 如糖尿病、骨质疏松症、高脂血症、强直性脊柱炎、甲状腺功能减退症、骨关节炎、类风湿关节炎等。此外,还有手术后的瘢痕、瘢痕组织、滑膜炎、鞘膜炎。神经周围血管怒张、妊娠、心衰、骨筋膜室综合征等使体液积聚,也可引起踝管综合征。

## 三、诊断

1. **临床表现** 临床表现可有多种变化,通常患者诉足底有弥漫的放射痛、灼热痛、刺痛或麻木,部分患者(约 1/3)存在向近端放射痛。踝管综合征的症状非常弥散,不会局限于踝周某一具体肌腱。一些患者可能主诉症状位于踝部后内侧,或整个足部感觉异常。症状可于活动、锻炼时加剧,休息后好转。一些患者会诉存在夜间症状,由睡觉时某一姿势或踝管区的直接压迫引起。长期有症状性神经卡压可致足内在肌虚弱和萎缩,大多数情况下会形成高弓足和/或爪状趾。

近端型卡压源于胫神经在其移行为足底神经分支之前受压。因此,踝部以下整个胫神经分布区受累。远端型症状源于神经分支末梢受压,一般为足底内侧或外侧神经受累。

足底内侧神经卡压发生于踇展肌和舟骨结节形成的纤维肌肉管道内。患者可能有扁平外翻足,或可能是长跑运动员,他们最易罹患此种疾病,通常称"慢跑者足"。症状为沿足内侧弓产生的烧灼痛,并放射至第 1～3 趾和部分第 4 趾。

足底外侧神经卡压较足底内侧神经卡压常见,发生于神经行经足底处。足底外侧神经第一支卡压可引起严重的足跟痛。在这一神经分支远端,足底外侧神经斜行通过足底孤立通道,而相比足底内侧神经,这一段足底外侧神经在管内发生急性弯曲,相对血供减少,导致其更易发病。

2. **查体** 叩诊胫神经或其在踝管内的分支可诱发感觉异常。直接压迫胫神经在踝管内的节段可诱发足底症状。通常应持续加压 30 秒或更久才能诱发症状。站立和行走姿势可能会发现扁平外翻足或前足外展,两者都可增加踝管内胫神经压力。沿着整个踝管触诊有无占位性病变,如腱鞘囊肿。

3. **影像学检查** 踝足部 X 线片可发现主要骨骼病变,如骨赘或跗骨联合;CT 检查有助于进一步评估可疑骨骼病变;MRI可发现由占位性病变或静脉曲张引起的踝管内容物撞击。

4. 电生理检查 在诊断踝管综合征时有高达90%的准确度。完整的电生理检查包括运动和感觉神经传导检查以及肌电检查。阳性表现为踝管内或远端的传导减慢以及内在肌纤颤电位。与异常末端运动延迟的敏感性(54%)相比,异常感觉传导速率的敏感性更高(90%)。因而,当异常运动传导延迟不存在时,并不足以排除踝管综合征的诊断。尽管电生理检查结果准确,但其与术中发现以及术后的临床结果并不能很好对应。因此,电生理检查可用于确诊可疑的临床诊断,或用来排除并发的近端神经损伤更有用,而不是用于进行特异性诊断。

排除腰椎病变、全身性疾病引起的神经损害等。

## 四、治疗

1. 非手术治疗

(1)手法治疗:患者仰卧位,患肢外旋,点按阴陵泉、三阴交、昆仑、太溪、照海、金门等穴,使患肢有麻木感后放松;然后一手握患足前掌及趾部,另一手在小腿后侧从下而上推擦,继以一指禅推法或揉法沿跗管纵轴向垂直的方向推、揉3~5分钟以通经活血,使跗管内压降低。以一手紧握患足背向上牵引将患足左右摇摆,内翻与外翻反复2次,继以拇指及食指用力按揉照海和丘墟。背屈跖屈,同时夹持踝关节的食、拇指下推上提两踝,背屈时下推,跖屈时上提,最后弹拨太溪、大钟、水泉、照海四穴。

(2)针灸治疗:取昆仑、申脉、太溪、照海、阿是穴,针刺得气后行平补平泻法。

(3)针刀治疗:用1%利多卡因溶液2ml做局麻后,再用针刀紧贴内踝骨面进针,在卡压处先纵行切割2~3刀,可听到铲切的咔嚓声,针刀下有明显松动感,即可出针,按压止血后外用创可贴。

(4)药物治疗

1)辨证治疗:①血瘀气滞型:痛有定处,疼痛拒按,行走受限,舌下脉络可有瘀滞,选用桃红四物汤加减;②风寒痹阻型:疼痛拒按,喜热怕寒,选用阳和汤加减;③湿热阻络型:跟部肿痛,发红或灼热感,舌苔黄腻,选用四妙散加减;④肝肾亏虚型:站立或行走时跟部酸痛、隐痛、乏力,疼痛喜按,触之痛减,选用独活寄生汤加减。

2)外用药:选用郭剑华"足踝熏洗方"。药用:白术30g,寻骨风30g,透骨草30g,当归尾20g,鸡血藤30g,皂角刺15g,莪术30g,红花20g,香附15g,威灵仙30g,乳香12g,没药12g。用法:诸药加水3 000ml先浸泡20分钟,然后煎20分钟,趁热熏洗热敷患处20分钟,早晚各熏洗热敷1次,日1剂,10剂为1个疗程,每个疗程间隔2天。加减:血瘀气滞型,加丹参20g,重用红花30g、当归尾30g;风寒痹阻型,加独活20g、艾叶30g;湿热阻络型,加土茯苓30g、海风藤30g;肝肾亏虚型,加淫羊藿20g、续断20g。

2. 手术治疗 如果卡压来自屈肌支持带、占位性病变或周围软组织,且保守治疗失败,则应考虑手术松解胫神经。术后行加压包扎,以夹板或石膏行踝部制动,或使用加压冷疗装置限制切口区域肿胀和辅助术后止血。抬高患足7~10天,且避免负重以减轻炎症和伤口张力。大多数患者诉术后6周内即有明显的症状改善,6个月后能获得最大程度的症状改善。

## 五、预防与调护

1. 预防 避免踝关节周围的慢性损伤,及时纠正足部先天和后天畸形;急性损伤应及时制动;对于骨折应及时恢复其解剖结构。

2. 功能锻炼 早期可做股四头肌收缩锻炼;外固定解除后进行踝关节屈伸活动及行走锻炼。

3. 护理

(1)一般护理:保持病室的舒适、整洁,在病室卫生间和过道安装扶手,方便患者使用。并配合医师做好患者的各项治疗,保证患者得到安全、有效的治疗。后期可每天热水泡脚,注意足部保暖。

(2)情志护理:踝管综合征好发于青壮年男性,对工作生活影响大,患者心理负担重,情绪波动大,因此应注意观察患者情绪变化,做好思想疏导,树立信心,配合治疗和护理。

(3)饮食护理:帮助患者了解合理膳食知识,控制体重,宜清淡、高维生素饮食。

## 六、目前研究进展

关于踝管综合征的诊断,Kerr等发现,MRI可发现踝管内占位性病变,对于85%的肌电图检查不正常的踝管综合征患者,MRI可明确发现踝管内有病理性改变。踝管综合征有症状者,其中88%的MRI有异常表现,而在无症状的足中只有25%有类似改变。Ahmad报道,MRI的准确率达83%。另外,MRI可为手术治疗失败的踝管综合征患者行再次手术提供依据。Lee于2002年开始采用超声进行诊断,超声检测跗骨小管,显示出距跟联合喙状骨性隆起,而不需要摄影或计算机断层扫描。肌电图技术在临床中的应用日益广泛。根据肌电图上感觉诱发电位潜伏期延长或消失、运动末端潜伏期延长或消失及肌肉动作电位波幅降低,出现自发纤颤电位或正锐波等客观指标,可以确诊踝管综合征。刘志刚等认为,即使体征均为阴性,如果肌电图支持,结合临床表现便可诊断为踝管综合征。肌电图检查已经成为确诊此病的常规检查,也为诊断此病的金标准。

关于踝管综合征的治疗,对早期或症状轻的患者,可减少患肢剧烈活动,适当休息,穿宽松的鞋袜,纠正足的不良姿势;理疗、推拿、按摩等可缓解肌肉肌腱之间的粘连,进而缓解痉挛,症状可减轻或消失。对于特发性腱鞘炎及胫神经水肿等引起的踝管综合征,注射皮质类固醇加局麻药有一定疗效,症状有一定程度的缓解。配合熏洗疗法,具有理疗和热疗双重作用,可软化瘢痕,使踝管内压力降低。使用支具可缓解足部畸形引起的踝管综合征。对关节炎性疾病,如类风湿关节炎或强直性脊柱炎引起的踝管综合征,于局部注射皮质类固醇和非甾体消炎镇痛药可减轻症状。另外,穿长筒弹力袜可缓解下肢肿胀和静脉曲张。踝管内或附近有占位性病变、异常解剖而导致神经卡压症状的患者是手术治疗的最佳指征,应积极尽早手术治疗。对于初诊的踝管综合征,如无明确占位性病变或原因不明,一般常规先于门诊进行保守治疗(踝足部制动、热敷、理疗,必要时封闭治疗)3个月左右,如果此期间症状加重或无明显效果,可考虑手术探查。手术治疗的目的是切除踝管附近占位性病变和松解胫神经。王洪滨等运用传统中医经络学说,根据经络传导,点穴按摩治疗踝管综合征,治愈率高达77%;主张在运用点穴按摩治疗过程中,应手法轻柔、敏捷、刚柔相济,才能达到良好疗效。此外,在治疗过程中结合中药熏洗和内服中药活血祛瘀、舒筋活络、益气养血、补肝益肾,病者积极功能锻炼,可提高临床疗效。洪嵘等采用手术结合活血化瘀中药熏洗取得满意疗效,认为中药熏洗可使足跟处血管扩张,局部微循环改善,清除或减轻局部软组织水肿及无菌性炎症,松弛周围软组织粘连,缓解甚至消除疼痛,通过对病位直接熏洗,使药性从毛孔而入其腠理,通经贯络,"通则不痛"。

(吴春宝　谭建萍)

### 参 考 文 献

1. Ahmad M,Tsang K,Mackenney PJ,et al. Tarsal tunnel syndrome:A literature review[J]. Foot Ankle Surg,2012,18(3):149-152.

2. Lee MF,Chan PT,Chau LF,et al. Tarsal tunnel syndrome caused by talocalcaneal coalition[J]. Clin Imaging,2002,26(2):140-143.

3. 刘志刚,于光,林泉. 踝管综合征的诊治分析[J]. 中华创伤骨科杂志,2006,8(11):1095-1096.

4. Reade BM,Longo DC,Keller MC. Tarsal tunnel syndrome[J]. Clin Podiatr Med Surg,2001,18(3):395-408.

5. 王洪滨. 点穴疗法治疗踝管综合征[J]. 中国冶金工业医学杂志,2008,25(1):86.

6. 洪嵘,汪青,陈吉. 中西医结合治疗踝管综合征20例[J]. 现代中西医结合杂志,2011,20(34):4398-4399.